肿瘤代谢学

主编 石汉平 缪明永 李 薇

科学出版社

北 京

内 容 简 介

本书分3篇35章。第一篇为肿瘤代谢重编程，主要介绍肿瘤细胞主要营养素代谢变化及机制，包括糖代谢、脂类代谢、蛋白质/氨基酸代谢、核苷酸代谢、线粒体代谢、微量营养素代谢、水代谢、活性氧代谢，以及肿瘤细胞自噬异常、微环境代谢和肿瘤代谢异质性等。第二篇为肿瘤患者代谢紊乱，主要介绍能量代谢紊乱和主要营养素代谢异常变化及机制，包括糖代谢紊乱、脂类代谢紊乱、蛋白质/氨基酸代谢紊乱、微量元素和水代谢紊乱，以及免疫功能紊乱与代谢异常、恶病质代谢紊乱和微生态紊乱等。第三篇为肿瘤代谢调节治疗，利用肿瘤代谢特点和高度异质性进行多代谢靶点综合干预，特别是肿瘤不同代谢靶点的肿瘤治疗策略。

本书内容新颖、全面，临床实用性强，适用于临床内外科肿瘤医师参考、阅读。

图书在版编目（CIP）数据

肿瘤代谢学 / 石汉平，缪明永，李薇主编 . —北京：科学出版社，2023.3
ISBN 978-7-03-073737-3

Ⅰ.①肿⋯　Ⅱ.①石⋯ ②缪⋯ ③李⋯　Ⅲ.①肿瘤－代谢　Ⅳ.①R73

中国版本图书馆CIP数据核字（2022）第206318号

责任编辑：郝文娜 / 责任校对：张　娟
责任印制：赵　博 / 封面设计：吴朝洪

科 学 出 版 社 出版
北京东黄城根北街16号
邮政编码：100717
http://www.sciencep.com

三河市春园印刷有限公司 印刷
科学出版社发行　各地新华书店经销
*

2023年3月第　一　版　　开本：889×1194　1/16
2023年3月第一次印刷　　印张：33 3/4
字数：997 000

定价：298.00 元
（如有印装质量问题，我社负责调换）

主　　编　石汉平　缪明永　李　薇

副 主 编　崔久嵬　童雪梅　糜　军　张兰威　姚庆华

编写人员（以姓氏笔画为序）

孔　娟　中国医科大学附属盛京医院

石汉平　首都医科大学附属北京世纪坛医院

龙建纲　西安交通大学

卢小玲　中国人民解放军海军军医大学

刘　宁　中国医科大学附属盛京医院

刘　静　西安交通大学

刘小宇　中国人民解放军海军军医大学

刘秋燕　中国人民解放军海军军医大学

江　波　首都医科大学附属北京天坛医院

阮棉芳　温州大学

李　薇　吉林大学第一医院

余慧青　重庆肿瘤医院

陆　怡　中国科学院大学附属肿瘤医院

沈生荣　浙江大学

肖志强　中南大学湘雅医学院

张兰威　中国海洋大学

罗贵娟　海军军医大学第三附属医院

周文丽　解放军海军军医大学

姚庆华　中国科学院大学附属肿瘤医院

袁响林　华中科技大学同济医学院附属同济医院

唐丽丽　北京大学肿瘤医院暨北京市肿瘤医院

黄才国　中国人民解放军海军军医大学

崔久嵬　吉林大学第一医院肿瘤中心

鲁晓岚　复旦大学附属浦东医院

童雪梅　上海交通大学

缪明永　中国人民解放军海军军医大学

糜　军　上海交通大学

秘　　书　余亚英　河南大学第一附属医院

　　肿瘤是历史上对人类身心威胁最大、资源消耗最多的疾病。我国肿瘤发病及死亡人口的世界占比远高于我国人口占世界人口比例，而且这个占比还在不断攀升。2019 年国家癌症中心发布全国癌症报告，称每年全国新发恶性肿瘤 392.9 万例，每年癌症死亡人数达 233.8 万例，恶性肿瘤死亡人数占居民全因死亡人数的 23.91%。尽管人类在过去半个多世纪对肿瘤的基础研究及临床治疗投入了大量的人力和物力，肿瘤筛查和诊断，以及各种治疗方法（如化疗、放疗和免疫治疗等）被大量研究出来，并广泛应用于临床，但是对于肿瘤的发生和发展，以及预防、诊断、治疗及康复效果的认识仍然有限。肿瘤发病人数、死亡人数仍然在逐年升高。

　　1970 年第一个致癌基因被发现，1984 年第一个抑癌基因被发现，人类在癌症认知的道路上突飞猛进。随着基因测序技术的进展，人类前所未有地触及基因的秘密，并且人们对基因与癌症的认知也在这一段时间突飞猛进。当我们第一次发现癌症和基因之间关系的时候，人类便开始了癌症征服之旅：一把钥匙开启一把锁，一种特定的基因突变导致某种癌症的发生。半个多世纪过去了，尽管癌症基因突变论一直占据着肿瘤发生的主流认识理论地位，但是目前的资料已显示，肿瘤的发病原因其实只有不到 10% 来自基因因素，90% 以上来自各种外在因素（图 0-0-1）。

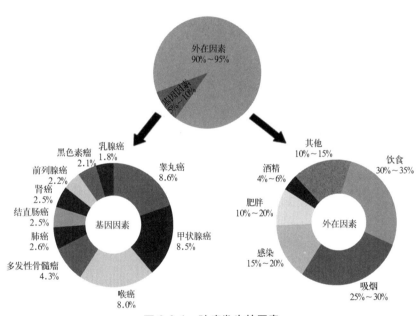

图 0-0-1　肿瘤发生的因素

　　20 世纪初，德国生化专家奥托·瓦博格（Otto Warburg）研究发现，肝癌细胞在氧供充足时仍主要以低效率的糖酵解方式（有氧糖酵解，也称瓦博格效应）获取能量，认为这种代谢转换（线粒体有氧代谢转变为糖酵解）是肿瘤发生的主要驱动因素。但是这一重要发现被淹没在如火如荼的肿瘤基因研究洪流中，并没有引起人们的足够重视。1988 年，随着正电子发射体层成像（positron emission tomography，PET）技术在临床肿瘤诊断上的成功应用，肿瘤细胞糖代谢这一特异性表型再度引起人们的高度关注，特别是自 20 世纪 80 年代以来一系列细胞质杂交（cybrids）实验研究结果逐步展示，人们重新认识到细胞质因素（代谢因素）在肿瘤发生、发展中的决定性作用。1987 年和 1988 年 Israel 等发现含正常细胞质和肿瘤细胞核的杂交细胞表型为正常细胞表型，相反肿瘤细胞质含正常细胞核的杂交细胞呈现肿瘤细胞的恶性表型（图 0-0-2）。2003 年 Li 等研究发现接受神经管细胞瘤细胞核（含基因突变）囊胚移植后 7.5 天的胚胎具有正常发育的 3 个胚层。由于积累了越来越多研究证据，2010 年 Seyfried 等明确提出肿瘤是一种代谢性疾病。2019 年 Keren Yizhak 等通过 467 名健康人 RNA-MutTect 分析表明，正常人体基因突变发生率为 96%，其中 59% 为错义突变，与肿瘤的主要突变形式一致，进一步表明细胞基因的改变并不能决定细胞表型。该研究提示一定有更加重要的因素或机制驱动肿瘤的发生和发展，而这个驱动因素或机制就是细胞代谢，即细胞代谢紊乱才是驱动肿瘤发生和发展的主要因素。2019 年 Hu 等揭示了糖代谢紊乱直接引起 *KRAS* 基因突变驱动正常胰腺细胞向胰腺癌转化的证据，并进一步阐明 *KRAS* 基因突变的代谢机制。瓦博格效应作为肿瘤的能量代谢标志，已在多种类型的细胞中得到证实。肿瘤细胞的糖酵解能力是正常细胞的 20 ～ 30 倍，糖酵解的增强与肿瘤的生长速度成正比，与分化程度成反比。同时，瓦博格效应的活跃程度随细胞类型不同而异，同时还有许多不同代谢物选择需求，呈现高度代谢异质性。

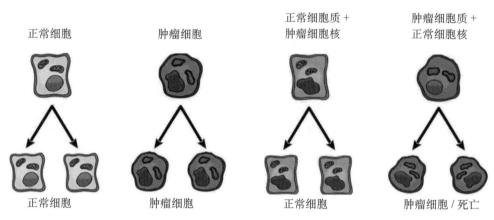

图 0-0-2　细胞质杂交细胞的表型变化

2019 年美国癌症研究所和世界癌症研究基金会推出了迄今为止关于生活方式和癌症预防的最全面和权威的报告，长达 12 000 页。该报告基于 5100 万人的数据，包括 350 万例癌症病例和 17 种癌症类型相关联的证据，展示了饮食和营养，以及运动等代谢相关因素如何影响癌症发生的最新研究证据。该报告称 40% 的癌症是可以预防的，即通过改变饮食和运动可以降低肿瘤发病率。很显然，不良的饮食和运动等生活方式也是引起其他慢性代谢性疾病（代谢性综合征、糖尿病、高血压、高血脂、动脉粥样硬化等）的主要因素，这也从另一个方面佐证了肿瘤是一种代谢疾病的观点。

从肿瘤细胞代谢的角度重新审视肿瘤的发生和发展，将肿瘤问题更多地聚焦于细胞代谢机制而不是细胞遗传信息（DNA），发现大部分肿瘤出现基因组不稳定很有可能是结果而不是驱动癌变的根本原因。近年来许多研究逐步揭示，细胞代谢紊乱会引起核基因突变，进而导致肿瘤发生，而基因改变可进一步引起细胞代谢改变或代谢重编程（metabolic reprogramming），以及细胞恶性表型的发展。肿瘤代谢重编程是指与肿瘤细胞恶性表型（增殖、侵袭、转移和耐药等）密切相关的一系列代谢改变，如以瓦博格效应为主要特征的有氧糖酵解、大量摄取葡萄糖和谷氨酰胺等，以及脂类、蛋白质和核苷酸合成加强等一系列代谢变化，从而有利于肿瘤恶性增殖、侵袭转移和适应不利生存环境。由于引发肿瘤的内在因素（不同来源组织、癌基因表型、信号通路等）和外在因素（肿瘤微环境、机体代谢状况等）不同，肿瘤代谢呈现高度异质性，不同肿瘤之间、同一瘤体内不同部位和不同发展阶段之间、转移肿瘤和原位肿瘤灶之间等呈现高度差异的代谢特征，这为肿瘤的治疗带来了极大的挑战，也部分回答了传统抗肿瘤治疗不尽如人意的原因。随着肿瘤代谢论研究的深入，聚焦肿瘤不同代谢靶点的肿瘤治疗策略和肿瘤代谢抑制剂，如靶向肿瘤不同代谢通路（糖、脂类、蛋白质 / 氨基酸和核苷酸代谢，以及肿瘤微环境代谢等）抑制剂应运而生，但其中大部分仍处在基础和临床研究阶段。与此同时，一些无不良反应且经济的饮食干预和营养素干预的代谢疗法，如生酮饮食疗法、大剂量维生素 C 疗法，以及限制甲硫氨酸、丝氨酸、天冬酰胺等方法正不断应用于肿瘤治疗中，并逐渐显现出独特的作用，包括对传统抗肿瘤治疗的增效和降毒作用。由于肿瘤异质性和个体差异的缘由，有效的肿瘤治疗一定是基于肿瘤和患者代谢基础上的综合治疗策略。利用肿瘤代谢特点和高度异质性进行多代谢靶点综合干预，特别是与手术、放疗、化疗相结合，进行综合代谢治疗，会进一步提高抗肿瘤疗效，减少放化疗不良反应。

（缪明永　石汉平）

第一篇
肿瘤代谢重编程

引 言

物质代谢是各项生命活动的基础和保障，食物营养素（糖、脂和蛋白质等）经过复杂的代谢过程为生命活动提供所需能量，同时为组织细胞生长和增殖提供各种构件分子（蛋白质、脂类、多糖和核酸），完成各种生命活动所需的各种生物活性分子（酶、信号分子、免疫分子和转录因子等），以及维持机体内环境稳定等。因此，物质代谢稳态是健康的基础，而物质代谢紊乱是引发肿瘤等各种疾病发生和发展的基础。因此，进一步开展肿瘤代谢研究有助于提升对肿瘤发生和发展机制的认识，也有助于肿瘤防治的开发和应用。

肿瘤细胞生物学表型与其特定代谢表型密切相关。20世纪20年代德国生化专家奥托·瓦博格（Otto Warburg）研究发现肝癌细胞在氧供充足时仍主要以低效率的糖酵解方式来获取能量。后来，人们把这种在有氧条件下恶性肿瘤细胞活跃糖酵解代谢的特殊生化表型称为瓦博格效应或有氧糖酵解。许多研究表明瓦博格效应有利于肿瘤生长、增殖、转移，以及在不利内环境下生存，且与肿瘤恶性程度和预后密切相关。2011年Douglas Hanahan总结了肿瘤的十大特征，即持续自我增殖能力、抵抗细胞凋亡、无限DNA复制能力、持续血管增生、组织侵袭和转移、逃避免疫监管、基因组不稳定和突变、肿瘤促进炎症、逃避免疫，以及能量代谢重编程，并且明确提出能量代谢重编程是肿瘤十大特征的核心特征。这表明肿瘤代谢重编程决定了其他肿瘤特征产生和变化的基础。肿瘤代谢重编程不仅是能量代谢改变，还涉及其他一系列代谢改变，如葡萄糖、脂肪酸和氨基酸的摄取及消耗增加，有氧糖酵解明显增加而氧化磷酸化下降，糖和氨基酸等代谢中间物大量流向合成代谢，脂类、蛋白质和核酸合成加强等。这些代谢改变有利于肿瘤恶性增殖、侵袭转移和适应不利生存环境等。肿瘤代谢重编程的发生机制相当复杂，人们对其认识还很有限，可能涉及基因（癌基因激活和抑癌基因失活）、细胞信号通路，以及代谢酶和转运载体等复杂变化和相互作用。因此，肿瘤是一种代谢性疾病的观点逐步被人们接受，这将为进一步阐明肿瘤发生和发展机制，以及肿瘤治疗方案提供一个全新的领域和策略。

本篇的内容共分11章进行论述，主要涉及肿瘤细胞主要营养素代谢变化及机制，包括糖、脂类、蛋白质/氨基酸、核苷酸、微量营养素和水代谢；进一步讨论线粒体代谢、活性氧代谢和细胞自噬，以及肿瘤微环境代谢和肿瘤代谢异质性等相关内容。

（缪明永）

第1章 肿瘤糖代谢

糖类是指具有多羟醛或多羟酮及其衍生物的一类化合物，即碳水化合物（carbohydrates）。食物中的糖类主要是淀粉，而人体内的主要糖类包括葡萄糖和糖原。食物中的淀粉经消化道多种酶（淀粉酶和麦芽糖酶等）的消化作用分解为葡萄糖，经小肠吸收进入体内，组织细胞内的葡萄糖通过不同的代谢途径（糖酵解、磷酸戊糖通路、有氧氧化、糖异生，糖原合成和分解等）发挥其生理功能（图1-1-1）。糖在生物体内的主要生理功能是提供机体生命活动的能量，正常人体所需能量的50%～70%由糖分解代谢来提供。糖除了提供能量，还有其他一些重要的生理功能，如提供机体合成各种生物分子的碳源，糖代谢中间物可转变为其他含碳化合物，如氨基酸、脂肪酸和核苷酸等；参与组织重要结构成分，如蛋白聚糖和糖蛋白构成结缔组织、软骨、骨基质和细胞膜等；参与细胞信息传递，如免疫、细胞识别和分化等；转变为一些重要生物活性的糖衍生物，如烟酰胺腺嘌呤二核苷酸（nicotinamide adenine dinucleotide，NAD）、黄素腺嘌呤二核苷酸（flavin adenine dinucleotide，FAD）、腺苷三磷酸（adenosine triphosphate，ATP）等。因此，糖类是维持细胞正常代谢稳态和重要生物学功能的宏量营养素。

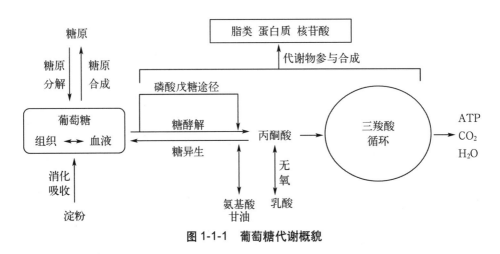

图 1-1-1 葡萄糖代谢概貌

第一节 肿瘤糖代谢异常变化

肿瘤细胞无限增殖需要消耗大量能量和合成原料，同时由于代谢改变或某些代谢缺陷导致活性氧（ROS）自由基增多，引起氧化应激，因而需要提高抗氧化能力，以及为了不断适应不利微环境变化等的需要，肿瘤细胞需做出相应的代谢改变。肿瘤糖代谢的典型改变可概括如下：有氧糖酵解（aerobic glycolysis），即瓦博格效应（Warburg effect）和磷酸戊糖通路增强，大量摄取和消耗葡萄糖，乳酸产生和释放增多；糖有氧氧化，即线粒体氧化磷酸活性相对或绝对下降，耗氧减少，同时大量糖酵解和磷酸戊糖通路中间物不断参与合成代谢和抗氧化作用等。

一、肿瘤瓦博格效应

20世纪20年代德国生化专家奥托·瓦博格研究发现肿瘤细胞在供氧充足时仍利用低效率糖

酵解途径获得 ATP，这种在有氧条件下恶性肿瘤细胞活跃糖酵解代谢的特殊生化表型称为瓦博格效应或有氧糖酵解。肿瘤细胞糖代谢的典型表现为：大部分肿瘤细胞的糖酵解能力明显增强，最高可达正常细胞的 20～30 倍，肿瘤细胞摄取葡萄糖量也明显增加，乳酸产生和释放量也增加。而进入线粒体氧化磷酸代谢的葡萄糖比例相对下降，耗氧减少。

尽管糖酵解产能效率远低于线粒体氧化磷酸化，但恶性肿瘤细胞可从活跃的糖酵解代谢中收到很大益处：第一，与氧化磷酸化相比，糖酵解产生 ATP 速度快，这对于快速增殖的肿瘤细胞极为有利。第二，肿瘤细胞可通过糖酵解获取中间代谢产物，用于合成脂肪、蛋白质和核酸，以满足其增殖旺盛所需要的合成（图 1-1-2）。第三，糖酵解可通过影响线粒体外膜通透性，使肿瘤细胞获得拮抗细胞凋亡的能力，提高对放化疗等促凋亡作用的耐受。第四，糖酵解产生大量乳酸，导致微环境酸化，有助于肿瘤侵袭转移，抑制免疫功能和耐药等。肿瘤的发生和发展是一个不断变异选择的过程，当耐酸肿瘤细胞株形成后，这种微环境对肿瘤细胞有保护作用，因为酸性环境

对正常细胞具有一定毒性，可导致细胞基质分解和外源性碱性抗癌药物失效，从而有利于肿瘤细胞的生长与转移。第五，糖酵解还可直接促进缺氧诱导因子-1（hypoxia inducible factor-1，HIF-1）表达，HIF-1 通过激活一系列靶基因表达，促进肿瘤细胞增殖，启动肿瘤血管新生，躲避细胞凋亡等，同时 HIF-1 可直接促进肿瘤细胞糖酵解。总之，糖酵解增强与肿瘤生长速度成正比，与分化程度成反比，与肿瘤侵袭和转移密切相关。

二、肿瘤磷酸戊糖代谢通路异常

除了有氧糖酵解，肿瘤细胞内另一条重要葡萄糖分解通路——磷酸戊糖通路（pentose phosphate pathway，PPP）也明显增强，通过 PPP，肿瘤细胞获取了重要的合成代谢前体分子核糖，以及 G_3～G_7 糖的不同单糖，同时还获得大量的还原型烟酰胺腺嘌呤二核苷酸磷酸（reduced nicotinamide adenine dinucleotide phosphate，NADPH），增加了抗氧化能力和还原性合成脂类的能力等。因此，在肿瘤细胞中 PPP 常处在高流量代谢状态。2018 年 Choi 等研究发现 PPP 相关蛋白在不同分子亚型乳腺癌存在差异表达，在

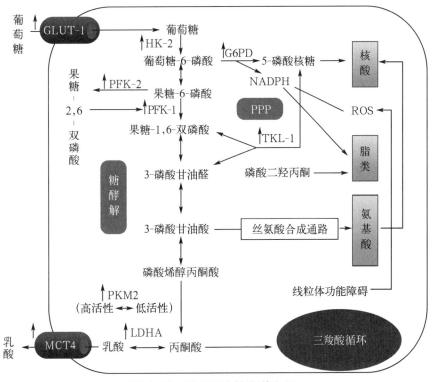

图 1-1-2　肿瘤细胞糖代谢改变

GLUT-1. 葡萄糖转运载体 -1；HK-2. 己糖激酶 -2；PFK-1. 磷酸果糖激酶 -1；PFK-2. 磷酸果糖激酶 -2；PKM2. 胚胎型丙酮酸激酶 M2；LDHA. 乳酸脱氢酶 A；G6PD. 葡萄糖 -6- 磷酸脱氢酶；TKL-1. 转酮醇酶 -1；MCT4. 单羧酸转运载体 -4；NADPH. 还原型烟酰胺腺嘌呤二核苷酸磷酸；PPP. 磷酸戊糖通路；ROS. 活性氧

HER-2 亚型中 G6PDH 和 6PGL 的表达较高。

三、糖异生异常

糖异生（gluconeogenesis）是与糖酵解相反的代谢通路，其主要作用将非糖物质（乳酸、氨基和甘油）通过糖异生通路转变为葡萄糖和糖原，以维持血糖稳定。机体内发生糖异生的器官是肝和肾，酸中毒时肾的糖异生能力明显提高，这时候的糖异生与酸碱平衡的调节密切相关，所以糖异生也是肝和肾功能成熟的标志之一。糖酵解和糖异生代谢通路大部分是共用的，因此糖酵解时糖异生被抑制，反之，糖异生时糖酵解被抑制。否则会发生底物无效循环（substrate futile cycle），浪费能量。通过调节各自代谢通路关键酶（单向催化酶）的活性可以避免底物无效循环的发生。

在肿瘤细胞中同样不会发生这样的无效循环。大部分肿瘤细胞有活跃的糖酵解代谢（瓦博格效应），因此进行糖异生活跃的肝和肾肿瘤，糖异生代谢活性被明显抑制。如糖异生的关键酶果糖 -1,6- 双磷酸酶 1（FBP1）在人类和小鼠的肝肿瘤中普遍是被抑制的。最新的有关研究还发现 FBP1 具有非酶活性的抑癌基因作用，主要通过影响肝细胞与星形细胞之间转化发挥抑癌作用。2020 年 Li 等研究表明，肝细胞特异性敲除 *FBP1* 破坏了肝代谢稳态（脂肪积累等），并促进肿瘤进展。同时还发现伴有肝星状细胞（HSC）的激活和衰老表现出与衰老相关的分泌表型。通过使用衰老细胞清除剂达沙替尼 / 槲皮素或 ABT-263 治疗来消耗衰老的 HSC，可以抑制肿瘤进展。该研究证明 FBP1 缺陷肝细胞通过释放 HMGB1，可促进 HSC 的活化；通过小分子 inflachromene 阻断其释放可限制 FBP1 依赖的星状细胞激活、随后的衰老相关分泌表型的发展和肿瘤进展。总的来说，这些发现为 FBP1 在肝癌中作为肿瘤抑制因子的观点提供了遗传学证据，并建立了肝细胞代谢和星状细胞衰老之间促进肿瘤生长的关键交互作用。除了 FBP1，糖异生关键酶葡萄糖 -6- 磷酸酶（G6Pase）活性也明显被抑制，如结肠癌中几乎检测不到 G6Pase。

但是另一个糖异生酶磷酸烯醇丙酮酸羧激酶（phosphoenolpyruvate carboxykinase，PEPCK），包括细胞质 PEPCK 和线粒体亚型 PEPCK2，对肿瘤细胞的合成与代谢非常重要，如结肠癌 PEPCK 表达明显升高，这有利于三羧酸循环来源的中间

物进入合成大分子通路，非碳水化合物，如谷氨酰胺进入合成脂类和核酸代谢通路，而不是进入糖异生途径转变为葡萄糖。当葡萄糖缺少时，癌细胞能够利用不同底物来维持细胞生长，如肺癌细胞可以大量摄入乳酸，然后通过丙酮酸羧化酶（PC）和 PEPCK2 等反应转变成糖酵解中间物磷酸烯醇丙酮酸（PEP），随后进入合成代谢（PPP、丝氨酸 / 甘氨酸合成通路）。研究表明在无糖条件下 PEPCK2 将谷氨酰胺转变为磷酸烯醇丙酮酸，用于支持细胞生长。PEPCK2 在乳腺癌、非小细胞肺癌、膀胱癌、肾癌等方面的表达明显升高，缺氧诱导因子 -1（HIF-1）和内皮细胞 PAS 结构域包含蛋白 1（EPAS1/HIF-2α），两者协同上调 PEPCK2 表达。正常细胞并不同时表达两种同工酶，而肿瘤细胞通常两种同工酶同时存在。这可能是为了更好地适应营养物质的波动。学者们一般认为线粒体 PEPCK2 催化乳酸转变为 PEP，这样可以防止烟酰胺腺嘌呤二核苷酸（nicotinamide adenine dinucleotide，NADH）产生过多，避免细胞质氧化还原状态失衡。

四、肿瘤糖代谢异质性

由于不同肿瘤发生和发展所驱动的基因不同，以及同一肿瘤内不同部位肿瘤细胞的微环境不同等因素，肿瘤细胞内代谢包括糖代谢异质性非常明显，表现为不同类型肿瘤之间，同一种实体瘤内部不同部位肿瘤细胞之间，原位和转移肿瘤细胞之间等表现为不同糖代谢特征。

2019 年 Nan 等研究发现不同癌基因，如 *EGFR* 突变和 *FGFR* 扩增驱动肿瘤不同糖代谢特征具体为：前者糖酵解中间物 3- 磷酸甘油酸主要进入丝氨酸合成通路，进而减少乳酸产生，而后者糖酵解产生大量乳酸。这提示 *EGFR* 突变和 *FGFR* 扩增可分别作为丝氨酸合成代谢和乳酸合成抑制剂的敏感标志物，为同类代谢抑制剂的个性化治疗提供重要的信息和新思路。如肺癌中腺癌和鳞状细胞癌糖代谢表现明显不同，鳞状细胞癌特异性高表达 GLUT1，因而高度依赖葡萄糖和糖酵解代谢，可能对糖酵解代谢抑制剂敏感。

一些研究显示肿瘤细胞可表现出双重代谢特性（dual metabolic nature），即糖酵解表型（glycolytic phenotype）和非糖酵解表型（nonglycolytic phenotype）。一个实体瘤随着瘤体不断增大，血管生成和结构异常导致一部分肿瘤细胞富氧，而另一

部分肿瘤细胞缺氧，缺氧细胞以糖酵解为主，产生和释放乳酸，而富氧细胞以有氧氧化代谢为主，并且可以不断摄取乳酸进行代谢。因此两种代谢表型共存且两者之间常形成代谢共生作用（metabolic symbiosis）（图 1-1-3），而这些不同代谢表型的肿瘤细胞表现出的生物学行为（增殖、转移、耐药等）有明显差异。缺氧部位肿瘤细胞分裂和增殖明显降低甚至停止，对放化疗不敏感，且其侵袭和转移能力明显增强。

不同微环境下肿瘤细胞代谢表型可以发生转变。如处在乳酸酸中毒条件下的肿瘤细胞可以表现为非糖酵解表型；当葡萄糖充足时，肿瘤细胞逐步转向糖酵解，导致乳酸酸中毒和 pH 下降，进而反馈抑制糖酵解酶活性，减少糖酵解代谢流量。而当葡萄糖供给减少和乳酸酸中毒时，肿瘤细胞由糖酵解表型向非糖酵解表型转化，下调葡萄糖糖酵解速率，并向氧化磷酸化（OXPHOS）转变，上调葡萄糖有氧氧化，提高葡萄糖的利用率。Wu 等在肿瘤细胞体外试验中发现，正常（无乳酸酸中毒）时，糖酵解与 OXPHOS 分别产生

总能量的 23.7% ～ 52.2% 与 47.8% ～ 76.3%；乳酸酸中毒时，糖酵解与 OXPHOS 分别产生总能量的 5.7% ～ 13.4% 与 86.6% ～ 94.3%。这一数据说明乳酸酸中毒可以促进肿瘤细胞从有氧糖酵解向 OXPHOS 表型转化。

Pavlides 等研究发现，部分肿瘤存在双腔代谢模式（two-compartment tumor metabolism），又称反瓦博格效应（reverse Warburg effect）或代谢偶联(metabolic coupling)。在肿瘤双腔代谢模式中，上皮肿瘤细胞以有氧氧化代谢模式为主，并且诱导周围基质成纤维细胞产生瓦博格效应，并逐步分化为肌成纤维细胞，同时产生和释放大量乳酸和丙酮酸等能量代谢物，这些代谢物进而转运给上皮肿瘤细胞，并通过有氧氧化彻底分解，产生大量 ATP，促进肿瘤细胞增殖和抵抗凋亡。这类肿瘤发生双腔代谢可能是化疗抵抗、治疗失败的原因，这也可以解释部分肿瘤细胞高线粒体呼吸、低糖酵解率的矛盾现象。该模式表明肿瘤细胞和周围的成纤维细胞存在宿主 - 寄生关系或代谢偶联。

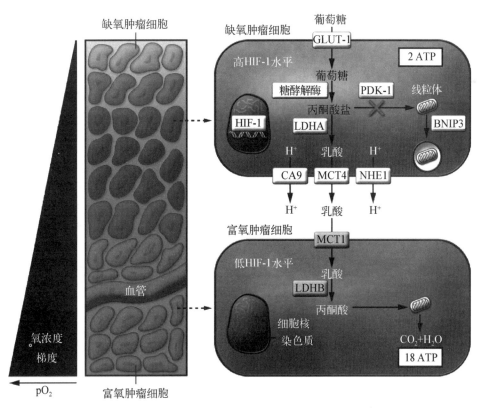

图 1-1-3　不同氧环境压力的肿瘤细胞形成代谢共生

GLUT-1. 葡萄糖转运载体 1；PDK-1. 丙酮酸脱氢激酶 1；HIF-1. 缺氧诱导因子 -1；LDHA. 乳酸脱氢酸；MCT. 单羧酸转运载体

引自：Semenza GL，2008. Tumor metabolism：cancer cells give and take lactate. J Clin Invest，118（2）：3835-3837.

第二节　肿瘤糖代谢异常机制

肿瘤细胞的瓦博格效应及其他糖代谢改变机制并没有完全阐明，目前可能的一些认识包括缺氧、线粒体结构与功能缺陷、糖代谢相关酶和转运载体变异，以及异常胚胎型同工酶谱、癌基因（*HIF-1*、*Myc*、*Ras* 等）激活、抑癌基因（*p53*、*PTEN*、*LKB1*）失活、生长信号转导通路（PI3K/Akt/mTOR 等）异常活化及肿瘤微环境改变等。

一、肿瘤微环境缺氧

在快速生长的肿瘤细胞中，供氧量不能满足线粒体产生 ATP 的需求，肿瘤细胞继而通过上调糖酵解来补偿氧化磷酸化产能的不足，逃避缺氧导致的死亡。HIF 在其中发挥了重要作用。1992 年 Semenza 和 Wang 首先在缺氧诱导的细胞核提取物中发现了 HIF-1。HIF-1 是一种异源二聚体，由 91 ~ 94kDa 的 HIF-1β 和 120kDa 的 HIF-1α 两个亚单位组成。HIF-1β 亚基又称芳香烃受体核转运蛋白（aryl hydrocarbon receptor nuclear translocator，ARNT），受缺氧信号的调控，在细胞内稳定表达并起结构性作用。HIF-1α 是 HIF-1 的活性亚基。每个亚单位的氨基端均含有碱性的螺旋 - 环 - 螺旋（basic helix loop helix，bHLH）结构域和 Per/Amt/Sim（PAS）结构域，是形成异源二聚体，并与 DNA 结合所必需的结构。HIF-1α 作为活性亚基，由 826 个氨基酸构成，两个末端是感受缺氧信号的活性调控区域，C 端有一个富含脯氨酸 - 丝氨酸 - 苏氨酸（Pro/Ser/Thr）的氧依赖降解结构域（oxygen dependent degradation domain，ODDD）和反式激活结构域（transactivation domain，TAD），即 TADC，N 端含有 TADN，这些结构域都是缺氧诱导蛋白稳定、核定位和转录激活的调节域，其中 TADC 发挥精细调节作用，TADN 为激活转录所必需的，可见 HIF-1α 亚基受缺氧调控并调节 HIF-1 的活性。HIF-1 转录调控包括与缺氧适应、炎症和血管生成等有关的近 100 种靶基因表达。HIF-1 与肿瘤瓦博格效应密切相关，可促进葡萄糖摄入和糖酵解，以及抑制线粒体呼吸等相关基因的表达。HIF-1α 还可通过转录活化丙酮酸脱氢酶激酶 1（pyruvate dehydrogenase kinase-1，PDK-1）来抑制线粒体有氧呼吸。PDK-1 可以使丙酮酸脱氢酶

（pyruvate dehydrogenase，PDH）失活，抑制三羧酸循环和氧化磷酸化，致使细胞糖代谢由线粒体氧化磷酸化方式向糖酵解转变。有研究发现，HIF-1 可以与表达失调的转录因子 Myc 协同诱导 HK-2 和 PDK-1，促进瓦博格效应（表 1-1-1），HIF-1 还可以通过调节血管生成靶基因表达，促进肿瘤细胞增殖等。

表 1-1-1　HIF-1 调节糖代谢相关基因

HIF-1 的靶分子	代谢功能
GLUT-1 和 GLUT-3	转运葡萄糖进入细胞
HK-2，PGI，PFK-1，醛缩酶，TPI，GAPDH，PGK，PGM，烯醇化酶，PK，LDHA	糖酵解途径相关酶
PFK-2/ FBPase	其产物 FBP 是 PFK-1 强变构激活剂
MCT-4	将乳酸运出细胞
PDK-1，MXI-1	降低线粒体氧化呼吸活性
COX4-2，LON 蛋白酶	增加低氧状态下的氧耗

注：GLUT. 葡萄糖转运载体；HK. 己糖激酶；PGI. 磷酸葡萄糖异构酶；PFK. 磷酸果糖激酶；GAPDH.3- 磷酸甘油醛脱氢酶；PGK. 磷酸甘油酸激酶；PGM. 磷酸甘油酸变位酶；TPI. 磷酸丙酮异构酶；PK. 丙酮酸激酶；LDHA. 乳酸脱氢酶 A；PFK-2/ FBPase.6- 磷酸果糖激酶 -2/ 果糖 -2, 6- 双磷酸酶；MCT. 单羧酸转运载体；PDK. 丙酮酸脱氢酶激酶；MXI. 最大互作用因子；COX4-2. 细胞色素氧化酶亚基 4 亚型 2。

HIF-1 在常氧下（21% O_2）也有表达，但 HIF-1 蛋白很快被细胞内氧依赖性泛素蛋白酶降解途径降解，只有在缺氧条件下 HIF-1 才可以稳定表达。HIF-1 活性取决于 HIF-1α 的稳定性，而 HIF-1α 的稳定性受多种因素调节。首先 HIF-1α 分子结构中有 2 个脯氨酸羟化位点（P402 和 P564），其羟化是依赖氧浓度的，并由 3 种脯氨酸羟化酶（prolyl hydroxylase，PHD）之一催化完成。羟化后的 HIF-1α 易被 von Hippel-Lindau（VHL）- Elongins 复合物识别和结合，并介导泛素化，泛素化的 HIF-1α 随后被蛋白酶体复合物降解。VHL 作为肿瘤抑制因子，编码泛素化连接酶的一个亚基，在正常氧浓度下，通过介导 HIF-1α 降解，抑制肿瘤发生（图 1-1-4）。因此，在低氧调节下 HIF-1α 羟基化减少，稳定性提高和 HIF-1 浓度升高，转而转录激活一系列靶基因表达，造成肿瘤细胞代谢

表型。三羧酸循环某些中间物累积也可诱导 HIF-1α 表达。如琥珀酸和延胡索酸累积可抑制 HIF-1α 脯氨酸羟化酶，导致 HIF-1α 稳定和激活。乳酸盐和丙酮酸盐也有类似的调节机制。某些肿瘤在富氧环境下可观察到高水平的 HIF-1α 表达，这表明除了低氧，其他因素如激素和生长因子等也可诱导 HIF-1 的稳定表达。一些研究表明哺乳动物雷帕霉素靶蛋白（mammalian target of rapamycin，mTOR）可能是生长因子和 PI3K/Akt 信号通路上调 HIF-1α 的关键信号分子，有研究发现缺失 TSC 肿瘤抑制因子细胞只激活 mTOR 就可以驱动 HIF 依赖的糖酵解和血管生长相关靶基因的表达。

实体肿瘤缺氧条件下的适应性改变与肿瘤的增殖、分化、血管生成，能量代谢，癌症耐药性的发生及患者预后较差密切相关。肿瘤细胞的适应性改变使其对缺氧耐受能力增强，在与正常细胞的营养竞争中获得内部生长优势。最近 Inês Godet 等研究表明肿瘤内缺氧细胞的基因表达模式似乎可以帮助细胞在进入血流时抵抗氧化应激。一些肿瘤细胞即使在重新充氧后，仍保留了部分"低氧记忆"的遗传标记。癌细胞适应低氧水平后更具侵略性，即使在转移进入血液重新供氧后，其原发性肿瘤中暴露于低氧的细胞仍保持其侵袭性特征。该研究认为低氧细胞的独特功能特征可能是预示肿瘤高转移风险的生物标志物，也可能是用于治疗、预防或限制转移的生物标志物。因此，进一步研究转移部位"低氧记忆"细胞对化疗抵抗性及其机制具有重要临床意义。

二、线粒体结构与功能缺陷

线粒体（mitochondrion）是一种具有半自主性的细胞器（semiautonomous organelle），有自身独特的遗传系统，即线粒体基因组（mitochondrial DNA，mtDNA）。线粒体处在细胞生命活动的中心地位，是细胞"能源转换工厂"、细胞物质代谢中枢（包括脂肪酸氧化、TCA 循环、OXPHOS、糖异生、酮体合成和氧化、血红素生物合成和 Fe/S 团簇形成等），具有 Ca^{2+} 和 ROS 稳态调节、细胞内信号整合和转导，以及细胞分化和生死调节等作用。因此，线粒体结构和功能改变与肿瘤的发生、发展和转移密切相关（图 1-1-5）。

德国生化学家奥托·瓦博格发现肿瘤细胞瓦博格效应后，就认为肿瘤细胞糖酵解代谢活跃的原因为肿瘤线粒体呼吸功能损伤。他认为肿瘤细胞氧化磷酸化功能发生了不可逆性损伤，迫使细胞在有氧情况下利用糖酵解生成 ATP，并认为糖酵解替代有氧呼吸是肿瘤发生的主要原因。后来的一些研究显示肿瘤细胞在线粒体数量、形态、结构、分裂和融合动力学，氧化磷酸化功能，以及线粒体 DNA 等方面发生了明显改变，如在结肠癌、肾癌、乳腺癌、胰腺癌、儿童及成年胚胎性癌肉瘤（肾）、胃癌、白血病、甲状腺癌、腭淋巴瘤、颊黏膜嗜酸性细胞癌等多种肿瘤组织中发现线粒体形态、结构和功能异常。一系列细胞

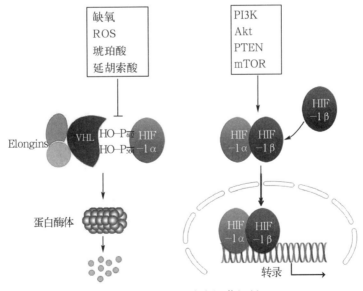

图 1-1-4　HIF-1α 稳态调节机制

PI3K. 磷脂酰肌醇 3 激酶；PTEN. 磷酸酶和张力素同源物；mTOR. 哺乳动物雷帕霉素靶蛋白；ROS. 活性氧；HIF. 缺氧诱导因子

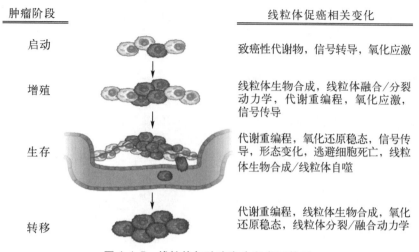

肿瘤阶段	线粒体促癌相关变化
启动	致癌性代谢物，信号转导，氧化应激
增殖	线粒体生物合成，线粒体融合/分裂动力学，代谢重编程，氧化应激，信号传导
生存	代谢重编程，氧化还原稳态，信号传导，形态变化，逃避细胞死亡，线粒体生物合成/线粒体自噬
转移	代谢重编程，线粒体生物合成，氧化还原稳态，线粒体分裂/融合动力学

图 1-1-5　线粒体与肿瘤发生和发展关系

质杂交实验及线粒体氧化磷酸化酶基因检测和干预研究揭示：线粒体缺陷可导致正常细胞代谢转向瓦博格效应，并伴随细胞恶性转化而改变。因此，近年来研究结果提示线粒体为了适应肿瘤环境而发生改变，而且很可能进化为"致癌线粒体"，胞质杂交实验证明缺陷线粒体转移入受体细胞后产生恶性转化表型。乳头状肾细胞癌（PRCC）长期存在线粒体功能障碍，可产生类似 von Hippel Lindau（*VHL*）抑制基因突变表型，*VHL* 在透明细胞肾癌（ccRCC）中最常发生突变。线粒体功能失调可导致一类致癌代谢物（oncometabolites），如 α- 羟基戊二酸、琥珀酸和延胡索酸等积累，这类致癌代谢物可以抑制 VHL 依赖的 HIF-α 降解，产生一种类似 *VHL* 突变表型，同时引起基因组甲基化表观遗传改变。在探索靶向癌细胞代谢的代谢调节治疗中，线粒体逐渐成为癌细胞治疗时的重要靶点，但是该领域仍处于起步阶段。

目前线粒体有以下六方面参与肿瘤细胞代谢重编程等恶性表型的发生和发展。

1. mtDNA 突变　由于 mtDNA 裸露，线粒体产生大量 ROS，并且没有相关 DNA 修复系统，导致 mtDNA 突变非常多，有些突变影响线粒体电子传递链（electron transport chain，ETC）复合物活性，这与许多疾病密切相关。研究发现线粒体 DNA 的单核苷酸多态性（mtSNP）与癌症风险或侵袭性进展相关。例如，肝细胞癌和前列腺癌与 ETC 复合物ⅠD 环区的突变有关，一些神经系统癌症常存在线粒体 ETC 复合物Ⅱ，即琥珀酸脱氢酶突变。

2. 线粒体 ROS 和逆向信号转导　ROS 引起

的氧化应激是对癌症发生和向恶性转化最重要的因素之一。细胞内 ROS 大部分是线粒体氧化呼吸产生和释放的。ROS 的高反应性氧化损伤细胞生物大分子；而低浓度 ROS 常作为细胞内信号分子和细胞代谢调节润滑剂。在许多癌细胞中 ROS 常呈高水平状态，这将改变癌细胞一系列代谢活性，以及增加抗氧化能力。线粒体氧化应激可以启动线粒体逆向信号传导（retrograde signaling，RTG），线粒体释放信号分子（Ca^{2+}、ATP、ROS、乙酰辅酶 A、Nrf2、PHD2 等），或通过调节细胞质信号转导，或通过表观遗传修饰等影响细胞核基因表达变化，与肿瘤发生和发展相关。

3. 线粒体直接参与细胞生死调控　无论是膜死亡受体介导凋亡途径，还是内质网凋亡途径都会激活线粒体凋亡通路。线粒体是多种凋亡通路的交汇点。当诱导凋亡，Bcl-2 家族成员蛋白作用于线粒体调节电压依赖性阴离子通道（VDAC）大小。当 VDAC 开大时细胞色素 C 释放，引起凋亡通路级联反应。Bcl-2 家族成员包括促凋亡蛋白和抑制凋亡蛋白，这些分子相对应的是抑癌因子和促癌因子，参与肿瘤进展和治疗抵抗。如 Bcl-2 抗凋亡分子的髓系白血病细胞分化蛋白 -1（MCL-1）在许多肿瘤细胞中高表达，故肿瘤侵袭周围组织，突破包膜向周围生长。但当 MCL-1 和 Bcl-xL 定位于线粒体外膜时，拮抗 Bcl-2 家族促凋亡成员而发挥抗凋亡作用；当位于线粒体基质中时，通过保持线粒体内膜完整性和促进 ATP 合酶寡聚体组装，可调节线粒体稳态和生物能力学。

4. 线粒体氧化磷酸功能异常　多种类型的肿瘤组织中鉴定出线粒体中氧化磷酸化多肽链的编

码基因突变或表达量异常，并且在其转录调控区域突变率更高，其转录失调、合成功能低下或无功能的呼吸链复合体组分导致肿瘤氧化磷酸化水平降低。如发现在肝癌、肾癌、结肠癌、乳腺癌、胃腺癌、食管鳞状上皮癌和肺癌等多种肿瘤组织内，线粒体内膜 ATP 酶复合体 β 亚基表达量明显下降；在嗜酸性粒细胞腺瘤组织内，线粒体呼吸酶复合体 I 表达量降低且功能下降。线粒体 ATP 合酶催化亚单位（β-F1-ATPase）的表达水平与瓦博格效应程度成反比，在大多数肿瘤中表达水平下降。研究还发现，寡霉素在抑制肺癌细胞氧化磷酸化的同时，诱导需氧糖酵解快速增加，提示肿瘤细胞可因线粒体氧化磷酸化过程受到抑制转而依赖糖酵解，而当糖酵解过程受到抑制的时候，肿瘤细胞不能有效上调氧化磷酸化功能。这些研究结果初步证实，线粒体氧化磷酸化功能部分受损是导致瓦博格效应的原因之一。然而，需要指出的是，瓦博格效应不仅存在于肿瘤细胞中，也存在于多种快速生长的正常细胞中，一些研究也证实肿瘤细胞中线粒体的功能并不降低。这说明除氧化磷酸化功能受损外，肿瘤细胞中一定还存在其他上调糖酵解的机制。另外，线粒体 TCA 循环酶突变导致一些代谢物，如 2-羟戊二酸（2-HG）、琥珀酸和延胡索酸堆积，这些代谢物通过影响 HIF-1 稳定性和表观遗传学，进而参与到癌症的发生过程中。

5. 致癌性代谢物　细胞内一些代谢物除了进入不同代谢通路进行代谢，还可以通过多种方式（化学修饰底物、变构调节剂）影响许多酶的活性，从而影响相关代谢通路的活性、蛋白稳态和表观遗传学等细胞分化、增殖和恶性表型。线粒体 TCA 循环代谢紊乱导致一些代谢物，如 2-HG、琥珀酸和延胡索酸堆积，这些代谢物可以干扰一组羟化酶活性，抑制基因组 DNA 脱甲基和提高 HIF-1α 稳定性，从而导致细胞恶变。因此，2-HG、琥珀酸和延胡索酸又称为致癌性代谢物（oncometabolite）。野生型 IDH 催化产物之一是 α-KG，除了 TCA 循环代谢，α-KG 变构激活一类双加氧酶（羟化酶），参与许多羟化反应，与 DNA 去甲基化和 HIF-1α 降解等密切相关。而 IDH-1 和 IDH-2 酶突变体显示出一种新的催化酶，能将 α-KG 转化为 2-HG（图 1-1-6A），通过与 α-KG 竞争抑制羟化酶活性，即 2-HG 升高时这类羟化酶活性被抑制，进而影响 DNA 和组蛋白甲基化水平，以及 HIF-1 稳定性等（图 1-1-6B）。突变体 IDH-1 或 IDH-2 蛋白的存在导致 2-HG 含量增加，2-HG 竞争性地抑制 α-KG 与几种组蛋白去甲基化酶（如 KDM2a）的结合，导致组蛋白修饰谱发生广泛异常，特别是组蛋白尾部甲基化。同时还抑制 TET-1 和 TET-2 羟甲基化酶，降低 5-羟甲基胞嘧啶的水平，影响 DNA 去甲基化。在 IDH-1 和 IDH-2 突变细胞中，2-HG 和 α-KG 水平的改变引起的表观遗传失调可能是肿瘤基因表达异常调控的原因之一。另外，2-HG 还有助于稳定 HIF-1α。HIF-1α 分子结构中有 2 个脯氨酸羟化位点（P402 和 P564），其羟化是依赖氧浓度和

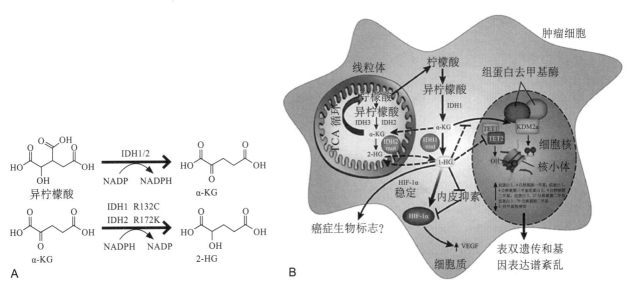

图 1-1-6　IDH 突变与代谢反应（A）及肿瘤的关系（B）
引自：Prensner JR，Chinnaiyan AM，2011. Metabolism unhinged：IDH mutations in cancer. Nat Med，17（3）：291-293.

α-KG，并在 3 种脯氨酸羟化酶（PDH）之一的作用下催化完成。羟化后的 HIF-1α 易于被 VHL-Elongins 复合物识别和结合，并介导泛素化蛋白酶体复合物降解。因此影响这类羟化酶活性，可以影响染色质表观遗传修饰和 HIF-1α 稳定，以及调节蛋白质和肿瘤抑制因子的表达，进而影响肿瘤的发生发展。2-HG 的积累被用作许多肿瘤的生物标志物。

除了 2-HG 与 α-KG 竞争羟化酶，还有一类 TCA 循环的代谢物琥珀酸和延胡索酸也有类似作用，当琥珀酸脱氢酶和延胡索酸酶表达下调或突变失活时都会造成细胞内琥珀酸和延胡索酸堆积。

6. 线粒体分裂 / 融合动力学　线粒体高周转率是许多癌细胞的重要特征。线粒体质量控制包括采用线粒体分裂和线粒体自噬的方式消除缺陷线粒体，而线粒体再生和功能化区分则依赖于线粒体的生物发生与融合。线粒体分裂，部分分裂后线粒体积聚，mtDNA 损伤，ROS 增加，对凋亡敏感，可被线粒体自噬消除。线粒体融合被认为是稀释受损线粒体内分子，如氧化脂质或蛋白质，或突变的线粒体 DNA。据报道，融合还可使线粒体免于在营养缺乏时激活自噬，对凋亡敏感性下降，生物力学效率提高。在线粒体分裂期间，线粒体首与内质网（ER）接触而锚定，特别是通过内质网表面肌醇 -1，4，5- 三磷酸受体（InsP3R）与线粒体表面电压依赖性阴离子通道（VDAC）结合，招募线粒体分裂相关蛋白，如动力蛋白相关蛋白 -1（DRP-1）、线粒体受体蛋白 -1（Fis-1）、线粒体裂变因子（Mff）和线粒体动态蛋白（MID），形成分裂复合物，导致线粒体收缩，并产生 2 个子线粒体。在线粒体融合过程中，线粒体外膜上融合蛋白 Mfn-1 和 Mfn-2 介导 2 个线粒体之间建立反向平行连接和融合。视神经萎缩 -1（Opa-1）与 Mfn-1 共同参与线粒体内膜的融合。许多线粒体融合后可形成线粒体网络。线粒体分裂 / 融合始终是动态变化的，常受到内外环境变化的影响，如营养素和氧的供应状况、细胞质各种信号分子和细胞质代谢状况等通过所谓的顺向信号转导（anterograde signaling）作用于线粒体，引起线粒体结构和形态（分裂和融合）、TCA 循环和氧化磷酸化等变化，并释放出各种信号分子（Ca²⁺、ATP、ROS、乙酰辅酶 A、Nrf2、PHD2 等），通过逆向信号传导（retrograde signaling，RTG）引

起细胞质代谢，以及细胞核基因表观遗传学和基因表达改变（图 1-1-7）。

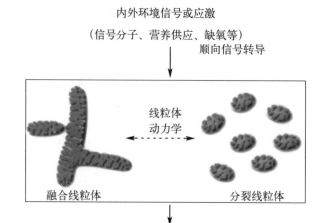

图 1-1-7　线粒体分裂 / 融合动力学及调节
Nrf2. 核转录因子红系 2 相关因子 2；PHD2. 脯氨酸羟化酶 2

许多研究发现线粒体动力学紊乱与肿瘤密切相关。线粒体分裂是干细胞和细胞分化的决定因素，也有助于维持肿瘤细胞侵袭和迁移能力。肿瘤细胞内呈现分裂后碎片化线粒体表型，分裂蛋白 Drp-1 表达升高和（或）融合蛋白 Mfn-2 表达下降，伴随 OXPHOS 下降和糖酵解升高，以及抗凋亡和耐药性增强等。细胞水平证实转移性强的 MDA-MB-231 和 MDA-MB-436 比转移性弱的 MCF7 线粒体短 63% ～ 73%，而线粒体分裂蛋白 Drp1 表达分别增加 2.5 倍和 5 倍，线粒体融合蛋白 Mfn-1 下降 50%。干预 Drp-1 和 Mfn-1 表达的乳腺癌细胞研究进一步证明线粒体分裂可促进乳腺癌细胞侵袭和转移，而线粒体融合可抑制乳腺癌细胞侵袭和转移。癌基因信号通路，如 RAS-RAF-ERK、PI3K-Akt、ERK-DRP1 和 RalA-RalBP1-Cdk1-DRP1 等可促进线粒体分裂，相关癌蛋白突变，如 RAS^{G12V} 或 B-RAF^{V600E} 可促进 DRP-1 表达和线粒体分裂，MYC 过表达（拷贝数增加）可促进线粒体融合和生物合成。

三、葡萄糖代谢酶和转运载体改变

代谢酶和载体改变包括表达量、酶活性和同工酶发生改变，通常肿瘤细胞优先表达古老型或胚胎型同工酶，这些酶有多方面动力学优势，如

高底物亲和力、高催化活性、无产物抑制等，这有助于肿瘤细胞摄取更多的葡萄糖，进行更高活性的有氧酵解，从而为肿瘤细胞不断增殖提供能量和合成前体分子。葡萄糖转运载体 -1（GLUT-1）和葡萄糖转运载体 -3（GLUT-3）是不依赖胰岛素的高亲和力葡萄糖转运载体，高表达的肿瘤细胞常持续不断地摄取大量葡萄糖；单羧酸转运载体 -4（MCT-4）是外排乳酸的转移载体，糖酵解代谢活跃的肿瘤细胞膜是 MCT-4，而有氧代谢为主的正常细胞膜是 MCT-1，MCT-1 摄取乳酸。己糖激酶(HK)是糖酵解第一个限速酶，有 4 种亚型，其中 HK-2 与肿瘤相关性最大。正常情况下，HK-2 仅在脂肪、肌肉和心肌组织中微量表达，在许多生长迅速的恶性肿瘤细胞中常高表达。HK-2 是一种古老的葡萄糖激酶，底物亲和力高（葡萄糖和 ATP）、催化活性高、无产物抑制等，与 VDAC 结合可抑制线粒体凋亡通路。磷酸果糖激酶 -1（PFK-1）有 3 种同工酶（M、L、P），肿瘤细胞以 L 型和 P 型为主，对 2,6- 二磷酸果糖（F2,6BP）更敏感，对 ATP 和柠檬酸的变构抑制不敏感。丙酮酸激酶 -M2（pyruvate kinase-M2，PK-M2）为胚胎型丙酮酸激酶同工酶，作为高活性四聚体和低活性二聚体之间转换的开关，可调节肿瘤细胞糖酵解流量。高活性 PK-M2 有利于糖酵解代谢，而二聚体 PK-M2 有利于为细胞生物合成提供代谢中间物。这两者可进行周期性转换波动，以满足肿瘤细胞能量和合成代谢的需求。乳酸脱氢酶 A（lactate dehydrogenase A，LDH-A）主要在肿瘤细胞中表达，对丙酮酸亲和力高，有利于将丙酮酸转变为乳酸。

异柠檬酸脱氢酶（isocitrate dehydrogenase，IDH）家族包括 IDH-1、IDH-2 和 IDH-3 三类同工酶，其中 IDH-1 定位于细胞质和过氧化物酶体中，以 $NADP^+$ 为辅助因子催化异柠檬酸脱氢脱羧氧化反应，生成 α- 酮戊二酸（α-ketoglutarate，α-KG）和 NADPH，后者参与脂肪酸和胆固醇合成，以及具有抗氧化作用。IDH-2 和 IDH-3 定位于线粒体，以 NAD^+ 为辅助因子催化同样的反应，其产物 NADH 进入呼吸链，产生能量。一些研究发现，IDH 和其突变型与许多肿瘤，如胶质瘤、软骨肉瘤、乳腺癌、胃癌、直肠癌和黑色素瘤等的发生、发展、疗效及预后相关。如野生型 IDH-1 高表达可以促进骨肉瘤的增殖、迁移和侵袭，食管癌 IDH-1 高表达患者总生存时间（OS）和无进展生存（PFS）差。野生型 IDH-1 胶质母细胞

瘤的中位总生存期仅为 1 年，而 IDH-1 突变型的中位总生存期超过 2 年。相反，IDH-1 高表达可增加子宫内膜癌细胞对化疗敏感性，这可能与 IDH1-α-KG-TET1-Nrf2 信号轴相关。还有研究证明胃癌和结直肠癌突变型 IDH-1（R132H）低表达，患者 OS 较低。也有研究发现 IDH-1 突变促进黑色素瘤转移。这表明 IDH 和其突变型与肿瘤关系比较复杂。这不仅与其不同代谢产物的作用有关，还与肿瘤细胞不同的遗传背景相关。

许多肿瘤细胞 PPP 代谢流量是增加的，表 1-1-2 总结了一些 PPP 关键酶表达调节与常见肿瘤的关系。许多癌症，如食管鳞状细胞癌、胃癌、结肠癌、膀胱癌、乳腺癌、肾癌和肺癌等患者，G6PD 水平或活性明显上调。G6PD 水平通常与癌症患者的预后呈负相关。抑制 G6PD 可诱导肝细胞癌（HCC）细胞衰老，并导致细胞内氧化应激，使癌细胞对化疗敏感。有趣的是，在肝硬化中没有观察到 G6PD 升高，这是导致肝癌的主要原因，表明 G6PD 可能在促进肿瘤恶性转化中起重要作用。6- 磷酸葡萄糖酸脱氢酶（6PGD）被发现与乳腺癌患者骨转移 OS 短有关。升高的 6PGD 及其产物 Ru5P 通过破坏 LKB1 活性复合体而抑制 AMPK 活性，并解除 AMPK 依赖性乙酰辅酶 A 羧化酶 -1（ACC-1）磷酸化失活，从而促进脂肪合成。6PGD 除了作为一种代谢酶，还可以通过 c-Met 磷酸化促进细胞转移。6PGD 通过调控表观遗传重编程，促进胰腺导管腺癌远处转移的亚克隆形成。6PGD 的异常表达可加速癌症发生和细胞增殖，诱导对化学或自由基治疗的抵抗。这些发现表明抑制 6PGD 的表达或活性可能是一种潜在的癌症治疗战略。其他 PPP 关键酶，如 5- 磷酸核糖异构酶 /5- 磷酸核酮糖差向异构酶（RPI/RPE）、转酮醇酶（TKT）、转醛醇酶（TALDO）等都受癌基因表达激活。

四、癌基因和抑制基因

肿瘤的发生、发展与癌基因激活和（或）抑癌基因失活密切相关，这两类基因异常可明显影响糖代谢，两者在细胞代谢上的作用常相反，即癌基因（如 *HIF-1*、*PI3K /Akt/ mTOR*、*Ras*、*Myc* 等）促进葡萄糖摄取和糖酵解，同时抑制线粒体氧化磷酸化；而抑癌基因（如 *P53*、*PTEN*、*LKB1*）则抑制葡萄糖摄取和糖酵解，促进线粒体氧化磷酸化（图 1-1-8）。

表 1-1-2 肿瘤细胞 PPP 关键酶调节

酶	癌症类型	调节
G6PD	肺癌	TAp73 和 Nrf2 转录激活 G6PD 表达，G6PD S84 O-GlcNA 修饰增强活性
	肝癌	ID1/Wnt/β-catenin/c-MYC 通路激活 G6PD 表达； PTEN/Tcl1/hnRNPK 调节 G6PD 前体 mRNA 剪切
	结肠癌	YY-1 转录激活 G6PD；P53 转录抑制 G6PD
	白血病	mTORC1/SREBP1 转录激活 G6PD SIRT-2 通过 G6PD 位点 K403 脱乙酰化，增强其活性
	乳腺癌	NSD-2 增加 G6PD 基因启动子 H3K36 甲基化，增强其表达
	子宫癌	Plk-1 通过 G6PD 位点 T406 磷酸化而促进其二聚化活性形式
6PGD	肺癌	Nrf2 转录激活 6PGD；YTHDF2 与 6PGD mRNA 结合，促进其翻译 DLAT 和 ACAT-2 在 6PGD 位点 K76 和 K294 乙酰化，增强酶活性
	脑癌	EGFR 通过 Fyn 促进 6PGD 位点 Y481 磷酸化，增强酶活性
RPI/RPE	胰腺癌	Kras^{G12D} 转录激活 RPI/RPE
TKT	肺癌	Nrf2 转录激活 TKT
	肝癌	BACH1 转录抑制 TKT；Nrf2 转录激活 TKT
	乳腺癌	PFKFB4/SRC-3-ATF4 转录激活 TKT
	白血病	BCR-ABL/HIF-1α 转录激活 TKT
	胰腺癌	MUC1/HIF-1α 转录激活 TKT
TALDO	肺癌	Nrf2 转录激活 TALDO

注：G6PD. 葡萄糖 -6- 磷酸脱氢酶；6PGD.6- 磷酸葡萄糖酸脱氢酶；RPI/RPE.5- 磷酸核糖异构酶 /5- 磷酸核酮糖差向异构酶；TKT. 转酮醇酶；TALDO. 转醛醇酶。

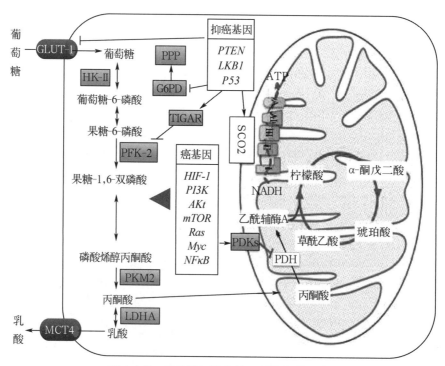

图 1-1-8 癌基因与抑癌基因对糖代谢影响

GLUT. 葡萄糖转运载体 -1；PDH. 丙酮酸脱氢酶；HK-Ⅱ. 己糖激酶 -2；PDKs. 丙酮酸脱氢酶激酶；PFK-2. 磷酸果糖激酶 -2；PKM2. 胚胎型丙酮酸酶 M2；LDHA. 乳酶脱氢酶 A；PPP. 磷酸戊糖通路；G6PD. 葡萄糖 -6- 磷酸脱氢酶；TIGAR.TP53 诱导糖酵解和凋亡调节因子；NADH. 烟酰胺腺嘌呤二核苷酸；SCO2. 细胞色素 C 氧化合成酶 2

在快速生长的肿瘤细胞中，当供氧量不能满足线粒体产生 ATP 的需求时，肿瘤细胞继而通过上调糖酵解来补偿氧化磷酸化产能的不足。缺氧导致缺氧诱导因子 -1（HIF-1）水平升高，HIF-1 参与调节与缺氧适应、炎症和生长等相关的近 100 种靶基因表达相关，并且与肿瘤瓦博格效应密切相关，可促进葡萄糖摄入和糖酵解，以及抑制线粒体呼吸等相关基因的表达（表 1-1-1）。HIF-1 还可通过调节血管生成靶基因表达促进肿瘤细胞增殖。因此，许多研究者认为 HIF-1 是肿瘤细胞糖酵解增强的原因之一。近期的研究表明，HIF-1α 还可通过转录活化丙酮酸脱氢酶激酶（pyruvate dehydrogenase kinase-1, PDK-1）来抑制线粒体有氧呼吸。PDK-1 可以使丙酮酸脱氢酶（pyruvate dehydrogenase, PDH）失活，抑制三羧酸循环和氧化磷酸化，使细胞糖代谢由线粒体氧化磷酸化向糖酵解转变。有研究发现 HIF-1 可与表达失调的转录因子 Myc 协同诱导 HK-2 和 PDK-1，促进瓦博格效应，还可协同诱导 VEGF 的表达。*Myc* 是一个具有转录因子作用的癌基因，通过促进糖酵解酶 HK-2、醛缩酶、GAPDH、烯醇化酶、PK 和 LDHA 等表达，促进糖酵解，其他如 Ras 和 Src 通过增加 GLUT 的表达增加糖摄取。

人们关于肿瘤的发生和发展过程中基因组不稳定导致基因突变增加的因素和机制并没有完全认识，但是最新的研究发现，代谢紊乱可能是引起基因突变的重要驱动因素之一。

肿瘤抑制因子 p53 蛋白是一个重要的介导细胞适应各种压力条件（如缺氧、DNA 损伤和氧化应激）的转录因子。事实上，一旦 p53 稳定并被激活，它就会刺激诱导细胞周期停滞、衰老和凋亡基因表达。为了维持细胞能量平衡，p53 可以激活由应激诱导的转录程序来协调多个代谢途径功能。代谢应激时 AMPK 通过磷酸化激活 p53。激活的 p53 可以改变特定分解代谢途径和激活细胞大自噬（macroautophagy）。如 p53 可诱导 TP53- 诱导糖酵解和凋亡调节因子（TP53-induced glycolysis and apoptosis regulator, TIGAR）的基因表达，抑制 PFK-2 活性而降低果糖 -2，6- 双磷酸。因为果糖 -2，6- 双磷酸是 PFK-1 强力变构激活剂，因此，降低果糖 2,6- 双磷酸可导致葡萄糖流入 PPP，以及降低线粒体氧化磷酸化。此外，p53 通过转录细胞色素 C 氧化合成酶（synthesis of cytochrome C oxidase 2, SCO2）表达，促进组装细胞色素 C 氧化酶表达，从而有利于线粒体氧化磷酸化（图 1-1-8）。研究表明 50% 以上的肿瘤存在抑癌基因 *p53* 异常（如点突变、等位基因缺失、重排、插入、基因融合等）。因此，p53 失活导致瘤细胞糖酵解增强，线粒体有氧呼吸下降，同时抵抗细胞凋亡。抑癌基因 *p53* 能直接与 G6PD 结合并阻止活性二聚体形成，而突变型 p53 失去抑制 G6PD 二聚体而增加 PPP 流量。

KRAS 突变是 90% 胰腺导管腺癌（PDAC）最早发现的突变。然而，对于为什么 *KRAS* 突变优先发生在 PDAC，以及是什么过程 / 因素导致这些突变，目前还知之甚少。而糖代谢异常（胰岛素抵抗、糖尿病等）与胰腺癌的高风险有关，但 *KRAS* 突变与糖代谢之间是否存在直接关系仍然未知。2019 年 Hu 等研究发现，正常胰腺细胞在高糖（11mmol/L 和 22mmol/L）条件下培养后，细胞内重要蛋白质，如磷酸果糖激酶（PFK）和核糖核酸还原酶（RNR）O- 糖基化水平明显升高，导致这两个酶活性明显下降。低活性 PFK 引起磷酸己糖（G6P、F6P 和 F-1, 6-BP）堆积，随之转化为糖基化修饰分子，尿苷二磷酸 -N- 乙酰葡萄糖胺（UDP-GlcNAc）增多，导致更多的蛋白质 O- 糖基化。RNR 活性下降，导致二磷酸核苷（NDP）还原为二磷酸脱氧核苷（dNDP）的比例下降，以及三磷酸核苷池中 dNTP 比例下降，从而导致基因组 DNA 突变增加，即基因组不稳定性明显升高，发生 *KRAS* 突变的概率增加。该研究初步揭示了糖代谢紊乱是导致基因组不稳定性升高的重要机制之一，这种不稳定性优先诱发胰腺细胞癌基因 *KRAS* 的突变。

Myc 基因家族促进细胞代谢适应进入细胞周期和基因组复制。*Myc* 基因家族（*c-Myc*、*L-Myc*、*S-Myc* 和 *N-Myc*）编码调控多种细胞过程的转录因子，包括细胞生长和增殖、细胞周期进展、能量代谢、分化、凋亡和细胞移动。在大多数人类癌症中，Myc 活性受单核苷酸多态性、染色体易位和基因扩增等影响。70% 的人类癌症中 *Myc* 表达增加，而抑制其表达可导致肿瘤消退。*Myc* 基因家族可以将细胞代谢改变与肿瘤发生连接起来，其可能机制是通过多种生物学功能来进一步增强生长信号通路引发的细胞代谢变化。此外，Myc 在细胞器（如线粒体）的生物合成中起关键

作用，这对能量生产、生物合成和细胞生长非常重要。Myc还刺激进入细胞周期及细胞分裂所需的DNA复制。Myc最近被证明以非转录机制控制DNA复制，这主要是它与DNA合成过程中的复制前复合体直接相互作用实现的。Myc还通过调节mRNA翻译和许多翻译起始因子表达来影响许多蛋白质的翻译。Myc可与HIF-1协同调节参与葡萄糖和谷氨酰胺代谢的基因。与PI3K/Akt通路一样，Myc也是葡萄糖代谢相关酶的强诱导剂。Myc转录激活了大多数糖酵解和葡萄糖转运基因，如 LDH-A、GLUT-1、HK-2、PFK、磷酸己糖异构酶（HPI）、GAPDH、PGK 和烯醇化酶-1。HIF-1还直接调控许多受 Myc 调控的基因的转录，提示 Myc 和 HIF-1 之间存在功能上的相互作用，这种相互作用可促进肿瘤细胞的瓦博格效应。Myc除了通过需氧糖酵解促进葡萄糖代谢，还可以刺激氧化磷酸化，这与它作为线粒体生物发生和线粒体功能相关基因的诱导作用是一致的。Myc可调节与核糖体和线粒体生物发生有关的基因。细胞器合成是 Myc 促进细胞增殖时发挥的关键功能，因为需要增加细胞器的数量来提供给子细胞生存和增长所必需的机制。然而，Myc也能诱导 PDK-1 表达，以避免丙酮酸过多转化为乙酰辅酶A。考虑到 Myc 对线粒体增殖和通过刺激原癌基因表达后促进氧化磷酸化的积极影响，丙酮酸可从线粒体氧化代谢途中抽出来明显是悖论。在这种情况下，Myc同时具有促进线粒体氧化磷酸化（如谷氨酰胺氧化分解）和促进有氧糖酵解作用。

其他癌基因的作用包括p21激活激酶4(PAK4)通过促进p53泛素化增强G6PD活性；Bcl-2基因相关永生基因3（BAG3）抑制G6PD二聚体形成和活性；TAp73通过诱导G6PD表达促进肿瘤生长。表1-1-2总结了PPP通路的一些关键酶上调常与多种生长信号通路和癌基因相关。

五、生长信号通路异常激活

调控细胞增殖的生长信号通路同样调控细胞相关代谢，以便为细胞生长增殖提供物质基础。癌基因产物组成两条经典生长信号通路，而抑癌基因产物起相应的抑制作用（图1-1-9）。生长因子作用于其膜受体激活受体酪氨酸激酶（RTK），RTK可分别激活 PI3K-Akt 和 Ras-Raf-ERK 通路，两者最终都可抑制 TSC1-TSC2 复

合物形成，从而使信号通路的开关分子G蛋白Rheb处于GTP结合的活化状态（Rheb-GTP），Rheb-GTP激活哺乳动物雷帕霉素靶蛋白复合物1（mTORC1），mTORC1通过不同机制（磷酸修饰转录和翻译相关蛋白促进代谢相关分子表达如HIF-1）介导肿瘤细胞物质代谢重编程，增加葡萄糖摄取和有氧酵解，并促进糖酵解和磷酸戊糖通路中间物进入合成代谢途径，为细胞不断增殖合成所需的大分子（如脂类、蛋白质和核苷酸等）。如PI3K/Akt信号通路激活后，Nrf2直接增加PPP通路关键酶G6PD、6PGD、TKT和TALDO表达，进而增强PPP代谢，促进癌细胞生长。mTORC1通过增强固醇调节元件结合蛋白（SREBP）转录激活G6PD表达，进而激活PPP氧化分支通路，分化和DNA结合抑制因子-1（ID-1）通过Wnt/β-catenin途径调节c-MYC激活以促进G6PD转录。抑癌基因磷酸酶和张力素同源物（PTEN）通过PTEN/Tcl1/hnRNPK/G6PD轴抑制G6PD活性，转录因子阴阳因子-1（YY-1）直接与G6PD启动子结合调控G6PD转录。此外，G6PD表达还受表观遗传影响，如组蛋白H3K36甲基化促进表达；以及一些翻译后修饰，如磷酸化，乙酰化，O-glcN酰化和泛素化影响G6PD活性。

LKB1/AMPK通路是连接代谢和细胞生长的肿瘤抑制轴，与生长信号通路激活的PI3K-Akt和Ras-Raf-ERK通路相拮抗。AMP活化蛋白激酶（AMPK）是细胞能量状态感受分子。在应激条件下，如缺氧和营养剥夺，即细胞内ATP水平降低和AMP浓度增加时，AMPK被激活。AMPK主要受上游肝激酶B1（LKB1）催化磷酸化而被激活，其效应是抑制细胞生长，从而节省ATP，即LKB1和AMPK发挥肿瘤抑制因子的作用。LKB1突变常发生在非小细胞肺癌和宫颈癌中，与某些组织异常增生和肿瘤发生有关。在能量不足的情况下，活化的AMPK可以直接磷酸化mTORC1的2个调节因子，即结节性硬化症2（TSC2）抑癌因子和支架蛋白raptor。其结果抑制mTORC1及其下游效应，包括抑制相关代谢和细胞生长。与PI3K/Akt信号相反，AMPK磷酸化可激活转录因子FOXO3a，以及刺激p53诱导的细胞凋亡和mTOR抑制。AMPK可以通过磷酸糖酵解关键PFK2而下调糖酵解。研究发现 PFKFB3 基因缺失（一种可诱导的PFK2亚型）

可以抑制小鼠肺成纤维细胞的转化和肿瘤生长，并提出靶向 PFK2 药理抑制剂可能抑制糖酵解及肿瘤生长。另外研究发现 LKB1 和 AMPK 缺乏的小鼠的胚胎成纤维细胞中，HIF-1α、GLUT1 和 HK 水平升高，而雷帕霉素可以下调这些基因表达水平。在先天性缺乏 LKB1 的 Peutz-Jeghers 综合征患者中也发现了类似的结果。因此有学者提出 LKB1 缺乏效应的代谢调节因子主要是 HIF-1α（图 1-1-9）。

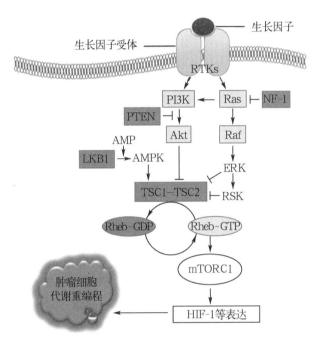

图 1-1-9　生长信号转导与肿瘤代谢重编程

浅灰色表示癌基因编码分子组成的生长信号通路；深灰色表示抑癌基因编码分子，起抑制作用。AMP. 腺苷一磷酸；HIF-1. 缺氧诱导因子 1；GTP. 鸟苷三磷酸；GDP. 鸟苷二磷酸；RTKs. 受体酪氨酸激酶；PI3K. 磷脂酰肌醇 3 激酶；Akt. 蛋白激酶 B；Ras. 一种小分子 GTP 结合蛋白；Raf. 一种丝 / 苏氨酸蛋白激酶；ERK（MAPK）. 细胞外信号调节激酶（丝裂原激活蛋白激酶）；RSK. 核糖体 S6 激酶；Rheb. 脑中富含的 Ras 同源分子蛋白（GTP 结合蛋白）；mTORC1. 哺乳动物雷帕霉素靶蛋白复合物 1（丝 / 苏氨酸蛋白激酶）；AMPK.AMP 激活的蛋白激酶；TSC. 结节状硬化症复合物；PTEN. 磷酸酶和张力素同源物；LKB1. 肝蛋白激酶 B1（丝 / 苏氨酸激酶 11，STK11）；NF-1. 神经纤维瘤蛋白 1

六、表观遗传学改变

癌基因和抑癌基因的表达改变还受表观遗传学的影响，而表观遗传学又受相关代谢和代谢酶调控，如在 DNA 和组蛋白上进行甲基化修饰的酶 [DNA 甲基转移酶（DNMT）和组蛋白甲基转移酶（HMT），组蛋白乙酰化酶（HAT）]，以及擦除这些修饰标志的酶 [DNA 去甲基化酶（DDM），组蛋白去乙酰化酶（HDAC）]。在肿瘤发生过程中，环境压力包括 ROS 的积累可以促使细胞克隆形成时伴有表观遗传学异常，这些表观遗传学异常进一步赋予某些细胞启动肿瘤发生的能力，这些细胞需要获得的某些代谢特性与其在肿瘤微环境下长期生存代谢是一致的。因为代谢中间物是表观遗传写入酶（writers）和擦去酶（erasers）的辅助因子，因此代谢状态明显影响表观遗传学。DNA 广泛甲基化是肿瘤细胞基因组的一个明显特征，而基因表达调节区高甲基化是抑癌基因 *BRCA1* 和 *RB* 低表达或失活的一种机制。

许多代谢基因表达受表观遗传学调控（图 1-1-10），如肝细胞癌和胶质母细胞瘤中己糖激酶 2（HK-2）启动子低甲基化增强其表达和增加糖酵解通量。而同时糖异生限速酶果糖 -1, 6- 二磷酸酶 1（FBP-1）的启动子高甲基化作用抑制其表达，促进胃、结肠和基底样乳腺癌细胞糖酵解率升高。在 ccRCC 中，恢复 FBP-1 表达可通过代谢和非代谢作用抑制肿瘤生长，非代谢作用涉及 FBP-1 可抑制 HIF 依赖的转录活性。膀胱癌中 HIF-1α 和含 Jumonji C 结构域组蛋白去甲基化酶 2A（JHDM2A）协同作用，导致糖酵解相关转运体和酶（GLUT1、HK-2、PGK-1、LDHA 和 MCT4）基因启动子去甲基化而增强其表达。JHDM3C 介导的表观遗传效应驱动乳腺癌糖酵解基因表达。在肝细胞癌中，赖氨酸脱甲基酶 1A（LSD1A）通过抑制葡萄糖 -6- 磷酸酶（G6PC）和 *FBP1* 基因表达抑制糖异生，从而有利于 HIF-1α 依赖性糖酵解代谢。

乙酰辅酶 A 可促进肿瘤的进展，包括促进肿瘤细胞增殖（提供能量和提供脂类前体分子）。尤其是近年来研究发现，乙酰辅酶 A 可明显促进肿瘤（肝癌和乳腺癌等）转移，认为乙酰辅酶 A 是促进转移的重要代谢物或是转移的关键驱动因素之一。乙酰辅酶 A 是蛋白质分子赖氨酸乙酰化所需的乙酰基供体，因此连接代谢、信号和表观遗传学。组蛋白乙酰化修饰水平的高低受两类酶（HAT 和 HDAC），以及相关代谢物乙酰辅酶 A 丰度及乙酰辅酶 A/ 辅酶 A 比值的调控，从而影响肿瘤细胞的代谢（图 1-1-10）。肿瘤细胞常过表达 ATP- 柠檬酸裂解酶（ACLY），后者催化产生大量乙酰辅酶 A，导致组蛋白乙酰化程度提高和相关癌基因表达。HDAC 通常具有作为抑癌基因的作用，通过组蛋白去乙酰化而影响癌基因表达。如去乙酰化酶 SIRT6 可抑制糖酵解，其作用机制是通过作为 HIF-1α 转录辅阻遏因子和 HIF-1α 启动子组蛋白 H3K9 去乙酰化两个途径来抑制 HIF-1α 表达。去乙酰化酶 SIRT6 还可以作为 MYC 转录辅阻遏因子抑制核糖体生物发生和谷氨酸代谢。SIRT3 通过抑制 HIF-1α 依赖性转录来抑制葡萄糖代谢。2019 年 Lu 等研究发现肝癌细胞内乙酰辅酶 A 升高，促进组蛋白 H3 乙酰化升高，通过表观遗传学促进 TWIST2 分子转录，TWIST2 分子又可促进 EMT 转化，从而导致肿瘤转移，其中乙酰辅酶 A 硫酯酶（ACOT12）是调节乙酰辅酶 A 代谢和乙酰化修饰的关键酶，下调 ACOT12 可促进肝癌转移。2018 年 Joyce V. Lee 等发现乙酰辅酶 A 丰度的变化会触发 H3K27 的位点特异性乙酰化调节，且与基因表达相关，但这种调节并不发生在所有基因上。在胶质母细胞瘤细胞中鉴

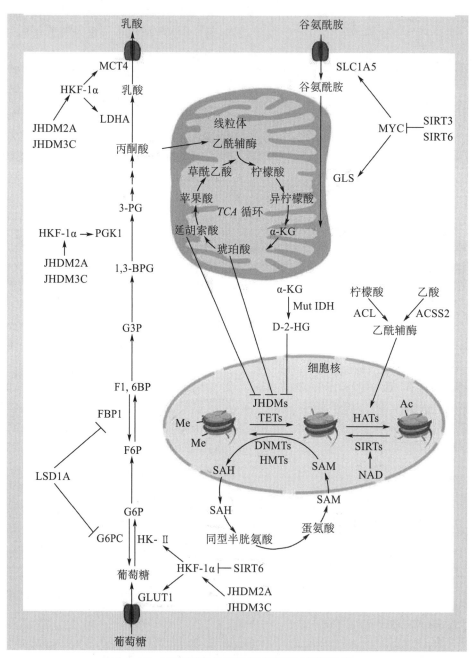

图 1-1-10　肿瘤细胞内表观遗传改变与代谢异常

引自：Kim J，DeBerardinis RJ，2019.Mechanisms and implications of metabolic heterogeneity in cancer. Cell Metab, 30 (3)：43-446. SAM.S- 腺苷蛋氨酸；SAH.S- 腺苷同型半胱氨酸；NAD. 烟酰胺腺嘌呤二核苷酸；α-KG.α- 酮戊二酸；D-2-HG.D-2- 羟基戊二酸；TET.10-11 转位酶；JHDM. 含 Jumonji C 结构域组蛋白去甲基化酶

定出参与整合素信号转导和细胞黏附的基因受乙酰辅酶 A 代谢影响。当乙酰辅酶 A 水平升高时，一方面通过乙酰化修饰 H3K27 促进转录因子活化 T 细胞核因子 1（nuclear factor of activated T cell 1，NFAT1）转录激活，另一方面激活细胞膜钙通道引起 Ca^{2+} 水平升高，进而促进 NFAT1 核转位，即由乙酰辅酶 A 通过激活 Ca^{2+}-NFAT1 信号来驱动整合素和细胞黏附相关基因表达。研究证明依赖 ACLY 产生的乙酰辅酶 A 可促进细胞迁移和黏附细胞外基质。

第三节　小　　结

肿瘤的发生和发展过程经历的一系列代谢变化过程即肿瘤代谢重编程，这些代谢与肿瘤细胞恶性表型（增殖、侵袭、转移和耐药等）密切相关，糖代谢显著特征性改变包括有氧糖酵解和 PPP 代谢增加，同时糖有氧氧化相对下降，其中代谢中间物大量流入合成（脂类、蛋白质和核苷酸）途径。肿瘤细胞糖代谢呈现高度异质性，这些异质性为治疗带来了严重挑战。肿瘤糖代谢重编程与细胞内外因素密切相关，包括营养和氧供应、微环境等变化，涉及一系列生长信号相关分子、癌基因及抑癌基因结构和功能变化；还包括糖代谢在内的一系列代谢变化反过来直接和间接影响基因组结构功能改变（基因突变、表观遗传修饰等），而后者又通过相关分子（信号分子、转移载体和酶）基因表达和其功能变化影响代谢变化。因此基因与代谢两者之间互为因果，同时又受内外因素的影响（图 1-1-11）。然而，人们对于这些关系之间分子机制的认识还非常有限，亟待进一步深入研究，这不仅有助于人们对肿瘤分子机制的认识，而且有助于肿瘤治疗方式的突破。

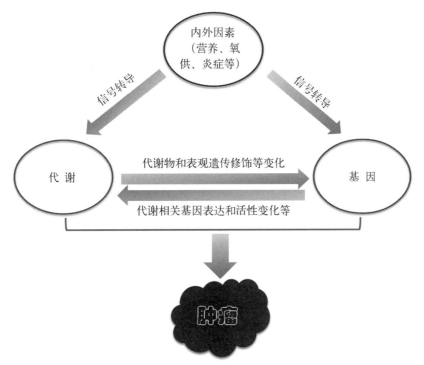

图 1-1-11　肿瘤代谢与基因及环境因素的关系

（缪明永）

参 考 文 献

Adams JM, Difazio LT, Rolandelli RH, et al, 2009. HIF1: a key mediator in hypoxia. Acta Physiol Hung, 96(1): 19-28.

Badrinath N, Yoo SY, 2018. Mitochondria in cancer: in the aspects of tumorigenesis and targeted therapy. Carcinogenesis, 39(12): 1419-1430.

Balsa-Martinez E, Puigserver P, 2015. Cancer cells hijack gluconeogenic enzymes to fuel cell growth. Mol Cell,

60(4): 509-511.

Denko NC, 2008. Hypoxia, HIF1 and glucose metabolism in the solid tumour. Nat Rev Cancer, 8(9): 705-713.

Dong CF, Yuan TT, Wu YD, et al, 2013. Loss of FBP1 by Snail-mediated repression provides metabolic advantages in basal-like breast cancer. Cancer Cell, 23(3): 316-331.

Du WJ, Jiang P, Mancuso A, et al, 2013. TAp73 enhances the pentose phosphate pathway and supports cell proliferation. Nat Cell Biol, 15(8): 991-1000.

Grasso D, Zampieri LX, Capelôa T, et al, 2020. Mitochondria in cancer. Cell Stress, 4(6): 114-146.

Hamanaka RB, Chandel NS, 2010. Mitochondrial reactive oxygen species regulate cellular signaling and dictate biological outcomes. Trends Biochem Sci, 35(9): 505-513.

Hanahan D Weinberg RA, 2011. Hallmarks of cancer: the next generation. Cell, 144(5): 646-674.

Hu CM, Tien SC, Hsieh PK, 2019. High glucose trigger nucleotide imbanlance through O-GlcNAcylation of key enzymes and induces KRAS mutation in pancreatic cells. Cell Metab, 29: 1-16.

Hu YM, Lu WQ, Chen G, et al, 2012. K-ras (G12V) transformation leads to mitochondrial dysfunction and a metabolic switch from oxidative phosphorylation to glycolysis. Cell Res, 22(2): 399-412.

Kim J, DeBerardinis RJ, 2019. Mechanisms and implications of metabolic heterogeneity in cancer. Cell Metab, 30(3): 434-446.

Kim J, DeBerardinis RJ, 2019. Mechanisms and implications of metabolic heterogeneity in cancer. Cell Metab, 30(3): 434-446.

Lee JV, Berry CT, Kim K, et al, 2018. Acetyl-CoA promotes glioblastoma cell adhesion and migration through Ca^{2+}-NFAT signaling. Genes Dev, 32(7-8): 497-511.

Li FM, Huang YPW, Burrows M, et al, 2020. FBP1 loss disrupts liver metabolism and promotes tumorigenesis through a hepatic stellate cell senescence secretome. Nat Cell Biol, 22(6): 728-739.

Lu HS, Forbes RA, Verma A, 2002. Hypoxia-inducible factor 1 activation by aerobic glycolysis implicates the Warburg effect in carcinogenesis. J Biol Chem, 277(26): 23111-23115.

Lu M, Zhu WW, Wang X, et al, 2019. ACOT12- dependent alteration of acetyl-coA drives hepatocellular carcinoma metastasis by epigenetic induction of epithelial-mesenchymal transition. Cell Metab, 29(4): 886-900. e5.

Missiroli S, Perrone M, Genovese I, et al, 2020. Cancer metabolism and mitochondria: Finding novel mechanisms to fight tumours. EBioMedicine, 59: 102943.

Prensner JR, Chinnaiyan AM, 2011. Metabolism unhinged: IDH mutations in cancer. Nat Med, 17(3): 291-293.

Sebastián C, Zwaans BM, Sliberman DM, et al, 2012. The histone deacetylase SIRT6 is a tumor suppressor that controls cancer metabolism. Cell, 151(6): 1185-1199.

Semenza GL, 2008. Tumor metabolism: cancer cells give and take lactate. J Clin Invest, 118(12): 3835-3837.

Seyfried TN, Shelton LM, 2010. Cancer as a metabolic disease. Nutr Metab, 7: 7.

Wan W, Peng K, Li M, et al, 2017. Histone demethylase JMJD1A promotes urinary bladder cancer progression by enhancing glycolysis through coactivation of hypoxia inducible factor 1a. Oncogene, 36(27): 3868-3877.

Warburg O, 1956. On the origin of cancer. Science, 123(3191): 309-314.

Wolf A, Agnihotri S, Munoz D, et al, 2011. Developmental profifile and regulation of the glycolytic enzyme hexokinase 2 in normal brain and glioblastoma multiforme. Neurobiol Dis, 44(1): 84-91.

Zhao J, Zhang J, Yu M, et al, 2013. Mitochondrial dynamics regulates migration and invasion of breast cancer cells. Oncogene, 32(40): 4814-4824.

第 2 章　肿瘤脂类代谢

第一节　正常脂类代谢概述

脂类是一类不溶于水而溶于有机溶剂的有机化合物，除了具有能量供应和储存功能外，还具有许多重要生理功能：细胞生物膜系统的主要结构组成成分对于维持膜结构完整性和功能完整性非常重要，还参与细胞信号转导等。脂类代谢不仅会影响细胞膜结构和功能、细胞增殖、分化和死亡等；更与肿瘤细胞生物学特性，如细胞增殖、分化、侵袭和转移密切相关。因此，脂类代谢异常是大多数肿瘤发生、发展及恶性转变的一个重要因素。如近来研究表明，进食高脂饮食和血脂异常与腺瘤的发生、发展和恶变有一定关系。

脂类包括脂肪及类脂两大类。脂肪是三分子脂肪酸和一分子甘油形成的酯，也称三酰甘油或三脂酰甘油（triacylglycerol 或 triglyceride，TG），是机体储存能量的主要形式。脂肪主要分布在大网膜、皮下及脏器周围的脂肪细胞内。脂肪占体重的 14%～ 19%，女性稍多。脂肪含量受营养状况、机体活动及遗传因素等影响，波动很大，肥胖者脂肪可占体重的 30%，过度肥胖者可高达 60% 左右。类脂主要由磷脂（phospholipid，PL）、糖脂（glycolipid）、胆固醇（cholesterol，Ch）及胆固醇酯（cholesteryl ester，ChE）等组成，类脂是生物膜和神经组织的重要组成成分，参与细胞识别及信号传递等功能。胆固醇及胆固醇酯虽然不能氧化供能，但能转化成为胆汁酸、类固醇激素和维生素 D_3，在调节机体物质代谢上具有重要作用。类脂的含量恒定，不受营养状况和机体活动的影响。

（一）血脂代谢

血脂是血中脂类物质的统称，包括三酰甘油、磷脂、胆固醇、胆固醇酯和游离脂肪酸等。血脂主要来自食物吸收和体内组织细胞（肝和脂肪组织）释放进入血浆。正常人空腹血脂总量为 400～ 700mg/dl(4.0～ 7.0mmol/L)，其中三酰甘油为 10～ 160mg/dl(平均 100mg/dl)，总胆固醇为 150～ 250mg/dl(平均 200mg/dl)，胆固醇酯占总胆固醇的 70% 左右。

血中脂类与载脂蛋白（apoliporotein，Apo）结合形成脂蛋白（lipoprotein，LP）的形式运输和代谢。血浆脂蛋白因脂类、蛋白组成及含量上的差异，其密度各不相同，由小至大依次分为乳糜微粒（CM）、极低密度脂蛋白（VLDL）、低密度脂蛋白（LDL）和高密度脂蛋白（HDL），处在 VLDL 和 LDL 中间的是中密度脂蛋白（IDL）和脂蛋白（a）[LP（a）]。脂类包埋于脂蛋白颗粒内，其中磷脂亲水基团伸出脂蛋白外表，以增加脂蛋白外层的亲水性，稳定脂蛋白。载脂蛋白分 A、B、C、D、E 五类，每类又分若干亚类，载脂蛋白在血脂代谢中发挥重要作用，包括运载脂类并维持脂蛋白结构稳定，激活脂蛋白代谢酶和识别脂蛋白受体等功能。如 Apo A I 能激活卵磷脂 - 胆固醇酰基转移酶（LCAT），Apo B 能识别细胞膜上的 LDL 受体，Apo C II 能激活毛细血管壁上脂蛋白脂肪酶（LPL）等。

脂蛋白在血中运送脂类过程中，脂蛋白之间和脂蛋白与组织细胞之间不断进行着脂类的交换、胆固醇酯化，以及脂肪水解和释放并被各组织细胞摄取。血浆脂蛋白代谢概况见图 1-2-1。脂蛋白代谢涉及的主要酶和相关蛋白质有脂 LPL、肝脂肪酶（HL）、LCAT、LDL 受体、HDL 受体、LDL 受体相关蛋白、ATP 结合盒转运蛋白、胆固醇酯转运蛋白、磷脂转运蛋白，以及相关载脂蛋白。这些酶或蛋白质突变或缺失等常引起血脂代谢异常和高脂血症，临床常见有高三酰甘油血

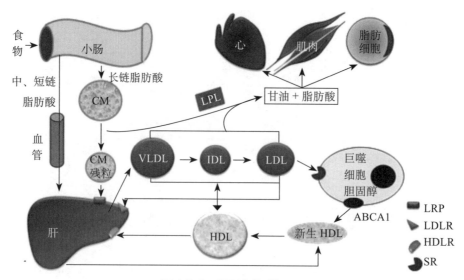

图 1-2-1　脂蛋白代谢概况

LPL. 脂蛋白脂肪酶；CM. 乳糜微粒；VLDL. 极低密度脂蛋白；IDL. 中密度脂蛋白；LDL. 低密度脂蛋白；LDLR. 低密度脂蛋白受体；LRP.LDL 受体相关蛋白；HDL. 高密度脂蛋白；HDLR. 高密度脂蛋白受体；SR. 清道夫受体；ABCA1.ATP 结合盒转运蛋白 A1

症和高胆固醇血症。高脂血症是高血压、动脉粥样硬化和冠心病等发生发展的重要危险因素。血脂代谢异常也与一些肿瘤的发生和发展等密切相关。

血脂代谢包括 3 个途径：外源性、内源性和逆向胆固醇转运。外源途径用于处理膳食脂类，食物中脂类（脂肪、磷脂和胆固醇）消化吸收进入肠上皮细胞，并与相关载脂蛋白如 Apo B48、ApoA 和 ApoC 等结合包装成 CM，然后通过淋巴系统和血循环进行转运代谢。在全身组织毛细血管上皮细胞的 LPL 催化水解后释放出甘油和游离脂肪酸，供组织细胞摄取和利用。最后 CM 残粒进入肝脏处理。内源性途径是指肝脏与肝外组织（脂肪和骨骼肌等）之间脂类加工、转运和代谢。肝合成脂类（三酰甘油为主）与 Apo B100、ApoC 和 ApoE 等载脂蛋白结合形成 VLDL。VLDL 从肝释放入血循环，在肝外组织（脂肪组织和骨骼肌等）毛细血管处被 LPL 和 HL 水解并释放出甘油和游离脂肪酸以供细胞摄取，VLDL 逐步转变为 IDL 和 LDL。最后 LDL 与肝细胞和其他组织细胞膜上 LDL 受体结合摄取和代谢。此外，富含胆固醇的残余 LDL 与肝分泌 Apo A 结合，形成 LP（a）。LP（a）可以沉积在血管壁上，有促进动脉粥样硬化的作用。逆向胆固醇转运是指新生的 HDL 从肝外组织细胞获取多余胆固醇并在血浆中 LCAT 的作用下被酯化，逐步转变为成熟的 HDL，经血液运输至肝，被肝细胞摄取和代

谢转化，其中部分胆固醇可被转化为胆汁酸。

外源性脂类或内源性脂类被组织细胞摄取后，进行不同的代谢过程，主要包括脂肪代谢、磷脂代谢和胆固醇代谢。

（二）三酰甘油代谢

1. 三酰甘油分解代谢　当机体需要脂肪提供能量时，脂肪组织中的脂肪被脂肪酶水解成脂肪酸和甘油并释放入血液，以供全身其他组织利用，称为脂肪动员。进入全身组织细胞的脂肪酸进行氧化作用（fatty acid oxidation，FAO）的过程分为 5 个阶段：脂肪酸活化、转运进入线粒体、β-氧化、TCA 循环和氧化磷酸化。脂肪酸转运进入线粒体是整个脂肪酸进行 FAO 过程的限速步骤，而长链脂肪酸必须通过线粒体膜上肉毒碱转运载体才能进入线粒体，而中、短链脂肪酸不需要转运载体就可以进入线粒体。所以中、短链脂肪酸氧化分解产能速率要明显高于长链脂肪酸。脂肪酸经过上述 5 个阶段彻底氧化分解产生大量 ATP。1g 分子软脂酸（16C）氧化分解可净产生 129g 分子 ATP，比葡萄糖氧化分解产生的 ATP 多。因此，脂肪是机体更有效的储能物质。三脂酰甘油脂肪酶是脂肪动员的关键酶。该酶受多种激素的调控，称为激素敏感性脂肪酶（HSL）。如饥饿和应激等状况下，胰高血糖素、肾上腺素、促肾上腺皮质激素和促甲状腺素等水平升高，促进脂肪动员，这类激素称为脂解激素。与之相反，胰岛素、前列腺素 E_2 及烟酸等抑制脂肪动员的激素

称为抗脂解激素。脂肪分解除了受营养状况和应激影响外，病理性炎症状态如肿瘤患者长期高水平炎症因子（TNF-α、IL-1 和 IL-6）是促进脂肪分解的重要因素。

当饥饿或高脂低糖饮食时大量脂肪酸进入肝细胞，除部分彻底分解提供肝组织本身需要的能量外，大部分转变成一类水溶性小分子中间物——酮体，包括乙酰乙酸、β-羟丁酸和丙酮。肝细胞线粒体内含有高活性的合成酮体酶类，但是肝细胞缺乏利用酮体的酶，酮体必须透过肝细胞膜进入血液运输到肝外组织进一步氧化分解。肝外组织（心肌、骨骼肌和脑组织）有高活性酮体分解酶，可以将酮体重新转化成乙酰辅酶 A，再通过三羧酸循环彻底氧化分解产能。正常饮食时，脑优先利用葡萄糖，但饥饿或糖利用障碍时，酮体可以替代葡萄糖，成为脑组织的主要能源来源。正常血中仅含少量酮体（0.03 ～ 0.5mmol/L），但在饥饿或糖尿病时血酮体可以明显增加，严重糖尿病患者血中酮体含量可高出正常人数 10 倍，导致酮症酸中毒。

脂肪动员释放的甘油也可被肝、肾、肠等组织利用。甘油依次由甘油激酶和磷酸甘油脱氢酶催化生成磷酸二羟丙酮，再通过糖异生作用转变为糖或循糖酵解途径氧化分解。甘油也可再用来合成脂肪。

2. 三酰甘油的合成代谢　体内大部分脂肪可由糖转化而来。肝、脂肪组织及小肠是合成脂肪的主要场所。小肠黏膜细胞利用食物脂肪水解产生的一脂酰甘油和脂肪酸可重新合成三脂酰甘油，然后与载体蛋白结合加工成 CM 形式释放入血。而肝和脂肪组织合成脂肪的前体分子甘油和脂肪酸主要来自葡萄糖。细胞液中存在合成脂肪酸的多酶体系，以葡萄糖氧化产生的乙酰辅酶 A 为原料，在 ATP、NADPH+H$^+$、HCO$_3^-$（CO$_2$）及 Mn^{2+} 等多种辅因子参与下，通过缩合还原方式合成软脂酸（^{16}C）。软脂酸可以在内质网和线粒体内加工延长碳链，生成 ^{18}C ～ ^{24}C 或 ^{26}C 的不同长度的饱和脂肪酸，在去饱和酶催化下合成不同的单不饱和脂肪酸（软油酸和油酸），而亚油酸、α-亚麻酸和花生四烯酸等多不饱和脂肪酸只能从食物获取。肝合成脂肪酸的能力较脂肪组织大 8 ～ 9 倍。乙酰辅酶 A 羧化酶是脂肪酸合成的限速酶。胰高血糖素可激活依赖于 AMP 的蛋白激酶 A，从而抑制乙酰辅酶 A 羧化酶活性。而胰岛素则能通过激活蛋白磷酸酶，使乙酰辅酶 A 羧化酶脱磷酸而激活乙酰辅酶 A 羧化酶活性。高碳水化合物膳食能促进乙酰辅酶 A 羧化酶的合成导致脂肪合成增加；而采用高脂低碳饮食时由于糖不足导致体内脂肪不断分解供能，同时脂肪合成被抑制，从而达到减重目的。

（三）磷脂代谢

卵磷脂和脑磷脂是含量最多的磷脂，其合成基本同三酰甘油（三脂酰甘油）合成。首选是活化生成 CDP-胆碱和 CDP-乙醇胺，然后与二脂酰甘油反应，生成卵磷脂和脑磷脂。心肌和骨骼肌等组织中，二脂酰甘油转变成 CDP-二脂酰甘油，然后与肌醇、丝氨酸及 α-磷脂酰甘油结合，分别生成磷脂酰肌醇、磷脂酰丝氨酸及心磷脂。磷脂酰肌醇在细胞信息转导中起重要作用，心磷脂是心肌线粒体内膜的特征性磷脂。磷脂分解由不同磷脂酶（包括 A$_1$、A$_2$、B、C 及 D 五种类型）催化下完成，其中磷脂酶 A$_2$ 存在于动物组织的细胞膜和线粒体膜上，以 Ca^{2+} 为激活剂，特异性地催化甘油磷脂 2 位酯键水解，生成溶血磷脂和多不饱和脂肪酸。溶血磷脂是较强的表面活性剂，能破坏细胞膜，引起溶血或细胞坏死。患急性胰腺炎时，磷脂酶 A$_2$ 在胰腺内被激活，可以造成胰腺细胞坏死。

（四）胆固醇代谢

人体含约 140g 胆固醇，肾上腺、卵巢及脑神经组织中胆固醇含量最多，肝、肾、肠、皮肤及脂肪组织亦含较多的胆固醇，肌肉组织中胆固醇含量较少。

胆固醇合成原料与脂肪酸合成完全相同，主要来自糖代谢中间物（乙酰辅酶 A、NADPH + H$^+$）和 ATP。因此，长期过多摄入碳水化合物会造成脂肪和胆固醇合成增加。胆固醇合成酶系存在于细胞液和光面内质网膜上，合成过程包括 3 个阶段：甲羟戊酸、鲨烯和胆固醇生成。胆固醇不能彻底氧化生成 CO$_2$ 和水，也不能提供能量，但它的侧链可被氧化、还原或降解转变为多种重要的生理活性物质，参与调节机体物质代谢，主要转化为胆汁酸和类固醇激素（肾上腺皮质激素、性激素）和维生素 D$_3$。胆固醇在细胞内储存或通过血浆转运的主要形式是胆固醇酯，细胞内游离胆固醇在脂酰辅酶 A-胆固醇酯酰转移酶（acyl coenzyme A-cholesterol acyltransferase，ACAT）催化生成胆固醇酯，血中游离胆固醇则可在血中

LCAT 催化生成胆固醇酯。胆固醇生物合成的羟甲基戊二酸单酰辅酶 A 还原酶（HMGCoAR）是胆固醇生物合成的限速酶。HMGCoAR 作为变构酶受底物胆固醇的抑制作用；HMGCoAR 活性还受激素信号相关的磷酸化或去磷酸调节，以及合成的诱导和阻遏。此外，HMGCoAR 活性还有昼夜节律性，午夜酶活性最高，中午酶活性最低。因此，胆固醇合成也具有周期节律性变化，夜间合成最多。

第二节　肿瘤细胞脂类代谢

脂类为肿瘤提供细胞膜主要结构成分、能量和参与细胞内信号转导。因此，肿瘤发生、发展及转移等过程中细胞内脂类代谢发生明显改变，许多脂类代谢改变与细胞恶性程度和抵抗放化疗等密切相关。

肿瘤细胞脂类代谢

（一）肿瘤细胞脂类代谢主要特征

1. 持续从头合成脂类　无节制地脂肪生成是肿瘤细胞的一个重要代谢特征。为满足快速生长的需要，肿瘤细胞不断进行脂类从头合成（de novo lipid synthesis）。大多数成体细胞则是优先利用循环系统中的脂肪酸来合成功能性脂类。而对于肿瘤细胞而言，无论循环脂肪酸是否充足，以及机体营养状况如何，都会不断地合成内源性脂肪酸。因此，肿瘤细胞内很多脂肪酸生成相关酶，如 ATP 柠檬酸裂合酶（ACL）、乙酰辅酶 A 羧化酶（ACC）、脂肪酸合成酶（FAS）等在肿瘤细胞中具有较高的表达和活性（图 1-2-2）。肿瘤细胞通过大量的脂肪酸从头合成而获得新的膜结构，例如，一些特殊的脂类成分形成脂筏结构，以促进细胞生长相关受体的活化；一些脂类的中间产物如单酰辅酶 A 还参与了生长因子受体的转录调控；一些循环脂类则直接促进肿瘤细胞的生长和转移。脂肪酸从头合成还有助于产生参与调控原癌基因活性的脂类，如磷脂酰肌醇、磷脂酰丝氨酸、卵磷脂和溶血性磷脂，它们在增殖生长信号通路（如 PI3K/Akt、Ras 及 Hippo 等）的激活和转导中发挥重要作用。总之，肿瘤细胞通过的大量合成脂类，不仅促进细胞膜的形成，支持快速分裂，还利用脂代谢中间产物或翻译后修饰，对增殖和生长信号通路进行正向调控。

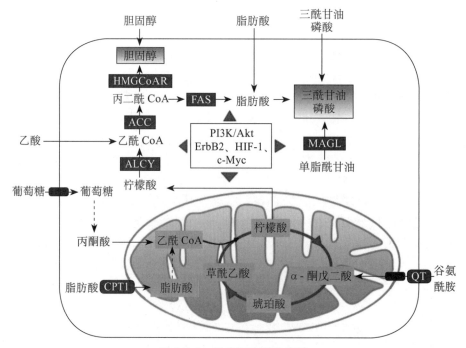

图 1-2-2　肿瘤细胞脂类代谢

FAS. 脂肪酸合酶；ACL.ATP- 柠檬酸裂解酶；ACC. 乙酰辅酶 A 羧化酶 a；MAGL. 单酰基甘油脂酶；HMGCoAR. 羟甲基戊二酸单酰辅酶 A 还原酶；CPT1. 肉毒碱棕榈酰基转移酶 1；QT. 谷氨酰胺转运体

从头合成的脂肪酸主要是 ^{16}C 的软脂酸，也称棕榈酸，更长碳链脂肪酸是在软脂酸基础上进一步在内质网和线粒体内加工延长。碳链可以延长至 ^{24}C 或 ^{26}C，其中以 ^{18}C 硬脂酸为主；在硬脂酰辅酶 A 去饱和酶（SCD）和脂肪酸去饱和酶（FADS1-3）催化下生成单不饱和脂肪酸（MUFAs），由硬脂酰辅酶 A 去饱和酶 1（SCD1）催化下生成 MUFAs 油酸（18∶1），许多肿瘤细胞高表达SCD，并且与肿瘤恶性程度密切相关。根据细胞需要，MUFA 可优先转化为三酰甘油作为能量储存，或转化为磷脂，用于膜形成和信号功能。因此，通过 SCD1 抑制剂而抑制 MUFA 合成可作为抑制肿瘤生长的策略之一。之前人们认为 SCD 是唯一能从软脂酸生成 MUFAs 的去饱和酶。然而，FADS2 已被证明在癌细胞系和原发性肿瘤的脂肪酸去饱和中起主导作用。这些细胞经 FADS2 发生去饱和反应生成一种不常见的脂肪酸 sapienate（cis-6-C16:1），支持其增殖性膜合成。

肿瘤细胞内胆固醇合成和摄取上调，同时胆固醇流出作用下调或受损，而各类胆固醇衍生物如胆固醇酯和氧化型胆固醇被富集。胆固醇合成关键酶（HMGCR）和鲨烯环氧化酶（SQLE）表达升高，胆固醇合成途径：首先催化乙酰辅酶 A 的 2 个碳单元顺序缩合形成 3- 羟基 -3- 甲基戊二酰辅酶 A，随后还原形成甲基戊酸，进一步反应形成类异戊二烯法尼基焦磷酸盐（FPP），FPP 除了合成胆固醇之外，还可用于蛋白质异戊二烯基化和泛醌（辅酶 Q10）、血红素 A 或多萜醇的合成。甲基戊酸途径产生的不同代谢物对于肿瘤生长和生成非常重要。还有催化胆固醇酯化的 ACAT1 表达升高，并且促进肝细胞癌的恶性转化。多项研究表明，抑制胆固醇合成对癌细胞有非常不利的作用，如改变流动性或阻止脂筏形成会损害生物膜的正常功能，降低甲羟戊酸途径中间产物 FPP 可用性会阻止小 G 蛋白的异戊二烯基化，从而限制癌细胞的生长和迁移。一些研究报告显示甲羟戊酸途径抑制剂在降低癌症风险方面的有益作用。事实上，HMGCR 抑制剂他汀类药物已在临床试验中作为抗癌剂进行了测试。此外，泛醌对呼吸链调节活性氧的形成很重要，通过减少泛醌的可用性会损害线粒体呼吸系统，而降低细胞存活。研究表明，在直肠癌和胰腺癌中甲戊酸途径产生的泛醌支持嘧啶生物合成，并防止氧化应激。同样鲨烯具有重要抗氧化作用。这些发现表明甲羟戊酸途径的多种代谢物（FPP、泛醌和鲨烯）可能对癌细胞存活很重要。此外，肿瘤细胞的胆固醇流出转运载体 ATP 结合盒转运载体 A1（ABCA1）表达通常下降或高甲基化修饰而活性降低，这些都可能导致细胞内胆固醇水平升高，从而有助于肿瘤的发展。肿瘤微环境中积累的各种氧化型胆固醇一方面招募抑制型免疫细胞，如中性粒细胞和骨髓来源的抑制性细胞，另一方面通过塑造抑制性免疫微环境而抑制免疫效应细胞（如 CD8$^+$ T 细胞和树突状细胞）来促进肿瘤发生发展。目前已有诸多临床前和临床研究表明，通过干预肿瘤细胞及免疫细胞的胆固醇代谢来达到治疗肿瘤的目的。现有的靶点包括胆固醇合成通路关键酶、酯化通路关键酶及胆固醇代谢关键转录因子。同时，这些胆固醇代谢调控治疗也可以与现有的临床治疗手段进行联合，提高肿瘤治疗效果。

2. 合成癌性脂类信号分子　除增加从头合成脂肪外，研究发现肿瘤细胞会利用外源性脂类和内源性脂类不断产生促进细胞增殖转移的癌性脂类信使，如磷脂酰肌醇 -3,4,5- 三磷酸（IP3）、神经酰胺 -1- 磷酸（C-1-P）、二脂酰甘油（DAG）、溶血磷脂 A（LPA）和血小板激活因子等。IP3 是一种由 PI3K 作用产生的脂类信使，通过激活 Akt 而刺激细胞存活和增殖来促进癌症进展。C-1-P 由神经酰胺激酶催化神经酰胺产生，可拮抗神经酰胺的凋亡效应，并通过激活丝裂原蛋白激酶激酶（MAPKK）、细胞外信号调节激酶、PI3K/Akt 和 c-JNK 信号通路促进细胞增殖。C-1-P 诱导炎症反应，并通过未知 GPCR 刺激细胞迁移。前列腺素是另一类重要的脂类信使，由环氧化酶产生，支持细胞迁移和肿瘤 - 宿主相互作用。血小板激活因子是一种炎症性脂类分子，通过血小板活化因子受体发挥作用，引发炎症和血小板聚集。已发现它由恶性细胞产生，并通过自分泌机制促进侵袭和转移。研究发现多个溶血磷脂构成了通过 GPCR 促进癌细胞进展的重要细胞激活因子，其中 LPA 通过 GPCR 调节细胞增殖、侵袭和转移一个关键因子：LPA 通过激活 Rho/Rac 和 MAPK 信号传导促进癌细胞侵袭和转移；LPA 可有效激活基质金属蛋白酶（MMPs）表达和尿激酶型纤溶酶原激活而导致癌症恶化。此外，LPA 可以抑制细胞凋亡和提高卵巢癌细胞对顺铂的耐药。

3. 不断从微环境中摄取脂类　肿瘤细胞还不

断从微环境中摄取外源性脂类和合成脂类的前体分子（葡萄糖、乙酸、谷氨酰胺）（图1-2-2），尤其是处在缺血和缺氧状态下的肿瘤细胞更表现为不断摄取环境中脂类分子（FAs、TG和ChE）并储存在细胞质中形成脂滴（LDs），使之形态上类似于脂肪细胞。LDs不仅可用于维持脂类稳态和防止脂毒性，而且还可在代谢应激下提供ATP和NADPH。研究表明这类细胞侵袭转移能力更强。摄取外源性FA需要专门的转运蛋白来促进其有效跨膜转运，其中包括CD36（也称脂肪酸转位酶，FAT）、脂肪酸转运蛋白（FATP，也称溶质载体蛋白家族27即SLC27）和质膜脂肪酸结合蛋白（FABP）。肿瘤细胞摄取脂肪酸的相关转移载体普遍表达升高。特别是CD36的高表达与多种类型肿瘤的不良预后相关。研究表明CD36在肿瘤微环境代谢中起关键作用，最终改变肿瘤细胞对外源性脂质的依赖性。同时，肿瘤微环境中的细胞也不断为肿瘤细胞提供脂类分子而促进肿瘤的发展。如卵巢癌中的脂肪细胞直接将脂类供给肿瘤细胞，促进肿瘤细胞生长、转移和对化疗耐药；不断合成脂肪的中性粒细胞表现出与脂肪细胞相似的行为，为转移性乳腺癌细胞不断供给脂类和能量。

4. 脂肪酸氧化分解增强　肿瘤细胞不仅脂类合成和摄取增加，同时脂肪酸的氧化分解代谢（FAO）也会增强，尤其是在代谢应激状态下对于多种癌细胞稳定能量和NADPH供应非常重要。在许多恶性肿瘤中发现过度表达FAO酶，阻断FAO可抑制肿瘤生长，如抑制FAO限速酶肉碱棕榈酰转移酶1（CPT1）证明可以延缓原位异种移植瘤（PDX）、三阴性乳腺癌（TNBC）和原位胶质母细胞瘤的生长，延长动物生存期。FAO生成的乙酰辅酶A不断进入TCA循环而补充柠檬酸，柠檬酸进入细胞质转变为异柠檬酸经异柠檬酸脱氢酶1（IDH1）产生NADPH，同时柠檬酸又可裂解为乙酰辅酶A和草酰乙酸，草酰乙酸在苹果酸脱氢酶和苹果酸酶作用下可产生乙酰辅酶A和NADPH。这两种方式产生的NADPH对于肿瘤细胞对抗氧化应激和还原合成是非常关键的。如抑制FAO的胶质瘤细胞内NADPH水平明显降低，ROS水平增加，最后导致细胞死亡。

5. 肿瘤细胞膜脂异常　研究还发现肿瘤脂类代谢物结构和比例发生明显改变或失衡，不饱和脂肪酸/饱和脂肪酸比例下降，胆固醇/磷脂比例和磷脂酰胆碱/心磷脂（cardiolipin，CL）比例升高，而这些改变会影响膜流动性和信息传递，同时这些脂类代谢改变可能也是导致肿瘤瓦博格效应的重要因素之一：CL富集于线粒体内膜并与多种呼吸链复合体酶结合，维持线粒体跨膜电位和氧化磷酸化的关键分子，故CL减少或未成熟会导致细胞呼吸和能量代谢降低，从而代偿性增强瓦博格效应；肿瘤细胞脂代谢紊乱还会打破血管形成正、负信号之间的平衡，抑制血管发芽和棕榈酰化过程，使新生血管基膜不完整、周细胞减少而成为"无效血管"，导致实体瘤内供血不足而促进瓦博格效应。脂筏中胆固醇含量与其调节细胞相关信号通路（生长信号和凋亡通路）密切相关。当脂筏中胆固醇含量升高可明显激活肿瘤细胞Akt生长信号通路，同时抑制凋亡活性（脂筏中凋亡蛋白FasR和TRAIL下调）。脂筏中胆固醇含量升高时其细胞膜上黏附分子整合素和糖蛋白CD44下降，从而促进癌细胞侵袭和转移。另外，胆固醇氧化（酶促反应或ROS直接氧化）生成羟胆固醇是促进炎症反应和癌症（结肠癌、肺癌、乳腺癌、皮肤癌和胆管癌）发生的一个重要因素。

（二）肿瘤细胞合成脂类的碳源

合成脂肪酸和胆固醇的重要前体分子是乙酰辅酶A，乙酰辅酶A还参与组蛋白乙酰化，以及以类异戊二烯为基础的蛋白质修饰。乙酰辅酶A有2个来源：其一，主要来自TCA循环产生的柠檬酸，柠檬酸出线粒体进入细胞质并在柠檬酸裂解酶催化裂解为乙酰辅酶A和草酰乙酸，而以瓦博格效应为主的肿瘤细胞从葡萄糖分解进入TCA循环来补充柠檬酸很少，这类细胞可以通过增加谷氨酰胺等氨基酸摄取和分解产生α-酮戊二酸回补TCA循环来补充柠檬酸，因此谷氨酰胺等氨基酸也是肿瘤细胞的重要碳源和氮源，还有研究揭示支链氨基酸（BCAA）也是FA合成的关键碳源，因为敲除支链氨基酸氨基转移酶（BCAT）基因导致FAs和TGs水平明显降低，肿瘤细胞增殖明显被抑制。其二，肿瘤细胞直接从细胞外摄取乙酸并在乙酰辅酶A合酶催化生成乙酰辅酶A。血液中乙酸主要来自食物或肠道菌群代谢产生，研究发现癌症患者血清中乙酸水平明显低于健康对照者，这是肿瘤摄取乙酸增加的缘故（图1-2-2）。

第三节　肿瘤脂代谢重编程的分子机制

肿瘤脂类代谢重编程与糖代谢变化的机制大多是一样的，受内源性与外源性因素驱动并经历一个复杂的过程，促进肿瘤脂类代谢和转运的改变。内源性驱动因素包括致癌基因（HIF-1、Myc、ErbB2 等）激活、抑癌基因（p53、PTEN、LKB1）失活、生长信号转导通路（PI3K /Akt/mTOR 等）异常活化，这些基因和信号分子综合作用下导致脂类代谢关键酶和转运载体表达水平和活性发生改变，从而促进肿瘤脂类代谢重编程。外源性因素主要包括内质网应激、微环境酸化、炎性因子及营养供给等，并通过直接或间接方式影响内源性因素，进而促进肿瘤脂类代谢的改变。

一、癌基因、抑癌基因及其相关信号通路异常

研究发现许多肿瘤细胞脂类代谢关键酶和转运载体表达增加，PI3K/Akt/ mTORC1 信号通路、BRAF 和 Myc 等在肿瘤脂类代谢重编程中发挥重要作用。Akt 活化可调控脂肪酸从头合成过程，包括脂肪酸合成前体分子穿梭为合成代谢提供碳源和生成还原当量 NADPH。例如，Akt 可以直接磷酸化并激活 ACL，从而增加乙酰辅酶 A 合成，Akt 可以通过激活 Nrf2 转录因子以增加涉及 NADPH 合成的相关基因转录（如葡萄糖 -6- 磷酸脱氢酶、6-磷酸葡萄糖酸脱氢酶、苹果酸脱氢酶 1），从而间接调控 NADPH 生成。有研究表明，Akt 还可通过激活烟酰胺腺嘌呤二核苷酸激酶（NADK）增加烟酰胺腺嘌呤二核苷酸磷酸（$NADP^+$）的生成，$NADP^+$ 被还原为 NADPH 用于脂肪从头合成。mTORC1 通过磷酸化和抑制磷脂酸磷酸酶促进类固醇激素反应元件结合蛋白（SREBPs）入核而促进脂类合成相关基因表达增加，如 ACL、ACCa、FAS、HMGCR 和单酰基甘油脂酶（MAGL）等。除 mTORC1 外，PI3K 信号过度激活也可以诱导 mTORC2 的活性。mTORC2 也是癌细胞代谢重编程的重要介质，也是驱动脂肪酸代谢的关键信号中枢。脂类合成调节也是 Myc 癌基因相关的转录因子网络的关键功能。MondoA（也称为 MLXIP）是 Myc 超家族的成员，通过 SREBP1 调节脂肪生成，被证明是 Myc 依赖性肿瘤发生所必需的。FAO 由特定的癌基因激活，如三阴乳腺癌的 c-Myc 或肺

癌的 Kras 突变，以支持癌细胞增殖。

ErbB2 是一种受体酪氨酸激酶，在 25% ～ 30% 的人类乳腺癌中过度表达，并提示乳腺癌的预后不良。MCF-7 乳腺癌细胞转染过表达 ErbB2 后涉及脂肪酸从头合成的酶和不同脂类（甘油磷脂、鞘磷脂和前列腺素）周转相关酶表达明显改变。ErbB2 活化后通过激活 Akt/mTORC1 信号通路和抑制 AMPK 信号通路，进而促进包括瓦博格效应和脂类合成代谢酶表达和激活等增殖性合成代谢为主的表型特征，研究发现抑癌基因 LKB1 的缺失与激活 ErbB2 信号协同作用，促进乳腺肿瘤的发生和增强生长性代谢。

抑癌基因 PTEN 在广泛的人类肿瘤中发生基因突变或缺失。PTEN 可减少 Akt 的活化，从而阻止所有由 Akt 调控的下游信号转导事件。PTEN 在减弱 PIP3 信号转导进而增加 PIP2 水平的过程中发挥重要作用，有利于肿瘤细胞大量摄入葡萄糖及进行糖酵解，抑制脂肪的生成，以及影响参与磷脂代谢酶（磷脂酶 D 和神经酰胺 -1- 磷酸）活性。甲状腺素反应相关蛋白（Spot14）可调节脂类合成相关酶 ACCa 和 FAS 等表达，Spot14 水平与乳腺癌侵袭性和预后差密切相关。

二、脂类代谢酶和转运载体的异常

代谢酶变化是导致肿瘤代谢重编程的直接因素和基础。在内外因素作用下导致相关脂类代谢酶和转运载体（ACL、ACCa、FAS、HMGCoA R 和 MAGL 等）发生明显改变，包括代谢酶表达水平、突变和翻译后修饰（磷酸化、乙酰化、泛素化等）而改变代谢酶活性、酶蛋白稳定性、亚细胞定位，甚至产生新的非代谢功能等，这些变化不仅直接导致脂类代谢改变，还可通过影响细胞的基因转录、细胞增殖和迁移等功能与肿瘤的发生和发展密切相关。

研究发现肿瘤细胞除 ACL 表达增加外，还有磷酸化修饰 ACL 提高其催化活性从而促进脂肪酸从头合成，另外有研究发现高糖条件下癌细胞和人类肺癌中 ACL 多肽链 540、546 和 554 赖氨酸残基 (3K) 乙酰化修饰水平升高而阻断 ACL 的同位点 3K 的泛素化修饰和降解，从而提高 ACL 稳定性。这表明 ACL 乙酰化和泛素化之间相互

竞争来响应葡萄糖的脂肪酸合成和细胞生长。许多肿瘤尤其是强侵袭性肿瘤细胞中 FAS 表达水平明显升高，常是肿瘤发生和发展过程中的早期事件，并且其表达水平可指示肿瘤发展从早期向晚期的转变，与肿瘤预后密切相关。激素依赖性乳腺癌相关研究探讨了 FAS 与雌激素受体 α（ERα）信号之间的双向调控机制，研究发现 FAS 的遗传和药理抑制作用均会使 ERα 对雌激素依赖性反式激活作用高度敏感，从而导致雌激素受体元件（ERE）转录活性和 MAPK/ERK 信号发生协同诱导。有趣的是，FAS 抑制后 E2 使 MAPK/ERK 信号过度活化，但 PI3K/Akt 活性却减弱了。因此，FAS 除了在脂肪生成中发挥作用外，还在 MAPK/ERK 和 PI3K/Akt 信号通路整合及与 E2/ERα 信号相互作用中具有重要作用。ACCa 是脂肪酸合成的限速酶，在乳腺癌和前列腺癌中高表达，而抑制 ACCa 导致脂肪合成下降和细胞凋亡。HMGCR 受 SREBPs 转录调节表达，增加 HMGCR 的反馈控制。除了调控促癌基因信号网络外，越来越多的研究表明，脂类代谢对癌症表观遗传学也具有深远影响，进而调节基因表达和细胞分化。即使在营养缺乏的情况下，ACL 和 ACSS2 持续合成乙酰辅酶 A 以维持组蛋白乙酰化促进增殖和生长基因的转录。因此，当微环境条件变得有利时，癌细胞能够更快地诱导这些致癌基因信号。总体而言，脂肪酸合成相关酶（如 FAS、ACL 和 ACSS2）激活不仅是由过度活跃的致癌信号引起的继发事件，还存在于相互调节的复杂网络中。

研究发现一种名为溶血磷脂酰胆碱酰基转移酶（LPCAT1）的蛋白酶在多种肿瘤中异常高表达，与膜磷脂成分改变和质膜重塑密切相关，而下调 LPCAT1 表达后质膜上 EGFR 随之减少，胶质母细胞瘤（GBM）细胞生长抑制，GBM 鼠肿瘤生长明显减缓，总生存期则明显延长。分析临床样本和癌细胞系的测序数据库发现，在肺癌、卵巢癌、膀胱癌和侵袭性乳腺癌等多种恶性肿瘤中，超过 30% 的患者有 *LPCAT1* 基因拷贝数增加的现象。不仅如此，在包括肾癌、肝癌、宫颈癌和黑色素瘤等多种肿瘤中，LPCAT1 表达升高还和患者总生存率降低有对应关系。SREBP-2 活性与前列腺肿瘤细胞 PC-3 和 LNCaP 生存和增殖正相关。

磷脂酶 A2(phospholipase A2, PLA2) 和环氧合酶(cyclooxygenase,COX)和脂氧合酶(lipoxygenase,LOX) 表达和突变也与肿瘤发生和脂类代谢改变密切相关。PLA2 是一类能水解甘油磷脂 2 位酯键的酶，在磷脂代谢、宿主防御、生物膜的修补、信息传递及毒理学方面起重要的作用。分泌型磷脂酶 A2（SPLA2）由肠腺的嗜酸性细胞分泌到肠腔，通过消化脂肪食物或作为抗菌物质而影响肠道菌群。PLA2 功能失调可能在基因水平影响腺瘤发生及恶变，即 PLA2 与影响腺瘤发生和癌基因的突变有关系。

COX 有 COX-1 和 COX-2 两种异构酶。COX-1 为一种组成酶，主要存在于胃肠黏膜、肾、内皮细胞和血小板中，产生的前列腺素具有生理性保护作用。COX-2 是一种诱导酶，可催化花生四烯酸（AA）生成前列腺素，促进炎症和致瘤微环境。研究表明 *APC* 基因突变失活后正常结肠上皮会出现 DNA 甲基化过低而过度增生向肿瘤发展。APC 突变致瘤影响和脂类代谢相关联系证据有：COX-2 基因失活可导致 APC$^{\Delta 716}$ 突变杂合子鼠的肿瘤数量减少 83% 左右。此外，用选择性抑制 COX-2 的药处理敲除 APC$^{\Delta 716}$ 鼠可抑制肿瘤的分化。这提示 COX-2 可能在腺瘤的发展和发生中起重要作用，并且 COX-2 表达增多可导致 APC 基因不能实现其正常功能，使大肠上皮细胞分化失平衡而出现异常增生。脂类代谢异常尤其是 COX 过度活化时乙烯型 DNA 含量明显增多，乙烯型 DNA 可致 DNA 突变。乙烯型 DNA 是 AA 代谢和脂过氧化反应中的中间产物，研究发现乙烯型 DNA 复合物水平在肿瘤组织、肿瘤邻近组织和正常组织的含量依次降低。由此看来，COX 过度活化可使乙烯型 DNA 复合物形成增多，最终可能导致腺瘤基因不稳定和肿瘤的发展。

LOXs 可将 AA、亚油酸和其他多不饱和脂肪酸（PUFA）转变成具有生物活性的代谢产物，如活化 LOX-5 催化游离 AA 生成 HPETEs，再转化成白三烯（leukotriene, LT），5-HPETE 和 LT 通过影响细胞结构、代谢及信号转导而在肿瘤的发生发展中发挥作用。近年来研究表明，LOX-5 在许多肿瘤组织中存在过度表达，这种过度表达抑制了细胞凋亡，促进了肿瘤的发生和转移。胰腺癌的发生与亚油酸和 AA 等多不饱和脂肪酸的摄入有关。LOX-5 在胰腺癌细胞 PACN-1/Mia-PACA2/CAPA2 和 AsPC-1 中表达上调，在动物胰腺癌模型中使用 LOX-5 抑制剂可明显降低肝转移的发生率和转移瘤的大小及数量。LOX-5 可能与 3 个不同的信号级联反应有关：① Bcl-2 蛋

白家族 - 线粒体细胞色素 C 释放 -caspase 级联反应；② MEK/ERK 级联反应；③ PI3K/Akt 级联反应。LOX 代谢产物具有促进有丝分裂的效果，5-HPETE 能使细胞内酪氨酸激酶磷酸化，激活 P44/42 MAPK 和 PI3K/AKP 激酶途径，促进胰腺癌细胞内 DNA 合成，从而刺激胰腺癌细胞的增殖。LOX-5 抑制剂 NDFA 和 Rev-5901 能够干扰胰腺癌细胞 Miapaca-2 和 Aspc-1 抗凋亡蛋白（Bcl-2、Mcl-1）及促凋亡蛋白（Bax）的平衡，使促凋亡蛋白 / 抗凋亡蛋白的比例升高，触发线粒体释放细胞色素 C，依次激活 Caspase 级联而引起细胞凋亡，进抑制其增殖。体外的细胞培养和动物实验表明，LOX 抑制剂对胰腺癌的治疗和预防具有良好效应。如一些天然物质如绿茶和姜黄素能减少结肠中 LOX-5、LTB4、cpla2 的水平和抑制 LOX-5 催化活性，这些都为结肠癌的预防和治疗提供了更广阔的研究空间。

三、肿瘤微环境与脂类代谢

（一）肿瘤微环境影响脂代谢

当实体肿瘤不断增殖变大而造成相对不足的血管构建或畸形时会影响血液供应，肿瘤微环境发生变化，如缺氧、酸化及营养缺乏等不利环境驱使这些肿瘤"压力细胞"改变基因表达和代谢重塑，如从头合成脂类相关的酶表达减少，而从细胞外摄取脂类的相关受体和转运载体，如 LDLR、CD36 和 HSPGs 等表达明显升高，进而促进对环境脂类的摄取并不断积累于细胞质中，形成类似脂肪细胞样表型。这类肿瘤细胞一方面会进入不分裂的静止期，使得放疗和化疗对其失去作用，但这种细胞仍然会不断积累脂肪滴作为能量和构建自身细胞膜或合成信号物质，有助于细胞后期生长和扩散。不断积累脂滴后表现出类似脂肪细胞表型并变得更加具有侵袭和转移能力。这些肿瘤细胞可以通过多种途径摄取脂类，包括 LDLR 介导细胞内吞摄取 LDL 颗粒，还可以通过 CD36 和 FABPs 摄取脂肪酸，这些摄取脂滴过程还高度依赖硫酸肝素蛋白聚糖（heparan sulfate proteoglycans，HSPGs）（图 1-2-3）。研究提示这类脂肪细胞表型的癌细胞常处于缺血缺氧部位，同时在某种程度上解释了肥胖个体的癌症通常更易发生侵袭和转移的原因。这提示干扰该类肿瘤细胞摄取脂滴应该有助于抵御癌细胞的扩散，有研究发现抗凝血药物肝素可抑制癌细胞对脂肪滴摄取。对数千名患者的回顾性研究表明，使用肝素作为抗凝剂的癌症患者比不用肝素治疗的患者具有较好的预后，这也提示瘤体内确实存在不断积累脂滴的压力细胞。

（二）脂代谢重塑肿瘤微环境

肿瘤脂类代谢发生重编程，而异常脂代谢又能重塑肿瘤微环境。AA 是几种类花生酸的主要前体，包括前列腺素、血栓烷和白三烯，每种都具有促炎和促肿瘤作用。参与前列腺素生成的酶主要是前列腺素 G/H 合成酶 COX1（PTGS1）和

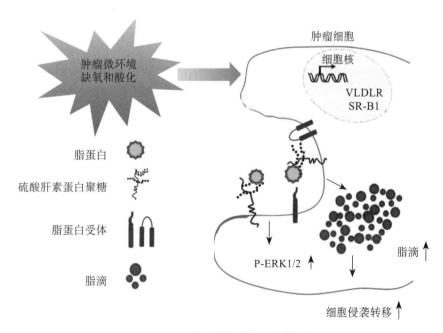

图 1-2-3　压力肿瘤细胞摄取脂滴过程

COX2（PTGS2）。前者具有组成性活性，可调节血管生成和凝血在内的正常细胞过程，而 COX2 的表达由生长因子和趋化因子选择性诱导，与炎症关系更密切。COX 和过氧化物酶将 AA 分别转换为前列腺素 G2（PGG2）和前列腺素 H2（PGH2）。其他类花生酸如 PGE2、PGD2、前列环素和血栓烷类可从 PGH2 中衍生。前列腺素通过激活 G 蛋白偶联的前列腺素受体，如 EP1-4、DP1、PGF 受体（FP）、PGI 受体（IP）和 TX 受体（TP），以自分泌和旁分泌方式发挥促炎作用和形成致瘤微环境。前列腺素引发的肿瘤始发事件包括 PGE2 介导 PI3K 信号激活和与 EP4 受体结合后诱导 ERK 信号，从而通过稳定 β-catenin 和 c-MET 诱导刺激增殖和细胞迁移。除了对肿瘤细胞的直接作用，前列腺素还可以调节肿瘤微环境，如 PGE2 升高促进肿瘤免疫逃逸，其中一个机制是，PGE2 与肿瘤细胞表达的细胞间黏附分子 1（ICAM-1）和淋巴细胞受体 LFA-1 结合，消除协同刺激并完全激活 CD8$^+$ T 淋巴细胞。常规 1 型树突细胞（cDC1s）的积累是抗肿瘤免疫反应启动的必要条件，也需要肿瘤微环境自然杀伤细胞浸润。然而，在 BRAFV600E 突变黑色素瘤模型中，Cox2 衍生的 PGE2 过量生成直接抑制了 CXCL1 和趋化因子，从而减弱 cdc1 向肿瘤部位的迁移。重要的是，NK 和 cDC1 细胞的积累与黑色素瘤、乳腺癌的较好预后有关，这表明前列腺素的免疫调节特性可能具有重要的临床意义。

此外，AA 代谢生成的花生四烯酰辅酶 A 可以在酰基辅酶 A 合成酶 ACSL4 作用下继续代谢。花生四烯酰辅酶 A 可酯化生成三酰甘油，并与磷脂结合，或被 COX2 当作底物以增强类花生酸合成。ACSL4 升高诱导致癌作用具有双重性。首先，ACSL4 激活导致线粒体 AA 积累，从而影响白三烯生物合成，包括 5-、12- 和 15- 羟基二十碳酸（HETE）。这些代谢物可激活白三烯 B4 受体，并增强 PI3K-AKT 和 Wnt-β-catenin 等几种致癌信号通路从而促进乳腺癌和前列腺癌细胞迁移和增殖。其次，未酯化的 PUFAs 过量积累诱导 ER 应激反应、激活 caspase-3 和 TNF-α 信号促进细胞凋亡。ACSL4 通过产生花生四烯酰辅酶 A 来限制未酯化 AA 升高相关的细胞毒性，从而提高凋亡阈值和抗去势前列腺癌（CRPC）细胞存活。需要注意的是，花生四烯酰辅酶 A 和 AA 在线粒体局部积累有助于膜去极化和电子传递链解偶联，导致

ROS 增加。ROS 水平升高诱导脂质过氧化和铁死亡。因此，癌细胞中必须有足够的抗氧化反应，包括增加 Nrf2 活性和 NADPH/ 谷胱甘肽生物合成，以利用 ACSL4 过表达的促肿瘤作用。

四、脂类代谢物调节致癌信号通路

脂类或作为信号分子直接参与相关癌性信号转导通路，或通过调节细胞膜结构和流动性而影响跨膜信息转导。如胆固醇或磷脂等通过影响膜脂结构和膜脂流动性，或脂筏结构（富含胆固醇和鞘磷脂）等影响受体信号分子结构和功能，从而影响跨膜信号转导过程等，如 EGFR 基因异常多发性胶质母细胞瘤（GBM）细胞质膜的磷脂成分发生了变化，导致质膜上致癌受体 EGFR 更稳定，传递和放大生长信号。

目前为止，肿瘤脂类代谢重编程在很大程度上被认为是致癌信号和基因异常诱导的结果。然而，肿瘤发生早期会出现几种脂类代谢酶过度表达，其在增生性病变和侵袭前病变阶段均有观察到。因此，脂肪从头合成的上调和调节脂类酶网络也可能在整个恶性转化中动态地相互增强致癌信号，而不是一种继发现象。许多脂类代谢中间物直接或间接影响细胞内外的信号通路活性，从而影响细胞生物学功能，随之反过来又影响肿瘤细胞的代谢重编程。如 DAG 和 IP3 等是细胞内第二信号直接参与 PLC-IP3/DAG-PKC 介导的相关信号通路；磷脂酶 A 和 D 催化膜脂可产生多种溶血磷脂酸（LPA），LPA 是一种致癌性脂类分子。LPA 可与不同的 GPCR 结合，激活 RAS、PI3K、RAC 和 RHO 信号通路，从而促进细胞迁移和存活。LPA 已被证明在癌细胞中诱导糖酵解，在卵巢癌中它通过转录上调 SREBP-FASN 和 AMPK-ACC 途径的去磷酸化（由 LPA 受体介导）引发促脂肪生成作用。值得注意的是，LPA 通过诱导假性缺氧反应激活 HIF-1α，从而进一步调节卵巢癌中的代谢改变。自噬毒素（ATX）/LPA 轴也被发现在参与脂肪酸去饱和（刺激 SCD 表达）、中性脂类肝沉积和在 HepG2 细胞中积累 TG。

甲羟戊酸（MVA）作为胆固醇合成通路的中间物，可以激活 PI3K- mTOR 和 NF-κB 及抑制 P21 和 P27 等。这一系列反应可能导致细胞凋亡、周期、自噬的变化及癌细胞的迁移。此外，MVA 还可通过转录激活癌细胞中的 TP53/SREBP 而激活 Hippo 通路。此外，胆固醇合成通路中产生大

量的类异戊二烯中间物,如异戊烯基二磷酸(IPP)、法尼基焦磷酸(FPP)和香叶基焦磷酸盐(GGPP),FPP 和 GGPP 参与蛋白质异戊二烯化修饰,如许多肿瘤相关信号的小 GTP 酶(Ras 和 GTP)的异戊二烯基化,以及其向细胞膜的转移。一项研究表明 RhoA 的激活可以增强 P27kip1 的降解并阻止其转移到细胞核,导致细胞周期失衡。两个研究小组已经报道胆固醇可以激活致癌的 Hedgehog 信号通路。另一个研究表明,胆固醇可以自发地与 C6 胶质瘤细胞膜腺苷 A2A 受体结合。此外,胆固醇可以特异性地结合支架蛋白的 PDZ 结构域,激活致癌信号网络调节器 NHERF1/EBP50 信号复合物,从而促进 PI3K/Akt 和 Wnt/β- 连环蛋白途径的相关癌症相关蛋白组装和激活。最近的研究已经证明溶酶体胆固醇可以通过 SLC38A9- Niemann- Pick 激活的 mTORC1 信号复合体。

总之,不受控制的脂类合成似乎是癌症进展转化的关键因素。转化细胞为了满足细胞不断增殖需求,通过调节物质代谢以满足对大分子合成的需求,由于脂类分子的供能、构成生物膜和各种信号分子等重要作用,使得许多肿瘤细胞高度依赖从头合成脂类,同时又高度摄取微环境中脂类分子,而这种脂类代谢成瘾性可能是有效的癌症治疗的重要靶点。

(缪明永)

参 考 文 献

Bauer DE, Hatzivassiliou G, Zhao F, et al, 2005. ATP citrate lyase is an important component of cell growth and transformation. Oncogene, 24(41): 6314-6322.

Bi JF, Ichu TA, Zanca C, et al, 2019. Oncogene amplification in growth factor signaling pathways renders cancers dependent on membrane lipid remodeling. Cell Metab, 30(3): 1-14.

Cai LM, Ying MF, Wu H, 2021. Microenvironmental factors modulating tumor lipid metabolism: paving the way to better antitumoral therapy. Front Oncol, 11:777273.

Chang LG, Fang SR, Gu W, 2020. The molecular mechanism of metabolic remodeling in lung cancer. J Cancer 11(6):1403-1411.

Ding X, Zhang WH, Li S, et al, 2019. The role of cholesterol metabolism in cancer. Am J Cancer Res, 9(2):219-227.

Duman C, Yaqubi K, Hoffmann A, et al, 2019. Acyl-CoA-binding protein drives glioblastoma tumorigenesis by sustaining fatty acid oxidation. Cell Metab, 30(3): 274-289.

Fabian CJ, Kimler BF, Hursting SD, 2015. Omega-3 fatty acids for breast cancer prevention and survivorship. Breast Cancer Res, 17(1): 62.

Ginestier C, Charafe-Jauffret E, Birnbaum D, 2012. p53 and cancer stem cells: the mevalonate connexion. Cell Cycle, 11(14): 2583-2584.

Hu J, Fromel T, Fleming I, 2018. Angiogenesis and vascular stability in eicosanoids and cancer. Cancer and Metastasis Reviews, 37(2-3):425-438.

Huang B, Song BL, Xu C, 2020. Cholesterol metabolism in cancer: mechanisms and therapeutic opportunities. Nat Metab, 2(2):132-141.

Kazantzis M, Stahl A, 2012. Fatty acid transport proteins, implications in physiology and disease. Biochim Biophys Acta, 1821(5): 852-857.

Korshunov DA, Kondakova IV, Shashova EE, 2019. Modern perspective on metabolic reprogramming in malignant neoplasms. Biochemistry (Mosc), 84(10): 1129-1142.

Koundouros N, Poulogiannis G, et al, 2020. Reprogramming of fatty acid metabolism in cancer. Br J Cancer, 122 (1): 4.

Menard J, Christianson HC, Kucharzewska P, 2016. Metastasis stimulation by hypoxia and acidosis-induced extracellular lipid uptake is mediated by proteoglycan-dependent endocytosis. Cancer Res, 76(16): 4828-4840.

Pelton K, Freeman MR, Solomon KR, 2012. Cholesterol and prostate cancer. Curr Opin Pharmacol,12(6): 751-759.

Ray U, Roy SS, 2018. Aberrant lipid metabolism in cancer cells-the role of oncolipid-activated signaling. FEBS J, 285(3): 432-443.

Rohlenova K, Veys K, Miranda-Santos I, et al, 2018. Endothelial cell metabolism in health and disease. Trends in Cell Biology, 28(3) : 224-236.

Snaebjornsson MT, Janaki-Raman S, Schulze A, 2020. Greasing the wheels of the cancer machine: the role of lipid metabolism in cancer. Cell Metab, 31(1):62-76.

Sorrentino G, Ruggeri N, Specchia V, et al, 2014. Metabolic control of YAP and TAZ by the mevalonate pathway. Nat Cell Biol, 16(4): 357-366.

Wang D, Dubois RN, 2010. Eicosanoids and cancer. Nat Rev Cancer, 10: 181-193.

Wilson BA, Ramanathan A, Lopez CF, 2019. Cardiolipin-dependent properties of model mitochondrial membranes from molecular simulations. Biophys J, 117(3):429-444.

Yeganeh B, Wiechec E, Ande SR, et al, 2014. Targeting the mevalonate cascade as a new therapeutic approach in heart disease, cancer and pulmonary disease. Pharmacol Ther, 143(1): 87-110.

第3章 肿瘤蛋白质／氨基酸代谢

第一节 正常细胞蛋白质／氨基酸代谢概述

蛋白质及氨基酸是人体内重要的分子。蛋白质作为执行分子，既可以参与组织细胞的构架，又可以有各种特定的生物学活性。蛋白质由基因编码，基因经历转录和翻译这两个主要过程而生成蛋白质。初始合成的蛋白质呈一维线状结构，通常并不具备生物学活性。它们需在分子伴侣帮助下正确折叠成三维空间结构，有的蛋白质甚至还需形成二硫键以帮助稳定该三维空间结构。另外，许多蛋白质在合成后还需在蛋白水解酶的作用下，切除一些肽段或个别氨基酸，以利于肽链正确折叠。肽链上的氨基酸残基也通常会在翻译后发生磷酸化、羟基化、甲基化等各种修饰。这些修饰与该蛋白的溶解度、稳定性、亚细胞器定位及与其他蛋白质相互作用等都有关系。细胞内，还有一些含多条肽链的蛋白质，每条肽链构成的亚基需经历彼此聚合的过程。以上这些折叠、剪切、修饰、聚合的过程统称翻译后加工。可见，翻译生成了蛋白质，翻译后加工赋予了蛋白质生物学活性，此外蛋白质还需经历分拣，被靶向输送到细胞核、内质网、线粒体、质膜等细胞特定部位或被分泌到细胞外，最终才能正常发挥功能。

细胞内的蛋白质不断合成，发挥作用后的正常蛋白质或是合成出错的异常蛋白质需要不断降解。真核细胞内的蛋白质可以依赖两套系统进行降解。一是溶酶体降解系统，这套系统主要针对进入细胞的外源蛋白质；二是蛋白酶体降解系统，这套系统针对的是内源蛋白质，如有一定时效性的代谢酶、细胞周期蛋白、不宜过多累积的病毒蛋白、序列或结构异常的蛋白质等。通过合成与降解的平衡，可以使细胞内蛋白质不断更新及维持细胞内环境稳态。

对细胞而言，氨基酸是另一类重要的分子。除了作为蛋白质合成原料这个基本功能，氨基酸还有以下作用：氧化供能；维持氮平衡；保持细胞酸碱平衡；作为神经递质、激素、维生素等活性物质的合成原料；参与核苷酸合成（如谷氨酰胺、天冬氨酸和甘氨酸）；作为一碳单位的来源（如丝氨酸）；作为信号分子（如亮氨酸、谷氨酰胺和精氨酸作为信号分子，激活 mTOR 信号通路）。对于哺乳动物细胞（无论是正常细胞还是肿瘤细胞），有8种氨基酸自身不能合成，必须从外源获得，即苏氨酸、甲硫氨酸、苯丙氨酸、色氨酸、缬氨酸、亮氨酸、异亮氨酸和赖氨酸。这8种氨基酸被称为必需氨基酸。除了这8种氨基酸以外的氨基酸，因细胞可以自身合成，称为非必需氨基酸。无论是必需氨基酸还是非必需氨基酸，对细胞维持正常结构和功能都是必要的。氨基酸中的碳骨架的前体一般是糖代谢途径的中间物，如丙酮酸、α-酮戊二酸、3-磷酸甘油等，再通过转氨基反应最终生成非必需氨基酸。

氨基酸在不断合成和吸收的同时，也在不断分解。氨基酸的分解一般都会经历脱氨及碳骨架转变的过程，这称为氨基酸的一般分解途径。氨基酸分解时，首先脱氨基。脱氨基方式有很多，如转氨基、氧化脱氨基、非氧化脱氨基等方式。转氨基作用由转氨酶催化完成，转氨酶可逆地将氨基酸上的氨基转移给 α-酮酸，得到的产物是氨基酸脱去氨基生成的对应的 α-酮酸，以及原来的 α-酮酸接受氨基后生成的对应的另一种氨基酸。转氨酶分布广泛，在肝和心肌细胞中含量最多。转氨酶种类很多，不同的转氨酶专一催化不同氨基酸与 α-酮酸之间的转氨基反应。众多的转氨酶中，以催化 L-谷氨酸和 α-酮酸之间转氨基反应的酶最重要。如肝细胞高表达的丙氨酸氨基转移酶 ALT，催化 L- 谷氨酸和丙酮酸之间的转氨基反应。肝细胞内高表达的 ALT 既是细胞内正常代谢反应的分子保障，其特异表达的性质又可以作为肝脏疾病诊断和预后判断的指标。但是，转氨基作用只是把氨基酸分子中的氨基转移给了 α- 酮酸，生成另一分子氨基酸，氨基仍然在分子上，并没有真正脱掉。细胞内另一条脱氨基方式，即氧化脱氨基作用可以解决这个问题。哺乳类动物细胞内只有一种 L- 谷氨酸脱氢酶可以催化谷氨酸脱氢及脱氨，生成游离 NH_3。虽然这个反应很局限，仅针对谷氨酸的脱氨，但当转氨基反应与谷氨酸氧化脱氨基反应偶联时，先通过转氨基反应把其他氨基酸上的氨基收集到谷氨酸上，再经谷氨酸氧化脱氨基生成游离的 NH_3。脱下的 NH_3 经肝内的尿素循环转变成无毒尿素排出体外，α- 酮酸上的碳链骨架可以氧化分解供能，可以再接受氨基生成非必需氨基酸，也可以转变为糖或酮体。

细胞内还有一些具有特殊结构的氨基酸，它们有自己的特殊分解途径。这些特殊代谢更重要的生理意义在于生成一些重要的生理活性物质，如谷氨酸、色氨酸等脱羧产生的胺类化合物 γ- 氨基丁酸和 5- 羟色胺是重要的神经递质。丝氨酸、甘氨酸代谢产生的一碳单位参与嘌呤嘧啶合成。甲硫氨酸分子中的甲基是肾上腺素、胆碱、肉碱等多种含甲基的活性物质的甲基来源。半胱氨酸转变成的牛磺酸是结合胆汁酸的组分。苯丙氨酸、酪氨酸代谢可以生成儿茶酚胺激素和黑色素。

细胞内蛋白质 / 氨基酸的代谢有条不紊地进行，这是细胞组织维持正常结构，发挥正常功能所必需的。

第二节　肿瘤细胞蛋白质代谢异常

肿瘤细胞内，在上游各种信号的刺激下，蛋白质的合成、合成后加工、靶向输送或降解的异常，都会影响重要蛋白质的含量和（或）活性，进而与肿瘤的发生发展相关。

一、蛋白质的合成

（一）5′ UTR 的影响

蛋白质的合成常受到模板 mRNA 上 5′ UTR 的影响。

有一些基因常有多个启动子，可以转录成多个带有不同 5′ UTR 的 mRNA 转录本。这些不同的 mRNA 转录本在细胞内表达同一种蛋白质的不同亚型，可以影响细胞的生物学性状。如抑癌基因 BRAC1，它的缺失表达与乳腺癌、卵巢癌的发生密切相关。BRAC1 基因有两启动子，其中一个启动子的转录产物是含有一段较短的 5′ UTR 的 mRNA，该 mRNA 可以被正常翻译成 BRAC1 蛋白。而在乳腺癌细胞内，由另一个启动子启动生成的含有较长 5′ UTR 的转录产物占主导地位，该 mRNA 不能被正常翻译成 BRAC1 蛋白。低水平的抑癌蛋白 BRAC1 使细胞在基因组稳定性、DNA 修复和细胞增殖方面失控，引发乳腺癌或卵巢癌。

基因组中的单核苷酸多态性是基因变异的表现。其导致的基因上某个核苷酸的改变同样会影响蛋白质的合成。仍然是上述抑癌基因 BRAC1，经常会出现 5′ UTR 处的单个核苷酸的改变，可以使 mRNA 作为模板被正常翻译成 BRAC1 蛋白的效率明显降低。又如，细胞内的 dTMP 是 DNA 复制的原料，与细胞分裂增殖密切相关。dTMP 生成的关键酶是胸苷酸合酶，该酶催化 dUMP 甲基化生成 dTMP，为细胞分裂增殖提供支持。化疗药物 5-FU 的作用靶点正是这个酶，通过竞争性抑制作用抑制 dTMP 生成，切断对肿瘤细胞 dTMP 的供应。由于多态性，肿瘤细胞胸苷酸合酶 mRNA 的 5′ UTR 会发生核苷酸改变，使得 5′ UTR 出现 3 个串联排列的重复序列。与正常细胞中的 2 个串联排列的重复序列相比，5′ UTR 中的这种一级结构改变会使翻译更高效，增加胸苷酸合酶的合成，在促进肿瘤生长的同时，也赋予肿瘤耐药的特征。

（二）IRES 的影响

真核细胞内蛋白质的合成起始通常是以一种 5′ 帽依赖的方式进行的，但研究发现，真核细胞内有一些蛋白质的合成，也可以 IRES 依赖的方式进行。IRES 是 mRNA 上的一段序列，核糖体可以识别并结合这段序列，即从 mRNA 内部进入，启动蛋白质的合成，所以 IRES 也称为内部核糖体进入位点。这种蛋白质合成的方式原本在病毒感染细胞后，合成病毒自身蛋白质时比较常见。但真核细胞在应激状态下，如营养缺乏、缺氧、热应激、电离辐射等，一些与增殖、周期、凋亡、分化等相关的基因的 mRNA 会以 IRES 依赖的方式启动翻译。如在乳腺癌的发展过程中，缺氧部位的肿瘤的 *HIF-1α*、*VEGF-A*、*Bcl-2* 等基因 mRNA 的翻译会由 5′帽依赖的方式转向 IRES 依赖的方式进行，促进肿瘤的发展。再如，*c-Myc* 是大家熟知的癌基因，在多种肿瘤细胞内都可见 *c-Myc* 高表达。研究发现，近 42% 的多发性骨髓瘤患者 *c-Myc* 的 mRNA 中，IRES 序列中存在一处 C > T 突变，这种突变的 IRES 更容易被相应的反式作用因子核内不均一核糖核蛋白家族成员 hnRNP 识别并结合，启动 IRES 依赖的蛋白合成。也有报道称，在多发性骨髓瘤患者中，IL-6 可以促进 hnRNPA1 结合到 c-Myc mRNA 的 IRES 序列上，促进 c-Myc 蛋白的合成。这对于炎症相关的肿瘤领域，研究炎症因子影响基因表达的机制很有提示意义。

（三）3′UTR 的影响

mRNA 作为蛋白合成模板，其稳定性直接可以影响蛋白质的合成。除了 mRNA 的帽和尾结构，mRNA 的 3′UTR 结构也是一个重要影响因素。

polyA 尾巴是 mRNA 的 3′UTR 处常见结构，经常会出现可变加尾的现象，即一个基因 mRNA 会有不同位点、不同长度、不同序列的 polyA 尾巴。这些不同的 polyA 尾巴会影响到 mRNA 的稳定性及翻译效率。例如，抑癌基因 *PTEN*，其含有较长 polyA 尾巴的转录本有较高的翻译效率。相反，在一些肿瘤组织中，由于各种因素导致生产大量有较短 polyA 尾巴的转录本，这是肿瘤组织中抑癌基因 *PTEN* 低表达的一种机制。

还有一些原癌基因、细胞因子、细胞周期调节蛋白等 mRNA 的 3′UTR 常见 AU 富含序列，称为 AU 丰富反应元件 ARE。ARE 结合蛋白与 ARE 结合后，可以调控 mRNA 的稳定性，进而影响翻译。

mRNA 的 3′UTR 也是 miRNA 结合的主要部位。miRNA 通过互补序列与目标基因 mRNA 3′UTR 结合，可以调节该 mRNA 的稳定性甚至翻译起始。在人体细胞内，受 miRNA 调控的基因多达成百上千种，并且随着新 miRNA 的不断发现，这个数据还会不断扩大。这些基因几乎涉及各种肿瘤的各种生物学行为。例如，在三阴性乳腺癌中，影响乳腺癌细胞增殖的 *PTEN*（*miR-21*）、*BRAC1*（*miR-146a*）、*p21*（*MiR-20a-5p*）等多种基因的 mRNA 的翻译都会受到相应的

miRNA 的下调。影响乳腺癌细胞转移的 EMT 相关基因的 mRNA 的稳定性也会受到 MiR-125b 的调控。抑制 MiR-125b 后，相应蛋白质的合成下降，促使乳腺癌细胞转移。此外，乳腺癌细胞的干性维持，凋亡等相关的基因表达也受 miRNA 的调控。

二、蛋白质的修饰

蛋白质翻译后修饰的形式非常多，如磷酸化、羟基化、甲基化、乙酰化、糖基化、泛素化、SUMO 化等。蛋白质的修饰可以影响蛋白质的功能，进而影响细胞增殖、细胞周期、凋亡、分化、侵袭等生物学行为。其中，通过激酶对蛋白质的磷酸化修饰是最多见也是研究得相对透彻的一种修饰。

蛋白质磷酸化和去磷酸化是分别通过激酶和磷酸酶催化的可逆反应。磷酸化和去磷酸化这两种状态的互变和平衡影响蛋白质的功能，进而影响对应的细胞行为。激酶的变异及其导致的下游关键蛋白质的磷酸化升高已经在多种肿瘤中被鉴定出来。在细胞信号转导中，一类重要的受体——蛋白激酶偶联型受体是最上游的激酶，其激酶活性的改变可以使下游蛋白质的磷酸化修饰改变，从而传递信号，影响细胞的生物学行为。例如，结肠癌和肺癌中的 EGFR，乳腺癌中的 HER2，肾癌中的 VEGFR 等都是经典的例子。再通过层层磷酸化信号通路中的中间分子，最后的效应通常是转录因子的磷酸化，激活或抑制相关基因的表达。

三、蛋白质的定位

除了蛋白质合成与降解的异常，蛋白质定位的异常也与肿瘤发生发展有关。例如，定位于细胞膜表面的 CD47 主要功能是保护细胞免受巨噬细胞的吞噬，而定位在内质网的 CD47 调节细胞凋亡。这种定位的差异可能是由于不同转录本的 3′UTR 的长短有差异，不同长短的 3′UTR 被不同结合蛋白结合并募集到不同亚细胞器进行翻译。这种现象在 CD44、TNF 受体等多种蛋白质中也有被观察到。

四、蛋白质的降解

（一）p53

肿瘤抑制蛋白 p53 是重要的维持细胞稳态

的卫士。它参与了细胞生理活动的方方面面，如 DNA 损伤修复、细胞周期、凋亡等，也调控了组织血管的生成。p53 的一个重要功能是上调 E3 泛素连接酶 MDM2 的表达，MDM2 又与 p53 连接，介导 p53 的泛素化降解，这就形成了一个调控 p53 含量的反馈环路，这对维持细胞内合适量的 p53 至关重要。而 50% ～ 70% 的肿瘤有 p53 突变，突变的 p53 结合 MDM2 的能力下降，不容易通过蛋白酶体途径降解，突变的 p53 不断积累，通过影响细胞周期使肿瘤细胞增殖加快，还可以通过抵抗凋亡，促进血管生成，进而促进肿瘤生长。

（二）NF-κB 和 IκB

NF-κB 是一个重要的转录因子家族，以同源或异源二聚体形式调控下游与凋亡、炎症、免疫相关的一系列基因表达。IκB 是二聚体 NF-κB 的抑制蛋白，它与 NF-κB 的结合会覆盖 NF-κB 上的核易位序列，阻止 NF-κB 向细胞核内转移，最终 NF-κB 定位在细胞质。当细胞受到细胞外信号刺激，激活 IκB 激酶，使 IκB 氨基端关键丝氨酸磷酸化。磷酸化 IκB 易于发生泛素化修饰，进而进入蛋白酶体降解。此时，游离出来的 NF-κB 二聚体可以自由进入细胞核，与下游靶基因启动子上的 NF-κB 结合位点结合，启动转录进程。NF-κB 下游靶基因通常是一些抗凋亡基因，加速肿瘤细胞的增殖；或者是一些介导促炎反应的基因，这对于炎症相关肿瘤的进展起到了促进作用。

（三）β-catenin

经典的 Wnt-β-catenin 信号通路的异常激活与肿瘤发生、发展密切相关。其中，足量稳定的 β-catenin 是关键。在正常的细胞内，β-catenin 以 3 种形式存在：部分与 E-cadherin 结合，部分游离存在，以及部分与 Axin 复合物结合。Axin 复合物中的 CK1 和 GSK3 这两种激酶可以磷酸化 β-catenin，磷酸化的 β-catenin 可以继续被泛素化修饰，进而进入蛋白酶体降解，即 Wnt-β-catenin 信号通路呈关闭状态。相反，肿瘤细胞内，Wnt 信号持续传入，β-catenin 未被磷酸化及泛素化降解，足量的 β-catenin 进入细胞核，与其他转录因子结合，共同调控如细胞周期相关基因 *Cyclin D-1*、细胞黏附相关基因 *MMP-7* 的表达，这就促进了肿瘤细胞的增殖和迁移。

第三节　肿瘤细胞的氨基酸转运体

氨基酸是亲水的，没有转运体的协助，不能自由出入质膜。哺乳类动物细胞至少表达有 20 多种氨基酸转运体，大多数氨基酸转运体可以识别一种以上的氨基酸。为了适应对氨基酸的大量需求，肿瘤细胞膜表面氨基酸转运体表达会升高，这种表达有时空特异性，即肿瘤类型不同，与肿瘤发生发展相关的信号通路的不同，肿瘤分期的不同，这些都会引起氨基酸转运体表达谱不完全一致。如果不同的肿瘤细胞选择性地表达几种氨基酸转运体，那么这些特异的转运体就是肿瘤治疗的理想靶点。因此，抑制这些转运体的功能，可能会减缓肿瘤细胞生长，而对正常细胞无影响。

对氨基酸转运体的分类方法有很多，可以按是否与其他离子偶联分类（如 Na⁺），可以按单向还是双向转运分类，可以按结合转运的氨基酸底物类型分类（如中性、酸性、碱性氨基酸等），还可以按定位于细胞膜还是细胞器膜分类。下面介绍几种重要的氨基酸转运体。

一、SLC7A5 和 SLC1A5

L 型氨基酸转运体（L-type amino acid transporter，LAT）是一类 Na⁺ 非依赖的转运中性氨基酸的转运体，这个家族成员有 2 大类，共 4 种。一类是 SLC7（LAT1 和 LAT2）；另一类是 SLC43（LAT3 和 LAT4）。LAT1 也称 SLC7A5，属于溶质转运体超家族（solute carrier superfamily，SLC）。SLC7A5 对支链氨基酸（亮氨酸、异亮氨酸、缬氨酸）及侧链较大的氨基酸（苯丙氨酰胺、酪氨酰胺、色氨酰胺、谷氨酰胺、天冬酰胺、甲硫氨酸）亲和力高，而不与碱性或酸性氨基酸结合。它是一个双向转运体，像一个双向交换通道，有一种氨基酸流入细胞内，必定有一种氨基酸同时流出。SLC7A5 表达于大多数的肿瘤细胞，为肿瘤细胞的营养物输入提供了支持。最近有研究发现，HIF-2α 可以上调 SLC7A5 的表达。缺氧是恶性肿瘤瘤体的特征性微环境，HIF-2α 促进 SLC7A5 的表达与肿瘤对氨基酸的高需求非常相符。miRNA 也可以调控 SLC7A5 的表达，在肺癌中下调的 miR-126 就是 SLC7A5 的一个调控因素。还有如癌基因 *c-myc* 也可以促进 SLC7A5 的表达。

亮氨酸是 mTOR 信号通路的激活剂。由表 1-3-1 可知，亮氨酸主要由 SLC7A5 转运。抑制 SLC7A5 的转运功能，也会抑制 mTOR 信号通路和肿瘤生长，这在多种肿瘤动物模型中都得到了验证。但是，SLC7A5 是如何介导亮氨酸进入肿瘤细胞，继而影响 mTOR 信号通路？因为没有另一种分子被反向运出细胞，亮氨酸是不可能被转运入肿瘤细胞内的。随着又一个氨基酸转运体 SLC1A5 的发现，这个疑问被解开了。SLC1A5 和 SLC7A5 在功能上是协同的。不同于 SLC7A5 的 Na^+ 非依赖的特性，SLC1A5 却是一个 Na^+ 依赖的氨基酸转运体，对丙氨基、丝氨酸、半胱氨酸及谷氨酰胺的运输是一个 Na^+ 偶联的过程。即一种氨基酸必须和 Na^+ 一起被运出，同时另一种氨基也必须和 Na^+ 一起被输入。谷氨酰胺和 Na^+ 偶联，一起被 SLC1A5 运入细胞内，之后谷氨酰胺又可以被 SLC7A5 运出细胞。在谷氨酰胺通过 SLC7A5 被运出细胞的同时，亮氨酸也通过 SLC7A5 被反向运入细胞（图 1-3-1）。相关实验也证实了这一点，即抑制了 SLC1A5 的功能后，由于细胞内没有足够的谷氨酰胺可以被运出，被交换进入细胞的亮氨酸也相应减少，肿瘤细胞内 mTOR 信号通路无法被激活。有意思的是，SLC1A5 和 SLC7A5 一样，也受到 c-Myc 的转录调控。这一共调控的模式可以促进这两种转运体协同发挥作用。

表 1-3-1　L 型氨基酸转运体及其转运的氨基酸

转运体	转运底物
LAT1（SLC7A5）	亮氨酸、异亮氨酸、苯丙氨酸、甲硫氨酸、酪氨酸、组氨酸、色氨酸、缬氨酸
LAT2（SLC7A8）	甘氨酸、丙氨酸、丝氨酸、苏氨酸、天冬酰胺、谷氨酰胺、甲硫氨酸、亮氨酸、异亮氨酸、缬氨酸、苯丙氨酸、酪氨酸、色氨酸、组氨酸
LAT3（SLC43A1）	甲硫氨酸、亮氨酸、异亮氨酸、缬氨酸、苯丙氨酸
LAT4（SLC43A2）	甲硫氨酸、亮氨酸、异亮氨酸、缬氨酸、苯丙氨酸

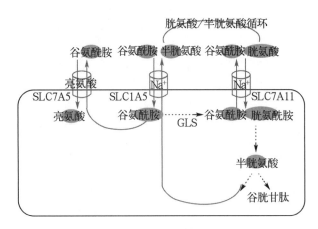

图 1-3-1　氨基酸转运体

二、SLC7A11 与 SLC1A5 协同发挥作用

SLC7A11 是又一被发现的氨基酸转运体。SLC7A11 把谷氨酸运出细胞的同时，把胱氨酸带入了细胞。所以，SLC7A11 和 SLC7A5 一样，是一种双向分子交换通道。并且，和 SLC1A5 一样，SLC7A11 也是 Na^+ 依赖的氨基酸转运体。曾经，SLC7A11 的作用被认为是为细胞提供半胱氨酸，以此来维持细胞内谷胱甘肽的水平。高表达于多种肿瘤细胞表面的 SLC7A11，通过促进谷胱甘肽合成来抑制细胞内氧化水平，从而抑制氧化应激介导的肿瘤细胞凋亡，使得肿瘤细胞死亡变少，这就增加了肿瘤生成的风险。现有研究表明，被 SLC7A11 运输释放到细胞外微环境中的谷氨酸，对 SLC7A11 功能的发挥也很重要。现在有关谷氨酸促肿瘤细胞生长的报道日益受到关注。谷氨酸作为代谢型谷氨酸受体（mGluRs）和离子型受体（iGluRs）的配体，可以增强促癌信号。已有越来越多的证据表明 SLC7A11 是一促肿瘤因子，如肿瘤相关抗原 CD44 可以稳定 SLC7A11 在细胞膜上的定位；c-myc 可以调控 SLC7A11 表达。

SLC7A11 既为细胞合成谷胱甘肽提供半胱氨酸，也增加了组织液中谷氨酸的来源。有研究表明，组织中谷氨酰胺可以促进 SLC7A11 介导的胱氨酸向肿瘤细胞内运输。前面提及，谷氨酰胺和 Na^+ 偶联，一起通过 SLC1A5 被运入细胞。这就证明谷氨酰胺转运体 SLC1A5 和 SLC7A11 是功能偶联的。谷氨酰胺也可以被另一个转运体——SLC6A14 转运，SLC6A14 是一种 Na^+/Cl^- 依赖转运体。一旦谷氨酰胺进入细胞内，能被谷氨酰胺酶催化生成谷氨酸，谷氨酸就成为 SLC7A11 运输胱氨酸进入肿瘤细胞内的交换性底物。值得注意的是，癌基因 *c-Myc*

在肿瘤细胞内诱导 SLC1A5 和 SLC7A11 表达的同时，也促进谷氨酰胺酶的表达，这就最大限度地偶联了这两个转运体的功能。

SLC1A5 和 SLC7A11 功能的偶联也与肿瘤细胞抵抗死亡的胱氨酸 / 半胱氨酸循环密切相关。因为肿瘤细胞中表达的 SLC7A11 可以介导谷氨酸向细胞外释放的同时，也介导了胱氨酸进入细胞。胱氨酸进入细胞后被还原成半胱氨酸，一部分半胱氨酸可以用于合成谷胱甘肽，剩余的被运输到细胞外，再被氧化成胱氨酸，由此形成胱氨酸 / 半胱氨酸循环。细胞外半胱氨酸被氧化成胱氨酸的过程营造了细胞外的还原性微环境，这一环境有助于肿瘤细胞抵抗死亡。至今，运输半胱氨酸出细胞的转运体还未被鉴定出来，但 SLC1A5 被认为是最有可能。因为和 SLC7A11 一样，它也是一种双向分子交换通道（双向转运体）。SLC1A5 和 SLC7A11 共同高表达于肿瘤细胞，SLC1A5 将谷氨酰胺运入细胞，谷氨酰胺在细胞内转变成谷氨酸，谷氨酸被 SLC7A11 运出细胞，同时把胱氨酸交换进来，胱氨酸在细胞内转变为半胱氨酸，半胱氨酸又可作为谷氨酰胺进入细胞的交换分子。SLC1A5 / SLC7A11 功能的偶联使得肿瘤细胞外微环境中的谷氨酸 / 谷氨酰胺比值比正常组织要高。细胞外升高的谷氨酸水平又可被肿瘤细胞膜上的 mGluRs 和 iGluRs 识别，从而传递信号。所以，肿瘤细胞外谷氨酸 / 谷氨酰胺比值可作为指示肿瘤侵袭性高低的指标。

除了上述细胞内外的抗氧化机制和谷氨酸信号通路可以刺激肿瘤生长，SLC7A11 还诱导肿瘤细胞对化疗药物的抵抗，这同样涉及转运体对氧化应激的调控。一些抗肿瘤药物，如 Hsp90 抑制剂通过生成 ROS 来发挥抗癌作用。SLC7A11 却可以通过逆转氧化应激去干扰其抗癌作用。在另一些肿瘤病例中，SLC7A11 还可以影响一些抗肿瘤药物的靶点蛋白的表达，以此干扰抗肿瘤药物的作用。例如，吉西他滨（二磷酸双氟胞嘧啶核苷，一种新型嘧啶类抗肿瘤代谢药物）是通过抑制核糖核苷酸还原酶产生抗肿瘤效应的，而 SLC7A11 却可以通过谷胱甘肽激活核糖核苷酸还原酶去抵抗吉西他滨的抗肿瘤作用，或者也可以通过谷胱甘肽依赖的方式激活 p53，再由 p53 诱导核糖核苷酸还原酶表达来抵抗吉西他滨的抗肿瘤作用。因此，通过药物干扰 SLC7A11 的功能，不仅可以抑制肿瘤生长，也可以逆转肿瘤对化疗药物的抵抗。

三、氨基酸转运体在肿瘤治疗中的应用

这些在肿瘤细胞中表达的转运体是很好的药物作用靶点。第一，转运体定位在细胞膜上，用小分子抑制剂或相应受体就很容易阻断其功能；第二，代谢重编程是肿瘤的一大特征，针对该特征设计的抗癌药有合理性。

因为肿瘤细胞对营养物的高要求，这些转运体的表达在肿瘤细胞中会比正常细胞高，因此抑制转运体的功能对正常细胞影响不大。已有针对 SLC1A5、SLC7A5、SLC7A11 及 SLC6A14 四大类转运体的抑制剂被研发，这些抑制剂虽然还处于临床前期，但都很有前景。对这些抑制剂的评价，还要看是否影响到正常细胞。

第四节　肿瘤细胞的重要氨基酸代谢

为了满足快速分裂增殖的需求，肿瘤细胞会经历代谢重编程。如大家熟知的瓦博格效应，是 1927 年由奥托·瓦博格提出的肿瘤细胞内的一种有氧糖酵解现象。其实，除了葡萄糖代谢，现已观察到氨基酸、脂肪酸、核苷酸、叶酸等多种营养物的代谢在肿瘤细胞内也都发生了改变。其中，氨基酸代谢的改变是这么多年来大家一直关注的焦点。1955 年，Harry Eagle 观察到，相比于其他氨基酸，肿瘤细胞对谷氨酰胺特别偏好；继葡萄糖和谷氨酰胺后，研究人员又发现丝氨酸也是一种被肿瘤细胞快速消耗的氨基酸。下面，介绍几种重要的氨基酸在肿瘤细胞内的代谢及其促进肿瘤生长的机制。这种与正常细胞不同的代谢方式，常可作为抗癌药物作用的靶点。

一、丝氨酸 / 甘氨酸代谢

20 世纪 50 年代，研究人员就已发现肿瘤细胞内丝氨酸代谢的改变。细胞内丝氨酸的合成与葡萄糖酵解途径相关。肿瘤细胞内的丝氨酸合成明显增加。葡萄糖在糖酵解过程中代谢 3-磷酸甘油酸时，可以被分流一部分，在 3-磷酸甘油酸脱氢酶（PHGDH）、磷酸丝氨酸氨基转移酶

（PSAT）及磷酸丝氨酸磷酸酶（PSPH）的相继催化下，转变成丝氨酸。有报道，分流量甚至可达糖酵解总量的10%。丝氨酸是磷脂酰丝氨酸和鞘磷脂的合成前体，它们分别是细胞膜及内质网的组成部分。大量生成的丝氨酸，还可以在丝氨酸羟甲基转移酶（SHMT）催化下，进一步转变为甘氨酸（图1-3-2）。在对美国国家癌症研究所规定的60种作为抗癌新药开发时必须筛查的癌细胞（NCI-60）检测后发现，甘氨酸与细胞增殖密切相关。因为在由丝氨酸生成甘氨酸的过程中释放的一碳单位可以用于核苷酸合成，且甘氨酸自身也是嘌呤核苷酸合成的原料。这些磷脂酰丝氨酸、鞘磷脂、核苷酸等都是支持肿瘤细胞增殖的分子。已有报道，催化丝氨酸从头合成的第一个酶PHGDH在包括乳腺癌在内的多种肿瘤细胞内高表达。SHMT2存在于线粒体，是主要的催化丝氨酸转变为甘氨酸的酶，在多种肿瘤细胞内也都能观察到它的表达升高。

二、谷氨酰胺代谢

谷氨酰胺是血浆中含量最高的一种氨基酸，占血浆中游离氨基酸总量的60%左右。从血浆吸收的谷氨酰胺，对肿瘤细胞而言意义重大。

谷氨酰胺还可以为肿瘤细胞提供足量的能源及用于合成反应的碳源。如膜脂质的合成，对肿瘤细胞的分裂很重要。在正常细胞内，葡萄糖氧化分解提供了绝大部分的乙酰辅酶A，线粒体内的乙酰辅酶A通过柠檬酸-丙酮酸循环以柠檬酸

的形式被隐性地带到细胞质，在细胞质内，柠檬酸再释出乙酰辅酶A，用于合成脂肪酸，脂肪酸酯化成脂质，特别是磷脂等类脂是构成细胞膜的重要组成部分。而肿瘤细胞吸收的谷氨酰胺在线粒体内可以经历2次脱氨基，先后转变为谷氨酸和α-酮戊二酸，线粒体内的α-酮戊二酸可以再出线粒体，在细胞质内直接羧化成柠檬酸。这样的话，大量且快速地为肿瘤细胞提供合成脂质的碳源。α-酮戊二酸也可以在线粒体原位进入三羧酸循环，作为对葡萄糖供能的补充，所以谷氨酰胺也可以为肿瘤细胞提供能源。谷氨酰胺与其他酮酸之间的转氨基反应还可以为肿瘤细胞提供大量的天冬氨酸等非必需氨基酸。而天冬氨酸、谷氨酰胺是嘌呤和嘧啶核苷酸的原料，即提供了氮源，所以谷氨酰胺是肿瘤细胞DNA复制，快速分裂增殖的保障（图1-3-3）。

肿瘤细胞由于缺氧和线粒体损伤等因素，谷氨酰胺氧化分解代谢生成的氢对，在呼吸链传递过程中会产生较多的ROS，ROS对细胞DNA有损害，基因组的不稳定是肿瘤异质性及进展的又一原因。

谷氨酰胺除了对肿瘤细胞发生发展有促进作用，对肿瘤细胞的凋亡还有抑制作用，这对机体清除肿瘤细胞是不利的。临床上，一些化疗药物（如顺铂）就是通过诱导肿瘤细胞凋亡发挥抗肿瘤作用的，而肿瘤细胞对谷氨酰胺的偏好，正是引起化疗药物耐药的机制之一。肿瘤细胞内的谷氨酰胺与内源GSH水平呈正相关，而GSH与顺

$$HO-\boxed{CH_2}-\overset{\overset{\displaystyle NH_2}{|}}{CH}-COOH \longrightarrow N_5, N_{10}-\boxed{CH_2}-FH_4 + H_2N-CH_2-COOH$$

丝氨酸　　　　　　　　　　　　　　N₅, N₁₀-甲烯四氢叶酸　　　　　甘氨酸

图 1-3-2　丝氨酸代谢

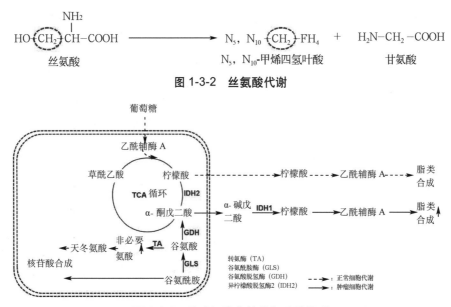

图 1-3-3　肿瘤细胞内的谷氨酰胺代谢

铂共价结合，会影响顺铂结合到 DNA 上，影响顺铂诱发的细胞凋亡。

谷氨酰胺还可以作为信号分子促进肿瘤生长。细胞膜上的氨基酸双向运载体 LAT1 在将谷氨酰胺运出细胞的同时，也会将血浆亮氨酸运入细胞。亮氨酸是 mTORC1 激活剂，mTORC1 信号通路可调节细胞生长。

三、精氨酸代谢

精氨酸是一种条件必需氨基酸。除了参与蛋白质合成，精氨酸还可作为多胺、一氧化氮、肌酸、脯氨酸和谷氨酸合成的前体。精氨酸主要由细胞膜上的 SLC7A1 运载入细胞。在结肠癌、乳腺癌、肝癌等缺乏负调控因子 miR-122 的细胞内过表达 SLC7A1，细胞摄取精氨酸增加。在肝癌细胞内敲减 miR-122 可以增加 SLC7A1 的表达、细胞内的精氨酸水平及对索拉非尼（sorafenib）的抵抗（索拉非尼是多种激酶抑制剂）。这是因为肝细胞内升高的精氨酸激活了 mTORC1 通路，而 mTORC1 通路活性的增高与索拉非尼抵抗相关，所以 mTORC1 通路抑制剂或 SLC7A1 抑制剂可以逆转索拉非尼抵抗。

尿素循环可以产生精氨酸。氨基甲酰磷酸合成酶 I（CPS-I）位于线粒体，催化氨和 CO_2 生成氨基甲酰磷酸的反应，这是尿素循环的第一步反应。然后，氨基甲酰磷酸和鸟氨酸缩合成瓜氨酸。限速酶精氨酸代琥珀酸合成酶 1（ASS1）催化瓜氨酸和天冬氨酸之间的缩合，形成精氨酸代琥珀酸。最后，精氨酸代琥珀酸裂解酶（ASL）将其裂解为精氨酸和延胡索酸。

已有报道，在黑色素瘤、肾癌、肝癌、胶质母细胞瘤、非小细胞肺癌和胰腺癌等多种肿瘤细胞中可检测到关键酶 ASS1 的表达下调甚至缺失。ASS1 缺乏的肿瘤细胞只能依靠细胞外的精氨酸来维持生长，这也就提示精氨酸剥夺有可能成为一种治疗上述类型肿瘤的策略。

四、多胺代谢

精氨酸可以转变为多胺，而多胺对细胞增殖有促进作用。据报道，许多肿瘤细胞内多胺水平升高。精氨酸被细胞质内的精氨酸酶 1（ARG1）水解成尿素和鸟氨酸。鸟氨酸脱羧酶（ODC）作为多胺生成的限速酶，催化鸟氨酸脱羧生成腐胺，腐胺快速转变为亚精胺和精胺。mTORC1 通路

可能促进上述多胺的生成，因为 ODC 的翻译与 eIF4E 活性相关，而 eIF4E 受 mTORC1-4EBP 轴的调控；同时，mTORC1 还可以通过促进 mRNA 结合蛋白 HuR 与 ODC 转录本的结合，使 ODC 的 mRNA 更稳定。

虽然多胺可以促进肿瘤细胞增殖，但在透明细胞癌中，一些与精氨酸、多胺代谢相关的酶，如 ASS1、AGR2 和 ODC 的表达是下调的。过表达 ASS1、AGR2 可分别降低天冬氨酸和精氨酸水平，抑制透明细胞癌生长。其机制可能是低水平的天冬氨酸和精氨酸抑制了 mTORC1 通路活性。

五、支链氨基酸代谢

支链氨基酸（BCAA）是必需氨基酸。细胞通过吸收和分解代谢控制细胞内 BCAA 的水平。运载 BCAA 的是 SLC7A5，高表达于结肠癌、肝癌和肺癌等多种肿瘤细胞。SLC7A5 对于 BCAA 及其他必需氨基酸与谷氨酰胺之间的交换运输很重要。SLC7A5 的表达受多种癌基因转录因子（Notch、MYC、HIF-2α）的调控，从而使 mTORC1 通路激活。例如，在肾癌细胞内，HIF-2α 上调 SLC7A5 表达，细胞内 mTORC1 通路被激活。又如，在 PTEN 缺失的小鼠急性淋巴细胞白血病模型中，Notch 上调 SLC7A5 表达，使细胞内 mTORC1 通路被激活，mTORC1 的激活又调节了细胞内的代谢重排。

支链氨基酸中的亮氨酸也是 mTORC1 通路的激活剂。细胞内低水平亮氨酸可以使 SLC7A5 代偿性表达，这种反馈可以使细胞内亮氨酸水平保持恒定及重新激活 mTORC1 通路。

支链氨基酸一旦被吸收入细胞，即可参与一些生物大分子合成，或分解产生氮源和碳源，为细胞增殖提供原料。首先，支链氨基转移酶 1（BCAT1）和支链氨基转移酶 2（BCAT2）催化支链氨基酸和支链酮酸（BCKA）之间发生转氨基反应。其次，BCKA 由支链酮酸脱氢酶（BCKD）催化，进行可逆的氧化脱羧反应。最后，被氧化成乙酰辅酶 A 和琥珀酰辅酶 A 进入 TCA 循环或为脂肪酸合成提供原料。BCAT1 在胶质母细胞瘤、肝癌、乳腺癌、结肠癌和慢性髓细胞性白血病细胞中高表达。但 BCAT 是催化双向反应的酶，两个方向的反应对肿瘤细胞生长都很重要。在胶质母细胞瘤中，BCAT1 主要催化支链氨基酸脱氨生成支链酮酸和谷氨酸的反应。相反，在乳腺癌细

胞和慢性髓细胞性白血病细胞中，BCAT1催化支链酮酸和谷氨酸生成支链氨基酸的反应为主。这一现象提示，单纯靠上调BCAT1表达，并不能简单决定mTORC1通路活性的高低，还与细胞类型、该细胞中BCAT1催化反应的方向有关。

六、一碳单位代谢

一碳单位对肿瘤细胞的生长增殖很重要。细胞内有多条产生一碳单位的途径，如丝氨酸代谢生成甘氨酸的途径、甘氨酸裂解系统（GCS）及胆碱代谢途径。肿瘤细胞更依赖这些途径，以期获得更多一碳单位来维持自己的生长。

一碳单位可以参与核苷酸合成。一碳单位参考嘌呤和嘧啶等核苷酸合成，因而对DNA/RNA的合成是必需的。生长旺盛的肿瘤细胞对一碳单位更为依赖，特别是胸腺嘧啶核苷酸，因为在尿嘧啶核苷酸甲基化转变为胸腺嘧啶核苷酸时，由胸苷酸合酶（TYMS）催化此甲基化反应，由亚甲基-四氢叶酸作为甲基供体。亚甲基-四氢叶酸提供甲基后，转变二氢叶酸，二氢叶酸可再被二氢叶酸还原酶催化，还原成四氢叶酸重复利用。叶酸缺乏或使用甲氨蝶呤（叶酸类似物，能竞争性抑制二氢叶酸还原酶），可使四氢叶酸生成受阻，从而使胸苷酸合成受阻。在DNA中，本该由胸苷酸掺入的地方，只能由尿苷酸掺入。5-FU是最常用的化疗药物，它能影响很多途径，特别是对TYMS的抑制作用。有实验报道，在结肠癌细胞中，5-FU对胸苷酸的代谢影响是最大的。5-FU有明显的抗癌效果，正说明了一碳单位对肿瘤生长的重要性。

一碳单位还可以参与基因组甲基化反应。肿瘤细胞内甲基化谱通常发生改变。DNA甲基化调节基因表达。在肿瘤细胞中，抑癌基因启动子区的高甲基化，会下调这些抑癌基因的表达。RNA也可发生甲基化，从而调控翻译。蛋白质也能进行翻译后的甲基化修饰，从而改变蛋白质的功能和蛋白间互作。SAM是一广谱甲基供体。当SAM把甲基转移给甲基受体分子（如DNA）后，SAM变成S-腺苷同型半胱氨酸，后者再变为同型半胱氨酸。同型半胱氨酸能从甲基-四氢叶酸处获得甲基，重新变成甲硫氨酸而重复利用。

缺乏丝氨酸-苏氨酸激酶及LKB1可促进Kras突变的胰腺癌生长，这是因为LKB1的缺失增加了丝氨酸从头合成途径（serine synthesis pathway，SSP）中相关酶的表达，使丝氨酸从头合成增加，足量的一碳单位有利于ATP合成及甲硫氨酸循环。与此一致的是，在这种胰腺癌细胞中观察到DNA甲基化上升，甲基化的启动子改变了基因的表达，进而影响肿瘤细胞的生长。

一碳单位代谢过程中还伴随着NADH/NADPH的产生。NADH/NADPH能为氧化还原反应提供质子，参与大量合成反应。来自甲酸盐的一碳单位，被四氢叶酸携带后，生成甲酰-四氢叶酸。这是一个ATP依赖的反应，发生于线粒体，由亚甲基四氢叶酸脱氢酶1样蛋白催化（MTHFD1L，$NADP^+$依赖）。而来自丝氨酸的一碳单位，被四氢叶酸携带后，生成亚甲基-四氢叶酸。甲酰-四氢叶酸和亚甲基-四氢叶酸都可为嘌呤核苷酸或胸苷酸的合成提供碳原子。在合成代谢中，MTHFD还催化亚甲基-四氢叶酸转变为甲酰-四氢叶酸，用于嘧啶核苷酸合成。$NADP^+$是该酶的辅助因子，可被还原成NADPH。线粒体型的MTHFD2和MTHFD2L可以NAD^+或$NADP^+$作为辅助因子，而胞质型MTHFD1仅以NAD作为辅助因子。在MTHFD2催化的一碳单位代谢过程中，伴随大量NADH的产生，这些NADH可以进入线粒体用于生成ATP。

线粒体型的MTHFD2和MTHFD2L还能以$NADP^+$作为辅助因子，催化丝氨酸来源的亚甲基-四氢叶酸转变为甲酰-四氢叶酸，这导致同时生成大量NADPH。线粒体内还有一条NADPH生成途径，即甲酰-四氢叶酸的氧化。这些途径来源的线粒体NADPH为脯氨酸合成提供了还原力。虽然线粒体内的NADPH生成占主要地位，亚甲基-四氢叶酸也可以被细胞质中的MTHFD1催化，发生氧化反应，生成胞质NADPH，用于脂肪酸合成。脂肪酸对于脂质信号分子的生成和膜结构的完整性很重要，而这些对细胞增殖而言也是关键因素。

（张　萍　童雪梅）

参 考 文 献

Bach DH, Zhang W, Sood AK, 2019. Chromosomal Instability in Tumor Initiation and Development. Cancer Res

79(16): 3995-4002.

Banjac A, Perisic T, Sato H, The cystine/cysteine cycle: a

redox cycle regulating susceptibility versus resistance to cell death. Oncogene, 27(11): 1618-1628.

Bhutia YD, Babu E, Ramachandran S, et al, 2015. Amino acid transporters in cancer and their relevance to "glutamine addiction": novel targets for the design of a new class of anticancer drugs. cancer res, 75(9): 1782-1788.

Chappell SA, LeQuesne JP, Paulin PE, et al, 2000. A mutation in the c-myc-IRES leads to enhanced internal ribosome entry in multiple myeloma: a novel mechanism of oncogene de-regulation. Oncogene, 19(38): 4437-4440.

Chen R, Zou YL, Mao DX, et al, 2014. The general amino acid control pathway regulates mTOR and autophagy during serum/glutamine starvation. J Cell Biol, 206(2): 173-182.

Diederichs S, Bartsch L, Berkmann JC, et al, 2016. The dark matter of the cancer genome: aberrations in regulatory elements, untranslated regions, splice sites, non-coding RNA and synonymous mutations. EMBO Mol Med, 8(5): 442-457.

Drayton RM, Dudziec E, Peter S, et al, 2014. Reduced expression of miRNA-27a modulates cisplatin resistance in bladder cancer by targeting cystine/glutamate exchanger SLC7A11. Clin Cancer Res, 20(7): 1990-2000.

Elorza A, Soro-Arnáiz I, Meléndez-Rodríguez F, et al, 2012. HIF2a acts as an mTORC1 activator through the amino acid carrier SLC7A5. Mol Cell, 48(5): 681-691.

Fernandes AP, Holmgren A, 2004. Glutaredoxins: glutathione-dependent redox enzymes with functions far beyond a simple thioredoxin backup system. Antioxid Redox Signal, 6(11): 63-74.

Gao P, Tchernyshyov I, Chang TC, et al, 2009. c-Myc suppression of miR-23a/b enhances mitochondrial glutaminase expression and glutamine metabolism. Nature, 458(7239): 762-765.

Hensley CT, Wasti AT, DeBerardinis RJ, 2013. Glutamine and cancer: cell biology, physiology, and clinical opportunities. J Clin Invest, 123(9): 3678-3684.

Hosios AM, Hecht VC, Danai LV, et al, 2016. Amino Acids Rather than Glucose Account for the Majority of Cell Mass in Proliferating Mammalian Cells. Dev Cell, 36(5): 540-549.

Huang Y, Dai Z, BarbacioruC, et al, 2005. Cystine-glutamate transporter SLC7A11 in cancer chemosensitivity and chemoresistance. Cancer Res, 65(16): 7446-7454.

Ishimoto T, Nagano O, Yae T, et al, 2011. CD44 variant regulates redox status in cancer cells by stabilizing the xCT subunit of system xc(−) and thereby promotes tumor growth. Cancer Cell, 19(3): 387-400.

Kandasamy P, Gyimesi G, Kanai, et al, 2018. Amino acid transporters revisited: New views in health and disease. Trends Biochem Sci, 43(10): 752-789.

Locasale JW, Grassian AR, Melman T, et al, 2011. Phosphoglycerate dehydrogenase diverts glycolytic flux and contributes to oncogenesis. Nat Genet, 43(9): 869-874.

Mattaini KR, Sullivan MR, Vander Heiden MG, 2016. The importance of serine metabolism in cancer. J Cell Biol, 214(3): 249-257.

Miko E, Margitai Z, Czimmerer Z, et al, 2011. miR-126 inhibits proliferation of small cell lung cancer cells by targeting SLC7A5. FEBS Lett, 585(8): 1191-1196.

Nicklin P, Bergman P, Zhang BL, et al, 2009. Bidirectional transport of amino acids regulates mTOR and autophagy. Cell, 136(3): 521-534.

Nie J, Jiang HC, Zhou YC, et al, 2019. MiR-125b regulates the proliferation and metastasis of triple negative breast cancer cells via the Wnt/beta-catenin pathway and EMT. Biosci Biotechnol Biochem, 83(6): 1062-1071.

Nilsson R, Jain M, Madhusudhan N, et al, 2014. Metabolic enzyme expression highlights a key role for MTHFD2 and the mitochondrial folate pathway in cancer. Nat Commun, 5: 3128.

Thivierge C, Tseng HW, Mayya VK, et al, 2018. Alternative polyadenylation confers Pten mRNAs stability and resistance to microRNAs. Nucleic Acids Res, 46(19): 10340-10352.

Timmerman LA, Holton T, Yuneva M, et al, 2013. Glutamine sensitivity analysis identifies the xCT antiporter as a common triple-negative breast tumor therapeutic target. Cancer Cell, 24(4): 450-465.

Wang Q, Holst J, 2015. L-type amino acid transport and cancer: targeting the mTORC1 pathway to inhibit neoplasia. Am J Cancer Res, 5(4): 1281-1294.

Wek RC, 2018. Role of eIF2α kinases in translational control and adaptation to cellular stress. Cold Spring Harb Perspect Biol, 10(7): a032870.

Wise DR, DeBerardinis RJ, Mancuso A, et al, 2008. Myc regulates a transcriptional program that stimulates mitochondrial glutaminolysis and leads to glutamine addiction. Proc Natl Acad Sci USA, 105(48): 18782-18787.

Yousefi B, Samadi N, Ahrnadi Y, 2014. Akt and p53R2, partners that dictate the progression and invasiveness of cancer. DNA Repair(Amst), 22: 24-29.

Yuan FW, Hankey W, Wagner EJ, et al, 2019. Alternative polyadenylation of mRNA and its role in cancer. Genes Dis, 8(1): 61-72.

第4章　肿瘤核苷酸代谢

核苷酸是核酸的基本结构单位。核苷酸在体内分布广泛，发挥多种重要的生物学功能。人体内的核苷酸主要由自身合成，因此不属于营养必需物质。核苷酸可由核酸酶水解产生或利用体内原料合成。

嘌呤和嘧啶核苷酸均存在从头合成和补救合成两条途径。嘌呤核苷酸的从头合成途径利用磷酸核糖、天冬氨酸、谷氨酰胺、甘氨酸、一碳单位和 CO_2 为原料，经过一系列酶促反应而成。反应步骤比较复杂，可分为两个阶段：首先合成次黄嘌呤核苷酸（IMP），然后 IMP 再转变成腺嘌呤核苷酸（AMP）和鸟嘌呤核苷酸（GMP）。核苷酸从头合成途径是高能量密集型的。细胞还有一种更节能的方法合成核苷酸，称为补救途径。嘌呤核苷酸的补救合成方式有两种，过程比较简单。一种是细胞利用现成的嘌呤碱重新合成嘌呤核苷酸，有腺嘌呤磷酸核糖转移酶（APRT）和次黄嘌呤 - 鸟嘌呤磷酸核糖转移酶（HGPRT）两种酶催化该过程。另一种方式是通过腺苷激酶催化的磷酸化反应，使腺嘌呤核苷生成腺嘌呤核苷酸。嘌呤核苷酸的抗代谢物是一些嘌呤、氨基酸或叶酸类似物。嘧啶核苷酸的从头合成中，嘧啶碱合成的原料来自谷氨酰胺、天冬氨酸和 CO_2 等。与嘌呤核苷酸的从头合成途径不同，嘧啶核苷酸的合成是先合成含有嘧啶环的乳清酸，然后再与磷酸核糖相连产生嘧啶核苷酸。嘧啶核苷酸的补救合成途径与嘌呤核苷酸类似，嘧啶磷酸核糖转移酶是嘧啶核苷酸补救合成的主要酶。嘧啶核苷酸的抗代谢物是嘧啶、氨基酸或叶酸等的类似物。值得指出的是，补救合成途径是一个利用来自核酸分解和饮食的碱基及核苷的回收方式。核苷是亲水性化合物，SLC29 和 SLC28 家族核苷转运蛋白是实现补救合成途径的一个前提。细胞内的核糖核苷酸都可以通过核糖核苷酸还原酶催化还原为它们对应的脱氧核糖核苷酸。

嘌呤通过一系列反应分解代谢，最终产生尿酸（UA），随尿液排出。胞嘧啶、尿嘧啶和胸腺嘧啶降解为 β- 丙氨酸和 β- 氨基异丁酸。随后，β- 丙氨酸和 β- 氨基异丁酸被排泄或转化为三羧酸循环的中间产物。

第一节　肿瘤核苷酸代谢异常变化

细胞内核苷酸代谢库水平升高是包括肿瘤细胞在内的快速增殖细胞的一个特征。例如，4 种 dNTP（dATP、dGTP、dCTP、dTTP）和 4 种 NTP（ATP、GTP、UTP、CTP）在肿瘤细胞中的浓度分别比正常细胞高 6 ～ 11 倍和 1.2 ～ 5 倍。在肿瘤细胞中，核苷酸从头合成和补救合成途径的活性均高于正常细胞。有研究指出，肿瘤细胞中核苷酸主要通过从头合成途径合成。如前所述，嘌呤核苷酸的从头合成需要核糖 -5- 磷酸、天冬氨酸、谷氨酰胺、一碳单位、CO_2 和 ATP 等。其中，核糖 -5- 磷酸与 ATP 反应生成核糖 -5- 磷酸 -1- 焦磷酸（PRPP）。大多数肿瘤细胞具有高浓度的 PRPP，这是合成几乎所有核苷酸的重要底物。经过几次反应，PRPP 转化为次黄嘌呤核苷酸（IMP）。IMP 是 AMP 和 GMP 的前体。嘧啶核苷酸的从头合成途径是把 PRPP、谷氨酰胺、天冬氨酸和 CO_2 装配成 UMP。从 UMP 合成 UTP，进而转变为 CTP。与从头合成途径不同，补救途径利用分解代谢的中间产物重新合成核苷酸。

嘌呤生物合成中的限速步骤发生在该途径的前两个反应，即通过 PRPP 合成酶合成 PRPP 和通过谷氨酰胺 -PRPP 酰胺转移酶（GPATase）催化酰胺转移反应。此外，嘌呤生物合成在从 IMP 到 AMP 和 GMP 的分支途径中受到调控。嘧啶生物合成的关键酶包括氨甲酰磷酸合成酶Ⅱ（CPSⅡ）、CTP 合成酶、核糖核苷酸还原酶和二氢胸腺嘧啶脱氢酶。肿瘤细胞中核苷酸代谢的一般策略是提高从头合成和补救合成的关键酶和代谢途径的活性，降低嘌呤和嘧啶分解代谢的关键酶和代谢途径的活性。因此，在许多类型的肿瘤中，嘌呤和嘧啶生物的合成几乎所有关键酶都增加，这些关键酶的水平和活性的升高对于肿瘤细胞嘌呤和嘧啶合成活性的增强非常重要。

核苷酸生物合成中的多个代谢酶已成为肿瘤化疗的靶点。许多干扰 DNA 和 RNA 前体生物合成的化合物，如 CTP 合成酶、胸苷酸合酶、核糖核苷酸还原酶和 IMP 脱氢酶的抑制剂，在不同的体外和体内模型中显示出抗肿瘤活性。抑制胸苷酸合酶和二氢叶酸还原酶（DHFR）的抗叶酸类制剂已广泛用于多种肿瘤的化疗治疗。肿瘤化疗药物也包括嘌呤和嘧啶类似物，如用于结肠癌的 5- 氟尿嘧啶（5-FU），用于急性髓细胞性白血病的阿拉伯糖基胞嘧啶（ARA-c），用于儿童白血病

的 6- 巯基嘌呤（6-MP）等。

一、肿瘤细胞中的核苷酸代谢紊乱

众所周知，肿瘤细胞必须增加 dNTP 生物合成以确保基因组的快速复制，这是通过多种途径发生的。嘌呤和嘧啶代谢紊乱（DPPM）是由核苷酸的生物合成、相互转化和降解异常引起的。DPPM 具有多种临床表现，说明适当的核苷酸代谢对于细胞和机体功能的重要性。核苷酸代谢的改变也存在于其他代谢相关的病理状况中，如糖尿病、肥胖和胰岛素抵抗。肿瘤核苷酸代谢中的基因、蛋白和信号通路的作用和变化改变见表 1-4-1。

二、许多肿瘤细胞通过磷酸戊糖途径非氧化支路产生核糖 -5- 磷酸用于核苷酸的从头合成

核糖 -5- 磷酸是核酸的糖成分，可由葡萄糖 -6- 磷酸合成。核糖 -5- 磷酸可以通过磷酸戊糖途径（PPP）的氧化支路产生，也可是来自 PPP 非

表 1-4-1　肿瘤核酸代谢中的基因、蛋白和信号通路的作用和变化

基因 / 蛋白 / 信号通路	在核酸代谢中的作用	肿瘤中的表达
嘌呤嘧啶合成通路	dNTP 从头合成所必需的	增加或突变
mTOR	促进葡萄糖摄取；促进核苷酸从头合成	增加
MYC	诱导葡萄糖摄取和利用；转录调节核苷酸代谢酶	增加（原癌基因）
TP53	负调节磷酸戊糖途径；功能获得性突变增加 dNTP 合成基因的转录	减少或突变（肿瘤抑制基因）
PI3K-AKT 通路	促进葡萄糖和谷氨酰胺的摄取及分解代谢	增加（原癌基因）
ERK-MAPK 通路	嘧啶从头合成中 CPS Ⅱ的调节	增加（原癌基因）
G6PD	限制 PPP 的核糖 -5- 磷酸的合成速率	增加或突变
RRM1	核苷还原酶的催化亚单位；催化核糖核苷酸还原为脱氧核糖核苷酸	增加或减少
RRM2	核苷还原酶的调节亚基；S 期调节；从核糖核苷酸到脱氧核糖核苷酸的还原反应的限速酶	增加（原癌基因）
RRM2B	核苷还原酶的调节亚基；从核糖核苷酸形成脱氧核苷酸以进行 DNA 损伤修复和线粒体 DNA 复制	增加或减少
SLC25 家族	线粒体核苷转运体 通过补救途径调控线粒体 DNA 代谢池	增加
SLC29 和 SLC28 家族	对补救途径很重要的核苷转运蛋白	增加
TK2	磷酸化脱氧胞苷生成 dCTP	未知
DGUOK	催化脱氧鸟苷转变成 dGMP	突变
TWNK	线粒体解旋酶	未知
POLG	线粒体 DNA 聚合酶的催化亚基	突变
症基因	增加葡萄糖 / 谷氨酰胺的摄取，并且抑制 PPP	突变
XOR	催化黄嘌呤转变成尿酸	增加或降低

氧化支路的果糖 -6- 磷酸和 3- 磷酸甘油醛。PPP 途径的氧化支路由 G6PD 和 6PGD 等催化，而 PPP 的非氧化支路则由转酮醇酶（TKT）和转醛醇酶等催化。PPP 氧化支路也可产生细胞还原性生物合成反应中的供氢体 NADPH，并将氧化型谷胱甘肽转变为还原型谷胱甘肽，促进 ROS 的清除。

研究发现，肿瘤细胞中，PPP 的非氧化支路对于调控核糖 -5- 磷酸水平尤为重要。在多种肿瘤细胞中，TKT 和转醛醇酶水平和活性增加。*TKT* 基因家族有 3 个成员（*TKT*、*TKTL1* 和 *TKTL2*），其中 *TKT* 和 *TKTL1* 都在肿瘤中高表达，并且能够特异性抑制肿瘤细胞增殖。有趣的是，在二乙基亚硝胺（DEN）诱导的小鼠急性肝损伤过程中，与野生型肝细胞相比，TKT 缺失的肝细胞中 DEN 诱导的 DNA 损伤减少。其原因是缺失 TKT 可增加肝细胞核糖 -5- 磷酸（R5P）水平，促进核苷酸从头合成。外源添加核酸能够减轻 DEN 诱导的 DNA 损伤、坏死和炎症。此外，TKT 缺失能够明显降低 DEN 和高脂诱导的肝癌发生率。这项研究表明，TKT 的缺失通过加速核苷酸合成增加基因组稳定性，抑制坏死和炎症，进而降低 DEN 诱导的肝细胞 DNA 损伤和肝癌的发生率，为肝癌防治提供新思路。

PPP 非氧化支路的所有反应均是可逆的，这意味着代谢底物和产物的相对水平决定了非氧化支路中各反应的方向。因此，为了通过 PPP 的非氧化支路把糖酵解代谢物转向 PPP，肿瘤细胞需要保持高水平的果糖 -6- 磷酸和（或）3- 磷酸甘油醛。果糖 -1，6- 二磷酸（F-1，6-BP）是磷酸果糖激酶 1（PFK-1）的反应产物，大多数肿瘤细胞产生高水平的 F-1，6-BP，它可被醛缩酶分解为 3- 磷酸甘油醛。在肿瘤细胞中 PFK-1 活性明显增加，Myc 和 Ras 等癌蛋白可以激活 PFK-1。除了 PFK-1，调控糖酵解的另一个限速酶丙酮酸激酶 M2（PKM2）也能把糖酵解的碳源转入 PPP 用于核苷酸合成。丙酮酸激酶有 4 种同工酶，即 L 型、R 型、M1 型和 M2 型，在肿瘤细胞中以 PKM2 为主。M1 和 M2 亚型由同一基因编码，仅存在选择性剪接导致的 56 个氨基酸区域的差异。生长因子依赖性酪氨酸磷酸化信号通过释放与 PKM2 结合的 F-1，6-BP 来抑制 PKM2 的活性，因此将糖酵解中间产物导向生物合成途径。为了维持快速增殖，这种依赖于酪氨酸激酶的 PKM2 的调控可以上调 PPP 非氧化

支路的活性，并确保供应足够糖酵解代谢产物以合成核苷酸。

三、肿瘤细胞核苷酸代谢库增大，一碳单位代谢增强

肿瘤是一种复杂的代谢紊乱性疾病。与正常细胞相比，肿瘤细胞的核苷酸代谢发生改变，表现为核苷酸代谢库增大，核苷酸合成代谢活性增高，以及核苷酸分解代谢活性降低。维持正常的脱氧核苷三磷酸（dNTP）库对于细胞核和线粒体 DNA 的正确复制和修复至关重要。4 种 dNTP 的比例失衡被证明具有致突变性及细胞毒性效应。因此，dNTP 生物合成和降解之间平衡是维持细胞稳态所必需的。多条信号通路，如 c-Myc、p53 和 mTORC1 调控 dNTP 代谢，导致 dNTP 库变化和比例失衡，促进癌症发生和发展。所以，多个化学疗法以这些通路为靶点抑制核苷酸合成，达到抑制肿瘤的目的。基础研究和临床实践都表明，精细调节 dNTP 水平对细胞内稳态至关重要。此外，与核苷酸代谢酶先天性缺陷相关的病理表现进一步证明维持正常 dNTP 水平的重要性。

肿瘤细胞大量摄取葡萄糖和（或）谷氨酰胺，快速将这些营养物分解代谢，以支持肿瘤细胞增殖。为了实现核苷酸生物合成的增加，肿瘤细胞通过致癌蛋白 PI3K 和 c-Myc 的激活，将来自葡萄糖和谷氨酰胺的碳源转入从头合成核苷酸的途径。细胞质酪氨酸激酶激活和 HIF-1 转录调控都支持这种葡萄糖代谢方式的改变。Myc 诱导的谷氨酰胺代谢酶的丰度和活性变化，增加了核苷酸从头合成所需的前体。因此，这些癌蛋白对葡萄糖和谷氨酰胺摄取和代谢的影响是直接的，并且可导致有氧糖酵解和谷氨酰胺分解的重编程。其中，肿瘤细胞优先依赖转酮醇酶和转醛醇酶生成核糖 -5- 磷酸，PK-M2 调控糖酵解中间产物，苹果酸酶和异柠檬酸脱氢酶产生 NADPH，表明这些酶可能成为肿瘤治疗潜在靶点。

从糖酵解中间产物 3- 磷酸甘油酸合成的丝氨酸可以转变成甘氨酸，甘氨酸是合成嘌呤的重要前体。在丝氨酸转变为甘氨酸的反应中，丝氨酸也是叶酸携带的一碳单位的供体，而一碳单位是核苷酸生物合成所必需的。研究表明，多种肿瘤中丝氨酸和甘氨酸生物合成途径活性明显上调，一碳单位代谢增强。

第二节　肿瘤核苷酸代谢异常机制

与正常细胞相比，肿瘤细胞代谢紊乱，其中核苷酸代谢变化表现为核苷酸库增大，核苷酸合成代谢活性升高，以及核苷酸分解代谢活性降低。多条细胞信号通路对于维持核苷酸库至关重要，研究细胞癌变过程中增加核苷酸生物合成的分子机制将为人类恶性肿瘤选择性治疗提供新策略。

一、mTOR 信号通路与核苷酸代谢

哺乳动物雷帕霉素靶蛋白（mTOR）是一种整合环境输入（如营养素和激素）和下游通路以控制许多细胞过程的信号分子，其调节的生命过程包括代谢、生长和存活等。事实上，mTORC1/2 通路不仅促进葡萄糖摄取、蛋白质和脂质合成，还促进转运蛋白摄取核苷和核苷酸合成。

肿瘤细胞对核苷酸的需求增加，核苷酸可以从头合成或由回收降解中间产物的补救途径合成。核苷酸形成需要氨基酸、5- 磷酸核糖 -1- 焦磷酸盐（PRPP）及其他底物。PRPP 由来自 PPP 的核糖 -5- 磷酸（R5P）产生，PPP 也受 mTOR 信号通路调控（图 1-4-1）。

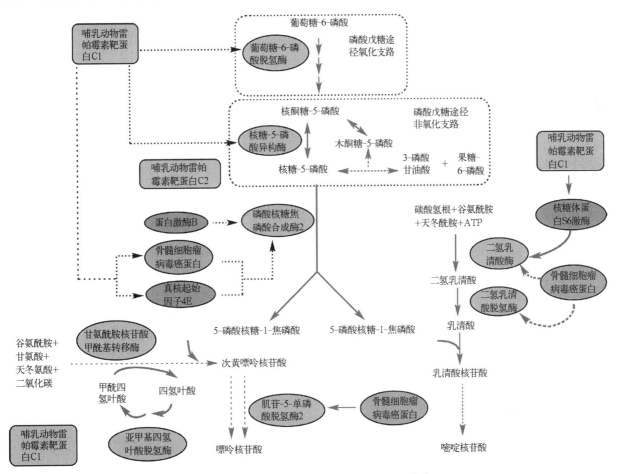

图 1-4-1　mTOR 信号通路调控核苷酸从头合成

葡萄糖 -6- 磷酸来源于糖酵解，促进代谢转向 PPP，以产生核糖 -5- 磷酸，用于核苷酸合成。PPP 分为氧化和非氧化支路，PPP 包含受哺乳动物雷帕霉素靶蛋白 C1（mTORC1）激活的葡萄糖 -6- 磷酸脱氢酶和核糖 -5- 磷酸异构酶 A。磷酸核糖焦磷酸合酶 2 利用核糖 -5- 磷酸最终产生磷酸核糖焦磷酸，此过程由 mTORC1 和 mTORC2 通过不同的机制调控。嘌呤的合成需要谷氨酰胺、甘氨酸、天冬氨酸、甲酰四氢叶酸和 CO_2。甲酰四氢叶酸由 mTORC1 通过亚甲基四氢叶酸脱氢酶 2 促进合成。嘌呤环直接和磷酸核糖焦磷酸相连。包括甘氨酰胺核苷酸甲酰转移酶在内的多种酶催化次黄嘌呤核苷酸的合成。嘧啶环的合成需要谷氨酰胺、天冬氨酸、ATP 和 HCO_3^-。开始几步反应由氨甲酰磷酸合成酶 2、天冬氨酸氨甲酰基转移酶和二氢乳清酸酶催化合成二氢乳清酸。mTORC1 通过核糖体蛋白 S6 激酶促进二氢乳清酸酶的活性。乳清酸与磷酸核糖焦磷酸产生乳清酸核苷酸。乳清酸核苷酸是所有嘧啶核苷酸的前体。灰色箭头表示代谢流，黑色箭头表示信号通路，虚线表示间接作用或目前不太清楚是否需要其他步骤

引自：Mossmann D，Park S，Hall MN，2018. mTOR signaling and cellular metabolism are mutual determinants in cancer. Nat Rev Cancer，18（12）：744-757.

PPP 包括氧化和非氧化支路。PPP 氧化支路从葡萄糖 -6- 磷酸开始，产生核酮糖 -5- 磷酸和 NADPH，葡萄糖 -6- 磷酸脱氢酶（G6PD）是限速酶。许多肿瘤，如胃癌、肾细胞癌、乳腺癌、肺癌等，G6PD 水平和活性都升高。非氧化支路产生核糖 -5- 磷酸，通过磷酸核糖焦磷酸合成酶 1（PRPS1）或 PRPS2 转化为 PRPP。mTORC1 和 mTORC2 信号通路均促进 PPP。mTORC2 通过 Akt 介导的磷酸化激活己糖激酶 2，使葡萄糖 -6- 磷酸水平升高，促进 PPP 活性。mTORC1 通过增加 PPP 代谢酶表达，促进 PPP 两个支路的活性。在肝癌模型中，mTORC1 通过刺激糖酵解，以及增加葡萄糖 -6- 磷酸脱氢酶和核糖 -5- 磷酸异构酶 A（RPIA）的水平来增加 PPP 流量。小鼠胚胎成纤维细胞中，mTORC1 通过核糖体蛋白 S6 激酶介导的转录因子 HIF1-α 和胆固醇调节元件结合蛋白 1（SREBP1）激活来促进 PPP（图 1-4-1）。与这些发现一致，在 PTEN 基因缺失的乳腺癌模型中，PI3K 信号通路刺激 PPP 两条支路的流量。

嘌呤环的合成需要谷氨酰胺、甘氨酸、天冬氨酸、甲酰 - 四氢叶酸和 CO_2。嘌呤环直接组装在 PRPP 上，形成次黄嘌呤核苷酸（IMP）。mTOR 信号主要通过促进为嘌呤核苷酸装配提供底物的酶的活性，间接刺激嘌呤合成。磷酸核糖焦磷酸合成酶 2（PRPS2）是嘌呤合成过程中的限速酶，也提供用于嘧啶合成的 PRPP。mTORC1 与 MAPK 激酶 1 和（或）MAPK 激酶 2 通过 MYC 和真核起始因子 eIF4E 诱导 PRPS2 的表达。mTORC1 也通过上调线粒体酶亚甲基四氢叶酸脱氢酶 2（MTHFD2）促进嘌呤核苷酸的合成。MTHFD2 介导甲酰 - 四氢叶酸的形成，为嘌呤合成提供碳源。

有趣的是，嘌呤核苷酸也能调节 mTORC1 活性。短期缺乏腺苷酸会抑制 mTORC1，这种抑制或恢复腺苷酸水平后的激活是依赖 TSC 但不依赖 RAG 和 AMPK 的。长期的鸟苷酸饥饿抑制 mTORC1 活性，但其机制尚不清楚。

嘧啶环合成在它与 PRPP 组装前完成。嘧啶合成的初始步骤由三功能酶氨甲酰磷酸合成酶 2、天冬氨酸转氨酶和二氢乳清酸酶（CAD）执行，使用谷氨酰胺、天冬氨酸、碳酸氢盐（HCO_3^-）和 ATP 生成二氢乳清酸（DHO）。二氢乳清酸脱氢酶（DHOD）将二氢乳清酸转变为乳清酸，后者结合 PRPP 形成乳清酸核苷酸（OMP），乳清酸核苷酸是所有嘧啶核苷酸的前体。二氢乳清酸酶是 MYC 的靶基因，并且受 mTORC1 的翻译后调控。mTORC1 的下游核糖体蛋白 S6 激酶磷酸化二氢乳清酸酶，促进二氢乳清酸酶寡聚化和嘧啶合成。

嘧啶的合成也与精氨酸代谢改变相关。氨甲酰磷酸酯由氨甲酰磷酸合成酶 2 和线粒体中的氨甲酰磷酸合成酶 1（CPS1）催化合成。氨甲酰磷酸合成酶 1 表达被 LKB1-AMPK 信号通路抑制。在非小细胞肺癌中，致癌的 KRAS 和 LKB1 缺失激活 mTORC1，氨甲酰磷酸合成酶 1 表达升高，产生氨甲酰磷酸，并用于嘧啶核苷酸合成。此外，天冬氨酸通过在嘧啶合成中的作用，已成为 mTORC1 活性的正向调节因子。精氨酸代琥珀酸合成酶 1（ASS1）在尿素循环中使用天冬氨酸，天冬氨酸也在嘧啶合成中被二氢乳清酸酶使用。精氨酸代琥珀酸合成酶 1 缺失的肿瘤细胞不能在尿素循环中使用天冬氨酸，也不能在嘧啶合成中被二氢乳清酸酶使用。事实上，骨肉瘤细胞中，敲减精氨酸代琥珀酸合成酶 1 可增加细胞内天冬氨酸水平，促进二氢乳清酸酶活性，从而增加嘧啶合成和增殖。因此，同时抑制 mTORC1 和嘧啶合成可能是一种有效的肿瘤治疗方法。研究表明，间接降低 mTORC1 活性的治疗与抑制嘧啶合成有协同作用。事实上，ADI-PEG20 治疗可降低精氨酸水平，从而降低 mTORC1 活性，因为精氨酸是 mTORC1 的有效激活剂。ADI-PEG20 和抑制嘧啶合成的 5- 氟尿嘧啶联合治疗在精氨酸代琥珀酸合成酶 1 缺乏的肝癌细胞中具有协同作用。

二、肿瘤细胞中 p53 和核糖核苷酸还原酶

核糖核苷酸还原酶（RNR）将核糖核苷酸还原为相应的脱氧核糖核苷酸。在哺乳动物中，核糖核苷酸还原酶是由 2 个同二聚体亚单位 RRM1 和 RRM2 组成的四聚体酶。其中，RRM1 在整个细胞周期中持续表达，RRM2 的表达进入 S 期后被激活，并且 RRM2 蛋白在 G2 期通过蛋白酶体快速降解。因此，RRM2 被认为是核糖核苷酸还原酶活性的限制因素。RRM2B（RNR 亚基 M2B）是一个可替代的 M2 亚基，在 DNA 损伤的反应中被 p53 诱导激活。野生型 p53（WTp53）通过与 RRM2b 启动子下游约 1.5kb 的第一个内含子区域相互作用来调控 RRM2b。当 p53 发生

突变时，这些调节机制发生改变。突变的 p53 与 *RRM2b* 基因的启动子序列相结合。野生型 p53 和突变 p53 的结合位点不重叠。p53 多个位点的突变，如 R249S、R273L、R273H、R280K、R248W 等，均可激活 RRM2。

尽管 RRM2 过度表达是致癌的，可以导致肺部肿瘤的发生，但 RRM1 可减少肿瘤的形成、迁移和转移。一些研究显示 RRM2 在多种肿瘤中可能作为预后和诊断的潜在生物标志物。然而，RRM1 和 RRM2B 作为肿瘤生物标志物的效用尚待进一步确认。

此外，RRM2B 是线粒体 DNA 合成和健康线粒体功能所必需的，核糖核苷酸还原酶与线粒体相关代谢性疾病的关系值得关注。

三、DNA 损伤修复对核苷酸代谢的影响

细胞通过调控用于 DNA 复制和修复的核苷酸库，可以调节 DNA 损伤和修复。肿瘤早期 DNA 复制需求增强可能增加基因组的不稳定性。参与核苷酸从头合成的不同代谢途径，都可能对细胞内核苷酸水平产生影响。例如，核苷酸中核糖合成的前体来自 PPP 的中间产物核糖 -5- 磷酸。PPP 利用糖酵解的中间产物葡萄糖 -6- 磷酸（G6P），生成核苷酸合成所必需的代谢中间产物核糖 -5- 磷酸和 NADPH。PPP 是肿瘤核苷酸代谢的一个焦点。至少在某些肿瘤中，葡萄糖消耗量增加，可以用来刺激 PPP，产生还原力 NADPH 和核苷酸前体。另外，谷氨酰胺的酰胺基在次黄嘌呤核苷酸合成的两个步骤中是必不可少的，次黄嘌呤核苷酸是嘌呤从头合成的中间产物。在胶质母细胞瘤中，α- 酮戊二酸从三羧酸循环中转移到通过谷氨酰胺合成酶生成更多谷氨酰胺，然后将所得谷氨酰胺用于嘌呤的从头合成。此外，天冬氨酸对于嘧啶合成是必需的，甘氨酸对于嘌呤合成是必需的。精氨酸琥珀酸合成酶 1 的功能缺失突变，导致尿素循环中精氨酸生成减少，促进天冬氨酸用于嘧啶合成。天冬氨酸主要由谷氨酸和草酰乙酸合成。因此，谷氨酰胺和（或）其他氨基酸 / 代谢底物可影响细胞内产生的核苷酸的数量和比例，可能为 DNA 修复提供一种调控机制。

DNA 修复途径可能受到细胞代谢状况、肿瘤微环境中的营养物质利用情况的影响，反之，

DNA 损伤累积或 DNA 修复缺陷也可能导致细胞代谢重编程。细胞进化出 DNA 损伤修复通路监测的机制，有助于保证将准确遗传信息传递给后代。因此，DNA 损伤修复可以阻止细胞周期进程，诱导 DNA 修复机制，或当 DNA 损坏不可修复时触发细胞程序性死亡。ATM 和 ATR 这两个激酶是 DNA 损伤识别和 DNA 损伤修复中的两个关键蛋白。被 DNA 损伤激活后，ATM 和 ATR 通过磷酸化影响许多下游效应蛋白。DNA 损伤修复调控代谢的一个重要机制，是由 ATM 和 ATR 激活驱动代谢重排，如 ATM 通过诱导 PPP 的限速酶 G6PD 激活 PPP，一方面支持还原力 NADPH 的合成，另一方面产生核糖 -5- 磷酸用于核苷酸合成。

许多研究表明，细胞在 DNA 损伤修复过程中，对葡萄糖的依赖性增加，显示了细胞在 DNA 损伤应激下对葡萄糖代谢的需求。肿瘤细胞中葡萄糖消耗增加，驱动更多的葡萄糖衍生物 G6P 进入到 PPP。并且，ROS 介导的许多糖酵解酶，尤其是 PKM2 的失活，促进碳源进入 PPP 途径的氧化支路和丝氨酸生物合成。在 HepG2、HeLa、HEK293T 细胞和肺组织中，DNA 损伤修复激活 SIRT4 可抑制谷氨酰胺的消耗。谷氨酰胺消耗减少，或者更具体地说，谷氨酰胺回补进入 TCA 循环的减少，使得与 SIRT4 敲除细胞相比，细胞的存活率有所提高。这项研究表明 DNA 损伤修复无疑会引起代谢的改变。文献中有一些关于 DNA 损伤修复引起代谢改变的报道是互相冲突的，这可能是因为研究所用的细胞类型有所不同。例如，DNA 损伤后，细胞需要合成更多的核苷酸来修复 DNA 损伤，这与谷氨酰胺消耗减少相矛盾，因为谷氨酰胺的酰胺基是嘌呤和嘧啶从头合成必不可少的。此外，在非肿瘤组织 / 细胞中，急性或慢性的 DNA 损伤后，脂肪酸氧化（FAO）和氧化磷酸化（OXPHOS）作用增强。FAO 和 OXPHOS 的增加由 ATP 缺乏引起的 AMPK 激活所驱动。在这项研究中，DNA 修复酶聚 ADP 核糖聚合酶（PARP-1）对 NAD^+ 的利用使得细胞中的 ATP 被耗尽。具体来说，PARP-1 从 NAD^+ 生成 PAR 链，PAR 化的 DNA 诱导修复，进而导致 NAD^+ 耗尽、ATP 合成减少和 AMPK 的活化。这是 DNA 损伤影响细胞代谢的另一个机制。然而，目前的研究还不清楚在 DNA 损伤后，细胞的可用营养物，如葡萄糖、谷氨酰胺和脂肪酸是如何决定其代谢

重编程的性质的。

四、HIF-1α 通过 PPP 非氧化支路增加进入 PPP 途径的碳源

肿瘤细胞代谢的一个重要调节因子是低氧诱导因子 1α（HIF-1α）。HIF-1α 在多种肿瘤中高表达，肿瘤细胞增加 HIF-1 水平和活性的方式很多，如增加 HIF-1α 转录、翻译或蛋白稳定性在内的多条途径。HIF-1α 作为转录因子，可以诱导与葡萄糖代谢有关的一系列基因的转录。HIF-1α 介导的转录调节对细胞代谢的调控，具体表现为诱导无氧糖酵解，抑制线粒体丙酮酸分解代谢和氧耗反应。除低氧条件外，非低氧的一些因素也可以诱导 HIF-1α 水平和活性增加，从而刺激葡萄糖分解代谢，并将糖酵解产生的大量丙酮酸还原为乳酸，避免线粒体产生有害水平的活性氧。因此，HIF-1α 抑制 ROS 产生的一种机制就是降低三羧酸循环中的葡萄糖流量，这种 HIF-1α 依赖性葡萄糖代谢的重编程可促进细胞存活。此外，HIF-1α 还可诱导 TKT 和 PKM2 的表达。这些效应可以通过增加 PPP 非氧化支路流量的方式补偿对氧化 PPP 的抑制，以维持核糖 -5- 磷酸的合成。

研究表明，HIF-1 可以激活双功能酶 6- 磷酸 -2- 激酶 / 果糖 -2，6- 二磷酸酶（PFKFB）。在 PFKFB 的 4 个成员中，PFKFB3 是维持肿瘤细胞中磷酸核糖焦磷酸（PRPP）水平和核苷酸从头合成所必需的，因为 PFKFB3 的激活能调节细胞内 F-2, 6-BP 的水平，F-2, 6-BP 是糖酵解限速酶 PFK-1 的别构激活剂，其通过 PPP 非氧化支路将糖酵解的碳源转入 PPP。这些发现表明，PPP 非氧化支路的抑制剂可能对于 HIF-1α 激活的肿瘤中的核苷酸合成具有更好的抑制效果。

五、肿瘤细胞中脱氧核糖核苷酸代谢的治疗性调节

细胞中脱氧核糖核酸的水平必须受到严格调控。在许多类型肿瘤中，脱氧核糖核酸水平升高可以支持肿瘤细胞快速增殖。并且，合成和分解核苷酸代谢酶的缺陷性突变，引起核糖核酸和脱氧核糖核酸失衡，与嘌呤和嘧啶代谢紊乱疾病密切相关。因此，对肿瘤与嘌呤和嘧啶代谢紊乱性疾病的治疗均应该关注如何恢复细胞内核苷酸的正常平衡。

最初的一些化疗药物是具有细胞毒性的核苷类似物和碱基类似物（如硫嘌呤和氟嘧啶）。这些抗代谢物有与内源性核苷酸类似的分子结构，干扰核苷酸代谢途径及 DNA 和 RNA 合成。核糖核苷酸还原酶抑制剂是第一代肿瘤治疗药物之一，至今仍在使用。例如，吉西他滨是一种化学治疗核苷类似物，可用于治疗胰腺癌、乳腺癌、膀胱癌和非小细胞肺癌等。但是，肿瘤细胞对吉西他滨的抵抗很普遍，其机制之一是通过增加核苷酸合成或核苷转运。其他比较成功的化疗药物，如甲氨蝶呤，可以减少嘌呤和嘧啶生物合成的底物。抗代谢物对于细胞代谢的影响通常不局限于核苷酸代谢，尤其是对于代谢性疾病和肿瘤并发的患者，在化疗药物的选择上应该慎重。值得注意的是，由于严重的不良反应，嘌呤和嘧啶代谢紊乱的肿瘤患者不能使用抗代谢药物，如 5- 氟尿嘧啶。

从基于抑制核苷酸合成的抗肿瘤治疗情况可以看出，人们已经认识到精细调节脱氧核糖核酸水平对细胞内稳态的重要性。此外，与核苷酸代谢酶的先天性缺陷引起的疾病证明了健康的细胞内脱氧核糖核酸水平的重要性。但是，肿瘤和线粒体疾病之间的相关性，以及核苷酸库是否和这些病理相互联系还不清楚。未来的工作需要集中在机制和基于群体的研究上，以确定线粒体疾病中核苷酸库失衡是否会导致肿瘤倾向的改变，以及针对这些途径的肿瘤治疗是否会影响代谢稳态和正常细胞的功能。

（吴丽芳 童雪梅）

参 考 文 献

Aird KM, Zhang G, Li H, et al, 2013. Suppression of nucleotide metabolism underlies the establishment and maintenance of oncogene-induced senescence. Cell Rep, 3(4): 1252-1265.

Aird KM, Zhang RG, 2015. Nucleotide metabolism, oncogene-induced senescence and cancer. Cancer Lett, 356(2

Pt A): 204-210.

Bester AC, Roniger M, Oren YS, et al, 2011. Nucleotide deficiency promotes genomic instability in early stages of cancer development. Cell, 145(3): 435-446.

Boison D, Yegutkin GG, 2019. Adenosine metabolism: Emerging concepts for cancer therapy. Cancer Cell, 36(6):

582-596.

Buj R, Aird KM, 2018. Deoxyribonucleotide triphosphate metabolism in cancer and metabolic disease. Front Endocrinol, 9: 177.

Cho SY, Lee G, Pickering BF, et al, 2021. mTORC1 promotes cell growth via m⁶A-dependent mRNA degradation. Mol Cell, 81(10): 2064-2075. e8.

Fatkhutdinov N, Sproesser K, Krepler C, et al, 2016. Targeting RRM2 and mutant BRAF is a novel combinatorial strategy for melanoma. Mol Cancer Res, 14(9): 767-775.

Fu SJ, Li Z, Xiao LB, et al, 2019. Glutamine synthetase promotes radiation resistance via facilitating nucleotide metabolism and subsequent DNA damage repair. Cell Rep, 28(5): 1136-1143. e4.

Guo Q, Chen QJ, Zhang YJ, et al, 2020 Click-nucleic-acid-containing codelivery system inducing collapse of cellular homeostasis for tumor therapy through bidirectional regulation of autophagy and glycolysis. ACS Appl Mater Interfaces, 12(52): 57757-57767.

Heiden MGA, DeBerardinis RJ, 2017. Understanding the intersections between metabolism and cancer biology. Cell, 168(4): 657-669.

Lane AN, Fan TWM, 2015. Regulation of mammalian nucleotide metabolism and biosynthesis. Nucleic Acids Res, 43(4): 2466-2485.

Li M, Lu Y, Li YK, et al, 2019. Transketolase deficiency protects the liver from DNA damage by increasing levels of ribose 5-phosphate and nucleotides. Cancer Res, 79(14): 3689-3701.

Mossmann D, Park S, Hall MN, 2018. mTOR signalling and cellular metabolism are mutual determinants in cancer. Nat Rev Cancer, 18(12): 744-757.

Newman AC, Maddocks ODK, 2017. One-carbon metabolism in cancer. Br J Cancer, 116(12): 1499-1504.

Pavlova NN, Thompson CB, 2016. The emerging hallmarks of cancer metabolism. Cell Metab, 23(1): 27-47.

Sanders JT, Freeman TF, Xu Y, et al, 2020. Radiation-induced DNA damage and repair effects on 3D genome organization. Nat Commun, 11(1): 6178.

Schmidt V, Nagar R, Martinez LA, 2017. Control of nucleotide metabolism enables mutant p53's oncogenic gain-of-function activity. Int J Mol Sci, 18(12): 2759.

Tong XM, Zhao FP, Thompson CB, 2009. The molecular determinants of de novo nucleotide biosynthesis in cancer cells. Curr Opin Genet Dev, 19(1): 32-37.

Turgeon MO, Perry NJS, Poulogiannis G, 2018. DNA damage, repair, and cancer metabolism. Front Oncol, 8: 15.

Warner DF, Evans JC, Mizrahi V, 2013. Nucleotide metabolism and DNA replication. Microbiol Spectr, 2(5): 1-2013.

Xia X, Page JL, Surtees JA, et al, 2008. Broad overexpression of ribonucleotide reductase genes in mice specifically induces lung neoplasms. Cancer Res, 68(8): 2652-2660.

Yin J, Ren WK, Huang XG, et al, 2018. Potential mechanisms connecting purine metabolism and cancer therapy. Front Immunol, 9: 1697.

Zhu JJ, Thompson CB, 2019. Metabolic regulation of cell growth and proliferation. Nat Rev Mol Cell Biol, 20(7): 436-450.

第5章 肿瘤线粒体代谢

线粒体是细胞代谢和生物产能的关键细胞器，参与糖、脂肪、氨基酸和核苷酸等多种生物分子的合成与分解代谢。除了通过氧化磷酸化为细胞提供 ATP，线粒体还参与多种细胞信号调节，包括通过从线粒体通透转位孔释放细胞色素 C 调控细胞凋亡；通过与内质网相互作用参与 Ca^{2+} 稳态调节；产生 ROS 和 NAPDH 调节氧化还原平衡等。正常细胞中，线粒体结构功能完整，通过线粒体呼吸链氧化磷酸化、三羧酸循环、线粒体生成降解和融合分裂的稳态平衡及相关细胞信号转导通路调控细胞的能量代谢等。但是，在肿瘤细胞的发生、发展过程中，线粒体的结构与功能、呼吸链和三羧酸循环的重要酶、相关重要细胞信号、稳态平衡和动力学都发生了明显的变化。另外，肿瘤细胞的凋亡与异常增殖均受到线粒体调控，而且线粒体 DNA 损伤也是导致部分肿瘤发生的原因之一。本章将对这些线粒体相关变化是如何导致肿瘤的发生、发展及转移的进行阐述。

第一节 正常线粒体结构与功能概述

一、线粒体基本结构和其中的基本生物过程

正常细胞线粒体一般为"线"状或"粒"状，故称"线""粒"体，是一种双层膜结构细胞器，外膜平滑，内膜折叠成长短不等的嵴结构，内膜内侧称为线粒体基质。在正常情况下，线粒体内膜完整，结构完整。线粒体的嵴结构上含有电子传递链复合体参与线粒体的氧化呼吸。呼吸链是线粒体内膜中的一系列递氢和递电子酶，以及其辅酶按照一定顺序排列成的连锁性氧化还原体系。呼吸链中电子的传递过程偶联 ADP 磷酸化，生成 ATP 的方式，称为氧化磷酸化（oxidative phosphorylation，OXPHOS）（图1-5-1）。氧化磷酸化是体内产生 ATP 的主要方式。

氧化磷酸化过程有 5 个重要复合物参与其中。复合物 I 即 NADH-泛醌还原酶，它通过将 NADH 转化为 NAD^+ 来执行线粒体呼吸链中氧化磷酸化的起始步骤，从而产生 ATP 合成所需的跨膜电位并产生作为副产物的 ROS。复合物 I 是由 40 多个亚基组成的复合体，其中 14 个构成复合物 I 核心，由 mtDNA（MTND1、MTND2、MTND3、MTND4、MTND4L、MTND5、MTND6）和核 DNA（nDNA）（NDUFS1、NDUFV1、NDUFV2、NDUFS2、NDUFS3、NDUFS7 和 NDUFS8）编码。复合物 II 即琥珀酸-泛醌还原酶，由以 FAD 为辅基的黄素蛋白琥珀酸脱氢酶和铁硫蛋白组成，将从琥珀酸得到的电子传递给辅酶 Q。复合物 III 即泛醌-细胞色素 C 还原酶，把来自辅酶 Q 的电子，依次传递给结合在线粒体内膜外表面的细胞色素 C，是线粒体中产生 ROS 的重要位点之一。复合物 IV 即细胞色素 C 氧化酶，是调节细胞色素含量和细胞氧化呼吸的关键酶，是最后一个载体，将电子直接传递给氧。复合物 V 即 ATP 合酶，由 F1 和 F0 两个重要亚单位组成，因此也称 F1F0-ATP 合酶，复合物 V 利用呼吸链前几步产生的电化学梯度催化 ATP 合成，质子流顺质子梯差通过 ATP 合酶可以使 ADP+Pi 合成 ATP（图1-5-1）。

同时，线粒体也是真核生物能量代谢的枢纽，糖、脂肪、蛋白质分解代谢的共同通路是三羧酸循环（tricarboxylic acid cycle，TCA cycle），又称柠檬酸循环、Krebs 循环，而三羧酸循环发生的场所正是线粒体。除了介导糖、脂、蛋白质三大营养物质代谢，三羧酸循环还为其他合成代谢提供小分子前体。三羧酸循环是由一系列酶促反

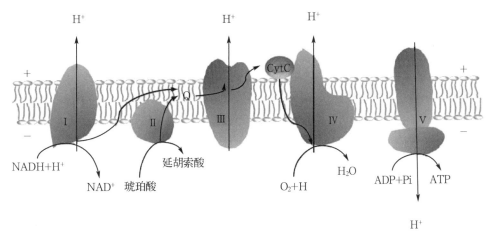

图 1-5-1　氧化磷酸化

应构成的循环反应系统（图 1-5-2）。

三羧酸循环的能量开端是乙酰辅酶 A（acetyl CoA），通过葡萄糖分解产生的丙酮酸经丙酮酸脱氢酶复合体（pyruvate dehydrogenase complex，PDC）产生。在三羧酸循环中存在以下 8 步重要反应：① 在柠檬酸合成酶（citrate synthase，CS）的催化下，乙酰辅酶 A 与草酰乙酸和水缩合生成柠檬酸；② 柠檬酸在顺乌头酸酶（aconitase，Aco）的作用下生成顺乌头酸，后继续在顺乌头酸酶的催化下发生异构化反应生成异柠檬酸；③ 异柠檬酸在异柠檬酸脱氢酶（isocitrate dehydrogenase，IDH）的作用下氧化生成草酰琥珀酸，进而脱羧生成 α- 酮戊二酸；④ α- 酮戊二酸在 α- 酮戊二酸脱氢酶复合物（oxoglutarate dehydrogenase complex，OGDC）的催化下氧化脱羧生成琥珀酰辅酶 A；⑤ 在琥珀酰辅酶 A 硫激酶（succinate thiokinase，STK）的催化下产生琥珀酸；⑥ 琥珀酸在琥珀酸脱氢酶（succinate dehydrogenase，SDH）作用下氧化生成延胡索酸；⑦ 在延胡索酸水合酶（fumerate hydratase，FH）催化下，延胡索酸水化生成苹果酸；⑧ 苹果酸在苹果酸脱氢酶（malate dehydrogenase，MDH）作用下脱氢氧化生成草酰乙酸。草酰乙酸和新加入的乙酰辅酶 A 及 H_2O 进入下一轮三羧酸循环（图 1-5-2）。

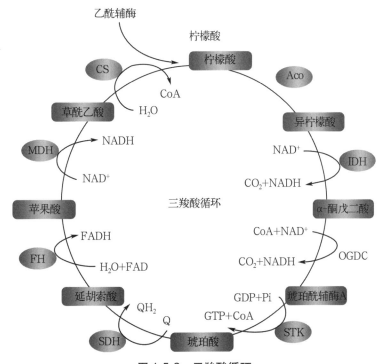

图 1-5-2　三羧酸循环

二、mtDNA 的结构和功能特点

人线粒体 DNA 是细胞核外唯一的遗传物质。线粒体拥有自己的基因组，一个 16 569bp 的双链共价闭合环状 DNA 分子（图 1-5-3），它编码 13 种线粒体呼吸链多肽、22 种 tRNA 和 2 种线粒体蛋白质合成所需的 rRNA。mtDNA 的结构分为非编码区和编码区。非编码区也称控制区，主要调控 mtDNA 复制和转录，其上有 mtDNA 重链和轻链的复制起始位点和转录启动子，包含 1122bp 和 3 个高度变异的区域，即 HVS I（位于 mtDNA 序列 16024 ～ 16365）、HVS II（位于 mtDNA 序列 57 ～ 373）和 HVS III（位于 mtDNA 序列 483 ～ 574），虽无编码功能，但是具有较高的突变速率。

mtDNA 一条链为重链，也称 H 链，鸟嘌呤含量较高；另一条链为轻链，也称 L 链，胞嘧啶含量较高。mtDNA 编码的 13 种多肽是线粒体呼吸链的重要组分，分别为复合物 I 的 7 个亚基（ND1、ND2、ND3、ND4、ND4L、ND5 和 ND6），复合物 III 的 1 个亚基（Cyt b），复合物 IV 的 3 个亚基（COX I、COX II 和 COX III），以及复合物 V 的 2 个亚基（ATPase 6 和 ATPase 8）。

虽然线粒体含有自己的基因组，但它们是半自主的，因为大多数位于线粒体中的蛋白质都是由核基因组编码的。与核基因组相比，mtDNA 是裸露的，缺乏组蛋白的保护，易受亲脂性致癌物影响，在整个细胞周期中处于不断合成的状态，因此稳定性较差，同时在 mtDNA 发生突变时也容易出现较大数量的重复拷贝。由于线粒体 DNA 存在于细胞质中，而受精过程中仅精子的细胞核和卵子结合，因此线粒体遗传为母系遗传。mtDNA 具有阈值效应，即突变型的 mtDNA 和野生型的 mtDNA 要达到一定比例时才能表现出受损的表型。

三、线粒体蛋白质量控制

线粒体作为细胞的"发电厂"，位于细胞能量代谢的核心部位。线粒体能够有效、及时地提供生物能量（ATP），是细胞维持生存的关键，因此对于每个有机体都举足轻重。线粒体呼吸链是细胞活性氧（ROS）的主要产生场所，生理水平的 ROS 则是细胞信号转导所必需的分子，但是过量的 ROS 将导致线粒体 DNA、蛋白质及脂类等损伤，使线粒体能量和物质代谢出现异常，最终引起包括肿瘤在内的各种疾病。然而，线粒体在进化过程中，对于这些氧化损伤已经形成了完整的多重防御体系，其中线粒体蛋白酶(mitoprotease)参与的蛋白质量控制机器就是第一道重要的防御系统，对于真核细胞线粒体功能的正常发挥起着至关重要的保护作用。

细胞膜、细胞质和细胞核中的蛋白均可以通过泛素 - 蛋白酶体系统（ubiqutin-proteosome system，UPS）及溶酶体或内质网相关降解系统（endoplasmic-reticulum-associated protein degradation，ERAD）进行降解。但线粒体蛋白，尤其是线粒体内膜蛋白及线粒体基质蛋白则依赖于完全不同于以上的蛋白质量控制系统。从进化角度看，线粒体可能是由古细菌寄生产生的，与

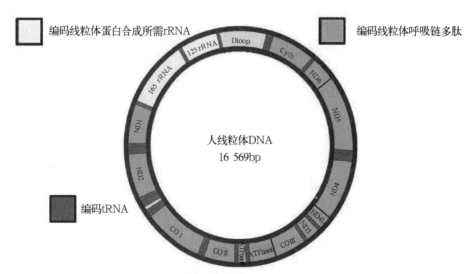

图 1-5-3 人线粒体 DNA（mtDNA）的结构

立克次体（Rickettsiales）具有相同的祖先，而在这些原核生物中线粒体的产生产并不依赖于蛋白酶体等蛋白质质量控制系统，而是依赖于更加原始的蛋白酶系统。

（一）线粒体基质蛋白酶

线粒体蛋白质量控制系统主要由一类称为 AAA+ 超家族蛋白（ATPases associated with diverse cellular activities，是与多种细胞活性相关的 ATP 酶）的蛋白酶来完成。该家族成员主要包括 Clp 复合物家族（如 ClpXP、ClpAP、ClpCP 和 HslUV 等）、FtsH、PAN/20S 和 Lon 蛋白酶等。这些蛋白酶通过降解线粒体中损伤或异常的蛋白，来维持正常的线粒体稳态及细胞代谢活动。其中，作为线粒体基质中最为重要的 ATP 依赖蛋白酶，Lon 蛋白酶参与了绝大多数线粒体蛋白质的选择性降解。

AAA+ 超家族蛋白与底物蛋白进行结合，并通过水解 ATP 产生的能量降解底物分子，根据其定位及功能，主要分为两大类型。

（1）锚定于线粒体内膜上的 i-AAA（intermembrane space-AAA）和 m-AAA（matrix-AAA）蛋白酶，其中 i-AAA 的催化活性结构域面向线粒体膜间隙；而 m-AAA 的催化活性结构域则面向线粒体基质。

（2）位于线粒体基质中的 ATP 依赖 Lon 蛋白酶和 ClpXP 蛋白酶。

（二）线粒体内膜蛋白酶简介

i-AAA 和 m-AAA 是定位于细胞线粒体内膜的 2 个蛋白酶复合物，它们的催化活性分别面向线粒体膜间隙和线粒体基质，这 2 个蛋白酶复合物在线粒体内膜蛋白质量控制中起着十分重要的作用。m-AAA 蛋白酶是一种具有多种功能的寡聚蛋白酶，主要降解错误折叠和组装的氧化磷酸化复合体亚基，具有类似于分子伴侣的功能，参与装配线粒体氧化磷酸化酶复合体。同时，m-AAA 蛋白酶还具有加工酶的活性，以及调控线粒体核糖体蛋白 MRPL32 和融合蛋白 OPA1 的功能。

线粒体膜间隙蛋白质质量受 i-AAA 蛋白酶和可溶性蛋白 HtrA2（hish temperature requirement A2）/Omi 调控。i-AAA 蛋白酶参与维持氧化磷酸化酶复合体和 OPA1 的加工。哺乳动物细胞在凋亡信号刺激下，HtrA2/Omi 向细胞质内释放，降解凋亡抑制蛋白 c-IAP1（c-inhibitor of apoptosis 1 及 X-IAP（X-linked inhibitor of apoptosis）等，进而启动细胞凋亡。而在没有细胞凋亡信号的条件下，HtrA2/Omi 位于线粒体膜间腔内，参与线粒体融合和自噬蛋白的加工。但是目前 HtrA2/Omi 作为线粒体质量控制蛋白酶的功能尚不明确，有待进一步研究。

人类的 Yme1L 蛋白酶也在进化上高度保守，定位于线粒体内膜，其水解酶的活性依赖于 ATP，它包含 AAA 结构域及 M41 金属蛋白酶结构域。M41 金属蛋白酶结构域拥有 HEXXH 序列，是金属结合位点。如果 YME1L 蛋白酶缺失，OPA1 在 S2 位点的剪切受损，导致线粒体片段化，扰乱了嵴形态构筑，使细胞更容易发生凋亡。OMA1 则是一种不依赖于 ATP 的锌离子金属蛋白酶，具有多次跨膜结构域和锌指结合基序。OMA1 缺失导致 OPA1 在 S1 位点的剪切出现障碍，但线粒体的形态没有受到很大的影响，但是在外界环境刺激下，线粒体表现为片段化。

1. Lon 蛋白酶　也称 La 蛋白，最早在大肠埃希菌中被发现，其名称来源于 *Lon* 基因突变的一株大肠埃希菌的表型。该表型是大肠埃希菌在紫外线照射之后形成的长的、不可分裂的线状结构而形成的。无论是在古生菌和原核生物中，还是在真菌和哺乳动物的线粒体和过氧化物酶体（在过氧化物酶体中以另一种形式存在，称为 LonP2）中，Lon 蛋白酶都是高度保守的。它主要在原核生物的细胞质及真核生物的线粒体和过氧化物酶体中发挥作用。人 Lon 蛋白酶，也称为 LonP1，包含 959 个氨基酸，由核基因编码，是一种同质寡聚环状的 ATP 依赖的线粒体丝氨酸蛋白酶，在整个生物进化过程中高度保守。人 Lon 蛋白酶主要降解线粒体基质中异常（如错误折叠、未组装完整或组装错误等）或损伤（如 ROS 氧化损伤所致）的蛋白和短暂调控蛋白（如类固醇合成快速调节蛋白，steroidogenic acute regulatory protein，StAR），参与线粒体内蛋白质的正确折叠，以及维护线粒体 DNA（mtDNA）的完整性。

近年来，越来越多的研究发现，Lon 蛋白酶与衰老、癌症及各种代谢疾病，如脂肪代谢障碍等都存在紧密的关系。另外，Lon 蛋白酶与 CODAS 综合征紧密相关。这是一种罕见的发育障碍疾病，患者的典型症状表现为脑、眼、口腔、耳和骨骼异常。衰老过程中伴随着 Lon 蛋白酶水平明显降低。生理条件下，在各种应激刺激，如缺氧（hypoxia）、氧化应激和低温等的诱导下，Lon 蛋白酶的蛋白质表达水平明显升高，以保护细胞免受损伤。Lon 蛋白酶的表达水平和活性对于维护线粒体蛋白质质量控制及细胞的内稳定中起重要作用，对于植物耐受逆境的能力也发挥了关键作用。

2. ClpXP 蛋白酶　ClpP（Caseinolytic protease）是一种含丝氨酸蛋白酶催化活性结构域的水解酶蛋白质，其活性依赖于水解 ATP 产生的能量。ClpP 广泛存在于原核生物、真核生物的线粒体及叶绿体中。通常情况下，ClpP 与 AAA+ 超家族中的分子伴侣 ClpX 结合，形成具有蛋白水解酶活性的 ClpXP 蛋白全酶（Holoenzyme）。和其他 AAA+ 家族成员蛋白酶（如 Lon 蛋白酶）相似，ClpXP 全酶的 ClpX 分子伴侣能够利用水解 ATP 提供的能量将蛋白底物去折叠，随后将底物分子转移至 ClpP 肽酶的水解腔体内进行降解，ClpP 蛋白酶对细胞线粒体基质中的蛋白质质量控制及维持细胞内稳态平衡同样起重要作用。

Clp 复合物家族在物种进化过程中是高度保守的，从细菌基质到人类线粒体中都能检测到该蛋白酶的同源类似物。该复合物主要由两部分构成，即 ClpP 蛋白酶亚基和 ClpX-ATP 酶亚基。ClpP 蛋白酶是细胞内一种重要的热休克蛋白（heat-shock protein，HSP），在体内主要发挥蛋白水解酶作用，降解异常折叠蛋白或短寿期蛋白。ClpP 作为蛋白酶亚基常与 ATP 酶亚基（ClpA/ClpX 等）结合成 Clp 蛋白酶复合物，共同行使蛋白酶的功能。Clp 蛋白复合物是由 2 个堆积的同质寡聚 ClpP 七聚体环面对面堆积而成，六聚体环的 Clp-ATP 酶分子伴侣聚合在该十四聚体的一端或两端组合为 Clp 全酶复合体。ClpP 作为一种重要的蛋白水解酶，参与蛋白高级结构的正确折叠，降解体内受到损伤的蛋白，对维持机体代谢平衡具有重要的意义。

在代谢旺盛的细胞中，线粒体占细胞总容积的 20%～30%。但这些线粒体并不是各司其职，而是在线粒体动态平衡的调节下作为一个整体发挥功能。每个线粒体的内容物都不是一成不变的，它们不断进行着膜的融合和分裂，使同一细胞中的线粒体更加均质化，从而达到控制线粒体形态及维持线粒体功能的作用。在营养剥夺的条件下，细胞中的线粒体融合加强，形成相互连接的网状结构，以分享营养物质、mtDNA 和呼吸链组成蛋白，并且维持细胞的正常氧化磷酸化过程。在有丝分裂时，线粒体分裂可使其被均等地分配到 2 个子细胞中。而在间期时，分裂形成的小线粒体可移动到细胞中能量需求大的区域，以更好地维持细胞的生命活动。

四、线粒体稳态平衡的调控

线粒体的融合和分裂是两个截然相反的过程，它们必须维持一定的平衡，以完成线粒体间物质的有效交换，以及维持线粒体合适的形态。调控线粒体融合和分裂的机制并不相同，但有证据表明，线粒体分裂过程有时会与线粒体融合过程协同，使两个过程达到稳态。

（一）线粒体融合效应分子

由于线粒体是具有双层膜的细胞器，所以线粒体膜融合包含着外膜融合和内膜融合两个相继的过程。线粒体融合蛋白 1/2（mitofusin 1/2，Mfn1/2）参与线粒体外膜的融合，而视神经萎缩蛋白 1（optic atrophy 1，OPA1）则在内膜的融合中发挥作用。

Mfn1 和 Mfn2 属于 Dynamin 蛋白家族，它们定位于线粒体外膜上，调控线粒体的融合。Mfn1 和 Mfn2 广泛分布于机体的各种组织中，尽管在不同组织中表达有差异。例如，Mfn1 在大多数组织中均有分布，而 Mfn2 在骨骼肌、脑和心脏中的表达量更高。当 Mfn1 或 Mfn2 纯合敲除时，小鼠表现出纯合致死的表型。而常染色体 Mfn2 的显性突变会导致 2A 型腓骨肌萎缩症（Charcot-Marie-Tooth type 2A，CMT）。在细胞中敲除 Mfn1 或 Mfn2 会导致线粒体网络片段化，并造成如细胞膜电位降低、呼吸能力下降、ATP 产生减少等现象，从而降低细胞的增殖能力。野生型与 Mfn1 或 Mfn2 敲除细胞的融合实验发现，只有当相邻的两个线粒体都具有线粒体融合蛋白时，线粒体融合才能够发生。研究发现，在介导融合时，Mfn1 与 Mfn2 形成的异源二聚体比它们各自形成的同源二聚体更具有活性，这可能与 Mfn2 能够介导线粒体与内质网的联系，从而调节 Ca^{2+} 的稳态有一定的关系。

OPA1 同为 Dynamin 蛋白家族的一员，由于不同的 RNA 剪切和蛋白加工过程，OPA1 可形成 2 种亚型：可锚定于线粒体内膜的长亚型（L-OPA1），以及缺乏膜锚定功能的短亚型

（R-OPA1），它们均对融合的起始及维持嵴的形态具有重要作用。与 Mfn1 和 Mfn2 相似，*OPA1* 纯合敲除的小鼠也表现出胚胎致死的表型。*OPA1* 突变经常出现在显性遗传性视神经萎缩（dominant optic atrophy，DOA）中，患者表现出视网膜神经节细胞退化，从而造成视力损伤或失明。在细胞中敲除 *OPA1* 后，线粒体在完成外膜的融合后不能进一步进行内膜的融合，最终只能再次分裂。

其实，线粒体内膜融合与线粒体外膜融合有时会偶联在一起，它们由跨越了线粒体内膜及外膜的跨膜接头蛋白介导。在酵母中，这个接头蛋白是 Ugo1，但在哺乳类动物细胞中，它的同源类似物一直没有找到。不过 OPA1 能够与 Mfn1、Mfn2 相互作用的现象暗示我们可能有 OPA1- 接头蛋白复合物充当了线粒体内膜与外膜间沟通的桥梁，从而促进了线粒体融合时脂质的融合。

（二）线粒体分裂相关分子

在线粒体分裂中，发挥作用的最主要分子是线粒体动力相关蛋白 1（dynamin-related protein 1，DRP1）。DRP1 平时广泛分布在细胞质中，当线粒体发生分裂时，它才会被募集到线粒体表面。聚集在线粒体外膜的 DRP1 自组装成球形的低聚物，环绕线粒体一周，它们不断收缩，将线粒体的这一部分慢慢压缩成细细的小管，最后将线粒体一分为二。全身纯合敲除 *DRP1* 的小鼠会出现胚胎致死表型，而在大脑和心脏中条件性纯合敲除 *DRP1* 也会使小鼠出现致命的生理缺陷。

在 DRP1 敲除细胞的有丝分裂中，线粒体会被一分为二，并被不平均地分配到 2 个子细胞中，而且 DRP1 缺失会导致细胞分裂的频率降低。不过线粒体还能分裂这一现象也说明，可能还有其他分子参与线粒体分裂的过程。*DRP1* 突变会导致一系列神经相关的症状，包括伴随多器官衰竭的小头畸形、新生儿致死及儿童时难以治愈的癫痫。

近期研究认为 DRP1 并不足以完成将线粒体切断的过程，当缺失动力蛋白 2（Dynamin 2，DYN2）时，细胞中会出现很多中部具有细管状结构的线粒体。这些分裂中间体的出现说明 DRP1 只能将线粒体压缩，但最终将线粒体一分为二的步骤可能要由 DYN2 完成。

线粒体分裂起始于线粒体与内质网的相互作用，内质网先将线粒体压缩，之后 DRP1 通过与定位于线粒体外膜上的 DRP1 受体作用被募集到线粒体表面。分裂蛋白 1（Fission 1，FIS1）是最初被发现的 DRP1 受体，在出芽酵母中，它明确参与了线粒体分裂，但在哺乳动物细胞中，它的作用知之甚少，但最近的文献报道称 FIS1 可能参与了功能障碍线粒体的分解。线粒体分裂因子（mitochondrial fission factor，MFF）是 DRP1 的受体之一，它的缺失会导致线粒体明显伸长和线粒体募集到的 DRP1 减少。此外，线粒体动力蛋白（mitochondrial dynamics protein，MID 49/51）在募集 DRP1 中也发挥重要作用。

第二节　肿瘤细胞线粒体代谢紊乱

线粒体在多种肿瘤中调控细胞凋亡和异常增殖。Warburg 认为线粒体功能障碍或缺失，如线粒体 DNA 拷贝数和氧化损伤的变化、代谢酶和代谢物的改变等是导致肿瘤的原因。这些变化引起肿瘤细胞代谢重编程，从而影响细胞存活和增殖。近年来，靶向于线粒体的抗肿瘤药物也越来越多。

线粒体在癌症代谢重编程中起关键作用，因为大多数分解代谢和合成代谢途径，如氨基酸、核酸、脂质和底物（如 NADH 和 NADPH）的生物合成会聚集到线粒体。除了调节生物能量代谢，线粒体代表了信号转导和控制表观遗传学、干细胞、分化、启动和执行细胞凋亡的"整合者"中枢。

线粒体的这些功使它们能够感知细胞应激，并有助于细胞适应具有挑战性的微环境条件，赋予肿瘤细胞高度的可塑性，以促进生长和存活。

细胞代谢改变是肿瘤的重要特征之一，部分肿瘤组织和细胞中存在三羧酸循环和氧化磷酸化变化等线粒体能量代谢问题。作为营养物质在线粒体代谢中的枢纽，三羧酸循环，以及参与其催化反应的酶的表达及活性变化与肿瘤的发生、发展紧密相关。在肿瘤发生过程中，线粒体氧化磷酸化功能发生紊乱，从而导致肿瘤细胞主要依赖糖酵解代谢作为其能量供应。正常细胞在有氧条件下，葡萄糖主要通过线粒体有氧氧化提供能量。而肿瘤细胞主要是通过葡萄糖糖酵解代谢提供能量。即使是在有氧条件下，肿瘤细胞也主要通过糖酵解途径获得生物能量，称为有氧酵解，也称为瓦博格效应。未来对该领域的研究将有助于提高我们对肿瘤发病机制和发展规律的理解，了解肿瘤细胞的代谢机制，为肿瘤治疗开辟新的选择。

一、瓦博格效应

由于氧化磷酸化的代谢损伤，ATP 浓度降低。为了补偿能量的减少，葡萄糖吸收和厌氧糖酵解增加，磷酸戊糖途径上调，导致生物合成、细胞分裂和局部压力增加，这种增加促进肿瘤形成，成纤维细胞分泌胶原，并在转移扩散中起关键作用。乳酸大量分泌的同时可促进细胞外酸性环境和免疫系统的激活。氧化磷酸化降低导致细胞内外的二氧化碳水平受损，细胞内碱中毒增多，碳酸对细胞外酸中毒的作用由至少 2 种癌症相关的碳酸酐亚型介导。细胞内碱中毒增加是一个强有力的有丝分裂信号，它绕过了大多数抑制型信号通路。线粒体肿胀导致线粒体消失（如在侵袭性很强的肿瘤中所见），其本质是 ATP 浓度降低的结果。

Otto H. Warburg 是第一个证明肿瘤细胞能量代谢改变的人，他观察到，即使是在高氧张力的情况下，肿瘤细胞也不会使用氧化代谢，而是将葡萄糖转化为乳酸。如上所述，肿瘤细胞利用线粒体的方式与正常细胞有所不同，其特点表现为活跃地摄取葡萄糖和谷氨酰胺，肿瘤细胞主要使用有氧糖酵解而取代有氧循环的现象称为瓦博格效应。这种产能率较低的代谢过程不仅满足了恶性肿瘤细胞分化、增殖，以及生长过程中对能量供给的需求，也满足了它们对分裂增殖所需原材料的需求。来自葡萄糖的碳源用于氨基酸、脂肪酸和核酸的合成，从而促进肿瘤的发展。肿瘤细胞对葡萄糖的消耗量会相比正常细胞更多，因此根据以上原理产生了 FDG-PET（氟脱氧葡萄糖正电子发射体层摄影）成像技术，并将其作为肿瘤诊断的方法。

近年来，随着基础研究的深入，肿瘤相关基因的调控、低氧细胞微环境、转录因子、非编码 RNA、代谢酶调控等均可导致肿瘤细胞代谢重编程，使得肿瘤细胞这种极具特征性的代谢模式，即瓦博格效应得到了重视。这种“瓦博格效应”目前被称为“代谢重编程”，并且是

公认的癌症标志。在 Warburg 的开创性研究中，Warburg 假设线粒体功能障碍和随后的细胞不能有效地将葡萄糖碳氧化成 CO_2 是代谢转变发生的决定因素，即便存在功能完善的线粒体也会发生代谢转变。除葡萄糖外，肿瘤细胞还使用额外的营养来支持其生物合成需求。例如，谷氨酰胺是一种关键营养素，可为乙酰辅酶 A、柠檬酸和脂肪生成提供碳，为嘌呤、嘧啶和 DNA 合成提供氮，以及以 NADPH 形式降低能量以支持细胞增殖。代谢重编程是肿瘤细胞适应肿瘤微环境和增殖的重要现象，其机制主要与线粒体氧化磷酸化异常、线粒体相关代谢酶和代谢物改变、原癌基因和癌基因的信号调控，以及 mtDNA 的变化密切相关。对肿瘤代谢重编程的作用机制的研究将有助于为肿瘤的靶向筛查、诊断及治疗提供新的思路。

二、肿瘤细胞中线粒体氧化磷酸化异常

肿瘤细胞中线粒体结构的变化是导致能量产生障碍的原因之一，因为线粒体的嵴结构上的电子传递链复合体参与线粒体的氧化呼吸，而肿瘤细胞的线粒体基质溶解，嵴结构消失。在部分肿瘤细胞中，呼吸链成分，如铁硫蛋白、NADH- 细胞色素 C 还原酶、琥珀酸脱氢酶及细胞色素 C 氧化酶缺失导致线粒体呼吸减弱。有报道称柠檬酸合成酶和顺乌头酸酶推动了从氧化磷酸化到糖酵解的代谢转变。另外，线粒体 DNA 突变也是导致线粒体氧化磷酸化出现障碍的原因之一。

代谢异常是肿瘤的标志之一，但是它的调节机制仍然有待研究。最近的证据表明，氧化磷酸化在肿瘤的发展中起关键作用。系统生物学分析表明，尽管正常细胞具有氧化状态和糖酵解状态，但癌细胞可以进入混合状态，两种代谢模式共存，可能的原因是活性氧的产生和（或）癌基因的激活，如 RAS、MYC 和 c-Src。处于混合状态的细胞增强了代谢可塑性，促进肿瘤发生和转移。

肿瘤干细胞（cancer stem cell，CSC）或肿瘤起始细胞（tumor initiating cell，TIC）显示出对糖酵解和 OXPHOS 等线粒体功能的高度依赖，并促进线粒体生物合成。胰腺癌的 CSC 中，线粒体质量减少和代谢可塑性增加的 CD133$^+$ CSC 亚群对线粒体靶向药物治疗具有抵抗性。与大多数具有高线粒体质量的 CD133$^+$ CSC 相反，对

OXPHOS 抑制具有抵抗性的 CSC 亚群激活了糖酵解程序，高度糖酵解的胰腺 CD133⁺ TIC，缺氧环境激活 HIF-1α，使葡萄糖摄取量和糖酵解活性增加，CD133⁺ 细胞具有低线粒体复合物 I 和低线粒体复合物 IV 活性。在 PC-3 前列腺癌细胞中，mtDNA 缺失导致更高比例的肿瘤干细胞样亚群存在未成熟的线粒体，发挥瓦博格效应进行代谢重编程，并且这个过程与对多西紫杉醇的抵抗性增加相关。

编码复合物 I 即 NADH- 泛醌还原酶，编码复合物 I 的突变、缺失和失活都在肿瘤中起决定性作用。编码复合物 I 活性的增加通过调节 NAD⁺/NADH 水平和自噬来预防乳腺肿瘤的生长和转移，NAD⁺ 水平的降低促进乳腺癌细胞的侵袭和转移。在异种移植模型中，NAD⁺/NADH 比例的增加可抑制肿瘤转移，从而减缓疾病进展。编码复合物 II 即琥珀酸 - 泛醌还原酶，编码复合物 II 基因也在肿瘤中常出现突变，导致琥珀酸和 ROS 的累积，从而促进肿瘤生长。编码复合物 III 即泛醌 - 细胞色素 C 还原酶，是线粒体中产生 ROS 的重要位点之一，通过激活 NF-κB 信号通路加速细胞周期进程，从而促进肿瘤的生长、侵袭和转移。编码复合物 IV 即细胞色素 C 氧化酶，是调节细胞色素含量和细胞氧化呼吸的关键酶。编码复合物 IV 的基因在卵巢癌、前列腺癌及结肠癌中都出现了高频突变，导致线粒体氧化磷酸化和能量代谢异常，从而促进肿瘤发生发展。编码复合物 V 即 ATP 合酶，由多个亚基组成，这些亚基受 mtDNA 突变的影响而抑制线粒体途径的 ATP 生成，从而加速肿瘤的发生、发展。但是，这些机制还不够明确，肿瘤的线粒体氧化磷酸化偶联调控还需要进一步研究和探讨。

三、肿瘤细胞中三羧酸循环相关的酶的基因突变

在线粒体损伤的肿瘤细胞中，三羧酸循环为肿瘤的快速生长提供了大量的生物原料。另外，三羧酸循环中循环酶表观遗传和遗传变化导致产生生物代谢中间体，这是肿瘤发生和发展的重要驱动力。采用同位素示踪技术可以清晰有效的跟踪三羧酸循环中的每种代谢过程。临床中也采用离子色谱等化学方法研究代谢产物的化学性质，进而在细胞实验中寻求其作用机制，深入研究其在病理学中的影响。

在三羧酸循环中，柠檬酸合成酶、异柠檬酸脱氢酶、琥珀酸脱氢酶和延胡索酸水合酶都是肿瘤中常见的易突变酶，这些基因的突变都将导致 TCA 循环减弱，线粒体氧化呼吸功能障碍。以下将对肿瘤中研究较多的代谢调控参与酶进行详细阐述，总结内容见表 1-5-1。

表 1-5-1　肿瘤中异常的 TCA 循环酶和代谢物

TCA 循环酶 / 代谢物	现象	肿瘤类型
柠檬酸合酶	功能丧失	宫颈癌
	过表达	卵巢腺癌
	表达降低	前列腺癌
顺乌头酸酶	功能丧失	遗传性平滑肌瘤、肾细胞癌
	下调	胃腺癌
	杂合性缺失和功能改变	恶性胶质瘤
	点突变和新生形变功能	白血病、胶质瘤、软骨肉瘤、肝内胆管细胞癌
异柠檬酸脱氢酶	杂合性缺失	胶质母细胞瘤
	杂合性缺失	急性髓细胞性白血病
	体细胞突变	胶质母细胞瘤
	位点特异性突变	胆道癌和胆管癌
	位点特异性突变	前列腺癌
	体细胞突变	结肠癌
	错义体细胞突变	前列腺癌、急性淋巴细胞白血病
琥珀酸脱氢酶	功能丧失突变	副神经节瘤、嗜铬细胞瘤
	种系突变	肾癌
	种系突变	胃肠道间质瘤
	低表达	乳腺癌
延胡索酸水合酶	种系突变	遗传性平滑肌瘤、肾细胞癌
	杂合种系突变	副神经节瘤、嗜铬细胞瘤
	染色体缺失	神经母细胞瘤
	表达减少	透明细胞癌
	下调	胶质母细胞瘤

（一）柠檬酸合酶

柠檬酸合酶是三羧酸循环的第一个酶，也是三羧酸循环的重要限速酶，柠檬酸盐为脂肪酸和膜脂质从头合成提供碳源。肿瘤环境中的柠檬酸盐积累可产生表观遗传和非表观遗传修饰，促进肿瘤的发展和进展，过量的柠檬酸盐可降低丙酮酸脱氢酶线粒体异构体的活性，导致细胞代谢转向糖酵解，增加的丙酮酸积累可导致细胞将丙酮酸转化为乳酸并再生 NAD$^+$，这是糖酵解的关键因素，因此柠檬酸盐积累进一步有利于细胞中葡萄糖的非氧化性分解，并促进肿瘤生长。高能量需求是肿瘤细胞的特征之一，其中累积的柠檬酸盐刺激脂肪酸 β- 氧化增加并产生更多的能量，从而为肿瘤细胞提供持续能量，进一步促进癌细胞的增殖。

STAT3 作为生长因子刺激后静息淋巴细胞中激活的第一个信号事件之一，可抑制柠檬酸合酶的表达，并降低细胞内柠檬酸盐的水平，因此细胞不能响应细胞外生长因子进行生长或增殖，而外源添加柠檬酸盐可以恢复脂肪酸合成、细胞生长和增殖，说明存在 CS 的 STAT3 依赖性转录调节。ATP、琥珀酰辅酶 A 抑制柠檬酸合酶的活性，使 TCA 循环减速。在人宫颈癌细胞中，敲低 CS 诱导肿瘤细胞上皮 - 间质转化的形态学变化，加速肿瘤细胞的转移和增殖，同时细胞呼吸出现严重缺陷，ATP 产量明显下降，促使糖酵解增加，这种改变通过 p53/TIGER 和 SCO2 途径失调引起。敲低 CS 的细胞在呼吸活动中表现出严重缺陷，并且 ATP 产生明显下降，但是糖酵解代谢明显增加。这种恶性进展是由于 EMT 相关调节剂的激活；改变的能量代谢是由 p53/TIGAR 和 SCO2 途径失调引起的。通过用蛋白酶体抑制剂 MG132 处理或共同敲低 E3 连接酶 HDM2，并通过 ATP 处理部分抑制 p53 再激活完全逆转了这种表型变化。该研究通过诱导上皮细胞 - 间充质转化（epithelial-mesenchymal transition，EMT）表型直接将瓦博格效应与肿瘤恶性肿瘤联系起来。目前，关于柠檬酸合酶的研究还不够充分，有待进一步研究。

（二）异柠檬酸脱氢酶

异柠檬酸脱氢酶是三羧酸循环中的第二个关键酶，在多种肿瘤，如脑胶质瘤、白血病、软骨肉瘤等中发现了 IDH 突变，*IDH1* 基因第 132 位点的精氨酸残基 R132 或 *IDH2* 基因第 172 位点的精氨酸残基 R172 被其他氨基酸取代较为常见。IDH 受 ATP 抑制，被 ADP 激活。IDH1/2 突变抑制 NADPH 的产生，还可以增加 NADPH 的消耗，进而导致肿瘤代谢物 2-HG 积累，2-HG 是多种肿瘤中的致病代谢物，从而引起细胞表观遗传的异常调控，激活细胞生长相关通路，增加 ROS 产量。这些 2-HG 的过量积累充当了代谢产物并导致胶质瘤的恶性进展。在神经胶质瘤细胞中，*IDH1* 基因 R132 位点突变，即组氨酸取代了精氨酸，与 p53 的失活有关。

肿瘤细胞生长所偏好的糖酵解和 TCA 循环偶联，而介导这一过程的关键酶就是 TCA 循环酶 IDH1/2。在前列腺癌中，*IDH1* 基因第 157 位苏氨酸残基（T157）或 *IDH2* 基因第 197 位苏氨酸残基（T197）被其他氨基酸所取代，这一过程还需要癌基因 *Skp2* 和 *cyclin E/CDK2* 的参与，SCFSkp2 E3 泛素连接酶调节 IDH1/2 蛋白质的稳定性，细胞周期蛋白 cyclin E 在肿瘤发生过程中的积累激活了 CDK2，CDK2 反过来磷酸化 IDH1 保守的 Thr157 残基，导致其被 SCFSkp2 E3 泛素连接酶识别和泛素化，Skp2 丰度的升高使得 IDH1 稳定性降低，从而有利于糖酵解和肿瘤的发生，通过 IDH1 调控肿瘤细胞代谢从糖酵解转换为正常细胞所偏好的 TCA 循环，或许会实现抑制肿瘤细胞增殖的效果（图 1-5-4）。

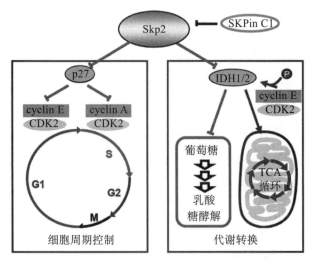

图 1-5-4　IDH1/2 介导肿瘤细胞周期异常和糖酵解偏好的偶联关系

cyclin E. 细胞周期蛋白 E；cyclin A. 细胞周期蛋白 A

（三）琥珀酸脱氢酶

琥珀酸脱氢酶又称琥珀酸泛醌氧化还原酶，是一个由 SDHA、SDHB、SDHC 和 SDHD 组成的四聚体高保守蛋白，参与组成线粒体呼吸链中的复合体Ⅱ，SDHA 和 SDHB 是催化亚基，SDHC 和 SDHD 提供泛醌结合位点。*SDH* 基因突变会导致线粒体中肿瘤代谢物琥珀酸累积，进而遗传性副神经节瘤、嗜铬细胞瘤及其他遗传性肿瘤，琥珀酸随后离开线粒体，并抑制酶 HIF-1α 脯氨酰羟化酶的活性，这种抑制作用使 HIF-1α 亚基逃逸而免于降解，并使其与 HIF-1β 结合形成异二聚体。在低氧条件下，该异二聚体形成活性复合物，作用于感兴趣的基因 DNA 位点，反过来调节生物过程，如细胞存活、血管生成、细胞生长、增殖和糖酵解等，因此堆积的琥珀酸和活性氧是 SDH 突变诱发肿瘤的主要原因。

（四）延胡索酸水合酶

延胡索酸水合酶（FH）突变会导致细胞中延胡索酸的不正常累积。延胡索酸也是一种肿瘤代谢物，可引发肿瘤。*FH* 突变的细胞中，稳定的 HIF-1α 导致代谢从氧化磷酸化转变为糖酵解，累积的延胡索酸竞争性抑制 2- 氧代戊二酸氧酶及脯氨酰羟化酶结构域，特别是 HIF，这些竞争性抑制产生假性缺氧的组织微环境，稳定 HIF 复合物，然后 HIF 复合物可能激活其致癌靶标，并促进细胞生长和增殖。由 FH 突变引起的延胡索酸盐累积与谷胱甘肽反应并产生琥珀酸化谷胱甘肽。琥珀酸化谷胱甘肽是一种新型的肿瘤代谢物，可以模拟谷胱甘肽底物，与谷胱甘肽还原酶反应，在不需要抗氧化剂的条件下消耗 NADPH。因此，FH 受损/缺陷细胞的 NADPH 水平降低，这有利于产生过量的活性氧。

四、参与肿瘤线粒体代谢紊乱调控的重要基因

（一）原癌基因 *MYC*

原癌基因 *MYC* 在肿瘤细胞中异常扩增，线粒体生物合成、糖酵解、谷氨酰胺分解代谢等途径均受到 *MYC* 基因编码产物的调节。*MYC* 介导的肿瘤细胞恶性转化同时增加了糖酵解，抑制 *Myc* 的表达能够有效降低肿瘤细胞的糖酵解。谷氨酰胺酶将进入线粒体的谷氨酰胺转化为谷氨酸。c-Myc 作为转录因子，通过抑制 miR-23a/b，调控进入三羧酸循环的 α- 酮戊二酸的含量和线粒体氧化呼吸，进而调控谷氨酰胺的分解代谢。另外，*MYC* 还能够通过促进多个线粒体结构功能相关基因的表达而促进线粒体氧化呼吸代谢，调控线粒

体分裂融合及氧化磷酸化的效率。原癌基因 *MYC* 通过激活 *LAT1*、*SLC1A5*、*SLC1A7* 等基因的表达，促进肿瘤细胞中谷氨酰胺的代谢重编程。*Myc* 能够促进线粒体的生物合成，诱导葡萄糖及谷氨酰胺代谢酶的合成。

（二）原癌基因 *RAS*

原癌基因 *RAS* 控制肿瘤命运，其家族成员在多种肿瘤中都存在变异。*RAS* 介导的肿瘤细胞恶性转化的同时增加了糖酵解，抑制 Ras 的表达能够有效降低肿瘤细胞的糖酵解。K-Ras 发生突变，导致线粒体复合物Ⅰ活性下降，糖酵解增加，激活 K-Ras，明显下调线粒体功能，增强糖酵解活性。在结肠癌中，K-Ras 缺失会导致线粒体磷脂合成酶减少，从而降低二磷脂酰甘油水平，降低线粒体呼吸效率。Ras 蛋白能够通过上调 HIF-1 增加糖酵解，HIF-1 的激活在肿瘤细胞糖酵解相关酶或载体的转录和翻译过程中扮演重要的角色。此外，*RAS* 基因编码的产物还能够抑制丙酮酸脱氢酶的表达和活性，从而抑制三羧酸循环和线粒体氧化呼吸，促进肿瘤的有氧酵解。

（三）抑癌基因 *p53*

抑癌基因 *p53* 在调控线粒体氧化呼吸和能量代谢过程中发挥着重要的作用。它通过抑制葡萄糖转运体 GLUT 的表达达到抑制糖酵解的目的。另外，*p53* 还是维持线粒体功能所必需的，能够调节线粒体呼吸和糖酵解之间的稳态平衡。*p53* 通过对 TIGER 的转录调控来加速肿瘤细胞中线粒体氧化磷酸化向糖酵解的转化。*p53* 还可以促进 SCO2 的表达，而 SCO2 参与细胞色素 C 氧化酶复合体的形成，上调线粒体呼吸链活性和 ATP 的生成，抑制糖酵解。*p53* 抑癌功能缺失能够上调 PGM（磷酸甘油变位酶）的转录表达，促进糖酵解。作为转录因子，p53 能够转录激活凋亡诱导因子 AIF，维持线粒体复合物Ⅰ的完整性，促进线粒体氧化呼吸，还能转录激活谷氨酰胺酶 GLS2，促进谷氨酰胺分解为 α- 酮戊二酸，从而有利于线粒体氧化呼吸。

（四）其他分子

其他基因，如抑癌基因 PTEN、VHL 等也都参与到肿瘤的线粒体代谢机制中。例如，磷脂酰肌醇磷酸酶 PTEN 通过抑制 PI3K-Akt-mTOR 信号通路，直接或通过 SIRT4 抑制谷氨酰胺脱氢酶 GDH 的活性或通过线粒体四氢叶酸循环促进嘌呤核苷酸的合成来抑制线粒体能量代谢和生物合成，

另外，*PTEN* 基因定位于线粒体的新亚型 PTENα，参与调控线粒体活性和能量代谢，它能够调节细胞色素氧化酶 COXI 的活性，敲除 PTENα，会导致线粒体结构异常，氧化磷酸化受损，ATP 产量减少。抑癌基因 *VHL* 的编码产物 pVHL 可以导致 E3 泛素连接酶复合体与 HIF-1α 结合，当 *VHL* 基因缺失或突变时，不能与 HIF-1α 结合，从而使 HIF-1α 含量增加，抑制线粒体中间肽酶 MIP 的活性，减少线粒体呼吸链复合物 COX4 的产量，增加丙酮酸脱氢酶激酶 PDK1 活性使丙酮酸脱氢酶复合体 PDH 失活，从而抑制线粒体能量代谢。

第三节　肿瘤细胞线粒体 DNA 缺陷

线粒体作为细胞的能量发电站已有一个多世纪的历史，它是关键的细胞内信号转导中枢，越来越多的研究支持线粒体是肿瘤发生和发展的重要决定因素。大多数肿瘤细胞中存在 mtDNA 突变和（或）mtDNA 含量的改变，导致线粒体功能障碍。肿瘤起始细胞是癌细胞的亚群，在化疗后的癌症复发中起不可或缺的作用，在肿瘤起始细胞中也检测到 mtDNA 含量降低。

虽然线粒体基因突变在肿瘤细胞中很常见，但它们并不能完全关闭线粒体能量代谢和功能。相反，它们通过激活"功能失调"的线粒体参与细胞核信号转导，促进癌细胞的生物能量学和生物合成谱的重新布线，引起肿瘤相关基因和信号传导途径的转录和（或）活性的变化。mtDNA 相关的突变主要发生在肿瘤早期患者中，因此 mtDNA 突变为肿瘤早期无创诊断提供了强有力的分子标记。针对 mtDNA 异常在肿瘤发生发展中的作用和机制研究，有助于为肿瘤的早期诊断和靶向治疗提供新的策略。

到目前为止，已经在肿瘤细胞中发现了许多遗传和代谢的线粒体修饰，影响线粒体和核基因组，它们不仅涉及代谢重编程，还涉及肿瘤细胞对化疗反应的调节。在肿瘤中常见的 mtDNA 变化主要为点突变、拷贝数改变、插入或缺失等。

一、mtDNA 突变或缺失及表达异常

点突变是肿瘤发展过程中的重要变化，单碱基替换也是肿瘤细胞中最常见的 mtDNA 变异，60% 以上的肿瘤存在 mtDNA 点突变，而其中 50% 以上都发生在 D- 环。D- 环是线粒体基因组的重要组分，可用于基因组重链和轻链转录的调节区，重链的复制起点，线粒体转录因子的结合位点 (mtTFA)，以及保守序列块 (CSB Ⅰ、Ⅱ、Ⅲ)。总的来说，D- 环将核编码事件整合到 mtDNA 的转录和复制中。值得注意的是，作为多顺反子转录物表达的 mtDNA，整个线粒体编码的基因可能都受到 D- 环区域突变的潜在影响。mtDNA 中多胞嘧啶（poly-c）序列位于核苷酸位置（np）303 ～ 309（d310）的单核苷酸重复区，是体细胞突变的热点。由于 D- 环区包含 mtDNA 复制和转录的主要调控位点，这些位点附近的突变可能影响 mtDNA 的拷贝数及其转录，对癌症的临床相关性分析表明，在肿瘤组织中发生 mtDNA D- 环突变的癌症患者比那些没有 mtDNA 突变的患者的预后差。在识别出的蛋白质编码区突变中，有 1/4 是错义、无义或移码突变，这些突变导致线粒体功能障碍的可能性很大。肿瘤细胞中 mtDNA 蛋白编码区和 tRNA 基因中发现的几个突变是致病性的，与线粒体疾病有关。

此外，核基因组中的突变也可能导致 mtDNA 减少 / 消耗，尤其是 mtDNA 复制必需的核基因突变，如线粒体 DNA 聚合酶 γ（POLG）、DNA 解旋酶 Twinkle 和单链 DNA 结合蛋白（mtSSB），其中 POLG 的甲基化状态是干细胞和肿瘤细胞中 mtDNA 拷贝数的重要调节因子。线粒体含有可变数量的 mtDNA 分子，取决于细胞 / 组织类型，平均具有 5 个分子 / 线粒体。在同一细胞内，一些线粒体可能含有 mtDNA 突变，而另一些则具有野生型 mtDNA，这一特征称为"异质性"。相反，"同质性"表示细胞或细胞亚群含有均一正常或突变的 mtDNA 库。

乳腺癌、前列腺癌和结肠直肠癌中的 mtDNA 突变和（或）缺失与肿瘤恶性表型发展有关。线粒体 DNA 缺失，增加葡萄糖消耗，上调己糖激酶 1 和 2（HK1 和 HK2）及葡萄糖转运蛋白（Slc2a3、Slc2a12、Slc2a14），启动代谢重编程，产生瓦博格效应。Ohta 的实验室首先研究了特定 mtDNA 突变在肿瘤发生、进展和对凋亡刺激的抗性中的作用。他们构建了胞质杂交细

胞 (cybrids)，其中含有一个共同的 HeLa 细胞核，在受线粒体脑肌病影响的患者的 mtDNA 编码的 ATP 合成酶 6 亚基（ATPase 6）中点突变，评估了肿瘤生长和细胞凋亡，同时进行裸鼠的异种移植实验。总体而言，与培养和体内的野生型细胞相比，突变体细胞系显示出增加的致瘤潜力和较少的细胞凋亡。使用上述技术，突变 mtDNA（如 ND4 中的 T10970C 和 T8696C，ATPase 6 中的 A2905G，或 ND3 中的 G10176A）对 5-FU 和顺铂具有抗性。NADH 脱氢酶 6 的点突变导致线粒体呼吸链复合物 I 失活和 ROS 增加，在高转移性纤维肉瘤 B82M 细胞中也观察到复合物 I 缺陷，但在高转移性结肠腺癌 LuM1 鼠细胞中未观察到复合物 I 缺陷，表明转移性肿瘤并不总是显示复合物 I 缺陷，因此 mtDNA 突变可能赋予肿瘤细胞"进展信号"而不是"致瘤信号"。

部分肝癌、肺癌、胃癌、结肠直肠癌、前列腺癌和乳腺癌中均检测到 mtDNA 缺失或 D- 环突变，包括单核苷酸和双核苷酸重复、缺失、多次插入等。部分人体组织中也发现线粒体 DNA 缺失，但是这些缺失是否会引发肿瘤还尚未确定。最长识别的缺失是 4977- 碱基对的缺失，位于核苷酸 8.470 和核苷酸 13.447 之间，导致部分或完全去除属于 Fo-F1 ATP 酶、复合物 I 和复合物 IV 的亚基的 5 个 tRNA 基因。mtDNA 编码的 CI 突变在促进前列腺癌转移中发挥作用。

除了促进肿瘤发展，mtDNA 缺失也是肿瘤化学抗性的"进展信号"。mtDNA 缺失导致人髓性白血病 ML-1a 细胞对 TNF 诱导的细胞凋亡的抗性。mtDNA 减少的 MCF-7 乳腺癌细胞表现出对羟基三苯氧胺的抗性和 EMT 标志物的表达，这是癌症进展至侵袭性表型的指标。卵巢癌细胞中 mtDNA 的消耗导致对顺铂的抗性，与促进化学抗性的线粒体功能障碍的作用一致。在另一个模型中，部分或全部减少 mtDNA 含量的前列腺上皮细胞表现出对不同凋亡刺激的抗性，如雄激素依赖性 LNCaP 前列腺癌细胞中的 mtDNA 减少导致雄激素依赖性丧失和对紫杉醇（PTX）的抗性增加。雄激素非依赖性前列腺癌 PC-3 细胞中减少 mtDNA，即使生长缓慢，也表达一系列肿瘤干细胞标志物（CD44[+]、ABCG2[+]），具有高度侵入性，以及化疗和放疗抗性。

肿瘤起始细胞（TIC）是一种干细胞样的肿瘤细胞亚群，存在代谢表型，其 mtDNA 也与增殖的肿瘤细胞不同。肿瘤内的干细胞亚群可显示代谢表型，甚至与增殖肿瘤块的其余部分不同的 mtDNA 状态。这种多能细胞中 mtDNA 拷贝数减少与 mtDNA 特异性 DNA 聚合酶 γA（POLGA）的甲基化增加有关。线粒体重塑可能代表了诱导干性的起始事件，这表明复合物 I 和复合物 V 亚基蛋白表达的早期减少，以及电子传递链的复合物 II、III 和 V 亚基的增加，促进了代谢相关通路的修饰调控。常见 mtDNA 突变的总结见表 1-5-2。

表 1-5-2　肿瘤中的 mtDNA 点突变

肿瘤类型	mtDNA核苷酸位置	突变	基因	氨基酸变化	相关功能
乳腺癌	1499	T → C/T	*12S rRNA*		
	1913	G → A	*16S rRNA*		
	3409	A3 → A3/2	*ND1*	移码	CI 功能障碍，截断 ND1
	4561	T → TT/T	*ND2*	移码	CI 功能障碍，截断 ND2
	4605	A7 → A7/8	*ND1*	移码	CI 功能障碍，截断 ND2
	5112	G → A/G	*ND2*	Ala (GCA) → Thr (ACA)	
	5522	G → A/G	*tRNA*[Trp]		
	5809	G/A → A/G	*tRNA*[Cys]		
	6384	G → A/G	*CO* I	Ala (GCC) → Thr (ACC)	CIV 功能障碍（高保守区残基突变）
	6768	G → A/G	*CO* I	Ala (GCA) → Thr (ACA)	CIV 功能障碍（高保守区残基突变）
	7293	G → A	*CO* I	Ala (GCA) → Thr (ACA)	CIV 功能障碍（高保守区残基突变）
	9774	G → A/G	*CO* III	Asp (GAC) → Asn (AAC)	CIV 功能障碍（高保守区残基突变）

续表

肿瘤类型	mtDNA核苷酸位置	突变	基因	氨基酸变化	相关功能
乳腺癌	9412	G → A/G	*CO* Ⅲ	Gly (GGC) → Asp (GAC)	CIV 功能障碍（高保守区残基突变）
	9901	A → C/A	*CO* Ⅲ	His (CAC) → Pro (CCC)	CIV 功能障碍（高保守区残基突变）
	13878	A → G/A	*ND5*	Lys (AAA) → Lys (AAG)	
	13980	G → C/G	*ND5*	Leu (CTG) → Leu (CTC)	
	15416	T → C/T	*CytB*	Tyr (TAC) → His (CAC)	CIV 功能障碍（高保守区残基突变）
	10599	G → A/G	*ND4L*	Ala (GCT) → Thr (ACT)	
	12418	A8 → A8/9	*ND5*	移码	线粒体呼吸功能降低，高乳酸产量，肿瘤生成
胃癌	3697	G → A	*ND1*	Gly (GGC) → Ser (AGC)	CI 功能障碍（高保守区残基突变）
	4996	G → A	*ND2*	Arg (CGC) → His (CAC)	CI 功能障碍（高保守区残基突变）
	5895	C19/n → C18/n	*Non-coding nucleotides*		
	7472	insC	*tRNA*^Ser (*UCN*)		CI 活性降低，低耗氧率，产生乳酸
	9986	C → A	*CO* Ⅲ	Gly (GGG) → Gly (GGA)	
	12405	C → T	*ND5*	Leu (CTC) → Leu (CTT)	
	13015	T → C	*ND5*	Leu (TTA) → Leu (CTA)	
	12418	A8 → A8/9	*ND5*	移码	线粒体呼吸功能降低，高乳酸产量，肿瘤生成
肝癌	3842	G → A/G	*ND1*	Trp (TGA) → Stop (TAA)	CI 功能障碍，截断 ND1
	3894-3960/ 3901-3967	66 bp del	*ND1*	Frame shift	CI 功能障碍，截断 ND1
	5650	G → A/G	*tRNA*^Ala		CI 和 CIV 活性降低
	6787	T → C	*CO* Ⅰ	Val (GTA) → Ala (GCA)	CIV 功能障碍（高保守区残基突变）
	9545	A/G → G	*CO* Ⅲ	Gly (GGA) → Gly (GGG)	
	956	Poly-C	*12s rRNA*		
	1659	T → C/T	*tRNA*^Val		
	11708	A → G	*ND4*	Ile (ATC) → Val (GTC)	
	11032	A7 → A6/7	*ND4*	移码	CI 活性降低
	12418	A8 → A8/9	*ND5*	移码	线粒体呼吸功能降低，高乳酸产量，肿瘤生成
前列腺癌，肾癌	11032	A7 → A6/7	*ND4*	移码	CI 活性降低
结直肠癌	12418	A8 → A8/9	*ND5*	移码	线粒体呼吸功能降低，高乳酸产量，肿瘤生成

二、线粒体拷贝数改变

由于组织器官的不同，真核细胞中含有成百上千拷贝数不等的 mtDNA，而影响 mtDNA 拷贝数的原因有很多。与正常组织相比，多数肿瘤组织中检测到 mtDNA 拷贝数减少。肿瘤细胞的 mtDNA 拷贝数的改变具有组织特异性，在肾癌、肝癌、晚期胃癌、乳腺癌、非小细胞肺癌、纤维肉瘤、尤因肉瘤中，mtDNA 的拷贝数低于癌旁组织；而在结直肠癌、急性淋巴细胞白血病、食管癌、淋巴瘤、甲状腺癌、子宫内膜癌、卵巢癌、前列腺癌、头颈癌及唾液腺细胞瘤中，mtDNA 的拷贝数明显高于癌旁组织。

同时，mtDNA 拷贝数的差异还存在于肿瘤的发生、发展、转移和预后中。在肝癌中，mtDNA 拷贝数存在性别差异。在胃癌中，mtDNA 拷贝数的减少与溃疡患者、浸润性或弥漫性厚型患者相关，也与胃切除术后不良预后和较低的五年生存率有关，还与晚期肿瘤患者的生存率下降有关。在乳腺癌中，mtDNA 拷贝数的减少与较高的组织学分级、较低的无病生存率和较低的总生存率有关。在结直肠癌中，mtDNA 拷贝数较低的患者的 TNM 阶段较高，分化较差。在头颈部肿瘤中，mtDNA 拷贝数的增加与组织病理学分级呈正相关，头颈部鳞状细胞癌患者唾液中 mtDNA 拷贝数高于对照组，与晚期肿瘤分期有关。在卵巢癌中，

mtDNA 拷贝数与组织病理学分级呈正相关，病理性高级别肿瘤的患者比低级别肿瘤患者高。同样，食管鳞状细胞癌转移淋巴结癌的 mtDNA 拷贝数也高于非癌组织。根据临床病理学与 mtDNA 拷贝数变化的相关性，mtDNA 拷贝数变化可作为某些类型癌症的分子预后标志物。

在 1000 多种线粒体蛋白中只有 13 种为 mtDNA 编码，但 mtDNA 也能够调控核基因的表达，这种现象称为"线粒体 - 细胞核逆向调控"，其可能的原因是 mtDNA 引起核基因组表观修饰的变化，改变了基因表达量，从而加速肿瘤的发生、发展，还有一种可能的说法是 mtDNA 功能受损导致细胞中 ROS 浓度升高，激活肿瘤形成相关基因，如 HIF-1α、PDK2 的表达，还有可能是细胞质游离的 mtDNA 不能被迅速有效的清除，整合到核基因组中，导致核基因组功能异常，从而促进肿瘤发生，然而明确的分子机制尚不清楚，需要进一步研究。

mtDNA 拷贝数与特定基因，如 *IDH1* 突变有关。肿瘤中 mtDNA 拷贝数的组织特异性变化究竟是什么原因造成的，目前尚不清楚，但这些证据都表明 mtDNA 异常在人类肿瘤中普遍存在，并且 mtDNA 发挥功能与 mtDNA 拷贝数密切相关。有研究认为 mtDNA 拷贝数的组织特异性变化可能与 TFAM、PGC-1α、p53 及 SIRT3 的异常调控有关，但机制不明确。

第四节　肿瘤中线粒体调节的细胞凋亡通路异常

细胞凋亡（apoptosis）是指为维持内环境稳定，细胞在基因控制下程序性死亡的过程，细胞凋亡的概念在 1972 年由 Kerr 教授提出，它涉及一系列基因的激活、表达及调控等作用。肿瘤的发生、发展与细胞的凋亡有密切关系，在肿瘤发生和发展过程中，细胞不仅发生了异常增殖，也出现凋亡调节失控，与肿瘤相关的各种信号通路、基因突变及微环境等似乎都倾向于通过靶向线粒体功能的调节来参与肿瘤的发生进程，如细胞内线粒体除了作为能量生成的重要细胞器，在细胞凋亡过程中还起关键的调控作用。近年来，大量研究通过靶向于肿瘤线粒体的信号通路来研究肿瘤的进展。

一、肿瘤细胞抗凋亡的机制

随着肿瘤发病率和致死率逐年升高，它几乎

已经成为"人类第一杀手"。人们在对其担忧的同时，更多的是展开思考和研究，探索肿瘤会发生和进展的原因。其实，机体组织器官的发育及正常生理活动的维持不但依赖于细胞的增殖和分化，也依赖于细胞的凋亡。研究证明，肿瘤的无限增殖是肿瘤细胞凋亡受到抑制的结果，因而细胞凋亡受到抑制与肿瘤的发生、发展具有密切的关系。在这有一过程中，引起细胞凋亡的相关基因，如原癌基因 *BCL-2* 家族、*c-Myc* 家族、抑癌基因 *p53* 家族等备受关注。

（一）*BCL-2* 基因家族

BCL-2 基因（B-cell lymphoma-2）是一种癌基因，具有抑制凋亡的作用，并且近年来的一些研究已开始揭示这一作用的机制，在哺乳类动物细胞中，*BCL-2* 调节线粒体外膜通透性，大多数

定位在线粒体外膜上，或受到信号刺激后转移到线粒体外膜上（图 1-5-5）。在哺乳动物中，*BCL* 基因家族至少有 20 个成员，它们都至少共享一个保守的 *BCL-2* 同源域 BH。*BCL2* 家族包括另外 4 种抗凋亡蛋白，即 *BCL-xL*、*BCL-w*、*A1* 和 *MCL1*，以及 2 组促进细胞死亡的蛋白，即 Bax 和 BH3-only 家族。Bax 死亡家族基因序列与 *BCL-2* 类似，特别是在 BH1、BH2 和 BH3 结构域，但是其他促凋亡蛋白质只有 BH3 结构域——一个交叉结构域，保证了他们的促凋亡作用。这 2 种促凋亡蛋白都是启动凋亡所必需的：BH3-only 蛋白可能是促生存蛋白的损伤和拮抗剂，而 Bax 样蛋白则在可能是通过破坏线粒体，在下游发挥作用。

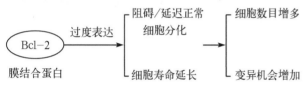

图 1-5-5　BCL-2 在细胞凋亡中的作用机制

（二）*p53* 基因家族

p53 抑癌基因在控制细胞凋亡、防止细胞癌变中起重要作用，其抗癌的机制如图 1-5-6。当 *p53* 突变或失活后，就会促进癌症的发生，在所有恶性肿瘤中，50% 以上会出现该基因的突变。由这种基因编码的蛋白质是一种转录因子，其控制着细胞周期的启动。许多有关细胞健康的信号向 p53 蛋白发送。关于是否开始细胞分裂就由这个蛋白决定。如果这个细胞受损，又不能得到修复，则 p53 蛋白将参与启动过程，使这个细胞在细胞凋亡中死去。有 p53 缺陷的细胞没有这种控制，甚至在不利条件下继续分裂。像所有其他肿瘤抑制因子一样，*p53* 基因在正常情况下对细胞分裂起着减慢或监视的作用。细胞中抑制癌变的基因 *p53* 会判断 DNA 变异的程度，如果变异较小，这种基因就会促使细胞自我修复，若 DNA 变异较大，*p53* 就诱导细胞凋亡。

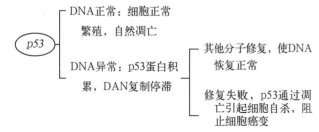

图 1-5-6　*p53* 基因的抗癌机制

（三）*Myc* 基因家族

Myc 是一系列调节基因和原癌基因，可编码转录因子（图 1-5-7）。Myc 家族由 3 个相关的人类基因组成：*c-Myc*，*l-Myc* 和 *n-Myc*。由于与病毒基因 *v-Myc* 的同源性，*c-Myc*（也称为 *MYC*）是该家族中第一个被发现的基因。在癌症中，*c-Myc* 通常是组成型（持续）表达的。这导致许多基因的表达增加，其中一些基因参与细胞增殖，导致癌症的形成。涉及 *c-Myc* 的常见人类易位对于大多数 Burkitt 淋巴瘤病例的发展至关重要。在宫颈癌、结肠癌、乳腺癌、肺癌和胃癌中也观察到 *Myc* 基因的组成型上调。因此，Myc 被视为抗癌药物的有希望的靶标。在人类基因组中，*c-Myc* 位于 8 号染色体上，通过与增强子盒序列（E-box）的结合调节所有基因的 15% 的表达，除了其作为经典转录因子的作用，*n-Myc* 还可以募集组蛋白乙酰转移酶（HAT）。这允许它通过组蛋白乙酰化调节全局染色质结构。

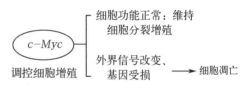

图 1-5-7　*c-Myc* 调节细胞凋亡机制

二、肿瘤线粒体参与的凋亡通路

线粒体内包含一些与细胞凋亡有密切关系的物质，在凋亡信号的刺激下，线粒体膜通透性增加，由此产生一系列关键性变化，包括细胞色素 C 及 Smac/Diablo 的释放、线粒体跨膜电位（△ψm）的下降、细胞内氧化还原状的改变、*BCL* 基因家族成员的介入等。不同的信号转导最终集中到线粒体上激活或抑制这些事件的发生，再经相应的信号传导通路调控凋亡。因此，线粒体在细胞凋亡的发生中起重要作用。近年的研究证实，凋亡调控失调可引起人体多种疾病。其中，细胞凋亡与肿瘤的发生、发展、消退等存在密切的关系。肿瘤细胞凋亡调控失调导致的细胞凋亡抵抗是肿瘤发生的重要原因之一。因此，探明细胞凋亡的线粒体途径相关机制及利用这些机制对肿瘤进行预防和治疗具有重要意义。

（一）己糖激酶通路

己糖激酶是一种限速酶，主要和糖酵解相关。己糖激酶能够催化葡萄糖进行分解，转化成 6- 磷酸葡萄糖，而 6- 磷酸葡萄糖又能够进行氧化磷酸化，生成能量，对细胞进行生理活动的能量供给。另外，己糖激酶也可以参与磷酸戊糖循环途径进行多种物质的合成。己糖激酶实际上有 4 种亚型，即 I 型、II 型、III 型和 IV 型。不同亚形的己糖激酶在人体的存储位置不尽相同，在功能上也具有一定差异性。I 型在人体大脑里面的含量较高；II 型主要存在于骨骼肌、脂肪组织中；III 型主要存在于核周间隔中；IV 类型相对特殊，相比于其他 3 种亚型，它对葡萄糖的亲和力极高，主要存在于肝和胰腺中。由于它对葡萄糖的亲和力较高，也将它称为葡萄糖激酶。在正常的细胞中，己糖激酶发挥着能量供应的重要作用。而线粒体作为细胞凋亡蛋白的存储池，能够释放多种凋亡因子，对细胞的程序性死亡起调控作用。而己糖激酶在肿瘤细胞中通过通路调节，抑制细胞凋亡，促使了肿瘤细胞的无限增殖。I 型和 II 型己糖激酶吸附在线粒体外膜表面，均能与细胞电压依赖性阴离子通道（VDAC）相结合，形成 HK-VDAC 复合物，该复合物的形成可以修饰和改变线粒体外膜的通透性，进而使线粒体外膜保持封闭状态。在外膜关闭的状态下，细胞色素 C 的释放受到限制，从而抑制了线粒体介导因子参与的细胞凋亡。在这个信号通路中，丝氨酸／苏氨酸激酶 Akt（PKB）是一个非常关键的介导影响因子，对 HK-VDAC 受体上游调控起作用。成纤维细胞或受体被激活的 Akt 能够导致己糖激酶与线粒体结合的能力增强或结合的数目增多。在 Akt 激活了之后，优先与底物己糖激酶相结合，增加了己糖激酶和 VDAC 受体的结合能力。Akt 磷酸化后被激活，VDAC 受体对磷酸化的 Akt 非常敏感，两者的结合改变了线粒体膜的通透性，发挥了抗凋亡的作用。

HK-VDAC 复合物的结合能够拮抗细胞凋亡，诱导两者分离，可以在信号通路中调控细胞凋亡程序。这种理论的建立具有多项假说：①诱导两者分离，使能量供应受到限制，致使细胞能量不足而凋亡；②糖酵解代谢的产物 G-6P 对己糖激酶起到抑制作用，促进线粒体膜通透性转换孔的开放，进而促使细胞凋亡的蛋白进行释放；③两者的分离导致 H_2O_2 的增加，促进了线粒体中的 ROS 升高，导致细胞凋亡；④ HK-VDAC 受体的结合导致线粒体与凋亡蛋白的亲和力，两者分离可以增强介导因子发挥作用。

（二）BCL-2 通路

BCL-2 主要通过定位于细胞内线粒体外膜、内质网及核膜的胞质面来发挥作用，在线粒体膜上可以通过多个层次来发挥其抑制凋亡的作用。

1. 线粒体巯基的氧化还原状态会受到 BCL-2 的调控，膜电位也会随之改变，进而控制细胞凋亡。整个细胞凋亡的过程中，存在于线粒体内的巯基成为氧化还原的传感器，BCL-2 可以限制谷胱甘肽（GSH）的流出，使得膜电位下降，从而抑制细胞凋亡。

2. 某些凋亡蛋白前体的通透性受到 BCL-2 的影响。BCL-2 蛋白属于膜上的通道蛋白，在酸度较高的情况下形成离子通道，但是 Bax 可以在更宽广的 PH 范围内形成通道。Bax 改变膜的通透性，使得一些小分子穿过线粒体膜释放出来，引起细胞凋亡。但是 BCL-2 可以封闭通道，抑制膜开放，保护细胞不进入凋亡状态。

3. BCL-2 可以将凋亡蛋白前体 Apaf-1 固定在线粒体膜上，让其无法发挥凋亡作用。研究表明，BCL-2 与胱冬肽酶之间不存在亲和关系，但是两者在表达的过程中是相互作用的。Apaf-1 既能够激活胱冬肽酶使细胞凋亡，又能够将 BCL-2 相关蛋白与胱冬肽酶聚合，降低胱冬肽酶活性，保护细胞凋亡。

（三）DRP1 通路

在近些年的研究中，发现线粒体动力相关蛋白在肿瘤细胞中含量较高，并且在分子调节的信号通路中对肿瘤细胞的增殖具有影响作用。线粒体是双膜结构的细胞器，包括线粒体内膜和外膜。在正常的生理活动中，线粒体通过膜的分裂和融合保持稳态。在这个过程中，一系列相关蛋白起到了膜内膜外单独融合分裂的作用。

在乳腺癌细胞中，DRP1 含量较高，DRP1 能够聚集在线粒体外膜，促进线粒体分裂，降低乳腺癌细胞 ROS 水平，积累线粒体膜电位，导致细胞色素含量下降，抑制细胞凋亡。另外，有研究发现在癌症组织中，Mfn2 的含量低于癌旁组织，Mfn2 可以作用于 p53，间接上调抑制 DRP1 的含量，从而限制线粒体分裂，抑制细胞凋亡。DRP1 属于细胞间蛋白，是一种和裂解相关的蛋白，当激活之后，坐落在线粒体外膜上，形成回形结构，能够导致线粒体的收缩和解体。DRP1 是经过非 GTP 酶受体蛋白自动追踪到线粒体外膜上，靠近线粒体的内质网进行协助作用裂变，形成微区域。在结直肠癌中，OTUD6A 通过去泛素化 DRP1 介导的线粒体分裂的激活，促进肿瘤发生。

研究发现细胞环境的变化,尤其是在病态情况下的细胞环境变化会使线粒体融合和裂解的酶发生变化,而这些酶的改变直接作用于线粒体的融合及裂解中,这个过程也称为线粒体动力学变化。在不同癌细胞中,线粒体动力学特征相比于正常细胞有明显的增强或减弱。线粒体动力学和细胞有丝分裂密切相关,动力学特征的平衡,保证了有丝分裂的顺利进行。而当线粒体动力学特征发生变化时,细胞的正常发育也会受到影响,甚至可能打破细胞正常程序,进行无限增殖,形成肿瘤。

（四）线粒体肌酸激酶

线粒体肌酸激酶是细胞和组织能量代谢关键的能量缓冲物质,并且在该物质的作用下,形成肌酸激酶循环系统。线粒体肌酸激酶存在于线粒体内膜和外膜之间,当线粒体破损时,线粒体肌酸激酶进入血液系统,此时线粒体肌酸激酶的活性明显降低,形成低聚合物,仅为原来活性的20%。线粒体肌酸激酶除了可以参与能量代谢和肌肉伸缩,还能够参与腺苷三磷酸循环。线粒体肌酸激酶能够起到促进催化的作用,可以促进腺苷三磷酸和磷酸腺苷之间的转换,在这个过程中高能磷酸键能够发生可逆变换,以维持腺苷三磷酸的平衡。有学者发现在前列腺癌和肺癌的血清中,肌酸激酶的浓度水平比正常情况要高,这说明肌酸激酶的过高表达可能与癌症的发生有联系。有学者认为,在癌症细胞中线粒体肌酸激酶的含量较高是由于肿瘤细胞的适应性表现,线粒体肌酸激酶过高表达可以提高细胞的能量利用效率,使得肿瘤细胞即使是在低糖、低氧的情况下也可以快速增殖,并且通过该方式抵抗外界不良环境,减缓肿瘤细胞凋亡。细胞凋亡主要是通过凋亡受体介导或线粒体介导,导致一系列级联反应,最终导致细胞凋亡。虽然两者凋亡的上游方式不一致,但是都是通过作用于最终的凋亡效应物,这种凋亡效应物称为具有特异性质的caspase。在哺乳动物中,细胞凋亡和细胞色素C具有密切的关联作用。在细胞受损或程序性死亡时,线粒体内释放细胞色素C,细胞色素C与凋亡因子1结合,进而诱发caspase系列级联反应,引发caspase3激活,促使细胞凋亡。在该过程中,细胞色素C的释放依赖于线粒体膜通透性的改变。如果线粒体膜的电位下降和膜通透性增加,可以促进细胞色素C的释放。然而高浓度的线粒体肌酸激酶可

以稳定线粒体膜的电位水平,防止电位下降,限制细胞色素C的释放,进而抑制癌细胞凋亡。

（五）p53通路

p53是一种主要的细胞调节物质,能够抑制肿瘤的发生,控制细胞基因组平衡。在正常情况下,p53在体内的含量并不高,如果受到外界刺激,如物理刺激、化学刺激、氧气含量不足时,p53的含量会迅速升高。p53作为转录因子,可以对很多靶基因的表达进行调控,进而对细胞的生长、发育、分裂、凋亡、分化、停滞和基因损伤起影响作用。类似于,p53可以对p21进行调控,使得细胞的发育停滞在细胞间期。另外,p53可以上调控制BCL家族蛋白的表达、凋亡调节因子和死亡受体来影响细胞凋亡进程。以上是通过直接作用于蛋白质来影响细胞发育,除此之外,p53也可以通过支配基因的发生对细胞发育过程进行把控。例如,p53可以抑制 *MYC* 基因的表达,使得细胞发育停滞在生长前期,抑制cyclin B1的表达,以促使细胞生长前期阻滞。因此,p53既可以通过基因水平对细胞进行调控,也可以在蛋白水平直接对细胞发育进行干涉。

p53能够通过两种方式对细胞的凋亡路程进行把控,一方面在基因层次,p53可以作为转录因子,诱导uMA、Bax和Bid等调节细胞凋亡的诱导蛋白而对细胞的死亡程序进行编码;另外一方面p53也可以直接锁定作用于细胞线粒体,通过线粒体依赖特性诱导细胞凋亡。p53与MDM2存在互相反馈调节的作用,MDM2是p53直接调控的靶基因,p53可以直接增加MDM2的转录,与此同时,MDM2作为反馈链接酶,又可以反馈于p53,和p53进行化合作用,形成聚合物,控制p53蛋白的表达。MDM2与p53的双向调节是具有各向异性的,当MDM2的含量高于p53 2倍时,MDM2可以通过泛素-蛋白酶体路径对p53进行水解,反之,利用其细胞核输出序列促进单泛素化的p53出核至细胞内。p53可以与抗凋亡蛋白结合,促进细胞线粒体外膜通透性升高,使细胞色素释放增多,激活凋亡因子,诱导细胞凋亡。在癌症细胞中,该平衡被打破,p53含量降低,抑制细胞凋亡。p53逐渐成为21世纪生命科学领域探索的热点,p53结构与功能的多样性都为人们的研究带来了挑战,但也为肿瘤的治疗带来了希望,p53对于肿瘤的作用机制还有待于进一步探索。

第五节　肿瘤细胞线粒体蛋白质质量控制异常

与正常细胞不同，肿瘤细胞具有异常快速的分裂增殖能力，对于能量的需求远高于正常细胞，因此肿瘤细胞必须通过有效的线粒体蛋白质质量控制来缓解由于细胞快速增殖所引起的细胞压力。基于此，肿瘤细胞对线粒体蛋白质稳态平衡更为敏感，靶向肿瘤细胞中特异化的线粒体蛋白稳态平衡调节有望为肿瘤的治疗提供新的切入点。

细胞中的蛋白质受到物理因素和化学试剂的持续损伤，如热、自由基和有毒化合物等。这些物理因素和化学试剂可能导致蛋白质的错误折叠或聚集，最终导致细胞功能障碍。但是细胞有自身的防御机制，当受损的蛋白质在细胞中累积，它们可以被不同的蛋白水解系统选择性降解。线粒体电子传递链是细胞内产生 ROS 自由基的主要场所之一，过多的 ROS 导致线粒体中大量蛋白受到氧化损伤，并影响线粒体蛋白的正确折叠，最终导致线粒体中大量异常蛋白的聚集，这些蛋白不再具有原有功能，必须被及时清除。因此，线粒体未折叠蛋白反应被激活，诱导包括分子伴侣及蛋白酶在内的线粒体蛋白质量控制系统关键蛋白表达明显增加，用于维持线粒体蛋白的稳态平衡，确保线粒体功能的正常和有序，维护细胞及机体健康。因此线粒体蛋白质量控制系统的异常和肿瘤的进展密切相关。如果能够干扰肿瘤细胞的蛋白质量控制系统，就可以有效抑制肿瘤细胞的生长及耐药性的产生。

一、ATP 依赖的 Lon 蛋白酶与肿瘤

在肿瘤细胞中，Lon 蛋白酶本身并非致癌蛋白，但是对肿瘤细胞的存活和增殖是必需的。Lon 蛋白酶表达上调与肿瘤的侵袭性相关。从机制来讲，Lon 蛋白酶表达上调引起肿瘤细胞的代谢重编程，有利于肿瘤细胞代谢方式从有氧呼吸向糖酵解转换，进而有助于肿瘤细胞在肿瘤微环境中（如低氧）的存活，并能促进上皮细胞间质转化（epithelial-mesenchymal transition，EMT）。在各种肿瘤细胞中，应用 RNAi 技术对 Lon 蛋白酶表达水平进行敲降或通过一些小分子化合物和多肽抑制其蛋白酶活性，均可以促进肿瘤细胞凋亡。

近年来，研究发现 Lon 与肿瘤也存在着密切的关系。现在已经在多种癌症组织中发现：与对应的正常组织相比较，Lon 蛋白酶无论是 mRNA 水平，还是蛋白表达水平，都明显增加。这些癌症包括（但不限于）不同的恶性 B 细胞淋巴瘤、宫颈癌、非小细胞肺癌、膀胱癌、乳腺上皮细胞癌、结肠癌、胃癌。在一些癌症细胞系中，Lon 蛋白酶的上调能明显增加癌细胞的集落形成能力，与对照组相比，Lon 蛋白酶的上调导致癌细胞的增殖率升高。Lon 蛋白酶的过度表达为促进细胞的致癌性转化提供动力。

低氧和异常蛋白毒性压力及内质网应激是肿瘤细胞具有的共同特征，Lon 蛋白酶对于肿瘤细胞应对这些应激发挥了关键作用。在缺氧（经常发生在肿瘤细胞中）的环境中，Lon 可以通过对 COX 全酶的重组来对低氧应激做出合适的应答。在正常氧分压情况下，COX 亚基的 COX4-1 亚型是完整的酶复合体的稳定组成部分；在缺氧情况下，低氧诱导因子 HIF-1 激活 COX 的另一个亚型蛋白 COX4-2 和 Lon 蛋白酶。Lon 蛋白酶水平增加促使 COX4-1 降解，并使 COX4-2 组装入 COX 全酶。因此，COX4-1 和 COX4-2 在 COX 全酶中组成的变化使细胞线粒体呼吸在低氧条件下维持最佳的效率。Lon 蛋白酶的上调与 HIF-1α 和细胞色素 C 氧化酶亚基 1 含量下降有关。Lon 蛋白酶通过降解 COX4-1 亚基参与细胞色素 C 氧化酶的重组，从而使细胞装配另一种亚基 COX4-2，这种亚基在低氧气含量的情况下能够优化酶的活力，使癌细胞适应缺氧的环境。Lon 蛋白酶异常的过度表达导致细胞代谢由氧化磷酸化转变成以糖酵解为主的代谢重编程，促进肿瘤细胞增殖和转移，以及增强了它们在裸鼠体内迁移和转移的能力。

（一）Lon 蛋白酶淋巴系统肿瘤

Bernstein 等发现，与静息或激活的正常供者外周血 B 细胞细胞系相比，恶性 B 细胞淋巴瘤患者样品和细胞系中 Lon 蛋白水平上调。同时肿瘤组织中 Lon 蛋白酶表达水平高的患者，其预后要较 Lon 蛋白酶表达水平低的淋巴瘤患者差。

（二）Lon 蛋白酶与结直肠癌

肿瘤细胞中的线粒体重编程代谢可以通过后转录和后翻译机制来诱导。最近的研究发现，在大结肠癌细胞中，Lon 蛋白酶能被 SIRT3 去乙酰。SIRT3 是线粒体内的特异性去乙酰化酶，它可以

调节线粒体中的几种代谢途径，同时作用于原癌基因和抑癌基因。在癌细胞中，调节 Lon 蛋白酶活性的机制与 SIRT3 调节和重编程线粒体功能的机制类似。

（三）Lon 蛋白酶与黑色素瘤

Lon 蛋白酶水平的高表达会缩短转移性黑色素瘤患者的存活期。在黑色素瘤细胞中，Lon 蛋白酶的过度表达会提高细胞发生转移的概率，然而极低含量的 Lon 蛋白酶会抑制细胞增殖和肺转移。在 B16F10 黑色素瘤细胞中，研究者发现了由 Lon 蛋白酶过度表达引起复合物 I 装配和功能受损的现象。在这个模型中，Lon 蛋白酶的过量表达导致 NDUFB6、NDUFB8、NDUF10、和 NDUFB11（与复合物 I 膜结构域的装配和稳定有关）水平升高，以及 NDUFV1、NDUFV2、NDFUS3 和 NDFUS7 水平下降。这些变化导致细胞通过复合物 I 的氧化磷酸化减弱，从而导致细胞总的氧化磷酸化水平降低，而糖酵解代谢途径增强。但是，在这个细胞模型中，未发现 Lon 蛋白酶过度表达会使细胞 ROS 产生增加。

（四）Lon 蛋白酶与乳腺癌

在人类乳腺癌细胞 HB2（过度表达 ErbB2）中，观察到了高水平的 LON mRNA。在一些乳腺癌细胞中发现，高水平的 *LON* mRNA 与乳腺癌的侵袭性和预后不良有关。

（五）Lon 蛋白酶与膀胱癌

对膀胱癌的组织标本（用石蜡包埋）通过回顾性免疫组化分析，发现 Lon 蛋白酶高表达的患者总生存率较低表达组明显下降。膀胱癌肿瘤组织中 Lon 蛋白酶表达水平高的患者，其预后要较 Lon 蛋白酶表达水平低的患者差。

（六）Lon 蛋白酶与非小细胞肺癌

Wang 等发现非小细胞肺癌细胞（HEL299、H1299、A549、H1437）中 Lon 蛋白水平均较 MRC-5 细胞（正常人胚肺成纤维细胞）上调，而用 siRNA 下调 Lon 蛋白导致 Capsase-3 介导的肿瘤细胞凋亡。

综上所述，这些数据清楚地表明，Lon 蛋白酶的高表达有利于肿瘤的生长，而它的下调则导致肿瘤细胞增殖速度变慢，并导致肿瘤细胞发生凋亡。

尽管 Lon 蛋白酶参与了抗氧化反应，氧化应激也能使 Lon 蛋白酶的表达水平上调，然而在不同的细胞模型中研究发现，Lon 蛋白酶过度表

达可以导致线粒体 ROS 的产生增加。在 293T、OEC-M1、SCC-15 和 FADU 细胞中 Lon 蛋白酶的过度表达起到了稳定及增加线粒体呼吸链酶复合物 I 中的 NDFUS8 亚基的蛋白水平的作用，这反过来又促使线粒体 ROS 生成增加，这一系列变化可能与复合物 I 的装配发生损伤有关。

然而，这些研究结果的生物学意义目前仍然存在一定的争议。利用 HEK293T 细胞为模型，Cheng 等提出通过激活 MAPK（p38、JNK 和 ERK1/2）和 Ras-ERK 信号，使复合物 I 生成 ROS 来促进细胞增殖，Lon 蛋白酶的过度表达为促进细胞的致癌性转化提供动力。有趣的是，Lon 蛋白酶过度表达也促进 EMT 相关标志物的表达，如上皮型钙黏蛋白（E-cadherin）、神经型钙黏蛋白（N-cadherin）、波形蛋白（vimentin）和 Snail 蛋白；并通过上调 MMP-2 来促进细胞迁移，而 Lon 蛋白酶水平下降则抑制细胞迁移。因为 EMT 的过程可以被抗氧化分子（如 N- 乙酰半胱氨酸、NAC）抑制，所以 Lon 蛋白酶诱导的 EMT 过程依赖于 ROS 的生成。肿瘤细胞线粒体生物能量代谢重编程可以通过转录后和翻译后修饰机制进行。Pinti 等最近发现，在大肠癌细胞中，Lon 蛋白酶能被 SIRT3 去乙酰反应。SIRT3 是线粒体特异的蛋白去乙酰化酶（主要位于线粒体基质中，和 Lon 蛋白酶线粒体中的定位相似），它可以调节线粒体中的几种代谢途径，可以同时作用于原癌基因和抑癌基因。在癌细胞中，调节 Lon 蛋白酶活性的可能是 SIRT3 调节和线粒体功能重编程的重要分子机制。

在正常或非转化的细胞中，对 *LON* 基因的沉默或过表达分析可以为 Lon 蛋白酶在致癌过程中发挥的作用提供进一步的认识。然而，到目前为止，在这一点上很少有数据可用。在正常人成纤维细胞 WI-38VA13 中，*LON* 基因沉默会导致细胞凋亡，细胞的线粒体功能和形态高度异常，细胞代谢从有氧代谢完全变为无氧代谢。这些结果表明，在大多数癌细胞系中观察到的 *LON* 基因沉默对细胞的影响可能是普遍现象，而不是仅限于恶性细胞。用可以诱导结肠癌和皮肤癌的致癌化合物构建结肠癌和皮肤癌小鼠模型进行研究，结果表明：Lon$^{+/-}$ 的小鼠比 WT 小鼠因致癌物诱导致癌能力弱，这一结果表明 Lon 蛋白酶的表达增加有利于肿瘤的发生和发展，即降低 Lon 蛋白酶的表达水平能够明显抑制癌细胞的生长，相反，过表达 Lon 蛋

白酶则会使细胞癌生长更加迅速。

二、ATP 依赖的 ClpXP 蛋白酶与肿瘤

研究发现，人 ClpXP 蛋白酶全酶的组成部分之一 ClpP 肽酶与肿瘤的发生、发展、侵袭和转移具有密切关系。Nishigaki 等通过应用蛋白质组学方法，比较胃腺癌患者肿瘤组织和正常胃组织中蛋白的变化，发现 ClpP 肽酶蛋白质表达水平较正常组织下降。而 Cole 等发现急性髓细胞性白血病（AML）细胞中 ClpP 肽酶蛋白表达水平则比正常的造血细胞要高。除了血液肿瘤，在包括乳腺癌、前列腺癌、结肠癌、子宫内膜癌、结肠回肠癌、肺癌及黑色素瘤等实体瘤癌组织中，也发现 ClpP 肽酶高表达。乳腺癌、黑色素瘤肺癌肿瘤组织中 ClpP 肽酶高表达的患者的无转移或无复发生存期明显低于 ClpP 肽酶低表达的患者，这表明癌组织中 ClpP 肽酶高表达的肿瘤患者预后较差。进一步通过生物信息学数据分析 13 种肿瘤组织的 Mcroarray 数据库发现，几乎所有的肿瘤组织中 ClpP mRNA 水平均现状升高。Maurizi 实验室研究发现，ClpP 肽酶高表达会导致肿瘤细胞对顺铂的耐药性增强；相反，降低肿瘤细胞中 ClpP 肽酶表达水平，可以明显增强肿瘤细胞对顺铂的敏感性。他们还发现只有过表达正常的 ClpP 肽酶才能导致肿瘤细胞对顺铂的耐药性增强，而过表达活性失活的 ClpP 肽酶则没有作用，这表明 ClpP 肽酶的活性对于肿瘤细胞对顺铂耐药性的产生是必需的。

ClpP 肽酶的高表达是肿瘤细胞线粒体及时清除线粒体基质中的异常蛋白所必需的，为肿瘤细胞的快速增殖、转移及侵袭提供了保障。因此，进一步明确 ClpP 肽酶蛋白的作用分子机制，可以为治疗恶性肿瘤及改善癌症患者预后提供新的理论依据，并为研发基于其抑制剂的有效抗癌药物提供新的靶点和思路，加快新的抗癌药物的开发。

（一）ClpP 与急性髓细胞性白血病

Cole 等比较一系列急性髓系白血病（AML）细胞和正常造血细胞发现，AML 细胞中 ClpP 蛋白水平明显增加。他们进一步分析了 511 例 AML 患者样本，忽略遗传与突变的影响，并与 21 名健康对照者的 CD34+ 造血祖细胞比较，发现 45% 的样本中的 ClpP 蛋白过度表达。Cole 等还证明 ClpP 肽酶抑制剂 A2-32-01 可以抑制人急性髓系

白血病细胞 OCI-AML2 小鼠的成瘤能力，而该抑制剂对小鼠肝、肾和肌肉未见毒性反应。对连续 5 日给药（A2-32-01）组和单纯给溶剂组（DMSO）SCID 小鼠形成的肿瘤组织进行分析，发现线粒体酶复合物 II 及 ClpP 肽酶的活性均降低。这证明，在体内 ClpP 可以通过损伤线粒体抑制 AML 细胞的生长，从而起到抑制肿瘤形成的作用。除了 AML 细胞，ClpP 在其他血液肿瘤细胞，如多发性骨髓瘤、各种淋巴瘤和慢性粒细胞白血病（CML）细胞中，ClpP 均明显高于正常对照细胞。

ClpP 肽酶抑制剂 A2-32-01 对于来自高表达 ClpP 的 AML 患者的原代 AML 细胞，具有剂量依赖的杀伤效果，而对于低表达 ClpP 的 AML 患者的原代 AML 细胞及正常造血细胞几乎没有作用，这说明 A2-32-01 具有很好的选择性，在临床应用上具有安全性。这也显示，ClpP 在临床上是一个很好的可以应用 ClpP 抑制剂治疗 AML 的标志物。

（二）ClpP 肽酶与肿瘤细胞增殖、迁移

Seo 等用前列腺癌和乳腺癌细胞作为细胞模型研究发现，ClpP、ClpX、survivin 和 TRAP-1 等形成一个复杂的蛋白网络系统，对于维护线粒体蛋白的稳态平衡发挥重要作用。他们的研究结果表明，这一网络系统对于呼吸链酶复合物 II 亚基 - 琥珀酸脱氢酶 B（SDHB）的正常功能起重要作用。应用 siRNA 干扰敲除肿瘤细胞中 ClpXP 蛋白酶中的 ClpP 或降低 ClpX 蛋白水平，都导致错误折叠的 SDHB 蛋白积聚，进而使线粒体氧化磷酸化功能受损和 ATP 合成下降，并激活 AMPK 信号通路及细胞自噬，最终导致肿瘤细胞的增殖能力和迁移能力明显下降。由于肿瘤细胞和正常细胞相比，它们更加依赖于线粒体蛋白质的内稳态平衡和有序性，因此任何打破这一平衡的干扰或变化，对肿瘤细胞而言都将是非常致命的。

三、线粒体蛋白质量控制与肿瘤治疗

（一）Lon 蛋白酶抑制剂

肿瘤细胞中 Lon 蛋白酶的下调会导致线粒体功能减弱，细胞增殖能力降低，癌细胞凋亡，因此 Lon 蛋白酶作为癌症治疗的一个潜在靶点越来越受到人们的关注。在大肠埃希菌中，ADP 作为 Lon 蛋白酶的抑制剂可以应对细胞在能量交换中发生的变化。T4 噬菌体感染可抑制细菌 Lon 蛋白

酶的活性，其机制是在感染 T4 噬菌体后几分钟内，通过 T4 噬菌体编码 PINA 蛋白。到目前为止，没有关于临床上使用药物去改变 Lon 蛋白酶表达的相关数据，并且只证实了只有很少的 Lon 蛋白酶抑制剂的存在。目前，所有这些抑制剂还只是在临床前研究阶段。毫不奇怪的是，丝氨酸蛋白酶抑制剂 PMSF 能抑制 Lon 蛋白酶的活性。此外，某些蛋白酶体抑制剂，如 MG132 和 cLcL 能扩散进入线粒体，抑制 StAR（哺乳动物 Lon 蛋白酶的内源性底物）的降解，在相关的蛋白水解机制中，蛋白酶体与 Lon 蛋白酶有一些相似之处。此外，其他的蛋白酶体抑制剂，如 MG262 和硼替佐米（Bortezomib），也可以抑制 Lon 蛋白酶活性。

在体内和体外，Lon 蛋白酶活性能够直接和选择性地被合成的三萜类化合物 CDDO 及它的甲基酯衍生物（CDDO-Me）抑制，而这种抑制作用与 B 淋巴细胞淋巴瘤中的细胞死亡有关；但是这两种分子对 20S 蛋白酶体活性没有影响。用生物素标记的 CDDO 作为探针，目前已经明确了 CDDO 对 Lon 蛋白酶的抑制机制。CDDO 与 Lon 蛋白酶可以形成共轭体，从而抑制 LON 蛋白酶的活性。通过 CDDO 作用，导致线粒体中高电子密度异常蛋白在线粒体基质中的堆积，从而诱导癌细胞发生凋亡，进而治疗 B 细胞淋巴瘤。因此，抑制 Lon 蛋白酶的活性作用可能对 CDDO 诱导淋巴瘤细胞死亡起到了促进作用，这也进一步证实了线粒体 Lon 蛋白酶可以作为研发新型抗癌药物的新靶点。在其他癌细胞中也观察到了类似现象，包括结肠癌 RKO 细胞和肝癌 HepG2 细胞。同样的药物，对正常的成纤维细胞的作用可以忽略不计，这表明了正常细胞、非转化细胞和肿瘤细胞对这些药物的敏感性具有明显不同的反应，这也为基于 Lon 蛋白酶抑制剂的新型抗癌药物的选择性和减少药物的不良反应提供了理论依据。

香豆素衍生物早已经被证明是高效、低分子量、非肽类和发挥多种作用的一类蛋白酶抑制剂。采用 casein-FITC 方法检测，某些香豆素化合物被发现具有明显抑制人 Lon 蛋白酶活性的作用，但它们对酵母蛋白酶没有影响。后来发现 2 个小分子化合物：Obtusilactone A（OA，三桠乌药内酯 A）和从 *C. Kotoense*（一种常绿的小乔木）中提取的 (-)-sesamin（芝麻素），通过筛选被确定为有效的 Lon 蛋白酶抑制剂。在经 OA 处理后的细胞中，发现顺乌头酸酶发生非常明显的聚集，并和 OA 存在时间和剂量依赖性。根据分子对接分析，OA 和芝麻素可以与 Lon 蛋白酶活性部位中的 Ser855 和 Lys898 氨基酸残基作用，从而抑制 Lon 蛋白酶活性。最近，我们在中药川芎中发现了一种天然小分子化合物——川芎嗪，它能特异性抑制 Lon 蛋白酶降解线粒体转录因子 A 的作用。

因此 Lon 蛋白酶可能是开发抗癌药物的极具前景的关键靶点。然而，目前开发有效地作用于 Lon 蛋白酶的药物依然存在不少困难。首先，由于线粒体内膜的通透性很低，使得这些化合物进入线粒体基质非常困难。其次，迄今为止可用的 Lon 蛋白酶抑制剂特异性差，还有过氧化物酶体中存在着 Lon 蛋白酶的另一个 isoform（LonP2），它与线粒体 Lon 蛋白酶（LonP1）表现出高度的相似性，这在理论上不利于 Lon 蛋白酶抑制剂的开发。

Lon 蛋白酶是线粒体许多重要功能的关键调控蛋白酶。因此 LON 本身不是癌基因，Lon 蛋白酶不属于致癌蛋白质，但是它对肿瘤细胞的存活和增殖至关重要，并能促进肿瘤细胞的转化。这种作用是由于 Lon 蛋白酶能够增加线粒体这一细胞器的生物合成，调节 mtDNA 的复制和转录，进而通过改变线粒体呼吸链酶复合物亚基的组成，影响线粒体代谢的重编程，使得肿瘤细胞的能量代谢和关键中间体的获得都有利于肿瘤细胞的快速增殖，可促进肿瘤生长、转移和侵袭。

Lon 蛋白酶在癌症生物学中的作用还有许多方面有待进一步阐明。对癌细胞中如何导致 Lon 蛋白酶高水平的信号通路目前还知之甚少。在最近的研究中发现，Ramos 细胞中 CHOP 和 CEB/P（两种线粒体未折叠蛋白反应相关蛋白）水平随 Lon 蛋白酶（而不是其他的与线粒体分子伴侣或蛋白酶）升高而增加，这表明这些因素与 Lon 蛋白酶的调控具有特异性。转录后水平上，Lon 蛋白酶的调控在很大程度上仍然是未知的。如上所述，Lon 蛋白酶并不是简单的在 mRNA 水平上进行调控，LON 也可以通过选择性剪切生成许多不同的 Lon 蛋白酶变体，如过氧化物酶体中的 LonP2 蛋白酶。在线粒体中，Lon 蛋白酶也是乙酰化和去乙酰化作用的靶向目标，并且它的活性受到它与 mtDNA 结合的程度，以及 ATP、ADP

和它自身的氧化水平影响。然而，对这些调节机制迄今为止不甚明了，此外目前人们对这些调节机制与癌变过程中 Lon 蛋白酶的上调之间的关系也不清楚。

（二）ClpXP 蛋白酶抑制剂

目前有关 ClpXP 蛋白酶的抑制剂，几乎都专注于抗生素的研究上。目前已知的 ClpXP 蛋白酶抑制剂用于治疗肿瘤的唯一一篇文献是 2015 年由加拿大玛格丽特公主癌症中心和多伦多大学医学系的 Aaron D. Schimmer 教授实验室报道，其研究发现，ClpXP 蛋白酶组分 ClpP 肽酶的抑制剂具有很好地抑制急性髓系白血病细胞的作用，而且对正常造血细胞的作用极小，具有很好的选择性。该抑制剂是针对细菌 ClpP 肽酶活性的，其化学名称为 (3RS, 4RS) -3- (non-8-en-1-yl) -4-[2-(pyridin-3-yl) ethyl] oxetan-2-one（代号：A2-32-01），它和 β-lactone（β- 内脂）的活性类似，对于重组的细菌 ClpP 和人线粒体 ClpP 肽酶均有明显的抑制作用。A2-32-01 对于白血病细胞，如 TEX、OCI-AML2 和 K562 细胞的诱导细胞凋亡

的药物浓度和其抑制 ClpP 肽酶活性的浓度相当，这也从另一个角度充分说明 A2-32-01 抑制 ClpP 肽酶的活性是其能够杀死白血病细胞的机制。进一步的研究结果表明，ClpP 肽酶 A2-32-01 对于 ClpP 低表达的白血病细胞，如 HL60 细胞，几乎不具有诱导其凋亡的作用。因此，通过分析不同白血病患者细胞中 ClpP 的表达水平，也有助于精准用药。

然而，目前有关线粒体蛋白酶在体内的实验数据还非常有限。尽管小鼠模型的使用已经让我们对 Lon 蛋白酶在体内的恶性转化的细胞中发挥的作用有了一定的了解。但是，由于缺乏人类细胞，尤其是临床相关实验的数据，迫切需要对不同类型肿瘤的大规模队列癌症患者的 Lon 蛋白酶表达量进行系统地研究，并结合临床结果进行分析。此外，可以通过构建不同肿瘤的人源性肿瘤组织异种移植（patient derived xenograft，PDX）动物模型，进一步研究线粒体蛋白质量控制系统中的关键分子机制，并用于筛选基于蛋白酶的新一代抗癌药物和个体化治疗。

第六节　肿瘤线粒体动态变化异常

癌症的发展伴随着肿瘤的形成，在这一过程中，肿瘤细胞不断增殖，并向四周侵袭，最终造成癌症向其他组织和器官转移。快速分裂的肿瘤细胞需要更多的 ATP 产量以维持能量的需求，更多的大分子以满足自身的生物合成需要，以及对细胞氧化还原状态的重新调节，这一切需求都迫使肿瘤细胞对自己的代谢网络进行重新调节，因此线粒体成为各种肿瘤形成和肿瘤抑制信号通路的共同作用目标。

一、肿瘤细胞中线粒体的分裂增强

如前所述，肿瘤细胞需要更多的能量来满足其快速分裂的需求，所以在很多肿瘤类型中，线粒体分裂都呈现增强的态势。在非小细胞肺癌细胞系中，线粒体表现出高度的片段化。在多种肺腺癌细胞系及患者样本中，线粒体片段化的产生伴随着 Mfn2 水平的降低和 DRP1 水平的升高，同时 DRP1 的活性 S616 位点的磷酸化增强，非活性 S637 位点的磷酸化降低。在 ER 阳性的乳腺癌患者中，Mfn2 水平的下降伴随着 FIS1 水平的

上升，造成线粒体的片段化。当在体内和体外过表达 Mfn2 或抑制 DRP1 时，肿瘤的生长可被抑制。由此推断，当细胞中线粒体分裂增强或融合降低时，肿瘤细胞会被从间期拉进有丝分裂期，从而增强细胞增殖。

MAPK 信号通路在大多数肿瘤中都具有很高突变频率的信号通路，发生激活突变的 RAS 或 RAF 会使 ERK 明显激活，从而活化下游一系列参与细胞周期、细胞增殖、新陈代谢，以及凋亡逃脱的激酶和转录因子。当在细胞中过表达原癌基因 RAS^{G12V} 突变体时，线粒体会由于 DRP1 活性增强而出现片段化，并且体外磷酸化实验发现，ERK1 和 ERK2 确实能够磷酸化 DRP1 的 S616 位点，说明线粒体分裂会由于 MAPK 信号通路的激活而增强。当抑制 ERK 磷酸化 DRP1 的信号通路时，RAS^{G12V} 过表达细胞的增殖能力，以及在移植瘤模型中的成瘤能力都有所下降，进一步提示线粒体分裂可能参与了肿瘤的发展。在有丝分裂期的 HEK293 和 HeLa 细胞中，研究人员发现了另一条联系 RAS 和线粒体分裂的信号通路。RalA

是独立于MAPK-ERK信号通路的RAS下游底物，它的效应分子RalBP1可以与Cdk1结合，以增加DRP1 S616位点磷酸化，从而有效促进线粒体分裂。

但是，并不是所有的肿瘤中线粒体都表现出分裂增强、融合减弱的现象。例如，在肝细胞癌、骨肉瘤、成神经管细胞瘤、甲状腺癌、结肠直肠癌、子宫内膜肿瘤和乳腺癌中，线粒体由于DRP1水平的上升，以及Mfn1和Mfn2水平的下降出现片段化增加的现象。而在前列腺癌、成神经细胞瘤、白血病、成胶质细胞瘤和某些肺癌中，肿瘤细胞表现为DRP1下调，以及Mfn1和Mfn2水平上升。所以并不能一概而论地认为在所有肿瘤中线粒体分裂都出现上调，而增强线粒体融合会抑制肿瘤的发展。

二、线粒体融合分裂影响肿瘤细胞中线粒体的生物发生

线粒体的生物发生是指细胞增加自身线粒体数量的一个过程，它可被各种信号激活，如细胞应激及环境刺激，以在各种严峻的外界环境下为细胞提供能量。肿瘤细胞的快速增殖需要大量的葡萄糖供应，所以线粒体的生物发生被认为是促进肿瘤发生的一个因素。

Myc信号通路调控细胞的生长、增殖与新陈代谢。在正常细胞中，MYC的转录与转录后修饰被MYC mRNA和蛋白的半衰期严密调控，一旦MYC表达失控，无数的细胞周期检验点会立刻行动，造成细胞周期停滞或细胞死亡。但在肿瘤细胞中，高度激活的生长信号使MYC的表达明显增加，最终导致肿瘤的发生。Myc可通过上

调PGC-1β的表达来促进线粒体的生物发生，造成细胞中线粒体数量的增加，这也可从侧面证明Myc可以调控线粒体的动态变化。在MEF细胞中敲除MYC，线粒体发生片段化，而MYC被重新过表达后，细胞中线粒体融合加强，表现为OPA1和Mfn2水平上调，同时DRP1和FIS1水平也有所上升，因此在这项研究中，MYC介导的线粒体生物发生似乎表现为线粒体融合的增强。

卵巢肿瘤相关蛋白酶deubiquitinase 6A(OTUD6A)去泛素化和稳定DRP1，从而促进线粒体形态和肿瘤发生的调节。OTUD6A在结直肠癌患者中上调。OTUD6A的缺失导致DRP1水平降低并抑制线粒体分裂，因此受影响的细胞不易发生肿瘤。相反，OTUD6A的过度表达增加了DRP1水平及其蛋白半衰期，促进了癌细胞的生长，这项发现有助于了解肿瘤的发生、发展过程，促进新靶向药物的开发（图1-5-8）。

三、线粒体融合分裂影响肿瘤细胞中线粒体自噬

线粒体自噬是细胞在自噬相关基因的调控下利用溶酶体降解自身受损的线粒体和大分子物质的过程。在体内，线粒体自噬具有两种重要的意义，一是及时清理受损伤的线粒体，以维持电子传递链及细胞氧化还原水平的正常；二是在能量缺乏、缺氧等一系列外界刺激下，满足自身对生物能量和生物合成的需求。在肿瘤细胞中，细胞一方面通过PI3K-AKT途径促进线粒体自噬的发生，以满足自身的能量供应；另一方面在乳腺癌、卵巢癌、肺癌等多种癌症中表现出PINK1/Parkin介导的线粒体自噬抑制。可见线粒体自噬在肿瘤的发展中

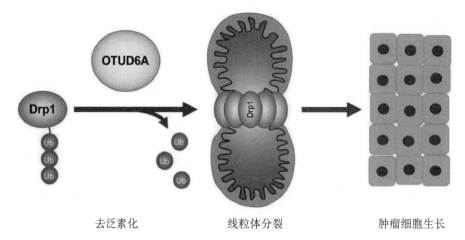

去泛素化　　　　　　　　线粒体分裂　　　　　　　　肿瘤细胞生长

图1-5-8　OTUD6A调节DRP1介导的线粒体分裂，促进肿瘤细胞生长

具有双重作用。

线粒体分裂被认为是触发自噬的重要信号，当线粒体分裂增加或融合受阻时，线粒体自噬便会发生。在发生肿瘤的肺上皮细胞（A549）中，DRP1 的水平出现下调，并且 S637 位点的磷酸化水平上升，线粒体发生形态伸长，以及数目增多，而后期的过表达实验暗示，可能是 DRP1 表达下降导致线粒体自噬的减弱。

四、线粒体融合分裂参与了肿瘤的转移

在向转移性肿瘤发展的过程中，肿瘤细胞逐渐获得了更大的活动性和更强的侵袭能力，使它们得以侵占周围组织，进入血液，并向全身迁移。在这一过程中，线粒体的分裂增强，促进肿瘤细胞向周围侵袭。

与非转移性乳腺癌组织相比，浸润性乳腺癌组织及其转移瘤中 DRP1 蛋白及 S616 位点磷酸化水平上升，Mfn1 水平下降。体外 Transwell 侵袭实验发现，抑制 DRP1 的活性或过表达 Mfn1/2 能够有效降低细胞的迁移和侵袭能力，然而 Mfn1/2 的沉默会使细胞侵袭能力增加，这意味着高度片段化的线粒体网络可能会诱导细胞向具有转移能力的形态转化。除此之外，在神经胶质细胞瘤和淋巴转移瘤中，DRP1 水平上调。并且随着胃癌程度的增强和存活率的降低，Mfn2 水平下降。

研究发现，NF-κB 诱导激酶（NF-κB-inducing kinase，NIK）可能参与了包括神经胶质瘤、乳腺癌、胰腺癌转移过程中 DRP1 的调节。NIK 定位于线粒体上，它可募集 DRP1，并通过间接的方式促进 DRP1 S616 位点磷酸化及 S637 位点去磷酸化，从而促进线粒体分裂。NIK 的缺失可明显降低细胞的侵袭能力，并且使线粒体重新聚集在细胞核周围，有别于它们之前朝向细胞迁移方向的分布。

（刘　静　龙建纲）

参 考 文 献

Bardella C, Pollard PJ, Tomlinson I, 2011. SDH mutations in cancer. Biochim Biophys Acta, 1807(11): 1432-1443.

Borger DR, Tanabe KK, Fan KC, et al, 2012. Frequent mutation of isocitrate dehydrogenase(IDH)1 and IDH2 in cholangiocarcinoma identified through broad-based tumor genotyping. Oncologist, 17(1): 72-79.

Chan DC, 2020. Mitochondrial dynamics and its involvement in disease. Annu Rev Pathol, 15: 235-259.

Chen LL, Liu T, Zhou JH, et al, 2014. Citrate synthase expression affects tumor phenotype and drug resistance in human ovarian carcinoma. PLoS One, 9(12): e115708.

Dang L, White DW, Gross S, et al, 2009. Cancer-associated IDH1 mutations produce 2-hydroxyglutarate. Nature, 462(7274): 739-744.

Fieuw A, Kumps C, Schramm A, et al, 2012. Identification of a novel recurrent 1q42. 2-1qter deletion in high risk MYCN single copy 11q deleted neuroblastomas. Int J Cancer, 130(11): 2599-2606.

Gorelick AN, Kim M, Chatila WK, et al, 2021. Respiratory complex and tissue lineage drive recurrent mutations in tumour mtDNA. Nat Metab, 3(4): 558-570.

Hung WY, Wu CW, Yin PH, et al, 2010. Somatic mutations in mitochondrial genome and their potential roles in the progression of human gastric cancer. Biochim Biophys Acta, 1800(3): 264-270.

Janeway KA, Kim SY, Lodish M, et al, 2011. Defects in succinate dehydrogenase in gastrointestinal stromal tumors lacking KIT and PDGFRA mutations. Proc Natl Acad Sci USA, 108(1): 314-318.

Jerónimo C, Nomoto S, Caballero OL, et al, 2001. Mitochondrial mutations in early stage prostate cancer and bodily fluids. Oncogene, 20(37): 5195-5198.

Kang MR, Kim MS, Oh JE, et al, 2009. Mutational analysis of IDH1 codon 132 in glioblastomas and other common cancers. Int J Cancer, 125(2): 353-355.

Khalil AA, 2007. Biomarker discovery: a proteomic approach for brain cancer profiling. Cancer Sci, 98(2): 201-213.

Kim S, Kim DH, Jung WH, et al, 2013. Succinate dehydrogenase expression in breast cancer. Springerplus, 2(1): 299.

Kleele T, Rey T, Winter J, et al, 2021. Distinct fission signatures predict mitochondrial degradation or biogenesis. Nature, 593(7859): 435-439.

Letouzé E, Martinelli C, Loriot C, et al, 2013. SDH mutations establish a hypermethylator phenotype in paraganglioma. Cancer Cell, 23(6): 739-752.

Lin CC, Cheng TL, Tsai WH, et al, 2012. Loss of the respiratory enzyme citrate synthase directly links the Warburg effect to tumor malignancy. Sci Rep, 2: 785.

Liu J, Peng Y, Shi L, et al, 2020. Skp2 dictates cell cycle-dependent metabolic oscillation between glycolysis and TCA cycle. Cell Res, 31(1): 80-93.

Mardis ER, Ding L, Dooling DJ, et al, 2009. Recurring mutations found by sequencing an acute myeloid leukemia genome. N Engl J Med, 361(11): 1058-1066.

Mayr JA, Meierhofer D, Zimmermann F, et al, 2008. Loss of complex I due to mitochondrial DNA mutations in renal oncocytoma. Clin Cancer Res, 14(8): 2270-2275.

McFarland R, Swalwell H, Blakely EL, et al, 2008. The m. 5650G > A mitochondrial tRNAAla mutation is pathogenic and causes a phenotype of pure myopathy. Neuromuscul Disord, 18(1): 63-67.

Nachef M, Ali AK, Almutairi SM, et al, 2021. Targeting SLC1A5 and SLC3A2/SLC7A5 as a potential strategy to strengthen anti-tumor immunity in the tumor microenvironment. Front Immunol, 12: 624324.

Nouri K, Feng Y, Schimmer AD, 2020. Mitochondrial ClpP serine protease-biological function and emerging target for cancer therapy. Cell Death Dis, 11(10): 841.

Okazaki H, Imai N, Nagamura H, et al, 1989. Stabilization of hexokinases I and II of ELD cells by binding to mitochondria. Biochem Int, 18(1): 211-216.

Park JS, Sharma LK, Li HZ, et al, 2009. A heteroplasmic, not homoplasmic, mitochondrial DNA mutation promotes tumorigenesis via alteration in reactive oxygen species generation and apoptosis. Hum Mol Genet, 18(9): 1578-1589.

Parker SJ, Metallo CM, 2015. Metabolic consequences of oncogenic IDH mutations. Pharmacol Ther, 152: 54-62.

Parsons DW, Jones S, Zhang X, et al, 2008. An integrated genomic analysis of human glioblastoma multiforme. Science, 321(5897): 1807-1812.

Pinti M, Gibellini L, Guaraldi G, et al, 2010. Upregulation of nuclear-encoded mitochondrial LON protease in HAART-treated HIV-positive patients with lipodystrophy: implications for the pathogenesis of the disease. AIDS, 24(6): 841-850.

Polyak K, Li Y, Zhu H, et al, 1998. Somatic mutations of the mitochondrial genome in human colorectal tumours. Nat Genet, 20(3): 291-293.

Rana A, Oliveira MP, Khamoui AV, et al, 2017. Promoting DRP1-mediated mitochondrial fission in midlife prolongs healthy lifespan of drosophila melanogaster. Nat Commun, 8(1): 448.

Ricketts C, Woodward ER, Killick P, et al, 2008. Germline SDHB mutations and familial renal cell carcinoma. J Natl Cancer Inst, 100(17): 1260-1262.

Shi L, Liu J, Peng YH, et al, 2020. Deubiquitinase OTUD6A promotes proliferation of cancer cells via regulating DRP1 stability and mitochondrial fission. Mol Oncol, 14(12): 3169-3183.

Singh KK, Desouki MM, Franklin RB, et al, 2006. Mitochondrial aconitase and citrate metabolism in malignant and nonmalignant human prostate tissues. Mol Cancer, 5: 14.

Sjöblom T, Jones S, Wood LD, et al, 2006. The consensus coding sequences of human breast and colorectal cancers. Science, 314(5797): 268-274.

Song JY, Herrmann JM, Becker T, 2021. Quality control of the mitochondrial proteome. Nat Rev Mol Cell Biol, 22(1): 54-70.

Song RP, Song HW, Liang YJ, et al, 2014. Reciprocal activation between ATPase inhibitory factor 1 and NF-κB drives hepatocellular carcinoma angiogenesis and metastasis. Hepatology. 60(5): 1659-1673.

Sudarshan S, Shanmugsundaram K, Naylor SL, et al, 2011. Reduced expression of fumarate hydratase in clear cell renal cancer mediates HIF-2alpha accumulation and promotes migration and invasion. PLoS One, 6(6): e21037.

Ternette N, Yang M, Laroyia M, et al, 2013. Inhibition of mitochondrial aconitase by succination in fumarate hydratase deficiency. Cell Rep, 3(3): 689-700.

Tiranti V, Chariot P, Carella F, et al, 1995. Maternally inherited hearing loss, ataxia and myoclonus associated with a novel point mutation in mitochondrial tRNASer(UCN)gene. Hum Mol Genet, 4(8): 1421-1427.

Tomlinson IP, M, Alam NA, Rowan AJ, et al, 2002. Germline mutations in FH predispose to dominantly inherited uterine fibroids, skin leiomyomata and papillary renal cell cancer. Nat Genet, 30(4): 406-410.

Toompuu M, Tiranti V, Zeviani M, et al, 1999. Molecular phenotype of the np 7472 deafness-associated mitochondrial mutation in osteosarcoma cell cybrids. Hum Mol Genet, 8(12): 2275-2283.

Tseng LM, Yin PH, Yang CW, et al, 2011. Somatic mutations of the mitochondrial genome in human breast cancers. Genes Chromosomes Cancer, 50(10): 800-811.

Vaseva AV, Marchenko ND, Ji K, et al, 2012. p53 opens the mitochondrial permeability transition pore to trigger necrosis. Cell, 149(7): 1536-1548.

Wang P, Mai C, Wei YL, et al, 2013. Decreased expression of the mitochondrial metabolic enzyme aconitase(ACO2) is associated with poor prognosis in gastric cancer. Med Oncol, 30(2): 552.

Warburg O, 1956. On the origin of cancer cells. Science, 123(3191): 309-314.

Yan H, Parsons DW, Jin G, et al, 2009. IDH1 and IDH2 mutations in gliomas. N Engl J Med, 360(8): 765-773.

Yin KL, Lee J, Lin ZL, et al, 2021. Mitophagy protein PINK1 suppresses colon tumor growth by metabolic reprogramming via p53 activation and reducing acetyl-CoA production. Cell Death Differ, 28(8): 2421-2435.

Yin PH, Wu CC, Lin JC, et al, 2010. Somatic mutations of mitochondrial genome in hepatocellular carcinoma. Mitochondrion, 10(2): 174-182.

第6章 肿瘤微量营养素代谢

当前我国工农业迅速发展，生活水平也逐渐提高，饮食结构发生了明显变化，环境污染加重，人们生活节奏加快，精神压力不断增加，这都是诱发肿瘤的重要因素。随着生物学、免疫学、分子生物学等生命科学的发展，人们对肿瘤的认识有所进步，如癌基因的突变、重排、扩增，抑制癌症基因失活、变异和丢失等与肿瘤发生、发展密切相关；同时发现微量营养素代谢紊乱也与肿瘤发生、发展密切相关。因此，本章将从微量营养素的含量、形式和代谢异常等方面对肿瘤发生发展产生的影响进行阐述。

第一节　肿瘤维生素代谢异常

维生素（vitamin）是维持人体生命活动必需的一类微量低分子化合物，维生素种类有很多，主要分为脂溶性维生素和水溶性维生素两类。它们的化学结构和生理功能各不相同。其中脂溶性维生素可分为维生素 A、维生素 D、维生素 E、维生素 K，水溶性维生素包括 B 族维生素和维生素 C。在生理上它们既不是构成各种组织的主要原料，也不是主要的能量来源，但却在机体物质和能量代谢过程中起必不可少的作用，常见维生素营养素的功能、每日需要量及来源见表 1-6-1。除广泛参与机体多种生理活动外，大量研究指出维生素摄入与肿瘤的发生、发展存在一定的关联。如多项流行病学研究发现膳食维生素 A、维生素 D、维生素 E、维生素 C 及叶酸摄入不足或其血浆 / 血清浓度过低可能增加多种肿瘤的发病风险，而一些大型队列研究或临床试验亦表明上述维生素补充剂或合成类似物的摄入可降低某些肿瘤的发病风险，或对已有的肿瘤有一定的改善作用。类维生素 A 及其合成类似物目前已应用于白血病的临床治疗。除上述主要维生素外，维生素 B_6、维生素 B_{12} 及维生素 K 亦被证实与肿瘤间存在一定的关联。然而，关于各种维生素对肿瘤防治效果的研究还存在很大争议，一些细胞试验、动物实验及流行病学观察研究得到的保护效应，在一些大规模的队列干预研究中并不能重现，多项队列研究及 Meta 分析的结果也存在差异。

值得注意的是，一些大规模的队列研究发现维生素 A 的摄入可能会增加吸烟者肺癌及前列腺癌的发病风险。尽管关于各种维生素抗癌的作用还未有定论，但基于现有的大量的研究结果表明，机体维生素的代谢异常与肿瘤的发展进程存在一定关联。

一、维生素 A 代谢异常与肿瘤

（一）维生素 A 的代谢

维生素 A（图 1-6-1）是指可产生视黄醇生物活性的两类化合物，包括视黄醇及其代谢产物，以及具有相似结构的合成类似物，主要膳食来源为鱼肝油、黄油和鸡蛋等；另外还包括维生素 A 源类胡萝卜素，是指来自胡萝卜和绿叶蔬菜等植物性食物，在体内可转化为视黄醇的类胡萝卜素，是膳食视黄醇的前体，包括 α- 胡萝卜素、β- 胡萝卜素和 β- 隐黄质。维生素 A 在体内最终转化为视黄酸（retinoic acid，RA）及其异构体，也就是类维生素 A，维生素 A 通过细胞核内类视黄酸受体（retinoic acid receptors，RAR）途径实现其生理功能。RAR 包括 RARα、RARβ 和 RARγ，以及 3 种 9 顺式异构体类视黄醇 X 受体（retinoid X receptors，RXR），即 RXRα、RXRβ 和 RXRγ，这些受体都是核受体转录家族成员。RAR 和 RXR 可形成异源二聚体，与靶基因上特定的视黄酸反应原件结合调节基因表达。RAR 具有非基

表 1-6-1　常见维生素营养素的功能、每日需要量及来源

营养素	功能	每日需要量	来源
维生素A	①维生素A在视网膜的杆细胞与视蛋白合成视紫红质和青紫质，对弱光敏感在暗处视物时起作用；②保护上皮组织结构的完整与健全；③促进骨骼与牙齿的发育；④有免疫作用	200～800μg	肝、肾、鱼肝油、乳类、蛋黄。维生素A原存在于绿色蔬菜与黄色水果中
维生素B$_1$	参与糖代谢过程中α-酮酸（如丙酮酸、α-酮戊二酸）的氧化脱羟反应；抑制胆碱酯酶的活性	0.4～1.8mg	肝、肉（特别是猪肉）、乳类、米糠、麦麸、豆类、硬壳果
维生素B$_2$	具有可逆的氧化还原特性在组织中通过参与构成各种黄酶的辅酶（黄素单核苷酸和黄素腺嘌呤二核苷酸）而发挥其在生物氧化过程中的递氢作用，参与氨基酸、脂肪与碳水化合物的代谢和细胞呼吸、视网膜色素代谢和对光的适应	0.4～1.8mg	蛋黄、乳类、肝、瘦肉、鱼、绿色蔬菜、全麦和豆类
维生素B$_6$	作为氨基酸转移酶的辅酶，也是某些氨基酸脱羟酶和半胱氨酸脱硫酶等的辅酶，参与蛋白质代谢，作用于色氨酸代谢成烟酸，参与脂肪代谢	0.3～2.0mg	蛋黄、肉、鱼、乳类、谷物、蔬菜
维生素B$_{12}$	参与一碳单位代谢，增加叶酸的利用，影响核酸和蛋白质的生物合成，促成红细胞的发育与成熟。参与许多重要化合物的甲基化作用，参与胆碱的合成过程	0.5～3μg	肝、肉类、蛋、鱼、乳
维生素C（抗坏血酸）	在体内氧化与还原反应中发挥作用。促进铁的吸收和叶酸的代谢。使高铁血红蛋白还原为血红蛋白，促进结缔组织成熟，参与酪氨酸等芳香族氨基代谢，并能促进肾上腺皮质激素、免疫球蛋白、神经递质等的合成	30～60mg	橘子、柚子、山楂、鲜枣等新鲜水果，番茄、辣椒、白菜、萝卜等新鲜蔬菜
维生素D	①调节小肠钙磷的吸收，1-25（OH）$_2$-D$_3$在小肠黏膜的细胞质内，促进钙结合蛋白质的合成，参与钙的运载而促进钙的吸收。1-25（OH）$_2$-D$_3$尚能促进磷的吸收。②通过与甲状旁腺的协同作用促进骨钙游离入血，转运到新骨使之钙化。③增加肾曲管对钙磷的回吸收	10 μg	肝、蛋、鱼肝油
维生素E	是一种有效的抗氧化剂，如保护胡萝卜素、维生素A和亚油酸在小肠不被氧化，并可保护红细胞膜的不饱和脂肪酸免于氧化破坏，抗血管硬化	4～7mg	麦胚油、豆类和蔬菜
维生素K	尚不完全清楚，主要促进凝血酶原合成，凝血因子Ⅱ、凝血因子Ⅶ、凝血因子Ⅸ、凝血因子Ⅹ是依赖维生素K的因子		绿叶植物及肝
叶酸	体内一碳单位代谢的辅酶，参与嘌呤、嘧啶的合成，是核酸合成的主要原料	30～400μg	绿色蔬菜
烟酸	在体内与核糖、磷酸、腺嘌呤组成脱氢酶的辅酶主要是烟酰胺腺嘌呤二核苷酸和烟酰胺腺嘌呤二核苷酸磷酸，这两种辅酶结构中的烟酰胺具有可逆的加氢和脱氢的特性，在生物氧化中起递氢的作用	4～18mg	肉类、肝、花生、酵母

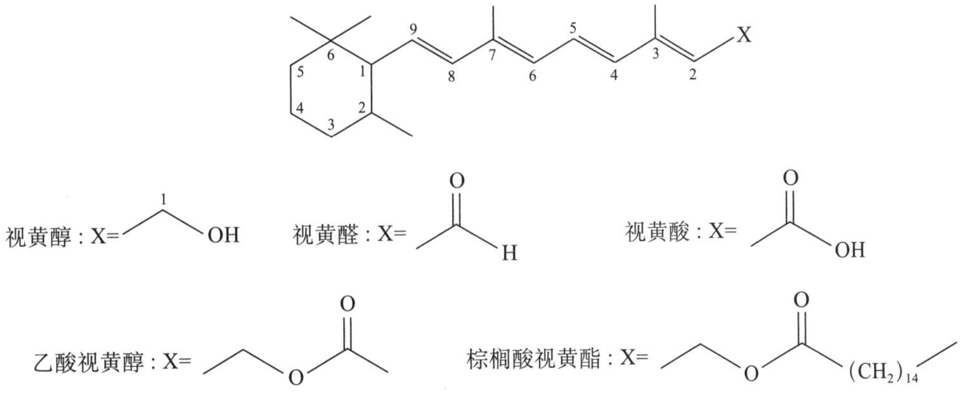

图 1-6-1　维生素 A 的分子结构

因组效应，能通过激活激酶信号途径来调控 RA 靶基因的转录，进而调控细胞分裂和分化，影响机体生长发育、生殖功能、免疫功能和造血功能等。

（二）维生素 A 与肿瘤

维生素 A 代谢异常与多种肿瘤的发生、发展均有关联，许多人群研究证实膳食或血浆 β- 胡萝卜素等维生素 A 水平与多种肿瘤的发生呈负相关，亦有多项大型干预研究发现维生素 A 补充剂的摄入可明显降低多种肿瘤的发病风险，某些类维生素 A 甚至应用于肿瘤的临床治疗。然而，也有多项研究并未发现维生素 A 与肿瘤之间的关联。也有研究表明，给吸烟者或石棉暴露工人提供 β- 胡萝卜素补充剂可能增加肺癌、前列腺癌等肿瘤的发病风险。如一些研究证实：①多食用 β- 胡萝卜素等维生素 A 含量丰富的水果和蔬菜可降低肺癌等肿瘤的发病风险；②基于"女性健康首次临床试验"研究中部分志愿者多年内重复测定血浆 α- 胡萝卜素、β- 胡萝卜素、视黄醇及 γ- 生育酚等数据，发现血浆中一些特殊的类胡萝卜素与乳腺癌的发病风险间存在负相关；③巢式病例对照研究发现，血清中低浓度视黄醇与前列腺癌发病风险升高相关，但另一项前瞻性巢式病例对照研究并没有发现血清 β- 胡萝卜素、维生素 A 与前列腺癌发病风险相关；④发现急性早幼粒细胞白血病（acute promyelocytic leukemia，APL）的发病机制为视黄酸受体 α（retinoic acid receptor α，RARα）基因与早幼粒细胞白血病基因（promyelocytic leukemia gene，PML）融合重组后干扰正常的视黄酸信号通路所致，该研究发现充分证明了维生素 A 及其受体信号通路在肿瘤发生发展中的作用；⑤研究证实血清中类维生素 A 水平偏低的可增加

多重非黑色素瘤皮肤癌的发生风险。

二、维生素 D 代谢异常与肿瘤

（一）维生素 D 的代谢

人体内维生素 D 可以少部分从食物中获得，但主要来源于皮肤。食物中获得的维生素 D 一般没有活性，必须经过肝、肾 2 次羟化才能转化成具有活性的维生素 D（图 1-6-2）。在皮肤中 7- 脱氢胆固醇经紫外线照射而转化成维生素 D_3。维生素 D_3 进入肝，经 25- 羟化酶催化下生成 25-（OH）D_3。25-(OH)D_3 是血液循环系统中维生素 D 的主要成分，在临床上其含量的高低用于反映机体内维生素 D 的总水平。在血液中，维生素 D 和 25-（OH）D_3 通常不是游离状态，它们与维生素 D 结合蛋白（vitamin D binding protein，DBP）结合形成复合物。经血液循环，25-（OH）D_3 被转运到肾，在近曲小管上皮细胞线粒体中的 1α- 羟化酶（α-hydroxylase）作用下，在 1 号位加上另一个羟基转化成有生物活性的 1, 25- 二羟基维生素 D[1, 25-（OH）$_2D_3$]。1, 25-（OH）$_2D_3$ 是维生素 D 的激素形式，同时也是活性形式，可经血液循环作用于远端靶器官，如肠道、甲状旁腺及骨骼等。1, 25-（OH）$_2D_3$ 只有与维生素 D 受体（vitamin D receptor，VDR）结合后才能发挥其生理功能。

（二）维生素 D 与肿瘤

研究显示，维生素 D 代谢异常与多种肿瘤，如结直肠癌、乳腺癌、胰腺癌、肺癌等的发生相关。其一，以结直肠癌为例，Freedman 等开展了一项针对 16 818 例参与者的前瞻性研究，发现结直肠癌的发生率与血清 25-(OH)D_3 水平呈明显负相关，与血清 25-（OH）D_3 水平低于 50mmol/L 人群相比，血清 25-（OH）D_3 水平等于或高于 80nmol/L 的人

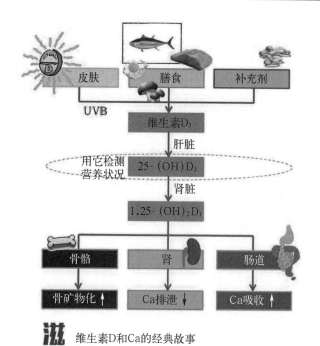

滋　维生素D和Ca的经典故事

图 1-6-2　维生素 D 的代谢途径

群结直肠癌的风险降低了约 72%。其二，维生素 D 与乳腺癌的发生风险呈明显负相关，Shin 等发现，每日维生素 D 摄入高于 500U 的绝经前女性相对于摄入量小于 150U 的绝经前女性，罹患乳腺癌的风险明显降低 28% 左右。一项关于维生素 D 与女性乳腺癌风险关系的荟萃分析结果显示，血清 25-(OH)D₃ 处于最高水平的女性比血清 25-(OH)D₃ 处于最低水平的女性患乳腺癌的风险降低近 45%。其三，对 12 万名男性和女性参与的卫生专业人员随访研究，对受访者的维生素 D 摄入量进行估计，结果显示，饮食中摄入了较多维生素 D 的受访者与维生素 D 摄入量较低的人群相比，其胰腺癌发病率较低。其四，美国学者还发现，血清 25-(OH)D₃ 水平高于 44mmol/L 的非吸烟者比低于 44mmol/L 的非吸烟者患肺癌的风险降低了近 50%。此外，应用随机干预人群研究的方法发现在 1179 名女性中开展的为期 4 年的每日同时补充 1100U 的维生素 D₃ 和 1450mg 钙能使癌症的发生率降低 77%。然而，即使如此，仍亟待开展更多的临床干预研究来证明维生素 D 对多种肿瘤的预防作用。

三、维生素 E 代谢异常与肿瘤

（一）维生素 E 的代谢

人体内 α- 生育酚和 γ- 生育酚的主要来源是以植物性食物或油类为主，两者的吸收率是一样

的，但 γ- 生育酚在组织内的储留量是受限的，其生理作用也仅为 α- 生育酚的 10% 左右，血浆中的脂类和维生素 E 有密切的联系。生育酚被吸收之前需在肠道中水解，维生素 E 在胆酸、胰液和脂肪的存在时，在脂酶的作用下以混合微粒，在小肠上部经非饱和的被动弥散方式被肠上皮细胞吸收。各种形式的维生素 E 被吸收后大多由乳糜微粒携带经淋巴系统到达肝。肝中的维生素 E 通过乳糜微粒和极低密度脂蛋白（VLDL）的载体作用进入血浆。乳糜微粒在血循环的分解过程中，将吸收的维生素 E 转移进入脂蛋白循环，其他的作为乳糜微粒的残骸。α- 生育酚的主要氧化产物是 α- 生育醌，在脱去含氢的醛基生成葡糖醛酸。葡糖醛酸可通过胆汁排泄或进一步在肾中被降解，产生 α- 生育酸，从尿酸中排泄。

（二）维生素 E 与肿瘤

关于膳食或血中生育酚浓度与结肠直肠癌发病风险的 2 项病例对照研究，White 等指出维生素 E 的缺乏与结肠直肠癌的发生具有正相关性。但 Ingles 等并没有发现膳食维生素 E 或其补充剂的摄入对结肠直肠癌的发生具有预防作用，但却发现血中 α-T：γ-T 的比值与大腺瘤（≥ 1cm）的出现存在明显负相关关系（$OR=0.36$，95% CI：20.14 ～ 0.95）。一项 Meta 分析指出，血中 α-T 浓度高者具有略低的结肠直肠癌发病风险（$OR=0.6$，95% CI：0.4 ～ 1.0）。维生素 E 与前列腺癌关系的 14 个病例对照研究中，有 7 个证实了膳食或补充剂的摄入或血中生育酚浓度与前列腺癌发病风险呈负相关，但一些队列研究并没有发现维生素 E 膳食和（或）补充剂摄入或其血液中浓度与前列腺癌间关联。维生素 E 与乳腺癌的研究，7 个病例对照研究观察的是血浆 α-T 和 γ-T 与乳腺癌的关系，在部分探究中两者呈负相关。生育酚与肺癌的 4 个病例对照研究，发现 3 个肺癌患者中血清 α-T 浓度比对照组低，但 2 个研究并没有发现病例组和对照组在血浆 γ-T 浓度方面存在差异。生育三烯酚与肿瘤的研究发现给患有肿瘤的小鼠喂饲生育三烯酚能延长其寿命，Komiyama 等给患有纤维瘤的小鼠喂维生素 E 也发现生育三烯酚和生育酚均具有抗癌活性，生育三烯酚与生育酚相比效果明显。He 等发现生育三烯酚可以抑制小鼠体内恶性黑色素瘤的转移。

四、维生素 K 代谢异常与肿瘤

（一）维生素 K 的代谢

人体中的维生素 K 可以从食物中直接获得，也可以由肠道细菌合成。从食物中获得的维生素 K 像其他脂溶性维生素一样，可与食物中的脂类在胆汁酸盐的作用下，由消化道吸收后，与乳糜微粒相结合再由淋巴系统运输入血，送至肝内利用，少部分被储存，其余的经分解后，经尿液排出，或进入肠肝循环。维生素 K 在正常人体内并不缺乏，一是因为它在食物中广泛分布，二是因为人体肠道内的细菌能够合成维生素 K。但维生素 K 在体内储存量少，若因疾病吸收不良，如用抗生素或磺胺类药物进行肠道消毒，就会使维生素 K 在体内的合成减少，而出现维生素 K 缺乏。此外，新生婴儿的肠道在出生时是无菌的，不能靠肠道细菌来合成维生素 K，如果他们没有从母体中获得足够的维生素 K，也会产生维生素 K 缺乏症。在动物体内具有生物活性的是维生素 K_2，而维生素 K_1 和维生素 K_3 都要转化为维生素 K_2 才能发挥作用。

（二）维生素 K 与肿瘤

体内和体外试验都指出维生素 K_2 具有抗癌活性。HOS TE85 人骨肉瘤细胞株和 MC3T3-E1 鼠成骨细胞株在含有各种浓度的维生素 K 和无维生素 K 的培养基中孵育 3 日，结果显示这两种细胞株的增殖可被维生素 K_2 剂量依赖性地抑制。临床上一个患有骨髓增生异常综合征的 80 岁的女性，每日口服维生素 K_2 类似物 45mg，服用 14 个月后，该患者的全血细胞减少症状得到改善，不再需要输血。此外，一项日本研究招募 121 例肝癌患者，经过常规治疗后，患者每日服用 45mg 维生素 K_2，结果显示可以明显改善患者的生存状态。维生素 K 是一种与血液具有密切关系的维生素，因此若体内维生素 K 代谢异常将与骨髓异常和白血病的发生、发展有密切关联。

五、B 族维生素代谢异常与肿瘤

（一）B 族维生素的代谢

B 族维生素是一个家族，包括维生素 B_1、维生素 B_2、烟酸、维生素 B_6、叶酸和维生素 B_{12} 等。食物中的维生素 B_1 有 3 种形式，即游离形式、硫胺素焦磷酸酯和蛋白磷酸复合物。结合形式的维生素 B_1 在消化道裂解后在空肠和回肠吸收，经尿液排出，不能被肾小管重吸收。维生素 B_1 在肝、肾和白细胞内可转变成硫胺素焦磷酸酯，是体内 α- 桐酸氧化脱羟酶的辅酶。人膳食中的大部分维生素 B_2 是以 FMN 和 FAD 辅酶形式和蛋白质结合存在。进入胃后，在胃酸的作用下与蛋白质分离，在上消化道转变为游离型维生素 B_2，在小肠上部被吸收；烟酸主要是以辅酶的形式存在于食物中，吸收后的烟酸经门静脉进入肝，转化成烟酰胺腺嘌呤二核苷酸和烟酰胺腺嘌呤二核苷酸磷酸，过量的烟酸大部分直接或经甲基化后经尿液排出。维生素 B_6 在小肠中的吸收速度，依吡哆醛、吡哆醇和吡哆胺的吸收速度依次减慢，吸收后的维生素 B_6 磷酸化后，以辅酶的形式存在于机体各组织中，代谢产物经尿排出，极少部分经粪便排出；食物中的叶酸以蝶酰多聚谷氨酸的形式存在，要经过胆汁和小肠中的 γ- 谷氨基羧肽酶（γ-glutamyl carboxy peptidase）水解成蝶酰单谷氨酸和二谷氨酸，吸收的叶酸以 N5- 甲基四氢叶酸的形式存在于血中由叶酸受体被摄取进入细胞内，经门静脉进入肝，在二氢叶酸还原酶的作用下，转变为具有活性的四氢叶酸，叶酸可通过尿液及胆汁排出；食物中的维生素 B_{12} 与蛋白质结合进入人体消化道，在胃酸、胃蛋白酶及胰蛋白酶的作用下，维生素 B_{12} 与胃黏膜细胞分泌的一种糖蛋白内因子（intrinsic factor，IF）结合。维生素 B_{12}-IF 复合物主要在回肠被吸收，可由尿排出，部分从胆汁排出。

（二）B 族维生素与肿瘤

某营养生态学研究显示，维生素 B_1 的缺乏与癌症的死亡率呈正相关。如有报道指出 Wernicke 脑病是由于维生素 B_1 缺乏引起的；在维生素 B_2 与癌症预防研究中表明维生素 B_2 缺乏与食管癌发生关系较为密切，在人群干预试验中也取得相同的效果。早期的动物实验研究表明维生素 B_2 缺乏可导致上消化道上皮组成和皮肤炎症、萎缩、角化过度，甚至溃疡等病变。Rensburg 对 21 个高发区和 17 个低发区居民的主食研究表明，高发区维生素 B_2 的缺乏比较突出；流行病学资料表明膳食维生素 B_6 摄入和血中磷酸吡哆醛水平与结直肠癌呈负相关。日本公共健康中心的预期研究（81 184 例）表明，低维生素 B_6 摄入可增加结直肠癌的危险。欧洲痛症与营养预期研究入选 10 个国家 519 978 人，发现血中维生素 B_6 和甲硫氨酸水平与肺癌呈负相关；多数流行病学研究表明，从食物中吸收叶酸的量，以及血液中叶酸浓度均与结直肠癌发生风险呈负相关。通过评估饮食摄取量和血液中叶酸水平与结直肠癌或其癌前病变关系的研究显示，高叶酸摄入者的结直肠癌发生率明显低于低叶酸摄入者；有报道称烟酸对矿工肺癌（尤其是鳞癌）有较强的保护作用。在比利时进行的一项病例对照研究表明，胃癌发病率降低与摄入较多的维生素 B_1 和烟酸有关。有研究者发现，以烟酸含量低的玉米为主食的某些地区，居民食管癌发病率较高。烟酸缺乏还可损害多聚腺苷二磷酸核苷酸结构，增强乙基亚硝基脲，从而引起肿瘤。

六、维生素 C 代谢异常与肿瘤

（一）维生素 C 的代谢

虽然维生素 C 在体内的代谢过程及转换方式仍无定论，但可以确定的是维生素 C 的最后代谢物经尿液排出。草酸是维生素 C 的其中一个代谢产物，由实验得知，即便是摄取高量的维生素 C，尿中草酸量并不会因此而增加，因此无须担心维生素 C 会带来结石的问题。维生素 C 经肾排泄，所以肾具有调节维生素 C 排泄率的功能。当组织中维生素 C 到达饱和量时，排泄量会增多，反之则减少。

（二）维生素 C 与肿瘤

体内外研究和流行病学调查结果表明，人体内的维生素 C 和 β- 胡萝卜素慢性缺乏均易引起消化道恶性肿瘤；胃黏膜癌前期病变患者血清中维生素 C 含量明显降低，40 岁以上中年人胃黏膜分泌的维生素 C 亦明显降低，说明中老年人胃癌发生率增高可能与维生素 C 分泌减少有关，增加维生素 C 的摄入可明显降低癌症发生的危险性，高浓度维生素 C 也能预防或阻止胃癌的发生和发展。在正常结肠黏膜中维生素 C 水平较高，但结肠腺癌和结肠癌患者结肠黏膜中维生素 C 含量却明显降低，这提示结肠癌的发生和发展可能与结肠黏膜中维生素 C 的含量密切相关。但目前也有学者认为维生素 C 对某些肿瘤的预防效果不明显。Michaud 等对 27 111 名年龄在 50 ～ 69 岁的男性吸烟者进行 11 年的跟踪调查，发现其中有 34 名发展为膀胱癌，对该人群进行食谱调查分析及依赖性实验分析，发现维生素 C 的摄入与吸烟者膀胱癌的危险度无关，即不能明显降低膀胱癌的危险度，但对一般人群或许会有一定的预防膀胱癌的作用。此外，Le 等则认为蔬菜、水果有利于防治肿瘤，主要是因为其含有多种酚类物质，而不是维生素 C 的缘故。因此，维生素 C 对癌症影响的一些假说有待进一步验证。

第二节　肿瘤矿物质代谢异常

人体几乎含有自然界存在的所有元素，在这些元素中，除了碳、氢、氧和氮组成碳水化合物、脂肪、蛋白质、维生素等有机化合物，其余元素均为矿物质（mineral），亦称无机盐或灰分。按照化学元素在机体体内含量的多少，可分为常量元素或（宏量元素）及微量元素。前者指含量大于体重 0.01% 的元素，每人每日需要量在 100mg 以上，而后者指含量小于体重 0.01% 的元素，每人每日需要量在 100mg 以下，部分常见的矿物质营养素的功能、每日需要量和来源见表 1-6-2。无论是常量元素还是微量元素，都与肿瘤关系有着密切的联系。关于两者关系的研究多集中在 3 个方面，即矿物质在肿瘤发生、发展过程中所发挥的作用，矿物质的含量和代谢异常与癌发生的关系，以及某些微量元素的抗癌作用。人体中含有适量的必需微量元素是有益的，含量过高或过低都会对人体产生危害。例如，钙和镁等常量元素，以及铁、锌、硒、碘、氟等微量元素的代谢异常都与癌症的发生、发展有密切关系。此外，镉、铅、砷、铬和镍等在自然界中某些地区的高本底含量，以及工业开采、工农医领域的应用对食物、饮水、大气中的环境污染增加了职业暴露人群及相关民众的慢性重金属中毒，甚至是增加了某些肿瘤的发病风险。

一、常见常量元素代谢异常与肿瘤

（一）常见常量元素的代谢

矿物质中常量元素包括钙（Ca）、磷（P）、钠（Na）、钾（K）、氯（Cl）、镁（Mg）、硫（S）等。其中，食物中的钙主要以化合物的形式存在，经过消化变成游离钙才能被小肠吸收。肠钙吸收是依赖于维生素 D 及其代谢产物 1, 25- $(OH)_2D_3$ 的转运过程。除主动转运外，肠钙吸收还有被动扩散过程。正常情况下，人体摄入的钙经体内代

表 1-6-2　常见矿物质的功能、每日需要量及来源

营养素	功能	每日需要量	来源
钙	构成骨骼、牙齿，供给离子化钙，与镇静神经、血液凝结、肌肉收缩舒张和腺体分泌都有关	0.6～1.2g	乳、蔬菜
磷	构成骨骼、肌肉、神经（与钙、钾、蛋白、脂肪等结合）协助糖和脂肪的吸收和代谢，参加缓冲系统，维持酸碱平衡	0.4～1.2g	乳、肉、豆、五谷
铁	制造血红蛋白及人体其他铁质化合物；人体氧化作用	15～18mg	肝、蛋黄、血、瘦肉、绿色蔬菜、桃、杏
锌	构成几种酶，如红细胞交换二氧化碳的酶、小肠的水解蛋白酶等	5～15mg	初乳、各种食物
铜	对血红蛋白的形成有触媒作用，是很多酶系统的重要成分	1～3mg	肝、肉、鱼

谢后，多余的钙经过肾、消化道、乳汁、汗液等途径排出体外。肾对人体内钙的平衡起主导作用，如肾小球的滤过和肾小管对钙的重吸收，使人体内钙平衡。在正常情况下，只有离子钙与小分子物质结合，钙才能从肾小球滤过。

磷的代谢过程与钙相似，体内的磷平衡取决于体内和体外环境之间磷的交换。镁可通过被动扩散和主动转运等方式在小肠被吸收，净吸收一般为 30%～40%，吸收后 4 小时血浆镁可达最大值。

肠道除吸收饮食镁外，还可重吸收消化液中所含的镁。镁可随尿液、粪便及汗液等排出体外。其中粪镁为未吸收部分，汗镁只在高热或活动量增多时出现少量，尿镁随饮食摄入镁的高低而升降。

钠在小肠上部吸收率极高，在空肠的吸收大多是通过被动转运的，而在回肠则大部分是主动吸收。钠与钙在肾小管内的重吸收过程存在一定竞争性，因此钠摄入量高时，会使钙的重吸收减少，而增加尿钙排泄。进入人体的钠，大部分通过肾经尿排出，少部分经汗液排出。交感神经系统同时调节肾钠潴留与排泄。食物中的钾约 90% 可在较短时间内经肠道吸收，未吸收的可随粪便排出。

肾对钾的排泄能力很强，主要经尿液排出，在肾功能良好时，其排钾量与人体钾摄入量大致相等，钾过多摄入不会引起血钾的异常增高；在摄入钾极少时，肾仍排出一定量的钾，甚至在停止摄入钾时，每日还从尿液中排出钾 20～40mmol（约占总体钾的 1%）。钾在肠道经粪便排出量很少，约占摄入量的 10%，只有在严重腹泻和呕吐时，由于排出大量含钾丰富的消化液，才会造成大量钾流失。汗液也是钾的一个排出途径，但平常排泄量很少，仅在大量出汗时才可造成一定钾量的流失。

（二）常见常量元素与肿瘤

有研究表明，每日钙摄入量不足或因食用药物，以及某些过敏性疾病等因素导致人体内钙吸收代谢异常与肿瘤的发生、发展有非常密切的关系。如一项关于钙、维生素 D 和乳制品摄入与绝经期女性乳腺癌风险的大型前瞻研究表明，膳食中的钙及乳制品摄入量的增加，能一定程度上降低绝经后女性的乳腺癌发生风险，膳食钙摄入量最高组（1250mg/d 以上）与最低组（500mg/d 以下）相比，乳腺癌的相对危险度降低了 20%。

许多学者认为镁与胃癌的发生有关，饮水硬度高、镁含量高的地区的人群患癌率低。胃癌患者血清镁浓度明显低于正常人，提示血清镁降低可能与胃癌发生密切相关。另外，孙淑明等研究发现微量元素镁、铜、锌缺乏还可通过影响其他因素如胃部的幽门螺杆菌、超氧化物歧化酶活性等而促进胃癌发生。Dai 等最新研究显示血镁水平影响血钙水平，与前列腺癌发生相关，低镁血症水平、高钙/镁比例将增加男性患前列腺癌的风险。

报道较多的是钠的摄入、吸收与代谢与胃癌的发生有很大关系。一项生态学研究表明，高盐饮食与胃癌的相关性，其中幽门螺杆菌与高盐饮食共同作用是胃癌重要的增强因子。

目前有关磷和钾代谢异常与肿瘤的报道并不多，但也有报道指出膳食磷的摄入对右侧结肠癌有保护作用。但是高磷酸盐摄入会诱发部分皮肤肿瘤的发生，降低膳食磷酸盐的摄入，可作为化学预防治疗的一个新靶点。一项意大利研究报道表明人体内钾的代谢异常对胰腺癌的发生存在一

定风险。

二、常见微量元素代谢异常与肿瘤

（一）常见微量元素的代谢

矿物质中常见微量元素包括铁（Fe）、铜（Cu）、碘（I）、锌（Zn）、硒（Se）等。铁的一般来源为食物摄入动物（Fe^{2+}）或植物（Fe^{3+}），以及衰老红细胞中 Hb 释放的铁。铁一般在小肠经主动转运在十二指肠及空肠上段被吸收。吸收的 Fe^{2+} 在小肠黏膜上皮细胞中氧化为 Fe^{3+}，并与脱铁蛋白结合成铁蛋白。吸收入血的 Fe^{2+} 经铜蓝蛋白氧化为 Fe^{3+} 与血浆中的转铁蛋白结合，才被转运到各组织中。每一分子的转铁蛋白可与两分子的 Fe^{3+} 结合。体内仅 1/3 的转铁蛋白呈铁饱和状态。说明正常情况下，转铁蛋白饱和度为 33%。人体中铁可由体表或消化道细胞脱落排除。经粪排出铁 < 1mg/d，经尿液、经皮肤汗液排出铁少，哺乳女性经乳汁排出铁 1mg/d。

铜主要经呼吸道和消化道吸收，吸收部位主要在胃和小肠上部。食物中的铜进入消化道后，只有 20% ～ 30% 经胃肠道吸收，大部分经消化道排出。一方面，铜可经胃肠道吸收进入血液，铜离子与血浆中白蛋白结合进入肝，再与肝生成的 α_{12}- 球蛋白结合，形成铜蓝蛋白。2 ～ 5 小时后，新合成的铜蓝蛋白可从肝进入血液。另一方面，铜被吸收后运送至肝、骨髓等处，用于合成血浆铜蓝蛋白及铜酶，参与血红素及细胞色素的合成。肝在铜的代谢和内环境稳定中起核心作用。铜的主要排泄途径是通过胆汁转运到胃肠道后由粪便排出。

人体摄入的硒主要有硒半胱氨酸（Sec）和硒蛋氨酸（SeMet）两种形式。硒主要在十二指肠被吸收，人体对食物中硒的吸收率为 60% ～ 80%。硒在体内大致分为 2 个代谢库，一个是硒蛋氨酸代谢库（非调节储存库），另一个是硒调节代谢库。硒蛋氨酸是唯一可进入硒非调节储存库的含硒化合物，而硒半胱氨酸、亚硒酸钠和硒酸钠进入硒调节代谢库。当膳食硒供应不足时，硒蛋氨酸可通过转硫途径降解为硒半胱氨酸供机体合成硒蛋白用，但硒半胱氨酸、亚硒酸钠和硒酸钠不能进入硒蛋氨酸代谢库中。经肠道吸收进入体内的硒经代谢后大部分经尿排出，少部分由粪便、汗液排出。

锌主要在小肠被主动吸收，一部分通过肠黏膜细胞转运到血浆，同白蛋白及 α- 巨球蛋白结合，或与氨基酸和其他配价基结合后分布于各器官；另一部分则储存在黏膜细胞内缓慢释放。粪便是锌排泄的主要途径，一部分锌与组氨酸形成复合物从尿液中排出。

膳食和水中的碘主要为无机碘化物，经口进入人体后，在胃及小肠上段被迅速、完全吸收。有机碘需要经肠降解释放出碘化物后才能被吸收，但甲状腺激素碘约有 80% 可直接吸收。被吸收的碘很快转运至血浆，遍布于全身各组织中。消化道吸收的碘进入门静脉。有机碘经肝改造为无机碘化物后，一部分进入血液循环，输送至甲状腺、心、肺、肾、肌肉、皮肤及其他组织；另一部分则由肝转入胆汁，再进入消化道，其中有的经再吸收重新进入门静脉到肝，谓之"肠肝循环"。余下部分经肠道排出体外。肾是碘排出的主要途径，未被吸收的有机碘主要从粪便排出，少部分也可由肺、皮肤及母乳排出。

（二）常见微量元素与肿瘤

肝是体内铁代谢的重要器官。肝细胞癌（hepatocellular carcinoma，HCC）的发生与多种病因有关，而因铁摄入过多、铁代谢异常引起肝铁沉积过多与 HCC 关系的研究近年来越来越多。早在 1929 年就有流行病学研究显示非洲人群饮食铁过量发生 HCC 的相对危险为 3.1% ～ 23.5%，提示铁超载可能在其中发挥着直接或间接作用。现认为铁超载的发生与铁代谢相关基因突变和异常表达、氧化应激反应、免疫紊乱、促进癌细胞生长等因素有关。研究表明体内储存铁和（或）饮食纳入铁增多会像储存铁的释放一样导致 DNA 氧化损伤，诱导乳腺癌的发生。但也有些相反的观点，4 个队列研究了有关铁与乳腺癌危险性的关联，评估了血清铁浓度、总铁结合力和转铁蛋白饱和度值、饮食铁量及血红素铁、饮酒与乳腺癌发病无关。

碘摄入量与甲状腺癌的关系研究颇多，但仍存在争论。Kolonet 等在甲状腺癌高发的夏威夷进行病例对照研究，发现碘摄入量高是甲状腺癌的危险因素，但意大利学者认为低碘导致的促甲状腺激素升高，以及高碘引起的甲状腺肿大都有可能导致甲状腺癌的发生率增加。另外，美国学者近年研究报道缺碘对女性威胁较大，因为碘缺乏引起甲状腺功能减退，将导致甲状腺激素、催乳激素、性激素等的不平衡和紊乱，从而更容易诱发乳腺癌、甲状腺癌、子宫内膜癌、卵巢癌等疾病。

研究表明锌对肿瘤的影响是多方面的。缺锌可引起动物和人体免疫缺陷，使 T 淋巴细胞功能不全。锌在分子水平参与很多酶促反应，如超氧化物歧化酶是机体细胞抵御氧化和损伤最重要的酶类之一。锌作为该酶的重要组成部分，有报道称乳腺癌组织中含锌量比正常组织高 5 ～ 7 倍，说明锌过多与癌症的发生与转移扩散有关。通过检测胃癌、胃炎患者血锌的浓度，结果表明胃癌、胃炎患者血锌浓度低于正常水平，以胃癌降低更明显。结肠癌、肺癌患者与正常人血清相比锌含量明显降低，Cu/Zn 明显升高。恶性肿瘤患者在癌细胞快速生长代谢过程中对锌的利用增加，导致锌在组织中积累或排泄增多，使肿瘤患者的血清锌明显低于正常对照组（$P < 0.01$），因此体内锌过多或过少都会诱导癌症的发生、发展。

流行病学的资料表明土壤和植物中的硒含量、人群中的硒摄入量、血清中硒水平与人类各种癌（肺癌、食管癌、胃癌、肝癌、肠癌、乳腺癌）的死亡率呈负相关。硒化合物在高浓度时对癌细胞有直接的细胞毒作用，会损伤细胞的结构，导致膜的崩解，从而杀伤癌细胞；低硒水平则会导致甲状腺对氧化损伤的防御解毒功能降低，产生大量的氧自由基，使致癌基因突变，导致肿瘤发生。另有研究发现，甲状腺肿瘤组织中，各种含硒蛋白的表达异常，且与不同肿瘤组织类型有关。

有研究表明血清中铜离子浓度和铜/锌比值升高与胃癌、肺癌、食管癌、喉癌、鼻咽癌等发病率呈正相关。细胞内过量的铜离子可使自由基增多，引起脂质过氧化，造成生物损伤，促使细胞癌变。正常人 95% ～ 96% 的血清铜与铜蓝蛋白结合后被神经氨酸酶脱去唾液酸而在肝内降解后将铜排出，若铜蓝蛋白降解受阻或唾液酸重结合增多均可能导致血清铜升高，从而诱发肿瘤的发生。

（刘　宁　孔　娟）

参 考 文 献

石汉平, 凌文华, 李薇, 2012. 肿瘤营养学. 北京：人民卫生出版社.

Barrea L, Gallo M, Ruggeri RM, et al, 2021. Nutritional status and follicular-derived thyroid cancer: An update. Crit Rev Food Sci Nutr, 61(1): 25-59.

Bhattacharjee A, Basu A, Biswas J, et al, 2017. Chemoprotective and chemosensitizing properties of selenium nanoparticle(nano-se)during adjuvant therapy with cyclophosphamide in tumor- bearing mice. Mol Cell Biochem, 424(1-2): 13-33.

Chakraborty P, Roy SS, Basu A, et al, 2016. Sensitization of cancer cells to cyclophosphamide therapy by an organoselenium compound through ROS-mediated apoptosis. Biomed Pharmacother, 84: 1992-1999.

Chen Y, Zhang SP, Wang XY, et al, 2015. Disordered signaling governing feroportin transcription favors breast cancer growth. Cell Signal, 27(1): 168-176.

Cheng C, Geng F, Cheng X, et al, 2018. Lipid metabolism reprogramming and its potential targets in cancer. Cancer Commun(Lond), 38(1): 27.

Choi J, Kim ES, Koo JS, 2018. Expression of pentose phosphate pathway related proteins in breast cancer. Dis Markers, 2018: 9369358.

Ciebiera M, Ali M, Zgliczyńska M, et al, 2020. Vitamins and uterine fibroids: current data on pathophysiology and possible clinical relevance. Int J Mol Sci, 21(15): 5528.

di Masi A, Lebofe L, De Marinis E, et al, 2015. Retinoic acid receptors: from molecular mechanisms to cancer therapy. Mol Aspects Med, 41: 1-115.

Liao Y, Huang JL, Qiu MX, et al, 2015. Impact of serum vitamin D level on risk of bladder cancer: a systemic review and meta-analysis. Tumour Biol, 36(3): 1567-1572.

Manson JE, Cook NR, Lee IM, et al, 2019. Vitamin D supplements and prevention of cancer and cardiovascular disease. N Engl J Med, 380(1): 33-44.

Meng YT, Sun TJ, Yu J, et al, 2019. Dietary intakes of calcium, iron, magnesium, and potassium elements and the risk of colorectal cancer: a meta-analysis. Biol Trace Elem Res, 189(2): 325-335.

Patra KC, Hay N, 2014. The pentose phosphate pathway and cancer. Trends Biochem Sci, 39(8): 347-354.

Samykutty A, Shetty AV, Dakshinamoorthy G, et al. 2013 Vitamin k2, a naturally occurring menaquinone, exerts therapeutic effects on both hor-mone-dependent and hormone-independent prostate cancer cells. Evid Based Complement Alternat Med, 2013: 287358.

Siegel RL, Miller KD, Jemal A, 2018. Cancer statistics, 2018. CA Cancer J Clin, 68(1): 7-30.

Suzuki M, Wu S, Mimura M, et al, 2020. Construction

and applications of a B vitamin genetic resource for investigation of vitamin-dependent metabolism in maize. Plant J, 101(2): 442-454.

Vyas N, Companioni RC, Tiba M, et al, 2016. Association be-tween serum vitamin D levels and gastric cancer: A retro-spective chart analysis. World J Gastrointest Oncol, 8(9): 688 -694.

Weinstein SJ, Purdue MP, Smith - Warner SA, et al, 2015. Serum 25-hydroxyvitamin D, vitamin D binding protein and risk of colorectal cancer in the prostate, lung, colorectal and o-varian cancer screening trial. Int J Cancer, 136(6): 654 -664.

▶▶ 第7章 肿瘤水代谢

水是人体结构的重要部分，它不仅可以维持人体的细胞结构，协助新陈代谢，还能帮助运送人体所需的营养素，并将代谢废物排出体外。水还能帮助调节身体的体温，使眼睛、口腔及鼻道保持湿润，它促进细胞新陈代谢并参与维持细胞的正常形态和完整细胞膜。可以说，人体的生命活动是围绕水进行的，没有水就没有生命。随着工业的发展，世界范围的空气和饮水水源污染越来越严重，人类饮用水的危机也越来越大。水中病原微生物、重金属和有机物等污染并存。饮水污染危害健康形势严峻。科学研究发现，癌症是有害物质在人体细胞内外体液中的长期积累而造成细胞组织的损害，从而造成急性恶化，而癌细胞的扩散也是通过细胞体液来进行的。

第一节 正常水代谢

水的代谢调节主要通过口渴感觉、抗利尿激素及肾来调节，汗腺及呼吸也起部分调节作用。水摄入调节主要依赖神经调节，当有效循环血容量减少、体液高渗或口腔黏膜干燥时，刺激下丘脑的渴感中枢，引起口渴而增加水的摄入量；当摄入量达到一定程度后，渴感消失。水的排泄主要依赖抗利尿激素、醛固酮和肾的调节。

一、水的分布

水是人体含量最多的成分。全身含水量占体重的50%～70%。人体2/3的水在细胞内液，1/3的水在细胞外液，其中2/3的细胞外液为组织间液，1/3的水在血管内，其余的分布在软骨及结缔组织中。人体含水量因年龄、性别和体态的不同而不同，决定因素是体内脂肪的含量。女性因脂肪组织多而总体水量较男性少，体胖者较体瘦者少。一般成年男性含水量占体重的55%～60%，女性为50%～55%，儿童可达75%～80%（图1-7-1）。人体含水量随年龄增长而下降。各组织器官的含水量相差很大，以血液中最多，脂肪组织中较少。肥胖的人对失水性疾病耐受性差，而能较好地耐受慢性消耗性疾病。消瘦患者则耐受失水与消耗均差，对创伤、感染等急性病症都处于不利状态。

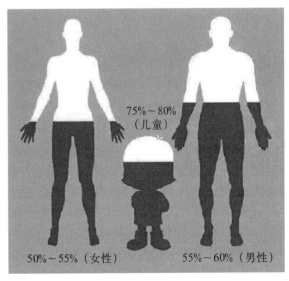

图1-7-1 儿童和成年人体内的含水量

二、水在人体内的流程

（一）主要流程

1. 水的进入 水通过我们的口而入食管再进入消化器官胃中，留下胃所需的那部分水后，其余的水与胃内的物质一并进入肠道系统。胃所吸收的水分非常少，绝大部分水都是通过小肠和大肠黏膜吸收的。

2. 水的输送 水分和营养素通过淋巴液送入血液中，成为血液的主要成分，注入静脉，然后

83

送往心脏。由动脉送出的血液经血管分支输送到身体的各个角落。其中一些水分连同氧气和营养素被肝等器官组织细胞接收，作为器官运作的基础，另有一些水分被送到指尖等末端组织，形成滋润组织细胞的组织液。整个补给过程的关键在于平衡血管内外液体。血管内的血浆蛋白会将血管外的液体吸引到血管内，我们把这种吸引力量称为"胶体压"。在动脉系统的微血管中，血压比胶体压高，所以血液中一部分的水、氧气和营养素都会被推挤到血管外的组织液中，以供应"饥渴"的组织细胞营养。但在静脉系统的微血管中的情况却恰恰相反，这里的胶体压比血压高，所以细胞会将那些即将交换的水、二氧化碳和废物从细胞中溶解到组织液，后被血管吸收，进入血液循环系统，最终由肾处理。不过，如果食物中缺乏蛋白质而导致血浆蛋白不足，致使胶体压减弱，而无法将含有废物的组织液吸收回血管，水分就会积存于组织细胞之间形成水肿。

3. 水的排泄　肾是人体水分的控制中心，专门负责处理水分的分布，以及电解质和酸碱的平衡。形象点说，肾既是过滤血液的"净化厂"，也是制造尿液的"生产厂"。肾有一套被称为"肾元"的过滤系统，正常人每个肾约含 130 万个肾元，每个肾元都是由含有一簇小血管的肾小球和肾小管组成。在肾小球中，血球、大分子蛋白质和一些血液因含有的水分会被留住，其余则进入肾小管，再由它决定能够重返血液循环系统的成分及必须变成尿液排出体外成分。在经过仔细的筛选后，一些电解质等身体需要的物质，会由组成肾小管的上皮细胞重吸收回到血管中。而一些废物，如尿素、肌酸酐和尿酸，以及多余的盐分、水分和钙质等会留在肾小管内形成尿液。留在肾小管内的尿液，会从其末端排出，进入输尿管，储存在膀胱里。当膀胱的神经感觉到不能容纳更多的尿液时，就会向大脑发出排尿信号，然后进行排尿，水在体内的流程也就宣告结束。

（二）其他途径

人体结构是非常微妙的，有些水分会被用于其他用途，而从其他途径排出。如肠道最先分配到的水，经使用之后，与废水合并到一起肛门排出体外。同时，为了维持一定的体温，使皮肤保持湿润，借用体表蒸发的方式，以出汗的形式由人的毛孔排出体外。此外，还有一部分水则是由肺系统使用。肺会通过呼吸，以水蒸气的状态流

失水分，如在冬天时，我们口鼻中所呼出的水汽。这两种排出水分的方式虽然不是特别的重要，但也占了水分总排出量的 1/3（图 1-7-2）。

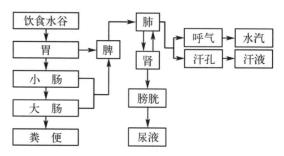

图 1-7-2　人体水代谢主要流程

三、水的平衡

人体每日将以多种方式排出水，所以水的摄入及保持动态平衡就显得尤为重要。正常人每日水的来源和排出都处于动态平衡中。体内水来源包括每日饮入水约 1200ml，摄入食物中所含的水约 1000ml，内生水 300ml。内生水主要来源于蛋白质、脂肪和碳水化合物代谢时产生的水。每克脂肪、糖和蛋白质氧化后分别产生 1.07ml、0.6ml 和 0.42ml 的水。体内水的排出以经肾排出为主，其次是经肺、皮肤和粪便排出。人体每日以散发体热的自然出汗和呼气排出的气体水的总量也高达 850ml，大便排泄的水约为 150ml，而为排出体内废物必须由尿液排出的水量为 1500ml，这样算下来，一个人每日的排水量约达 2500ml，从而保持人体内每日水的动态平衡。体内正常水平衡受口渴中枢、神经后叶垂体分泌的抗利尿激素及肾脏调节。

四、水的生理功能

（1）水是人体基本组成成分：维持生命活动、保持细胞外形和构成各种体液所必需的物质。

（2）营养物质的载体：摄入体内的各种营养物质，都必须通过水运送到机体各部位进行代谢，发挥作用。

（3）代谢产物溶剂：体内物质代谢产物，通过水运送到相关部位进一步代谢转化，或通过大小便、汗液及呼吸等途径排出体外。

（4）直接参与物质代谢，促进各种生理活动和生化反应。

（5）调节体温：水的比热高、蒸发热大、导热性强，可调节体温保持不变。

（6）润滑组织：水可滋润皮肤，润滑关节。

五、水在人体的作用

（一）身体的"给养员"和"清道夫"

水在人体的新陈代谢过程中扮演着给养员和清道夫的双重角色。水有很强的溶解能力，溶解从食物中获取的营养，以便运送到全身各个器官，为器官提供动力。同时，还会把身体各个器官产生的垃圾带走，排出体外。

（二）细胞的青春加油站

身体内的细胞含有大量的水，水分充足的细胞会饱满，富有弹性，这就是皮肤如婴儿般水嫩的原因。随着年龄的增长，水分在细胞中的含量降低，就像是水气球，装满水的时候饱满发亮，将水放掉一部分之后，气球就会变得皱瘪，布满纹路，皱纹就是皮肤缺水的表现之一。造成细胞缺水的原因有很多，除了年龄的增长，还有外界因素，如强烈的日晒。因此想要长时间保持年轻的皮肤状态，给细胞补水就变得很重要。

（三）身体的"管道疏通员"

水占据身体血液的83%，如果血液含量减少，血液就会变得黏稠不易流动，黏稠的血液经过细小的血管时就容易产生滞留，久之就会产生血管堵塞，也就是我们常说的血栓。人脑的血管密集且纤细，因此血栓更容易在脑产生，也就是我们熟知的卒中。这种病状常发生在身体水分含量较少的老年人身上。

（四）关节肌肉"润滑油"

水是身体内关节、肌肉、体腔的润滑剂，可以避免身体受到摩擦带来的困扰和损害。人活动的时候，关节就会产生摩擦和碰撞，水在其中起到缓冲的作用。

（五）补充矿物质

水中含有多种微量营养素，如多种矿物质，如钾、钠、钙、镁等人体所需的矿物质（图1-7-3）。

六、缺乏与过量

（一）饮水不足的危害

缺水时，除感到口渴外，还会出现皮肤干燥、唇裂、无力、尿少、头晕、头痛等现象，严重时还会出现发热、烦躁不安等精神症状。水分不足会导致胃肠消化、血液输送营养、体液浓度调节等的功能失常，还会引发腰酸背痛及变形性膝关节症、关节炎等疾病。如果失水超过体重的20%，则会导致死亡，高温季节的缺水后果比低温时更加严重。

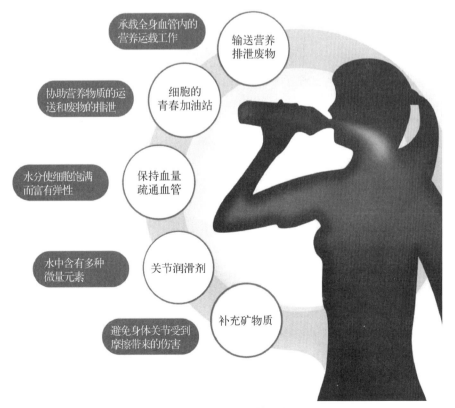

图 1-7-3　水在人体内的五大作用

（二）饮水过量的危害

饮水过量，超过肾的排出能力，会导致人体盐分过度流失，严重者会引起水中毒。水中毒时可因脑细胞肿胀、脑组织水肿、颅压增高而引起头痛、恶心、呕吐、记忆力减退、头晕眼花、虚弱无力、心跳加快等症状，甚至出现痉挛、意识障碍、昏迷、惊厥、恍惚和精神迟钝等。但体内水过多或水中毒的情况正常人极少出现，一般多见于肝、肾、心功能异常者。

第二节　水与肿瘤

水对我们的生命起重要作用，它是生命的源泉，是人类赖以生存和发展不可缺少的最重要的物质资源之一。人体生理功能是多方面的，而体内发生的一切化学反应都是在介质水中进行，没有水，养料不能被吸收；氧气不能运输到所需部位；养料和激素也不能到达它的作用部位；废物不能排除，新陈代谢将停止，人将死亡。关于水与健康的研究涉及面较广，水的摄入量及水中所含的各种有益的或有害的物质都与机体的各种急、慢性疾病，如胃肠道感染、心血管疾病、肿瘤的发生和发展有关。

一、饮水与肿瘤

水是与人体接触最为密切也是暴露最多的环境物质，所有饮用水的质量将直接影响到群体的健康。饮用水的种类有很多，如自来水、白开水和矿泉水等。我们现在用的自来水经历了多次改进才达到今天的样子。早在19世纪欧美一些国家由于排出的污水、粪便和垃圾等使地表和地下水源受到污染，造成霍乱、痢疾、伤寒等水传染病的多次大规模的暴发和蔓延，夺去成千上万人的生命。这些惨痛教训促进了饮用水的第一次革命。从19世纪初到20世纪60年代，饮用水的净化主要是以除去水中的浊度和杀灭水传染病原菌为目的，其代表的处理流程是粗滤→混凝沉淀→砂滤→投氯消毒，这个流程称为普通净水技术，它基本上消除了上述水传染病的暴发因素。地下水若水质较好，则仅需消毒处理。发达国家现已普遍采用在常规处理工艺前增加生物预处理、臭氧代替余氯处理和强化混凝等预处理，在常规处理工艺后增加活性炭过滤或生物过滤池深度处理等措施，降低饮用水中卤化副产物的含量。我们知道将自来水煮沸即可获得白开水。煮沸消毒法是一种最古老且又最常用的消毒方法，其消毒效果可靠，一般肠道传染病的病原体和寄生虫卵经煮沸3～5分钟均可全部杀灭。煮沸法也可有效降低水的硬度。白开水是目前为止最安全、最方便、最经济的饮水，但前提条件是源水安全。但有些人认为开水存在如下问题：煮沸水只能杀死部分细菌和病毒，对耐热菌无任何作用；已经杀死的细菌和病毒的尸体，仍然留在水中，成为"致热原"，临床常见的无名热原因多源于此；加温过程中生成了强致癌物质——三氯甲烷，它在开水中的浓度比自来水高几十倍，温度越高，时间越长，会促使水中有机物之间发生反应，这将使有害物质的浓度越来越高；人体所需的多种矿物质和微量元素变成水垢沉积在壶底；开水失去氧气，变成了"无氧水"，不利于向人体供氧。此外，水瓶胆内壁的水垢含有很多重金属等有害物质。纯净水是指经过深度净化制得的不含任何添加物，可直接饮用的水。纯净水的最大优点莫过于最大限度地去除了水中的细菌、病毒、重金属，特别是有机污染物，这是常规自来水处理工艺所达不到的。深度净化是指对已经符合《生活饮用水水质卫生规范》或《生活饮用水集中式供水单位卫生规范》要求的水，用各种方式（如活性炭吸附、微滤、超滤、反渗透、电渗析、蒸馏、离子交换树脂等）组合成的不同的水处理工艺进行净化处理。纯净水不应当是纯水。若纯净水在制作过程中，去除水中有害物质的同时，将水中含有的人体所需要的矿物质和微量元素一并去除，那么长期饮用纯净水不仅减少了有益元素的摄入，同时纯净水还可能作为一种"饥饿水"，促进体内有益元素的排出。长期饮用纯净水会影响人体内的酸碱平衡，弱化神经、肌肉和多种酶的活动，降低人体的免疫力，造成骨质变软，尤其是对孩子的健康成长不利。蒸馏水可算是最早的人造纯净水。上百年来蒸馏水只作为医药部门消毒、配药专用水。普通水经高温蒸发再冷凝而成蒸馏水，在其吸热、放热过程中，消耗大量能源，因此不宜作为饮用水大量生产。而且蒸馏水只能除去非挥发性物质，但氨、硫化氢等挥发性物质不能除去。

应尽量避免饮用蒸馏水，一般蒸馏水的水性太酸，容易伤害身体，对肾功能较弱的人士则更为不利。矿泉水是从地下深处自然涌出的或经人工揭露的、未受污染的地下矿水，含有一定量的矿物盐、微量元素或二氧化碳气体。在通常情况下，其化学成分、流量、水温等动态在天然波动范围内相对稳定。矿泉水目前主要以瓶装水或桶装水形式供应。饮用时风味佳美，有独特的适口感。根据身体状况及地区饮用水的差异，选择合适的矿泉水饮用，可以起到补充矿物质，特别是微量元素的作用。盛夏季节饮用矿泉水补充因出汗流失的矿物质是有效手段。但长期饮用矿泉水可能导致某些微量元素摄取过多。溴酸盐在国际上被定为 2B 级的潜在致癌物，是生产矿泉饮用水企业大量使用臭氧进行杀菌时，不可避免的一种毒副产物。如何去除溴酸盐或减少其含量成为矿泉水企业的一个重大难题。矿泉水不宜煮沸饮用。饮用矿泉水时应不加热、冷饮或稍加温为宜，不能煮沸饮用。因矿泉水一般含钙、镁较多，有一定的硬度，常温下钙、镁呈离子状态，极易被人体吸收，起到很好的补钙作用。煮沸时钙、镁易与碳酸根生成水垢析出，这样既丢失了钙、镁离子，还造成人体感官上的不适，所以矿泉水最佳饮用方法是在常温下饮用。

饮用水本身不具有致癌性，但以饮用水为载体的某些成分，如有机物、致突变物、致癌物和促癌物与癌症发病率或死亡率之间存在相关性。目前随着工业化的发展，水资源污染日益加剧，保护环境，保护水资源，有效控制水污染和防止水的富营养化是当前一个重要的环境与健康问题。加强健康教育和健康促进，注意饮水卫生，改变饮水习惯，改变饮用水类型，推广饮用深井水和自来水，控制和预防水体污染是控制癌症高发、提高居民健康水平的重要措施之一。

生活饮用水污染致突变或致癌物，随着工农业的发展，工业"三废"、农药的使用及大气污染的沉积，使多环芳烃类、各种重金属、农药及亚硝胺等有机化学物质广泛存在于水资源中。有学者使用 Ames 试验检测水中致突变或致癌物，为生活用水与肿瘤发病关系提供科学依据。1977 年美国国立癌症研究所从饮水中鉴定出 23 种致癌物、30 种致突变物、11 种促癌物。一些体外试验指出城市自来水的浓缩物及其组分具有致突变和致瘤作用。全世界饮用水中已查出 2000 多种有机化学物质，其中 765 种存在于水中，确定为致癌物的有 20 种，23 种为可疑致癌物，18 种为促癌物，56 种为诱变物。研究显示，饮用地面水、加氯水、甲烷浓度高的水、高度污染的地面水者的癌症危险性增加，其危险性可能并非来自同一化学致癌物，而是来自可能具有协同、相加或抑制作用的多种致癌物质。虽然饮用水中单个化学致癌物的浓度可能很低，但全部致癌物总的浓度就可能达到较高的水平。达到一定剂量将对动物或人引起阳性反应。因此，水中致癌物和诱变污染物的浓度即便很低，也可使总的发病率增加。若使用 Ames 试验检出水源中有需代谢活化的致突变物或自来水中有无须代谢活化的致突变物，均提示水源已经被污染并可产生致突变物，具有诱变性。自来水在净化过程中增加的新形成的致突变物，具有直接的诱变作用，从而增加自来水的危险性。因此，饮用水的污染可能与多种肿瘤的发生、发展密切相关。

（一）饮水与肝癌

随着城市化工业化进程的加快，环境污染日趋严重，新的致癌因素不断产生，许多水域受到污染。饮水中的许多污染物都与健康密切相关，如微囊藻毒素污染与肝癌的发病率呈正相关。李旭东等综合我国 1994 ～ 2008 年关于不同饮用水类型与人群原发性肝癌的病例对照研究和前瞻性定群研究文献进行 Meta 分析，结果表明饮沟塘水、河水浅井水等浅层地表水是原发性肝癌的危险因素。此外，饮生水可能也是个体患肝癌的危险因素增高的原因。另有研究表明，启东县居民肝癌高发病率与饮用水的污染有密切关系，常年饮用污染严重的宅沟水的居民比常年饮用长江、大河及井水的居民，其肝癌发病率明显升高，这种关系亦见于我区肝癌高发的广西壮族自治区扶绥县。江苏省启东市为玉米和棉花高产地区，有机氯用量很大，这类物质在自然界中会形成的多种降解物，对肝癌的形成有无关系值得研究。流行病学研究表明迄今肝癌的发病率与粮油食品中黄曲霉毒素污染、乙型肝炎病毒感染和饮用水的污染有密切关系。广西壮族自治区扶绥县肝癌高发区居民常年饮用积滞不流且污染严重的死塘水，只有少数人饮用井水，饮用塘水的肝癌病例多于饮用井水者。江苏启东市居民饮用宅沟水及泯沟水的肝癌发病率也比饮用井水者高。我国肝癌发病分布呈高度地方性。

（二）饮水与结直肠癌和膀胱癌

水摄入量与健康关系的研究提示，水摄入量与膀胱癌和结直肠癌可能相关。水摄入量过少，会使尿液中的致癌代谢废物浓度增加，尿量减少，膀胱中致癌代谢物排泄减慢，作用于膀胱黏膜的时间延长，从而增加癌症发病风险。水摄入量增加可以通过增加肠道蠕动和排便来促进代谢废物排泄，从而减少致癌物与肠道黏膜的作用时间，是结直肠癌的保护因素。但是也有一些研究并未发现水摄入量与膀胱癌和结直肠癌发病相关。造成结论不一致的原因可能是涉及这方面的研究都是流行病学研究，存在一些混杂因素，如膳食及生活方式等的干扰，从而影响水摄入量与肿瘤风险的评估。此外，动物实验研究显示单独的大剂量氯化消毒副产物（chlorination by product，CBP）（如氯仿、氯乙酸、MX等）暴露也会明显诱导大鼠和小鼠结直肠癌、膀胱癌等肿瘤的发生。通过病例对照研究、生态流行病学研究及回顾性队列研究来评价饮水氯消毒及其CBP与人群器官肿瘤发病和死亡的联系，表明饮水氯消毒及其CBPs暴露与人群多器官（膀胱、结肠、直肠）肿瘤的发生和死亡有关，但氯消毒及其副产物暴露与多数肿瘤的联系在各地研究报道中不尽一致，其中以膀胱癌与饮水氯消毒暴露联系最稳定，OR约为2.0，归因危险度百分比为14%～16%。

（三）饮水与胃癌

某些农业污染物，如农肥中所含的亚硝胺、亚硝酸胺前体物质、尿素、肌酐和各种烷基等，经亚硝化后少部分将转化成直接致癌剂，这些直接致癌剂与胃癌、食管癌的发病率呈正相关。另外，在体内形成的N亚硝基化合物同样也有致癌作用，并与胃癌、食管癌的关系最为密切。污染的水体中可能会有一些重金属的存在，如砷、镉等元素，其通过饮水等途径经消化系统进入人体后会抑制细胞的生长发育，破坏细胞内容物，降低酶类活力，可引起急慢性中毒。有研究发现，赞皇县胃癌高发区居民多饮用河水等浅表水源，而且多习惯饮用未经煮沸处理的生水。高发区居民饮用水水源中可检出苯并芘、亚硝胺、黄曲霉毒素等致癌物质。而且赞皇县胃癌高发区饮用水水源中硝酸盐、亚硝酸盐含量明显高于胃癌低发区赤城县。另有研究报道，在扩大各乡的调查研究中即使平衡与胃癌有关的混杂因素后，饮水类型与胃癌死亡率

仍呈现同一规律，即饮用自来水对降低胃癌死亡率具有明显的效应。河水具有更强的诱变性，但经净化处理后其诱变性明显减弱。

（四）饮水与食管癌

研究发现与饮用自来水相比，直接饮用河沟水可导致罹患食管鳞癌的危险增加，河沟水中大量的金属离子和细菌可能是导致食管鳞癌发病危险增加的主要原因。河沟水经过加明矾或次氯酸钙处理静置沉淀后，导致食管鳞癌的概率则明显下降。河水暴露可能与当地胃癌、食管癌的高发有关，不同饮用水类型与胃癌死亡率的关系的多篇报道均获得一致的结果，即饮用地表水患者的胃癌死亡率明显高于地下水。有研究表明饮用水对DNA的抑制作用越强，饮用此水的居民胃癌死亡率也越高，河水污染最严重，饮用河水的居民胃癌死亡率也最高，自来水污染较轻，饮此水的居民胃癌死亡率也较低。自来水则对胃癌、食管癌、肝癌症均有一定程度的保护作用。饮水是亚硝胺及其二类前体物质进入人体的主要渠道。研究表明在地表水被污染后，亚硝胺前体物质的含量明显升高，早井水和池塘水比河水和泉水高，浅井水比深井水高。亚硝胺对低等和高等动物都能诱发肿瘤，并且对实验动物几乎所有的脏器都能诱发肿瘤。但随着亚硝胺的种类、动物的种属不同，甚至使用剂量的改变，诱发出的肿瘤也是不一样的，如对称的亚硝胺在大鼠中主要引起肝癌，而不对称的亚硝胺在大鼠中主要引起食管癌。同样应用甲基苄基亚硝胺，在大鼠中主要引起食管癌，在小鼠中却更易引起胃癌。分别应用75mg/kg、37.5mg/kg、20mg/kg和10mg/kg 4个递减剂量的二丁基亚硝胺对4组大鼠诱发癌症，75mg/kg组诱发的主要是肝癌，37.5mg/kg组和20mg/kg组开始出现食管癌，10mg/kg组开始发生膀胱癌。因此，亚硝胺致癌的器官亲和性随剂量逐渐减少，从肝转至食管，随后又转至膀胱。

（五）饮水与其他癌症

多环芳烃亚硝胺等可通过水体污染引起消化系统的癌症，污染水体的放射性物质，有的可经水生生物的食物链人体浓集。长期接触微量的放射性物质，放射性物质在体内产生辐射，引起白血病、肺癌、胃癌、宫颈癌和骨肉瘤等，还可能引起其他病症和遗传变异。荷兰19个城市自来水被有机物污染情况和这些城市在1964～1976

年全年全年龄组男女肿瘤病死率之间的流行病学调查研究表明，以污染的地面水为水源的城市肿瘤死亡率比以地下水为水源的城市高。饮水中三卤甲烷含量与男性食管癌和胃癌病死率呈正相关。饮水中烷基苯类化合物的含量与食管癌、肝癌、肺癌的发病率呈正相关。新奥尔良是美国癌症病死率最高地区之一，该市白种男性的某些癌症病死率与饮用水密切相关。在制备自来水过程中，会向含有较多有机物的地面水源中加氯，这会生成多种有机氯，如三氯乙烯、氯仿等。已经证实的是小鼠口服高剂量三氯乙烯会发生肝癌，高剂量的氯仿也具有明显的致癌作用。有研究表明，三卤甲烷浓度的升高与膀胱癌、乳腺癌、肺癌和食管癌等发病率呈正相关。肝癌总患病率的 1.6% 和肾癌总患病率的 1.4% 都可能与饮水中含氯仿相关，但也有报道认为癌症死亡率与饮水氯化消毒无关。有学者开展了粤北某矿山废水对农村居民饮用水水质及肿瘤死亡影响的研究，结果显示，该矿山废水对附近农村居民饮用水（家庭自用井水）水质产生了一定影响，其铅、砷、汞等元素含量分别高于正常对照村；农村居民死亡率比较，观察村是对照村的 1.99 倍，分别为 3.08% 和 1.55%。死因比较，观察村以肿瘤死亡为主，并且各类肿瘤死亡中以食管癌为主，占 54.24%，而对照村肿瘤死亡仅占 20%，并且各类肿瘤死亡以肝癌多见。

二、水通道蛋白与肿瘤

水是细胞和细胞间隙的主要成分，细胞内外一切生命活动都是在水的微环境中进行。在消化、呼吸、循环、体温调节、毒素清除及神经内环境稳定等多种机体活动中都存在水的跨细胞膜转运。水通道蛋白（aquaporin，AQP）是对水专一的通道蛋白，普遍存在于动植物及微生物中，所介导的自由水快速被动的跨生物膜转运，是水进出细胞的主要途径。目前为止已克隆的哺乳动物水通道家族有 13 个成员（$AQP_0 \sim AQP_{12}$），其基因结构、基因表达调控、染色体定位、蛋白结构、组织分布和生理功能得到了较为深入的研究。AQP 的三级结构呈沙漏模式，允许水分子（H_2O）自由通过，但不允许水质子（H_3O）通过。AQP 广泛分布于机体组织细胞中，尤其在与液体分泌吸收有关的上皮细胞和内皮细胞中含量丰富，参与水的分泌、吸收及细胞内外水的平衡。根据 AQP 的渗透特异性，将 AQP 分

为 2 类，一般与特异的氨基酸序列相符。第 1 类仅对水有渗透性，包括 AQP_0、AQP_1、AQP_2、AQP_4、AQP_5、AQP_6、AQP_{11}、AQP_{12}；第 2 类包括 AQP_3、AQP_7、AQP_8、AQP_9 和 AQP_{10}，除转运水之外，还对其他小分子溶质，尤其是甘油有渗透性。近年来有关 AQP 与肿瘤关系的研究也成为热点。恶性肿瘤最基本的生物学特征是肿瘤组织的无限增殖和肿瘤细胞的异常分化。肿瘤增殖、侵袭和转移是一个高度选择性的过程，其依赖于肿瘤特性和它们周围独特的微环境之间的复杂反应，为满足快速增殖、分裂和侵袭转移的需要，癌细胞比正常细胞更需要水分子的快速跨膜转运，多数肿瘤有很高的组织间隙液体压力和微血管渗透性。最新的观点认为，AQP 全长 cDNA 的异位表达会引起许多表现型的改变，如细胞增殖活性加强，非依赖生长的增殖细胞固定等。表达 AQP 的肿瘤细胞在体外表现为较强的迁移能力，在体内则表现为局部侵袭能力增强、渗出增多。因此研究 AQP 在肿瘤中的表达和分布具有重要意义。

（一）AQP 的结构

AQP 单体是由 6 个跨膜螺旋和 5 个（A～E）连接螺旋的环构成，氨基末端及羧基末端皆位于细胞内。A 环、C 环、E 环在细胞外，B 环、D 环在细胞内。AQP 单体蛋白由两组内部串联重复序列组成。可把 AQP 大致分为氨基末端侧和羧基末端侧重复序列，每个重复序列包括 3 个跨膜螺旋结构和 1 个高度保守的环。胞内侧 B 环、胞外侧 E 环分别包含天冬氨酸-脯氨酸-丙氨酸排列片段，这 2 个环分别形成一个短的 α 螺旋，反折入细胞膜内相对形成 180°，进而形成第 7 个结构域，此结构域是水易化转运的关键空间结构。AQP 通常以四聚体的形式存在细胞膜上。每个蛋白单体均有独立的水跨膜转运功能。四聚体的中央形成第五孔道，同样可以转运水。Saparov 等认为，某些离子，如 K^+、Na^+、Cs^+、四甲铵可以通过 AQP_1 四聚体中央道。由于静电和位阻因素的存在，AQP 获得了只容单排水分子转运的能力。很多肿瘤都表达 AQP，其功能与细胞迁徙、增殖相关。与细胞增殖有关的 AQP 可能参与肿瘤的血管生成、局部侵袭、远处转移等。

（二）AQP_1 与肿瘤

AQP_1 作为最早被发现并报道的水通道蛋白家族成员，起初被称为可形成通道整合膜蛋白

（CHIP28），是研究者在鉴定人类 Rh 血型抗原时在红细胞膜上发现的一种疏水性跨膜蛋白。在细胞膜中，AQP_1 以四聚体形式存在。每个单体为一个分子量约为 28kDa 的蛋白质，分别由 6 个长 α 螺旋结构域（$H_1 \sim H_6$）构成。研究发现，AQP_1 在恶性肿瘤进展中同样发挥重要作用。众所周知，肿瘤血管生成为肿瘤提供营养并清除代谢产物，是肿瘤生长的必要条件，同时也是肿瘤细胞发生远处转移的必要途径。Endo 等研究者通过大鼠荷瘤模型发现 AQP_1 在胶质母细胞瘤和乳腺癌的微血管内皮细胞高表达。而随后的多项研究证明，AQP_1 在包括骨髓瘤、肺癌、结肠癌、神经胶质母细胞瘤等在内的多种人类肿瘤血管内皮细胞中高表达。2005 年，Saadoun 等提出，AQP_1 可以促进肿瘤血管生成。研究者分别在野生型小鼠和 AQP_1 基因缺陷型小鼠体内以皮下注射和颅内注射的方式接种黑色素瘤细胞，结果发现，基因缺陷型小鼠体内肿瘤的生长速度明显变慢，小鼠生存期明显长于野生型小鼠。值得注意的是，基因缺陷型小鼠癌巢内的微血管密度明显低于野生型小鼠。目前大量研究证实，许多肿瘤组织、细胞系及肿瘤微血管内皮细胞中高度表达 AQP_1。AQP_1 可以使肿瘤血管渗透性增加，促进水在肿瘤细胞间快速转运，促进肿瘤血管生成。有报道称 AQP_1 在肺腺癌组织中表达增高，提示 AQP_1 可能与肺腺癌的发生和发展密切相关。AQP_1 主要表达子宫颈癌组织间的血管内皮细胞，其表达量较微血管密度低，并与微血管共同在子宫颈癌的生长、侵袭和转移中起重要作用。AQP_1 在前列腺癌组织中的表达主要分布在肿瘤组织血管内皮细胞，增加肿瘤上皮和血管对水的通透性运输，从而促进肿瘤的生长及向周围基质浸润。AQP_1 在骨肉瘤体积较大、形状不规则的细胞膜上大量表达，而在体积较小的肿瘤细胞上 AQP_1 无表达或表达较弱。AQP_1 可能在食管癌肿瘤形成和发展的过程中发挥重要作用。在有淋巴结转移的喉癌组织中 AQP_1 高表达，并且 AQP_1 的表达随肿瘤临床分期的增高而逐渐增高，组织分化程度越差，AQP_1 的表达越高；AQP_1 在乳腺癌组织中表达增高，提示 AQP_1 可能与乳腺癌生长、转移有关。国内有报道认为鼻咽组织中 AQP_1 存在明确表达，在非肿瘤组织及未发生转移的肿瘤组织中，主要在组织间质的血管内皮细胞膜上表达，而在发生转移的肿瘤组织中表达量增加，并且在肿瘤

细胞的细胞膜上发现其表达。另外，AQP_1 基因的多样性本身即可引起肿瘤。在缺乏 AQP_1 小鼠肿瘤生长和血管再生中发现 AQP_1 参与了细胞迁徙，在 AQP_1 缺陷的主动脉内皮培养中，其迁徙功能亦受到损害。细胞迁徙运动依赖片状伪足周期性粘贴和回缩，更多的证据表明，AQP_1 极化作为主导因素可终止细胞迁徙、增强表达 AQP_1 细胞的伪足运动、渗透梯度依赖性的细胞迁徙和 AQP_1 依赖性细胞迁徙，不同细胞类型有不同的 AQP_1，这些可能均是易化迁徙的可能机制。此外，肿瘤细胞 AQP_1 表达增加了细胞从血管中渗出的能力，并局部侵袭。关于 AQP_1 与肿瘤的作用机制，目前可归纳为：AQP_1 可以使肿瘤血管渗透性增加，促进水在肿瘤细胞间的快速转运，促进肿瘤血管生成，增强肿瘤的侵袭和转移能力。

（三）AQP_2 与肿瘤

AQP_2 的染色体定位在 12 号染色体 q13 位点，AQP_2 的 cDNA 已被克隆，其基因组成包含 4 个外显子和 3 个内含子，较大的第 1 个外显子编码氨基端，较小的第 2 ～ 4 个外显子编码羧基端。AQP_2 是肾集合管上皮主细胞内最重要的 AQP，是集合管重吸收水的最关键蛋白，因此对维持机体水平衡、调节体液容量和渗透压尤为重要。此外，AQP_2 在子宫内膜癌和子宫内膜异位症患者的子宫内膜上有表达，雌二醇通过位于 AQP_2 启动子上的雌激素反应元件增加 AQP_2 的表达，降低肌动蛋白和膜联蛋白 2 的表达，提高子宫内膜癌细胞迁移、侵袭、黏附的能力，剔除人子宫内癌细胞 AQP_2 的表达后，由雌激素导致的细胞迁移、侵袭、黏附能力明显减弱。AQP_2 在人肺腺癌组织中高表达，并且这种高表达与肿瘤分化和腺癌临床分期有关，提示 AQP_2 在肿瘤细胞增殖、侵袭和转移中有重要作用。作为调控肾集合管对水重吸收最重要的蛋白，AQP_2 在肾的表达及变化对维持肾正常的尿液浓缩功能方面至关重要。于化新等对慢性肾衰竭大鼠的研究发现，肾 AQP_2 表达下调，并出现多尿、低渗尿等尿液浓缩功能障碍。张冬梅等研究证实，在各型肾小球疾病中 AQP_2 主要在远端小管和集合管主细胞的顶膜面表达，而在肾小球内无表达，可见 AQP_2 在肾独特的表达位置及正常表达是维持尿液正常浓缩功能的基础。病理状态下肾 AQP_2 的表达异常不但可导致各种各样的多尿症，如先天性尿崩症、肾

性尿崩症、抗利尿激素分泌异常综合征等，更与肾病性水代谢紊乱密切有关。已发现糖尿病肾病、肾病综合征、急性肾衰竭、慢性肾衰竭、系膜增生性肾炎等与 AQP_2 的原发性或继发性异常有关。尤其是原发性肾小球疾病属于疫性疾病，体内细胞因子如肿瘤坏死因子、自由基、内毒素、一氧化氮等会导致肾集合管 AQP_2 蛋白表达下降。何翠娥等研究早期糖尿病大鼠肾组织中 AQP_2 含量时发现，糖尿病大鼠肾髓质集合管组织中 AQP_2 表达增强，AQP_2 表达上调可能是糖尿病水代谢异常的机体代偿机制，与胡波等的研究一致，并推测糖尿病肾病出现多尿可能是疾病处于不同阶段 AQP_2 在肾集合管表达不同所致。宋霞等的实验研究显示，肾病综合征患者尿液 AQP_2 含量增高，间接反映了肾 AQP_2 表达的增加，从而引起水液潴留。张红梅等对系膜增生性肾炎湿热型大鼠 AQP_2 表达及 ADH 变化的实验研究显示，模型组大鼠肾组织 AQP_2 灰度值明显升高，与正常对照组比较差异有统计学意义（$P < 0.05$）。国外 Shi 等建立新生大鼠的不完全单侧输尿管梗阻模型（PUUO），发现慢性不完全性梗阻导致 AQP_2 表达下降，同时患侧肾水重吸收功能损害严重，提示尿路梗阻后尿浓缩功能下降。另有研究证实，解除梗阻后其浓缩功能恢复缓慢与 AQP_2 表达下调有关。因此，AQP_2 是维持肾重吸收功能的重要因素。

（四）AQP_3 与肿瘤

AQP_3 是 AQP 家族中的重要一员，在癌症的发生和发展过程中所起到重要调节作用正越来越受到研究者们的关注。已有研究报道 AQP_3 在多种器官系统的癌症组织及癌旁组织中出现差异性表达，因此 AQP_3 具有成为癌症治疗及反应预后的潜在靶点的可能。目前已有多项国内外研究，通过 AQP_3 基因敲除小鼠、RNA 干扰、慢性毒转染等干扰或过表达 AQP_3 的方法，探究 AQP_3 表达量的变化对于肿瘤细胞的增殖、侵袭、转移、凋亡、自噬及淋巴结侵犯调节的作用，并试图阐明其中所涉及的分子机制。AQP_3 在人体的多种组织中存在表达，尤其在消化道黏膜细胞中具有一定的表达丰度，这也成为其影响消化道相关疾病发生、发展的基础。Jiang 等发现，miR-874 与 AQP_3 mRNA 的 $3'$ UTR 结合，可抑制 AQP_3 的表达，进而抑制胃癌细胞增殖、迁移、侵袭。而在 AQP_3 转运物质的相关信号通路研究中，Li 等发现，

AQP_3 敲除后，细胞的甘油摄取及 ATP 生成下降，进而影响细胞增殖能力，初步证实 AQP_3 可通过转运甘油而进一步影响胃癌细胞的增殖与活性。此外，AQP_3 对水具有相对选择通透性，对尿素和甘油均具有较高的通透性。AQP_3 的表达变化与泌尿道上皮肿瘤的分化程度和分期有关，对预测肿瘤的预后有重要的意义。在浸润固有膜，但未侵及肌层的泌尿道上皮肿瘤中，AQP_3 表达缺乏的肿瘤更有可能侵入肌肉层，且更难预后，但是肿瘤的复发和 AQP_3 的表达不存在明显联系。AQP_3 在成纤维细胞生长因子 2 诱导的细胞迁移中发挥重要作用，用慢性病毒携带的短发夹 RNA 沉默 AQP_3 的表达或用 $CuSO_4$ 抑制 AQP_3，进而抑制成纤维细胞生长因子 2 诱导细胞迁移。AQP_3 在胰腺癌细胞也有表达，表皮生长因子可以通过表皮生长因子受体信号转导通路提高 AQP_3 的表达和细胞的迁移能力，而姜黄素可以减弱表皮生长因子诱导的 AQP_3 上调和细胞的迁移能力。AQP_3 在人原发性非小细胞癌中表达增多，用 AQP_3 小干扰 RNA 可以降低成簇黏附激酶的磷酸化，导致细胞外调节蛋白激酶和丝裂原活化蛋白激酶通路的磷酸化减少，整联蛋白 α5 和 β1 减少，从而抑制鳞状细胞癌细胞的黏附和生长，但对腺癌细胞和成纤维细胞却没有作用。

（五）AQP_4 与肿瘤

AQP_4 有典型的 AQP 折叠构型，不同的是其羧基端有特殊的短 310 肽链，ar/R 区域有额外的球形密度区域。人类和小鼠 AQP_4 有 2 个亚型与水转运相关，即 M1 和 M23，它们形成的正交排列阵列在水转运过程中具有重要作用。AQP_4 主要分布在与毛细血管、蛛网膜下腔直接接触的星形细胞终足，同时在脑室的室管膜、胶质界膜、脊髓膜、小脑、下丘脑视上核、视网膜、视神经均有表达。AQP_4 除了参与水转运，还在星形细胞迁移、Aβ 清除及免疫反应炎症过程中发挥作用。其作为水通道蛋白家族的一员，在维持水和离子平衡过程中起关键作用，被认为是与肿瘤的发展有关。目前对 AQP_4 研究不单局限于中枢神经系统，在其他生物过程中扮演新的角色。Shi 等筛选在乳腺癌组织中的表达谱 $AQP_{0\sim12}$，结果显示 AQP_4 在肿瘤组织中表达明显高于正常组织，这说明它在乳腺癌发生中起一定的作用。AQP_4 表达减少可以减少胶质瘤迁移、入侵，以及诱导肿瘤细胞凋亡。Lan 等在研究抗恶性胶质瘤的一线药物莫替唑胺

（TMZ）作用机制时，发现其可减少肿瘤细胞增殖、入侵，以及 AQP_4 表达和 p38-MAPK 通路的激活，使用 p38 化学活化剂（茴香霉素）治疗胶质细胞瘤，可以达到 TMZ 同样的治疗效果，用 p38 化学抑制剂（SB20358）能阻断 TMZ 产生的治疗效果，由此推断，TMZ 通过激活 p38-MAPK 通路，诱导 AQP_4 表达减少，抑制胶质细胞瘤的生长和入侵。这说明 AQP_4 参与胶质瘤细胞的存活、增殖和入侵过程，但是两者的具体机制可能不同。在肺腺癌细胞、原发性脑瘤组织及激活的星形胶质细胞中 AQP_4 的表达是增加的。高分化预后良好的肺腺癌细胞中 AQP_4 的转录和蛋白水平明显升高。除水转运外，AQP_4 还参与细胞间的信号转导、细胞的迁移、脂质的代谢，在良性的肺组织中起正常的生理作用。在原发性脑肿瘤组织及原发性脑瘤病灶周围激活的星形细胞中，AQP_4 的表达是增多的，但在继发性脑肿瘤中只有病灶周围的星形细胞 AQP_4 表达呈阳性，肿瘤细胞和激活的星形胶质细胞 AQP_4 表达增多是引起脑水肿的主要原因，AQP_4 可能通过改变血脑屏障导致对比增强和病灶周围水肿，瘤旁组织 AQP_4 的表达与血管内皮生长因子和缺氧因子 1α 呈正相关，渗透压和缺氧程度共同调节 AQP_4 的表达，主要由渗透压调节。瘤旁组织的水肿程度只与瘤旁组织 AQP_4 的表达水平呈正相关，AQP_4 主要在胶质瘤细胞的胞质中表达，AQP_4 的再分布是对由血管内皮生长因子诱导的血管源性水肿的一种反应，可以更好地促进多余液体的吸收，其表达水平与胶质瘤的分化程度呈正相关。AQP_4 的表达减少是不伴癫痫发作的多型胶质母细胞瘤的一种特征表现，很可能是翻译后的某种机制引起的。胶质母细胞瘤细胞上胃癌组织中的 AQP_4 转录和蛋白水平明显低于正常组织，可以将 AQP_4 作为正常增殖的胃上皮细胞的一种标志。AQP_4 在脑胶质瘤星形胶质细胞和血管内皮细胞中的表达明显高于正常组织，AQP_4 与脑胶质瘤组织的血管生成、转移密切相关；AQP_4 可能还与人大肠癌肿瘤细胞浸润、转移有关；AQP_4 可在部分晚期胃癌组织中表达增加。实验证实 AQP_1 和 AQP_4 均可加速中国仓鼠卵巢细胞和 Fisher 鼠甲状腺细胞的迁移。

（六）AQP_5 与肿瘤

AQP_5 的立体结构表明，这种异构体具有其他 AQP 家族成员的核心结构特征。这些由 4 个相同的单体组成的通道作为四聚体插入细胞膜中，每个单体表现为水孔。每个单体与其两个邻居相互作用，形成不导水的中心孔，但可渗透气体和离子。AQP_5 结构的特别之处在于中心孔被一个脂质分子（磷脂酰丝氨酸）封闭，其生理功能仍不清楚，但可抑制氧气的渗透。由于 AQP_5 特殊的结构特征和在不同肿瘤中表达上调，研究表明这种亚型通过多种尚未完全了解的途径增强癌细胞的增殖、迁移和存活。一般而言，肿瘤细胞内这种蛋白质的过度表达主要位于质膜中，同时也在少数几种癌症的细胞内被发现。在肿瘤细胞中，cAMP 依赖于通过 PKA 激活的 RAS/MAPK（丝裂原活化蛋白激酶）途径引起的 AQP_5 Ser156 磷酸化来参与细胞增殖和存活。AQP_5 也与接头蛋白分子的 SH3 结构域结合，如 c-Src，后者可以反过来激活细胞内通路，如 RAS/MAPK。AQP5 似乎只与 c-Src 的活化形式相互作用，而 C-Src 与上皮间质化（epithelial mesenchymal transition，EMT）相关，这是侵袭性肿瘤的一种常见过程，通过该过程，细胞失去上皮特征并获得迁移间质特性，开始表达间充质标记，并呈现明显的梭形细胞样 / 成纤维细胞表型。激活的 c-Src 通过增强整合素介导的细胞基质黏附和破坏依赖 E- 钙黏蛋白的细胞 - 细胞接触来促进 EMT。与 AQP_5 上调有关的整合素和黏着斑激酶（focal adhesion kinase，FAK）MAPK 信号通路的激活也可能在肿瘤扩散和增殖中起重要作用。如前所述，AQP_5 可能通过使迁移细胞的前缘优先极化来促进癌细胞运动。

AQP_5 沉默后的微阵列分析显示其对于细胞生长、发育、周期进程和细胞凋亡有关的基因表达的影响，与在癌细胞中下调 AQP_5 后对凋亡的较高易感性一致。AQP_5 在胃癌细胞系和组织样品中过表达，特别是在肠组织学类型中，与在正常胃上皮细胞中广泛表达的 AQP_4 减少并行。然而，作为胃癌的前兆事件，AQP_5 在肠上皮化生中的表达仍然存在争议。确认 AQP_5 的表达在胃癌肿瘤发生和发展中有重要性。AQP_5 过表达也与淋巴结转移和淋巴管浸润有关，这与胃癌的侵袭性有关。此外，在低分化人胃腺癌细胞系（MKN45）中诱导 AQP_5 过表达减少了细胞增殖和具有纺锤形细胞的数量，并增加了分化的胃细胞的标志物的碱性磷酸酶活性和层粘连蛋白 β3 表达，表明该亚型参与细胞分化。同时 AQP 也在唾液腺、泪腺等各种腺体及肺组织中广泛分布，人的舌鳞状细胞癌中 AQP$_5$ 和 AQP$_3$ 的表达都是增多的，而人口腔腺囊癌中 AQP$_5$ 和 AQP$_3$ 的表达却是减少的，用 AQP$_5$ 小干扰 RNA 沉默 AQP$_5$ 的表达可以使整联蛋白 α5 和 β1 抑制人舌鳞癌细胞的生长，AQP$_5$ 可能是通过抑制细胞外基质的黏着力，抑制局部黏着斑激酶丝裂原活化激酶信号通路。脑膜瘤患者中瘤旁水肿的发展和程度与 AQP$_5$ 的表达呈正相关，水肿的程度与 *AQP$_{5A}$*（-1364）*C* 基因型有很强的联系。*AQP$_{5A}$*（-1364）*C* 的单核苷酸多态性还与乳腺癌患者黄体酮受体阳性存在一定的关联，在浸润性导管癌乳腺癌的发生过程中，AQP$_5$ 在癌细胞上的表达异常明显，同时伴随 AQP$_5$ 在导管上皮细胞上的表达失去极性，主要在顶端表达，伴有淋巴转移的癌组织比不伴有淋巴转移的癌组织 AQP$_5$ 的表达更明显，通过小干扰 RNA 技术或高渗作用诱导乳腺癌细胞的 AQP$_5$ 表达下调，可以明显地减少细胞的增殖和迁移。AQP$_5$ 参与了人胃腺癌细胞的分化，当低分化的人胃腺癌细胞外源性表达 AQP$_5$ 时，可以看到分化的细胞比例明显增加，碱性磷酸酶的活性明显增强，层粘连蛋白的表达明显增加，而给予水通道的抑制剂氯化汞后，分化细胞的比例明显减少，碱性磷酸酶的活性也降低。对子宫内膜腺癌细胞的研究表明，AQP$_5$ 的表达减少可以减慢细胞的迁移速度，雌二醇可以上调 AQP$_5$ 的表达，增加膜联蛋白 2 的表达，使细胞的迁移力、侵袭力和黏附力增强。在肺癌中，AQP$_5$ 可以通过它在丝氨酸 156 位点上的磷酸化和后续与羧基端的酪氨酸交叉反应来增强非小细胞肺癌的侵袭力。儿茶素可以抑制卵巢癌细胞的增殖并诱导其凋亡，同时还可能通过核因子降低 AQP$_5$ 的表达。许多报道表明 AQP$_5$ 在非小细胞肺癌（NSCLC）中上调，特别是在中至高度分化的腺癌中。然而，AQP$_5$ 表达与肺癌患者临床病理变量之间的关联仍存在争议。发现 AQP$_5$ 过表达与肿瘤组织学类型，TNM 分期和淋巴结转移有关。AQP$_5$ 过表达与预后不佳之间也呈正相关，肿瘤复发率较高，疾病进展快，生存率降低，这些都表明 AQP$_5$ 可能是 NSCLC 中一种新的预后指标。然而，这些观察并未在后续研究中得到证实，因此需要进行额外的调查。定点突变证明 PKA 和 AQP$_5$ 磷酸化对 NSCLC 细胞系的迁移和增殖都很重要。与这些发现一致，AQP$_5$ 沉默至少部分通过渗透压转录因子 NFAT5 调节降低了肿瘤细胞迁移和增殖。

（七）AQP$_8$、AQP$_9$ 与肿瘤

AQP$_8$ 是由 261 个氨基酸编码的水通道细胞质膜蛋白，AQP$_8$ 在维持细胞和组织器官水电解质平衡方面起重要作用。而 AQP$_8$ 在胰腺导管腺癌的细胞定位与病理生理功能仍鲜为人知，有研究通过 IHC 检测 87 例 PC 与 Non-PC 中 AQP8 的表达发现 AQP$_8$ 在 PC 中强阳性表达，Non-PC 导管细胞中几乎不表达，Non-PC 腺泡及胰岛细胞团中弱表达，AQP$_8$ 主要表达于 PC 导管细胞的细胞质中，且研究显示 AQP$_8$ 的表达与胰腺导管腺癌的瘤体直径、分化程度、淋巴结转移及 TNM 分期（Ⅰ/Ⅰ）均有明显相关性（$P < 0.001$），而与患者其他临床资料之间无明显相关性。虽然 AQP$_8$ 在 Non-PC 腺泡细胞及胰岛细胞团有一定表达，但进一步 Western blot 及 qRT-PCR 表明，该蛋白质及其 mRNA 在 PC 中明显高表达，而 Non-PC 呈现低表达状态。这提示 AQP$_8$ 在 PC 中的强阳性表达可能与胰腺导管腺癌的发病原因存在一定的相关性，AQP$_8$ 的检测有助于评估胰腺导管腺癌的临床病情，是新的胰腺导管腺癌早期诊断蛋白质肿瘤标志物。AQP$_8$ 与多种肿瘤的发生、发展联系密切。Zhu 等利用免疫组化等方法研究了 AQP$_8$ 在脑星形细胞瘤中表达情况，结果表明 AQP$_8$ 主要表达于脑星形细胞瘤的细胞质中，在高级别星形胶质细胞瘤，特别是恶性胶质瘤中明显高表达，这提示 AQP$_8$ 在星形细胞瘤的分化方面起重要作用，可能是星形细胞瘤的一个生物标志物及治疗靶点。Chang 等研究了细胞外信号转导激酶 1/2（Erk1/2）及 AQP$_8$ 在宫颈上皮内瘤变、宫颈癌中的表达，结果显示在上述 2 种组织中 Erk1/2 及 AQP$_8$ 均较正常宫颈组织明显高表达，而 Erk1/2 及 AQP$_8$ 的高表达在宫颈上皮内瘤变转变成宫颈癌的过程中起重要作用，且 AQP$_8$ 的高表达与宫颈癌细胞浸润深度存在相关性，AQP$_8$ 有可能成为宫颈癌早期诊断潜在的分子标志物。而进一步以慢性病毒为载体通过基因转染方法提高宫颈癌 Siha 细胞 *AQP$_8$* 基因的表达，能增加癌细胞侵袭和局部浸润的能力，进一步揭示了 AQP$_8$ 在肿瘤发生、发展中的作用。AQP$_8$ 在大脑中的分布比较微弱，主要存在星形胶质瘤细胞的胞质中，在低分化的星形胶质细胞瘤中 AQP$_8$ 的转录和蛋白水平是升高的，而在高分化的星形胶质细胞瘤中 AQP$_8$ 的增加更明显，特别是胶质母细胞瘤。AQP$_9$ 作为肝最重要的水通道之一，在人肝

脏组织中丰富表达，且主要分布在面向门静脉的肝窦状隙质膜上，它是一种六次跨细胞膜，羧基端与氨基端都位于细胞内的分子量约为 31kDa 的单肽链，其整个跨膜过程共形成 3 个胞内环和 4 个胞外环。因 α 螺旋是其高级结构的主要构成，为一种含水通道，故 AQP$_9$ 具有水通透性。同时，Loitto 等研究也表明高表达 AQP$_9$ 可以促进水分子的跨膜转运，进而迅速改变细胞内外渗透压，使细胞快速发生形变，形成伪足，从而促使肿瘤细胞从原位脱离，并发生远处转移，故本实验组推测 AQP$_9$ 可能参与肝癌细胞的迁移与侵袭。此外，AQP$_9$ 除转运水外，还可对甘油、CO_2、尿素、氨、嘧啶、嘌呤等物质进行跨膜转运，并参与脂代谢、糖代谢和砷代谢等众多生理及病理过程。有研究表明，As_2O_3 中的三价砷因与甘油结构及电荷分布相似，从而亦可通过 AQP$_9$ 跨细胞膜出入细胞；As_2O_3 对白血病细胞株产生的细胞毒性与其 AQP$_9$ 的表达量呈正相关；过表达 HL-60 系早幼粒细胞的 AQP$_9$ 可增强对 As_2O_3 的敏感性。此外，另有报道表明，过表达 HepG2 细胞中的 AQP$_9$ 可增强 As_2O_3 对它的增殖抑制，促进 Caspase3 活化所致的细胞凋亡，并抑制其迁移与侵袭。此外，在肿瘤祖细胞中 AQP$_9$ 的转录水平明显增多，同时在衍生分化而来的细胞中 AQP$_4$ 的表达是下调的，而 AQP$_9$ 的转录和蛋白水平也明显增加，这些结果表明 AQP$_9$ 在肿瘤干细胞的演化成肿瘤的过程中发挥重要作用。

三、水中有害物质与肿瘤

除了水本身的硬度等性质与人体健康相关，水中含有的各种生物和化学物质的污染也可以对人类的健康造成危害。一项关于广东省生活饮用水水质及水源相关性疾病的流行病学研究抽样监测了集中性供水水质的部分化学毒理学指标和城乡生活饮用水水质合格率及其分级发现虽然城市饮用水质量较好，但在县城和乡镇农村，饮用不合格水的人数逐步增加。饮用水水质与介水传染病、心血管疾病和肿瘤的发生密切相关。除了常规水质监测指标，造成水污染的还有种类繁多的其他物质。自 1974 年以来，美国的饮用水供给系统中已检出有机污染物和无机污染物超过 2100 种。在 2100 种污染物中有 190 种污染物被确认为具有致癌、致畸、致突变作用或毒性。目前研究较多的与肿瘤发生相关的水污染主要包括以下几方面。

（一）水中重金属与肿瘤

目前普遍认为重金属是重要的致癌因素。其中研究比较深入的是砷的饮用水污染与肿瘤关系。砷是水中一种有害的类金属，既可以来自自然，也可来自人类工业污染。它具有很多种不同的存在形式，其中无机砷比有机砷毒性强，而无机砷中的三价砷比五价砷毒性强。目前相关方面研究主要集中在无机砷。砷不仅污染浅表及地下水，还可以进入食物链，从而危害人类健康。砷污染具有较强的地域性分布，在南非、智利、中国、印度、巴基斯坦等地较严重，这些地区的水中砷含量可以达 25 000μg/L。直接取用含有砷污染的地表水及地下水，造成各种急慢性中毒性疾病，已成为一个严重的公共卫生问题。砷不仅可以导致黑变病、过度角化症、限制性肺疾病，还可以导致各种癌症。砷致癌作用与其可以抑制 DNA 修复、引起细胞染色体断裂、姐妹染色体交换及微核形成有关。通过水和食物经口摄入是除职业性的吸入外另一重要的砷摄入途径。研究发现巴基斯坦部分地区砷暴露（超过 WHO 推荐的饮用水中砷含量 10μg/L）可造成当地 14% 的家庭致癌风险中等程度增加，得出的结论是泉水等地表水不宜直接饮用，应由集中供水体系取代。已有资料表明饮用水中砷污染与膀胱癌、皮肤癌、肺癌的关联较强，而与肝癌、结肠癌及肾脏肿瘤的关系较弱。例如，一项关于砷暴露与癌症关系的病例对照研究发现，饮用水中的砷含量大于 10μg/L 时，与肺癌发生有关联，且发现饮用水中砷含量达 50μg/L 时，砷与皮肤癌、膀胱癌等内脏肿瘤发生强相关。除了砷，其他重金属元素如铅、铬等也与肿瘤发生有关。辽宁省一项关于铬的大型流行病学研究提示，与非暴露地区相比，地下水存在六价铬污染的地区居民总体死亡率、胃癌死亡率和肺癌死亡率均升高。铅和镉均对硒元素有拮抗作用，长期低剂量的暴露可以加速肿瘤的生长，尼日利亚的一项研究提示铅和镉与女性的乳腺癌流行有关。

（二）水中硝酸盐和亚硝酸盐与肿瘤

水和食物中的硝酸盐是机体内致癌性的 N-亚硝基化合物的前体物质，很多研究试图探讨饮用水中硝酸盐含量与各种癌症关系，但研究结论不一致。目前研究报道的与水中硝酸盐含量相关的肿瘤包括胃癌、淋巴瘤、膀胱癌和食管癌。对河北一食管癌高发的地区进行危险因素分析时发现，因化肥大量使用造成饮用井水中三种含氮化合物（硝酸盐、亚硝酸盐、氨）的含量大量增加与当地食管癌死亡率上升呈正相关，相关系数达 0.599。但是在法国某地区饮用水中硝酸盐含量较其他地区高，将其按浓度分组后分析不同浓度的硝酸盐含量与肿瘤发生率和死亡率的关系，并未发现消化道肿瘤和泌尿系统肿瘤与水中硝酸盐含量有关，饮用水中硝酸盐含量超过 50mg/L 的地区居民胃癌发病率与硝酸盐含量小于 50mg/L 的地区居民相比无差别，且肿瘤患者的死亡率和居民的总死亡率也并未随其浓度增加而升高。由于目前关于食物及饮水来源硝酸盐与癌症相关性的研究结论不一致，因此有观点认为可以在目前 WHO 标准的 50mg/L 的基础上提高饮用水中的硝酸盐标准以节省水处理过程中用来降低硝酸盐含量的成本。然而，在欧美进行的一项针对饮用水中硝酸盐含量标准的流行病学调查结果认为，仅凭对食物和水来源的硝酸盐摄入量的健康和经济效益分析来进行饮用水中硝酸盐含量标准的风险效益评估是不合理的。目前为数不多的流行病学调查均存在各种设计不足或有混杂因素干扰，尚不能确定硝酸盐摄入与肿瘤无关，因节约成本而提高饮用水中硝酸盐含量标准可能给公众产生很大健康隐患。

（三）水中致癌有机物与肿瘤

氯化碳氢化合物是国际癌症研究署癌症分类中属于第一类致癌物中的 2A 级别的致癌物质，包括多氯联苯（电解质液、成形剂、黏合剂等成分）、氯乙烯（各种去污剂、脱脂剂等成分）、六氯酚（防腐剂等成分）和各种有机氯杀虫剂，其中四氯乙烯、三氯乙烯在动物实验中已证实可以致肝脏肿瘤。在中国台湾进行的一项涉及 10 万人的大型回顾性病例对照研究中发现，与上游居民相比，在存在氯化碳氢化合物污染工厂下游的居民肝癌死亡风险增加 2.57 倍，生活质量调整寿命年减少 29.8 年。江苏秦淮河流域项流行病学研究表明，水中有机氯杀虫剂和其他一些半挥发性有机化合物，如 3,3- 二氯联苯胺、七氯环氧化物、艾氏剂等与居民的健康风险关联，流域的肿瘤发病率明显升高。水中的有机氯杀虫剂及多氯联苯含有类雌激素成分，与乳腺癌发病率升高相关。最近一项研究发现饮用水中低水平的杀虫剂暴露可以增加膀胱癌的死亡率。饮用水中的某些

挥发性有机化合物（volatile organic compounds，VOC），如各种苯系物、有机氯化物、氟利昂系列、有机酮、胺、醇、醚、酯、酸和石油烃化合物等，也可能具有潜在的致癌性。这些挥发性有机化合物主要来源于室内装饰材料、煤和天然气等的燃烧等生活和生产活动。美国加州一项为期 7 年的关于饮用水中 VOC 的研究，检测了甲基叔丁醚、氯仿等6种较常见的挥发性有机化合物，其中氯仿、二氯乙烯、苯等在饮用水中检出率较高，且与当地居民的癌症发病风险存在较强相关性。饮用水消毒过程可以产生多达 85 种有毒副产物，其中氯化处理水过程中氯和有机化合物结合产生的多种卤代化合物副产物的研究表明它们是潜在的致癌物，主要包括四氯化碳和溴二氯甲烷、三溴甲烷、氯仿等三卤甲烷。饮水及淋浴是生活中接触这些副产物的主要途径，Morris 等关于氯化处理水与癌症风险的 Meta 分析表明，在 11 450 个调查者中，水中大于 1μg/L 的卤代化合物暴露可以使膀胱癌发病风险增加 1.16 倍，校正可能的混杂因素后，仍增加 10.6%。

（四）水中微生物与肿瘤

人类在工农业生产及日常生活中向水体排入大量富含氮、磷的污染物，这种淡水水体的富营养化导致蓝藻普遍发生。藻类由于获取了丰富的营养而大量繁殖，部分藻类能产生微囊藻毒素（microcystins，MC），给人类健康带来巨大的威胁。MC 是一类肽毒素，可特异性地作用于肝，引起肝损伤，甚至引发肝癌，被认为是除肝炎病毒和黄曲霉毒素以外环境中致肝癌的重要原因，它具有毒性大、分布广、结构稳定等特性，从而成为水环境中的重要潜在危害物质。用水中微囊藻提取物做细菌回复突变试验和微核试验发现其有致突变性，且在原代培养的鼠肝癌细胞中可以导致 DNA 损伤。常规净水工艺对 MC 的去除作用有限，而且经加氯消毒后水的致突变性还可能增加，从而饮水安全性降低。目前，我国许多城市的供水是以湖泊、河流为水源，一些农村地区甚至直接以池塘、宅沟水为饮用水，这些水体都不同程度地受到了藻类的污染，而目前的水处理措施并不能有效去除 MC，这就使这些地区的居民长期暴露于低浓度 MC。人群流行病学调查发现，长期饮用 MC 平均浓度高于 0.13pg/L 的饮用水，会对人体肝有损害，引起血清中部分肝酶含量升高，导致肝癌高发。对我国肝癌高发区江苏海门和启

东两地进行的病例对照和前瞻性研究发现，饮用 MC 污染的河沟水的居民患肝癌的相对危险度分别是饮用纯净水或自来水居民的 96 倍和 2.39 倍。以上研究均表明饮用水中微量 MC 的存在与人群中原发性肝癌的发病率相关。此外，饮用水可能作为癌症相关病毒的媒介而传播某些病毒。西班牙最近的一项研究在生活污水和河水中检测出几种人类多瘤病毒属病毒，而这些病毒可以减弱人体的免疫功能，可能与癌症的发生相关。

（刘　宁　孔　娟）

参 考 文 献

Abir-Awan M, Kitchen P, Salman MM, et al, 2019, Inhibitors of mammalian aquaporin water channels. Int J Mol Sci, 20(7): 1589.

Chen WQ, Zheng RS, Baade PD, et al, 2016. Cancer statistics in China, 2015. CA Cancer J Clin, 66(2): 115 - 132.

Kuo HW, Peng CY, Feng A, et al, 2011. Magnesium in drinking water modifies the association between trihalomethanes and the risk of death from colon cancer. J Toxicol Environ Health A, 74(6): 392 - 403.

Lambertz N, Hindy NE, Adler C, et al, 2013. Expression of aquaporin 5 and the AQP$_5$ polymorphism A(-1364)C in association with peritumoral brain edema in meningioma patients. J Neurooncol, 112(2): 297-305.

Lu Y, Song S, Wang R, et al, 2015. Impacts of soil and water pollution on food safety and health risks in China. Environ Int, 77(1): 5-15.

Papadopoulos MC, Verkman AS, 2013. Aquaporin water channels in the nervous system. Nat Rev Neurosci, 14(4): 265-277.

Ribatti D, Ranieri G, Annese T, et al, 2014. Aquaporins in cancer. Biochim Biophys Acta, 1840(5): 1550 - 1553.

Rodrigues C, Milkovic L, Bujak IT, et al, 2019. Lipid profile and aquaporin expression under oxidative stress in breast cancer cells of different malignancies. Oxid Med Cell Longev, 2019: 2061830.

Sang CH, An W, Sørensen PB, et al, 2021. Gross alpha and beta measurements in drinkable water from seven major geographical regions of China and the associated cancer risks. Ecotoxicol Environ Saf, 208: 111728.

Schullehner J, Hansen B, Thygesen M, et al, 2018. Nitrate in drinking water and colorectal cancer risk: A nationwide population-based cohort study. Int J Cancer, 143(1): 73-79.

Tradtrantip L, Jin BJ, Yao X, et al, 2017. Aquaporin - targeted therapeutics: State of the field. Adv Exp Med Biol, 969: 239-250.

Verkman AS, Smith AJ, Phuan PW, et al, 2017. The aquaporin-4 water channel as a potential drug target in neurological disorders. Expert Opin Ther Targets, 21(12): 1161 - 1170.

Villanueva CM, Gracia Lavedan E, Bosetti C, et al, 2017. Colorectal cancer and long-term exposure to trihalomethanes in drinking water: a multicenter case-control study in spain and Italy. Envi- ron Health Perspect, 125(1): 56-65

Ward MH, Jones RR, Brender JD, et al, 2018. Drinking water nitrate and human health: An updated review. Int J Environ Res Public Health, 15(7): 1557.

Zhang H, Verkman AS, 2015. Aquaporin-1 water permeability as a novel determinant of axonal regeneration in dorsal root ganglion neurons. Exp Neurol, 265: 152-159.

Zhu HX, Zhou JB, Zhu XD, et al, 2016. Impaired self - healing capacity in airway epithelia lacking aquaporin - 3. Respir Physiol Neurobiol, 233: 66-72.

第8章 肿瘤活性氧代谢

活性氧（reactive oxygen species，ROS）是机体氧化应激的主要因素，与人体衰老和多种疾病，尤其是肿瘤的发生、发展及治疗密切相关，是近年来基础医学和生命科学领域研究的热点。长期以来，人们把 ROS 致病的原因解释为氧化应激造成的氧化损伤。随着研究的深入，ROS 和"氧化应激"的概念发生了重大改变，即细胞应答这类应激的后果可以因应激程度而异，研究发现肿瘤的发生和发展与细胞应答氧化应激的不同反应密切相关。升高的 ROS 参与细胞凋亡、坏死，还可参与细胞间信号转导，影响基因的表达，从而调控细胞的增殖分化、血管生成等，进而引发肿瘤；ROS 升高会引起肿瘤细胞内部代谢率高、癌基因活化、生长活跃和微环境中炎症、低氧和反复缺血 - 再灌注都使它们存在持续的氧化应激，而各种抗肿瘤治疗，如化疗、放疗等又依赖于升高的 ROS 而杀死或遏制肿瘤细胞。基于此，科学家们研究 ROS 在肿瘤发生、发展中的作用和机制，并探讨降低或升高活性氧的抗肿瘤策略，其本质为打破活性氧在生物体内的动态平衡，进而引发肿瘤细胞死亡或者凋亡。本章将从 ROS 的产生与清除、生物学功能、与疾病尤其是肿瘤的关系和可能机制的基础理论及研究进展进行论述，旨在寻找更好的抗癌策略，这对肿瘤基础研究和临床运用都非常重要。

第一节 活性氧代谢概述

化学物质在生物体内的氧化分解成为生物氧化（biological oxidation），细胞胞质、线粒体、微粒体等均可进行生物氧化，但氧化过程与产物存在差异。目前研究最明确的是发生于线粒体内的生物氧化，过程中需要消耗氧气，生成二氧化碳和水，产生的能量主要以 ATP 形式存在。微粒体及内质网中的氧化反应主要是对底物进行氧化修饰及转化，不产生 ATP。ROS 是指机体内或自然环境中由氧组成，含氧并且性质活泼的物质。其为许多毒物中毒和引起基因突变的活性小分子，也是机体氧化应激的主要因素。

一、线粒体氧化体系与呼吸链

线粒体内的氧化过程主要通过呼吸链完成，在营养物质氧化分解的同时，将产生的氢以烟酰胺腺嘌呤二核苷酸（nicotinamide adenine dinucleotide，NADH）、还原型黄素单核苷酸（reduced flavin mononucleotide，$FMNH_2$）等形式存在。呼吸链主要由 4 种酶复合体和 2 种电子载体构成，包括复合体Ⅰ、复合Ⅱ、复合Ⅲ、复合Ⅳ、泛醌和细胞色素 C。复合体Ⅰ、复合Ⅱ、复合Ⅲ、复合Ⅳ都由多种酶蛋白、金属离子、辅酶或辅基组成。

复合体Ⅰ即 NADH- 泛醌氧化还原酶复合体，由 NADH 脱氢酶和铁硫蛋白组成。它由 NADH 得到 2 个电子，经铁硫蛋白传递给泛醌，铁的价态变化使 $FMNH_2$ 获得电子转移到泛醌。复合体Ⅱ由琥珀酸脱氢酶和铁硫蛋白组成，琥珀酸脱氢酶是一种以黄素腺嘌呤二核苷酸（flavin adenine dinucleotide，FAD）为辅基的黄素蛋白，将从琥珀酸得到的电子传递给泛醌。复合体Ⅲ 泛醌为细胞色素 C 氧化还原酶复合体，是细胞色素和铁硫蛋白的复合体，把来自泛醌的电子依次传递给结合在线粒体内膜外表面的细胞色素 C。泛醌是呼吸链中唯一的非蛋白氧化还原载体，在电子传递链中处于中心地位，可接受黄素酶类脱下的氢。复合体Ⅳ为细胞色素 C 氧化酶复合体，将电子传递给氧。细胞色素（cytochrome，Cyt）是含有血红素辅基的蛋白质，细胞色素蛋白通过辅基血红素中的铁离子发挥单电子传递体的作用。

二、活性氧的产生

活性氧是体内一类氧的单电子还原产物，是电子在未能传递到末端氧化酶之前漏出呼吸链并消耗约 2% 的氧生成的，其氧化性远大于氧气（oxygen，O_2），包括氧的一电子还原产物超氧阴离子、二电子还原产物过氧化氢、三电子还原产物羟基自由基及一氧化氮等。如果按照毒性或活性进行划分，可以把活性氧分成三类，第一类是具有信号作用为主的活性氧，如一氧化氮、超氧阴离子和过氧化氢；第二类是以毒性分子为主的活性氧，如羟基自由基、亚硝酸阴离子和次氯酸等，这类活性氧活性非常强，一旦大量产生会对机体造成伤害；第三类是没有信号作用，也没有毒性作用的活性氧，主要包括生物大分子与上述活性氧反应生成的继发产物，由于这些物质的含量比较低，不足以产生明显的信号或毒性效应。

在生物体系内，超氧阴离子、过氧化氢和羟基自由基最为典型，也是研究者的主要研究对象，分别代表活性氧的生成、信号效应分子和毒性分子。超氧阴离子属于离子，不容易在细胞内扩散，可被催化变成过氧化氢，在细胞内过氧化氢的浓度是超氧阴离子的 1000 倍，因此细胞内活性氧常指过氧化氢（hydrogen peroxide，H_2O_2）。H_2O_2 在体内产生主要依靠超氧化物歧化酶（superoxide dismutase，SOD）催化超氧阴离子获得。羟基自由基是一种重要的活性氧，从分子式上看是由氢氧根（OH$^-$）失去 1 个电子形成。在人体内羟基自由基的含量较大，危害也最严重，它会不加选择地氧化脂质、蛋白质和 DNA，从而导致损伤或基因组不稳定。

线粒体呼吸链存在单电子传递过程，单电子有机会直接传递给氧而生成活性氧，而不是通过呼吸链传递氧生成水，这是产生 ROS 的重要原因之一，特别是超氧阴离子的产生主要源自呼吸链。在电子传递链上，2%～3% 的电子从呼吸链酶复合体 Ⅰ 和复合体 Ⅲ 处漏出，使 O_2 单电子还原生成氧化性较强的超氧阴离子，其可进一步通过化学反应生成 H_2O_2 和羟基自由基。

吞噬细胞质膜上发现的 NADPH 氧化酶复合体是产生 ROS 的又一重要部位。在细菌脂多糖、肿瘤坏死因子 TNF-α、IL-1 等外界信号可刺激 NADPH 酶复合体快速活化，研究发现被激活的中性粒细胞和巨噬细胞中 NADPH 氧化酶迅速活化，同时耗氧量明显增加，氧分子被还原成超氧阴离子，然后被超氧化物歧化酶催化生成 H_2O_2，迅速升高 ROS 水平，清除入侵的病原微生物。

多种非吞噬细胞也能产生和释放 ROS，研究表明很多非吞噬细胞表达具有 NADPH/NADH 氧化酶活性的酶和 NADPH 氧化酶亚基。有研究发现体外培养的多种正常细胞在细胞因子、神经递质、生长因子等刺激下可产生和释放 ROS。此外，内质网在蛋白折叠和二硫键形成过程中，氧的不完全还原导致超氧阴离子自由基的形成，可以转化为 H_2O_2 或其他 ROS，引起蛋白折叠诱发的氧化应激。

细胞色素 P450 酶（cytochrome P450 enzymes，CYP）是单加氧酶的一个超级家族，是负责解毒反应的重要代谢酶。CYP 是内质网中电子传输链的重要部分，构成一系列含血红素的酶，在许多内源性和外源性化合物的氧化代谢中发挥重要作用，被认为是氧化应激的标志物。CYP 与 O_2 相结合后连接到目标化合物上形成氧复合物，氧复合物通过中间反应被还原成过氧化合物，接受 2 个质子并产生水，其过程中超氧阴离子、过氧化氢和羟自由基等可能导致细胞损伤的代谢物会被 CYP 转化。CYP 通过与其氧化还原伴侣 NADPH- 细胞色素 P450 还原酶（cytochrome P450 reductase，CPR）以摩尔比 1：1 的形式相互作用来催化这些反应在底物代谢过程中，电子从 NADPH 转移到 CPR，然后由 CPR 转移到 CYP。

研究已证实，内因和外因均可能导致机体过多的产生自由基。外部因素包括手机、电脑、空调、电磁波的辐射、紫外线、X 线、汽车尾气、工业废气、废水等环境污染及残留农药、药品副作用、烟雾等，内部因素包括精神过激刺激、情绪过激变化、工作压力过大、过度劳累、竞争性过强引起的愤怒、紧张、恐惧等。组织器官损伤、缺血、栓塞缺血在灌注外伤等情况下同样会产生过多的自由基，导致疾病的发生和发展。在很多危重疾病中，如脓毒血症、烧伤、急性胰腺炎、急性呼吸窘迫综合征（acute respiratory distress syndrome，ARDS）、艾滋病及肺损伤等，都会出现 ROS 增加，以及在抗氧化能力下，ROS 的大量产生在炎症和休克方面起重要作用。越来越多的研究结果表明，细胞内 ROS 含量水平对细胞的生理状态、信号转导，以及细胞对药物处理的反应、组织病理损伤等均有明显影响。

三、抗氧化体系与活性氧的清除

正常细胞内 ROS 的产生与清除保持动态平衡，如果有炎症、病原入侵、紫外线等刺激引起 ROS 或抗氧化系统相对增强，改变细胞氧化还原状态，通过相应的信号通路改变对应的基因表达，产生不同的生理效应。细胞同时也可清除氧自由基的防御系统，一旦氧自由基在特定情况下在机体产生过多或清除氧自由基的能力减弱，或两者兼有，过多的氧自由基便会引起细胞损伤，这一过程称为氧化应激。抗氧化系统包括酶类和非酶类抗氧化系统。酶类抗氧化系统主要由超氧化物歧化酶、过氧化氢酶（catalase，CAT）、谷胱甘肽过氧化物酶（glutathione peroxidase，GSH-Px）、谷胱甘肽硫转移酶（glutathione S-transferases，GST）和醛糖还原酶（aldose reductase，AR）等体内自生的抗氧化酶组成，它们在体内组成抗氧化的第一道防线。非酶类抗氧化系统主要由以下各种非酶类抗氧化剂（以下简称抗氧化剂）组成：①脂溶性抗氧化剂，如维生素 E、类胡萝卜素、泛醌等。②水溶性小分子抗氧化剂，如维生素 C、谷胱甘肽等。③蛋白性抗氧化剂，如铜蓝蛋白、清蛋白和清蛋白结合的胆红素、转铁蛋白和乳铁蛋白、金属硫蛋白等。④硒、铜、锌、锰等微量元素。⑤低分子量化合物，如尿酸盐等。⑥褪黑激素（melatonin，MLT）。它们在体内筑成第二道防线。人体抗氧化防御系统是一个有机整体，二级抗氧化防御系统功能的正常发挥则有赖于初级抗氧化防御系统的功能正常（同时也有赖于免疫系统的功能正常），而初级抗氧化防御系统内部酶类抗氧化系统功能的正常发挥更有赖于非酶类氧化系统的支撑和材料供应；充足的抗氧化剂是体内生成抗氧化酶的基础，如微量元素硒为 GSH-Px 的必需成分，铜、锌、锰为 SOD 的必需成分等。从这个意义上说，非酶类抗氧化剂是人体抗氧化防御系统的整体基础，是酶类抗氧化系统和二级抗氧化防御系统发挥正常功能的基础条件。

细胞内维持氧化还原平衡主要是依靠还原型谷胱甘肽/氧化型谷胱甘肽和 NADPH/NADP 的比例，而这些氧化还原对比例的维持最终依靠能量物质代谢过程中提供的电子。三羧酸循环是物质和能量代谢的重要枢纽，能量物质把电子传递给递电子体，进入氧化磷酸化产生可供细胞直接使用的能量物质。在这个过程中不断产生的递电子体发挥还原作用，电子在氧化磷酸化过程使氧气还原，少量氧气变成的活性氧亦被这些能量物质产生的电子还原中和。当细胞内生成少量过氧化氢时，还原型谷胱甘肽在 GSH-Px 帮助下将过氧化氢还原成水，而自身被氧化为氧化型谷胱甘肽。氧化型谷胱甘肽在存在于肝和红细胞中的谷胱甘肽还原酶催化作用下，接受来自 NADPH 电子还原成还原型谷胱甘肽，使体内自由基的清除反应能够持续进行。磷酸戊糖途径是葡萄糖氧化分解的一种方式，也是细胞将 $NADP^+$ 转化成 NADPH 的重要方式，NADPH 的电子或氢原子主要来自葡萄糖氧化分解。因此，细胞要维持谷胱甘肽处在氧化状态需要持续不断地从能量物质氧化分解获得还原性动力，这是体内抗氧化的本质。

细胞内所有可产生超氧阴离子的部分都具有产生 SOD 的作用，SOD 利用金属离子，如铜离子（Cu^{2+}）、锌离子（Zn^{2+}）、锰离子（Mn^{2+}）或铁离子（Fe^{2+}）作为辅助因子，能够迅速把超氧阴离子催化成过氧化氢，而脂溶性分子 H_2O_2 可以自由穿过细胞膜，减少局部超氧阴离子过高时引起的氧化损伤，这也是物种长期进化的结果。由于细胞内 SOD 分布广泛，活性比较强，造成细胞内过氧化氢的浓度是超氧阴离子 1000 倍。因此从浓度的角度来说，在组织细胞内 H_2O_2 是活性氧的真正代表。细胞内也存在可以使 H_2O_2 继续改变的酶，如过氧化氢酶可以将 H_2O_2 转变成水和氧气，这样就可实现把超氧阴离子经过过氧化氢最终转变成水和氧气，实现解毒过程。不过在组织细胞发生缺氧或炎症的病理状况下，细胞内会出现过多游离的金属离子，如铁离子或铜离子，在铁离子或铜离子存在的情况下，过氧化氢会变成具有超级活性的羟基自由基，而这种羟基自由基是引起氧化损伤的自由基类型。例如，巨噬细胞在发生炎症反应时，不仅会产生大量超氧阴离子，同时会因为诱导型一氧化氮合酶的激活产生大量一氧化氮，而超氧阴离子和一氧化氮结合会变成毒性非常强的亚硝酸阴离子。

四、活性氧的生物学功能

（一）活性氧参与氧化损伤

已有大量研究表明体内过多的活性氧（包括氧自由基）引起的氧化应激是涉及人类多种疾病的发生、发展与人体衰老的重要因素。氧化应激（oxidative stress，OS）是活性氧水平和内源性抗氧化能力之间的细胞氧化还原失去平衡，抗氧化能力相对不足，细胞内活性氧相对增加，部分毒性活性氧增加引起生物大分子受到攻击引起的细胞和组织损伤。氧化应激是由自由基在体内产生的一种负面作用，被认为是引起衰老和导致疾病的一个重要因素。

衰老是一种多因素、多器官参与的综合性现象，任何单因素都无法解释其机制。近年来在分子生物学和细胞生物学迅速发展和推动下，衰老的研究已取得了重大进展，并提出了有关衰老的若干学说，关于衰老的机制主要有以下学说：自由基损伤学说、遗传突变学说、端粒丢失学说、线粒体学说、蛋白改变学说和废物蓄积学说、衰老的网络学说等。比较有影响力的学说是 1956 年美国学者 D.Harman 提出的自由基学说，自由基是人体正常的代谢产物，正常情况下人体内的自由基处于不断地产生与消除的动态平衡中，一旦数量过多会引起生物大分子如脂质、蛋白质、核酸的损伤。1980 年 Miquel 和 Cowoker 提出衰老的线粒体假说，认为线粒体的损伤是细胞衰老和死亡的分子基础。线粒体是产生自由基最主要的亚细胞器，过量的自由基损伤线粒体，影响呼吸功能，并且由此增加电子流和活性氧生成，加重氧化应激和线粒体氧化损伤，在活性氧生成和 mtDNA 氧化损伤及突变间形成恶性循环。

过多的自由基能造成多种 DNA 损伤，如染色体移位、DNA 单双链断裂、片段缺失，DNA 损伤随年龄增长而积累。DNA、RNA 变化最明显的部位是上颞回、前中央回、纹状体、脑干黑质及蓝斑海马等。mtDNA 比核 DNA 更易遭受氧化损伤，损伤程度高，mtDNA 的突变是一个很好的衰老生物学指标。有关检测线粒体 DNA 突变的实验结果显示，在停止分裂的组织细胞中，线粒体 DNA 的多种突变随年龄呈指数增加。线粒体 DNA 突变以片段缺失最普遍，帕金森病、阿尔茨海默病等老年常见病都与线粒体 DNA 片段缺失有关。氧在代谢过程中产生的多种性质活泼的自由基能使生物膜发生脂质过氧化，生成脂质过氧化物（lipid peroxidation，LPO），LPO 可以分解产生丙二醛（Malondialdehyde，MDA），MDA 是一种有害物质，可以引起多种生化毒性反应，形成老年斑、脂褐素等异常代谢产物，造成机体衰老和多种疾病。此外，自由基也能造成蛋白质和糖类的损伤。随着自由基生物学的发展，在自由基学说的基础上提出了很多新理论和假说，如自由基氧化 - 非酶糖基化衰老学说，还提出羰基毒化是自由基和非酶糖基化反应衰老机制的共同核心过程。

研究发现 ROS 通过脂质氧化、DNA 损伤、蛋白质破坏等氧化过程参与肿瘤形成。生物膜中的多不饱和脂肪酸因含多个双键而化学性质活泼，易受到 ROS 的攻击而发生氧化损伤。经过自由基连锁反应，形成脂质中间产物及终产物，如脂氧自由基、脂过氧自由基、氢过氧化脂、丙二醛及 4 - 羟基烯醛等，因而改变细胞功能。ROS 还可通过诱导核 DNA 单链，或双链断裂或交联，引起嘌呤、嘧啶及脱氧核糖发生突变。此外，线粒体 DNA 也会受到 ROS 的攻击，影响氧化磷酸化过程，目前在大部分肿瘤组织，如肺癌、乳腺癌、肝癌、胃癌、膀胱癌和淋巴瘤等，都已有研究报道出现线粒体 DNA 损伤。ROS 能攻击蛋白质形成羰基衍生物，而羰基衍生物能够改变蛋白质三级结构，导致蛋白质功能改变。严重的氧化应激亦可诱导二硫键介导的蛋白交联、蛋白质过氧化物、脂质过氧化物及糖基化产物之间加合物的形成，参与肿瘤的发生、发展。当然 ROS 在诱导细胞凋亡的过程中也起重要的介导和调节作用，它既可以直接损伤脂质、DNA、蛋白质而导致细胞损伤，又可以作用于细胞的线粒体降低膜电位引起一系列生物学反应。

（二）活性氧与细胞生长调控

ROS 通常与氧化应激反应相关联，ROS 通过破坏脂质、蛋白质和 DNA 诱导疾病发生，然而随着研究的深入，人们逐渐发现 ROS 还可以作为信号分子来调节生物学和生理过程。活性氧的信号比较典型的模式是 H_2O_2 对半胱氨酸的氧化调节。半胱氨酸含有一个巯基 Cys-SH，在生理条件下蛋白质中的半胱氨酸巯基会水解出一个氢离子，成为巯基阴离子，巯基阴离子对氧化反应比巯基更敏感。当细胞内过氧化氢水平增加时，能将巯基阴离子氧化为半胱次磺酸（Cys-SOH），这一变化能导致蛋白发生变构，影响蛋白质的功能。而半胱次磺酸不稳定，能被硫氧还蛋白还原酶和谷氧还蛋白还原成半胱氨酸。研究发现细胞内过氧化氢浓度达到 nM 水平时，巯基阴离子会发生氧化。随着 H_2O_2 浓度的增加，半胱次磺酸可被进一步氧化形成半胱亚磺酸或半胱硫磺酸。但与半胱次磺酸不同，半胱亚磺酸或半胱硫磺酸不能被还原，蛋白质会发生不可逆的永久性损伤。因此，细胞内 H_2O_2 浓度必须维持在一定的正常范围，才能保持细胞免受氧化损伤。

生长因子信号通路调节细胞增殖、凋亡、存活、生长和运动，如磷脂酰肌醇 -3- 激酶 / 丝苏氨酸蛋白激酶（phosphatei-dylinositol 3 kinase/serine-threonine kinase，PI3K/Akt）和有丝分裂原活化蛋白激酶（mitogen-activated protein kinase，MAPK）通路激活可促进细胞分裂、营养摄取和细胞存活，研究发现生长因子如血小板衍生生长因子（platelet derived growth factor，PDGF）和表皮细胞生长因子（epidermal growth factor，EGF）能依靠受体酪氨酸激酶方式，可使受体细胞内段特定酪氨酸残基自身磷酸化，随后受体能招募多种蛋白启动信号传导通路。受体酪氨酸激酶和 PI3K 也可分别受到蛋白酪氨酸磷酸酶和第十染色体同源丢失性磷酸酶 - 张力蛋白基因（phosphatase and tensin homolog deleted on chromosome ten，PTEN）负向调节（去磷酸化），停止细胞分裂信号。这些生长因子信号通路一般通过磷酸化启动和去磷酸化关闭，也可以通过终止去磷酸化维持启动。

ROS 在调节磷酸化和去磷酸化过程中具有重要作用，研究发现 EGF 和 PDGF 通过 NADPH 氧化酶途径能快速提高活性氧的产生，活性氧是生长因子诱导酪氨酸残基自身磷酸化的重要条件。此外，生长因子诱导 H_2O_2 产生，蛋白酪氨酸磷酸酶（protein tyrosine phosphatase-1B，PTP-1B）催化活性半胱氨酸氧化为次磺酸，导致 PTP-1B 酶活性丧失。PTP-1B 能将 EGF 受体酪氨酸去磷酸化失活，PTP-1B 酶活性丧失则能维持 EGF 受体酪氨酸磷酸化激活。失活的 PTP-1B 可以被硫氧化还原蛋白重新还原恢复活性，使这种氧化激活的 EGF 受体酪氨酸磷酸化失去活性，形成氧化还原调节的完整信号通路。细胞内 MAPK 信号是 PDGF 激活后的信号转导系统，PDGF 受体相关的蛋白酪氨酸磷酸酶 SHP-2 磷

酸化亦受到氧化还原的调节。这些数据说明生长因子激活伴随着质膜上 ROS 的局部爆发，然后 ROS 使磷酸酶的作用失活，从而调控信号通路的开关。

（三）活性氧与炎症反应调节

既往研究人们发现，炎症细胞呼吸爆发可产生大量活性氧，故错误地认为这是活性氧的唯一正面作用。炎症细胞呼吸爆发产生大量活性氧的最重要的生物学意义是，这些细胞可以利用活性氧的毒性来直接杀灭外来微生物，如细菌和病毒。后来研究发现，这种呼吸爆发具有更复杂的意义，除了可杀灭外来微生物，对处理机体自身的损伤细胞和大分子也发挥重要作用。

现已证明 ROS 是固有免疫和适应性免疫细胞必不可少的第二信使，同时免疫细胞中 ROS 水平升高会导致炎症反应过度活化，进而导致组织损伤和病理。固有免疫系统对微生物来源的病原体相关分子模式（pathogen-associated molecular pattern，PAMP）和内源性细胞来源的损伤相关分子模式（damage-associated molecular pattern，DAMP）产生免疫反应，PAMP 和 DMAP 与特定受体，如 Toll 样受体（Toll-like receptor，TLR），RIG-I 样受体（RIG-I-like receptors，RLR）和 NOD 样受体（NOD-like receptors，NLR）结合，产生抗病原体或修复组织损伤所必需的细胞因子。既往研究发现固有免疫系统中的 ROS 为脂多糖（lipopolysaccharide，LPS）激活免疫系统产生 NADPH 氧化酶和线粒体 ROS，使炎症因子活化释放，最近研究表明线粒体 ROS 对于其他 TLR 引发的途径（如 TLR1、TLR2 和 TLR4）及对巨噬细胞的最佳杀菌活性是必不可少的。RIG-I 样受体（RLR）也通过线粒体 ROS 发出信号，因为线粒体外膜充当了 RLR 分子复合物形成的载体。NLRP3 作为 NLR 炎性的组成部分，其活化也需要 NADPH 和线粒体 ROS。

ROS 不仅是固有免疫系统的主要武器，而且通过影响抗原提呈细胞的成熟、分化到调节 T 细胞和 B 细胞的活化、增殖、凋亡来调节获得性免疫。有数据显示提高胸腺细胞内的 ROS 浓度会影响正常 T 细胞的发育，而损害哺乳动物的获得性免疫系统。

当受到外源病原体的刺激时，体内最主要的抗原提呈细胞——树突状细胞（dendritic cell，DC）捕获大量的抗原，并且把它们提呈给 T 细胞

去引发抗原特异性免疫应答。H₂O₂ 可以上调 DC 的 HLA-DQ、DR 分子，以及协同刺激分子 CD40 和 CD86 的表达，同时下调 CD32 和 CD1α 来诱导 DC 的表型和功能成熟，降低 DC 的抗原捕获能力，促进抗原呈递作用。研究发现经过 H_2O_2 处理后的 DC 比正常的 DC 更能诱导 T 细胞的增殖，该作用可被自由基清除剂 N- 乙酰半胱氨酸（N-Acetyl-L-cysteine，NAC）抑制。NADPH 氧化酶和线粒体 ROS 产生在 B 细胞受体（BCR）刺激后 B 细胞活化和增殖具有重要作用。研究证实淋巴细胞的分化和增殖伴随着 ROS 浓度的增加。体外用分裂素刺激 B 淋巴细胞实验中，最初 2 小时 ROS 浓度仅轻度增加，24 小时后 ROS 浓度明显增加，且伴随着抗氧化物质的明显增加。由此可见，T 细胞和 B 细胞的活化均需要 ROS 才能引起免疫反应。

ROS 不仅可以促进免疫细胞的活化和增殖，还可以调节免疫细胞的凋亡。在免疫应答晚期，仅小部分 T 细胞转变成记忆细胞而存活，大部分 T 细胞发生凋亡来维持机体内环境的稳定。

ROS 主要通过调控 Fas（CD95）的表达来调节 T 细胞的活化凋亡，当 T 细胞活化后 ROS 通过调控 NF-AT、NF-κB 转录因子来上调 CD95 的表达。

在免疫反应过程中，ROS 水平升高会怎样？简而言之，这取决于 ROS 水平升高到超出正常免疫反应期间预期水平的程度，低水平的升高产生正性信号，有助于免疫细胞的活化、增殖、分化，可增强免疫系统功能；而高水平的升高可促进免疫细胞凋亡，引起病理性炎症反应。ROS 在正常的固有免疫和获得性免疫中均起作用，这对将抗氧化剂用于免疫调节疗法的时机提出了挑战。抗氧化剂可在具有强大抗氧化剂防御能力和健康免疫系统的健康个体中使用，ROS 与最佳病原体清除密切相关。当免疫系统失调时，如产生自身免疫性疾病，抗氧化剂有助于改善炎症反应；再如重症监护病房（ICU）患者通常表现出 ROS 升高和炎症反应增强的迹象，导致多器官衰竭，甚至死亡，针对 ROS 的调控治疗可能为其带来获益。

第二节　肿瘤活性氧代谢异常

一、活性氧代谢异常促进肿瘤发生

癌症的复杂性归因于其多方面和多因素的表现，氧化还原平衡的破坏已经被证明是人类细胞中癌症发生发展的最重要原因之一（图 1-8-1），这种氧化还原稳态的不均衡被证明是由自由基（主要是活性氧）增加引起的。ROS 通过过氧化损伤 DNA，引起 DNA 基因突变和结构改变，进而启动癌症；ROS 通过异常基因表达，上调参与细胞周期的细胞周期蛋白 mRNA 水平，促进细胞增殖或减少起始细胞群凋亡。此外，免疫细胞中 ROS 代谢的改变在肿瘤发展中也具有重要作用。有研究表明，骨髓免疫细胞中 ROS 的产生增加，可以促进肠道肿瘤的生长并刺激肿瘤进展，这可

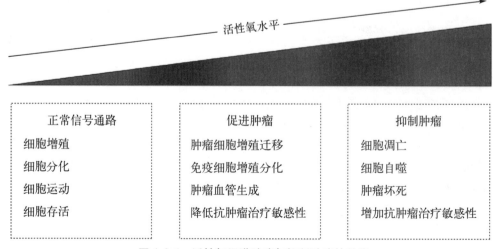

图 1-8-1　活性氧促进肿瘤与抑制肿瘤的效应

为 ROS 升高可增加患者的癌症风险提供了可能的解释。

有观点认为，癌症是一种代谢性或线粒体疾病，而启动因素与 ROS 有关。线粒体通过促进生物能量学、代谢、生物合成，与细胞死亡或存活功能有密切关系。线粒体产生的活性氧（ROS）参与正常细胞中的应激信号转导。在癌症发生的背景下，线粒体 ROS 的重要靶标是线粒体 DNA（mtDNA），可启动核或线粒体 DNA 突变，促进肿瘤转化。受损的线粒体导致细胞有氧呼吸障碍，细胞能量供应不足，导致线粒体 DNA（mtDNA）突变，进而导致三羧酸循环异常，再通过产生氧化剂信号转导，驱动肿瘤进展。FARRUKH 等报道，当皮肤长期暴露在紫外线的照射下，表皮细胞产生大量的 ROS，进而损伤正常表皮及真皮层细胞诱发皮肤癌。

此外，ROS 具有高反应性，极易对蛋白质/游离氨基酸和脂质造成损伤。ROS 可导致蛋白质、游离氨基酸及其残基氧化，氧化位点包括氨基酸 α-C、蛋白质多肽链、疏水氨基酸残基等。脂质在细胞中的作用包括能量存储、信号转导、转运和组成细胞膜，ROS 与多种脂质分子的反应均可激活脂质过氧化自由基级联反应。活性氧除了上述直接氧化损伤，还可作为第二信使起信号转导作用，通过激活 MAPK/ERK 等通路调节细胞增殖与凋亡，参与肿瘤的发生。例如，神经细胞、肌纤维细胞、心肌细胞等受到 ROS 的刺激，相关有丝分裂信号通路途径可能会被激活，从而诱导细胞增殖，参与肿瘤的发生。有意思的是，ROS 与肿瘤发生的关系受浓度影响，目前主流观点认为低水平 ROS 可促进肿瘤细胞生长，而高水平 ROS 可促进肿瘤细胞凋亡。

二、活性氧代谢异常导致肿瘤进展

正常细胞中 ROS 水平通过抗氧酶的调控达到平衡，ROS 体内稳态得以维持。恶性肿瘤细胞通常处于高代谢状态，为维持肿瘤细胞快速增殖迁移的状态，生长因子通路处于持续激活状态，这种状态使其能吸收更多营养和能量，并使存活和分裂信号增强，必然导致线粒体、内质网和 NADPH 氧化酶产生更多活性氧，这是肿瘤细胞中活性氧水平超过正常细胞的主要原因。

肿瘤细胞内活性氧是双刃剑，ROS 的增加会导致肿瘤细胞死亡，这样能产生抑制肿瘤进一步生长的效果，此时肿瘤会相对比较稳定。细胞凋亡的死亡受体途径和线粒体途径在很大程度上都依赖于 ROS，这两种途径是相互联系的，且与 ROS 水平有关。但细胞过度增生导致细胞相对空间位置发生变化，部分细胞离开原来的生长微环境，离开原始位置的肿瘤细胞处于缺乏营养的饥饿状态，肿瘤微环境提供给这些细胞生长有限但必需的营养因子，有氧代谢不足，导致活性氧产生增加，而肿瘤细胞及肿瘤微环境中的细胞能产生抗氧化物质对抗氧化应激。

血管生成（angiogenesis）是指从已有的毛细血管或毛细血管后静脉发展而成新的血管，主要包括激活期血管基底膜降解，血管内皮细胞的激活、增殖、迁移，以及重建形成新的血管和血管网，是涉及多种细胞的多种分子的复杂过程。在肿瘤发生的初始阶段，新的血管由先前存在的血管形成，导致和促进肿瘤的增殖及存活。ROS 依赖的血管生成是通过肿瘤细胞增殖启动的，代谢率升高导致 ROS 高水平，进而导致肿瘤微环境中的氧化应激，从而启动血管生成调节剂的分泌。内源性和外源性活性氧促进生长因子、细胞因子和转录因子表达，如血管内皮生长因子（vascular endothelial growth factor，VEGF）和缺氧诱导因子 -1，即低氧诱导因子 -1（hypoxia inducible factor-1，HIF-1），从而通过活性氧依赖性细胞信号转导，促进肿瘤的迁移和增殖。

自噬（autophagy）是一个吞噬自身细胞质蛋白或细胞器并使其包被进入囊泡，并与溶酶体融合形成自噬溶酶体，降解其所包裹的内容物的过程，借此实现细胞本身的代谢需要和某些细胞器的更新。自噬在机体的生理和病理过程中都能见到，与细胞中活性氧水平升高相关密切相关，大量研究已证明活性氧在细胞自噬的调控作用。研究发现细胞内活性氧水平也直接证实了恶性肿瘤中存在自噬诱导调节。

ROS 参与肿瘤的产生已被肯定，随着研究的深入，已发现 ROS 在肿瘤转移方面也发挥着非常重要的作用。Piskounova 等研究发现活性氧能促进肿瘤发生，亦能抑制肿瘤转移，其将人类黑色素瘤细胞移植给小鼠，并对癌细胞的代谢进行系统分析。结果显示，与原位肿瘤细胞不同，从血液循环中分离的肿瘤细胞和转移到其他部位的肿瘤细胞都有高水平活性氧，这种转移的肿瘤细胞表现出可逆性 NAPDH 升高，这种升高与叶酸代谢通路增强有关，提示转移的肿瘤细胞获得适应氧化应激的能力。他们进一步研究发现降低叶酸代谢通路蛋白分子表达或直接抑制这些蛋白活性均能阻断动物体内黑色素瘤的转移。

三、活性氧代谢异常影响肿瘤治疗

如前所述，急性、高浓度的 ROS 能引起细胞凋亡和坏死，慢性和低水平的 ROS 促进细胞有丝分裂及细胞增殖，并且增加基因组不稳定性，进而诱导肿瘤的发生及进展。肿瘤细胞对于 ROS 的清除效率降低，它们表现出对 ROS 的敏感性高于正常组织，因此利用该机制通过提高肿瘤细胞内的 ROS 含量，可以起到对肿瘤细胞的杀伤和抑制作用。许多放疗、化疗策略旨在大量增加细胞活性氧水平，目的是诱导不可修复的损伤，从而导致肿瘤细胞凋亡。例如，对于胰腺癌，迄今为止只有少数治疗策略被证明对治疗有效，吉西他滨是重要的有效药物之一，其重要机制为提高细胞内活性氧水平以触发肿瘤细胞凋亡；抗肿瘤药物 5-FU 和奥沙利铂的细胞毒性与 ROS 的生成相关。肿瘤细胞对三氧化二砷、顺铂和柔红霉素等促凋亡药物的易感性，与细胞固有 ROS 水平呈正相关，用大黄素等化合物或强制表达 NADPH 非吞噬细胞氧化酶（non-phagocytic cell oxidase，NOX）等手段来提高 ROS 水平，造成重度氧化应激，可增强白血病和实体瘤细胞对药物促凋亡的易感性。舒林酸是一种经美国 FDA 批准的非甾体抗炎药，研究发现舒林酸可提高细胞内活性氧水平，使结肠癌和肺癌细胞对 H_2O_2 诱导的凋亡更敏感。

研究发现，在化疗或放疗后存活的原发性癌细胞的某些亚群可以引发复发。这些亚群常表达干细胞标志物，并且具有高度耐药性，称为肿瘤干细胞（cancer stem cell，CSC），是一类具有自我更新、无限增殖和分化潜能的细胞亚群，这部分细胞虽然只占肿瘤的极少部分，却对化疗或放疗的抵抗，进而导致恶性肿瘤持续存在和复发的原因之一。CSC 利用氧化还原调节机制，促进细胞存活和对治疗的耐受，内源性和外源性 ROS 介导 CSC 的药物抗性，促进这些细胞在治疗期间存活 CSC 中的 ROS 水平比已分化的癌细胞更低，维持 ROS 低水平对于维持 CSC 的存活和干细胞特性至关重要，因为过高的 ROS 水平可能会触发 CSC 死亡。研究发现经 ROS 诱导剂（如甲萘醌）处理的 CSC 抗治疗（化疗、放疗或药物治疗等）的能力减弱，更容易被杀伤。已有研究显示胰腺 CSC 依赖于谷氨酰胺，通过靶向谷氨酰胺酶或谷氨酰胺草酰乙酸转氨酶抑制谷氨酰胺的利用，可以降低 CSC 干性基因的表达，抑制自我更新，并通过体内外 ROS 的蓄积使 CSC 对放疗敏感。近年来亦有研究者开发了活性氧反应性聚乙二醇胆红素纳米粒来封装两种谷胱甘肽激活的药物，即羟喜树碱和龙胆碱，药效学实验证实其与抗 PD-L1 抗体联合应用可明显抑制乳腺癌原发肿瘤，提高肿瘤中 CD8$^+$T 细胞水平和 CD8$^+$T 细胞 / 调节性 T 细胞（regulatory cell，Tregs）比值，实现刺激反应性药物释放及结合免疫检查点阻断抗体的新型药物递送系统的成功应用。

第三节　肿瘤活性氧代谢异常机制

一、活性氧代谢异常与肿瘤发生的主要信号通路

学者既往认为活性氧是导致基因组不稳定，促进肿瘤发生的原因，但随着对肿瘤发生机制研究的深入，学者发现活性氧促进肿瘤的发生主要是通过信号调节而非基因组的不稳定（图 1-8-2）。

染色体稳定性可能主要是 p53 蛋白的功能不足造成的异倍体，但 p53 蛋白缺陷并不是因为活性氧增加。DNA 损伤时细胞主要反应之一便是 p53 蛋白增加。p53 蛋白主要集中于核仁区，能与 DNA 特异结合，活性受磷酸化调控。正常

p53 的生物功能类似于"基因组卫士"，在 G1 期检查 DNA 损伤点，监视基因组的完整性。研究发现 p53 功能缺失后会使 ROS 水平升高，促进小鼠胰腺癌的生长。p53 主要通过控制一些调节 ROS 代谢酶的表达来调节 ROS，从而调节细胞的氧化还原能力以抑制肿瘤的生长，如 NADPH 可增加 GSH 来降低 ROS 水平，而 p53 则会加快产生 NADPH 的磷酸戊糖途径。p53 也可通过增加细胞表面的疏基及细胞内的 GSH、SOD 水平来降低 ROS 水平。p53 抗氧化功能还包括上调谷胱甘肽过氧化酶 1（glutathione peroxidase 1，GPX1）、核转录因子红系 2 相关因子 2（nuclear

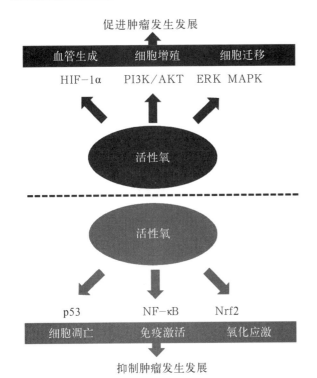

图 1-8-2　肿瘤活性氧代谢主要信号通路

HIF-1α. 低氧诱导因子 -1α；PI3K. 磷脂酰肌醇 3- 激酶；AKT. 蛋白质丝氨酸苏氨酸激酶；EPK. 细胞外调节蛋白激酶；MAPK. 丝裂原活化蛋白激酶；NF-κB. 核因子 κB；Nrf2. 核因子 E2 相关因子 2

factor erythroid-2 related factor 2，Nrf2)，以及维持线粒体结构功能正常，从而限制 ROS 的产生。当 p53 发生突变，ROS 水平升高，促进肿瘤的发生。研究发现，p53 缺陷小鼠肿瘤模型可以用 NAC 抑制肿瘤发生，这提示 p53 控制某些肿瘤的发生是通过提高细胞抗氧化能力来实现的。也有一些研究证实，p53 主要是通过调节抗氧化和代谢能力而不是通过促进细胞凋亡和细胞周期来控制肿瘤发生。p53 促进抗氧化是通过 TIGAR 调节代谢实现的。TIGAR 具有果糖 2, 6 二磷酸酶活性，可降低果糖 2, 6 二磷酸水平，正向调节磷酸果糖激酶 1 活性，这些作用能抑制糖酵解和促进通过葡萄糖磷酸戊糖途径产生维持抗氧化的重要介质 NADPH。

依赖于活性氧的 *Myc* 基因促进肿瘤的发生，并不需要基因组完整性的破坏。*Myc* 基因是较早发现的一组癌基因，属于编码核蛋白的癌基因，包括 *C-Myc*、*N-Myc* 和 *L-Myc*，3 个基因都编码一种与细胞周期调控有关的核内 DNA 结合蛋白。*Myc* 基因在 70% 的肿瘤中存在过表达或突变，是一种最常见的高度扩增的癌基因。*Myc* 基因家族

及其产物可促进细胞增殖、永生化、去分化和转化等，在多种肿瘤形成过程中处于重要地位。*Myc* 对于激活细胞增殖中的糖酵解和谷氨酰胺途径具有非常重要的作用，并通过该代谢途径调控活性氧的产生。研究发现将 *Myc* 基因导入正常人成纤维细胞不会导致肿瘤形成，但在 *C-Myc* 激活后发现基因组不稳定和 H_2O_2 明显增加。用抗氧化剂 NAC 处理 *C-Myc* 活化细胞后，观察到 ROS 水平明显降低，DNA 损伤减少。

K-Ras 导致肿瘤细胞分裂也需要线粒体来源的活性氧，线粒体突变时三羧酸循环或电子传递链功能紊乱产生的活性氧能激活肿瘤形成信号，如 PI3K 和 MAPK 信号通路的激活。*K-Ras* 基因通过促进 NOX 组分 p47phox 与胞膜组分 p22phox 结合，激活 NADPH 氧化酶，生成 ROS 诱导肿瘤的发生，但 CAT 会阻断这一途径，抑制肿瘤的发生。*K-Ras* 基因通过激活 NOX 产生 ROS，促进肿瘤细胞的生成，但 NOX 抑制剂的阻断作用使得肿瘤细胞死亡。此外，*K-Ras* 被激活后可上调 miR-155，使得调节 SOD2 及 CAT 生成的转录因子叉头盒（Forkhead box O3，FOXO3a）失去其正常的转录活性而促进 ROS 的产生，诱导细胞增殖与转化。

活化的磷脂酰肌醇 3 激酶（phosphatidylinositol 3-kinase，PI3K）/ 蛋白激酶 B（protein kinase B，AKT）信号通路会促进细胞增殖与存活。抑癌基因 *PTEN* 的半胱氨酸残基由于 H_2O_2 的氧化而失活，PI3K/AKT 信号通路就被失活的 *PTEN* 激活，进而促进 NOX 激活，使 FOXO3a 磷酸化，磷酸化的 FOXO3a 不能进行正常转录。糖原合成酶激酶 -3β（glycogen synthase kinase-3β，GSK-3β）会抑制丙酮酸脱氢酶及 α- 酮戊二酸脱氢酶复合体，降低 ROS 的产生，而激活的信号通路促使 GSK-3β 发生磷酸化而活性降低，以及促进 ROS 生成，易于癌细胞的生长。

p38 MAPK 通路是丝裂原活化蛋白激酶 MAPK（mitogen activated protein kinase，MAPK）家族中的一部分，参与了细胞多种信号传导的过程。研究发现抗氧化药物，如 NAC 或 NADPH 氧化酶抑制剂可降低细胞内活性氧水平，抑制导致成纤维细胞转化的促有丝分裂信号。

低氧诱导因子（hypoxia inducible factor，HIF）是细胞对缺氧的主要应答因子，由 α 和 β 两个亚基构成，HIF-1α 主要负责转录糖酵解相关酶和凋

亡调节蛋白；而 HIF-2α 则负责调控促红细胞生成素、细胞周期相关因子、TGF-α 等；两者共同调控 VEGF、脂肪分化相关蛋白、肾上腺髓质素、IL-6 等。

肿瘤细胞在低氧、辐射等因素刺激下，细胞内 NADPH 氧化酶产生的 ROS 增加，高水平的 ROS 能通过一系列信号途径调控 HIF-α 的表达和活性；同时 HIF-α 高表达又能促进细胞中 ROS 水平上升，上调 NADPH 氧化酶的表达和活性，从而促进肿瘤的发生、发展、侵袭和转移。依赖线粒体产生的 ROS 是 HIF-1α 激活和稳定的前提。低氧情况下 NADPH 氧化酶产生的 ROS 能激活 HIF-1α 上游的信号分子，如 ERK 和 p38-MAPK 激酶途径，通过阻断输出蛋白介导的核运输而增加 HIF-1α 在细胞核的积聚，并且增加其转录活性。HIF 的蛋白稳定性靠 ROS 维持，现已证实在 HIF-1 脯氨酰羟化酶的共激活作用下，ROS 通过 Feton 反应氧化二价铁离子，导致组织或细胞内缺氧，诱导 HIF-1 表达。亦有研究表明在 AMPK 降低内源性 ROS 水平的同时，HIF-1 能增强内源性 ROS 水平，通过这种反馈调节形成肿瘤微环境恶性循环。

有研究报道称对 ROS 响应的纳米平台增加了肿瘤的氧化和抑制 HIF-1 的功能。基于二氧化锰的纳米材料将 HIF-1 抑制剂和其他亲水性阳离子药物输送到肿瘤部位，与肿瘤组织内过度表达的过氧化氢反应后，Mn^{2+} 和氧分子分别被释放，可抑制 HIF-1 功能和减少肿瘤侵袭相关的信号分子的表达，以降低恶性转移的风险。

此外，HIF 可促进糖酵解和抑制氧化磷酸化的信号通路。研究发现丙酮酸激酶 PKM2 基因转录可被 HIF-1 激活。PKM2 直接与 HIF-1α 亚基相互作用，并通过增强 HIF-1 与缺氧应答分子结合，以及 p300 向缺氧应答分子募集来促进 HIF-1 目的基因反式激活，并通过分子生物学实验进一步证实 PKM2 可参与到促进癌细胞 HIF-1 反式激活的正反馈回路中，并且使癌细胞糖代谢程序重编程。HIF 也可以促进 GLUT 蛋白的合成，进而促进细胞对葡萄糖的摄取。

二、肿瘤活性氧代谢异常中抗氧化系统失衡机制

肿瘤细胞内活性氧的增加会导致细胞死亡，能产生抑制肿瘤生长的效果。但细胞过度增殖导

致细胞相对空间位置发生变化，使部分细胞离开原来的生长微环境，这些肿瘤细胞处于缺乏营养的饥饿状态，导致有氧代谢不足及致命活性氧产生增加。肿瘤发生和发展的细胞驱动者能产生抗氧化物质，对抗氧化应激。因此，癌细胞的特点是一方面自身抗氧化能力很强，另一方面活性氧信号作用比较强。这样的结果是在保持氧化信号很高的同时，不会因为氧化损伤而导致细胞死亡。

维持高水平抗氧化能力的关键是活性氧信号能激活抗氧化转录因子 Nrf2。Nrf2 一般是与 KEAP1 结合并被泛素化降解，存在诱导因素时，Nrf2 可以释放并转移到细胞核内，和抗氧化反应元件结合，启动二相解毒和抗氧化酶的基因表达。除活性氧外，一些信号分子如 ERK、MAPK 和 PI3K 也能激活 Nrf2。某些肿瘤细胞是因为 KEAP1 基因突变，导致 Nrf2 被持续性激活。Nrf2 失活能使肿瘤细胞发生氧化应激，避免肿瘤发生。此外，Nrf2 失活会导致多种抗氧化系统失去功能，导致大量活性氧产生，破坏肿瘤细胞。但是失去特异性抗氧化系统不仅可以导致组织损伤，本身也可以导致肿瘤的发生。最近的研究显示，植物活性物质，如姜黄素和萝卜硫素可激活 Nrf2 解毒和抗氧化系统发挥抗肿瘤活性，这种调节方式也包括 DNA 甲基化和组蛋白修饰等表观遗传学模式。

三、活性氧代谢异常参与肿瘤炎症微环境调控

世界范围内 20% ～ 25% 的肿瘤都是由微生物感染导致的，很多研究已经证实持续的炎症可以使病变从感染或自身免疫性的炎症进展为肿瘤。早在 1800 年前，Galenus 提出了炎症和肿瘤的相关性，他认为肿瘤可从炎症和损伤基础上产生，并且组织类型十分相似。之后 Virchow 发现在肿瘤发展之前可以看到淋巴网状细胞的浸润，开始有了炎—癌转化理论的雏形。Dvorak 也发现炎症与癌症之间可能的联系，肿瘤组织及炎症组织都由间质细胞和血管生成细胞组成，并指出两者唯一的差别就是肿瘤组织并不恢复正常，而炎症组织最终可以恢复正常。众多研究也揭示了炎症过程中基于肿瘤微环境中炎症因子、细胞因子和趋化因子的水平调控肿瘤的发生、发展。联系炎症与癌症之间最主要的调控者之一就是 ROS。肿瘤微环境中的炎症细胞激活可产生一氧化氮合酶、

髓过氧化物酶、NADPH 氧化酶和黄嘌呤氧化酶等氧化剂产生的酶，从而大量产生 ROS，通过调节环氧合酶 2（cyclooxygenase-2，COX2）和脂氧合酶（lipoxygenase，LOX）来消除和破坏，此外 ROS 的大量累积还对 DNA、RNA、蛋白质、脂质和线粒体发生氧化损伤。

自由基所致的氧化应激可以通过不同的机制增加细胞因子的产生，含氧衍生物作为第二信使激活核转录因子 κB（nuclear factor-κB，NF-κB）和激活蛋白 -1（activator protein1，AP-1），细胞膜上的 NADPH 氧化酶复合物的氧化作用产生 ROS，放大氧化应激反应，从而进一步刺激炎症细胞的激活，因此氧化应激和炎症反应之间形成螺旋上升的恶性循环。NF-κB 控制肿瘤细胞的存活信号，是氧化应激的氧化还原调节的传感器，也是最早被发现可受到活性氧调节的转录因子。

IL-6/ 信号转导与转录激活因子 3（signal trans-ducer and activator of transcription 3，STAT3）信号通路参与肿瘤的发生、发展，细胞因子信号转导抑制蛋白 3（suppressors of cytokine signaling 3，SOCS3）可负性调节 IL-6/STAT3，从而抑制肿瘤的生长。研究发现 HBV 可诱导 ROS 的产生，积累的 ROS 介导 Snail 与 SOCS3 结合，抑制 SOCS3 的表达，继而激活 IL-6/STAT3 信号通路，促进肿瘤的发生。此外，IL-6 与 NOX4 相互促进各自的表达，导致 NOX4/AKT 与 IL-6/STAT3 两种信号通路之间也存在相互促进的作用，最终促进癌细胞的增殖与存活。

四、活性氧代谢异常促进肿瘤血管生成

如前所述，活性氧代谢异常与肿瘤血管生成密切相关。已有研究证明通过活性氧介导的信号级联使血管内皮生长因子分泌永久化，并通过缺氧独立或依赖机制使 HIF-1α 增加血管内皮生长因子的产生激活 PI3K/Akt/mTOR 通路。此外，还报道了 Ras 信号通路上调血管内皮生长因子的分泌。突变型 p53 也被认为通过 ROS 介导的人结肠癌细胞中 VEGF-A 和 HIF-1 的激活来调节肿瘤增殖中的血管生成反应。EGF 水平的升高会触发过氧化氢的产生，从而通过 Akt 信号通路刺激 p70S6K1，导致下游血管内皮生长因子和 HIF-1α 的激活。过氧化氢还通过半胱氨酸巯基中磷酸酶的可逆氧化使磷酸酶 - 张力蛋白同源物（phosphatase and tensin homology deleted on chromosome ten，PTEN）失活，并促进 PI3K/Akt/mTOR 通路激活和 Ras 活化。

在一项关于卵巢癌的研究中，发现 NOX4 敲除导致 VEGF 和 HIF-1α 减少，进而调节肿瘤血管生成。WM35 黑色素瘤细胞的实验也证实了活性氧的类似作用机制，AKT 诱导 NOX4 的表达。也有研究发现 NOX2 介导的 ROS 诱导癌症进展和迁移，主要通过 ERK/PI3K/AKT/Src 依赖性途径调节，导致内皮细胞的活化和血管生成的诱导。CaCO-2 结肠癌细胞中 NOX1 通过 Ras/ERK 依赖性 Sp1 磷酸化激活和 Ras 依赖性 VEGF 表达，增加调控血管生成。此外，对癌细胞系（MCF-7、HepG2、H-1299、PC-3）的大量研究表明，活性氧通过 PI3K/Akt 信号级联发挥作用，从而增强 HIF-1α 的表达和血管生成。

五、活性氧代谢参与肿瘤细胞自噬调控

在正常情况下，自噬维持细胞内稳态，在机体免疫防御中也起重要作用，可以直接清除细胞内的病原体，或增强针对病原体的天然免疫识别功能，自噬也参与获得性免疫过程，并调节炎症反应，在外界压力、饥饿、缺氧和内质网应激等特殊情况下，自噬是一种自我生存机制，当肿瘤细胞及微环境中的各种细胞营养缺乏时，自噬具有促细胞生存的功能。自噬对于细胞具有双重作用，既能保护细胞，又能导致细胞死亡，已有大量研究证实 ROS 在自噬过程中发挥重要作用。ROS 和自噬之间由一系列复杂的信号传递和相互作用来调节自噬在细胞应激过程下的响应。

线粒体产生的 ROS 在调节饥饿诱导的自噬过程中发挥重要作用，饥饿状态下自噬的激活能降低细胞的生存消耗，加强营养素的回收重利用，有利于在营养素缺乏情况下细胞的存活。研究发现，在氨基酸饥饿状态下，经 PI3K 途径由线粒体产生的局部 H_2O_2 会增加，进而影响半胱氨酸蛋白酶——自噬相关基因 4（autophagy-related gene，Atg4）的活性。Atg4 是自噬过程中不可缺少的蛋白之一，会对泛素样蛋白家族中的 Atg8 进行修饰和调节，而 Atg8 在自噬小体的形成和成熟过程中起至关重要的作用。

此外，腺苷酸活化蛋白激酶（5′-AMP

activated protein kinase，AMPK）途径也在活性氧相关的自噬调节中起主要作用。AMPK 的这种激活抑制 mTORC1 导致自噬诱导；氧化应激还通过磷酸化 AMPKK（AMPK 激酶）调节 AMPK 途径的激活，增加了 H_2O_2 的产生，从而导致凋亡诱导。有研究发现，细胞内 ROS 水平对自噬的调节也涉及 p53 相关通路的改变，TIGAR 是果糖 -2，6- 二磷酸酶，通过将糖分解的代谢中间产物重导向至戊糖磷酸途径氧化，可以增加 NADPH 的产生，从而降低细胞内 ROS 的水平，以及细胞对凋亡相关氧化应激的敏感性，降低 TIGAR 的基础表达水平能促进 ROS 的产生及自噬发生，但这一途径并不依赖于 mTOR 和 p53。TIGAR 失活所导致的自噬激活具有细胞保护性，抑制进一步的氧化应激，减少细胞的凋亡反应。研究发现 NF-κB 转录因子可抑制 ROS 介导的自噬，在缺乏 NF-κB 激活的情况下 TNF 通过 ROS 产物诱导自噬，而当 NF-κB 激活时自噬被抑制。这些研究表明升高的活性氧水平可调节诱导恶性细胞的自噬。

某些抗癌剂和电离辐射也会激活自噬和自噬性死亡，ROS 也参与此类过程。电离辐射直接或间接地增加细胞内 ROS 的产生，已证明有助于杀伤癌细胞。研究表明，在人结肠癌细胞中，姜黄素（curcumin）能诱发自噬及自噬降解过程，进而导致细胞死亡，而且抗氧化剂 NAC 可阻断该过程，提示姜黄素诱发 ROS 的产生对诱导自噬发生起重要作用。癌细胞也通常通过上调抗氧化酶和细胞代谢的重编程显示出强大的抗氧化能力，抵抗 ROS 对癌细胞的杀伤，其对 ROS 的高耐受性与癌症治疗的抗性密切相关，调节 ROS 代谢将会是癌症治疗有希望的策略。

六、肿瘤转移的活性氧代谢异常机制

肿瘤转移是恶性肿瘤导致死亡的主要原因，其并非单一的自主程序，而是一个复杂且多方面的事件，由肿瘤细胞固有的基因改变和肿瘤微环境中细胞双向相互作用引起，它的发生通常存在多种转录因子表达的改变，例如，NF-κB、ETS-1、Twist、Snail、AP-1 和 Zeb，金属蛋白酶 MMP-9、MMP-2，以及趋化因子或细胞因子，如转化生长因子 -β（transforming growth factor-β，TGF-β）。上皮细胞向间质细胞的转变（epithelial to mesenchymal transition，EMT）是肿瘤转移的主要原因，上皮细胞失去极性，细胞间黏附并获得活动性。

多项研究证明 ROS 是 EMT 的主要原因。TGF-β 调节尿激酶纤溶酶原激活物（urokinase-type plasminogen activator，uPA）和 MMP-9，以及通过 ROS 依赖性机制促进细胞迁移和侵袭。也有研究表明 ROS 通过诱导缺氧接到的 MMP 和组织蛋白酶表达来增加肿瘤的迁移。在 MDAM-231C 和 MCG-10A 细胞系中，TGF-β1 诱导的 EMT 对 NADPH 氧化酶 4（NADPH oxidase 4，NOX4）。Pelicano 等发现线粒体功能障碍可导致 ROS 产生增加，进而通过 AP-1 上调趋化因子 CXCL14 的表达，并通过细胞质中的 Ca^{2+} 增强细胞的活动性。另外一项研究也证实了线粒体 Ca^{2+} 在肿瘤转移中的重要作用，其发现肝细胞癌中线粒体钙离子单向转运蛋白调节子 1（Mitochondrial Calcium Uniporter regulator 1，MCUR1）基因高表达，可通过激活 ROS/Notch1/Nrf2 信号通路促进 EMT。此外，有研究发现 NOX2 介导产生 ROS，可通过下调自然杀伤细胞的功能来影响转移，可抑制 γ- 干扰素依赖的 NK 细胞对骨髓瘤细胞进行清除。由 HIF-1 引起的氧化应激可以调节波形蛋白基因转录，有助于在癌细胞侵袭和迁移过程中形成侵袭伪足。

整合素（integrins）能够结合细胞外基质中的成分，调控细胞骨架构成，从而对细胞的生存、增殖、黏附和迁移起调控作用，是细胞与细胞外基质相互联系的重要桥梁。整合素在肿瘤侵袭中具有重要作用，还可以通过激活下游信号促进对放疗、化疗等治疗的抵抗。研究发现这个过程可能通过调节线粒体参与调节细胞内 ROS 水平的功能和线粒体定位。其发现小 GTP 酶二磷酸腺苷 - 核糖基化因子 6（ADP-ribosylation factor 6，ARF6）途径在控制线粒体定位中起关键作用，这对于阻止高侵袭性乳腺癌细胞中的 ROS 失活和细胞侵袭至关重要。

免疫微环境对肿瘤转移至关重要，CD8$^+$T 细胞、自然杀伤细胞、树突状细胞和非典型单核细胞能够在不影响原发肿瘤生长下防止肿瘤转移。转移前微环境中的一些调节或免疫抑制细胞，如骨髓来源的抑制细胞、巨噬细胞和 Treg 细胞能够抑制肿瘤的免疫应答。研究发现转移前微环境中积聚的骨髓来源的抑制细胞也能够通过精氨酸酶 1（Arginase-1，ARG1）和 ROS 的产生抑制抗肿瘤 T 细胞。骨髓来源的抑制细胞的免疫抑制和转移前的功能，可能会被肿瘤诱导的调节性 B 细胞（regulatory B cell，Breg）进一步加强。由于 Breg，骨髓来源的抑制细胞产生更多的 ROS 和 NO，对 CD8$^+$T 细胞抑制性增强。在转移器官，如肿瘤引流淋巴结、肝、肺、骨髓中，免疫抑制性和转移促进性的 T 调节细胞大量增加的现象在多种癌症中均可观察到，其他细胞，如巨噬细胞，亦能够通过抑制抗肿瘤 T 细胞建立免疫抑制的微环境，而 ROS 是重要的调控者。这些结果表明活性氧代谢参与免疫细胞，能够抑制局部肿瘤免疫性，并且能促进转移前微环境免疫抑制的形成。

（周文丽）

参 考 文 献

托马斯·N. 塞弗里德，2018. 癌症是一种代谢病——论癌症起源、治疗与预防（中文翻译版）. 成长，陈川，译. 北京：科学出版社：120-123.

周春燕，药立波，2018. 生物化学与分子生物学. 9 版. 北京：人民卫生出版社：120-122.

Assi M, 2017. The differential role of reactive oxygen species in early and late stages of cancer. Am J Physiol Regul Integr Comp Physiol, 313(6): R646-R653.

Aydin E, Johansson J, Nazir FH, et al, 2017. Role of NOX2-derived reactive oxygen species in NK cell-mediated control of murine melanoma metastasis. Cancer Immunol Res, 5(9): 804-811.

Castelli S, Ciccarone F, Tavian D, et al, 2021. ROS-dependent HIF1α activation under forced lipid catabolism entails glycolysis and mitophagy as mediators of higher proliferation rate in cervical cancer cells. J Exp Clin Cancer Res, 40(1): 94.

Echizen K, Oshima H, Nakayama M, et al, 2018. The inflammatory microenvironment that promotes gastrointestinal cancer development and invasion. Adv Biol Regul, 68: 39-45

Farrukh MR, Nissar UA, Afnan Q, et al, 2014. Oxidative stress mediated Ca^{2+} release manifests endoplasmic reticulum stress leading to unfolded protein response in UV-B irradiated human skin cells. J Dermatol Sci, 75(1): 24-35.

Giorgio M, Migliaccio E, Orsini F, et al, 2015. Electron transfer between cytochrome c and p66Shc generates reactive oxygen species that trigger mitochondrial apoptosis. Cell, 122(2): 221-233.

Guerra L, Bonetti L, Brenner D, 2020. Metabolic modulation of immunity: a new concept in cancer immunotherapy. Cell Rep, 32(1): 107848.

Guo D, Wang Q, Li C, et al, 2017. VEGF stimulated the angiogenesis by promoting the mitochondrial functions. Oncotarget, 8(44): 77020-77027.

Hanahan D, Weinberg RA, 2011. Hallmarks of cancer: The next generation. Cell, 144(5): 646-674.

Harman D, 1956. Aging: a theory based on free radical and radiation chemistry. Gerontol J, 11(3): 298-300.

Jia P, Dai C, Cao P, et al, 2020. The role of reactive oxygen species in tumor treatment. RSC Adv, 10(13): 7740-7750.

Jin FJ, Wu ZZ, Hu X, et al, 2019. The PI3K/Akt/GSK-3beta/ROS/eIF2B pathway promotes breast cancer growth and metastasis via suppression of NK cell cytotoxicity and tumor cell susceptibility. Cancer Biol Med, 16(1): 38-54.

Jin MP, Wang JJ, Ji XY, et al, 2019. MCUR1 facilitates epithelial-mesenchymal transition and metastasis via the mitochondrial calcium dependent ROS/Nrf2/Notch pathway in hepatocellular carcinoma. J Exp Clin Cancer Res, 38(1): 136.

Khan MA, Tania M, Zhang DZ, et al, 2010. Antioxidant enzymes and cancer. Chin J Cancer Res, 22(2): 87-92.

Khromova NV, Kopnin PB, Stepanova EV, et al, 2009. p53 hot-spot mutants increase tumor vascularization via ROS-mediated activation of the HIF1/VEGF-A pathway. Cancer Lett, 276(2): 143-151.

Kirtonia A, Sethi G, Garg M, 2020. The multifaceted role of reactive oxygen species in tumorigenesis. Cell Mol Life Sci, 77(22): 4459-4483.

Liguori I, Russo G, Curcio F, et al, 2018. Oxidative stress, aging, and diseases. Clin Interv Aging, 13: 757-772.

Mitsuishi Y, Taguchi K, Kawatani Y, et al, 2015. Nrf2 redirects glucose and glutamine into anabolic pathways in metabolic reprogramming. Cancer Cell, 22(1): 66-79.

Mori K, Uchida T, Yoshie T, et al, 2019. A mitochondrial ROS pathway controls matrix metalloproteinase 9 levels and invasive properties in RAS-activated cancer cells. FEBS J, 286(3): 459-478.

Onodera Y, Nam JM, Horikawa M, et al, 2018. Arf6-driven cell invasion is intrinsically linked to TRAK1-mediated mitochondrial anterograde trafficking to avoid oxidative catastrophe. Nat Commun, 9(1): 2682.

Panieri E, Santoro M, 2016. ROS homeostasis and metabolism: a dangerous liason in cancer cells. Cell Death Dis, 7(6): e2253.

Pelicano H, Lu WQ, Zhou Y, et al, 2009. Mitochondrial dysfunction and reactive oxygen species imbalance promote breast cancer cell motility through a CXCL14-mediated mechanism. Cancer Res, 69(6): 2375-2383.

Perillo B, Di Donato M, Pezone A, et al, 2020. ROS in cancer therapy: the bright side of the moon. Exp Mol Med, 52: 192-203.

Piskounova E, Agathocleous M, Murphy MM, et al, 2015. Oxidative stress inhibits distant metastasis by human melanoma cells. Nature, 527(7577): 186-191.

Puar YR, Shanmugam MK, Fan L, et al, 2018. Evidence for the involvement of the master transcription factor NF-κB in cancer initiation and progression. Biomedicines, 6(3): 82.

Rezatabar S, Karimian A, Rameshknia V, et al, 2019. RAS/MAPK signaling functions in oxidative stress, DNA damage response and cancer progression. J Cell Physiol, 234(9): 14951-14965.

Saikolappan S, Kumar B, Shishodia G, et al, 2019. Reactive oxygen species and cancer: a complex interaction. Cancer Lett, 452: 132-143.

Schito L, 2019. Hypoxia-dependent angiogenesis and lymphangiogenesis in cancer. Adv Exp Med Biol, 1136: 71-85.

Srinivas US, Tan BWQ, Vellayappan BA, et al, 2019. ROS and the DNA damage response in cancer. Redox Biol, 25: 101084.

Wang CH, Shao LM, Pan C, et al, 2019. Elevated level of mitochondrial reactive oxygen species via fatty acid β-oxidation in cancer stem cells promotes cancer metastasis by inducing epithelial-mesenchymal transition. Stem Cell Res Ther, 10(1): 175.

Weinberg F, Ramnath N, Nagrath D, 2019. Reactive oxygen species in the tumor microenvironment: an overview. Cancers, 11(8): 1191.

Wong WEL, Wong SCC, Chan SC, et al. TP53-induced glycolysis and apoptosis regulator promotes proliferation and invasiveness of nasopharyngeal carcinoma cells. Oncol Lett, 9(2): 569-574.

Yang X, Hu C, Tong F, et al, 2019. Tumor microenvironment-responsive dual drug dimer-loaded pegylated bilirubin nanoparticles for improved drug delivery and enhanced immune-chemotherapy of breast cancer. Adv Funct Mater, 29(32): 1901896.

Zucker SN, Fink EE, Bagati A, et al, 2014. Nrf2 amplifies oxidative stress via induction of Klf9. Mol Cell, 53(6): 916-928.

第9章 肿瘤细胞自噬异常

自噬形态学的概念最早于20世纪50年代提出，比利时科学家 Christian de Duve 通过电镜观察到自噬体（autophagosome）结构。1963年，Christian de Duve 发现在胰高血糖素引发的肝细胞降解过程中，溶酶体发挥功能，并将其命名为自噬（autophagy）。随后在20世纪90年代进展的多项真菌研究发现了自噬相关基因，直至2003年相关研究人员提出统一命名法，即用 ATG 表示自噬基因。1999年 Beth Levine 小组有关自噬与肿瘤的研究成为自噬细胞学又一个重要的里程碑，迄今为止，自噬与肿瘤之间的关系仍然是自噬研究的重要主题。

本章主要分两部分来阐述细胞自噬的分子生物学调节机制、细胞自噬的生理意义、细胞自噬与各类疾病，尤其是与肿瘤疾病状态的相互作用及肿瘤细胞自噬的分子生物学调节机制，从而更深入地探讨肿瘤疾病的预防和治疗，为其提供理论基础。第一部分主要讲解细胞自噬的基本概念、分型及分子生物学调节机制。细胞自噬是细胞通过包裹受损坏死物质运送至溶酶体降解再利用的现象，主要包括巨自噬、微自噬和分子伴侣介导

的自噬。结合大量，特别是基因特异性敲除的研究结果，与细胞自噬相关的基因有很多，它们在细胞自噬的分子生物学调节机制中占主导作用，包括上游及下游信号的转导机制，参与自噬小体的形成、隔离、运动，影响溶酶体的吞噬功能等。自噬现象是维持机体正常生理功能和疾病状态过程中的重要机制，生理过程中可以清除代谢废物、促进细胞生长分化、防御病原微生物等，病理过程中可以诱导疾病的发生和进展。其生理病理的影响因素，除了自噬相关基因的表达调控，还包括外界环境因素的影响刺激。细胞自噬的分子调控机制是肿瘤发生发展、衰老凋亡、免疫应答等的关键枢纽。第二部分是肿瘤细胞的自噬机制和自噬紊乱机制。自20世纪60年代以来，对自噬的研究逐步展开，已有研究证明自噬现象对多种类型的癌细胞的增殖有抑制作用，这意味着可以考虑将其应用于抗肿瘤细胞的治疗中，大量基础实验及临床试验旨在研究自噬在肿瘤细胞中的分子机制和生理作用，从而提高抗肿瘤细胞的疗效和减轻自噬抑制剂的不良反应。

第一节 细胞自噬概述

一、细胞自噬的定义

细胞自噬（或自体吞噬）是从酵母到哺乳类动物的一种保守的细胞质过程，具体指细胞在外界环境因素的影响下，对其内部受损的细胞器、错误折叠的蛋白质和侵入其内的其他大分子物质等运送至溶酶体降解并再利用的生物学现象。细胞自噬的调节涉及多种基因表达和信号转导，所产生的物质和能量可以重新参与细胞的生命活动。自噬通过细胞对持续性刺激的非损伤性应答

反应，来维持细胞结构、功能和代谢的平衡。生理性的自噬可以使机体通过自我降解提供能量来维持生命活动，尤其是在十分严峻的生存条件下显得十分重要。另外，过度自噬以不同于凋亡及坏死的方式使细胞死亡，通常会导致一系列疾病状态。自噬的过程大致分为细胞诱导、囊泡成核、自噬相关蛋白循环、囊泡扩张和完成、囊泡成熟、囊泡破裂和循环六个步骤。核心机械部件可以分成几个功能单元负责完成自噬的不同步骤。Atg1复合物对诱导和其他下游步骤有重要意义，包括

Atg 蛋白募集和循环到 PAS；PtdIns3K 复合物 I 在囊泡成核的过程中扮演重要角色；囊泡扩张需要膜通过 Atg9 循环系统及 2 个 Ubl 共轭系统的调节转移到 PAS。研究表明，细胞自噬在内环境稳态、心脏疾病、肿瘤、传染性疾病、神经退行性疾病等过程中发挥重要生物学作用，并为治疗心脏疾病、肿瘤、传染性疾病等提供理论基础。细胞自噬的作用过程可见图 1-9-1。

二、细胞自噬的分类

根据物质运送至溶酶体腔的不同方式，细胞自噬可以分为 3 种形式：巨自噬（macroautophagy）、微自噬（microautophagy）和分子伴侣介导的自噬（chaperone mediated autophagy，CMA）。巨自噬和微自噬都产生自噬体（autophagosome），但巨自噬形成的自噬体较微自噬大，而分子伴侣介导的自噬无自噬体形成。在巨自噬形式中，细胞质中的可溶性蛋白、损伤或多余的细胞器、病毒或细菌等被双层膜的自噬前体包裹，并通过微管运输与溶酶体融合，继而被溶酶体降解。巨自噬也是人们目前研究的主要范畴，其可进一步分为选择性自噬和非选择性自噬。自噬前体的构成包括游离脂蛋白、泡状膜、池状膜和片状膜，但其缺乏较大的跨膜蛋白质颗粒。自噬前体在肌动蛋白和肌球蛋白的作用下构成自噬体，而 LC3- I

和 LC3- II 在自噬体的形成和后续在溶酶体中的降解起重要作用。与巨自噬不同，微自噬比较罕见，其早期可见溶酶体膜发生局部凹陷变形，吞噬细胞质或微体，形成自噬体。研究表明，微自噬的作用包括在饥饿状态下通过自噬供能、降解衰老蛋白质、清除多余核糖体前体等。以上两种形式的自噬，底物被其所包裹的膜性结构带至溶酶体后，均发生膜的迅速降解，释放其中的底物，使溶酶体中水解酶对底物进行有效水解，保证细胞对底物的再利用。分子伴侣介导的自噬是一类含有 KFERQ 模序蛋白质的降解途径，分子伴侣 hsc70 识别其细胞质内错误折叠的蛋白质并与之结合，然后该复合体再与溶酶体膜上的 LAMP-2A（lysosome-associated membrane protein type 2A）结合。在溶酶体腔内 hsc70 介导下，底物转入溶酶体腔，在溶酶体水解酶作用下分解再利用。有选择性地针对细胞质蛋白质和底物分子向溶酶体分子的转运是分子伴侣介导的自噬的两大特点（图 1-9-2）。

三、自噬的分子机制

细胞自噬是一个从酵母到哺乳动物的受基因调控的保守降解过程，主要机制为清除损伤及多余蛋白质，循环利用降解物，为机体供能。根据大量生物学基础研究的积累，自噬发生过程大致

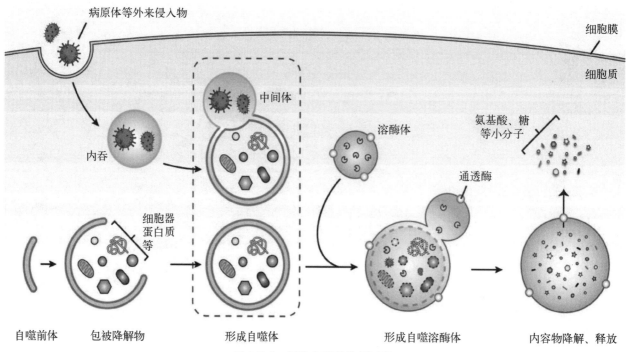

图 1-9-1　细胞自噬的作用过程

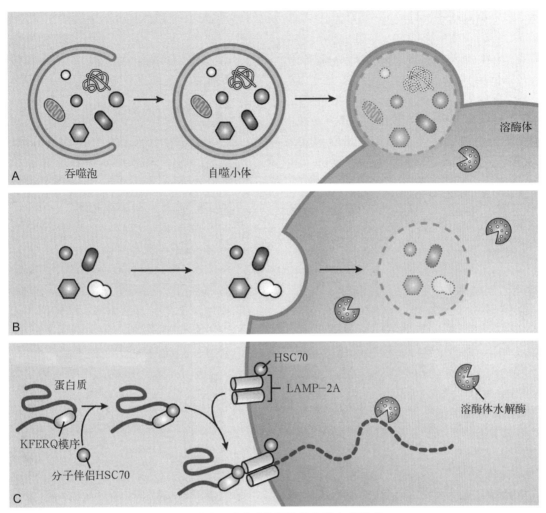

图 1-9-2　哺乳动物细胞的 3 种自噬形式

A. 巨自噬；B. 微自噬；C. 分子伴侣介导的自噬

分为自噬前体形成、降解物的选择、自噬泡的形成、自噬溶酶体形成及底物降解。目前鉴定了许多参与自噬的基因（*ATG*），其分别参与细胞自噬调节中自噬小体的形成，溶酶体中自噬小体的清除，自噬小体的隔离、运动，以及调节与其他细胞的活动等。因此，研究细胞自噬的分子机制和调控机制对深入了解自噬与肿瘤等疾病的关系具有十分重要的意义。

目前在酵母中已鉴定出 30 多个 *ATG* 基因，其中多个基因在高等真核生物中具有同源物。在这些 *ATG* 基因中有一个子集，包括 ATG1 ～ ATG10、ATG12 ～ ATG14 和 ATG16 ～ ATG18，是自噬体形成所必需的，相应的基因产物被称为自噬体形成的核心机制，它们在自噬的诱导、产生、成熟、再循环中起重要作用。核心机制分为以下几个功能单元：① Atg1 激酶复合体（Atg1 和 Atg13）。Atg1-Atg11-Atg17-Atg20-Atg24 复合物和 Atg8-Atg13 复合物因 Atg1 和 Atg13 去磷酸化促进自噬信号激活。② Atg9 及其循环系统（Atg9、Atg2 和 Atg 18）。Atg9 是参与自噬过程的唯一的膜整合蛋白，可作为脂类物质的载体或平台负责将其他的自噬相关蛋白募集到 PAS 处。在酵母中，Atg11 与 Atg23、Atg27 共同作用，将 Atg9 募集到 PAS。Atg18 通过与 PAS 处富集的 PI3P 相互作用，将 Atg18：Atg2 复合体携带至 PAS。在 Atg18：Atg2 复合体、Atg1 复合体及 PI3K 复合体的帮助下，Atg9L 离开 PAS，回到细胞质基质中，完成整个循环过程。③ 磷脂酰肌醇 3- 羟基激酶（PtdIns3K）复合物。其包括 Vp30/Atg 6、Atg14，以及另外 2 种液泡蛋白分选（Vps）蛋白（Vps34 和 Vps15）。在自噬起始阶段发挥作用的 PI3K 复合物包括 PI3K（hVps34）、调节性蛋白激酶 p150（hVps15）、Beclin-1 和 Atg14L。hVps34 催化磷脂酰肌醇形成磷脂酰肌醇 -3 磷酸

（phosphatidylinositol 3-phosphate，PI3P）。PI3K 复合物与 Atg13、Atg20 及 Atg24 等蛋白相结合，从而招募泛素样蛋白系统 Atg12-Atg5-Atg16 和 Atg8-PE（phosphatidylethanolamine）在吞噬泡上参与后续细胞自噬的过程。④ 2 个泛素样蛋白（Ub1）系统，分别是 Atg12 结合系统（Atg12、Atg5、Atg7、Atg10、Atg16）和 Atg8 结合系统（Atg8、Atg3、Atg4、Atg7）。Atg12 被 Atg7（类似于 E1 泛素偶联酶）激活后在 Atg10（类似于 E2 泛素偶联酶）的介导下与 Atg5、Atg16L 结合，形成 Atg12-Atg5-Atg16L 复合体，到达自噬体膜上，并在自噬体形成后离开自噬体。LC3（Atg8 同源物）被 Atg4 切割成 LC3-I，在 Atg7（E1 泛素激活酶活性）、Atg3（E2 泛素偶联酶活性）和 Atg12-Atg5 复合体（E3 泛素连接酶活性）的作用下形成 LC3-Ⅱ。LC3-Ⅱ附着在自噬体膜上，募集脂质分子，从而保证自噬体膜的扩展及封闭，自噬体形成后，细胞质一侧的 LC3 被 Atg4 切割，用于循环利用。

自噬作为一种主要的应激反应分解代谢途径，与多种信号转导途径有关，如增殖信号、代谢途径、死亡途径、多种细胞应激等。mTOR 作为氨基酸、胰岛素等的感受器，调控细胞的生长与增殖，是细胞自噬过程中的一个关键通路。其有 2 种复合体：mTORC1 和 mTORC2。胰岛素样生长因子、血小板源性生长因子等上游因子与跨膜胰岛素受体或酪氨酸激酶受体（tyrosine kinase receptor，RTK）结合后，自体磷酸化激活，从而激活 Ras 通路与 PI3K-I 通路的 2 个关键通路。Ras 通路既可以激活 PI3K-AKT-mTORC1 通路而抑制细胞自噬，又可以激活 Raf-1-MEK1/2-ERK1/2 通路而促进自噬的发生、发展。PI3K-AKT 的激活可以抑制 TSC1/TSC2，使 TSC2 与 TSC1 解离，引起 mTOR 激活。

腺苷酸活化蛋白激酶（AMP-activated protein kinase，AMPK）是能量代谢变化的感受器，能够调节细胞内的能量代谢。研究表明饥饿等因素可诱导 AMPK 激活，如糖饥饿诱导产生的氧自由基（ROS）通过 Ca^{2+}-CaMKKβ（Ca^{2+}-calmodulin-dependent protein kinase kinase β）通路的激活，糖饥饿直接降低细胞内 ATP 浓度，激活 AMPK。与 AKT 信号通路的作用相反，AMPK 磷酸化 TSC（tuberous sclerosis complex）复合物，抑制 mTORC1 的活性。AMPK 也可以通过磷酸化

Raptor 蛋白，抑制 mTORC1 的活性，诱导自噬的发生。此外，研究表明，营养缺乏会促进 AMPK 与 ULK1 结合，磷酸化 ULK1，从而激活 AMPK/ULK1 通路，直接调节细胞自噬。

四、细胞自噬的生理意义

自噬现象是维持机体正常生理功能和疾病状态的重要机制，渗透在生命活动中的方方面面。生理过程中可以清除代谢废物、促进细胞生长分化、防御病原微生物等；病理过程中可以诱导疾病的发生和进展。

（一）细胞自噬与肿瘤

自噬在不同细胞中产生的作用不尽相同，而在相同细胞中，也可因为不同外界因素所诱导的自噬作用而产生差异。对于肿瘤细胞生长的不同阶段，自噬作用也可以发生很大变化。自噬在肿瘤中所扮演的角色随着肿瘤进展阶段的不同而发生很大变化。自噬既可以抑制肿瘤的发生，又可以促进肿瘤的进展。自噬的抑制作用体现在维持基因组的稳定、诱导 Ⅱ 型程序性细胞死亡及抑制肿瘤的免疫反应；促进作用体现在提高肿瘤细胞抗凋亡、延长肿瘤休眠细胞的生存及促进细胞对缺氧环境的适应。随着对自噬与肿瘤关系的深入了解，许多药物联合自噬抑制剂的治疗可能会延缓肿瘤的进展，提高患者的生存率。

（二）细胞自噬与病原体

自噬在细菌、病毒、寄生虫感染中起重要作用。一般情况下，细胞内的细菌被宿主细胞内吞后进入细胞质，宿主细胞的自噬系统激活，自噬小体将细菌包裹并运送到溶酶体中降解。而有些细菌，如结核分枝杆菌可以干扰自噬体与溶酶体的融合，抑制自噬途径，使自身不被自噬作用降解。病毒感染时，细胞质中的病毒被自噬小体转运到溶酶体中进行降解，或将病毒核酸转运至细胞内感受器激活天然免疫，又或是被提呈 MHC Ⅱ 类分子激活适应性免疫，清除病毒。除了对微生物的清除，自噬对寄生虫也有作用。研究发现弓形虫感染了 IFN-γ 活化的巨噬细胞后，其内的 GTP 酶能够使隔膜液囊裂解，弓形虫的质膜也会被剥离，细胞内自噬泡可以将质膜剥离后的弓形虫包裹转运到溶酶体中降解。

（三）细胞自噬与肌病

在心肌细胞和骨骼肌细胞中，细胞自噬通过降解功能异常或错误折叠的蛋白质，以及受损或

老化的细胞器，为细胞提供能量、促进物质循环及细胞的自我更新。作为一种保护机制，自噬可以降解和利用细胞器组分（如长半衰期蛋白），选择性移除受损线粒体，还可以降解失活蛋白质，为心肌和骨骼肌细胞提供能量基础，保护心肌功能。关于肌细胞胞质空泡的报道较多，某些研究将其归因于自噬功能的改变。线粒体产生的活性氧随着细胞老化的程度而增加，活性氧作用于线粒体可引起线粒体损伤，然而老化细胞的自噬水平下降，不能维持这种平衡，导致细胞内代谢产物积累，引起心肌功能下降。研究证实，LAMP-2 缺陷的小鼠出现多组织，如骨骼肌和心肌细胞广泛的自噬性空泡，超微结构异常使心肌细胞收缩功能严重受损。此外，有研究报道称，人 LAMP-2 缺陷导致的 Danon 病也与横纹肌自噬泡的聚集有关。

（四）细胞自噬与神经退行性疾病

自噬作用在阿尔茨海默病（Alzheimer's disease，AD）、亨廷顿病（Huntington's disease）和帕金森病（Parkinson's disease）等神经变性疾病中均有不同程度的体现。自噬与神经退行性疾病的关系最初通过对照阿尔茨海默病和非阿尔茨海默病脑组织发现。参与阿尔茨海默病发展的各种蛋白质具有与自噬通路相关的功能。例如，早老素（PS）是 γ- 分泌酶复合物的一部分，会影响自噬作用。早老素突变，特别是 *PS1* 突变，与早发型 AD 相关。*PS1* 和 *PS2* 两种基因突变与家族性常染色体显性 AD 相关。功能失调的自噬与 HD 发病的相关性已通过死亡脑神经元标本中出现自噬囊泡积累所证实。

与自身免疫性疾病天然性和适应性免疫反应的某些过程高度依赖细胞自噬机制。免疫细胞通过其细胞表面的模式受体分子识别病原体并将其吞入细胞内的过程称为"异噬作用"，再被自噬体融合降解。外界病原体的入侵和体内损伤细胞的堆积不可避免地引起炎症反应，而自噬作用负责清除多余产物有效避免组织发生炎症反应。因此，自噬缺陷可能会促进自身免疫性疾病的发展。mTOR 激酶为细胞自噬的负调控因子，系统性红斑狼疮（systemic lupus erythematosus，SLE）患者的淋巴细胞存在 mTOR 异常激活现象，而

mTOR 的异常激活可能具有抑制细胞自噬清除凋亡小体、抵抗炎症反应的作用，导致自身抗原持续产生，故细胞自噬功能失调与系统性红斑狼疮病理的发生密切相关。此外，研究表明 Atg16L 的缺陷和 *ULK1* 基因多态性位点的改变与克罗恩病（Crohn's disease，CD）的易感性相关。多发性硬化症（multiple sclerosis，MS）是一种慢性中枢神经系统髓鞘炎症性疾病，其病理特征为激活的 T 细胞突破血 - 脑屏障并向中枢神经髓鞘渗透，启动慢性炎症反应，导致神经轴突和神经元细胞的丧失。研究表明，在动物模型的血液样本中，Ag5 和 IRGMI 呈现上调表达，证实细胞自噬与多发性硬化症和脑脊髓炎（encephalomyelitis，EAE）相关，Atg5 的表达和翻译后修饰的水平均较正常人升高，其升高趋势与疾病的严重程度呈正相关。

（五）细胞自噬与自身免疫性疾病

越来越多的研究表明，在自身免疫疾病中，自噬相关蛋白的功能缺陷可以导致慢性炎症疾病及相关免疫性疾病的易感性增加。克罗恩病（Crohn's disease，CD）作为其中一种与免疫相关的炎症疾病，其发病与细胞自噬相关功能紊乱密切相关。该病在清除或识别共生细菌时发生障碍，从而改变黏膜屏障功能，细胞因子导致肠道炎症的发生，研究表明小鼠 ATG16LI 的缺失会导致相关细胞发生功能紊乱，促进炎症因子的分泌等。系统性红斑狼疮（SLE）涉及皮肤、肌肉、关节、肾等多种重要器官的免疫紊乱。通过对 SLE 患者血清中自身抗体的检测，可以发现神经母细胞瘤细胞自噬，此外 SLE 患者的 T 细胞中自噬体数量较正常人多。多发性硬化（MS）的动物模型实验性自身免疫性脑脊髓炎（experimental autoimmune encephalomyelitis，EAE）的血液和脑组织中分析 Atg5 的表达，发现自噬相关基因 Atg5 的表达和翻译后修饰的水平均较正常人升高，其升高趋势与 EAE 临床症状的严重程度相关。类风湿关节炎（RA）患者破骨细胞中自噬系统激活，其 Atg7 和 beclin-1 的表达也相应增加，而 Atg7 和 beclin-1 的表达可以促进哺乳类动物 RA 破骨细胞自噬，增强破骨细胞的再吸收能力。

第二节 肿瘤细胞自噬紊乱

从 beclin-1 杂合敲除小鼠实验到 Atg5 嵌合敲除小鼠实验，人们对自噬在肿瘤细胞中所产生的作用进行了长达数十年的研究，最终得出一个令人满意的结论，即自噬本身是一种肿瘤抑制机制，由必需自噬基因的全身或组织特异性、杂合或纯合敲除引起的自噬缺陷加速了肿瘤的发生。研究发现不同的敲除小鼠模型有不同的肿瘤谱，对此，有学者解释单敲除某个自噬相关基因所导致的自噬功能缺陷会增加其他组织中肿瘤发生的可能性。beclin-1 杂合敲除小鼠不仅可以表现肝癌，还表现肺腺癌和淋巴瘤；而淋巴瘤是在 bif-1 敲除小鼠中观察到的最常见的肿瘤类型。与野生型小鼠相比，Atg5 系统嵌合缺失或 Atg7 肝特异性敲除小鼠更容易发展为良性肝肿瘤。此外，Atg5 或 Atg7 的胰腺特异性敲除也加速了 KRAS^{G12D} 驱动的恶性前胰腺病变的出现。这些研究反映出体细胞中遗传或表观遗传变化，抑或是细胞功能普遍衰退的结果可能会促进肿瘤的发生。

正常的细胞自噬反应可以通过多种机制抑制基因组向恶性转化。活性氧簇具有高度的遗传毒性，自噬通过清除功能障碍的线粒体抑制活性氧的过度产生及泛素化蛋白质的氧化还原活性聚集体。此外，自噬反应还参与了细胞周期紊乱产生的微核处理、反转录核糖核酸的降解，以及参与控制 Ras 同源家族成员（ras homolog family member A，RHOA）的水平。总之，构成自噬机制的各种成分似乎是细胞对基因毒性应激产生充分反应所必需的，而这种基因组稳定效应的确切机制仍然难以捉摸，需要进一步的研究来揭示和论证。

自噬在维持各类干细胞正常功能运转中也发挥了极其重要的作用，如内环境的稳态、干细胞的特性。与血液系统恶性肿瘤的关系尤为突出。小鼠造血干细胞 Atg7 的消融已被证明会破坏组织结构，最终导致具有肿瘤特征的骨髓祖细胞群扩增。类似地，编码 ULK1 交互因子 RB1- 诱导卷曲蛋白 1（RB1-inducible coiled-coil 1，RB1CC1）的基因特异性缺失改变了小鼠的胎儿造血干细胞，导致严重的贫血和围生期致死。鼠神经元干细胞中 Rb1cc1 的缺失也导致损害出生后神经元分化的功能障碍。

有学者提出自噬导致致癌基因诱导的细胞死亡和致癌基因诱导的细胞衰老是两种基本的肿瘤抑制机制。Elgendy 等和 Iannello 等的研究表明各种癌基因的激活确实给健康细胞带来了巨大的压力，这种情况通常通过执行细胞死亡程序，或在与免疫系统的先天臂接合的永久增殖停滞（细胞衰老）时中止。ATG5、ATG7 或 BECN1 的部分缺失限制了人卵巢癌细胞在药理学刺激下通过诱导型构建体表达 HRAS^{G12V} 的死亡。同样，对 ATG5 或 ATG7 特异的 shRNA 可防止原发性人黑色素细胞或表达 BRAF^{V600E} 或 HRAS^{G12V} 的人二倍体成纤维细胞（human diploid fibroblast，HDF）中癌基因诱导的衰老。所以，ULK1 的同源物 ULK3 过度表达足以限制 HDF 的增殖潜力，同时促进细胞自噬。此外，2014 年 Horikawa 等提出自噬抑制剂和针对 ATG5、ATG7 或 BECN1 的靶向小干扰核糖核酸都可以防止 HDF 的自发衰老，同时防止内源性显性阴性 TP53 突变体的降解。在黑色素瘤中，异位 ATG5 表达降低了其细胞系的集落形成能力。

一些研究提出自噬参与致癌蛋白的降解，包括突变型 TP53、p62、PML-RARA 等。突变型 TP53 的积聚可以干扰野生型蛋白的抑癌功能，而转基因驱动的 BECN1 或 ATG5 过表达会减少突变 TP53 的积聚，因此缺乏 ULK1、BECN1、ATG5 的肿瘤细胞通常会积累更多的突变型 TP53。细胞自噬可以降解突变型 TP53，从而恢复野生型 TP53 的抑癌功能。P62 是另一个被公认的具有致癌潜力的蛋白，自噬对其的限制自然可以抑制肿瘤的发生与进展。95% 的早幼粒细胞白血病均有 t（15；17）（q22；q21）易位，这涉及早幼粒细胞白血病（promyelocytic leukemia，PML）和视黄酸受体 α（retinoic acid receptor alpha，RARA）嵌合体的表达。PML-RARA 可以阻断正常视黄酸依赖性髓样分化，驱动白血病发生。表达 PML-RARA 的患者通常采用全反式维甲酸（ATRA）治疗，促进 PML-RARA 降解，并恢复骨髓分化功能。此外，自噬与阻止恶性细胞建立和增殖的免疫反应相关，死亡的恶性细胞能够募集抗原提呈细胞和免疫系统的其他细胞成分，引发先天性或适应性抗肿瘤免疫反应。自噬中的癌细胞固有缺陷和系统性缺陷都可能阻止宿主免疫系统正确识别和消除恶性前细胞和恶性细胞。

第三节 肿瘤细胞自噬紊乱机制

一、细胞基本的自噬机制

细胞自噬是一种保守的分解代谢过程,利用溶酶体活性来周转细胞蛋白质或细胞器。哺乳动物细胞可以经历三种类型的自噬:大自噬、微自噬和伴侣介导的自噬。这些自噬模式在降解的物质类型和将其传递到溶酶体的方法上有所不同。伴侣介导的自噬通过选择性地将单个底物蛋白直接送入溶酶体的蛋白质易位途径进行。微自体吞噬通过直接隔离物质,包括在溶酶体膜形成管状内陷。巨噬细胞通过形成和运输被称为自噬体的特定细胞内膜泡,将物质运送到溶酶体。在上述三种自噬类型中,巨自噬被认为是自噬过程中最主要发生的,也是研究最多的一种方式。巨自噬通过使用 Atg32 和 SQSTM1/p62 等衔接子,或非特异性地大量装载细胞质内容物,装载到自噬体中的物质可能对特定的蛋白质、细胞器或病原体具有选择性。自噬体与溶酶体融合,导致降解及代谢副产物,如氨基酸通过溶酶体膜的渗透释放。细胞自噬引起的长寿、聚集或受损蛋白质和细胞器的周转对于维持细胞内环境稳定至关重要。细胞自噬常在细胞内应激,在营养缺乏、缺氧、生长因子撤退、内质网应激和病原体感染等情况下被激活。在这些压力下,细胞利用自噬来重新部署其资源,以度过压力时期,或通过溶酶体降解来降解有害成分,如受损的线粒体或入侵的病原体。自噬调节失调与一系列疾病有关,如神经退行性疾病,最典型的包括致病蛋白的积聚、炎症性疾病,如克罗恩病和癌症。

二、细胞自噬的信号转导

(一)Wnt 信号途径

Wnt 信号通路是一个复杂的蛋白质作用网络,其参与人和动物的正常生理过程,也参与癌症的发生、发展。1982 年 Nusse 等在研究鼠类乳腺肿瘤细胞病毒转录机制的过程中克隆出一种原癌基因,称为 *Int1* 基因。后来 Sharma 等报道编码基因 *wingless* 可以使果蝇表现为无翅表型,这两者具有同源性,因此合称为 *Wnt* 基因。而在正常发育过程中,*Wnt* 基因调控的相关信号转导系统即为 Wnt 信号通路。目前已鉴别出三种 Wnt 信号通路,分别是经典 Wnt 通路(canonical Wnt pathway)、非经典 Wnt/ 平面细胞极化通路(noncanonical Wnt/planar cell polarity pathway, PCP)和非经典 Wnt/ 钙离子通路(noncanonical Wnt/calcium pathway)。Wnt 信号通路通过蛋白与其受体结合激活,其中经典 Wnt 信号通路参与基因表达的调控,当 Wnt 信号通路异常激活时,Wnt 蛋白与相关受体特异性结合,其激活的蛋白抑制 GSK3 活性;另外 GSK3 的失活导致 β-catenin 在细胞质内积聚,细胞内不断累积的 β-catenin 进入细胞核内,可以与细胞因子结合,调节下游相关靶向基因的表达,使细胞从静止期进入增殖期,从而促进肿瘤细胞的侵袭和转移。

正常成熟细胞中 Wnt 通路通常处于沉默状态,细胞质内仅有少量游离的 β-catenin,大多与由细胞膜向细胞内伸出的钙黏蛋白(E-cadherin)结合,剩余的与结肠腺瘤性息肉蛋白(APC)、轴蛋白(Axin)及 GSK23B 结合成复合体,通过氨基端磷酸化,经泛素 - 蛋白酶体途径识别泛素化,最后被蛋白酶降解。由于正常细胞的细胞质内游离的 β-catenin 量极少,不足以使 Wnt 信号激活,但参与 Wnt 信号通路的相关蛋白、转录因子或基因发生一定程度的改变或破坏时,则可以激活 Wnt 通路,从而启动靶基因的转录,导致肿瘤细胞的恶性增殖。例如,APC、Axin 或 GSK23B 突变使 β-catenin 降解受到抑制,细胞质内 β-catenin 累积入核,激活异常 Wnt 信号通路,从而促进肿瘤的发生、发展。

Wnt 信号通路除了参与脊椎动物胚胎的发育,其异常激活也与肿瘤的发生、发展存在密切的关系,常见于参与组成 Wnt 信号通路的相关蛋白、转录因子、基因的变异及破坏;过度活跃的 Wnt 信号导致细胞的不必要增殖;没有信号转导的情况下,细胞的某些异常活动也可以通过该途径诱发。

1. Wnt 信号通路与结直肠癌 研究表明 APC 突变与结直肠癌(CRC)早期的发生、发展密切相关,至少有 80% 的 CRC 患者存在 APC 突变,其突变多为无义突变或移码突变。正如前文所提及,APC 突变可以抑制 β-catenin 的降解,细胞质内 β-catenin 积累,激活异常 Wnt 信号通路,促进 CRC 细胞的异常增殖。除此之外,Axin、β-catenin 及 TCF 的自身突变都参与结直肠癌的发展。Roh 等通过阻断 SW480、Colo201、DLD-1 等 APC 突变结肠癌细胞系的 β-catenin 表达，发现可以明显抑制小鼠体内肿瘤生长。

2. Wnt 信号通路与胃癌　在细胞自噬与胃癌的研究中发现，胃癌细胞中 Wnt5a 的转录水平高于正常组织，从侧面反映了 Wnt5a 可能是一种促癌基因。Ehert 等通过研究 Wtn 信号通路在胃癌中的作用检测到胃癌组织出现 APC 基因突变。为了探究胃癌与 APC 突变的关系，他们诱导胃癌细胞株 MKN45 检测出 Wnt10b 表达呈现暂时升高，与此同时，幽门螺杆菌（Hp）感染的胃黏膜发现 TNF-α 水平升高，在 TNF-α 诱导作用下可引起细胞的某种或多种 Wnt 蛋白表达升高，从而导致胃幽门螺杆菌感染，胃黏膜细胞增殖及癌变。部分研究者发现胃癌组织中出现 Frz 过表达及分泌型 Frz 受体相关蛋白（secreted frizzled-related protein，sFRP）下调，而 sFRP 是 Wnt 信号通路的抑制因子，其下调可以减少 Wnt 信号通路的抑制，联合 Frz 的过表达促进 Wnt 通路的异常激活，导致胃癌细胞增殖。

3. Wnt 信号通路与乳腺癌　乳腺癌是对女性健康造成威胁最大的疾病之一。1982 年 Nusse 等第一次在研究鼠类乳腺肿瘤细胞病毒转录机制的过程中发现 Wnt1。乳腺发育不同时期的 Wnt 基因家族的相关动态表达反映了它们在调节乳腺生长分化过程中的作用。在研究人员建立的 Wnt1 转基因小鼠模型证实 Wnt 家族过表达可以增加乳腺肿瘤的风险。此外，Wntl 基因可能促进乳腺干细胞的增加。目前研究表明，Wnt 信号通路异常与乳腺癌息息相关，其多个成员（蛋白、转录因子等）都参与了乳腺癌的发生与发展。基底型细胞通常被认为是乳腺祖细胞的某个亚群，乳腺祖细胞则可能会增加乳腺肿瘤发生的风险。Teuliere 等研究发现基底乳腺上皮细胞的 β-catenin 的激活参与乳腺细胞发育的整个过程，β-catenin 的激活可以诱导基底型细胞的增殖，从而提高乳腺肿瘤的发生率。中国学者杨剑锋等采用免疫组化方法检测了 60 例乳腺癌患者的 β-catenin 和 CyclinDl 表达，研究结果表明共有 42 例乳腺癌组织呈现出 β-catenin 的异常表达，其中约有 57.1% 的患者癌样本中呈现 CyelinD1 高表达，统计显示 β-catenin 和 CyelinDl 两者之间的表达呈现明显的正相关性，即反映了 β-catenin 的异常表达可能会影响 CyclinD1 的表达，从而促进乳腺癌的发生和发展。

干扰乳腺肿瘤的自分泌 Wnt 信号可以降低其增殖活力，Scthlange 等的研究显示，可以通过激活标准化 Wnt 信号通路，联合 EGFR 筛选出 ER 阳性的乳腺癌细胞，从而提高乳腺癌靶向治疗的有效率。Wnt 相关信号通路已从鼠类乳腺肿瘤模型发展到人乳腺肿瘤的各类研究，在这一通路中，有各种各样的正向调节剂和负向调节剂通过调节相应靶基因来控制着乳腺肿瘤的发生发展。其发病机制仍然相当复杂，了解并掌握 Wnt 信号途径的机制对肿瘤细胞增殖、分化有重要作用，对细胞信号转导通路的研究也有利于提高乳腺癌临床治疗疗效和改善预后。

4. Wnt 信号通路与恶性黑色素瘤　恶性黑色素瘤的预后极差，近年来有关恶性黑色素瘤的研究也表明 Wnt 信号转导通路的异常激活参与了黑色素瘤的发生、发展。部分研究表明，Wnt5a 和 ARF6 可能通过驱使 β-catenin 的表达及调控细胞支架的重建，促进黑色素瘤细胞的侵袭转移，恶性黑色素瘤细胞中 Wnt5a 的表达与细胞侵袭力呈正相关，其表达越高，细胞侵袭力越强。此外，Wnt5a 在黑色素瘤中的高表达与肿瘤的分级密切相关，研究结果显示 Wnt5a 是参与影响恶性黑色素瘤转移和预后的重要信号分子。为了深入研究 Wnt 信号通路的传导机制，韩亮等利用 GAL4 酵母双杂交系统，以 Wnt 受体 LRP6 的胞内区为诱饵蛋白，筛选出小鼠 115d 胚胎 CDNA 文库，发现了黑色素瘤相关抗原 MAAT1p15，可以与 LRP6 相互作用。实验表明，MAAT1p15 可以明显增强 Wnt1 和 LRP6 相应下游基因的转录活性。LEF1 在黑色素瘤中的表达明显高于正常组织，而 LEF1 也参与 Wnt 信号通路的激活，此外 LEF1 的表达也与 β-catenin 在核内聚集密切相关。分泌型卷曲相关蛋白 5（SFRP5）在各类肿瘤的发生、发展中起重要作用，一项研究采用免疫组织化学和 Western blot 检测 SFRP5 在黑色素瘤细胞中的表达量，发现 SFRP5 在黑色素瘤细胞中的表达明显减少，其可以抑制黑色素瘤细胞迁移和侵袭力，这揭示了 SFRP5 通过作用于 Wnt 信号通路而影响恶性黑色素瘤的进展。

5. Wnt 信号通路与肺癌　与乳腺癌、结直肠癌、胃癌、肝癌、胰腺癌、子宫内膜癌等肿瘤不同，肺癌相关研究发现 APC 和 β-catenin 的突变较为罕见。杨连赫等和滕颖等发现 Axin 过表达可以明显抑制肺癌细胞的侵袭能力。通过干扰 A549

细胞系的 β-catenin 表达可抑制肺癌细胞的增长、克隆、迁移及耐药特性，而肺癌干细胞标志物 OCT-4 的基因及蛋白表达均降低。罗福康等发现 Wnt 信号通路与肺腺癌干细胞有密切关系，其在肺腺癌组织干细胞与正常肺组织干细胞中的差异有显著意义（$P < 0.01$）。此外，另一项研究表明在肺干细胞中 β-catenin 主要通过减弱分化作用来促进干细胞增长。而 OCT-4（肺癌干细胞的分子标记）在维持肿瘤侵袭、克隆、迁移及耐药方面发挥重要作用。还有研究表明采用 Northem 印迹法及 Western 印迹法检测出肺癌组织中的 *Wnt5a* 基因及蛋白表达明显高于正常样本。

（二）细胞自噬的 STAT 信号途径

1988 年研究者首次发现 STAT，是一种结合干扰素（IFN）刺激的 DNA 序列应答元件的蛋白质，可刺激 I 型干扰素的转录。随后，1992 年 3 个独立的实验室发现 JAK，提出了 JAK-STAT 途径。Janus 激酶（Janus kinase，JAK）/ 信号转导子和转录活化子（signal transducer and activator of transcription，STAT）信号通路是细胞因子信号传导的下游通路，使细胞外的化学信号跨越细胞膜，并将信息传送到细胞核内的基因启动子上，最终引起细胞中 DNA 转录与活性水平发生改变，调控着细胞的分化、增殖、凋亡等过程，该信号通路除了参与调节正常的生理过程，也参与肿瘤细胞的发生、发展。

JAK/STAT 信号通路主要由 3 个成分组成，即接收信号的酪氨酸激酶相关受体、传递信号的酪氨酸激酶 JAK 和产生效应的转录因子 STAT。酪氨酸激酶相关受体自身不具有激酶活性，但其胞内段的酪氨酸激酶 JAK 结合位点。当配体与细胞膜上相应的受体（包括许多种细胞因子和生长因子，如 IL-4、IL-6、IL-10、IL-12、粒细胞 / 巨噬细胞集落刺激因子（GM-CSF）、生长激素（GH）、表皮生长因子（EGF）、血小板衍生因子（PDGF）及干扰素（IFN）等结合后，通过与之相结合的 JAK 活化来磷酸化相应靶蛋白的酪氨酸残基，从而实现信号从胞外到胞内的传导。磷酸化后的 STAT 蛋白则以二聚体的形式进入细胞核内与靶基因相结合以调控细胞基因的转录功能。酪氨酸激酶是一类非跨膜型的酪氨酸激酶，其能够与细胞膜连接受体的胞质区相互作用，当胞外配体（如细胞因子、生长激素、表皮生长因子等）和细胞膜相应受体结合后，通过 JAK-STAT 信号

通路将信号传导至细胞核内，促进各种细胞反应，从而发挥作用。迄今为止，JAK 家族包括 4 个成员，即 JAK1、JAK2、JAK3 和酪氨酸激酶 2（tyrosine kinase 2，TYK2）。这 4 个成员在结构上有 7 个 JAK 同源结构域，包括 JHI 结构域（激酶区）、JH2 结构域（"假"激酶区）、JH6 和 JH7（受体结合区域）等。不同的家族成员选择性地结合在不同的受体上，从而发挥不同的生理学作用，同一种 JAK 激酶可以参与多种细胞因子的信号转导过程，多个 JAK 激酶也可以被同一种细胞因子的信号通路激活，然而细胞因子对激活的 STAT 分子具有一定的选择性，这种选择性的作用方式使得 JAK 抑制剂可以相对特异性地应用于疾病治疗。JAK 激活发生在配体介导的受体多聚体化时，因为 2 个 JAK 非常接近，允许反式磷酸化。活化的 JAK 随后磷酸化其他靶位，包括受体和主要底物 STAT。

STAT 是潜伏在细胞质中的转录因子，哺乳动物中有 7 种转录因子 *STAT* 基因，结合到不同的 DNA 序列上，各自在信号转导的过程中发挥着关键性的作用。STAT 家族的 7 个成员分别为 STAT1、STAT2、STAT3、STAT4、STAT5a、STAT5b 和 STAT6。STAT 在 C 端附近有一个保守的酪氨酸残基，被 JAK 磷酸化。这种磷酸酪氨酸允许 STAT 通过与保守的 SH2 结构域相互作用而发生二聚化。磷酸化 STAT 通过依赖于核蛋白相互作用因子 1 进入细胞核。一旦进入细胞核，二聚体 STAT 结合特定的调节序列来激活或抑制靶基因的转录。值得注意的是，STAT3 在 TME 的肿瘤细胞和免疫细胞中都是组成型激活的。肿瘤细胞中的 STAT3 活性促进细胞因子诱导的肿瘤生长，而 TME 免疫细胞中的 STAT3 活性调节细胞因子的产生抑制肿瘤特异性免疫反应。

除了 JAK/STAT 路径的效应器，还有三大类负调节因子，即 SOCS（细胞因子信号传导的抑制因子）、PIAS（活化 stats 的蛋白抑制剂）和 PTP（蛋白酪氨酸磷酸酶）。其中最具特色的是 SHP-1，其含有 2 个 SH2 结构域，可以结合磷酸化的 JAK 或磷酸化的受体以促进这些活化的信号分子的去磷酸化。其他酪氨酸磷酸酶，如 CD45，似乎通过受体子集调节 JAK/STAT 信号。

20 世纪 90 年代首次发现 JAK 和 STAT 的组成型激活与恶性肿瘤有关。JAK-STAT 途径可以通过多种机制激活，包括自分泌 / 副分泌激酶产生、

激活受体的突变、JAK 或其他上游癌基因，进而激活 STAT，以及激活 STAT 本身的突变。在几乎所有的真性红细胞增多症患者和多数原发性血小板增多症和原发性骨髓纤维化疾病（MPD）患者中发现 JAK2 的活化突变，最常见的是 V617F 突变。JAK2 对于下游通路的促红细胞生成素、促血小板生成素，以及控制红细胞和巨核细胞扩张的相关受体的信号转导至关重要。近年研究表明 V617F 突变位于假激酶结构域，具有催化活性，主要负责抑制功能。JAK2 激活剂则可用于治疗难治性再生障碍性贫血和特发性血小板减少性紫癜。JAK2 突变与许多血液恶性肿瘤有关，Nielsen 等的队列研究表明，V617F 突变可增加普通人群的死亡率。另外有研究表明 JAK1 的突变与急性髓细胞白血病的发展密切相关，尽管这一研究尚存争议。而 JAK3 突变与白血病和淋巴瘤有关，通常认为 JAK3 突变可促进白血病和淋巴瘤的进展。此外，在许多类型的肿瘤中都发现了 STAT 的异常激活。例如，T 细胞产生的细胞因子可以激活癌细胞中的 STAT3，从而影响干细胞性和致瘤性。STAT3 还与弥漫性大 B 细胞淋巴瘤和实体器官恶性肿瘤（如乳腺癌和鼻咽癌）的发病机制有关，在约 30% 的慢性 NK 细胞淋巴增生性疾病、再生障碍性贫血和骨髓增生异常综合征中发现 STAT3 突变。也有学者提出 STAT5 信号异常也参与血液和实体恶性肿瘤的发病机制。干扰素对于癌症免疫编辑的消除阶段至关重要，在消除阶段，免疫系统识别并破坏转化的恶性细胞。干扰素的大部分作用是由 STAT1 介导的，STAT1 信号差异可能影响 JAK2 V617F 突变引起的临床表型。人类肿瘤部分缺乏通过干扰素受体传递信号的能力，如某些类型的肺癌、前列腺癌、黑色素瘤和乳腺癌。在实体瘤，如非小细胞肺癌患者中，研究者发现 JAK1、STAT6 的磷酸化水平明显升高，JAK1 磷酸化的高水平通常与不良预后密不可分，可以作为判别患者预后好坏的指标。研究还发现肺腺癌组织中存在 *JAK2* 基因突变，这可能与肺癌的进展及预后相关. 此外携带 JAK3 突变可能对免疫治疗更加敏感。多项研究检测了信号通路中 STAT 家族的表达量，数据表明相较正常组织，非小细胞肺癌组织中的 STAT1、STAT3、STAT5 的表达量有显著性差异，分别表现为 STAT1 的表达量明显降低，相反地，STAT3 及 STAT5 的表达水平明显升高。

（三）细胞自噬的 PI3K-Akt-mTOR 信号途径

PI3K-Akt-mTOR 信号通路的转导机制无论是在生理条件下，还是在病理条件下都影响细胞的生长和发育，它们也与许多其他途径相互作用。

PI3K 是脂质激酶家族的成员，被认为是许多细胞基本生理过程中的关键调节因子，参与细胞的存活、生长和分化，其特征是能够磷酸化肌醇磷脂中的肌醇环羟基。Ⅰ类 PI3K 是由一个催化（CAT）亚单位（即 p110）和一个衔接子 / 调节亚单位（即 p85）组成的异二聚体。这一类又进一步分为两个亚类：① ⅠA 亚类（PI3Kα、PI3Kβ 和 PI3Kδ），由具有蛋白酪氨酸激酶活性的受体激活；② ⅠB 亚类（PI3Kγ），由与 G 蛋白偶联的受体激活。生长因子受体蛋白酪氨酸激酶的激活导致酪氨酸残基上的自磷酸化。然后，通过衔接子亚单位中的 2 个 SH2 结构域之一直接结合生长因子受体或衔接子的磷酸酪氨酸共有残基，PI3K 被募集到膜上，从而导致 CAT 亚单位的变构激活。随即 PI3K 活化导致 PI-4, 5-P2 产生第二信使 PI3, 4, 5-P3。PI3，4，5-P3 招募一组与膜具有同源性的信号蛋白，包括蛋白丝氨酸 / 苏氨酸激酶 -30- 磷酸肌醇依赖性激酶 1（PDK1）和 Akt/ 蛋白激酶 B（PKB）。

Akt 又称 PKB（protein kinase B），是重要的下游分子，包括 Akt1、Akt2、Akt3。Akt 激酶属于 AGC 激酶家族，与 AMP/GMP 激酶和蛋白激酶 C 有关，由 3 个保守结构域组成，包括一个 N 端 PH 结构域，一个中心激酶 CAT 结构域和一个含调控疏水基序（HM）的 C 端延伸（EXT）。在 Akt 亚型中，PH 结构域与同源性蛋白约有 80% 相同，与其他蛋白质约有 30% 相同。在 Akt 亚型中，连接 PH 结构域和 CAT 结构域的区域保守性差（17% ～ 46% 相同），与其他任何人类蛋白质没有明显同源性。在 Akt 亚型中，共有的 CAT 结构域约 90% 相同，并且与 AGC 激酶家族的 PKC、PKA、SGK 和 S6 亚家族密切相关。在 Akt 亚型中，C 端 EXT 约有 70% 是相同的，并且与 PKC 家族关系最为密切。

哺乳动物雷帕霉素靶蛋白（mammalian target of rapamycin，mTOR）是一种从酵母到人类进化上保守的关键蛋白质，对生命至关重要。在正常细胞中，mTOR 活性由上游的调节因子控制。阳性调节因子包括生长因子及其受体，如胰岛素样生长因子 -1（IGF-1）及其同源受体 IFGR-1，人表皮生长因子受体(HER)家族成员及其相关配体，以及血管内皮生长因子受体（VEGFR）及其配体，它们通过 PI3K-Akt 向 mTOR 传递信号。mTOR 活性的负调节因子包括磷酸酶和抑制 PI3K-Akt 通路信号转导的张力蛋白同源物（PTEN），以及结节性硬化症 TSC1 和 TSC2 基因。mTOR 在细胞内主要形成 2 种不同的复合物：mTORC1 和 mTORC2。mTORC1 复合体由 mTOR、Raptor、mLST8 和 PRAS40 组成，其对雷帕霉素极其敏感，因此是第一代 mTOR 抑制剂的作用靶点。而 mTORC2 复合体由 mTOR、Rictor、Sin1 和 mLST8 组成，与 mTORC1 复合物相反，对雷帕霉素不太敏感，其在正常细胞功能和肿瘤发生中的作用机制亦未得到合理的阐明。PTEN 是 PI3K/Akt 途径下游的一个关键分子，这种磷酸酶在脂质和蛋白质上具有双重活性，通过抑制细胞生长和增强细胞对凋亡和失巢凋亡的敏感性，即由整合素 - 细胞外基质相互作用的改变触发的上皮细胞特有类型的凋亡，起肿瘤抑制因子的作用。

PIK3CA 是雌激素受体（ER）阳性乳腺癌患者中最常见的重要突变基因。该途径的激活与乳腺癌的内分泌治疗、人表皮生长因子受体 2(HER2) 导向治疗和细胞毒性治疗的耐药性有关。Akt/PKB 激活与前列腺癌细胞对肿瘤坏死因子相关凋亡诱导配体介导的凋亡抗性增加有关。被磷酸化的淋巴瘤细胞中，PI3K/Akt 通路也参与抗凋亡效应的调节。而 EGFR 激活后的 PI3K/Akt/mTOR 信号通路是肿瘤细胞中最重要的信号通路之一，这在恶性胶质瘤的相关研究中被证实，其对胶质瘤的发展与预后起重要作用。

（四）MAPK/JNK 途径

MAPK 信号转导途径是真核细胞中最重要的调节机制之一。其信号转导通过 MAPKKK（丝裂原活化蛋白 3 激酶）、MAPKK（丝裂原活化蛋白 2 激酶）和 MAPK 的顺序磷酸化发生。MAPK 是一种高度保守的丝氨酸 / 苏氨酸蛋白激酶，是关键信号转导系统的一部分。MAPK 有 6 个 MAPK 亚家族，包括 JNK1/2/3、细胞外信号调节激酶（ERK）1/2、p38MAPK（p38α/β/γ/δ）、ERK7/8、ERK3/4 和 ERK5/BMK1（大 MAP 激酶 1）。通过激酶激活后，各分型的亚家族通过多种底物如磷酸化转录因子、细胞骨架相关细胞和酶来调节细胞中的各种生理过程，参与细胞的炎症、应激、细胞生长、细胞发育、分化和死亡。

1990 年，JNK 最初被鉴定为用环己酰亚胺处理的小鼠肝中的应激活化蛋白激酶（stress activated MAP kinase，SAPK），以诱导细胞的炎症和凋亡。后来考虑到其与磷酸化激活转录因子 c-Jun 的关系，重新命名为 c-Jun 氨基酸激酶（JNK）。哺乳动物的 Jnk 基因有 3 种基因编码，分别为 Jnk1、Jnk2 和 Jnk3，其中 Jnk1 和 Jnk2 在体内广泛表达，而 Jnk3 在大脑、心脏和睾丸中表达。JNK 被许多应激源激活，包括紫外线照射和氧化应激，它们可以诱导细胞凋亡或抑制生长。JNK 途径的上游激酶（即 MAP2K）MK4 和 MK7 分别被不同的上游 MAP3K 激活，一旦被激活，JNK 即从细胞质转移到细胞核。JNK 的下游靶标包括转录因子 c-Jun，其在 JNK 介导的磷酸化后转移至细胞核。众所周知，c-Jun 调节促凋亡或抗凋亡基因 Bcl2 相关的 X 蛋白（Bax）和 B 细胞淋巴瘤 2（Bcl-2）的表达。当被激活时，JNK 磷酸化 c-Jun N 末端的丝氨酸残基 63 和 73，从而激活 c-Jun 并增强其转录活性。其他研究报道显示，JNK 除了可以激活 c-Jun，还可以稳定 c-Jun。

目前多项研究数据显示，JNK 活性在多种肿瘤细胞系中呈现高水平，而 JNK 激活的 c-Jun 磷酸化在 Ras 诱导的肿瘤形成机制中发挥关键作用，其可促进肿瘤的发生发展，因此可通过抑制 c-Jun 活化来控制肿瘤的生长，而相关研究结果恰好证实了上述观点。研究显示，c-Jun 消融或 JNK 磷酸化位点突变不仅可以抑制肿瘤细胞的数量，而且可以缩小肿瘤的体积。此外，JNK 还可以诱导肝细胞癌的形成。在肿瘤细胞内，JNK 活化可能作为一种抗凋亡或生长信号。根据部分临床试验数据显示，SMAD4 的表达可能与 EGFR/MAPK 或 EGFR/JNK 通路抑制的肿瘤细胞敏感性或耐药性有关。近年来，研究人员在阐明 JNK 信号通路方面取得了很大进展。目前所发现的大量 JNK 底物和调节分子，为进一步研究 JNK 信号通路的生理和病理功能奠定了坚实的基础。对 MAPK/JNK 信号通路的进一步研究可能为临床疾病治疗提供新的疗法，对发现新的药物靶点和新药筛选具有重要意义。

三、自噬相关基因与肿瘤

为了探究肿瘤与自噬的关系，研究者们建成了许多自噬缺乏的动物模型。目前肿瘤表型在许多动物模型中得到表征，从中我们可以了解到自噬在肿瘤发生中的作用。

（一）Beclin-1

Beclin-1 是人类 *BECN1* 基因编码的一种蛋白质。作为酵母 Atg6 的同源物，它是第一个通过与 Bcl-2 相互作用被鉴定的哺乳动物自噬相关基因。人类 Beclin-1 被定位在 17q21 区域的染色体区域，而该区域通常在乳腺癌、卵巢癌和前列腺癌中被检测到缺失。随后有学者利用构建的哺乳类动物细胞模型证明了 Beclin-1 具有肿瘤抑制活性。Beclin-1 敲除小鼠模型帮助人们对 Beclin-1 和肿瘤抑制的关系有更深入的了解。这些小鼠表现相同的表型，即 Beclin-1 纯合子敲除小鼠是胚胎致死的，而 B 细胞淋巴瘤、肝癌和肺腺癌的发病率在杂合子敲除小鼠中明显增加。这些研究为支持自噬功能可以抑制肿瘤的发生提供了强有力的证据。

（二）Atg4

半胱氨酸蛋白酶 Atg4 主要通过加工全长微管相关蛋白 1A/1B 轻链 3（前 LC3）和脂质化 LC3 影响自噬体的形成。许多证据表明 Atg4 在某些癌种中表达升高，从另一个角度反映了 Atg4 是一个潜在的抗癌靶点。哺乳动物细胞有 1 个以上的 Atg4 蛋白，即 Atg4A ～ Atg4D。Atg4c 敲除小鼠与野生型小鼠相比，更不易自发形成肿瘤，然而在受到化学致癌物攻击时，Atg4c 敲除小鼠对纤维肉瘤的易感性增加。后续研究提出 Atg4b 的敲除可以抑制细胞自噬，令人惊讶的是活性 Atg4b 的过表达也通过相同的途径抑制自噬功能。在结直肠癌患者中，Atg4b 的表达水平明显高于邻近的正常细胞，表明 Atg4b 促进结直肠癌的发展。由于自噬活性的缺陷，缺乏 Atg4b 的骨肉瘤 Saos-2 细胞不能作为异种移植在裸鼠中生长。人表皮生长因子受体 2（human epidermal growth factor receptor 2，HER2）阳性乳腺癌细胞中 Atg4b 表达明显增加，对于这类乳腺癌亚型采用 Atg4b 抑制治疗或许有效。在前列腺癌细胞中，Atg4b 抑制可增加细胞系对化疗和放疗的特异性和敏感性。另有研究表明除了上述肿瘤，Atg4b 在慢性髓系白血病和胶质母细胞瘤细胞系中亦呈现高表达，敲除 Atg4b 可以降低相应癌细胞的存活率，提高它们对化疗的敏感性。值得注意的是，一些研究也证明了 Atg4b 和 Atg4d 在癌症中的作用。据报道，携带 Atg4a 变异等位基因的女性患卵巢癌的风险较低。Atg4a 还与乳腺癌、宫颈癌和肺癌的风险相关。而 Atg4d 则被认为是结肠直肠癌发生中的肿瘤抑制剂，在癌旁正常细胞中 Atg4d 的表达量相对较少。

（三）Bif-1

Bif-1 也称为内亲蛋白 B1 和 SH3GLB1，最初通过酵母双杂交筛选以 Bax 为诱饵鉴定为 Bax 结合蛋白。人的 *Bif-1* 基因编码 365 个氨基酸的多肽，包含一个 N 端 BAR 结构域、一个中心螺旋结构域和一个 C 端 SH3 结构域。Bif-1 的 N 端部分（1 ～ 27 个氨基酸）是其结合 Bax 所必需的。此外，在哺乳动物细胞凋亡过程中，伴随着 Bax 蛋白的构象变化，Bif-1 和 Bax 之间的相互作用增强。Bif-1 敲除可以促进小鼠自发肿瘤的发展，这与凋亡和自噬在肿瘤抑制中发挥关键作用的观点一致。大量研究已经表明肺癌中 *Bif-1* 基因水平下调，另外有约 60% 的胃癌患者 Bif-1 蛋白的表达水平不可检测。此外，在许多类型的肿瘤中经常观察到 *Bif-1* 基因定位的 1p22 杂合性缺失。例如，在约 70% 以上的晚期或转移性结直肠癌组织中发现了 1p22 缺失。Bif-1 还可以通过调控紫外线抵抗相关基因（ultraviolet radiation resistance gene，UVRAG）与 Beclin-1 结合，促进细胞自噬的发生，因此当癌细胞中 Bif-1 表达下调时，其自噬活性受到了明显的抑制。这些数据证实了 Bif-1 是肿瘤抑制基因。Bif-1 的缺失不仅抑制 Bax/Bak 活化和凋亡，还抑制 PI3KC3 的活化和自噬，因此 Bif-1 的肿瘤抑制活性是由于其促凋亡活性，还是由于促自噬活性，抑或是两者兼有仍有待进一步研究。

（四）Atg5/Atg7

对于 *Beclin-1* 和 *Bif-1* 基因敲除小鼠支持自噬抑制肿瘤作用的数据也有不足之处，Beclin-1 和 Bif-1 不是"单纯"的自噬基因。与 Beclin-1 和 Bif-1 不同的是，"单纯基因"敲除小鼠，如 atg5、Atg7、Atg3、Atg9 等，表现出一种独特的表型。Atg5 和 Atg7 一直被认为是诱导自噬的必需分子。然而，研究发现缺乏 Atg5 和 Atg7 的细胞在受到某些类型的胁迫时仍然可以形成自噬体或自溶体，并进行自噬蛋白降解。而且 LC3 的脂质化并没有发生在 Atg5/Atg7 非依赖性细胞自噬过程中。与传统的自噬不同，这种自噬体是通过噬菌体载体与来自反高尔基体和囊泡融合而产生的。因此，哺乳动物自噬可以通过至少 2 种不同的途径发生：Atg5/Atg7 依赖的常规途径和 Atg5/Atg7 非依赖的替代途径。Atg5/Atg7 敲除的小鼠模型中，产生的肝癌细胞主要是从 Atg5$^{-/-}$ 细胞或 Atg7$^{-/-}$ 细胞分化而来，这为自噬抑制肿瘤的发生提供了直接证据。在 BRAF^{V600E} 驱动的癌变晚期，Atg7 的肺特异性缺失有利于小嗜酸细胞瘤（相对良性的肿瘤）而不是腺癌的发展，这种变化伴随着功能障碍线粒体的积累和对外源性谷氨酰胺的依赖性增加。类似的结果同样出现在特异性缺失 Atg5 或 Atg7 的 KRAS^{G12D} 驱动肺和胰腺癌模型中。

现有文献多研究自噬在抑制肿瘤时发生的机制。正常细胞中自噬的一个重要功能是通过靶向降解细胞质"垃圾"，如功能障碍的线粒体、蛋白质聚集体（聚集小体）和受损的内质网，来防止细胞损伤。衰老引起的细胞功能普遍下降或致癌事件引起的随机自噬基因突变均可造成自噬受损，导致细胞"垃圾"的积累，对细胞造成进一步损害。因此，核 DNA 的损伤会加速肿瘤的发生。自噬具有非组织特异性的肿瘤抑制功能，其本身缺陷可能不足以对所有组织类型的肿瘤的发展产生全面的打击，但结合其他组织特异性致癌因子，受损的自噬极大加速了广泛组织和器官中的肿瘤发生事件。再者，自噬缺陷所产生的受损细胞会触发周围环境的非细胞自主反应。这些非细胞自主反应，如炎症等，也可能有助于促进细胞转化或加速肿瘤生长和进展。

除了自噬的抑制作用，自噬的活化也会促进肿瘤的进展。正如前文提及，自噬是通过清除废物，为细胞供能，实现细胞内物质的循环利用。同样地，自噬也可以在营养匮乏的情况下为肿瘤细胞供能，维持肿瘤的发生、发展。例如，胰腺癌细胞系及组织标本中检测到自噬水平明显高于正常细胞或组织的表达，在抑制其自噬活性后，相应的肿瘤体积逐渐缩小。在正常情况下，PALB2 与 BRCA1 和 BRCA2 一起维持基因组稳定性和细胞稳态，以抑制癌症的发展，而敲除 PALB2 的乳腺上皮细胞会发生乳腺上皮细胞癌，自噬使更多 PALB2 敲除细胞进化成癌细胞。当自噬有缺陷时，细胞死亡增加，肿瘤发展的可能性降低。RAS 的激活有诱导细胞自噬的作用，在体外和异种移植肿瘤细胞通过 K-Ras 或 H-Ras 的激活增加自噬的活性以维持其自身的存活和生长。饥饿处理后的乳腺癌细胞中溶酶体相关跨膜蛋白 4β（lysosomal-associated protein transmembrane 4β，LAPTM4β）表达增高，促进肿瘤的生长。在肿瘤的缺氧区，自噬系统常被激活以维持细胞的存活，故在缺氧情况下，淋巴瘤细胞和恶性胶质瘤组织分别通过激活 Myc 诱导 PERK/eIF2α/ATF4 和 AMPK 相关通路，促进自噬水平的升高，使细胞存活能力增强。一些研究提出肿瘤细胞还可以通过维持线粒体的功能及能量平衡，促进其生长，维持其代谢。由此可见，自噬既可以通过清除受损的蛋白质，减少有害物质的积累，以维持细胞正常功能，抑制肿瘤细胞的形成，又可以通过增强活性，为饥饿状态或缺氧状态下的肿瘤细胞提供能量，帮助肿瘤细胞抵抗不利的环境，促进肿瘤细胞的发生和进展。

（周亦一　周文丽）

参 考 文 献

陈科，程汉华，周荣家，2012. 自噬与泛素化蛋白降解途径的分子机制及其功能. 遗传，34(1): 7-20.

成军，2016. 现代细胞自噬分子生物学. 北京: 科学出版社: 3-8, 603-614.

崔丹蕊，刘波，刘伟，2015. 细胞自噬与肿瘤发生关系的研究进展. 中国科学，45(6): 593-603.

韩亮，张新军，黄世思，等，2004. 黑色素瘤相关抗原 MAAT1p15 与 LRP6 的相互作用及其对 Wnt 信号通路的调控. 中国生物化学与分子生物学报，20(6): 827-832.

李春艳，高宁，侯颖春，2014. 经典 Wnt 信号通路与人类肿瘤. 中国生物化学与分子生物学报，30(5): 447-452.

李乐兴，戴汉川，2015. 细胞自噬调控的分子机制研究进展. 中国细胞生物学学报，37(2): 263-270.

李文，陈洁，胡伟男，等，2019. EGFR 耐药突变及其小分子抑制剂研究进展. 中国生物工程杂志，39(10): 97-104.

刘虹，邵荣光，2016. 自噬在肿瘤发生与发展过程中的调节作用. 药学学报，51(1): 23-28.

罗福康，陈正堂，赵振国，等，2009. 基因表达谱芯片分析人肺腺癌干细胞与肺正常干细胞的差异基因表达. 中国输血杂志，22(4): 269-274.

穆标，阳泽彬，崔海沫，等，2013. 胃癌及其癌前病变中的 Wnt5a 表达研究. 天津医药，41(8): 808-809.

商小涓，刘岩，时志民，等，2012. 大肠癌组织中 β-catenin 和 APC 的表达及临床意义. 实用心脑肺血管病杂志，20(12): 1993-1994.

石峰，王明荣，2011. 细胞自噬及其与肿瘤关系的研究进展. 中国细胞生物学学报，33(12): 1366-1373.

万华丽，张家玉，2017. 自噬在乳腺癌发生发展中的机制和研究进展.海南医学,28(1): 119-121.

王鑫,宋海平,王晔,等,2018.细胞自噬与肿瘤的发生发展及治疗.国际肿瘤学杂志,45(12): 743-746.

谢碧琛,李国利,2011. Wnt 基因 /Wnt 信号通路与乳腺癌.中国生物化学与分子生物学报,27(2): 125-129.

杨昕,唐哲,张鹏,等,2019. JAK/STAT 信号通路在肺癌中的研究进展.中国肺癌杂志,22(1): 45-51.

叶军,王辉,黄雪媚,等,2015.细胞自噬及其在肿瘤发展中的作用.中国细胞生物学学报,37(3): 422-432.

郑祖国,张评浒,2016.细胞自噬形成机制及其功能研究进展.中国细胞生物学学报,38(12): 1541-1548.

Abraham RT, 2004. mTOR as a positive regulator of tumor cell responses to hypoxia. Curr Top Microbiol Immunol, 279: 299-319.

Ahn CH, Jeong EG, Lee JW, et al, 2001. Expression of beclin-1, an autophagy-related protein, in gastric and colorectal cancers. APMIS, 115(2): 1344-1349.

Amaravadi RK, Kimmelman AC, Debnath J, 2019. Targeting autophagy in cancer: recent advances and future directions. Cancer Discov, 9(9): 1167-1181.

Arakawa S, Honda S, Yamaguchi H, et al, 2017. Molecular mechanisms and physiological roles of Atg5/Atg7-independent alternative autophagy. Proc Jpn Acad. Ser B Phys Biol Sci, 93(6): 378-385.

Ashley N, 2013. Regulation of intestinal cancer stem cells. Cancer Lett, 338(1): 120-126.

Bala s, Pelomaki P, 2001. CYCLIN DI as a genetie molifier in hereditary nonpolyposis colurectal cancer. Cancer Res, (16): 642-645.

Bandaranayake RM, Ungureanu D, Shan Y, et al, 2012. Crystal structures of the JAK2 pseudokinase domain and the pathogenic mutant V617F. Nat Struct Mol Biol, 19(8): 754-759.

Bellipanni G, Varga M, Maegawa S, et al, 2006. Essential and opposing roles of zebrafish beta-catenins in the formation of dorsal axial structures and neurectoderm. Development, 133(7): 1299-1309.

Benito-Cuesta I, Diez H, Ordoñez L, et al, 2017. Assessment of autophagy in neurons and brain tissue. Cells, 6(3): 25.

Bogoyevitch MA, Kobe B, 2006. Uses for JNK: the many and varied substrates of the c-Jun N-terminal kinases. Microbiol Mol Biol Rev, 70(4): 1061-1095.

Burada F, Nicoli ER, Ciurea ME, et al, 2015. Autophagy in colorectal cancer: an important switch from physiology to pathology. World J Gastrointest Oncol, 7(11): 271-284.

Chen TT, Zhou YS, Zhang SF, et al, 2019. Human papillomavirus 16E6/E7 activates autophagy via Atg9B and LAMP1 in cervical cancer cells. Cancer Med, 8(9): 4404-4416.

Chen X, Thakkar H, Tyan F, et al, 2001. Constitutively active Akt is an important regulator of TRAIL sensitivity in prostate cancer. Oncogene, 20(12): 6073-6077.

Chen YC, Hsu HS, Chen YW, et al, 2008. Oct-4 expression maintained cancer stem-like properties in lung cancer-derived CD133-positive cells. PloS One, 3(7): e2637.

Chiu YH, Hsu SH, Hsu HW, et al, 2018. Human non-small cell lung cancer cells can be sensitized to camptothecin by modulating autophagy. Int J Oncol, 53(5): 1967-1979.

Clevers H, 2006. Wnt/β-catenin signaling in development and disease. Cell, 127: 469-480.

Coppola D, Khalil F, Eschrich SA, et al, 2008. Down regulation of bax-interacting factor-1(Bif-1)in colon cancer. Cancer, 113(10): 2665-2670.

Deng R, Li W, Guan Z, et al, 2006. Acetylcho-linesterase expression mediated by c-Jun-NH$_2$-terminal kinase pathway during anticancer drug-induced apoptosis. Oncogene, 25(53): 7070-7077.

Deng Z, Purtell K, Lachance V, et al, 2017. Autophagy receptors and neurodegenerative diseases trends. Cell Biol, 27(1): 491-504.

Dissanayake S K, Wade M, Johnson C E, et al, 2007. The Wnt5A/ protein kinase C pathway mediates motility in melanoma cells via the inhibition of metastasis suppressors and initiation of an epithelial to masenchymal transition. J Biol Chem, 282(23): 17259-17271.

Duchartre Y, Kim YM, Kahn M, et al, 2016. The Wnt signaling pathway in cancer. Crit Rev Oncol Hematol, 99: 141-149.

Dunn GP, Koebel CM, Schreiber RD, 2006. Interferons, immunity and cancer immunoediting. Nat Rev Immunol, 6(11): 836-848.

Ebert MPA, Fei G, Kahmann S, et al, 2002. Increased beta-catenin mRNA levels and mutational alterations of the APC and beta-catenin gene are present in intestinal-type gastric cancer. Carcinogenesis, 23(1): 87-91.

Elgendy M, Sheridan C, Brumatti G, et al, 2011. Oncogenic Ras-induced expression of Noxa and Beclin-1 promotes autophagic cell death and limits clonogenic survival. Mol Cell, 42(1): 23-35.

Erlich S, Mizrachy L, Segev O, et al, 2007. Differential interactions between Beclin-1 and Bcl-2 family members. Autophagy, 3(6): 561-568.

Farago M, Dominguez I, Landesman-Bollag E, et al, 2005. Kinase-inactive glycogen synthase kinase 3β promotes Wnt signaling and mammary tumorigenesis. Cancer Res, 65(13): 5792-5801.

Frake RA, Ricketts T, Menzies FM, et al, 2015. Autophagy and neurodegeneration. J Clin Invest, 125(11): 65-74.

Fresno Vara JA, Casado E, De Castro J, et al, 2004. PI3K/ Akt signalling pathway and cancer. Cancer Treat Rev, 30(2): 193-204.

Fruman DA, Meyers RE, Cantley LC, 1998. Phosphoinositide kinases. Annu Rev Biochem, 67: 481-507.

Fu YY, Huang ZY, Hong L, et al, 2019. Targeting ATG4 in cancer therapy. Cancers, 115(5): 649.

Galluzzi L, Pietrocola F, Bravo-San Pedro JM, et al, 2015. Autophagy in malignant transformation and cancer progression. EMBO J, 34(7): 856-880.

Greenfield LK, Jones NL, 2013. Modulation of autophagy by Helicobacter pylori and its role in gastric carcinogenesis. Trends Microbiol, 21(11): 602-612.

Grewe M, Gansauge F, Schmid RM, et al, 1999. Regulation of cell growth and cyclin D1 expression by the constitutively active FRAP-p70s6K pathway in human pancreatic cancer cells. Cancer Res, 59(15): 3581-3587.

Hamdi M, Kool J, Cornelissen-Steijger P, et al, 2005. DNA damage in transcribed genes induces apoptosis via the JNK pathway and the JNK-phosphatase MKP-1. Oncogene, 24(48): 7135-7144.

Han Y, Fan S, Qin T, et al, 2018. Role of autophagy in breast cancer and breast cancer stem cells(Review). Int J Oncol, Apr；52(4): 1057-1070.

Hay N, Sonenberg N, 2004. Upstream and downstream of mTOR. Genes Dev, 18(16): 1926-1945.

Horikawa I, Fujita K, Jenkins LMM, et al, 2014. Autophagic degradation of the inhibitory p53 isoform Δ133p53α as a regulatory mechanism for p53-mediated senescence. Nat Commun, 5: 4706.

Huang J, Klionsky DJ, 2017. Autophagy and human disease. Cell Cycle, 6(15): 1837-1849.

Huo Y, Cai H, Teplova I, et al, 2013. Autophagy opposes p53-mediated tumor barrier to facilitate tumorigenesis in a model of PALB2-associated hereditary breast cancer. Cancer Discov, 3(8): 894-907.

Hussain AR, Ahmed SO, Ahmed M, et al, 2012. Cross-talk between NF-κB and the PI3-kinase/Akt pathway can be targeted in primary effusion lymphoma(PEL)cell lines for efficientapoptosis. PLoS One, 7(6): e39945.

Iannello A, Thompson TW, Ardolino M, et al, 2016. Immunosurveillance and immunotherapy of tumors by innate immune cells. Curr Opin Immunol, 38: 52-58.

Ishida F, Matsuda K, Sekiguchi N, et al, 2014. STAT3 gene mutations and their association with purered cell aplasia in large granular lymphocyte leukemia. Cancer Sci, 105(3): 342-346.

Jerez A, Clemente MJ, Makishima H, et al, 2012. STAT3 mutations unify the pathogenesis of chronic lymphoproliferative disorders of NK cells and T-cell large granular lymphocyte leukemia. Blood, 120(15): 3048-3057.

Jerez A, Clemente MJ, Makishima H, et al, 2013. STAT3 mutations indicate the presence of subclinical T-cell clones in a subset of aplastic anemia and myelodysplastic syndrome patients. Blood, 122(14): 2453-2459.

Kimmelman AC, White E, 2017. Autophagy and Tumor Metabolism. Cell Metab, 25(5). 1037-1043.

Kims SY, Dunn I F, Firestein R, et al, 2010. CKI epsilon is required for breast cancers dependent on β-Catenin activity. PLos One, 5(2): e8979.

Kops GJ, Dansen TB, Polderman PE, et al, 2002. Forkhead transcription factor FOXO3a protects quiescent cells from oxidative stress. Nature, 419(6904): 316-321.

Krishna M, Narang H, 2008. The complexity of mitogen-activated protein kinases(MAPKs)made simple. Cell Mol Life Sci, 65(22): 3525-3544.

Kumar CC, Madison V, 2005. Akt crystal structure and Akt-specific inhibitors. Oncogene, 24(50): 7493-7501.

Levy DE, Kessler DS, Pine R, et al, 1988. Interferon-induced nuclear factors that bind a shared promoter element correlate with positive and negative transcriptional control. Genes Dev, 2(4): 383-393.

Levy JMM, Towers CG, Thorburn Z, 2017. Targeting autophagy in cancer. Nat Rev Cancer, 17(9): 528-542.

Li XM, Chen N, Gu HD, et al, 2016. PI3K/Akt/mTOR signaling pathway and targeted therapy for Glioblastoma. Oncotarget, 7(22): 33440-33450.

Liang JY, Slingerland JM, 2003. Multiple roles of the PI3K/ PKB(Akt)pathway in cell cycle progression. Cell Cycle, 2(4): 339-345.

Luo FK, Zhao ZG, Zhao WP, et al, 2009. Analysis of the different gene expression profiles between lung adenocarcinoma stem cells and normal lung stem cells with cDNA microarrays. Chin J Blood Transfusion, 22(4): 269-274.

Maiuri MC, Le Toumelin G, Criollo A, et al, 2007. Functional and physical interaction between Bcl-X(L)and a BH3-like domain in Beclin-1. EMBO J, 26(10): 2527-2539.

Mathew R, Karantza-Wadsworth, V, White E, 2007. Role of autophagy in cancer. Nat Rev Cancer, 7(12): 961-967.

Memmott RM, Dennis PA, 2009. Akt-dependent and -independent mechanisms of mTOR regulation in cancer. Cell Signal, 21(5): 656-664.

Mizukami Y, Yoshioka K, Morimoto S, et al, 1997. A novel mechanism of JNK1 activation. Nuclear translocation and activation of JNK1 during ischemia and reperfusion. J

Biol Chem, 272(26): 16657-16662.

Mizushima N, Komatsu M, 2011. Autophagy: renovation of cells and tissues. Cell, 147(4): 728-741.

Nelson EA, Walker SR, Weisberg E, et al, 2011. The STAT5 inhibitor pimozide decreases survival of chronic myelogenous leukemia cells resistant to kinase inhibitors. Blood, 117(12): 3421-3429.

Nielsen C, Birgens HS, Nordestgaard BG, et al, 2011. The JAK2 V617F somatic mutation, mortality and cancer risk in the general population. Haematologica, 96(3): 450-453.

Nusse R, Hawn A, Papkoff J, et al, 1991. A new nomenclature forint-1 and related genes: the Wnt gene family. Cell, 64(2): 231.

Oaki s, Ikeda s, Ishiaki Y, et al, 2005. Alterations and correlations of the components in the Wnt signaling pathway and its target genes in breast cancer. Oncol Rep, 14(6): 1437-1443.

Onorati A, Dyczynski M, Ojha R, et al, 2018. Targeting autophagy in cancer. Cancer, 124(16): 3307-3318.

Park JM, Huang SB, Wu TT, et al, 2013. Prognostic impact of Beclin-1, p62/sequestosome 1 and LC3 protein expression in colon carcinomas from patients receiving 5-fluorouracil as adjuvant chemotherapy. Cancer Biol Ther, 14(2): 100-107.

Pattingre S, Bauvy C, Carpentier S, et al, 2009. Role of JNK1-dependent Bcl-2 phosphorylation in ceramide-induced macroautophagy. J Biol Chem, 284(5): 2719-2728.

Pawson T, Nash P, 2000. Protein-protein interactions define specificity in signal transduction. Genes Dev, 14(9): 1027-1047.

Prakash S, Swaminathan U, 2015. β-catenin in health: A review. J Oral Maxillofac Pathol, 19(2): 230-238.

Rajala HL, Eldfors S, Kuusanmäki H, et al, 2013. Discovery of somatic STAT5b mutations in large granular lymphocytic leukemia. Blood, 121(22): 4541-4550.

Raju D, Hussey S, Ang M, et al, 2012. Vacuolating cytotoxin and variants in Atg16L1 that disrupt autophagy promote helicobacter pylori infection in humans. Gastroenterology, 142(5): 1160-1171.

Rawlings JS, Rosler KM, Harrison DA, 2004. The JAK/STAT signaling pathway. J Cell Sci, 117(Pt 8): 1281-1283.

Reynolds SD, Zemke AC, Giangreco A, et al, 2008. Conditional stabilization of β-catenin expands the pool of lung stem cells. Stem Cells, 26(5): 1337-1346.

Runkle KB, Meyerkord CL, Desai NV, et al, 2012. Bif-1 suppresses breast cancer cell migration by promoting EGFR endocytic degradation. Cancer Biol Ther, 13(10): 956-966.

Scott LM, 2011. The JAK2 exon 12 mutations: a comprehensive review. Am J Hematol, 86(8): 668-676.

Seglen PO, Bohley P, 1992. Autophagy and other vacuolar protein degradation mechanisms. Experientia, 48(2): 158-172.

Seif F, Khoshmirsafa M, Aazami H, et al, 2017. The role of JAK-STAT signaling pathway and its regulators in the fate of T helper cells. Cell Commun Signal, 15(1): 23.

Shaw RJ, Bardeesy N, Manning BD, et al, 2004. The LKB1 tumor suppressor negatively regulates mTOR signaling. Cancer Cell, 6(1): 91-99.

Smyth EC, Nilsson M, Grabsch HI, et al, 2020. Gastric cancer. Lancet, 396: 635-648.

T esta JR, Bellacosa A, 2001. Akt plays a central role in tumorigenesis. Proc Natl Acad Sci USA, 98(20): 10983-10985.

Tefferi A, 2008. JAK and MPL mutations in myeloid malignancies. Leuk Lymphoma, 49(3): 388-397.

Teng Y, Wang XW, Wang YW, et al, 2010. Wnt/b-catenin signaling regulates cancer stem cells in lung cancer A549 cells. Biochem Biophys Res Commun, 392(3): 373-379.

Teulière J, Faraldo MM, Deugnier MA, et al, 2005. Targeted activation of β-catenin signaling in basal mammary epithelial cells affects mammary development and leads to hyperplasia. Development, 132(2): 267-277.

To KF, Chan MW, Leung WK, et al, 2001. Alteration of frizzled(FzE3)and secreted frizzled related protein(hsFRP) expression in gastric cancer. Life Sci, 70(4): 483-489.

Tran E, Chow A, Goda T, et al, 2013. Context-dependent role of ATG4B as target for autophagy inhibition in prostate cancer therapy. Biochem Biophys Res Commun, 441(4): 726-731.

Treier M, Staszewski LM, Bohmann D, 1994. Ubiquitin-dependent c-Jun degradation in vivo is mediated by the delta domain. Cell, 78(5): 787-798.

Ungureanu D, Wu JH, Pekkala T, et al, 2011. The pseudokinase domain of JAK2 is a dual-specificity protein kinase that negatively regulates cytokine signaling. Nat Struct Mol Biol, 18(9): 971-976.

Wang HG, 2013. Autophagy and Cancer. New York: Springer, 113-120.

Wang J, Wu GS, 2014. Role of autophagy in cisplatin resistance in ovarian cancer cells. J Biol Chem, 289(24): 17163-17173.

Webster MR, Weeraratna AT, 2013. A Wnt-er migration: the confusing role of β-catenin in melanoma metastasis. Sci Signal, 6(268): pell.

Wei Y, Sinha S, Levine B, 2008. Dual role of JNK1-mediated phosphorylation of Bcl-2 in autophagy and apoptosis regulation. Autophagy, 4(7): 949-951.

Wen X, Klionsky DJ, 2016. An overview of macroautophagy in yeast. J Mol Biol, 428(9 Pt A): 1681-1699.

White E, 2015. The role for autophagy in cancer. J Clin Invest, 125(1): 42-46.

Xia Z, Dickens M, Raingeaud J, et al, 1995. Opposing effects of ERK and JNK-p38 MAP kinases on apoptosis. Science, 270(5240): 1326-1331.

Xiang ZF, Zhao Y, Mitaksov V, et al, 2008. Identification of somatic JAK1 mutations in patients with acute myeloid leukemia. Blood, 111(9): 4809-4812.

Yang JF, Chen SL, Liu ZH, et al, 2004. Correlation among expression of E cadherin, β-catenin, and cyclin D1 in breast cancers. Ai Zheng, 23(7): 799-802.

Yu TC, Guo FF, Yu YN, et al, 2017. Fusobacterium nucleatum promotes chemoresistance to colorectal cancer by modulating autophagy. Cell, 170(3): 548-563.

Zare-shahabadi A, Masliah E, Johnson, GVW, et al, 2015. Autophagy in alzheimer's disease. Rev Neuro Sci, 26(4): 385-395.

Zhang MY, Gou WF, Zhao S, et al, 2014. Beclin-1 expression is closely linked to colorectal carcinogenesis and distant metastasis of colorectal carcinoma. Int J Mol Sci, 15(8): 14372-14385.

Zhang P, Miller BS, Rosenzweig SA, et al, 1996. Activation of C-jun N-terminal kinase/stress-activated protein kinase in primary glial cultures. J Neurosci, 46(1): 114-121.

Zhang Y, Goss AM, Cohen ED, et al, 2008. A Gata6-Wnt pathway required for epithelial stem cell development and airway regeneration. Nat Genet, 40(7): 862-870.

Zhang Y, Kolesar JM, 2011. Eltrombopag: an oral thrombopoietin receptor agonist for the treatment of idiopathic thrombocytopenic purpura. Clin Ther, 33(11): 1560-1576.

▶▶ 第 10 章　肿瘤代谢异质性

第一节　概　　述

　　肿瘤异质性（tumor heterogeneity）是由遗传变异、表观遗传调控、基因表达的随机性和肿瘤微环境的差异等因素而引起的，主要表现为肿瘤细胞形态、基因表达、代谢、增殖、侵袭转移能力和对治疗的反应都有差异。肿瘤代谢的改变是肿瘤细胞为适应环境做出代谢调整的能力，它是决定肿瘤异质性的重要原因。肿瘤代谢异质性是通过肿瘤内不同肿瘤细胞群之间或肿瘤与基质之间的代谢相互作用而产生及维持的。在肿瘤生长过程中，肿瘤细胞不仅需要较多的ATP，还需要大量的大分子合成原料，如脂类和氨基酸、NADH/NADPH/FADH$_2$ 等还原当量，以及其他代谢反应所需要的因子，以维持肿瘤细胞的快速生长和增殖。细胞代谢将从环境中摄取的营养物质转化成为小分子，这些代谢物可作为能量等价物、氧化还原辅助因子及 DNA/RNA 和蛋白质修饰的底物。通过这种方式，新陈代谢几乎参与了全部细胞过程，如增殖和生长信号，维持跨膜离子梯度，或通过 DNA/蛋白质修饰进行表观遗传重塑。因此，新陈代谢具有高度组织特异性，因为它是针对不同器官的功能和细胞过程而优化的。此外，新陈代谢与上游信号网络紧密相连，直接将其与依赖的细胞过程的调控联系在一起。肿瘤细胞与正常细胞在能量代谢方式上采取的策略大有不同，肿瘤细胞对葡萄糖和谷氨酰胺等营养物质的摄取增加，同时利用这些营养物质进行有氧糖酵解，结果产生大量乳酸和少量 ATP，但是肿瘤的特征是具有异质性，因此肿瘤细胞的代谢策略也存在明显的异质性。

　　细胞代谢改变，尤其是能量代谢改变，是肿瘤细胞十大特征之一。肿瘤细胞即使在氧气充足的状态下，仍然采取糖酵解的方式代谢葡萄糖，这种代谢方式被命名为瓦博格效应，又称有氧糖酵解。葡萄糖摄取增加和葡萄糖发酵成乳酸通常被认为是代谢改变的一种现象和特征。有氧糖酵解、谷氨酰胺分解代谢活跃等区别于正常细胞的能量代谢模式，其满足了肿瘤细胞快速生长和增殖对于能源物质的需求，同时也为肿瘤药物开发及治疗提供了理想靶点，使肿瘤代谢研究成为攻克肿瘤的新希望。然而，Christopher T. Hensley 等和 Hu 等分别在 *Cell* 和 *Nature Biotechnology* 发表的论文颠覆了肿瘤代谢的传统观念，提出同基因异质性一样，肿瘤细胞的代谢同样呈现明显的异质性特点，即肿瘤代谢没有单一的、普遍的改变，肿瘤代谢存在明显的异质性，肿瘤之间和肿瘤内部均存在明显的代谢差异；葡萄糖不是肿瘤获得能量的唯一营养物质，同一患者肿瘤细胞中不仅糖酵解增强，氧化磷酸化也很常见。由于肿瘤细胞在生长和治疗过程中遗传变异的产生和累积，导致细胞呈现出不同的代谢特性。因此，深入研究和认识肿瘤代谢异质性，对于指导肿瘤代谢研究，加速靶向肿瘤代谢药物的研发及开展个体化肿瘤代谢治疗具有重要意义。

第二节　肿瘤代谢异质性的表现

一、有氧糖酵解/氧化磷酸化的异质性

(一)有氧糖酵解的异质性

多数正常细胞将葡萄糖分解成丙酮酸后,进入三羧酸循环,生成还原性辅酶 NADH 和 FADH$_2$,经呼吸链传递偶联的氧化磷酸化,将 O$_2$ 还原成水,同时产生大量 ATP,从而为细胞的生命活动提供能量。尽管这种代谢方式高效经济,但对于肿瘤细胞而言,氧化磷酸化代谢持续时间相对较长,且面临由呼吸链传递释放的活性氧引起的氧化损伤压力,与肿瘤细胞快速生长的特性不符。因此,在有氧条件下,肿瘤细胞通常采用有氧糖酵解的方式代谢葡萄糖,即葡萄糖分解成丙酮酸后,经乳酸脱氢酶(lactate dehydrogenase,LDH)催化生成乳酸。有氧糖酵解不仅为肿瘤的快速生长提供丰富的能量,同时避免了氧化磷酸化中呼吸链电子传递引起的氧化损伤。这种看似"昂贵"的代谢方式却是肿瘤细胞所必需的。体内试验及体外试验均证实,葡萄糖转运蛋白(glucose transport protein,Glut)家族、乳酸转运蛋白即单羧酸转运载体(monocarboxylate transporter,MCT)、LDH 等在多种类型肿瘤中表达上调。另外,18-氟-脱氧葡萄糖-正电子成像/计算机成像(^{18}F-fluorodeoxyglucose-positron emission tomography/computed tomography,^{18}FDG-PET/CT)及气相色谱-质谱联用仪(gas chromatography-mass spectrometer,GC-MS)等临床检测手段和代谢组学方法也证实肿瘤细胞的葡萄糖摄取速度明显高于正常细胞。

大量研究表明,肿瘤细胞的糖酵解增加与肿瘤的增殖高度相关,并且与多种癌症预后不良呈正相关。一些长链非编码 RNA(long non-coding RNA,lncRNA)作为糖代谢的重要调控因子,影响肿瘤细胞的生物学行为。例如,lncRNA MACC1-AS1 可以通过 AMPK/LI28 信号通路调节 MACC1 mRNA 的稳定性,从而促进胃癌细胞糖酵解过程,进而促进胃癌进展;此外,长基因间非编码 RNA(long intergenic non-coding RNA,lincRNA)在肿瘤细胞的有氧糖酵解中起重要作用。Yang 等发现,lincRNA-p21 是一种对低氧应答的 lncRNA,对于缺氧引起的糖酵解是必不可少的。缺氧/HIF-1α 诱导的 lincRNA-p21 能结合 HIF-1α 和 VHL,从而破坏 VHL-HIF-1α 相互作用。这种分离抑制了 VHL 介导的 HIF-1α 泛素化,导致 HIF-1α 积累。这些数据表明在缺氧条件下,HIF-1α 和 lincRNA-p21 之间存在一个促进糖酵解正反馈环。在小鼠异种移植模型中证实了 lincRNA-p21 具有促进肿瘤生长的能力。有研究表明,miRNA 在肿瘤细胞糖酵解的过程中也扮演着不可或缺的作用,如 SIX1 通过 HBO1 和 AIB1 组蛋白乙酰转移酶调节糖酵解,其突变能够促进糖酵解和肿瘤生长。而 miRNA-548a-3p 作为一种负调控因子直接抑制 SIX1 调节糖酵解的功能,其下调与 SIX1 呈负相关,是乳腺癌患者预后的良好预测因子。此外,miR-338-3p 受矿物皮质激素受体的直接调控,通过靶向糖酵解的关键酶,如丙酮酸激酶,抑制肝癌细胞的有氧糖酵解。

(二)氧化磷酸化的异质性

有氧糖酵解是肿瘤细胞能量代谢的主要类型,氧化磷酸化的重要性常被研究者所忽视,但实际上,即使在依赖于有氧糖酵解供能的肿瘤细胞中,有些肿瘤细胞的氧化磷酸化功能并未缺失,肿瘤细胞的氧化磷酸化作用也并未完全停止,有些肿瘤细胞甚至依赖氧化磷酸化供能。有证据表明在多种肿瘤细胞系中,氧化磷酸化均能更有效率的生成 ATP。例如,乳腺癌细胞中 80% 的 ATP 是依赖氧化磷酸化的代谢产生的,这种依赖葡萄糖、脂肪酸或谷氨酰胺的氧化磷酸化产生 ATP 的肿瘤称为"氧化肿瘤"。研究表明,氧化磷酸化在肿瘤发生和发展中,尤其是在肿瘤转移及肿瘤干性维持中具有重要作用。氧化磷酸化和有氧糖酵解在乳腺癌中共存,并且代谢重编程决定了肿瘤转移的器官特异性。对转移性乳腺癌细胞代谢谱的研究表明,随着正常乳腺上皮细胞向非转移性乳腺癌进展,乳腺癌细胞的代谢表型逐渐向糖酵解表型转变,转移性乳腺癌糖酵解和氧化磷酸代谢产物水平也发生进一步变化。其中,氧化磷酸化和线粒体活性增加是转移表型的重要因素。另外有研究发现,具有广泛转移潜能(4T1-骨、肺和肝)的乳腺癌细胞同时具有有氧糖酵解和氧化磷酸化表型;而有位置选择性转移潜能的肿瘤细胞则采

取氧化磷酸化（骨或肺转移细胞）或有氧糖酵解依赖（肝转移细胞）的代谢策略。

另外，一些肿瘤细胞的细胞干性与氧化磷酸化密切相关。例如，胰腺癌干细胞依赖氧化磷酸化供能，寡霉素是氧化磷酸化能量转移抑制剂，与质子泵的膜内氢离子透过的部分结合，可特异性地抑制氢离子的运输，从而特异性地抑制氧化磷酸化，经寡霉素处理后的胰腺癌干细胞 ATP 水平明显降低，从而抑制胰腺癌的肿瘤干性，联合使用 Ras 信号通路抑制剂和氧化磷酸化抑制剂可提高胰腺癌的靶向治疗效果。另外，$CD44^+CD117^+$ 上皮卵巢癌干细胞同样依赖氧化磷酸化供能，该类型细胞表现出高糖摄取和葡萄糖优先推进氧化磷酸化和戊糖磷酸途径的代谢特征。肿瘤干细胞（cancer stem cell，CSC）过表达与葡萄糖摄取、氧化磷酸化和脂肪酸 β- 氧化有关的基因，表明具有更强的向 TCA 循环引导丙酮酸的能力。与氧化磷酸化的代谢谱一致，CSC 表现出较高的 ROS 生成和膜电位升高，抑制线粒体呼吸链后细胞发生凋亡。此外，CSC 在体内和体外都能抵抗葡萄糖剥夺，同时保持其 CSC 表型和氧化磷酸化谱。这些观察可以解释 CSC 对抗血管生成疗法的耐受性，并表明这种特殊的代谢特征可能是新的治疗策略的靶点。

（三）不同类型肿瘤细胞代谢存在异质性

肿瘤细胞代谢特征不同，因此可以用来判断肿瘤细胞的组织来源。有氧糖酵解是肿瘤细胞利用葡萄糖的主要代谢途径，丙酮酸激酶（pyruvate kinase isozymes，PKM2）的 M2 亚型催化了糖酵解途径中的最终和限速反应，它有二聚体和四聚体两种存在形式。PKM2 二聚体比四聚体对磷酸烯醇式丙酮酸（phosphoenolpyruvate，PEP）具有更高的 Km 值，因此在将 PEP 转化为 ATP 和丙酮酸时活性较低，在有氧糖酵解中起关键作用，而四聚体 PKM2 通过 TCA 循环有利于 ATP 的产生。活性较低的 PKM2 通过有氧糖酵解途径驱动葡萄糖的利用，而活性较高的 PKM2 则将葡萄糖导向氧化代谢。此外，PKM2 具有蛋白酪氨酸激酶活性，并在调节基因表达中发挥作用，从而促进肿瘤的发生。研究表明，肝癌细胞代谢中最基本的变化是从葡萄糖产生（糖异生）转变为葡萄糖利用。这种糖异生缺乏可能是 11β- 羟基类固醇脱氢酶 1 型表达减少和 11β- 羟类固醇脱氢酶 2 型表达增加所致。肝癌中胎儿型肝酶，如己糖激酶 -2、

葡萄糖 -6- 磷酸脱氢酶和丙酮酸激酶 -M2 活性升高，另外，葡萄糖转运体 -2 在肝癌中表达上调，进一步证实葡萄糖在肝癌细胞中行使糖酵解功能。另外，肺癌、结肠癌和白血病同肝癌一样主要依赖糖酵解为肿瘤细胞的快速增殖提供所需能量和大量的中间代谢物。而少数肿瘤，如淋巴瘤、黑色素瘤和胶质母细胞瘤被认为是氧化肿瘤，主要依赖氧化磷酸化供能。

（四）同一肿瘤不同亚型之间糖代谢具有差异

近年来，研究表明，特定类型肿瘤中的不同亚型也可以采用不同的代谢策略。例如，人胶质瘤细胞系 U251MG 和 U87MG 为典型的有氧糖酵解表型，对葡萄糖饥饿敏感，但对呼吸链抑制剂的耐受能力强，而另一株胶质瘤细胞系 D-54MG 则为氧化磷酸化表型，对呼吸链抑制剂敏感，对葡萄糖饥饿耐受能力强，在葡萄糖饥饿条件下存活时间极长。另外，根据三阴性乳腺癌（TNBC）的分子亚型探讨肿瘤与间质细胞的代谢，以确定肿瘤与间质代谢相互作用的差异性。研究讨论了三阴性乳腺癌和雌激素受体（ER）阳性乳腺癌的代谢特征，两者有完全不同的代谢策略。其中，三阴性乳腺癌表现为典型的瓦博格代谢方式，即使在有氧气存在的情况下，仍有高糖摄取和乳酸分泌增加，此外研究者在体内用 18- 氟脱氧葡萄糖正电子发射断层扫描检测葡萄糖的摄取率，结果显示，三阴性乳腺癌的高度糖酵解表型是组织特异性的产物。另外，一些研究也发现三阴性乳腺癌中葡萄糖和乳酸转运蛋白及乳酸脱氢酶的表达增加，乳酸脱氢酶可以转化为丙酮酸和乳酸，进一步说明三阴性乳腺癌主要以有氧糖酵解为主。而雌激素受体阳性的乳腺癌细胞与肿瘤微环境中的基质细胞即 CAF 相互作用，导致 CAF 中小窝蛋白（caveolin-1）表达水平降低，同时 HIF-1α 和 NF-κB 的表达水平升高，而 HIF-1α 稳定表达可以导致有氧糖酵解发生，以及乳酸和丙酮酸产生增加；反过来，肿瘤细胞利用 CAF 分泌的乳酸和丙酮酸来驱动 TCA 循环。因此，在这种复杂的相互作用中，CAF 表现出糖酵解代谢，而肿瘤细胞依赖于氧化代谢。2014 年，Roopa Thapar 等利用质谱和磁共振光谱分析技术分析前列腺癌的代谢特征，研究发现良性前列腺肿瘤和高分化前列腺癌以氧化磷酸化为主，而低分化及激素抵抗的前列腺癌则以有氧糖酵解为主。与其他组织不同，正常的前列腺上皮细胞由于三羧酸循环中的

m- 顺乌头酸酶被细胞内的高锌水平所阻断，细胞以有氧糖酵解代谢途径满足生长和增殖所需的能量和大分子物质，早期前列腺癌仍然以有氧糖酵解为主。在正常组织恶变过程中，由于锌转运体（主要是 ZIP1）下调，前列腺细胞失去了积累锌的能力，三羧酸循环的阻滞被解除，良性前列腺肿瘤和高分化前列腺癌细胞通过柠檬酸氧化和耦合呼吸转换其代谢产生能量。

（五）同一肿瘤亚型两种糖代谢模式共存

少数肿瘤组织中存在有氧糖酵解和氧化磷酸化两种代谢模式。例如，糖酵解抑制剂利托那韦（通过抑制 Glut4 降低肿瘤细胞葡萄糖摄入）抵抗的黑色素瘤和宫颈癌等肿瘤细胞，其氧气消耗速率与处理前母细胞的氧气消耗速率无明显差异，进一步利用氧化磷酸化抑制剂二甲双胍处理则能明显降低利托那韦抵抗细胞的氧气消耗速率，引起细胞凋亡，且利托那韦和二甲双胍联合应用呈现出明显的协同效应，肿瘤细胞的凋亡率明显增强，同时这种协同效应在组织和动物水平均得到证实。胶质瘤占原发性脑肿瘤的 50%，尽管在诊断和治疗策略方面取得了进展，但其预后仍然很差。低级别胶质瘤是浸润性肿瘤，常发生恶性转化。通过对胶质瘤在体内、动物体内及细胞培养模型的代谢探索，发现肿瘤组织与正常脑组织在代谢模式上存在重要差异，可为肿瘤的诊断、预后及治疗靶点提供新的标志物。Lamari 等从肿瘤中心和周围提取的低级别胶质瘤（LGG）活组织提取物中，探索其能量代谢和氧化代谢，探讨了这些肿瘤的代谢模式，并指出肿瘤中心与周围的差异。该研究显示肿瘤之间存在代谢异质性，表现为高代谢和低代谢的代谢特征。乳酸与丙酮酸的比值 > 1，说明 LGG 的能量代谢本质上是糖酵解的，尤其是在肿瘤组织中心。肿瘤周围样本显示葡萄糖消耗和细胞色素 C 氧化酶活性增加。与肿瘤中心相比，肿瘤边缘的脂质过氧化和过氧化氢酶活性也有所增加。主要抗氧化活性与能量代谢酶活性之间存在一定的关系，提示肿瘤周围代谢活性较高，对自由基损伤的抵抗力较强。另外，Kim 等制备了 132 例三阴性乳腺癌患者的组织作为组织芯片（tissue microarray，TMA），采用 TMA 免疫组化染色法对三阴性乳腺癌分子亚型进行分类。根据谷氨酰胺 -1 和 CAIX 在肿瘤和基质中的免疫组化表达情况，TNBC 的代谢表型定义如下：①瓦博格效应型（肿瘤细胞：有

氧糖酵解；间质细胞：非有氧糖酵解）；②反瓦博格效应型（肿瘤细胞：非有氧糖酵解；间质细胞：有氧糖酵解）；③混合代谢型（肿瘤细胞：有氧糖酵解；间质细胞：有氧糖酵解）；④代谢缺失型（肿瘤细胞：非有氧糖酵解；间质细胞：非有氧糖酵解）。结果显示，TNBC 分为 79 个瓦博格效应型（59.8%）；7 个反瓦博格效应型（5.3%）、24 个混合代谢型（18.2%）和 22 个代谢缺失型（16.7%）。反瓦博格效应型基质细胞线粒体功能最不正常，而瓦博格效应型线基质细胞粒体功能最正常（$P=0.036$）。关于基质细胞的自噬状态，反瓦博格效应型自噬激活程度最高，而所有瓦博格效应型和代谢缺失型均未激活自噬（$P < 0.001$）。总之，瓦博格效应型是 TNBC 中最常见的代谢表型，78% 的组织标本为该表型，而反瓦博格效应型是最不常见的，约占总数的 22%。

（六）肿瘤干细胞和非肿瘤干细胞代谢模式不同

研究表明，肿瘤干细胞和非肿瘤干细胞之间也存在明显的代谢异质性。肿瘤细胞群的异质性可以解释为克隆进化的结果，也可以解释为癌症的分级组织。克隆进化模型将形成或重新填充肿瘤的能力，以及肿瘤中任何特定活细胞的播散转移的能力归因于克隆进化，而癌症干细胞假说将这些特征限制在细胞群层次最顶端的一小部分癌症干细胞上。肿瘤干细胞假说表明肿瘤中癌细胞亚群的存在可以承受传统的化疗药物和放疗。这种耐药性在很大程度上归因于癌症干细胞处理损伤的后天能力，如泵出或解毒化疗药物，或在放疗（RT）的情况下有效修复 DNA 损伤，或自由基清除剂含量增加。然而，有研究指出治疗耐药的另一个原因：存活的分化细胞已经获得重新编程成耐药治疗的肿瘤干细胞的能力，从而导致肿瘤复发。

肿瘤是由不同种类的细胞群组成的，细胞活动的不同阶段，休眠与分裂，低氧与常氧，衰老与静止，在本质上有不同的代谢需求，可能导致本质上不同的代谢靶向反应。对胶质瘤干细胞和非干细胞代谢的研究发现，低传代患者来源的胶质瘤标本的肿瘤干细胞更依赖于氧化磷酸化，而其分化后代谢主要通过有氧糖酵解产生能量，这与它们休眠 / 慢循环表型一致。当氧化磷酸化被阻断时，胶质瘤干细胞很容易转变为糖酵解代

谢。胶质瘤干细胞可以通过上调高亲和力葡萄糖转运体表达来适应饥饿，从而战胜其后代和周围的正常脑细胞。此外，Craig Jordan 实验室利用患者来源的样本进行的一项研究发现，静止的白血病干细胞也主要依赖氧化磷酸化。值得一提的是，肿瘤细胞的代谢方式并非一成不变，而是随着微环境的变化而不断变化，其目的就是使肿瘤细胞能在不利的生存环境下，保持选择性生长优势。Alorini 等对比经几十年高糖和高氧培养的细胞系中肿瘤干细胞和分化后代的代谢表型，发现骨肉瘤细胞系中的肿瘤干细胞具有糖酵解表型，在非小细胞肺癌细胞系 A549 中也存在类似的结果。与这些发现一致的是，近期一项研究也表明，小鼠和人类肿瘤中的乳腺癌干细胞与其分化的后代相比具有更强的糖酵解表型。然而，也有与这一发现相互矛盾的报道，称与分化的子代细胞相比，乳腺癌干细胞表现出对氧化磷酸化更高的依赖性。

二、肿瘤代谢底物的多样性

（一）葡萄糖

葡萄糖和谷氨酰胺是肿瘤细胞能量代谢、合成代谢消耗最多和最常见的营养物质。葡萄糖的有氧酵解不仅能为细胞提供能量和还原当量，其中间产物也为生物大分子合成提供前体物质，如 6- 磷酸葡萄糖、6- 磷酸果糖、3- 磷酸甘油醛和 3- 磷酸甘油酸等糖酵解中间产物可以通过磷酸戊糖途径等参与核酸、脂肪酸、磷脂等细胞生长增殖所需的大分子合成，因此肿瘤细胞通过对葡萄糖的快速吸收和代谢，为其快速生长和增殖提供能量和原料。肿瘤细胞通过有氧糖酵解增加葡萄糖通量是促进代谢产物分流到大分子合成通路。例如，葡萄糖 -6- 磷酸通过磷酸戊糖途径代谢产生 NADPH 和核糖 -5- 磷酸，两者是新细胞生成的关键成分。NADPH 对氧化还原应激和还原性物质合成至关重要，而核糖 -5- 磷酸是核苷酸从头合成的必需前体。此外，一些肿瘤细胞依赖下游糖酵解中间体流入磷酸戊糖途径的非氧化支路来产生核糖 -5- 磷酸盐。葡萄糖代谢也有助于核苷酸碱基的生成，在某些情况下，减缓这种生产可以抑制增殖。糖酵解的另一产物果糖 6- 磷酸也可以进入氨基己糖合成途径，作为蛋白质和脂类糖基化修饰的底物，参与肿瘤调控。K-ras 和磷酸肌醇 3- 激酶（PI3K）/AKT 通路活化是葡萄糖通

量增加，促进氨基己糖合成的重要驱动因素。因此，氨基己糖合成途径作为一个整合中心，确保只有在有利的条件下才会发生持续的有丝分裂信号，促进细胞增殖。葡萄糖代谢的中间产物也可以作为脂肪和脂质合成的原料，在细胞分裂过程中用于生成新的脂质膜和其他物质。例如，葡萄糖氧化成柠檬酸可产生胞质乙酰辅酶 A，用于脂肪酸和甾醇的合成；甘油醛 -3- 磷酸可进一步代谢为甘油 -3- 磷酸，形成三酰甘油和膜磷脂的甘油组分；神经酰胺和其他相关的结构和信号脂质的合成需要丝氨酸，丝氨酸的来源之一是糖酵解产生的甘油酸 -3- 磷酸。

（二）谷氨酰胺

谷氨酰胺分解代谢活跃是肿瘤细胞的另一个基本特征。谷氨酰胺是人体血液中最丰富的游离氨基酸，是肿瘤细胞快速生长和增殖所必需的营养物质，其消耗量仅次于葡萄糖。肿瘤细胞和正常细胞之间对谷氨酰胺的激烈竞争，以及体外培养中需要补充谷氨酰胺以促进癌细胞的最佳生长，是支持谷氨酰胺作为癌细胞增殖主要能量来源的经验证据。另外体内研究表明，与正常肝细胞相比，肝癌细胞消耗谷氨酰胺的速度要高 5～10 倍。此外，人类肺癌细胞系和组织移植研究皆证实，肺癌细胞依赖谷氨酰胺的充足供应来实现短期增殖和长期生存。

肿瘤细胞的代谢重编程促进谷氨酰胺的吸收和利用，谷氨酰胺分解代谢可以为癌细胞提供增殖所需的大分子生物合成提供原料。首先谷氨酰胺经谷氨酰胺酶（glutaminase，GLS）催化生成谷氨酸和氨；然后谷氨酸脱氢酶（glutamate dehydrogenase 1，GLUD1）将谷氨酸转换成 α- 酮戊二酸，α- 酮戊二酸进入三羧酸循环，从而弥补葡萄糖有氧酵解及中间产物被用于其他合成代谢所导致的三羧酸循环底物不足，为肿瘤细胞的生长提供 ATP，肿瘤细胞对谷氨酰胺的大量摄取和利用可称为"谷氨酰胺上瘾"。与糖基代谢物一样，合成代谢过程需要三羧酸循环中间代谢物来维持肿瘤细胞的增殖。例如，从三羧酸循环中间体中可以得到几种核苷酸和蛋白质合成所必需的非必需氨基酸，如天冬氨酸和谷氨酸。

谷氨酰胺也是体外培养细胞增殖的主要氮源，对核苷酸和氨基酸的从头合成同样至关重要。致癌突变驱动谷氨酰胺的吸收和利用，保证转化细胞持续而丰富的氮供应。这种氮的提取和谷氨酰

胺进一步代谢的确切机制可能不同，Myc 有利于谷氨酰胺分解的细胞系，氮以氨的形式释放；而突变的 K-ras 则有利于氮转化为 α- 酮酸。谷氨酰胺代谢产生的氨等物质，作为细胞内重要的氮源，是蛋白质和核酸合成的重要原料。同时，谷氨酰胺是细胞内抗氧化剂谷胱甘肽合成的重要前体物质。因此，谷氨酰胺代谢增强，不仅为肿瘤细胞生长提供能量，还是大分子合成的前体物质，同时其生成的谷胱甘肽能抵抗代谢过程中产生的活性氧等氧化压力，维持细胞的氧化还原平衡，避免细胞受到氧化损伤而凋亡。因此，葡萄糖和谷氨酰胺是肿瘤细胞生长、增殖的重要营养物质。

（三）氨基酸

虽然在细胞培养中对营养物质利用的研究大多集中在葡萄糖和谷氨酰胺的命运上，但体内肿瘤细胞同时可以获得包括葡萄糖和谷氨酰胺在内的其他营养物质，甘氨酸、丝氨酸、半胱氨酸、醋酸盐，甚至细胞外的蛋白质、脂质等大分子物质皆能成为肿瘤细胞的代谢底物支持肿瘤细胞的生长。例如，尽管细胞可以利用葡萄糖合成甘氨酸和丝氨酸等非必需氨基酸，但实际上，外源甘氨酸和丝氨酸与肿瘤细胞的生长密切相关。基于NCI-60 细胞系的废弃培养基分析发现，甘氨酸水平与增殖速度有关，甘氨酸吸收速率与肿瘤细胞的 DNA 合成速率、细胞增殖呈正相关；而丝氨酸在肿瘤细胞代谢中的作用似乎比甘氨酸更重要，因为尽管丝氨酸和甘氨酸能相互转化，丝氨酸能弥补甘氨酸的缺失导致的细胞效应，但甘氨酸却不具备这种补缺作用。

对脑胶质瘤组织代谢产物的检测表明，半胱氨酸的部分分解代谢和半胱氨酸亚磺酸（cysteine sulfinic acid，CSA）的积累与肿瘤分级的增加有关。阻断半胱氨酸分解代谢至 CSA，可独立抑制肿瘤生长。CSA 在这些肿瘤中的最终命运仍有待确定。除了葡萄糖和游离氨基酸的代谢，某些肿瘤细胞还能通过胞吞作用利用溶酶体将细胞外蛋白降解为氨基酸以补充其在某些遗传和环境中的营养需求。致癌 Ras 的表达刺激大胞饮，这一过程使细胞独立摄取细胞外的网格蛋白成为可能。部分细胞外物质可以被运输到溶酶体降解，提供进入中心碳代谢的氨基酸。当谷氨酰胺或必需氨基酸获取受到限制时，这一过程可使培养的肿瘤细胞增殖，因此药物抑制大胞饮可减缓异种移植瘤的生长。

（四）脂肪酸

脂肪细胞作为能量、激素及各种细胞因子的来源之一，其对肿瘤的发生、发展有一定的促进作用。肿瘤组织中的脂肪细胞可分泌一些炎症因子维持促瘤的炎症环境，同时脂肪细胞也可以为肿瘤侵袭和转移提供能量。例如，乳腺癌细胞可以使微环境中的脂肪细胞发生去脂化，并且促进MMP-11 和 IL-6 的分泌，进而促进肿瘤侵袭。同时，肿瘤细胞可以吸收脂肪细胞分解代谢产生游离的脂肪酸，通过脂肪酸 β- 氧化产生 ATP。脂肪细胞能通过分泌外泌体传递脂肪酸氧化相关酶，上调黑色素瘤肿瘤细胞的脂肪酸氧化水平，从而促进肿瘤的恶性进展。胞外脂质也是癌细胞的重要燃料。在致癌 Ras 表达或缺氧的情况下，肿瘤细胞可以吸收和降解细胞外的溶血磷脂，为脂肪酸合成提供前体物质。缺氧还会改变谷氨酰胺进入TCA 循环的命运（因为它更倾向于还原代谢而不是氧化代谢），作为脂肪酸合成的乙酰辅酶 A 的来源，部分补偿葡萄糖对柠檬酸贡献的减少。最近的研究表明，在血清或培养基中含量很低的乙酸盐也能作为肿瘤细胞的代谢底物，在脂肪酸合成和三羧酸循环中发挥重要作用。

三、肿瘤代谢基因调控的异质性

肿瘤代谢模式的改变皆为满足其快速生长和增殖对生物原料和能量的需求。但在具体的实现方式上均呈现明显的多样性，无论是代谢途径还是代谢底物。这种代谢异质性的根源在于：肿瘤是一种基因疾病，肿瘤细胞群体内表型异质性是一种综合遗传多样性和非遗传异质源的复杂现象，其遗传背景的异质性决定了肿瘤代谢调控的多样性，并且肿瘤在生长和治疗过程中产生不同的遗传突变，也会表现出不同的代谢特性。最近，一项大规模研究分析了来自 22 个肿瘤类型的基因表达谱，识别了多个与肿瘤代谢相关的表达改变，以及干扰它们合成能力的潜在药物靶点。该项研究发现，在肿瘤代谢中没有单一的共性改变。除了与核苷酸合成、有氧糖酵解等过程相关的基因在大部分肿瘤中上调，与氧化磷酸化、三羧酸循环等过程相关的基因在不同肿瘤中的表达呈现明显的异质性，并且具体到某一代谢途径，如有氧糖酵解的基因调控亦具有明显的异质性。

（一）调控基因数量多、性质多样

目前已证实 *AKT1*、*PI3K*、*c-Myc*、*p53*、*K-Ras*、*Met*、*LKB1*、*mTORC1* 和 *AMPKs* 等数十种基因可以调控肿瘤代谢。根据其在肿瘤中的作用，它们中既有 *AKT* 和 *c-Myc* 等癌基因，也有 *p53*、*PTEN* 和 *LKB1* 等抑癌基因。根据其表达产物的功能，它们中有 p53、c-Myc、HIF-1α 和 STAT3 等转录因子，AKT、AMPK 和 LKB1 等蛋白磷酸化激酶，K-Ras 等 GTPase 酶，SIRT4 等组蛋白去乙酰化酶，以及 IGF-1 等生长因子。

（二）代谢调控靶点和方式的多样性

mTORC1/HIF-1α 是肿瘤代谢调控中接受上游调控信号，发挥相应生物学效应的主要信号轴，但不是肿瘤代谢调控的唯一方式。例如，癌基因 *AKT1* 可以通过磷酸化抑制 FOXO3a，下调结节性硬化复合物 1（tuberous sclerosis complex, TSC1）表达，或直接磷酸化 TSC2，解除 TSC1 或 TSC2 对 mTORC1 的抑制，激活 mTORC1-HIF-1α 信号轴，促进糖酵解相关基因的表达，从而间接调控肿瘤糖代谢。同时，*AKT1* 可以直接磷酸化己糖激酶（hexokinase, HK）和磷酸果糖激酶 -2（phosphfructokinase-2, PFK-2）等代谢酶活性，进而增强糖酵解。抑癌基因 *p53* 和 *LKB1* 可以分别通过上调 PTEN 表达，磷酸化 AMPK，抑制 mTORC1-HIF1α 的活性，间接抑制有氧糖酵解；也可以通过直接调控 HK-2、TIGAR 和 SCO2B 的表达，直接抑制有氧糖酵解，促进氧化磷酸化。

（三）同一代谢调控信号具有组织特异性

在不同组织类型中其作用不同，由于不同组织基因表达谱的差异，某一特定的调控信号在不同组织中的生物学效应不一定相同。如在 Myc 诱发的小鼠肿瘤模型中，肝肿瘤组织的葡萄糖代谢和谷氨酰胺代谢均增强，而在肺肿瘤组织中仅有谷氨酰胺代谢增强，而葡萄糖代谢无明显变化。

四、肿瘤微环境与代谢适应

肿瘤代谢异质性是通过肿瘤内不同肿瘤细胞群之间或肿瘤与基质之间的代谢相互作用产生及维持的。众所周知，肿瘤的发生、发展和转移与肿瘤细胞所处的内环境即肿瘤微环境存在密切关系。肿瘤微环境是由肿瘤细胞与周围脉管细胞、炎症及成纤维细胞等基质细胞相互作用而形成的一个低氧酸性体系。低氧和低 pH 作为肿瘤微环境的主要特征，在肿瘤代谢适应中发挥重要作用。

（一）低氧

缺氧是指实体肿瘤内由于血管形成异常、血液灌注不良和肿瘤细胞无限增殖所致的氧浓度低现象。在肿瘤起始阶段，基因改变促进恶性细胞快速增殖，导致氧气和营养物质的持续消耗，造成局部梯度缺氧环境（肿瘤内部氧气最低），缺氧细胞的能量代谢由有氧条件下的氧化磷酸化转变为低氧条件下的应激性糖酵解。然而，由于原位癌生长在距离血管系统更远的地方，并且超出氧的扩散极限，氧的有效浓度降低，导致缺氧。在局部侵袭性和转移性病变中，当新生血管形成混乱和不成熟的血管网络，导致氧输送不一致时，缺氧情况就会加剧，由于肿瘤细胞无限增殖的特性，以及肿瘤诱导新生血管的功能低下和紊乱，低氧成为肿瘤微环境的常态，这种持续存在的低氧环境，使肿瘤细胞的糖酵解特性得以保留和遗传，即使在有氧条件下也依赖糖酵解供能。因此，氧气的梯度分布是肿瘤细胞能量代谢异质性的重要原因。肿瘤缺氧可能是短暂的，也可能是慢性的；可能是空间上的，也可能是时间上的。由于缺氧与预后不良有关，且与化疗和放疗的耐药有关，因此缺氧在临床上是一个挑战。例如，在早期的人胶质瘤组织中，肿瘤外围组织（氧气浓度相对较高）细胞色素 C 氧化酶活性高，能量代谢以氧化磷酸化为主，而肿瘤中心组织乳酸 / 丙酮酸的比值 > 1，能量代谢以糖酵解为主。

缺氧肿瘤微环境中低氧浓度对 HIF 的反应如下。HIF-1 是一种由 α 亚基和 β 亚基组成的异二聚体转录因子。α 亚基是氧敏感亚基，β 亚基是构成稳定的亚基。vonHippel-Lindau 蛋白（VHL）是一种参与调节 HIF-1 的肿瘤抑制因子。许多研究证实 VHL 在肾透明细胞癌中的作用。VHL 突变可使基因失活，从而使 HIF-1 及其靶基因转录稳定。在正常氧条件下，脯氨酸羟化酶结构域（Pd）在氧依赖降解区（oddd）羟基化 2 个脯氨酸残基（pro402/pro564），启动 HIF-1α 亚基与 VHL 泛素 E3 连接酶复合物的相互作用，促进 HIF-1α 蛋白酶体降解。相反，在低氧浓度下，VHL 不能与 HIF-1α 结合，从而逃脱降解并进入细胞核，从而调节靶基因的转录。多项研究表明，癌细胞对 HIF-1 活性的反应优先上调糖酵解。HIF-1 可调控 100 多个基因的转录，其中许多基因直接调控糖酵解。

HIF-1α 作为细胞低氧应激的关键因子，在促进肿瘤细胞的低氧糖酵解适应和酸性环境形成中发挥重要作用。HIF-1α 可以通过上调 Glut1 和 Glut3 提高肿瘤细胞的葡萄糖摄取速率，HIF-1 也可以通过增加己糖激酶 1/2（HK 1/2）和丙酮酸激酶 M2（PKM 2）的表达，促进葡萄糖转化为丙酮酸。HIF-1 激活不仅能增加糖酵解，而且可通过阻断丙酮酸进入 TCA 循环直接抑制氧化磷酸化；此外，HIF-1 通过上调糖酵解中的关键性代谢酶 HK Ⅰ / Ⅱ、PKM2 和 LDHA 的表达来加速糖酵解的进程，也能通过促进 MCT4 的表达加速糖酵解产物乳酸向外分泌，维持细胞内的碱性环境；HIF-1 还可以通过上调丙酮酸脱氢酶激酶（pyruvate dehydrogenase kinase1，PDK1）抑制丙酮酸脱氢酶（pyruvate dehydrogenase，PDH）活性，进而抑制细胞的氧化磷酸化。

除了低氧能激活 HIF-1α，即使在正常氧浓度下，胰岛素、表皮生长因子及白介素等生长因子和激素、PTEN 缺失、HER2 过表达等也能通过相应机制激活 PI3K/AKT/mTORC1 通路，最终激活 HIF-1α。低氧肿瘤细胞的生存和增殖需要必需的基础材料。例如，在细胞增殖过程中，细胞膜的生物合成和信号传递需要脂肪酸。众所周知，在低氧应激下，肿瘤细胞内脂肪酸的生物合成受到刺激。HIF-1 直接或间接调控脂质代谢。HIF-1 稳定可抑制线粒体氧化磷酸化，从而通过将丙酮酸从线粒体外分流到葡萄糖来源的碳中，而抑制脂肪酸的合成。缺氧细胞必须使用另一种碳源从头合成脂肪酸。有研究表明，低氧细胞主要依赖谷氨酰胺衍生的 α- 酮戊二酸盐（α-KG）的还原羧化，其机制是逆转 NADPH 连接的线粒体异柠檬酸脱氢酶（IDH2）和乌头糖酶反应。细胞质 IDH1 参与产生胞质柠檬酸，用于脂质合成。因此，肿瘤早期的糖酵解可能是低氧诱导激活 HIF-1α 活性的结果，是细胞的一种应激反应；而肿瘤的有氧糖酵解，则是在长期低氧环境下，肿瘤细胞相关基因突变选择、富集，最终获得可遗传的稳定的 HIF-1α 活性的结果。

（二）低 pH

随着时间的推移，缺氧是异常增殖的肿瘤细胞增加耗氧量的结果，而肿瘤细胞也会产生酸性环境。人体正常组织的 pH 一般在 7.4 左右，而肿瘤微环境的 pH 在 5.5 ～ 7.4。实体肿瘤微环境可以在不同的时间变成区域性酸性，肿瘤微环境

酸中毒的发生依赖血液灌注和癌细胞糖酵解代谢，减少血液灌注和增加厌氧代谢可导致乳酸的产生。肿瘤微环境中质子（H^+）还可源于 ATP 的水解，以及碳酸酐酶对二氧化碳（CO_2）的水合作用。有氧糖酵解伴随乳酸发酵，产生大量游离质子（H^+），这些质子被运送到肿瘤微环境中，以维持细胞内 pH（pHi）在生理水平。乳酸作为糖酵解的主要产物，在肿瘤细胞糖酵解中不断产生和累积，经膜上的 MCT4、V 型 H^+-ATPases 和 Na^+/H^+ 泵等转运到细胞外，形成一个细胞间低 pH 的酸性环境。这种源于糖酵解肿瘤细胞的细胞外高浓度乳酸可以被缺乏营养供给的肿瘤细胞通过膜上的 MCT1 摄取，以支持细胞生长。

五、肿瘤代谢异常与侵袭转移

肿瘤代谢异常除了满足肿瘤细胞生长和增殖的需求，与肿瘤的侵袭、转移同样有密切关系。目前的研究提示，有氧糖酵解有利于肿瘤的侵袭、转移，而氧化磷酸化抑制肿瘤细胞的侵袭、转移。众所周知，肿瘤转移是一个复杂的序贯过程，包括肿瘤细胞脱离原发部位、局部侵袭和迁移、血管内灌注、循环存活、外渗和继发部位定植。

（一）失巢凋亡及 ROS 的生成

细胞在转移过程中会改变或失去细胞外基质，基质附着不足或附着不当会产生活性氧，并在正常细胞中导致一种特殊类型的细胞死亡，这种细胞死亡称为失巢凋亡（anoikis）。失巢凋亡抑制是癌症细胞在循环过程中生存的一个先决条件，在肿瘤转移中可能扮演一个重要角色。虽然失巢凋亡是一种转移障碍，但肿瘤细胞通常获得更高的失巢凋亡阈值，从而提高癌细胞的转移潜能。ROS 是氧化代谢的固有副产物，强烈刺激肿瘤细胞中的葡萄糖氧化，增加氧化应激，恢复肿瘤细胞对失巢凋亡的敏感性。正常细胞在脱离时葡萄糖氧化会减弱，但是肿瘤细胞可以通过 Warburg 效应限制丙酮酸进入线粒体发生氧化代谢，因此避免了癌细胞线粒体呼吸产生过多的 ROS，进而使肿瘤细胞失巢凋亡抗性增加，并获得转移的生存优势。与氧化磷酸化相比，有氧糖酵解产生的 ROS 较少，ROS 引起的失巢凋亡抵抗有利于肿瘤细胞的转移，这一观点在相关实验中得到验证。

细胞代谢由线粒体呼吸向糖酵解转变是癌细

胞的标志，与肿瘤的恶性有关，丙酮酸脱氢酶激酶-1（PDK1）和 PDK3 参与肿瘤细胞的代谢转换。正常细胞激活 PDK4，抑制 PDH 活性，以响应脱离重组葡萄糖代谢，癌细胞表达高水平的 PDK（如 PDK1 和 PDK3）。研究表明，PDK1 和 PDK3（TCA 循环负调控因子，通过磷酸化 PDH，阻止丙酮酸进入 TCA 循环）分别在头颈部鳞癌和结肠癌组织中高表达，且与相应组织的病理分期呈正相关，与预后呈负相关，癌细胞中 PDK 缺失或 PDH 激活会刺激葡萄糖氧化和 ROS 的产生，并恢复它们对失巢凋亡的敏感性，从而降低转移潜能。此外，在肺癌小鼠模型中，抗氧化剂能加速肿瘤的形成和转移。

（二）低氧诱导因子 HIF-1

有氧糖酵解形成的局部微环境，有利于肿瘤的侵袭转移。如上所述，低氧和酸性是肿瘤微环境的两大特征。缺氧是一个负面调控因素，因为它增强了肿瘤细胞的侵袭性、细胞干性、代谢转移性、血管生成和转移潜能。低氧预处理的肿瘤细胞比正常氧处理的肿瘤细胞具有更高的转移能力。细胞外基质（ECM）的降解，尤其是基底膜 4 型胶原的降解，是肿瘤细胞侵袭和转移的关键起始事件。多种水解酶系统，如纤溶酶原激活剂和基质金属蛋白酶（MMP）可以调控基底膜 4 型胶原的降解。低氧能通过激活 HIF-1α，上调 MMP2、MMP9 及明胶酶等酶的活性，促进细胞外基质的降解，进而促进细胞侵袭转移。

HIF-1 还能促进 LDH 催化的丙酮酸 - 乳酸发生转换。一般来说，LDH 催化反应是可逆的。然而，由"纯"LDH-M 亚基组成的 LDH 酶优先将丙酮酸转化为乳酸。LDHA 也是 HIF-1 的一个直接转录靶点，在缺氧条件下具有较高的诱导性。因此，HIF-1 能促进仅由 LDH-M 组成的 LDH 酶的形成，并能更有效地将丙酮酸转化为乳酸，这可能间接降低丙酮酸向线粒体的通量。另外，HIF-1 可以与其他转录调节剂共同作用。例如，单独（常氧）作用或与 HIF-1 联合作用，Myc 激活 PDK-1 和乳酸脱氢酶 A（LDHA）。雌激素相关受体也可以通过上调 PDK-4 来抑制葡萄糖氧化，从而控制葡萄糖和脂肪酸之间的燃料选择，参与肿瘤进展的调控。

（三）p53

p53 基因作为肿瘤中最常见的突变基因之一，其突变发生在大多数人类肿瘤中。p53 主要通过调控细胞周期阻滞和细胞凋亡来抑制肿瘤的发生。越来越多的证据表明 p53 在癌症的多个阶段，包括在转移中发挥作用。肿瘤来源的突变型 p53 可以促进肿瘤的生存、侵袭和转移。酸性环境一方面能通过激活 p53 依赖的细胞凋亡途径，引起肿瘤基质细胞的凋亡；另一方面也能促进肿瘤细胞分泌透明质酸酶等细胞外基质降解酶而促进细胞侵袭。

（四）线粒体新生和氧化磷酸化

尽管绝大多数研究提示，氧化磷酸化不利于肿瘤侵袭转移，但是这些都是以转移前或已完成转移的肿瘤细胞或组织作为研究对象而得出的结果，忽略了处于转移进程中的肿瘤细胞的代谢情况。最近的研究表明，线粒体新生和氧化磷酸化在肿瘤的侵袭转移中发挥重要作用。通过比较移植瘤小鼠血液中的循环癌细胞（circulating tumor cell，CTC）、原位瘤细胞（primary cancer cell，PCC）和肺转移细胞（metastatic cancer cell，MCC）的代谢模式后发现，与 PCC 和 MCC 相比，CTC 中过氧化物酶体增殖物激活受体 γ 辅助活化因子（peroxisome proliferator-activated receptor γ coactivator，PGC）-1α 介导的线粒体新生及氧化磷酸化代谢明显增强，*Twist*、*Snail* 等 EMT 相关基因也相应上调，而糖酵解等其他代谢则未出现明显改变。另外，PCC 和 MCC 的基因表达谱无明显差异；下调肿瘤细胞中 PGC-1α 的表达，无论是在细胞水平还是在动物水平，均能明显抑制线粒体新生、氧化磷酸化、CTC 数目，以及细胞的侵袭和转移，但不影响细胞的生长及 EMT 等其他进程；同时，免疫组化也证实 PGC-1α 在乳腺浸润性导管癌的侵袭面细胞和远端转移组织中高表达，且与预后呈负相关。该研究表明，线粒体新生和氧化磷酸化代谢的阶段性增强在肿瘤细胞侵袭转移的进程中发挥关键作用，也进一步说明肿瘤代谢与肿瘤生物学特性存在密切关系。

（五）转录抑制因子 Snail

上皮细胞能够通过上皮向间充质转变（EMT）而获得间充质特性。EMT 是胚胎发育的特征之一，但也能赋予肿瘤细胞更大的转移潜能、肿瘤干细胞样特征和治疗抗药性，进而促进肿瘤的进展。EMT 的一个明显特征是对失巢凋亡的耐受性，这有助于转移。转录抑制因子 Snail 是 EMT 的核心驱动因子，其表达与 EMT 的转移及不良临床预后有关。

作为电子传递链（electron transport chain，ETC）复合物Ⅳ的一部分，细胞色素 C 氧化酶（COX）是呼吸链中最后一个在线粒体呼吸过程中将电子转化为氧的酶。COX 是由 3 个线粒体基因和 10 个核基因编码的 13 个不同亚基组成的寡聚蛋白复合体。3 个 COX 亚基分别为 COX 6c、COX 7a 和 COX 7c，被确定为是 Snail 的直接靶标。Snail 与它们的启动子结合，抑制它们的表达。

此外，Snail 还可以调节糖代谢。果糖 -1，6-双磷酸酶 1（FBP1）是糖异生途径中的限速酶，具有拮抗糖酵解的作用。在癌细胞中，FBP1 的表达常因启动子甲基化过度而下调。恢复 FBP1 表达可减少葡萄糖摄取、糖酵解和乳酸生成，同时增加线粒体氧耗和活性氧生成。最近 FBP1 被鉴定为 Snail 的直接调控靶点，Snail 与 FBP1 启动子结合，抑制 FBP1 的表达，从而促进糖酵解。同时 Snail 不仅能诱导 EMT，还能抑制线粒体呼吸的能力，促进代谢向有氧糖酵解转变。EMT 对失巢凋亡具有耐受性，因此可以认为 Snail 介导的代谢变化可能有助于失巢凋亡的耐药性和转移。

六、肿瘤代谢异质性与肿瘤治疗

肿瘤细胞特征性的有氧糖酵解途径为肿瘤治疗提供了众多潜在的靶点。如抑制 Glut1/3 可降低肿瘤细胞的葡萄糖摄取；抑制糖酵解中 HK、PFK、PKM2、PDH 和 LDH 等关键性催化酶活性，可抑制糖酵解进程；抑制 HIF-1α 和 mTOR 等代谢调控蛋白，可抑制糖酵解和谷氨酰胺代谢等进程。例如，PDH 是丙酮酸进入线粒体的关键决定因素。PDH 在癌细胞中的活性降低，部分原因是 PDK 表达增加。小分子二氯乙酸酯（DCA）是一种丙酮酸类似物，可与丙酮酸竞争与 PDK 结合。DCA 抑制 PDK，最初用于乳酸酸中毒的临床治疗。DCA 对 PDK 的抑制促进丙酮酸进入 TCA 循环，使代谢从糖酵解转变为葡萄糖氧化。这种正常代谢增加线粒体呼吸和活性氧生成。在对乳腺癌细胞的研究中，研究者发现 PDH 的异位激活增加了氧化应激，恢复了失巢凋亡的敏感性，减少了转移，但对附着细胞的活性影响不大。这种差异可能源于不同癌细胞抗氧化能力的差异。在小鼠脑肿瘤模型中，DCA 能够跨越血脑屏障，缩小转移瘤。

有氧糖酵解和氧化磷酸化代谢的不平等共生决定了联合抑制的必要性。如上所述，尽管多数肿瘤细胞常为有氧糖酵解表型，但是体内和体外试验均证明，有氧糖酵解和氧化磷酸化共存几乎是普遍存在的，因此单独抑制糖酵解疗效有限，更何况少数的氧化磷酸化表型的细胞可能为肿瘤干细胞。例如，利托那韦（有氧糖酵解抑制剂）和二甲双胍（氧化磷酸化抑制剂）在抑制黑色素瘤细胞生长中表现出了明显的协同作用。其他几种糖酵解调节剂也可用于抗癌治疗。这些代谢靶点的调节也可能间接促进氧化代谢。抑制乳酸脱氢酶重定向丙酮酸进入线粒体氧化。2- 脱氧 -D-葡萄糖（2-DG）对糖酵解的抑制作用提高了氧的利用率，降低了乳酸的产生，使代谢向氧化磷酸化转移，并恢复了体内外的转移表型。总之，这些方法逆转了 Warburg 糖酵解表型，促进了氧化代谢，增加了氧化应激，并可能恢复无菌素敏感性，抑制转移。此外，常用的放疗和化疗依赖于自由基的诱导来杀死癌细胞，因此氧化前代谢调节可能会提高其治疗效果。然而，目前可用的代谢调节剂是非常有限的。DCA 的效价和特异性较低。因此，寻找新的有氧糖酵解抑制剂是肿瘤治疗的一个重要方向。

肿瘤代谢底物多样性和互补性决定了抑制单一代谢底物摄取治疗方式的短效。尽管葡萄糖是肿瘤代谢首选底物，但实际上，在葡萄糖缺乏时，肿瘤细胞可以通过摄取谷氨酰胺、醋酸盐和丝氨酸等其他底物进行代谢补偿，因此，同其他类型药物的联合使用有助于提高治疗效果和有效时间。目前，Glut1 抑制剂双氢青蒿素和根皮素分别与 2-脱氧 -D- 葡萄糖和柔红霉素联用，在抑制肿瘤生长、诱导细胞凋亡方面均表现出协同效应。低氧和低 pH 是肿瘤微环境的两大特征，也是导致肿瘤耐药和放疗抵抗的重要原因，靶向肿瘤微环境也是提高化疗药物疗效的重要途径。逆转肿瘤低氧和酸性环境有助于提高肿瘤细胞对放化疗的敏感性，这也在众多试验中得到证实。最后需要强调的是，肿瘤代谢既是一个动态的细胞反应网络，又是一个复杂的基因调控网络。癌细胞通常利用多种代谢途径开启它们的生长程序，我们可以破坏一条信号通路，但细胞通常会寻找到另一条信号通路来启动增殖。因此，靶向肿瘤代谢、夺取细胞的能量或原材料和切断肿瘤燃料供应可能成为肿瘤代谢治疗的强有力手段，使肿瘤细胞无路可逃。

七、展望

肿瘤细胞区别于正常细胞的代谢模式，满足了肿瘤细胞生长、增殖及转移等过程的物质、能量及还原当量的需求，为肿瘤药物开发提供了众多潜在的靶点。然而，遗传背景和环境不同导致的肿瘤细胞异质性，决定了肿瘤代谢的异质性。

因此，深入研究和认识肿瘤代谢异质性，对于阐明肿瘤代谢异常的分子机制，加速靶向肿瘤代谢药物的研发，开展个体化肿瘤代谢治疗无疑具有重要作用。

（肖志强　张洁莹　袁　圆）

参 考 文 献

Almendro V, Marusyk A, Polyak K, 2013. Cellular heterogeneity and molecular evolution in cancer. Annu Rev Pathol, 8: 277-302.

Alorini M, Vianney G, Florent M, et al, 2018. Giant epidermoid cyst of the occipital area with bone invasion: A case report. Int J Health Sci(Qassim), 12(4): 92-93.

Amelio I, Cutruzzolá F, Antonov A, et al, 2014. Serine and glycine metabolism in cancer. Trends Biochem Sci, 39(4): 191-198.

Bailey KM, Wojtkowiak JW, Hashim AI, et al, 2012. Targeting the metabolic microenvironment of tumors. Adv Pharmacol, 65: 63-107.

Bourguignon LYW, Singleton PA, Diedrich F, et al, 2004. CD44 interaction with Na^+-H^+ exchanger(NHE1)creates acidic microenvironments leading to hyaluronidase-2 and cathepsin B activation and breast tumor cell invasion. Journal of Biological Chemistry, 279(26): 26991-27007.

Cairns RA, Harris IS, Mak TW, 2011. Regulation of cancer cell metabolism. Nat Rev Cancer, 11(2): 85-95.

Cantor JR, Sabatini DM, 2012. Cancer cell metabolism: one hallmark, many faces. Cancer Discov, 2(10): 881-898.

Cao XH, Fang LY, Gibbs S, et al, 2007. Glucose uptake inhibitor sensitizes cancer cells to daunorubicin and overcomes drug resistance in hypoxia. Cancer Chemother Pharmacol, 59(4): 495-505.

Corbet C, Ferono, 2015. Metabolic and mind shifts: from glucose to glutamine and acetate addictions in cancer. Curr Opin Clin Nutr Metab Care, 18(4): 346-353.

Dalva-Aydemir S, Bajpai R, Martinez M, et al, 2015. Targeting the metabolic plasticity of multiple myeloma with FDA-approved ritonavir and metformin. Clin Cancer Res, 21(5): 1161-1171.

Dong CF, Yuan TT, Wu YD, et al, 2013. Loss of FBP1 by Snail-mediated repression provides metabolic advantages in basal-like breast cancer. Cancer Cell, 23(3): 316-331.

Dupuy F, Tabariès S, Andrzejewski S, et al, 2015. PDK1-dependent metabolic reprogramming dictates metastatic potential in breast cancer. Cell Metab, 22(4): 577-589.

Elia I, Schmieder R, Christen S, et al, 2016, Organ-Specific Cancer Metabolism and Its Potential for Therapy. Handb Exp Pharmacol, 233: 321-353.

Griguer CE, Oliva CR, Gillespie GY, 2005. Glucose metabolism heterogeneity in human and mouse malignant glioma cell lines. J Neurooncol, 74(2): 123-133.

Groheux D, Giacchetti S, Moretti JL, et al, 2011. Correlation of high ^{18}F-FDG uptake to clinical, pathological and biological prognostic factors in breast cancer. Eur J Nucl Med Mol Imaging, 38(3): 426-435.

Hensley CT, Faubert B, Yuan Q, et al, 2016. Metabolic Heterogeneity in Human Lung Tumors. Cell, 164(4): 681-694.

Hu J, Locasale JW, Bielas JH, et al, 2013. Heterogeneity of tumor-induced gene expression changes in the human metabolic network. Nat Biotechnol, 31(6): 522-529.

Huang XH, Chen JS, Wang Q, et al, 2011. miR-338-3p suppresses invasion of liver cancer cell by targeting smoothened. J Pathol, 225(3): 463-472.

Johnson LL, Pavlovsky AG, Johnson AR, et al, 2000. A rationalization of the acidic pH dependence for stromelysin-1(Matrix metalloproteinase-3)catalysis and inhibition. J Biol Chem, 275(15): 11026-11033.

Justus CR, Sanderlin EJ, Yang LV, 2015. Molecular connections between cancer cell metabolism and the tumor microenvironment. Int J Mol Sci, 16(5): 11055-11086.

Kim S, Kim DH, Jung WH, et al, 2013. Metabolic phenotypes in triple-negative breast cancer. Tumour Biol, 34(3): 1699-1712.

Lamari F, Schiazza RL, Guillevin R, et al, 2008, Biochemical exploration of energetic metabolism and oxidative stress in low grade gliomas: central and peripheral tumor tissue analysis. Ann Biol Clin(Paris), 66(2): 143-150.

Lazar I, Clement E, Dauvillier S, et al, 2016. Adipocyte Exosomes Promote Melanoma Aggressiveness through Fatty Acid Oxidation: A Novel Mechanism Linking Obesity and Cancer. Cancer Res, 76(14): 4051-4057.

LeBleu VS, O'Connell JT, Herrera KNG, et al, 2014. PGC-1alpha mediates mitochondrial biogenesis and oxidative phosphorylation in cancer cells to promote metastasis. Nat Cell Biol, 16(10): 992-1003, 1-15.

Liu X, Wang X, Zhang J, et al, 2010. Warburg effect revisited: an epigenetic link between glycolysis and gastric carcinogenesis. Oncogene, 29(3): 442-450.

Lu CW, Lin SC, Chien CW, et al, 2011. Overexpression of pyruvate dehydrogenase kinase 3 increases drug resistance and early recurrence in colon cancer. Am J Pathol, 179(3): 1405-1414.

Lu JR, Tan M, Cai QS, 2015. The Warburg effect in tumor progression: mitochondrial oxidative metabolism as an anti-metastasis mechanism. Cancer Lett, 356(2 Pt A): 156-164.

Mayers JR, Vander Heiden MG, 2015, Famine versus feast: understanding the metabolism of tumors in vivo. Trends Biochem Sci, 40(3): 130-140.

McCall KC, Cheng SC, Huang Y, et al, 2015. ^{18}F-fluorodeoxyglucose positron emission tomography/computed tomography of LAPC4-CR castration-resistant prostate cancer xenograft model in soft tissue compartments. Transl Oncol, 8(3): 147-153.

Menendez JA, Joven J, Cufí S, et al, 2013. The Warburg effect version 2.0: metabolic reprogramming of cancer stem cells. Cell Cycle, 12(8): 1166-1179.

Mi YJ, Geng GJ, Zou ZZ, et al, 2015. Dihydroartemisinin inhibits glucose uptake and cooperates with glycolysis inhibitor to induce apoptosis in non-small cell lung carcinoma cells. PLoS One, 10(3): e0120426.

Mohamed A, Deng XM, Khuri FR, et al, 2014. Altered glutamine metabolism and therapeutic opportunities for lung cancer. Clin Lung Cancer, 15(1): 7-15.

Nieman KM, Kenny HA, Penicka CV, et al, 2011. Adipocytes promote ovarian cancer metastasis and provide energy for rapid tumor growth. Nat Med, 17(11): 1498-1503.

Pastò A, Bellio C, Pilotto G, et al, 2014. Cancer stem cells from epithelial ovarian cancer patients privilege oxidative phosphorylation, and resist glucose deprivation. Oncotarget, 5(12): 4305-4319.

Ridgway PF, Ziprin P, Alkhamesi N, et al, 2005. Hypoxia augments gelatinase activity in a variety of adenocarcinomas in vitro. J Surg Res, 124(2): 180-186.

Thapar R, Titus MA, 2014. Recent advances in metabolic profiling and imaging of prostate cancer. Curr Metabolomics, 2(1): 53-69.

Viale A, Pettazzoni P, Lyssiotis CA, et al, 2014. Oncogene ablation-resistant pancreatic cancer cells depend on mitochondrial function. Nature, 514(7524): 628-632.

Vlashi E. Pajonk F, 2015. The metabolic state of cancer cells-a valid target for cancer therapy? Free Radic Biol Med, 79: 264-268.

Wegert J, Ishaque N, Vardapour R, et al, 2015. Mutations in the SIX1/2 pathway and the DROSHA/DGCR8 miRNA microprocessor complex underlie high-risk blastemal type Wilms tumors. Cancer Cell, 27(2): 298-311.

Wigfield SM, Winter SC, Giatromanolaki A, et al, 2008. PDK-1 regulates lactate production in hypoxia and is associated with poor prognosis in head and neck squamous cancer. Br J Cancer, 98(12): 1975-1984.

Wong N, De Melo J, Tang D, 2013. PKM2, a central point of regulation in cancer metabolism. Int J Cell Biol, 2013: 242513.

Yang F, Zhang HF, Mei Y, et al, 2014. Reciprocal regulation of HIF-1alpha and lincRNA-p21 modulates the Warburg effect. Mol Cell, 53(1): 88-100.

Yuneva MO, Fan TWM, Allen TD, et al, 2012. The metabolic profile of tumors depends on both the responsible genetic lesion and tissue type. Cell Metab, 15(2): 157-170.

Zhao Y, Liu YJ, Lin L, et al, 2018. The lncRNA MACC1-AS1 promotes gastric cancer cell metabolic plasticity via AMPK/Lin28 mediated mRNA stability of MACC1. Mol Cancer, 17(1): 69.

第11章 肿瘤微环境代谢

第一节 肿瘤微环境概述

肿瘤微环境（tumor microenvironment，TME）是一个复杂的综合体系，指肿瘤发生、发展过程中所处的内环境，在肿瘤发生、发展、转移及药物耐受等许多方面起重要调节作用。肿瘤微环境主要包括肿瘤细胞、基质细胞、血管内皮细胞、免疫细胞、细胞外基质（extracellular matrix，ECM）及这些细胞分泌的细胞因子和肽类生长因子等。肿瘤微环境这一概念最早由 Lord 在 1979 年提出，此后该理论得到了不断发展。肿瘤的生长需要合适的外部支撑环境。肿瘤微环境中的各类细胞相互作用、相互影响，通过诱导血管生成等途径，不断构建新的营养代谢网络，从而促进肿瘤的快速生长。如肿瘤微环境中的外泌体通过蛋白质、脂质和核酸来调节细胞间的相互作用，参与改变免疫应答，诱导肿瘤相关成纤维细胞（cancer associated fibroblast，CAF）的转化，促进新生血管形成，影响肿瘤细胞的增殖、侵袭和转移。因此，肿瘤微环境也逐渐成为近些年的研究热点。

由于肿瘤细胞代谢旺盛、生长迅速、增殖能力强，其在代谢过程中消耗大量的氧气、葡萄糖和氨基酸，使肿瘤微环境中氧气含量低，营养物质缺乏。肿瘤细胞有氧糖酵解产生的大量乳酸，以及肿瘤细胞膜上存在的多种离子泵又使肿瘤微环境处于一种低 pH 环境。新生的肿瘤血管由于分布不均匀、毛细血管间距变大、动静脉短路、内皮细胞不完整及基底膜中断等，导致血管高渗，造成肿瘤间质高压。因此，肿瘤微环境具有营养匮乏、低氧、低 pH 和间质高压等特点。这些微环境特点既是促使肿瘤组织中各种细胞代谢方式发生改变的原因，也是这些细胞相互作用后导致的结果。

第二节 肿瘤细胞代谢

一、肿瘤细胞代谢改变

肿瘤微环境能改变肿瘤细胞的能量代谢方式，缺氧、乳酸的含量及营养物质的缺乏等都会影响肿瘤能量代谢途径。肿瘤细胞有较强的适应逆境并快速生长的能力，而这种适应性是通过改变肿瘤细胞的能量代谢来实现的，称为代谢重编程（metabolic reprogramming）。肿瘤细胞处于极为复杂的微环境，且不同个体、部位和器官肿瘤组织的微环境也不尽相同，但肿瘤细胞能够通过代谢重编程快速适应。目前，代谢重编程已成为肿瘤的十大标志性的特征之一，广泛存在于肿瘤的发生、发展、侵袭和转移过程中。

（一）糖代谢

与正常细胞相比，肿瘤细胞的快速增殖需要大量的能量和生物合成原料，为了满足其需要，肿瘤细胞优先利用有氧糖酵解来获取大部分能量和多种合成代谢底物，这种有氧糖酵解称为"瓦博格效应"。瓦博格效应有三个重要特征，即肿瘤细胞营养摄取增加、氧气消耗减少及乳酸堆积。这些特征影响肿瘤微环境，对抑制免疫细胞、促进肿瘤的进展具有重要的意义。肿瘤细胞的适应性改变，使其对缺氧条件的耐受能力增强，在与正常细胞的营养竞争中获得内部生长优势。虽然肿瘤组织中新生血管增加，但仍然不能满足其较高的需求，导致肿瘤细胞通常处于低氧、营养匮乏的应激微环境。因此，肿瘤细胞会通过改变代谢来满足其营养需要。

（二）氨基酸代谢

肿瘤细胞代谢重编程不仅存在于糖代谢途径的转变，也存在于氨基酸代谢中。肿瘤细胞的氨基酸代谢与正常细胞有差异，主要表现为氨基酸分解减弱，蛋白质合成增强。

肿瘤细胞对谷氨酰胺的需求明显增加，谷氨酰胺代谢在肿瘤发生、发展和转移中至关重要，不仅可以为肿瘤细胞提供氨基作为氮源，也可以作为碳源。肿瘤细胞也可以通过增强肿瘤间质细胞中的氨基酸降解获取谷氨酰胺，谷氨酰胺被转化为 α- 酮戊二酸（α-ketoglutaric acid，α-KG）进入三羧酸循环，参与氨基酸、核苷酸及脂肪酸合成。由于肿瘤细胞增殖旺盛，导致 ROS 水平明显上调，谷氨酰胺代谢有利于细胞内抗氧化剂谷胱甘肽（glutathione，GSH）的合成，并促进细胞质中的苹果酸在苹果酸酶的作用下产生 NADPH，维持细胞内氧化还原稳态。

谷氨酰胺在肿瘤细胞中的代谢改变与细胞内的信号传递和相关基因的表达也存在复杂的调控关系，如 α-KG 生成增多，促进 mTORC1 激活。mTORC1 既可以通过 Myc 蛋白促进谷氨酰胺酶（glutaminase，GLS）的表达，也可以调控谷氨酸脱氢酶（glutamate dehydrogenase，GDH），增强谷氨酰胺代谢，进而通过三羧酸循环和氧化磷酸化为肿瘤细胞提供能量。Myc 可以调节谷氨酰胺代谢相关基因的表达，谷氨酰胺不足时则促进活化转录因子 ATF4 的表达，诱导肿瘤细胞凋亡。此外，精氨酸也是肿瘤生长需要的氨基酸，是尿素循环的中间产物，也是蛋白质、多胺、肌酸及 NO 生物合成的前体物质，肿瘤细胞对精氨酸的消耗量明显增加。

（三）脂代谢

肿瘤细胞的脂代谢亦有较大变化，肿瘤细胞可以分泌一些生物活性分子作用于脂肪干细胞及脂肪细胞，形成独特的肿瘤相关脂肪组织。例如，肿瘤细胞高表达单酰甘油脂肪酶，催化产生有利于肿瘤发生发展的脂质。酮体是脂肪代谢的重要产物之一，能够为肝外组织提供能量。当能量供应不足时，与毛细血管较近的肿瘤细胞也会增加酮体的产生，从酮体外排到细胞外基质后被其周围离毛细血管较远的、营养缺乏的肿瘤细胞酮体转运蛋白摄取，进一步转变为乙酰辅酶 A，最后

通过 TCA 循环和氧化磷酸化为肿瘤细胞提供能量，以维持其生存。

（四）肿瘤代谢共生

肿瘤细胞除了利用有氧糖酵解产生能量，也可利用氧化磷酸化为其生长提供能量，两者相互协调，产生代谢共生（metabolism of symbiosis）。由于肿瘤组织内不同位置的营养状态和氧气浓度的差异，离血管近的氧气富集区域的肿瘤细胞主要利用氧化磷酸化作为能量来源，而离血管较远的缺氧区域的肿瘤细胞则主要利用糖酵解作为能量来源。富氧区的肿瘤细胞可以摄取糖酵解的产物乳酸，利用乳酸进行氧化磷酸化，并产生 ATP，提供能量给细胞。如缺氧区肿瘤细胞糖酵解产生的乳酸可以通过单羧酸转运蛋白 4（monocarboxylate transporter 4，MCT4）转运到细胞外，后又被氧气富集区域细胞通过 MCT1 摄取利用，这种利用乳酸的现象称为代谢共生。因此，肿瘤细胞共表达 MCT1 和 MCT4 是存在代谢共生的标志。研究表明，多种肿瘤均存在代谢共生，如结肠癌、胃癌、肺癌、乳腺癌等。胃癌患者中高表达 MCT4 和线粒体外膜移位酶 20 促进乳酸进入线粒体发生氧化磷酸化，产生 ATP，为肿瘤细胞提供能量。因此，MCT 可以作为肿瘤治疗的靶向分子，主要通过抑制 MCT 的表达来阻断肿瘤细胞的能量代谢，进而抑制肿瘤细胞的增殖。

二、肿瘤代谢改变对肿瘤治疗的影响

（一）放疗抵抗

放疗是利用 α、β、γ 和 X 线对患者肿瘤组织进行照射，通过电离辐射释放的能量特异杀死肿瘤细胞，从而治愈疾病或提高肿瘤局部控制率以延长患者的生存时间。放疗是肿瘤治疗的重要手段，但肿瘤细胞会产生放疗抵抗，不同个体对放疗的反应具有明显的差异。放疗抵抗容易导致治疗失败，也有可能导致肿瘤患者错过治疗的最佳时间，因此需要寻找有效的治疗靶点来增加放疗敏感性。研究表明，在缺氧条件下，辐照对细胞杀伤力减弱，对富氧细胞杀伤力明显增强，而肿瘤细胞代谢导致的低氧使其对放射敏感性降低，并产生放疗抵抗。肿瘤细胞可通过自身改变分化为肿瘤干细胞，产生放疗抵抗，增强自我更新、侵袭和迁移能力。例如，缺氧引起低氧诱导因子-1（hypoxia inducible factor-1 alpha，HIF-1α）表达

上调，激活干性信号通路，使肿瘤细胞去分化而获得干性相关表型。此外，HIF-1α 通过与环氧合酶 2（cyclooxygenase 2，COX-2）启动子内缺氧反应元件结合，促进 COX-2 转录，两者通过协同作用促进肿瘤血管生成和抗凋亡等，降低肿瘤细胞的放射敏感性。

（二）肿瘤免疫逃逸

肿瘤免疫逃逸是指肿瘤细胞通过多种途径逃避机体免疫系统识别和杀伤而存活下来的现象。正常情况下，当机体内出现恶变细胞时，免疫系统能够识别并清除这些恶变细胞，进而防止肿瘤的发生。但某些恶变细胞丢失免疫源性则会逃避免疫效应细胞的杀伤，在机体内生存和快速增殖，导致肿瘤形成。另外，基因组不稳定的肿瘤细胞仍然可以产生大量的新抗原而被机体的免疫系统所识别。此时，肿瘤细胞还会产生适应性改变，抑制免疫系统效应细胞的功能，导致免疫反应失常，从而有利于肿瘤细胞逃避免疫系统识别和攻击。例如，肿瘤细胞可以通过分泌免疫抑制分子和趋化因子配体，如 TGF-β、IL-10、CCXL15 等，抑制 NK 细胞、CD8$^+$T 细胞和 CTL 细胞的功能，从而促进肿瘤生长。另外，肿瘤细胞通过下调甚至缺失表达组织相容性复合体（major histocompatibility complex，MHC）、肿瘤抗原等，也可以逃避被免疫细胞识别和清除。

肿瘤微环境中也存在大量免疫细胞，免疫细胞代谢同样也需要大量的能源物质和代谢产物为其提供能量，从而完成增殖、分化和成熟。因此，免疫细胞与肿瘤细胞之间会存在激烈的代谢竞争，同时免疫细胞为了满足其生长所需的营养，也会发生与肿瘤细胞类似的代谢重编程。在肿瘤微环境中，肿瘤细胞代谢会造成微环境内营养缺乏和代谢物积累，进而影响免疫细胞功能，导致免疫监视功能受阻。除此之外，肿瘤细胞释放到细胞外的高迁移率族蛋白 B1（high mobility group box 1，HMGB1）也可以与调节性 T 细胞（regulatory cell，Treg）表面的 Toll 样受体 4（toll like receptor 4，TLR4）和糖基化终产物受体（receptor for advanced glycation end product，RAGE）配体结合，进一步激活 Treg 细胞，并释放 IL-10 等细胞因子，进而促进肿瘤细胞免疫逃逸和肿瘤细胞增殖。

（三）肿瘤血管生成

1. 肿瘤细胞与肿瘤血管形成　肿瘤血管生成是指血管内皮细胞从现有的血管系统中分化、迁移而形成新的微血管的复杂生物学过程。正常血管的形成有许多关键的步骤，包括内皮细胞活化，基膜破裂、迁移，内皮细胞扩增，中空的管腔形成，最后新的血管从已有的血管上萌发。从癌症生物学角度看，恶性肿瘤的生长和转移有赖于新生血管的形成，肿瘤血管生成是血行转移最关键的步骤，它给肿瘤细胞从原发部位转移到远处器官提供了途径。

肿瘤组织中具有独特的细胞因子网络和基质结构，不仅能够促进肿瘤的增殖，而且可以诱导肿瘤血管、淋巴血管连续形成，提供肿瘤微环境中细胞之间相互作用的细胞因子。肿瘤细胞能分泌促血管生成细胞生长因子，如 VEGF、PDGF、TGF、EGF 等，激活肿瘤血管内皮细胞，促进血管内皮细胞增殖，导致生成的血管变异且结构亦不成熟。例如，从结肠癌分离的基质成纤维细胞能产生大量的 IL-6，能上调结肠癌 CAF 细胞中 VEGFA 的表达，从而介导肿瘤血管生成。肿瘤细胞可以改变可溶性因子的表达，进而诱导血管内皮细胞发生基因表达和表型改变，如糖蛋白 CD73 在多种肿瘤中都高表达，其能够促进肿瘤细胞产生 VEGF，与肿瘤的发生和发展密切相关。但是，宿主源性的 CD73 是生成血管所需的，在 CD73 缺陷的小鼠模型中，肿瘤血管生成减少。促血管生成因子甲胎蛋白（alpha fetal protein，AFP）依赖 VEGF 的方式表达，其能刺激血管生成，诱导肝癌转移。在体外试验中发现抑制 AFP 的表达，明显降低了 VEGF 在肝癌细胞中的表达，并且导致脐静脉内皮细胞的血管生成能力降低。

肿瘤细胞黏附于血管内皮细胞后，破坏血管内皮细胞间的紧密连接，导致血管内皮细胞间缝隙变大，进而打破血管内皮屏障，使血管内皮的渗透性增加而失去屏障能力，有利于肿瘤细胞向血管外迁移。高度侵袭性的肿瘤细胞能够降低血管内皮细胞的刚性，改变血管内皮细胞的生物学特性，如细胞间黏附分子 ICAM-1、VCAM-1 的表达下降，能够增强血管内皮细胞的变形能力，进一步有利于肿瘤细胞转移。此外，由肿瘤细胞产生的黏附分子，还参与了血管生成等过程，如血管内皮细胞的侵袭、管腔及血管环的形成。Notch 信号通路与肿瘤血管的形成密切相关，其影响血管内皮的增殖和血管结构的形成等。肿瘤细胞对血管内皮的调控通过 MAPK 和 Notch 等信号通路，促进肿瘤血管生成。例如，儿茶酚胺通过诱导肿瘤细胞与血管内皮细胞间的 Jagged-1/Notch 信号，促进肿瘤血管生成。

在肿瘤组织释放的趋化因子、细胞因子及黏附分子等炎症因子的作用下，间充质干细胞（mesenchymal stem cell，MSC）可以分化为 CAF、周细胞、血管内皮细胞，影响肿瘤的生长及血管生成。在肿瘤微环境中，MSC 自身也可以分泌多种促血管生成因子，促进血管生成。TNF-α 激活的 MSC 分泌细胞因子白介素，促进血管内皮祖细胞的迁移和肿瘤血管的形成。例如，MSC 分泌的 IL-6 能够促进肿瘤细胞内皮素 -1 的产生，从而激活 AKT 和 ERK 信号通路，促进肿瘤血管的生成。此外，肿瘤细胞通过 LPA-LPA1 介导的旁分泌机制，诱导人脂肪组织来源的干细胞向 CAF 分化，促进肿瘤血管形成。

2. 肿瘤血管生成拟态（vasculogenic mimicry，VM）　是肿瘤组织不依赖血管内皮细胞而获得血液供应的一种新方式。它是指肿瘤细胞模拟血管生成，形成血液输送的管道。VM 最早是在黑色素瘤中被发现，其血管管壁是由肿瘤细胞围成的。VM 的主要特征如下：①血管管腔的内层没有血管内皮细胞，而是基底膜样的结构；②血管附近的肿瘤组织很少会发生肿瘤性坏死；③血管内皮细胞的特异性免疫组化标志物（CD31、KDR、CD34 等）呈阴性；④常见于恶性度高的肿瘤中，某些恶性度低的肿瘤中也存在 VM。

目前，对于 VM 的形成及其机制的研究尚处于初始阶段，研究发现肿瘤干细胞参与 VM 的形成。肿瘤干细胞具有高度的自我更新力和多向分化能力，不仅能够维持肿瘤祖细胞的数量稳定，还可以分化成子代肿瘤细胞来维持肿瘤的增殖和生长。*Notch* 基因的表达对肿瘤干细胞的自我更新能力具有非常重要的作用，如 cAMP 上调 Notch-4 的表达，引起 VE-cadherin 表达上调，进而有利于形成 VM。肝癌干细胞和 VM 通过信号通路相互作用维持自身的分化可塑性，如 VEGF 可以诱导肿瘤干细胞表达 VEGFR-2 和 VE-cadherin 等促进肿瘤 VM 的形成。肿瘤 VM 的形成不依赖血管内皮细胞，恶性肿瘤细胞具有多向分化能力，并且可以表达胚胎干细胞表型，还可以模拟血管内皮细胞的生物学行为。

肿瘤血管生成拟态的形成与肿瘤微环境、肿瘤细胞基因型的转化、多条信号通路密切相关。在肿瘤微环境的低氧条件下，HIF-1α 可以通过激活 VE-cadherin/PI3K/MMP 信号通路促进肿瘤 VM 的形成；HIF-1α 还能上调赖氨酰氧化酶样蛋白 2（lysyl oxidase-like 2，LOXL2）的表达，促进肝癌 VM 的形成。另外，在胰腺癌中，HIF-2α 可以上调 VE-cadherin 的表达，促进肿瘤 VM 的形成。

Notch 和 Nodal 信号通路也可以调节肿瘤 VM 的形成。例如，Notch1 能通过 EMT 促进肝癌中 VM 的形成。恶性黑色素瘤细胞高表达 Notch4，降低 Notch4 的表达可以抑制 Nodal 和 VE-cadherin 的表达，从而抑制 VM 的形成。而 cAMP 不仅可以通过抑制 PI3K/AKT 信号通路来抑制肿瘤 VM 的形成，还可以通过上调 Notch4 来促进 Nodal 的表达，有利于肿瘤 VM 的形成。综上所述，肿瘤 VM 的形成可能是导致肿瘤抗血管生成治疗疗效不理想的原因。

第三节　肿瘤相关成纤维细胞代谢

肿瘤相关成纤维细胞（cancer associated fibroblast，CAF）是肿瘤微环境中基质细胞的主要组分，并且具有来源、表型和功能异质性。它主要通过产生和分泌多种生长因子、趋化因子及促进上皮间充质转化，从而在肿瘤的发生、血管生成、耐药性、侵袭和转移中发挥重要作用。正常组织中成纤维细胞一般以静止状态存在，被纤丝状的 ECM 包裹，并通过细胞膜表达的各种整合素及其受体与周围细胞相互作用。在伤口愈合或纤维化时，CAF 被激活，激活的 CAF 能够分泌多种细胞信号调节因子；但当伤口愈合后，这些激活的 CAF 一般被诱导凋亡而被清除。肿瘤被认为是"不能愈合的伤口"，在肿瘤微环境中，激活的 CAF 既不发生凋亡，也不恢复正常表型，而是处于持续激活的状态，成为多种肿瘤发生、发展的重要因素。此外，CAF 表达多种促炎症反应因子，从而促进肿瘤生长、血管发生和巨噬细胞的募集反应，在肿瘤的演进中起重要作用。

一、CAF 的来源及异质性

（一）CAF 的来源

目前为止，普遍认为 CAF 主要来源于五类细胞：①正常的成纤维细胞受到肿瘤细胞分泌的转化生长因子 β（TGF-β）、血小板衍生因子（PDGF）、成纤维细胞生长因子（FGF）等生长因子的招募和激活作用，分化成 CAF，是 CAF 的主要来源；②在肿瘤微环境中生长因子和细胞因子的作用下，纤维前体细胞通过间质 - 间质转化（mesenchymal mesenchymal translation，MMT）成 CAF；③骨髓来源的间充质干细胞（bone marrow-drived mesenchymal stem cell，BMMSC）可以迁移到肿瘤基质，分化为 CAF，它是 CAF 的重要来源之一；④肿瘤上皮细胞、正常上皮组织细胞在基质金属蛋白酶（MMP）及活性氧（ROS）作用下通过上皮 - 间质转化（epithelial mesenchymal translation，EMT）为 CAF；⑤肿瘤内皮细胞通过内皮 - 间质转化（endothelial mesenchymal translation）为 CAF。

与静息状态的正常成纤维细胞相比，CAF 细胞在形态结构和功能蛋白表达等方面均发生了明显变化。在形态学上，CAF 呈梭形，体积较大，细胞质中存在多种收缩细丝和张力纤维丝，粗面内质网丰富。CAF 可表达成纤维细胞特定蛋白 1（S100A4/FSP1）、成纤维细胞激活蛋白（FAP）、肌间线蛋白、波形蛋白、尿激酶一型纤溶酶原激活物受体相关蛋白（UPARAP）和 α- 平滑肌肌动蛋白（α-SMA），这些共同被认为是 CAF 的标志物。此外，CAF 可高表达一些分泌因子，如白介素 6（IL-6）、CXCL8、CXCL12、肿瘤坏死因子 β、血管内皮生长因子、成纤维细胞生长因子、细胞生长因子及表皮生长因子等。这些可溶性因子通过旁分泌或激活 CAF 的自分泌，从而有助于 CAF 表型的构造。

（二）CAF 的异质性

CAF 具有高度异质性，其起源于不同的细胞，表达不同的肿瘤因子，形成不同的表型，且具有不同的生物学特性。例如，肝癌主要来源于肝硬化和慢性肝炎，在长期炎性刺激作用和组织纤维化后，大量的静止成纤维细胞被激活，进而转化为 CAF。

在肿瘤的发展过程中，癌旁组织中的成纤维细胞可以转化为 CAF，如肝癌细胞通过旁分泌溶血磷脂酸来转化周围的成纤维细胞，进而促进肝细胞癌的发展。已有研究表明，基因表达分析显示出乳腺癌亚型特异性的分子结构，乳腺癌中的 CAF 也可通过旁分泌 TGF-β 增强乳腺肿瘤细胞外基质的黏附、迁移和侵袭，促进 EMT，且通过激活 TGF-β/Smad 信号通路促进肿瘤细胞的发生、发展和转移。肺腺癌 CAF 中高表达的波形蛋白不仅促进 EMT，而且在肿瘤发生侵袭和迁移中具有重要作用。当波形蛋白功能受到损伤时，CAF 细胞功能受阻，不能有效地自由运动，导致肿瘤迁移和侵袭作用明显下降。对于预后较差的恶性肿瘤胰腺癌，肿瘤基质扩增也能够加速胰腺癌的进程，主要由 CAF 细胞分泌各种趋化因子，如富含半胱氨酸的酸性分泌蛋白和 CXCL12 等，从而影响肿瘤的生长、转移、血管生成和免疫逃逸。

二、CAF 促进肿瘤的发生发展

（一）CAF 促进肿瘤发生发展

在肿瘤微环境中，一方面，相较于正常成纤维细胞，CAF 的活性增强，且肿瘤细胞释放的多种介质，如血管内皮生长因子（VEGF）、表皮生长因子（EGF）等，有利于 CAF 的活化；另一方面，CAF 能够促进细胞外基质增生并产生各种胶原蛋白和粘连分子，还可以利用旁分泌和自分泌两种方式产生细胞因子和生长因子，从而调节其自身和邻近细胞，如肿瘤细胞的增殖。CAF 能分泌基质细胞衍生因子 1（SDF-1）、血管内皮生长因子、血小板生长因子等抑制性细胞因子，这些细胞因子与肿瘤细胞相互作用，促进肿瘤微环境的形成。

1. CAF 促进肿瘤血管生成　肿瘤细胞的快速增殖依赖于新的肿瘤血管的生成，而 CAF 可以通过多种途径促进肿瘤血管的生成，其能够分泌促血管生成因子，如 PDGF、VEGF、IL、TGF-β、表皮生长因子受体或配体和集落刺激因子等。这些促血管生成因子可以直接或间接作用于血管内皮细胞来促进血管的生成，并且 CAF 还可以通过招募内皮祖细胞来促进肿瘤血管的生成。研究表明，CAF 分泌的 FSP1 还可通过激活纤溶酶原或上调 MMP13 转录来促进血管生成。CAF 分泌的基质细胞衍生因子 1（SDF-1）可以作用于 CXC 趋化因子受体 4（CXCR4），从而募集巨噬细胞、中性粒细胞、淋巴细胞和内皮细胞，促进肿瘤血管的生成。此外，CAF 还可以表达 Notch3，调节肿瘤血管的出芽，增加肿瘤血管密度。CAF 还高表达内源性蛋白半乳糖凝集素 1（galectin-1），其表达与肿瘤组织中 VEGF 和 CD31 的表达呈正相关，研究发现高表达 galectin-1 的 CAF 能促进血管生成。此外，在胃癌中，CAF 分泌的 galectin-1 可以促进 VEGF 的表达及 VEGFR2 的磷酸化，进而促进肿瘤血管生成。在结肠癌中，CAF 通过分泌 IL-6 激活内皮细胞中 AKT 和 ERK 信号通路，引起 VEGF 表达增加，进而诱导肿瘤血管生成。

2. CAF 促进肿瘤的侵袭和转移　肿瘤微环境中的 CAF 在肿瘤进展过程中发挥至关重要的作用，作为致癌因素参与肿瘤的侵袭和转移，包括形成转移壁龛、引导原位肿瘤的迁移等。CAF 通过分泌 ECM 引导肿瘤发生转移，一方面，CAF 表达的 MMP 能够降解 ECM，进而促进肿瘤细胞的侵袭和转移。如 CAF 分泌的 MMP-9 和 MMP-14 能够增强乳腺上皮导管原位癌细胞的侵袭和转移能力；另一方面，CAF 又可以重塑 ECM。CAF 引起 ECM 结构发生改变，并产生肿瘤侵袭通道，从而促进肿瘤细胞进入血管。

研究发现，CAF 通过分泌细胞因子促进肿瘤细胞的侵袭转移。例如，CAF 通过分泌 FGF9 激活 AKT 和 ERK 信号通路，进而促进胃癌的侵袭和转移，并且 CAF 分泌的 IL-6 可通过激活 JAK2/STAT3 信号通路来促进胃癌的侵袭和转移。此外，CAF 通过分泌生长因子和趋化因子激活 Hedgehog 和 p38 等信号通路，进而促进肿瘤细胞的转移。在食管腺癌细胞中，CAF 能够分泌骨膜素与癌细胞表达的整联蛋白相互作用，激活 PI3K-AKT 信号通路，增强肿瘤细胞的侵袭性。慢性淋巴细胞白血病（chronic lymphocytic leukemia，CLL）来源的外泌体可以与 BMMSC 及内皮细胞融合，促使两者获得 CAF 表型，CAF 可以引起多种趋化因子和促血管生成因子表达增加并激活 NF-κB，促进 CLL 细胞增殖和迁移。赖氨酰氧化酶 LOXL2 可以参与多种肿瘤，以及纤维化疾病的发生和发展。肿瘤来源的 LOXL2 可以激活 FAK 信号通路，促使成纤维细胞转化为 CAF，其进一步通过分泌多种细胞因子促进肿瘤细胞的生长和转移。

EMT 是肿瘤细胞获得侵袭和迁移能力的重要生物学过程，CAF 能够通过促进肿瘤细胞 EMT，增强肿瘤细胞的侵袭性和转移能力。EMT 改变了上皮细胞的细胞极性，导致与基底膜失去连接，进而获得了较高的降解 ECM 和侵袭迁移的能力。当肿瘤细胞发生 EMT 后，可以减缓细胞凋亡的发生，加速 DNA 组织损伤的修复，以及诱导肿瘤干细胞（CSC）的形成。放疗导致肿瘤细胞 DNA 损伤，可诱导 EMT 的转录因子的表达，抑制 p53 的促凋亡效应，进而促使肿瘤细胞发生放疗抵抗。

（二）CAF 代谢对肿瘤的影响

CAF 也会发生与肿瘤细胞类似的代谢重编程，代谢方式主要是从氧化磷酸化转变为糖酵解。CAF 的代谢重编程导致肿瘤微环境的代谢发生改变，进而影响肿瘤的发生和发展，这也是导致肿瘤微环境极端且复杂的重要原因之一。CAF 发生的糖酵解和肿瘤细胞不同，两者都可以利用糖酵解进行代谢，但是与正常成纤维细胞相比，CAF 的增殖较慢。CAF 通过糖酵解将摄取的葡萄糖转化为乳酸和酮体，这些产物运输到周围的肿瘤细胞，为肿瘤细胞的生长提供能源物质。在氧化应激的作用下，邻近的肿瘤细胞可以破坏 CAF 线粒体，并使其被溶酶体清除，导致 CAF 主要利用糖酵解进行代谢，并为肿瘤细胞的发展提供能量。此外，CAF 代谢产生的乳酸还能刺激肿瘤细胞发生氧化磷酸化，促进 CAF 发生糖酵解，提供代谢物，并为肿瘤细胞所用。如 CAF 产生的外泌体可分泌一些代谢产物，如脂类、氨基酸的代谢产物等，这些产物被肿瘤细胞用于合成代谢，在营养匮乏时可促进肿瘤生长。此外，外泌体也可抑制氧化磷酸化，导致肿瘤细胞中的糖酵解和谷氨酸的还原羧化增加。

CAF 代谢改变伴随着分解代谢和自噬活动的增强，它不仅影响肿瘤细胞的生长、增殖和侵袭，还影响 TME 中的免疫细胞，促进肿瘤组织介导的免疫抑制作用。肿瘤间质微环境中的 CAF 细胞妨碍了免疫细胞与肿瘤细胞之间的信息交换，导致微环境中 T 细胞失去活性，不能发挥正常的抗肿瘤作用，无法有效地抑制肿瘤细胞的恶性表型，从而促进肿瘤的浸润进展。色氨酸和精氨酸对 T 细胞的功能具有重要作用，CAF 则可以通过调节这些代谢产物来影响机体的肿瘤免疫。在肿瘤微环境中，CAF 与 CD8$^+$T 细胞竞争，葡萄糖影响 CD8$^+$T 细胞的糖酵解代谢，进而降低了细胞 CD8$^+$T 细胞肿瘤杀伤力。综上所述，CAF 可以通过代谢竞争抑制 T 细胞对肿瘤的免疫应答。

（三）CAF 对肿瘤治疗的影响

1. CAF 和放疗 放疗通过诱导肿瘤细胞死亡、抑制细胞的增殖达到消灭肿瘤的目的。然而不同种类的肿瘤对放疗的敏感性存在一定的差异，在临床上有些患者在进行放疗后会出现肿瘤的局部残留或复发，主要是由于肿瘤细胞的放疗抵抗导致肿瘤放疗效果不佳或失败。在肿瘤放疗过程中，CAF 经辐照后可能会促进肿瘤细胞的侵袭，进而影响肿瘤细胞对放疗的敏感性。肿瘤干细胞是肿瘤细胞中一组具有干细胞特性的异质细胞，可诱导肿瘤的产生，维持肿瘤增殖，对放疗具有抵抗性。CAF 作为肿瘤微环境中重要的细胞组成成分，可影响 CSC 发挥促肿瘤和放疗抵抗的作用。放疗可以促进招募 CAF 的前体骨髓间充质干细胞，其迁移到辐照后的肿瘤区域后受到肿瘤细胞释放的细胞因子的作用，导致一些趋化因子受体的表达增加，最终增强了肿瘤的辐射抵抗。此外，CAF 分泌外泌体也可增强肿瘤的放疗抵抗，主要是由于激活了肿瘤细胞的"干性"。

目前，大分割放疗主要应用于 CAF，与常规剂量分割放疗相比，大分割放疗的疗效更明显，它不仅能有效控制肿瘤复发，还能减少放疗后产生的一些不良反应，而且大分割放疗不会激活CAF 中的免疫原性细胞坏死机制。经一定剂量的辐射后，CAF 会发生衰老，迁移和侵入能力也降低，而 IL-6 和 IL-8 的表达升高。此外，大分割放疗可导致CAF 分泌的 MMP1 等基质降解酶表达降低，同时血管生成素、SDF1 和抗血管生成因子生成也减少。

2. CAF 和肿瘤耐药 肿瘤耐药目前仍然是肿瘤治疗的一大难题，而 CAF 介导的肿瘤耐药机制之一是阻止药物进入肿瘤组织。CAF 使 ECM 的结构僵化致密，不利于抗肿瘤药物进入肿瘤组织。除此之外，CAF 还可分泌使肿瘤细胞产生耐药性的可溶性因子，且不同种类肿瘤中 CAF 能够表达共同的细胞生长因子。例如，CAF 分泌的 HGF 通过激活 MAPK 和 PI3K-AKT 信号通路而抑制药物诱导的肿瘤细胞凋亡，导致肿瘤具有耐药性；CAF 分泌的 Wnt16B 通过激活 NF-κB 信号通路，从而增加肿瘤细胞的耐药性；CAF 分泌产生的外泌体还可通过调控 Wnt 通路增强肿瘤干细胞的耐药性。CAF 影响肿瘤耐药的另一个因素是它能够促进肿瘤细胞增殖或抗凋亡。在肿瘤培养基或与骨髓瘤细胞株共培养条件下，来源于 BMMSC 的CAF 分泌的细胞因子能够激活 β-catenin 信号通路，抑制硼替佐米诱导的骨髓瘤细胞凋亡，从而促进肿瘤细胞耐药。

CAF 分泌的趋化因子在肿瘤耐药中扮演重要角色，如 CAF 分泌的趋化因子 CCL2，不仅可以通过 CCR2 受体直接作用于肿瘤细胞，使其具有耐药性，而且可激活 MAPK 介导的独立于 Smad3 的信号通路，从而促进肿瘤细胞耐药。CAF 分泌的 CXCL12 在肿瘤耐药中起重要作用，可以激活 CXCR4 介导的 NF-κB 和 Bcl-XL 信号通路，参与 T 细胞介导的肿瘤杀伤，增加肿瘤细胞的 EMT 来增加肿瘤的耐药。此外，CAF 分泌的细胞因子白介素也参与肿瘤耐药，IL-11 可以诱导 STAT3 磷酸化，以及增加抗凋亡蛋白 Bcl-2 和生存素的表达，以增加肿瘤细胞耐药性。

第四节 肿瘤相关免疫细胞代谢

免疫系统是机体免受异物侵入的重要屏障，由多种免疫细胞形成的网络组成，共同形成稳态，执行抑制功能的细胞亚群对于维持机体免疫自稳和肿瘤的形成密切相关。在肿瘤发生过程中，炎性细胞可产生活性氧和活性氮中间产物，促进邻近上皮细胞发生基因突变，也可分泌细胞因子介导上皮细胞累积活性氧和活性氮中间产物，从而促进肿瘤的发生。而在肿瘤发展过程中，肿瘤相关免疫细胞，如肿瘤相关巨噬细胞（tumor-associated macrophage，TAM）、骨髓源性抑制细胞（MDSC）、树突状细胞（DC）等，可分泌细胞因子作用于癌病变细胞，激活 NF-κB 等重要的信号通路，进一步促进肿瘤细胞增殖、血管形成及侵袭转移。

肿瘤细胞会改变其表面抗原而产生适应性免疫抗性，它不仅有利于肿瘤逃避免疫系统识别和杀伤，还能抑制免疫细胞功能，导致机体免疫功能异常。肿瘤细胞能够利用多种机制和途径抑制免疫细胞的活性，影响肿瘤微环境中免疫系统的功能，包括肿瘤特异性效应 T 淋巴细胞失活、NK 细胞杀伤活性降低、DC 细胞功能受阻、Treg 细胞聚集、MDSC 细胞的比例异常升高、巨噬细胞表型和功能发生变化等。

一、T淋巴细胞

T淋巴细胞按CD4和CD8表型，分为CD4⁺和CD8⁺T细胞。CD4⁺T细胞依据其分泌的不同细胞因子，又分为调节性T细胞（Treg），以及辅助性T细胞Th1、Th2、Th17等。

（一）Treg细胞

Treg细胞属于CD4⁺T细胞亚群中的一类，具有免疫抑制效应，能调节机体免疫应答的强度，进而减轻免疫损伤。20世纪90年代CD4⁺CD25⁺T细胞被认为是Treg细胞的标志物，其中CD25是IL-2受体，其是认识最早的Treg细胞，CD25广泛表达于人和小鼠。研究表明转录因子Foxp3对Treg细胞生成和功能具有至关重要的作用，通过深入研究后又把CD4⁺CD25⁺Foxp3⁺T细胞作为Treg细胞的标志物。Treg细胞根据其来源、抗原特异性及受体信号强度等可分为两类：自然调节性T细胞（natural Treg，nTreg）和诱导调节性T细胞（induced Treg，iTreg）。其中，CD4⁺CD25⁺Foxp3⁺是nTreg的特征性标志，Foxp3在肿瘤组织中作为Treg细胞的关键转录因子，不仅可以抑制炎性因子的表达，而且能够促进Treg细胞相关基因的表达。TGF-β为iTreg分化和转化的关键因子，可在特异性抗原和外来抗原的刺激下，诱导初始T细胞转化为Treg细胞，进而参与调节炎性疾病及肿瘤的免疫反应。

在慢性炎症和自身免疫反应中，Treg细胞具有抑制炎性免疫及细胞增殖的作用，其在肿瘤发生早期发挥抑制致癌性炎性反应的作用。而当肿瘤形成后，Treg及其细胞因子可以影响效应性T细胞的功能，进而促进肿瘤的生存和生长。肿瘤细胞也能够通过多种细胞因子募集Treg细胞到原位肿瘤，进而帮助肿瘤细胞获得恶性相关表型。研究发现，肿瘤细胞高表达的吲哚胺2，3-双加氧酶（indoleamine 2，3-dioxygenase，IDO）和程序性死亡分子1及其配体（programmed death 1/programmed death-ligand 1，PD-L1）可以募集Treg细胞，而该募集机制依赖CCR4趋化因子，而PD-L1上调是因为PTEN的活化抑制AKT信号通路实现的。此外，Treg细胞可以引起CD8⁺T细胞和NK细胞发生凋亡，进而使肿瘤细胞获得免疫逃逸，促进肿瘤的发生和发展。M2型TAM可以释放TGF-β1和IL-10等细胞因子诱导Th2细胞的分化和募集，促进Treg细胞的发展，从而抑制抗肿瘤细胞的免疫应答，最终有利于肿瘤细胞的发展。在缺氧情况下，HIF-1α可以通过增加Foxp3的表达，增强Treg细胞的免疫抑制能力。

（二）Th17细胞

Th17细胞是一类新发现的辅助性T细胞亚群，Th17细胞分化过程中有多种细胞因子参与调节，TGF-β、IL-6、IL-17、IL-21、IL-23等细胞因子主要起促进作用，IFN-γ、IL-2、IL-4、IL-25、IL-27等细胞因子则起抑制作用。

1. **Th17细胞促进肿瘤生长**　Th17细胞拮抗Th1细胞的分化和功能，具有促进肿瘤的作用。肿瘤发生时，患者外周血中Th17细胞水平升高，预示患者的预后比较差。例如，与正常人和早期胃癌患者相比，进展期的胃癌患者外周血中Th17细胞数量明显较多，且该水平与患者的病理TNM分期呈正相关。Th17细胞分泌的IL-17通过刺激新生血管的形成，抑制对肿瘤的免疫监视，促进这些肿瘤的生长。

2. **Th17细胞抗肿瘤效应**　Th17细胞在一定条件下还可以分泌特异性细胞因子、趋化免疫效应因子和介导自身免疫反应等发挥抗肿瘤作用。肿瘤细胞分泌调节活化正常T细胞表达与分泌的细胞因子，可以诱导Th17细胞的聚集，同时在肿瘤组织中，肿瘤细胞分泌的细胞因子可为Th17细胞的扩增提供良好的免疫微环境。例如，Th17细胞在肿瘤组织CXCL12、CCL20的趋化作用下聚集至肿瘤组织。Th17细胞因其缺乏细胞毒性相关分子的表达并不能表现出直接杀瘤作用，它可以分泌趋化因子，吸引效应性细胞如Th1、CD8⁺T和NK细胞等聚集于肿瘤微环境，进而杀伤肿瘤细胞。

（三）Treg细胞和Th17细胞的转化

在不同细胞因子的作用下，CD4⁺T细胞可以向不同的细胞方向分化，如在高浓度TGF-β条件下，通过促进Foxp3⁺T细胞优先向Th17细胞分化。Treg细胞与Th17细胞及调节性B细胞之间可以通过细胞接触来影响肿瘤的进展，它们共同作用抑制机体的抗肿瘤效应，导致肿瘤细胞大量增殖，促进肿瘤发展。Treg细胞与Th17细胞在一定条件下可以相互转化并维持一定的平衡。如肿瘤微环境中的Treg细胞与Th17细胞呈负相关，Treg细胞可以通过腺苷酸途径抑制Th17细胞。miRNA也直接参与Treg细胞与Th17细胞的相互转化。例如，miR-34a 表达上调时，通过降低 SOCS3 的表达和增加 STAT3 的表达而促进 Th17 细胞的分化，进而抑制 Treg 细胞的生成与功能。此外，miR-30c 和 miR-19a 也可影响 Treg 细胞与 Th17 细胞之间的平衡。

（四）T 淋巴细胞与肿瘤血管生成

当肿瘤发展到一定程度时，其免疫微环境则处于抑制状态。如乳腺癌微环境中 T 淋巴细胞处于免疫抑制状态，微血管密度是血管生成的一个标志，乳腺癌恶性程度越高，其微血管密度越高。肺癌小鼠经抗 IL-6 治疗后，p-STAT3、CD31、VEGF 和 MMP-9 的表达明显降低，提示抗 IL-6 治疗可能通过抑制 IL-6/STAT3 信号通路来抑制肿瘤血管生成。Treg 细胞可以直接释放 VEGF 和 bFGF 等细胞因子，直接诱导肿瘤血管的生成；也可以分泌 IL-6 和 IL-17 等细胞因子，通过激活 STAT3 转录因子的表达间接诱导 VEGF 和 bFGF 的生成，从而促进肿瘤血管生成。干扰 Treg 细胞的化疗药物如甲氨蝶呤和环磷酰胺，在肿瘤治疗中也具有较好的抗血管生成作用。此外，Th1 细胞也可以通过分泌抗血管生成的细胞因子如 IFN-γ 而影响肿瘤血管生成。

（五）肿瘤微环境影响 T 细胞代谢与功能

1. 营养缺乏对 T 细胞的影响　肿瘤细胞对各种营养的需求量远高于正常细胞，葡萄糖是其主要的能源物质，所以在肿瘤微环境中葡萄糖的含量相对较低，而激活的 T 细胞也有较高的能量代谢需求，因此两者之间存在激烈的营养竞争。肿瘤细胞对葡萄糖的消耗可以抑制 T 细胞功能，导致其 mTOR 信号通路激活抑制，糖酵解能力下降，从而为肿瘤细胞提供生长优势，使肿瘤得以进一步发展。一方面，低糖微环境可以通过减少 Bcl-2 抗凋亡家族蛋白的表达而导致肿瘤浸润的 T 细胞发生细胞凋亡。另一方面，低糖微环境使 T 细胞糖酵解通量降低，进而通过 AMPK 抑制对于效应 T 细胞必要的 mTORC1，并促进 Treg 的功能。

除了葡萄糖，肿瘤细胞在增殖过程中需要大量的氨基酸，如肿瘤微环境中的谷氨酰胺、色氨酸和精氨酸的含量也较低。由于氨基酸缺乏而产生一些免疫抑制因素，这些因素协同作用导致 T 细胞的免疫功能受到抑制。谷氨酰胺代谢对肿瘤细胞的生长至关重要，它不仅可以为细胞内嘌呤的合成提供氮源，还可以转变为多种非必需氨基

酸。因此，谷氨酰胺的缺乏会影响 T 细胞的活化、分化及功能。肿瘤细胞及表达 IDO 的抗原提呈细胞会分解色氨酸，导致 T 细胞可利用的色氨酸减少，从而抑制 T 细胞功能。同样色氨酸代谢的中间产物犬尿氨酸也有免疫抑制作用。

此外，精氨酸作为 T 细胞执行功能的重要代谢底物，其在肿瘤微环境中的含量也较低，并且可通过 MDSC 作用引起免疫抑制。一方面，MDSC 在肿瘤发生时急剧增加，上调 I 型精氨酸酶（arginase 1，ARG1）的表达，使得 L- 精氨酸消耗增加，导致 T 细胞被阻滞在 G0 ～ G1 期；另一方面，MDSC 诱导一氧化氮合酶（iNOS）的表达，参与 L- 精氨酸代谢产生过亚硝酸基的反应，进而使 T 细胞的 TCR 发生硝化，削弱 TCR 对于 MHC 的识别，降低 T 细胞的活性。早期癌变细胞及其恶化的一个标志性特征是脂肪合成增强，脂肪代谢也对 T 细胞的功能有影响。肿瘤微环境中的营养缺乏引起内质网应激，进而影响三酰甘油的生物合成过程，并导致在肿瘤相关 DC 细胞中异常的脂质累积，从而减弱 DC 细胞对 T 细胞的应答反应。

2. 缺氧对 T 细胞的影响　由于肿瘤细胞快速增殖及肿瘤内血管数量相对不足，肿瘤微环境的氧含量也相对较低。低氧能够影响树突状细胞表面的成熟标志、共刺激分子、趋化因子受体的表达及其活化 T 细胞的能力。HIF-1α 普遍存在于人和哺乳类动物细胞中，在缺氧条件下，HIF-1α 与缺氧反应元件结合可稳定表达；而在常氧下 HIF-1α 也会有表达，但其很快会通过泛素途径被降解。T 细胞通过蛋白激酶 C 和钙调神经磷酸酶，在 TGF-β 或 IL-6 的作用下，促进 HIF-1α 的合成；T 细胞也可以诱导 PI3K/mTOR 通路激活 HIF-1α。缺氧可以抑制 CD4$^+$T 和 CD8$^+$T 细胞的效应物，如 IFN-γ 和 IL-2 的产生。此外，HIF-1α 还可以促进肿瘤细胞表达 PD-L1，进而抑制 T 细胞的活化和功能。缺氧还可以通过诱导 NO 合酶促进活性氮物质的生成，进而影响 T 细胞受体识别同源 MHC 和 T 细胞活化的能力。

3. 代谢物积累对 T 细胞的影响　肿瘤细胞糖酵解产生了大量乳酸，导致肿瘤微环境中乳酸积累。一方面，乳酸会反馈抑制 PI3K/AKT/mTOR 信号通路，从而抑制 T 细胞发生糖酵解。另一方面，乳酸还会抑制细胞毒性 T 细胞的增殖和细胞因子的产生，减少细胞毒性。肿瘤微环境中的高

乳酸状态抑制细胞毒性 T 细胞，糖酵解产生的乳酸可通过单羧酸转运子（MCT）排出细胞，通过抑制细胞毒性 T 细胞产生细胞因子（如 IL-2、IL-6、TNF-β 等）抑制其功能。肿瘤微环境中乳酸累积还可抑制 TAM 的迁移能力，并使其释放的肿瘤坏死因子和 IL-6 减少。同时，在乳酸的作用下，巨噬细胞表型向 M2 型转化，使其抗原提呈功能受到抑制，从而促进免疫逃逸的发生。除了直接影响 T 细胞的功能，乳酸的累积还会导致肿瘤微环境中 pH 较低，进而间接影响 T 细胞功能。如低 pH 可以诱导 TAM 产生 ARG1，从而分解肿瘤微环境中的精氨酸，导致其缺乏，从而抑制 T 细胞的功能。

二、肿瘤相关巨噬细胞

巨噬细胞广泛存在于人体组织中，在人体内参与先天性免疫和细胞免疫，其主要来源于单核细胞、早期 T 淋巴细胞和 CD34+ 造血干细胞等。肿瘤相关巨噬细胞（TAM）根据活化类型及其在肿瘤微环境中的不同作用，主要分为 M1 型和 M2 型，其中 M1 型被称为经典活化型巨噬细胞，高表达 IL-1、IL-6、IL-12、NO、ROS、主要组织相容性复合体（MHC）及参与免疫共刺激的 B7 分子，具有溶解肿瘤细胞、促进肿瘤相关抗原提呈、激活 Th1 型免疫反应、促进炎症和抗肿瘤的作用；M2 型被称为选择性活化巨噬细胞，是主要的 TAM 类型，与组织血管形成、免疫抑制和肿瘤侵袭、生长和转移有关，具有促进肿瘤形成和发展的作用。同时，M2 型巨噬细胞不能有效提呈抗原，抑制 Th1 适应性免疫，参与 Th2 反应，通过产生抗炎细胞因子及抗炎分子来抑制炎症。肿瘤细胞能够通过分泌 CCL12 等细胞因子募集单核细胞迁移至微转移灶，并诱导成为 TAM，进一步分泌产生 VEGFA，促进肿瘤血管生成和肿瘤细胞生长。TAM 具有破坏基底膜，促进肿瘤血管生成，以及免疫抑制和基质重塑等作用，在肿瘤原发部位和转移部位促进肿瘤的进展。

（一）TAM 促进肿瘤的增殖、侵袭和转移

TAM 通过表达一些炎症细胞因子如 TNF-α、IL-6 及 IL-11 等，激活 NF-κB 并活化转录因子 STAT3，进而促进肿瘤细胞的存活和增殖。研究发现，多种肿瘤细胞均表达集落刺激因子 -1（colony stimulating factor-1，CSF-1），其与细胞表面受体 CSF-1R 结合后导致受体构象发生二聚化，继而磷酸化各种酪氨酸激酶残基，引发信号级联反应，最终促进肿瘤细胞的增殖。

肿瘤来源的 CSF-1 可以募集巨噬细胞，并促进其产生多种细胞因子，如 VEGF、PDGF、HGF、EGF、TGF-β，进一步增强肿瘤细胞的增殖和侵袭能力。例如，巨噬细胞分泌的 EGF 能够使肿瘤细胞形成细长的突起并增强其侵袭能力，同时肿瘤细胞产生的 CSF-1 能够促进巨噬细胞分泌更多的 EGF，EGF 反过来可促进肿瘤 CSF-1 的生成，两者相互作用，进而促进肿瘤的侵袭和转移。

TAM 和免疫抑制性 Treg 细胞通过原发性肿瘤衍生的纤维蛋白凝块及 CC 趋化因子配体 CCL2 和 CCL22，被引入到转移前位点，促进肿瘤细胞的转移。TAM 可表达降解细胞外基质的酶类，如尿激酶型纤溶酶原激活物（urokinase type plasminogen activator，uPA）、纤溶酶和基质金属蛋白酶等。这些酶能够降解细胞外基质，导致细胞间连接强度减弱，从而易于肿瘤细胞侵袭和转移。此外，巨噬细胞衍生的分子，如 IL-1β、组织蛋白酶 B、Wnt5a 和 Sema4D 也可促进肿瘤转移。

（二）TAM 促进肿瘤血管生成的作用

TAM 的数量对肿瘤血管生成有促进作用，其和肿瘤细胞表达的细胞因子起重要的协同作用。在低氧肿瘤微环境中，TAM 会增加一些因子的表达，如 VEGF、HIF、CCXL8 等。TAM 在肿瘤内部无血管区域释放 VEGF-A，有助于肿瘤血管生成的启动，以及血管和分支数量的增加，而 HIF 高表达可以促进血管生成因子的表达。研究发现，TAM 能够促进拟态血管（VM）生成。去除 TAM，髓系特异性 HIF-1 基因会减少 VM 网络的形成，进而抑制肿瘤的生长。在脑胶质瘤中，TAM 通过 COX-2 和 IL-6，提高胶质瘤细胞的血管生成拟态。TAM 还可分泌多种促血管生成的酶类影响肿瘤血管的生成，如基质金属蛋白酶 9（MMP-9）能够降解 ECM，并进一步释放其他生长因子来刺激血管发生；蛋白水解酶也降解 ECM 而释放大量促血管生成因子，这些因子与蛋白聚糖中的硫酸肝素、胶原片段、纤维蛋白等物质结合，促进血管生成；在炎性因子的刺激下，TAM 衍生的肾上腺髓质素（adrenomedullin，ADM）可诱导内皮型一氧化氮合酶（induced endothelial nitric oxide synthase，iNOS），在血管内皮细胞中通过旁分泌作用促进血管形成。有效去除 TAM

后，发现促血管生成因子的表达和微血管密度均明显降低，表明抗 TAM 治疗具有良好的抗肿瘤血管生成作用。

三、骨髓来源的抑制细胞

骨髓来源的抑制细胞（MDSC）是来源于骨髓祖细胞和未分化成熟的髓样细胞的异质群体，包括尚未完全成熟的粒细胞、单核细胞及树突状细胞（dendritic cell，DC）。在正常情况下，外周血只存在少量未成熟的髓细胞且无免疫抑制作用，而当机体处于癌症和炎症等应激状态下，这群髓细胞的正常分化受到抑制，进而分化成具有免疫抑制功能的 MDSC，并在体内大量增殖，且聚集在机体的脾、血液及肿瘤组织中，进而直接影响肿瘤的发生和发展。人类 MDSC 表达髓系标志 $CD33^+$ 和不成熟标志 $CD11b^+$、HLA-DR，并依据是否表达 CD14 将 MDSC 分为两型：中性粒细胞型 -MDSC（G-MDSC）$CD11b^+CD14^-CD33^+$ $CD15^+HLA^-DR^{low}$，以及单核细胞型 MDSC（M-MDSC）$CD11b^+CD14^+CD33^+$ HLA^-DR^{low}。G-MDSC 以抗原特异性途径为主，而 M-MDSC 则通过抗原非特异性和特异性等途径抑制 T 细胞的免疫应答反应。此外，在肿瘤患者外周血或肿瘤组织中还发现了 MDSC 的多种表面标志分子 $CD13^+$、$CD15^+$、$CD124^+$、$CD83^+$ 和 $CD14^+$ 等。MDSC 主要从以下两方面发挥作用：一方面，MDSC 促进肿瘤细胞的生长，诱导免疫抑制。MDSC 和 CSC 之间相互作用，可抑制 T 细胞的激活，增强 *CSC* 基因表达和癌症转移。另一方面，促炎分子将 MDSC 聚集到外周而被肿瘤基质和活化的 T 细胞激活，促使 MDSC 高表达 iNOS、ROS、ARG1 等物质，从而抑制机体正常的抗肿瘤免疫应答作用，促进肿瘤的发生和发展。MDSC 可分泌 IL-6、IL-23、TGF-β 等因子募集 Th17 细胞，Th17 细胞则通过分泌 IL-17 因子反作用于 MDSC，促进更多 MDSC 招募。除促进肿瘤细胞免疫逃逸之外，MDSC 还能够促进肿瘤血管生成、肿瘤耐药和转移。MDSC 不仅能够抑制抗肿瘤应答，还可通过影响肿瘤微环境的重塑和肿瘤血管生成等起促瘤作用，包括 VEGF、bFGF 和 MMP9 等重要的细胞因子的参与，因此动态监视 MDSC 具有重要的预测价值。

（一）MDSC 促进肿瘤血管生成和转移

MDSC 不仅影响未转移前的肿瘤病灶，促进已浸润肿瘤的迁移，还可促进肿瘤细胞的多能性，其在血管生成和肿瘤侵袭迁移过程中具有至关重要的作用。对小鼠共注射肿瘤细胞和 MDSC 后，结果表明，MDSC 促进 MMP-9 的生成，使得肿瘤血管密度升高，并且发现 MDSC 浸润到肿瘤组织中并获得血管内皮细胞表型，从而促进肿瘤血管生成。MDSC 还能表达一些蛋白促进肿瘤的转移，如 S100A8/9 可以通过 MAPK 和 NF-κB 信号通路激活肿瘤细胞关键基因的表达，这些基因表达的产物有促进血管生成和肿瘤转移形成的作用。

（二）MDSC 抑制 T 细胞的功能

MDSC 可以通过多种途径抑制 T 细胞的功能。MDSC 生成的 iNOS 和 ROS 导致失去 CTL 活性和 IFN-γ 的合成能力，甚至破坏 T 细胞的应答能力。MDSC 还能够通过分泌 IL-10 和 TGF-β 诱导 Treg 细胞的生成和 naïve T 细胞向 Treg 细胞转化。MDSC 通过高表达一氧化氮合酶 2（NOS2）产生 NO，抑制 $CD8^+T$ 细胞功能。MDSC 可通过消耗微环境中的 T 细胞必不可少的代谢原料，如精氨酸来影响 T 细胞的功能，氧化 T 细胞表面识别受体（TCR），使 T 细胞失活。此外，MDSC 可降低 naïve T 细胞表达 L- 选择素水平，抑制它们进入外周淋巴结，从而抑制 DC 细胞介导的肿瘤致敏反应。

（三）MDSC 促进肿瘤免疫逃逸

MDSC 可以通过多种机制影响肿瘤免疫逃逸，一方面，MDSC 促进肿瘤逃跑，它可以分泌促进肿瘤血管生成的细胞因子，如 VEGF、bFGF 和 MMP 等。另一方面，MDSC 可以通过多种途径来阻止 T 细胞介导的适应性免疫系统及 NK 和 TAM 细胞介导的固有免疫系统对肿瘤细胞的杀伤。

（四）MDSC 抑制天然抗肿瘤免疫

MDSC 通过表达 IL-10 使 TAM 分泌 IL-12 减少，增强机体 Th2 免疫应答反应，促进肿瘤增殖，而 MDSC 则在 TAM 协助下分泌更多的 IL-10。此外，MDSC 也可以抑制 NK 细胞活性，如在小鼠荷瘤模型中，小鼠肝和脾中的 MDSC 能够通过 TGF-β1 抑制 NKG2D 的表达和 IFN-γ 的分泌，进而抑制 NK 细胞的生成和其细胞毒性。

第五节　肿瘤血管内皮细胞代谢

一、肿瘤血管内皮细胞概述

肿瘤血管内皮细胞（tumor endothelial cell，TEC）主要来源于 3 种方式：一是血管内皮细胞通过"出芽"的方式迁移而来；二是血管内皮细胞的前体细胞迁移到肿瘤组织内，其在相关的细胞因子刺激下分化而来；三是肿瘤微环境中的肿瘤干细胞定向分化为内皮（祖）细胞，参与肿瘤血管的形成。肿瘤血管内皮细胞由于长期处于肿瘤微环境，其基因表型、功能和免疫特性都发生了改变，具有异质性。这些改变使肿瘤血管内皮细胞与正常血管内皮细胞的特性大不相同，因而可成为抗肿瘤血管生成治疗的靶向细胞。

在肿瘤血管生成过程中，肿瘤血管内皮细胞自我更新速度快且周期短，受多种细胞和细胞因子调控，该过程主要包括：①组织纤溶酶原激活剂、金属蛋白酶等的活性上调，ECM 和血管基底膜降解并重塑；②肿瘤血管内皮细胞表面黏附分子的活性上调并激活相关细胞信号通路，促进肿瘤血管内皮细胞增殖和迁移；③打破肿瘤促进与抑制血管生成因子之间的动态平衡，上调促血管生成因子的活性而促进肿瘤的血管内皮细胞的增生；④在促血管生成因子的作用下，肿瘤血管内皮细胞生长因子的受体表达上调，其外形重塑并形成血管样结构；⑤相关的基因和细胞因子被激活，肿瘤血管内皮细胞与周围细胞相互作用，促进肿瘤血管的形成。

二、肿瘤血管内皮依赖性血管生成方式

经典的肿瘤血管生成方式是血管内皮依赖性生成方式，主要有出芽式血管生成和套入式血管生成两种方式。

（一）出芽式血管生成

出芽式血管生成是指在已有的血管上伸出芽突形成实心条索，然后在血流的冲击下形成新的血管腔，其是最早被认识的方式。出芽式血管生成的过程主要包括血管内皮细胞的增殖、迁移及管状结构的形成。正常机体的血管系统处于相对静止的状态，并且血管内皮细胞的更新也比较缓慢。20 世纪 70 年代，有学者首先提出肿瘤的血管生成概念，指出新生的肿瘤血管与肿瘤的发生、发展、侵袭和转移等都密切相关。血管内皮细胞高度依赖糖酵解，当血管内皮细胞形成片状伪足进行迁移时，糖酵解的相关的酶都聚集在这些突起位点上，有利于生成大量的 ATP。如抑制果糖 -2，6 二磷酸酶 3（PFKFB3）活性使血管内皮细胞的糖酵解率下降，进而引起血管出芽减少。

（二）套入式血管生成

正常组织器官和恶性肿瘤均存在套入式血管生成，它是指在原有血管的管腔内形成大量的跨血管组织微柱，分割血管管腔，形成新的血管。在套入式血管形成的过程中，血管内皮细胞的数量没有明显变化，而且基底膜不会被降解，新血管生成的速度快、耗时短且消耗能量也较少，这种血管生成方式是一个动态的、周而复始的过程。同时晚期肿瘤为了满足自身生长所需要的营养，则主要利用套入式血管生成的方式形成新血管。

三、肿瘤血管内皮细胞对肿瘤细胞的调控

肿瘤血管内皮细胞能够通过增加自身的血管生成或增加肿瘤细胞迁移到 ECM 的侵袭能力来调节肿瘤细胞的侵袭能力。例如，肝血窦内皮表达的 CXCL12 能够特异性地与肿瘤细胞表达的 CXCR4 结合，促进肝肿瘤细胞转移。此外，CXCL12 能够增加肿瘤细胞迁移相关蛋白的表达，增强肿瘤细胞的渗出能力，但并不能减弱其与内皮细胞之间的黏附能力。例如，在肝癌发生过程中，肿瘤血管内皮细胞可以通过自分泌和旁分泌两种方式分泌 VEGF，促进新生毛细血管生成，进而形成连续基底膜并改变肝内微循环。同时，肝内微循环障碍导致肝细胞缺血、缺氧，诱导 VEGF 分泌速率加快，导致血管通透性增加，进而引发有效循环血量下降，引起肝细胞缺血、缺氧加重，进一步又产生大量的 VEGF，由此形成恶性循环，导致肿瘤血管生成持续发展。血管内皮细胞中表达 Bcl-2，诱导头颈部鳞状细胞癌细胞分泌 VEGF，从而使 CXCL1 和 CXCL8 等血管生成趋化因子的表达增加，进而增强肿瘤细胞生存、增殖及侵袭转移能力。

在肿瘤进展过程中，一些促血管生成因子如

bFGF 等通过旁分泌方式作用于机体血管的内皮细胞受体。同时，肿瘤血管内皮细胞也具有其他分泌功能，如分泌 VEGF、CTGF 等活性物质促进肝癌血管生成的作用。

四、肿瘤血管生成机制

与正常的血管内皮细胞相比，肿瘤血管内皮细胞表达细胞因子受体、黏附分子及信号转导分子的水平具有明显差异。肿瘤血管生成与血管内皮细胞的增殖密切相关，也受血管内皮细胞向肿瘤组织内部迁移的影响。

VEGF 家族作为肿瘤中主要细胞因子，对肿瘤血管生成具有重要作用。VEGF 家族成员能够结合 3 种酪氨酸激酶受体，即 VEGFR1、VEGFR2 和 VEGFR3，在血管生成过程中，机体内 VEGFA 介导 VEGFR2 的活化，将信号级联放大。VEGF 结合其相应的受体会导致 PI3K/AKT/mTOR 和 RAS/RAF/MAPK 信号通路被激活，反过来不仅促进肿瘤血管生成，而且有助于肿瘤细胞的生存、增殖。血管生成素（ANG）是具有核糖核酸裂解活性的血管生成因子。ANG 家族的配体均结合受体酪氨酸激酶 Tie-2，ANG-Tie2 系统主要调节血管发育成熟。ANG-2 在肿瘤进展过程中起重要作用，其在多种恶性肿瘤中过表达，且与肿瘤血管生成及肿瘤的侵袭性密切相关。在 VEGFA 存在的条件下，ANG-2 促进肿瘤血管生成，但如果 VEGFA 缺失，ANG-2 的作用有限。

多巴胺（DA）不仅可以通过 DAD2 受体诱导细胞内吞 VEGFR-2 受体，抑制 VEGF 诱导的血管生成，而且可以降低受 VEGFA 诱导的信号通路 ERK1/2 磷酸化。DA 和 DAD2 受体激动剂可以抑制肿瘤血管生成，主要原因是 VEGF 诱导内皮细胞增殖，以及骨髓间充质干细胞和内皮祖细胞迁移。肿瘤微环境中的 VEGF 也可上调肿瘤血管内皮细胞中 Bcl-2 的表达，抑制内皮细胞凋亡，促进肿瘤血管生成。此外，蛋白 X 连锁 2（sushi repeat containing protein X-linked 2，SRPX2）可以通过与 uPA 的相互作用，调节肿瘤血管内皮细胞迁移和血管生成，有助于肿瘤血管的生成。小富亮氨酸蛋白多糖家族成员 Lumican 能够通过抑制整合素 α2β1、MAPK 活性、p38 等表达，抑制血管内皮细胞迁移，同时激活 Fas 信号通路，导致内皮细胞发生凋亡，从而抑制肿瘤血管生成。

肿瘤血管内皮细胞代谢影响肿瘤血管的形成。儿茶酚胺通过 β- 肾上腺素受体信号通路途径（β2-AR-PKA-mTOR）激活 Jagged-1/Notch 信号，促进肿瘤血管生成。缺失 β2-AR 可引起血管内皮细胞中肾上腺素能信号丢失，导致内皮细胞的代谢发生改变，最终导致血管生成受阻。当激活 β- 肾上腺素能信号后，组蛋白去乙酰化酶 HDAC2 表达增加，导致血管生成抑制剂血小板反应蛋白 1 生成受到抑制，从而诱导血管生成。去甲肾上腺素激活 β- 肾上腺素能受体后，导致 MMP-2/9 和 VEGF 表达上调，进而促进肿瘤血管生成。在肿瘤血管内皮细胞中，5- 羟色胺（5-HT）通过激活 p70 核糖体蛋白 S6 激酶、ERK 和 Src/PI3K/AKT/mTOR 信号通路，诱导肿瘤血管生成。

第六节 肿瘤微环境与肿瘤免疫治疗

一、肿瘤免疫治疗简介

肿瘤免疫学的发展历程已百年有余，20 世纪初有学者认为肿瘤细胞具有启动免疫反应的免疫原性，并且通过建立针对肿瘤细胞的特异免疫效应进行肿瘤治疗，但进展比较缓慢。直到 20 世纪 50 年代提出肿瘤免疫耐受假说，并有学者发现对宿主免疫系统具有免疫原性的肿瘤特异性抗原。直到 1967 年免疫监视学说理论进一步完善，但是主动诱导产生抗肿瘤免疫反应的研究仍然较少。20 世纪 90 年代，研究发现肿瘤免疫反应是由 T 细胞介导的，抗原识别和提呈、免疫激活等的具体作用机制才逐渐被阐明。肿瘤细胞释放出肿瘤相关抗原被附近活化的 DC 细胞识别，并将其加工处理成多肽分子，与 MHC I 类和 II 类分子结合后提呈至细胞表面。成熟的 DC 细胞能够诱导 CD8$^+$ T 和 CD4$^+$ T 细胞增殖，并分化为肿瘤特异的效应 T 细胞。在促炎因子的作用下，这些肿瘤特异的效应 T 细胞回流至肿瘤部位，产生免疫反应杀伤肿瘤细胞，从而获得特异性肿瘤免疫。根据作用机制不同，肿瘤免疫治疗主要分为非特异性免疫调节剂治疗、肿瘤疫苗相关免疫治疗、过继免疫治疗及免疫检查点抑制剂相关免疫治疗。

（一）免疫检查点

参与抗肿瘤免疫反应的 T 细胞活化后，其表面多种抑制性调节受体表达上调，与肿瘤细胞表面高表达的相应配体结合，对免疫反应产生抑制作用，导致 T 细胞功能降低，如增殖、分泌细胞因子、杀伤肿瘤细胞的能力。这些在免疫反应过程中具有抑制性免疫调节作用的位点，称为免疫检查点（immune checkpoint）。免疫检查点调节免疫细胞和控制免疫应答反应，同时能够保持自我耐受的信号通路分子，主要包括刺激性分子和抑制性分子，其中抑制性分子目前普遍认为是肿瘤免疫治疗的有效靶点。以抑制性免疫检查点为靶点的免疫治疗重点是宿主的免疫系统，调控免疫细胞识别并最终杀伤消除肿瘤细胞。

目前，临床上最常用的靶向免疫检查点是细胞毒 T 淋巴细胞相关抗原 4（cytotoxic T lympho-cyte-associated antigen-4，CTLA-4）和程序性死亡分子 1 及其配体（PD-1/PD-L1），它们在恶性黑色素瘤等肿瘤的临床治疗中显示出较好的效果。例如，CTLA-4 单抗 ipilimumab 已被美国 FDA 批准用于治疗晚期黑色素瘤；PD-1 单抗 nivolumab 和 pembrolizumab 被美国 FDA 批准用于治疗非小细胞肺癌和黑色素瘤。同时，以上 3 种单抗用于其他癌症如头颈癌、肾细胞癌、膀胱癌、小细胞肺癌及卵巢癌治疗的临床试验也正在进行。除此之外，CTLA-4 单抗 tremelimumab、PD-L1 单抗 MPDL3280A 及 BMS936559，以及 PD-1 单抗 pidilizumab 等均处于不同阶段的临床试验。但是免疫耐药也随之出现，一部分患者在初始就对免疫治疗无应答，而对免疫治疗有效果的患者在治疗一段时间后也会出现病情继续发展或复发的情况。因此，阐明肿瘤免疫治疗免疫耐药机制并克服它至关重要。

（二）嵌合抗原受体 T 细胞

嵌合抗原受体 T 细胞（chimeric antigen re-ceptor T cell，CART）疗法属于过继免疫治疗，首先在体外对免疫活性细胞扩增和激活，然后将它们输入肿瘤患者体内杀伤肿瘤细胞。常规过继免疫治疗疗法通常基于肿瘤浸润淋巴细胞或细胞因子激活的杀伤细胞，这些细胞是由患者的肿瘤组织分选出来，然后在体外经过抗原特异性选择和扩增，并经细胞因子诱导活化后回输至肿瘤患者体内。这种治疗方法有一定的疗效，但是从体外回输至体内的杀伤细胞并不能有效识别肿瘤细胞，主要原因是肿瘤细胞通常低表达 MHC 分子而逃避免疫系统的识别和攻击，并且强大的肿瘤免疫抑制性微环境也会导致回输细胞的杀伤能力降低。而 CART 是通过构建特异性嵌合抗原受体改造 T 细胞，然后利用基因转导使 T 细胞表达这种嵌合抗原受体，进而特异性识别靶抗原，达到杀伤靶细胞的目的。目前 CART 技术已发展到第 4 代，嵌合抗原受体主要包括识别肿瘤抗原的抗体可变区（single chain variable fragment，scFv）、CD3-ζ 链的胞内段、共刺激分子的胞内段。与未经改造的 T 细胞相比，CART 具有三大优势：①识别肿瘤抗原不受 MHC 分子的限制，避免了肿瘤细胞由于 MHC 分子表达下调而产生的免疫逃逸；②由于具有免疫受体酪氨酸激活片段和共刺激分子的胞内段，CART 识别肿瘤抗原后增殖和产生细胞因子的能力更强；③能识别糖脂类和蛋白类抗原，能更大范围地杀伤肿瘤细胞。例如，利用 CART 治疗急性淋巴细胞白血病患者有 60% ～ 80% 能获得缓解。因此，CART 技术在白血病治疗方面具有重大突破，然而在实体瘤治疗方面困难重重，不良反应不可忽视，治疗费用十分高昂。

二、肿瘤微环境对肿瘤免疫治疗的影响

肿瘤微环境对机体免疫系统的激活和应答具有巨大的影响。肿瘤组织不仅包括肿瘤细胞，还包括其附近的血管、淋巴管、CAF、免疫细胞等多种成分，也包括多种细胞间质及浸润肿瘤组织中的分子。TME 作为肿瘤细胞生存和发展的内环境，具有低氧、低 pH 等特点，对于肿瘤的免疫治疗效果有明显的影响。

（一）肿瘤免疫抑制性微环境

肿瘤免疫抑制性微环境是导致抗肿瘤免疫应答无效的重要原因，主要是由于抑制性细胞浸润。常见的抑制性细胞包括 Treg 细胞、MDSC 细胞、M2 型 TAM 细胞。这些细胞及它们所产生的细胞因子导致抗肿瘤的效应细胞的活性受到抑制，如细胞毒性 T 细胞和 NK 细胞。Treg 细胞通过分泌抑制性细胞因子 IL-10、降低 MHC Ⅱ类分子表达、影响 DC 细胞成熟而抑制免疫应答。M2 型 TAM 分泌 TGF-β 能够促进肿瘤血管生成，并促进 Treg 免疫抑制作用。MDSC 可表达 CD11b$^+$ 与 CD33$^+$，促进血管生长、肿瘤侵袭及转移，并且 CXCR2

可诱导 MDSC 侵入肿瘤，介导免疫抑制。

针对抑制性细胞亚群的细胞因子和小分子药物治疗，通过抑制细胞亚群的数量或功能，或通过免疫刺激分子活化抗肿瘤效应细胞，从而增强患者的抗肿瘤免疫应答。目前有多种此类药物处于临床试验期，如靶向 Treg 的药物 cyclophosphamide、cyclosporine、denileukin diftitox，靶向 TAM 的药物 trabectedin，靶向 MDSC 的药物 gemcitabine，以及免疫刺激剂类如卡介苗，T 细胞活化因子 IL-2 和 IFN-γ 等。

1. Treg 细胞与肿瘤免疫治疗　肿瘤组织中大部分 T 细胞包括 Treg 细胞都表达趋化因子受体 CCR4，由于受到肿瘤浸润性巨噬细胞 CCL20 的趋化，肿瘤组织可以募集到较多的 CCR4$^+$Treg 细胞。黑色素瘤的治疗药物 ipilimumab 的作用机制依赖于肿瘤微环境中 TAM 的 Fcγ 受体来清除肿瘤组织中表达 CTLA-4 的效应 T 细胞和 Treg 细胞，但会增加淋巴结中肿瘤特异性 Treg 细胞的数量。糖皮质激素诱导的肿瘤坏死因子受体（glucocorticoid-induced tumor necrosis factor receptor，GITR）是肿瘤坏死因子受体（tumor necrosis factor receptor，TNFR）超家族的成员之一，在 CD4$^+$CD25$^+$ Treg 细胞高表达，与其配体 GITRL 结合后能激活 T 细胞，促进 T 细胞增殖和分泌细胞因子，抑制 CD4$^+$CD25$^+$Treg 细胞的功能，从而加强效应性 T 细胞的活性，有利于增强抗肿瘤免疫，在免疫系统的调节中起重要作用。CD4$^+$ 和 CD8$^+$ 杀伤性 T 细胞低表达 GITR 共刺激分子，但 Treg 细胞却高表达。因此，阻断 GITR 或其配体将抑制 Treg 细胞的免疫抑制功能。

此外，直接清除 Treg 细胞也可用于治疗肿瘤。目前在临床试验中，denileukin diftitox（Ontak）可用于治疗肾细胞癌和黑色素瘤。靶向 CD25 间接阻断 Treg 细胞，但同时会部分删除 CD25$^+$ 效应 T 细胞。*DEREG*（depletion of regulatory T cell）转基因小鼠可以选择性地清除 Foxp3$^+$ Treg 细胞而不影响 CD25$^+$ 效应 T 细胞。虽然清除 Treg 细胞可促进免疫监视，但会干扰效应 T 细胞作用及活化髓系 DC 细胞。目前美国 FDA 批准的阻断 CD25 单抗药物 daclizumab 虽然不会介导细胞毒性和活性，但是会选择性地减少 CD25^{hi}CD45RA$^-$ Treg 细胞的数量并促进 IFN-γ 的分泌。而在临床用于治疗乳腺癌的试验中，将 daclizumab 与肿瘤疫苗联用清除 Treg 细胞，可同时增加 CD4$^+$ T 细胞和 CD8$^+$ T 细胞数量。

2. TAM 在肿瘤免疫治疗中的应用　肿瘤微环境中的 TAM 分泌一些细胞因子、趋化分子和蛋白酶，在肿瘤免疫抑制中发挥重要作用。针对 TAM 在肿瘤进展中的多种作用及机制，研究者试图通过多种手段和途径增强 TAM 对肿瘤细胞的杀伤能力，诱导 TAM 向 M1 型转化，靶向阻断相关细胞通路转导，以及促进其作为抗原提呈细胞对其他抗肿瘤效应细胞的活化能力。

（1）逆转 TAM 的表型：TAM 在趋化因子 CCL22 的作用下分泌免疫抑制因子 TGF-β、IL-10 和前列腺素 E$_2$（PGE$_2$），共同募集 Treg 细胞，从而抑制抗肿瘤反应。TAM 分泌的 TGF-β 能够促进 CD4$^+$T 细胞分化为 Th2 细胞，通过抑制 CD8$^+$T 细胞的抗肿瘤活性和抑制 NK 细胞的溶解活性导致抗肿瘤免疫应答减弱。由于 TGF-β 在免疫抑制中的重要作用，与其相关的抗肿瘤免疫治疗也是研究的热点。利用某些方式逆转 TAM 的表型，能够恢复巨噬细胞肿瘤杀伤能力。研究发现，TGF-β 抑制剂和 TLR 激动剂相结合，可以将 TAM 部分重新编码为 M1 表型，减弱免疫抑制，进而减少肿瘤进展。抗肿瘤治疗策略之一逆转 M2 型 TAM 为具有抗肿瘤活性的 M1 型 TAM。B 类 I 型清道夫受体（SRB1）针对 M2 型 TAM 的分子靶向免疫治疗，抑制 TGF-β 和 IL-10 的产生，增加免疫刺激细胞因子 IL-12 和 IFN-γ 表达及 CD8$^+$T 细胞浸润，恢复 T 细胞免疫功能。

纳米氧化铁不仅可以促进巨噬细胞表达 ROS，还可以促进 TAM 向 M1 型极化并产生 H$_2$O$_2$，然后 H$_2$O$_2$ 与铁离子发生氧化反应后产生高毒性羟基基团，增强 TAM 的肿瘤免疫杀伤能力。此外，阳离子聚合剂如聚乙烯亚胺，可以通过 TLR4 信号通路逆转 TAM 的 M2 型为 M1 型，并诱导产生 IL-12，发挥抗肿瘤作用。此外，逆转 TAM 的表型还可以破坏肿瘤免疫抑制微环境、抑制肿瘤血管及淋巴管形成，最终抑制肿瘤生存、增殖、侵袭及转移。

（2）抑制 TAM 的促瘤作用，增强 TAM 的肿瘤杀伤能力。

1）抑制 TAM 的促瘤作用：TAM 对于肿瘤免疫治疗也有重要的作用，其能够降低免疫检查点抑制剂的治疗疗效。将肿瘤免疫治疗与 CSF1R 抑制剂联合使用能够减少 TAM 的数量，改变 T 细胞的抗肿瘤免疫应答，从而改善肿瘤免疫治疗的效果。CSF1 受体阻滞剂可以清除肿瘤组织中的 TAM，但不影响单核细胞的免疫功能，旨在从根本上阻断 TAM 的促肿瘤作用。目前，有一些针对 CSF1-CSF1R 通路的小分子药物和抗体拮抗剂已经进入临床前试验中，如 Emactuzumab（RG7155）和 Pexidartinib（PLX339）。通过抗 IL-6 单抗可阻断 TAM CCL2、CXCL12 及 VEGF 的生成，从而抑制 TAM 促进肿瘤血管生成的作用。

2）增强 TAM 对肿瘤的吞噬和清除能力：免疫球蛋白超家族成员 CD47 通过与巨噬细胞或树突状细胞表面的信号调节蛋白 α（signal regulatory protein-α，SIRP-α）结合来调节细胞的增殖、迁移和凋亡等。TAM 可表达 SIRP-α 与 CD47 结合，以协助 TAM 分辨肿瘤细胞，而肿瘤细胞通过高表达 CD47 实现免疫逃逸。利用 CD47 的特异性抗体可以阻止 CD47 和 SIRP-α 结合，从而增强 TAM 对肿瘤的免疫杀伤能力。CD47 抗体在动物实验中对多种肿瘤均有明显的治疗效果。目前，CD47 抗体项目处于研发阶段，全球共有 3 个项目处于 Phase 1 阶段、1 个项目处于 IND 阶段、4 个项目处于临床前研究阶段。除了应用单克隆抗体及融合蛋白抑制 CD47-SIRP-α 通路，还有研究表明，利用 RNAi 技术干扰肿瘤细胞表达 CD47 分子后，TAM 对肿瘤细胞的清除能力得到有效增强。进一步将纳米颗粒包裹 CD47-siRNA 静脉注射给小鼠黑色素瘤模型后，黑色素瘤的生长和肺转移都得到了抑制，同时该纳米颗粒不具有肝脏毒性，更适于临床治疗。TAM 的 Toll 样受体活化后，会激活下游的 Btk（Bruton's tyrosine kinase）信号通路，进而磷酸化解离钙网织蛋白，与 TAM 膜表面形成复合物，介导 TAM 吞噬肿瘤。如果将 TLR 信号通路与抗 CD47 分子靶向治疗结合，可以明显增强 TAM 对肿瘤细胞的吞噬能力。此外，利用抗 CD142 单抗体治疗肿瘤后，TAM 表面表达 FcγR 并可吞噬肿瘤细胞，而在去除 TAM 后，抗 CD142 单抗体的治疗效果会明显减弱。

3）增强 TAM 的肿瘤杀伤能力：在体外培养 TAM 时添加巨噬细胞集落刺激因子（macrophage colony stimulating factor，M-CSF）和胞壁酰二肽（muramyl dipeptide，MDP）可激活并增强 TAM 的肿瘤杀伤力，再运用过继性免疫治疗治疗手段达到抗肿瘤的目的。基因改造可使 TAM 表达可溶性 TGF-βRⅡ，中和并抑制 TGF-β 的免疫抑制作用，从而减少肿瘤免疫抑制微环境对 TAM 功

能的抑制作用，增强 TAM 的肿瘤免疫杀伤力。此外，微生物制剂和病原体来源的分子也可以增强 TAM 的肿瘤杀伤力，如卡介苗可以用于治疗膀胱癌。

4）TAM 促进其他细胞抗肿瘤效应：利用复合纳米多肽载体靶向 TAM 的 miR155 能促进 T 细胞和 NK 细胞的活化，发挥抗肿瘤的作用。基因改造使 TAM 产生大量的 IL-21，进而增强 T 细胞和 NK 细胞的增殖及杀伤能力，提高两者的抗肿瘤效应。Th1 细胞在 TAM 抗肿瘤过程具有重要的作用，其产生的细胞因子可以刺激 TAM 杀伤肿瘤的效应提高。研究表明，过继传输低剂量辐照后的巨噬细胞给小鼠，不仅可以促进 iNOS+M1 型 TAM 的分化，并且能够活化内皮细胞产生 Th1 相关的细胞因子，进而募集细胞毒性 T 细胞并通过 iNOS 杀伤肿瘤细胞。

TAM 可以通过在细胞表面表达 PD-1 的配体 PD-L1 来促进 T 细胞凋亡，参与免疫抑制。TAM 特别是 M2 型 TAM 在其表面表达 PD-L1，通过 PD-1/PD-L1 途径促进 CD4$^+$ 和 CD8$^+$ T 细胞凋亡，阻断 PD-1 可以降低 TME 中的 CD47 表达，恢复 T 细胞活性。目前通过多种途径清除或抑制 TAM，在抑制肿瘤发展、侵袭和转移方面的研究已取得较大进展，且具有较好的临床应用前景，但是多数治疗策略仍停留在体外试验或动物模型阶段，而且治疗效果和不良反应尚不明确，有待更多实验数据加以论证。

（二）CAF 与免疫治疗

除肿瘤细胞和免疫细胞自身外，肿瘤微环境中的 CAF 在这期间发挥重要的调节作用。CAF 分泌大量的 CXCL12，与肿瘤细胞产生的 HMGB1 结合形成复合物并聚集在肿瘤组织内，抑制 CD8$^+$T 细胞的肿瘤杀伤作用，引发肿瘤对免疫治疗耐药。研究表明，血管紧张素受体抑制剂（angiotensin receptor blocker，ARB）的应用可增加抗 PD-L1 的免疫治疗疗效，其作用机制为 ARB 结合 CAF 表面血管紧张素Ⅱ的Ⅰ型受体，进而抑制 CXCL1 的分泌。肿瘤细胞产生的 CSF1 与 CAF 表面 CSF1 受体结合，影响 CAF 中 CXCL1 的分泌，当阻断 CSF1 受体后，CAF 分泌更多的 CXCL1，进而募集粒细胞样 MDSC，抑制免疫反应。因此应用 CSF1 受体阻断剂（JNJ-40346527）阻断 TAM 在肿瘤组织的浸润效果并不理想。研究发现，在小鼠肝癌模型中，CAF 高

表达 IL-6，可以趋化 MDSC 并且上调肿瘤 PD-L1 表达，参与肿瘤免疫抑制，介导肝癌的抗 PD-L1 免疫治疗耐药，当辅以抗 IL-6 治疗后，肝细胞癌对抗 PD-L1 治疗具有较好的反应。

FAP 作为 CAF 的主要标志物，在肿瘤免疫抑制中也起重要作用。近年来以 FAP 为靶点的辅助治疗手段，如细胞疫苗、DNA 疫苗、靶向光免疫治疗等在动物模型中实现，为抗肿瘤免疫治疗提供了新方法。利用慢性病毒转染得到鼠源性 FAP$^+$ 间质细胞，并注射至 4T1 乳腺癌鼠模型中，诱导机体免疫系统攻击肿瘤组织中的 FAP$^+$ 细胞，导致 FAP$^+$CAF 凋亡增加、CD31 表达减少，以及 CD4$^+$/CD8$^+$ T 细胞对肿瘤细胞的识别和杀伤，抑制肿瘤增长及肺转移。另有研究表明，将纳米颗粒载体铁蛋白携带 FAP 特异性单链可变结合片段注射至 4T1 乳腺癌鼠体内后，接受光免疫治疗，可起到靶向杀伤 CAF 的作用，引起 T 细胞浸润增加、CXCL12 表达减少及增强肿瘤免疫，最终导致抑制肿瘤生长，生存期延长。目前，抗肿瘤微环境靶向 CAF 治疗主要集中在以 FAP 为靶点的治疗，并伴随着 CAF 相关的肿瘤免疫抑制机制的进一步阐明，对免疫治疗耐受的肿瘤有望在更多的联合治疗方法中获益。

（三）肿瘤微环境代谢对肿瘤免疫治疗的影响

1. 缺氧对肿瘤免疫治疗的影响　在肿瘤微环境中，缺氧可以促进肿瘤细胞转移和浸润，这不仅是导致治疗耐受的关键原因之一，还是对抗肿瘤免疫反应产生抵抗的重要因素。缺氧基本在所有实体肿瘤中都存在，缺氧肿瘤细胞内多种细胞通路被激活以适应周围环境，也加剧了肿瘤细胞代谢异常造成的肿瘤组织的酸性环境，酸性微环境在肿瘤免疫治疗耐药中也起到非常重要的作用。

（1）缺氧对 T 细胞的影响：在动物模型中，利用 T 细胞共抑制受体 CTLA-4 和 PD-1 的结合可以治愈大部分黑色素瘤。抗 CTLA-4 和 PD-1 单克隆抗体用于黑色素瘤的临床治疗，两者的反应率达 54%；联合应用可提高 90% 的转移性黑色素瘤的生存率。但是缺氧降低肿瘤免疫治疗的敏感性。肿瘤的血管化程度低的区域存在严重的缺氧，这种状态导致支持 T 细胞黏附并浸润到肿瘤中所必需的蛋白质缺乏。免疫检查点抑制剂对胰腺癌和部分结直肠癌并没有作用。缺氧可以诱导 T 细胞共刺激受体的表达，在小鼠肿瘤模型中，

肿瘤内缺氧可增加肿瘤浸润性 CD8$^+$ T 细胞表面的共刺激受体 CD137 的表达，CD137 可增强肿瘤细胞的增殖及侵袭能力，但是自发性乳腺癌却对 CD137 的免疫治疗抵抗。

（2）缺氧促进免疫抑制：缺氧导致的其他继发性代谢改变也具有免疫抑制功能。如缺氧促进免疫抑制性腺苷生成，导致肿瘤细胞胞外腺苷积累，进而抑制 NK 细胞和效应 T 细胞的增殖和细胞毒性。缺氧激活后的腺苷通路可增强 CD8$^+$ T 细胞上 PD-1 表达，从而促进 T 细胞耗竭，导致抗 PD-1 耐药的产生。NK 细胞的活化性受体 NKG2D 在 NK 细胞对抗肿瘤的反应中具有重要作用，缺氧通过 HIF-1α 依赖的方式下调肿瘤细胞 NKG2D 配体可溶性 MHC Ⅰ 类分子相关蛋白 A 的表达。缺氧还可以通过肿瘤微泡传送的 TGF-β 降低 NKG2D 的表达。HIF-2α 则通过多种途径诱导 NK-T 细胞的免疫抑制。例如，利用 HIF-2α 条件性敲除的小鼠，HIF-2α 下调 Fas 配体的表达和诱导其腺苷 A2A 受体的表达，进而抑制 NK-T 细胞的功能。A2A 受体抑制剂联合 PD-1 抑制剂对于抗肿瘤转移效应明显，该联合方案有望在临床中探索。

（3）缺氧对 CTL 抵抗的作用：大部分肿瘤免疫治疗策略都是诱导增强细胞毒性 T 细胞（cytotoxic T lymphocyte，CTL）效应，而缺氧可以通过多种途径对 CTL 产生抵抗。例如，缺氧导致肿瘤细胞 HIF-1α 核移位、STAT3 磷酸化和 VEGF 分泌等，它们会抑制特异性 CTL 介导的细胞裂解。研究发现，缺氧诱导的肿瘤细胞对 CTL 抵抗是通过过表达金属蛋白酶 ADAM10 和其相关的 HIF-1α 途径实现的。另外，缺氧诱导的自噬是 NK 细胞和 CTL 介导的抗肿瘤免疫的重要调节剂。例如，缺氧肺癌细胞可以通过自噬逃避 CTL 介导的裂解，而抑制自噬则可以恢复肿瘤细胞对 CTL 介导裂解的敏感性，这与磷酸化 STAT3 的低氧依赖性诱导的减少相关。在缺氧条件下，肿瘤细胞还可通过激活自噬逃避 NK 细胞介导的免疫监视，因为缺氧细胞自噬激活时，粒酶 B 会选择性降解，从而抑制 NK 介导的靶细胞凋亡。

2. 酸性微环境对肿瘤免疫治疗的影响　肿瘤微环境 pH 的降低可诱导 ECM 重塑，增加肿瘤的侵袭和转移，并且抑制影响免疫系统的其他组成部分，如 T 细胞、TAM、DC 和 MDSC 的功能。肿瘤代谢过程中的 Warburg 效应导致乳酸累积，

而缺氧驱动碳酸酐酶和质子转运蛋白的功能，两者结合会导致肿瘤细胞外环境 pH 降低。众所周知，活化的 T 细胞内 pH 的变化会被及时缓冲，因此酸性微环境对 T 细胞的影响主要是通过细胞外 pH 的变化起作用。酸性微环境可阻断促炎性细胞因子的产生，如低 pH 可降低 T 细胞分泌 IFN-γ 和 TNF-α。而特定的酸感受体家族可以将细胞外 pH 的变化转变为细胞内的信号，如低 pH 可促进 G 蛋白、T 细胞抑制性受体的表达。

肿瘤细胞内外 pH 差异所形成的 pH 梯度和低氧压力削弱了许多化疗药物的功效。肿瘤免疫治疗中单克隆抗体的治疗效果取决于其是否和靶向细胞表达的靶抗原直接或间接作用，进而调节 T 细胞的免疫应答。一般来说，弱碱环境是单克隆抗体所处的最佳环境。肿瘤微环境中的低 pH 会导致抗体的降解，并降低其活性，最终导致其疗效降低。利用碳酸氢盐中和黑色素瘤细胞的酸性微环境，可以增加免疫检查点抑制（anti-PD-1 和 anti-CTLA-4）及过继性细胞治疗的持久反应率。

（四）免疫细胞代谢变化对肿瘤免疫治疗的影响

肿瘤微环境内免疫细胞的代谢状态在免疫治疗应答会发生变化，其代谢紊乱可导致肿瘤对免疫检查点抑制剂耐药。IDO 是一种在 TAM 和 DC 等细胞中检测到的色氨酸代谢限速酶，可将色氨酸降解为犬尿氨酸，其有 2 种同工酶，即 IDO1 和 IDO2，目前研究较多的为 IDO1，对 IDO2 的关注较少。在小鼠的移植瘤模型中，应用 IDO 抑制剂可以明显提高 T 细胞的活性和功能。抑癌基因 *BIN1* 能够调控 IDO 的表达，在多种肿瘤中敲除 BIN1 可以使 IFNγ 水平升高，IDO 表达增多，进一步改变肿瘤的免疫活性。此外，IDO1 能够增强 Treg 及 MDSC 细胞的免疫抑制功能，导致抗 PD-1 治疗耐药。IDO1 和 PD-L1 可同时在多种肿瘤中表达，在介导效应 T 细胞抑制方面起互补作用，IDO1 抑制剂联合 PD-L1 抑制剂可减弱免疫抑制。

近年来以免疫检查点阻断剂和 CAR-T 细胞治疗为代表的肿瘤免疫疗法已取得突破性进展，并且具有广阔的临床应用前景。由于肿瘤细胞本身基因突变的多样性和异质性，针对肿瘤微环境提高治疗效果和克服治疗免疫耐受机制的研究成为可能。关于肿瘤微环境对免疫治疗的影响和作用机制的研究仍在不断深入。因此，调控肿瘤微环境中低氧条件下免疫细胞对肿瘤细胞的免疫应答，提高 T 细胞、NK 细胞活性，降低免疫抑制细胞活性，以及改变肿瘤微环境的 pH 等，有可能成为提高肿瘤免疫治疗应答、增强肿瘤免疫疗效的新手段。

（糜　军　张洁莹　石兆鹏）

参 考 文 献

Allard B, Turcotte M, Spring K, et al, 2014. Anti-CD73 therapy impairs tumor angiogenesis. Int J Cancer, 134(6): 1466-1473.

Augsten M, 2014. Cancer-associated fibroblasts as another polarized cell type of the tumor microenvironment. Front Oncol, 4: 62.

Barker HE, Bird D, Lang G, et al, 2013. Tumor-secreted LOXL2 activates fibroblasts through FAK signaling. Mol Cancer Res, 11(11): 1425-1436.

Barsoum IB, Smallwood CA, Siemens DR, et al, 2014. A mechanism of hypoxia-mediated escape from adaptive immunity in cancer cells. Cancer Res, 74(3): 665-674.

Basu S, Nagy JA, Pal S, et al, 2001. The neurotransmitter dopamine inhibits angiogenesis induced by vascular permeability factor/vascular endothelial growth factor. Nat Med, 7(5): 569-574.

Caetano MS, Zhang HY, Cumpian AM, et al, 2016. IL6 blockade reprograms the lung tumor microenvironment to limit the development and progression of K-ras-mutant lung cancer. Cancer Res, 76(11): 3189-3199.

Chang CH, Qiu JO'Sullivan D, et al, 2015. Metabolic competition in the tumor microenvironment is a driver of cancer progression. Cell, 162(6): 1229-1241.

Chen F, Barman S, Yu YF, et al, 2014. Caveolin-1 is a negative regulator of NADPH oxidase-derived reactive oxygen species. Free Radic Biol Med, 73: 201-213.

Chen PW, Huang YJ, Bong R, et al, 2011. Tumor-associated macrophages promote angiogenesis and melanoma growth via adrenomedullin in a paracrine and autocrine manner. Clin Cancer Res, 17(23): 7230-7239.

Chen WJ, Ho CC, Chang YL, et al, 2014. Cancer-associated fibroblasts regulate the plasticity of lung cancer stemness via paracrine signalling. Nat Commun, 5: 3472.

Clambey ET, McNamee EN, Westrich JA, et al, 2021. Hypoxia-inducible factor-1 alpha-dependent induction of FoxP3 drives regulatory T-cell abundance and function during inflammatory hypoxia of the mucosa. Proc Natl Acad Sci U S A, 109(41): E2784-E2793.

Coffelt SB, Hughes R, Lewis CE, 2009. Tumor-associated macrophages: effectors of angiogenesis and tumor progression. Biochim Biophys Acta, 1796(1): 11-18.

Delgoffe GM, Kole TP, Zheng Y, et al, 2009. The mTOR kinase differentially regulates effector and regulatory T cell lineage commitment. Immunity, 30(6): 832-844.

Feig C, Jones JO, Kraman M, et al, 2013. Targeting CXCL12 from FAP-expressing carcinoma-associated fibroblasts synergizes with anti-PD-L1 immunotherapy in pancreatic cancer. Proc Natl Acad Sci USA, 110(50): 20212-20217.

Garcia-Lora A, Algarra I, Garrido F, 2003. MHC class I antigens, immune surveillance, and tumor immune escape. J Cell Physiol, 195(3): 346-355.

Gassmann P, Haier J, Schlüter K, et al, 2009. CXCR4 regulates the early extravasation of metastatic tumor cells in vivo. Neoplasia. 11(7): 651-661.

Ghadiri N, Emamnia N, Ganjalikhani-Hakemi M, et al, 2018. Analysis of the expression of mir-34a, mir-199a, mir-30c and mir-19a in peripheral blood CD4$^+$T lymphocytes of relapsing-remitting multiple sclerosis patients. Gene, 659: 109-117.

Giannoni E, Bianchini F, Masieri L, et al, 2010. Reciprocal activation of prostate cancer cells and cancer-associated fibroblasts stimulates epithelial-mesenchymal transition and cancer stemness. Cancer Res, 70(17): 6945-6956.

Hao CY, Tian JH, Liu HL, et al, 2017. Efficacy and safety of anti-PD-1 and anti-PD-1 combined with anti-CTLA-4 immunotherapy to advanced melanoma: a systematic review and meta-analysis of randomized controlled trials. Medicine(Baltimore), 96(26): e7325.

Hellevik T, Pettersen I, Berg V, et al, 2013. Changes in the secretory profile of nsclc-associated fibroblasts after ablative radiotherapy: potential impact on angiogenesis and tumor growth. Transl Oncol, 6(1): 66-74.

Hulsurkar M, Li Z, Zhang Y, et al, 2017. Beta-adrenergic signaling promotes tumor angiogenesis and prostate cancer progression through HDAC2-mediated suppression of thrombospondin-1. Oncogene, 36(11): 1525-1536.

Johnson LM, Price DK, Figg WD, 2013. Treatment-induced secretion of WNT16B promotes tumor growth and acquired resistance to chemotherapy: implications for potential use of inhibitors in cancer treatment. Cancer Biol Ther, 14(2): 90-91.

Kadam PD, 2016. Rectocutaneous fistula with transmigration of the suture: a rare delayed complication of vault fixation with the sacrospinous ligament. Int Urogynecol J, 27(1): 155-157.

Kayamori K, Katsube KI, Ssakamoto K, et al, 2016. NOTCH3 is induced in cancer-associated fibroblasts and promotes angiogenesis in oral squamous cell carcinoma. PLoS One, 11(4): e0154112.

Kitamura T, Qian BZ, Pollard JW, 2015. Immune cell promotion of metastasis. Nat Rev Immunol, 15(2): 73-86.

Kumar V, Donthireddy L, Marvel D, et al, 2017. Cancer-associated fibroblasts neutralize the anti-tumor effect of CSF1 receptor blockade by inducing PMN-MDSC infiltration of tumors. Cancer Cell, 32(5): 654-668.

Kurrey NK, Jalgaonkar SP, Joglekar AV, et al, 2009. Snail and slug mediate radioresistance and chemoresistance by antagonizing p53-mediated apoptosis and acquiring a stem-like phenotype in ovarian cancer cells. Stem Cells, 27(9): 2059-2068.

Lee DW, Kochenderfer JN, Stetler-Stevenson M, et al, 2015. T cells expressing CD19 chimeric antigen receptors for acute lymphoblastic leukaemia in children and young adults: a phase 1 dose-escalation trial. Lancet, 385(9967): 517-528.

Leek RD, Lewis CE, Whitehouse R, et al, 1996. Association of macrophage infiltration with angiogenesis and prognosis in invasive breast carcinoma. Cancer Res, 56(20): 4625-4629.

Lewis CE, Pollard JW, 2006. Distinct role of macrophages in different tumor microenvironments. Cancer Res, 66(2): 605-612.

Liu H, Shen J, Lu K, 2017. IL-6 and PD-L1 blockade combination inhibits hepatocellular carcinoma cancer development in mouse model. Biochem Biophys Res Commun, 486(2): 239-244.

Mazzocca A, Dituri F, Lupo L, et al, 2011. Tumor-secreted lysophostatidic acid accelerates hepatocellular carcinoma progression by promoting differentiation of peritumoral fibroblasts in myofibroblasts. Hepatology, 54(3): 920-930.

Meng MY, Wang WJ, Yan J, et al, 2016. Immunization of stromal cell targeting fibroblast activation protein providing immunotherapy to breast cancer mouse model. Tumour Biol, 37(8): 10317-10327.

Meng W, Li X, Bai Z, et al, 2014. Silencing alpha-fetoprotein inhibits VEGF and MMP-2/9 production in human hepatocellular carcinoma cell. PLoS One, 9(2): e90660.

Mishra PJ, Mishra PJ, Humeniuk R, et al, 2008. Carcinoma-associated fibroblast-like differentiation of human mesenchymal stem cells. Cancer Res, 68(11): 4331-4339.

Nagasaki T, Hara M, Nakanishi H, et al, 2014. Interleukin-6 released by colon cancer-associated fibroblasts is critical for tumour angiogenesis: anti-interleukin-6 receptor antibody suppressed angiogenesis and inhibited tumour-stroma interaction. Br J Cancer, 110(2): 469-478.

Nikitovic D, Papoutsidakis A, Karamanos NK, et al, 2014. Lumican affects tumor cell functions, tumor-ECM interactions, angiogenesis and inflammatory response. Matrix Biol, 35: 206-214.

Noman MZ, Chouaibs, 2015. Targeting hypoxia at the forefront of anticancer immune responses. Oncoimmunology, 3(12): e954463.

Novitskiy SV, Pickup MW, Gorska AE, et al, 2011. TGF-beta receptor II loss promotes mammary carcinoma progression by Th17 dependent mechanisms. Cancer Discov, 1(5): 430-441.

Olkhanud PB, Damdinsuren B, Bodogai M, et al, 2011. Tumor-evoked regulatory B cells promote breast cancer metastasis by converting resting CD4$^+$ T cells to T-regulatory cells. Cancer Res, 71(10): 3505-3515.

Ostman A, Augsten M, 2009. Cancer-associated fibroblasts and tumor growth--bystanders turning into key players. Curr Opin Genet Dev, 19(1): 67-73.

Ostuni R, Kratochvill F, Murray PJ, et al, 2015. Macrophages and cancer: from mechanisms to therapeutic implications. Trends Immunol, 36(4): 229-239.

Paggetti J, Haderk F, Seiffert M, et al, 2015. Exosomes released by chronic lymphocytic leukemia cells induce the transition of stromal cells into cancer-associated fibroblasts. Blood, 126(9): 1106-1117.

Pan B, Liao Q, Niu Z, et al, 2015. Cancer-associated fibroblasts in pancreatic adenocarcinoma. Future Oncol, 11(18): 2603-2610.

Patil MD, Bhaumik J, Babykutty S, et al, 2016. Arginine dependence of tumor cells: targeting a chink in cancer's armor. Oncogene, 35(38): 4957-4972.

Peters MA, Walenkamp Am, Kema IP, et al, 2014. Dopamine and serotonin regulate tumor behavior by affecting angiogenesis. Drug Resist Updat, 17(4-6): 96-104.

Ping YF, Bian XW, 2011. Cancer stem cells switch on tumor neovascularization. Curr Mol Med, 11(1): 69-75.

Platten M, Wick W, Van den Eynde BJ, 2012. Tryptophan catabolism in cancer: beyond IDO and tryptophan depletion. Cancer Res, 72(21): 5435-5440.

Putoczki TL, Thiem S, Loving A, et al, 2013. Interleukin-11 is the dominant IL-6 family cytokine during gastrointestinal tumorigenesis and can be targeted therapeutically. Cancer Cell, 24(2): 257-271.

Qian Y, Qiao S, Dai YF, et al, 2017. Molecular-targeted immunotherapeutic strategy for melanoma via dual-targeting nanoparticles delivering small interfering RNA to tumor-associated macrophages. ACS Nano, 11(9): 9536-9549.

Richardson AM, Havel LS, Koyen AE, et al, 2018. Vimentin is required for lung adenocarcinoma metastasis via heterotypic tumor cell-cancer-associated fibroblast interactions during collective invasion. Clin Cancer Res, 24(2): 420-432.

Ries CH, Cannarile MA, Hoves S, et al, 2014. Targeting tumor-associated macrophages with anti-CSF-1R antibody reveals a strategy for cancer therapy. Cancer Cell, 25(6): 846-859.

Rothstein DM, Camirand G, 2015. New insights into the mechanisms of Treg function. Curr Opin Organ Transplant, 20(4): 376-384.

Sakurai T, Kudo M, 2011. Signaling pathways governing tumor angiogenesis. Oncology, 81 (Suppl 1): 24-29.

Sinclair LV, Rolf J, Emslie E, et al, 2013. Control of amino-acid transport by antigen receptors coordinates the metabolic reprogramming essential for T cell differentiation. Nat Immunol, 14(5): 500-508.

Stanley ER, Chitu V, 2014. CSF-1 receptor signaling in myeloid cells. Cold Spring Harb Perspect Biol, 6(6): ao21857.

Talmadge JE, Gabrilovich DI, 2013. History of myeloid-derived suppressor cells. Nat Rev Cancer, 13(10): 739-752.

Tang D, Gao J, Wang S, et al, 2016. Cancer-associated fibroblasts promote angiogenesis in gastric cancer through galectin-1 expression. Tumour Biol, 37(2): 1889-1899.

Tang NN, Zhu H, Zhang HJ, et al, 2014. HIF-1alpha induces VE-cadherin expression and modulates vasculogenic mimicry in esophageal carcinoma cells. World J Gastroenterol, 20(47): 17894-17904.

Underwood TJ, Hayden AL, Derouet M, et al, 2015. Cancer-associated fibroblasts predict poor outcome and promote periostin-dependent invasion in oesophageal adenocarcinoma. J Pathol, 235(3): 466-477.

Vignali DAA, Collison LW, Workman CJ, 2008. How regulatory T cells work. Nat Rev Immunol, 8(7): 523-532.

Wang YH, Xu ZH, Gao ST, et al, 2013. Intravenous delivery of siRNA targeting CD47 effectively inhibits melanoma tumor growth and lung metastasis. Mol Ther, 21(10): 1919-1929.

Ward PS, Thompson CB, 2012. Metabolic reprogramming: a cancer hallmark even warburg did not anticipate. Cancer Cell, 21(3): 297-308.

Wild CA, Bergmann C, Fritz G, et al, 2012. HMGB1 conveys immunosuppressive characteristics on regulatory and conventional T cells. Int Immunol, 24(8): 485-494.

Xing YZ, Zhao SM, Zhou BP, et al, 2015. Metabolic

reprogramming of the tumour microenvironment. FEBS J, 282(20): 3892-3898.

Xu LN, Xu BN, Cai J, et al, 2013. Tumor-associated fibroblast-conditioned medium promotes tumor cell proliferation and angiogenesis. Genet Mol Res, 12(4): 5863-5871.

Yang J, Zhu DM, Zhou XG, et al, 2017. HIF-2alpha promotes the formation of vasculogenic mimicry in pancreatic cancer by regulating the binding of Twist1 to the VE-cadherin promoter. Oncotarget, 8(29): 47801-47815.

Yu Y, Xiao CH, Tan LD, et al, 2014. Cancer-associated fibroblasts induce epithelial-mesenchymal transition of breast cancer cells through paracrine TGF-beta signalling. Br J Cancer, 110(3): 724-732.

Zhang B, Rong GH, Wei HF, et al, 2008. The prevalence of Th17 cells in patients with gastric cancer. Biochem Biophys Res Commun, 374(3): 533-537.

Zhang HF, Xie CH, Yue J, et al, 2017. Cancer-associated fibroblasts mediated chemoresistance by a FOXO1/ TGFbeta1 signaling loop in esophageal squamous cell carcinoma. Mol Carcinog, 56(3): 1150-1163.

Zhao Z, Han F, He Y et al, 2014. Stromal-epithelial metabolic coupling in gastric cancer: stromal MCT4 and mitochondrial TOMM20 as poor prognostic factors. Eur J Surg Oncol, 40(10): 1361-1368.

Zhen ZP, Tang W, Wang MZ, et al, 2017. Protein nanocage mediated fibroblast-activation protein targeted photoimmunotherapy to enhance cytotoxic T cell infiltration and tumor control. Nano Lett, 17(2): 862-869.

Zhou JW, Ma R, Luo R, et al, 2010. Primary exploration of CDR3 spectratyping and molecular features of TCR beta chain in the peripheral blood and tissue of patients with colorectal carcinoma. Cancer Epidemiol, 34(6): 733-740.

Zi FM, He JS, Li Y, et al, 2014. Fibroblast activation protein protects bortezomib-induced apoptosis in multiple myeloma cells through beta-catenin signaling pathway. Cancer Biol Ther, 15(10): 1413-1422.

Zou WP, 2006. Regulatory T cells, tumour immunity and immunotherapy. Nat Rev Immunol, 6(4): 295-307.

第二篇

肿瘤患者代谢紊乱

引 言

由于肿瘤本身代谢因素，以及肿瘤相关的系统性炎症、内分泌紊乱（分解激素升高和胰岛素抵抗及下降等）、心理抑郁、饮食下降及治疗（放化疗等）等多因素，导致许多肿瘤患者会发生物质代谢紊乱，大多数肿瘤患者代谢紊乱的表现恰好与肿瘤细胞代谢相反。大部分肿瘤患者出现能量消耗增加，表现为静息状态能量消耗增加 10%；一部分患者空腹血糖升高，存在一定程度的胰岛素抵抗等，大部分肿瘤患者早期就存在脂肪分解增加、血脂利用下降，血脂（三酰甘油、游离脂肪酸）和脂蛋白（乳糜微粒和极低密度脂蛋白）水平升高；蛋白质周转加快，白蛋白合成减少，炎症相关蛋白（CRP）合成增加等。这些代谢紊乱通常导致许多肿瘤患者营养不良。2020 年《中国科学：生命科学》发表石汉平教授领衔的常见恶性肿瘤营养状况与临床结局相关性研究（INSCOC）团队的研究成果，16 种常见肿瘤共计 47 488 例肿瘤患者的相关数据统计显示：中国肿瘤患者中、重度营养不良发生率为 58%。代谢紊乱和营养不良将导致一系列不良后果，如抗癌治疗效果差、易复发转移、生活质量差、住院时间长和不良结局等。因此，充分重视和认识肿瘤患者代谢紊乱及其可能机制，有助于及时和有针对性地进行干预和营养治疗，从而获得更好的临床结局。

本篇共分 8 章进行论述，主要涉及肿瘤患者能量代谢和主要营养素代谢紊乱及机制，包括糖、脂类、蛋白质 / 氨基酸、微量营养素，以及免疫功能代谢紊乱和肠道微生态紊乱等相关内容。

（缪明永）

第 12 章　肿瘤患者能量代谢紊乱

能量代谢是指营养物质在体内代谢过程中伴随的能量产生和利用过程，是一切生命活动的基础。临床发现肿瘤患者的静息能量代谢水平普遍高于健康人群，且不同肿瘤类型、肿瘤分期的患者能量代谢水平差异较大。处于高分解代谢状态的肿瘤患者易发生营养不良甚至恶病质，严重影响生活质量及生存时间。肿瘤患者能量代谢紊乱是由多种复杂的因素导致的，如肿瘤本身、机体反应及治疗方式的选择等。因此综合评估患者的能量代谢状态及营养水平，并依此做出治疗决策具有重要的意义。

第一节　肿瘤患者能量代谢紊乱的表现

一、能量代谢概述

能量代谢是指机体在物质代谢过程中能量的释放、转化及利用等过程。机体总能量消耗量（total energy expenditure，TEE）主要包括基础能量消耗量（basic energy expenditure，BEE）、体力活动能量消耗量、食物特殊动力作用（specific dynamic action，SDA）三部分，以及儿童青少年所特有的生长发育所需能量。BEE 是人体在清醒且极端安静的状态下，不受肌肉活动、环境温度、食物或精神紧张等影响时的能量消耗。由于测定 BEE 所需的条件苛刻，临床上较难测得，因此多用静息能量消耗（resting energy expenditure，REE）替代 BEE。REE 是人体存活所需的最小能量，占 TEE 的 65% ~ 70%。通常是在禁食 2 小时以上、适宜温度下、安静平卧或静坐 30 分钟以上所测得的人体能量消耗。

临床上精准测定能量代谢较为困难，常用检测方法包括测定法及公式估算法两种。测定法包括量热计直接测量法和代谢车间接测热法。能量估算法有多种公式，其中 Harris-Benedict 公式（1919 年）、Shizgal-Rosa 公式（1984 年）及 The Mifflin-St Jeor 公式（1990 年）最为常用。最经典的是 Harris-Benedict 公式，它根据身高、体重、年龄及性别来计算机体的基础能量消耗。去脂组织（fat-free mass，FFM）又称瘦体重，被认为是 REE 的最大贡献者，可提供 53% ~ 88% 的 REE。人体成分是静息能量测定的主要影响因素之一，它的评估虽然理论上很简单，但实际操作却比较复杂。因此，体重评估、皮褶厚度等是较为简单的测定方法。更为准确的测量方法包括密度法、双能吸收法（DEXA）、X 线断层扫描术、人体总水量（CTW）的测量和生物电阻抗法等。生物电阻抗测定法是一种较为简便、无创的方法，并已经普及，在成本和安全性上都可快速应用。

二、肿瘤患者静息态能量消耗升高

肿瘤患者会发生多种物质代谢紊乱，如糖代谢紊乱、脂代谢紊乱及氨基酸代谢紊乱，与之伴随的是能量代谢的改变。尽管不同肿瘤或同一肿瘤不同阶段的能量消耗不尽相同，也有研究发现部分肿瘤患者的能量代谢并无变化或甚至下降，但在整体上，恶性肿瘤患者的静息能量代谢普遍升高，约为健康人群的 110%。曹东兴等应用开放循环式间接能量代谢仪和生物电阻抗仪测定了 865 例住院恶性肿瘤患者和同期 820 例非恶性肿瘤患者的 REE、细胞内水（intracellular fluid，ICF）、细胞外水（extracellular fluid，ECF），并且通过 ICF 和 ECF 计算体脂质量（fat mass，FM）、去脂质量（fat free mass，FFM）、碳水化合物氧化率（carbohydrate oxidation，C-O）及脂肪氧化率（fat oxidation，F-O）。结果发现

70.6% 的肿瘤患者处于高代谢状态，23.7% 处于正常代谢状态，而 5.7% 处于低代谢状态。经 FFM 及 H-B 公式校正后恶性肿瘤患者总体处于高代谢状态。

胃肠道或女性生殖系统来源的腹膜转移(PM) 患者常伴有 REE 增加、肌肉质量下降和蛋白质分解代谢增加。与其他晚期恶性肿瘤一样，腹膜转移的进展与癌症恶病质厌食综合征（CAS）有关，如食欲缺乏（厌食症）、非自愿体重减轻和慢性炎症。

静息能量增加的程度取决于肿瘤类型、病理分期及肿瘤进展程度等（表 2-12-1）。能量消耗是身体各组织和器官代谢活动的结果。比较不同类型肿瘤患者的能量消耗，发现食管癌、胃癌、胰腺癌、肺癌患者的 REE/FFM 明显高于结直肠癌患者和对照组。不同肿瘤分期的患者能量消耗水平也不同。Ⅳ 期患者较早期肿瘤患者 REE/FFM 明显升高。结肠癌患者的静息能量消耗水平受肿瘤分期及炎症程度影响较大。Sarah A. Purcell 等对影响晚期结肠癌患者静息能量代谢的决定因素进行分析，发现利用双能 X 线仪测量的身体成分可以预测某个时间点的静息能量代谢，但只有肿瘤分期和全身炎症指标可预测静息能量代谢的变化。

恶病质是肿瘤患者的常见表现之一，是导致近 25% 肿瘤患者死亡的直接原因。它是一种由多因素引起，且涉及多种器官的综合征，特征是骨骼肌质量和非自主的体重持续降低，伴有或不伴有脂肪量减少，而极难通过营养支持逆转。骨骼肌持续减少、常规营养支持不能完全缓解、多器官功能受损是恶病质的重要特点。肿瘤患者发生恶病质的重要原因是能量消耗明显增加，而肿瘤类型和病理分期是影响能量消耗、机体组成和底物代谢变化的重要因素。

三、肿瘤患者组织器官能量代谢紊乱

1. **骨骼肌**　是重要的新陈代谢器官之一，也是代谢最活跃的器官之一。骨骼肌是葡萄糖摄取和储存的关键部位，具有储存糖原的能力，即使在较难通过饮食获得葡萄糖的情况下，肌肉也能迅速得到动员，产生能量。骨骼肌同时也是蛋白质和氨基酸的储存库，既可以平衡其他器官的代谢需求，又可以作为能量储备。骨骼肌由肌纤维组成，肌纤维又由许多肌原纤维组成，每条肌原纤维都分为肌小节，肌小节中肌球蛋白（myosin）和肌动蛋白（actin）形成的粗、细肌丝互相嵌合在一起，两种肌丝互相作用，进而完成肌肉收缩和伸展动作，而这个过程需要 ATP 来推动，不同肌纤维产生 ATP 的方式不同。正常状态下骨骼肌首先以葡萄糖作为能量物质，肌细胞摄取血糖是

表 2-12-1　肿瘤患者静息能量代谢变化

肿瘤类型（纳入样本数量）	能量测算方法	能量代谢变化
食管癌（150 例），胃癌（154 例），结肠癌（148 例），胰腺癌（128 例），非小细胞肺癌（134 例）	在标准休息条件下（餐后＞3 小时，卧床休息 30 分钟）通过间接测热法测量 REE	肿瘤患者（所有亚组）的 REE 均高于对照组。存在体重下降的患者 REE 高于体重稳定者和对照患者。Ⅳ 期患者的 REE 高于 Ⅰ～Ⅲ 期患者
肺癌（20 例），结肠癌（38 例）	通过灵敏的顺磁氧气分析仪和二氧化碳分析仪间接法测定 REE。患者禁食过夜，休息 30 分钟	无明显差异
肺癌（47 例）	使用通风罩系统通过间接测热法进行 REE 测定，并使用简化的 Weir 公式进行计算	肺癌患者 REE 升高
结肠癌（18 例）	通过间接测热法进行 REE 测定，并使用简化的 Weir 公式进行计算	发生转移的患者 REE 明显升高
食管癌（56 例）	使用通风罩系统通过间接测热法进行 REE 测定，并使用简化的 Weir 公式进行计算	食管癌患者 REE 高于对照组健康人群
泌尿系统肿瘤（122 例）	使用通风罩系统通过间接测热法进行 REE 测定 公式：$mREE=5.50 \times VO_2+1.76 \times VCO_2$	恶性肿瘤患者 REE 升高，且受肿瘤类型和分期影响

依赖胰岛素的，餐后血糖高时可以摄取更多的葡萄糖，除了氧化分解产生 ATP，多余葡萄糖可以合成糖原储存在肌肉细胞内备用。肌糖原含量占肌肉重量的 1%～2%，总量为 180～300g。由于体内肌肉总量远多于肝，肌糖原总量为肝糖原总量的 3～4 倍。肌糖原主要为肌肉收缩提供能量。肌肉组织细胞合成和分解糖原主要受细胞能量状态、生理应激的肾上腺素及钙离子浓度等调节。静息时细胞内 ATP 和 6- 磷酸葡萄糖水平较高，有利于葡萄糖合成糖原；而活动应激、AMP 和钙离子等升高则促进肌糖原分解。晚期肿瘤患者常表现为分解代谢旺盛，伴随肌肉蛋白合成下降。一个典型的恶病质患者当体重下降 30% 时可能有 75% 的骨骼肌蛋白消耗。分析荷瘤动物模型的代谢状态可发现骨骼肌蛋白分解加快，支链氨基酸氧化增强，肝合成和分泌急性期蛋白增加，蛋白周转加速，患者出现负氮平衡，促进氨基酸进入糖异生过程。ATP 依赖性泛素 - 蛋白酶体水解途径的激活，可导致肌原纤维蛋白分解，并在肌肉丢失中起关键作用。另外，恶病质肌肉表现为线粒体功能障碍，这可能是通过降低阳离子氨基酸转运蛋白（CAT1）的表达及降解线粒体蛋白来改变氨基酸代谢。骨骼肌的丢失程度可作为重要的预后因子之一。

2. 脂肪组织　在肿瘤恶病质患者中，不仅有骨骼肌的损失，同时还伴随白色脂肪组织（WAT）的大量丢失或白色脂肪组织褐色化，即白色脂肪转化为褐色脂肪。Petruzzelli 等分析了许多人类癌症模型小鼠的代谢通路，结果发现几乎所有恶性肿瘤都有将白色脂肪持续转化为褐色脂肪的效应，这种变化导致能量消耗增加。

白色脂肪组织的主要作用是将能量以脂肪的形式存储，这种存储形式的效率约是碳水化合物的 6 倍。三酰甘油通过脂解作用将脂肪酸和甘油释放到循环中，然后被其他器官氧化。在荷瘤动物中发现脂质的利用增加，造成脂肪组织降解。脂肪分解主要由 3 种脂肪酶负责完成，即 ATGL、HSL 和 MGL。每克碳水化合物和蛋白质可产生约 4kcal 能量，而每克脂肪酸完全氧化可产生约 9kcal 能量。脂肪分解升高是恶病质特征，导致脂肪组织消瘦和血浆游离脂肪酸水平升高。恶病质患者分离出的脂肪细胞显示出较强的儿茶酚胺和利钠肽诱导的脂解作用。恶病质患者通常会发生胰岛素抵抗或胰岛素分泌减少，可能阻止胰岛素发挥抗脂解作用。脂肪分解过程中从脂肪组织释放的甘油可作为肝糖异生的底物，导致无效底物循环的能量浪费效应。棕色脂肪组织则利用储存的能量产生热量，这是一个消耗能量的过程。在恶病质小鼠和癌症患者中发现较多棕色脂肪组织，能够通过解偶联蛋白 1（Ucp1）介导的产热功能促进能量消耗。激活棕色脂肪功能会导致能量消耗增加，抑制肥胖，同时也会降低血浆中的葡萄糖和脂质水平，从而促进机体能量平衡。

四、临床意义

肿瘤患者的能量代谢及营养状况与临床治疗及预后密切相关。2017 年欧洲肠外肠内营养学会（ESPEN）提出 10%～20% 的癌症患者直接死于营养不良，而不是肿瘤本身。对肿瘤患者进行营养筛查和评估有助于改善肿瘤结局。人体营养状况的评估是一项复杂的任务，当涉及肿瘤患者时，营养评估就变得更加困难。1994 年美国 Ottery 提出患者主观整体评估（patient-generated subjective global assessment，PG-SGA），它是一种专门为肿瘤患者设计的营养状况评估方法。通过专业的营养状况评估，不仅可识别营养不良或有营养不良风险的患者，也可检测营养疗法的有效性。关于恶病质的定义比较公认的是 Fearon 教授 2011 年在有关肿瘤恶病质国际共识中提出的定义：以持续性骨骼肌丢失（伴或不伴脂肪组织丢失）为特征，不能被常规营养支持完全缓解，逐步导致功能损伤的多因素综合征。癌症患者在确诊时可能已发生持续体重下降，蛋白代谢改变已达不可逆程度，因此癌症患者的营养筛查和评估对改善肿瘤结局具有重要的意义。对恶病质程度进行分期，具体如下。①恶病质前期：体重下降 ≤5%，并存在厌食或糖耐量下降；②恶病质期：6 个月内体重下降 >5%，或基础 BMI <20kg/m² + 体重下降 >2%，或体重下降 >2% + 肌肉减少；③难治期：伴瘦体重丢失消耗状态，疾病终末期。石汉平教授等推荐 PG-SGA 作为恶病质患者的营养评估方法，推荐厌食恶病质问卷作为厌食症 / 恶病质质量的功能性评估（the functional assessment of anorexia-cachexia therapy，FAACT）。个体化的营养咨询和营养支持不仅可以改善肿瘤患者的营养不良，更对减少肿瘤治疗并发症、提高生活质量及延长生存期具有重要的意义。

第二节　肿瘤患者能量代谢紊乱机制

由于肿瘤本身、机体反应及治疗方式的选择等多种因素均会造成肿瘤患者发生能量代谢的改变。如厌食症或食物摄入减少而导致营养不良，肿瘤与宿主之间对营养物的竞争导致饥饿状态的加速，从而加剧宿主发生严重的代谢紊乱。

肿瘤患者能量代谢紊乱是由于复杂的多因素导致的。癌症恶病质是一种多器官代谢综合征，尽管肌肉和脂肪组织消瘦是癌症恶病质的主要特征，但肿瘤和宿主衍生的因子，以及全身性炎症也会影响许多其他器官，如脑、肝、心脏、骨骼、胰腺、心肌和肠道，参与恶病质。肿瘤来源的细胞因子引起下丘脑全身炎症，并刺激参与食物摄入调节的神经肽。厌食症加剧了癌症恶病质的身体消耗。除肿瘤来源的介质外，脂肪因子、肌肉细胞因子（肌动蛋白）和脑源性厌食因子也影响骨骼肌和脂肪的消耗，并增加肿瘤微环境中的炎症。组织间的这种交流直接或间接影响组织代谢和恶病质综合征的严重程度。炎症性细胞因子可增加白色脂肪组织的脂解作用，释放出游离脂肪酸，进一步加剧肿瘤并促进肌肉消瘦。恶病质可导致脂肪组织褐变（白色脂肪组织转换为棕色脂肪组织）并增加产热作用。反过来，肌动蛋白激活骨骼肌和脂肪组织中的致病机制。肌蛋白消耗会释放游离氨基酸，从而驱动肝的急性期反应。肿瘤相关的肠道微生物群功能异常会改变骨骼肌中的线粒体能量代谢，从而导致恶病质癌症患者的能量负平衡。在癌症介导的骨转移的情况下，破骨细胞的活性增加会导致 TGF-β 从骨基质中活化，从而促进肌肉消瘦并降低肌肉强度。胃肠道有效吸收营养是全身能量代谢的第一步。然而胃肠道肿瘤或癌性肠梗阻的患者能量物质的吸收常受到严重影响，高达83%的上消化道恶性肿瘤患者会发生体重减轻。肿瘤患者可能由于肿瘤导致食欲缺乏、营养物质吸收不良，引起外源性营养不良。以下主要探讨引起肿瘤患者代谢紊乱的内源性因素。

一、无效循环增加

肝与肿瘤之间的 Cori 循环属于无效循环，因为肿瘤将葡萄糖转化为乳酸产生的 ATP 远少于从乳酸产生葡萄糖所需的 ATP。肿瘤患者的骨骼肌中大量蛋白质分解加速，氮流（主要为丙氨酸形式）到达肝，进入糖异生及合成急性期蛋白。同时骨骼肌的蛋白分解生成谷氨酰胺，主要到达肿瘤细胞作为氮供体用于蛋白质和 DNA 的合成。在肿瘤患者中常发现有脂肪酶的激活，脂肪酶参与三酰基甘油（TAG）的脂解作用，从而产生非必需脂肪酸（NEFA）和甘油。甘油在肝参与糖异生，而非必需氨基酸则被肿瘤细胞利用合成生物量。肿瘤细胞消耗大量葡萄糖生成乳酸，然后将其输出到循环系统中。肝使用乳酸作为糖异生底物，部分补偿了乳酸相关的酸中毒（图 2-12-1）。另一个无效循环是发生在线粒体中的质子循环，由于解偶联，该循环可能在癌症中被激活。肿瘤患者骨骼肌线粒体中 ATP 合成减少。

二、内分泌因素

在生理情况下，胃肠道系统和脂肪组织把外周营养状况信号传到下丘脑，经信息处理后，神经内分泌肽和神经递质通过自主神经系统和内分泌系统作用于靶器官，从而达到对能量的动态调节。瘦素是一种蛋白质激素，可从周围向大脑发送传入信号，调节脂肪组织的质量。瘦素的水平与体内脂肪量呈正相关，血浆瘦素浓度的动态变化可激活能量代谢途径。瘦素通过下游的下丘脑神经肽降低食欲，并增加能量消耗。饥饿状态或体内脂肪减少时会导致瘦素减少，使体内能量处于正平衡状态；相反，食物摄入将超过能量消耗。生长激素释放肽（ghrelin）、神经肽 Y（NPY）和其他食欲刺激性神经肽的增加，以及促肾上腺皮质激素释放因子（CRF）和黑皮质素等激素活性的降低介导了这种代偿反应。而肿瘤会产生诱导或模仿瘦素过多的负反馈信号，导致补偿反应无法进行，引起持续厌食（食欲缺乏）和恶病质（肌肉消瘦和体重失控）。另外，5-HT 可能与进食后的饱腹感相关，是导致厌食症及恶病质的重要效应因子之一。5-HT 可在外周和中枢由色氨酸合成。在肿瘤患者血浆和脑中发现色氨酸水平明显升高。棕色脂肪组织中的儿茶酚胺信号可促进解偶联蛋白 1（UCP1）的表达，通过将氧化磷酸化与 ATP

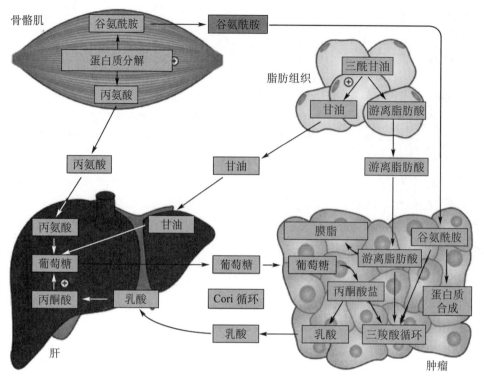

图 2-12-1　肿瘤细胞无效循环

引自：Argilés JM，Busquets S，Stemmler B，et al，2014. Cancer cachexia：understanding the molecular basis. Nat Rev Cancer，14（11）：754-762.

的产生脱钩，从而产生热量。因此，儿茶酚胺水平也与棕色脂肪组织活性和 BMI 相关。在恶病质小鼠中儿茶酚胺信号转导增强，但是通过普萘洛尔阻断 β- 肾上腺素可以阻止产热增加。检测大肠癌的恶病质小鼠的表达谱显示脂质蓄积和脂肪酸氧化的关键调节因子发生了变化，包括 UCP1 表达增加，表明棕色脂肪组织被激活。

　　近年来，肠道激素在代谢调节中的意义受到了人们的关注，尤其是胃源性生长激素释放肽（即所谓的"饥饿激素"）在恶病质患者中的重要作用。生长激素释放肽最初在啮齿动物慢性心力衰竭（一种通常也与患者恶病质相关的综合征）模型中被发现，后续研究发现它参与食欲、肠蠕动和胃酸分泌及白色和棕色脂肪组织功能的调节、葡萄糖代谢，现已被探索用于治疗恶病质和厌食症。近 50% 转移性肿瘤的男性患者发现睾丸激素水平降低，睾丸激素水平降低可导致骨骼量，肌肉量和性功能降低。低浓度的睾丸激素和其他促分解激素是导致恶病质相关骨骼肌浪费的主要因素。

三、肿瘤来源的物质调控及炎症因子

　　除激素原因外，肿瘤来源的促分解物质和炎症因子也可能是引发癌症相关能量代谢紊乱的重要因素之一（表 2-12-2，表 2-12-3）。较为熟知的是脂质动员因子（LMF）和蛋白水解诱导因子（PIF），它们均可直接作用于脂肪组织和骨骼肌。LMF 是一种锌 α₂ 糖蛋白（ZAG；也称为 AZGP1），可增强脂肪细胞对脂解刺激的敏感性，通过 cAMP 信号通路引起甘油从睾丸脂肪细胞中释放，并具有直接分解脂肪的作用。PIF 通过泛素 - 蛋白酶体途径促进蛋白质降解，同时抑制蛋白质合成。

表 2-12-2　炎症因子对能量代谢的影响

炎症因子	作用机制
IL-6	与 IL-6 受体结合，激活 JAK/STA 通路，上调 ATGL，促进脂肪降解
	与 gp130 受体结合，介导厌食症
TNF-α	TNF-α 可激活果糖 6- 磷酸和果糖 1,6- 二磷酸之间的无效循环
	激活泛素 E3 连接酶，通过蛋白酶途径促进肌肉蛋白降解
	激活了应激相关蛋白激酶和 IκB 激酶 β/NF-κB 通路
IFN-γ	介导胰岛素抵抗

表 2-12-3　肿瘤来源的促分解物质对能量代谢的影响

肿瘤来源的促分解物质	作用机制
LIF	与 LIF 受体结合激活 JAK/STA 通路
PIF	与 PIF 受体结合激活 NF-κB 通路
贫血诱导因子	抑制红细胞和免疫细胞功能
Toxohormone L	促进脂肪分解及厌食

已有多项研究发现炎症介质在肿瘤患者能量代谢中扮演着重要角色。肿瘤或免疫细胞衍生的肿瘤坏死因子 -α（TNF-α）是最主要的促炎细胞因子之一，也是肿瘤引起脂肪和骨骼肌消耗的主要介质。TNF-α 可激活泛素 E3 连接酶，通过蛋白酶途径促进肌肉蛋白降解。TNF-α 刺激肌肉组织的蛋白质降解，如肌球蛋白重链（MHC），而非改变蛋白质的合成速率。TNF-α 不仅促进肌原纤维的分解，还可抑制骨骼肌细胞的分化。在大鼠中用重组 TNF-α 后发现 TNF-α 通过激活泛素 E3 连接酶途径及减少新的肌肉蛋白形成，导致骨骼肌组织消耗产能，肌肉量减少。肿瘤患者骨骼肌中 TNF-α 表达上调与胰岛素抵抗相关，部分原因是激活了应激相关蛋白激酶（JNK）和 IκB 激酶 β（IKKβ）/NF-κB 通路。在肿瘤组织中常发现 NF-κB 通路被激活。NF-κB 信号通路可刺激炎症相关因子分泌增加，如细胞因子、金属蛋白酶等；而部分促炎因子如 IL-1β、IL-6 或 TNF-α 等可激活 NF-κB，形成正反馈环路，进一步促进肿瘤患者的肌肉减少、热量产生。TNF-α 还可激活单核细胞趋化蛋白 1（monocyte chemotactic protein 1，MCP-1）的表达，该蛋白将单核细胞吸引至脂肪组织，从而促进炎症反应的发生。活化的巨噬细胞是 TNF-α 的主要来源，可促进脂质的动员，导致患者体重减轻。

除 TNF-α 外，活化的巨噬细胞还在癌症恶病质过程中分泌 IL-6。一方面，IL-6 可与神经元细胞膜表面 gp130 受体结合，参与患者厌食症的发生。另一方面，IL-6 可激活肝的急性期反应。该途径的第一步是 IL-6 与膜结合受体 gp130 结合，激活下游 JAK/STAT 通路，STAT 移位入核，进而诱导急性期蛋白的转录。白血病抑制因子（LIF）是癌细胞的 IL-6 细胞因子家族成员。通过结合受体 LIFR-α 和共受体激活 JAK / STAT 导致脂肪组织三酰甘油脂肪酶（ATGL）上调，促进脂肪降解。干扰素 -γ（IFN-γ）是一种多效细胞因子，对癌症恶病质时脂肪降解起至关重要的作用。IFN-γ 升高与肿瘤发展过程中的厌食和体重减轻密切相关。另外，在恶病质患者中，IFN-γ 通过减少葡萄糖摄取来介导胰岛素抵抗，这会导致白色脂肪组织（WAT）中的脂质分解作用增强。

四、抗肿瘤治疗对能量代谢的影响

肿瘤患者在接受手术、化疗、放疗等治疗手段后，其能量代谢也会发生变化。已有多项研究对肿瘤患者治疗前后的 REE 进行测定，发现治疗后患者的 REE 普遍下降。一方面，由于接受治疗后，患者的肿瘤病灶被清除或缩小，荷瘤状态的变化导致 REE 下降。另一方面，部分治疗药物对患者全身代谢状态有较大影响，如 β 受体阻滞剂类药物。

（罗贵娟　缪明永）

参 考 文 献

曹冬兴，吴国豪，2008. 恶性肿瘤病人能量消耗及机体组成变化测定. 中华医学会外科学分会临床营养支持学组. 中华医学会第十一届全国营养支持学术会议论文汇编. 中华医学会外科学分会临床营养支持学组：浙江省科学技术协会：2.

黄翠花，蔡威，2010. 恶性肿瘤患者能量代谢及相关机制的研究进展. 上海交通大学学报（医学版），30(1): 42-45.

缪明永，2015. 肿瘤状态下骨骼肌异常代谢. 肿瘤代谢与营养电子杂志，2(2): 1-7.

中国抗癌协会肿瘤营养与支持治疗专业委员会，2015. 肿瘤恶液质营养治疗指南. 肿瘤代谢与营养电子杂志，(3): 27-31.

Argilés JM, Busquets S, Stemmler B, et al, 2014. Cancer cachexia: understanding the molecular basis. Nat Rev Cancer, 14(11): 754-762.

Blasco Redondo R, 2015. Resting energy expenditure：assessment methods and applications. Nutr Hosp, 31 (Suppl 3): 245-254.

Fearon K, Strasser F, Anker SD, et al, 2011. Defnition and classifcation of cancer cachexia: an international consensus. Lancet Oncol, 12(5): 489-495.

Ibrahim EM, Al-Foheidi MH, Al-Mansour MM, 2021. Energy and caloric restriction, and fasting and cancer: a narrative review. Support Care Cancer, 29(5): 2299-2304.

Jouinot A, Vazeille C, Goldwasser F, 2018. Resting energy metabolism and anticancer treatments. Curr Opin Clin Nutr Metab Care, 21(3): 145-151.

Nguyen TYV, Batterham MJ, Edwards C, 2016. Comparison of resting energy expenditure between cancer subjects and healthy controls: A meta-analysis. Nutr Cancer, 68(3): 374-387.

Petruzzelli M, Schweiger M, Schreiber R, et al, 2014. A switch from white to brown fat increases energy expenditure in cancer-associated cachexia. Cell Metab, 20(3): 433-447.

Purcell SA, Baracos VE, Chu QSC, et al, 2020. Profiling determinants of resting energy expenditure in colorectal cancer. Nutr Cancer, 72(3): 431-438.

Siddiqui JA, Pothuraju R, Jain M, et al, 2020. Advances in cancer cachexia: Intersection between affected organs, mediators, and pharmacological interventions. Biochim Biophys Acta Rev Cancer, 1873(2): 188359.

Suzuki H, Asakawa A, Amitani H, et al, 2013. Cancer cachexia--pathophysiology and management. J Gastroenterol, 48(5): 574-594.

Watanabe M, Houten SM, Mataki C, 2006. Bile acids induce energy expenditure by promoting intracellular thyroid hormone activation. Nature, 439(7075): 484-489.

Xu WP, Cao DX, Lin ZM, et al, 2012. Analysis of energy utilization and body composition in kidney, bladder, and adrenal cancer patients. Urol Oncol, 30(5): 711-718.

第13章 肿瘤患者糖代谢紊乱

葡萄糖是机体的主要能量来源，同时糖代谢的中间产物又可作为合成脂类、蛋白质、核酸等生物大分子物质的原料。糖代谢紊乱存在于多数肿瘤患者中。早在 20 世纪初，有研究者发现肿瘤恶病质患者对胰岛素敏感性下降。随着高胰岛素正葡萄糖钳夹（hyperinsulinemic euglycemic clamp，HEC）等技术的出现，研究者们证实了肿瘤患者特别是恶病质状态下易出现糖代谢紊乱，主要表现为部分患者胰岛素分泌不足、胰岛素抵抗和高血糖；葡萄糖利用降低；肝糖异生增强，葡萄糖转化更新加快，无效循环增强；肝糖原合成。而肿瘤患者发生糖代谢紊乱主要归因于肿瘤因素、患者因素及治疗因素。肿瘤本身的异常扩增，体内炎症反应，内分泌紊乱，或肿瘤引发的肠梗阻等并发症，都会引起机体糖代谢异常；除肿瘤本身因素影响外，肿瘤患者采取的治疗方式如手术术式、放化疗或药物治疗等均会对机体糖代谢产生影响。另外，患者的应激状态对糖代谢的影响也不容忽视。

第一节 肿瘤患者糖代谢异常变化

一、肿瘤患者糖代谢紊乱

糖代谢异常是肿瘤的经典代谢特征，最早由德国科学家 Otto Warburg 发现，他提出肿瘤细胞与正常细胞相比，即使在氧气供应充足的情况下，依然摄取大量葡萄糖通过糖酵解过程产生乳酸，即大家熟知的瓦博格效应。糖代谢紊乱普遍存在于肿瘤的发生、发展中。肿瘤患者常表现出胰岛素抵抗（insulin resistance）、糖耐量减低（impaired glucose tolerance）、空腹血糖受损（impaired fasting glucose），甚至糖尿病（diabetes mellitus）。胰岛素是重要的内分泌激素，是人体唯一的具有降低血糖作用的激素。胰岛素与各组织上的胰岛素受体结合后激活酪氨酸激酶，通过信号传导系统调节基因表达生成效应蛋白，进而参与体内多种物质的代谢调节。脂肪、肌肉和肝是它的主要靶器官。胰岛素抵抗是指正常量的胰岛素不能产生正常的生理效应，需要高水平的胰岛素来维持正常的生理功能，胰岛素代偿性升高而发生高胰岛素血症。研究显示肿瘤患者的糖尿病风险会明显增加，且不同癌症的风险有所不同。

我国一项研究通过分析 2048 例恶性肿瘤患者的糖代谢情况，发现肿瘤患者糖尿病或糖代谢异常的发病率高达 28%，其中肝癌、胰腺癌患者更易发生糖代谢紊乱（表 2-13-1）。据统计，约 85% 的胰腺癌患者在确诊前 3 年内会出现空腹血糖异常，提示血糖异常时胰腺癌的早期特征表现之一。

表 2-13-1 不同类型肿瘤患者空腹血糖发生率

肿瘤类型	总数 n（%）	HFPG		LFPG	
		n（%）	P	n（%）	P
肺癌	364（15.1）	99（27.2）	0.002	17（4.7）	0.000
肠癌	301（12.5）	96（31.9）	0.000	17（5.6）	0.000
肝癌	242（10.1）	86（35.5）	0.000	18（7.4）	0.000

续表

肿瘤类型	总数 n（%）	HFPG		LFPG	
		n（%）	P	n（%）	P
乳腺癌	169（7.0）	44（26.0）	0.049	0（0.0）	0.694
白血病	160（6.7）	55（34.4）	0.000	20（12.5）	0.000
胃癌和贲门癌	157（6.5）	35（22.3）	0.319	2（1.3）	0.553
鼻咽癌	134（5.6）	29（21.6）	0.437	7（5.2）	0.000
食管癌	91（3.8）	20（22.0）	0.476	11（12.1）	0.000
颅内肿瘤	87（3.6）	26（30.0）	0.000	5（5.7）	0.000
淋巴癌	78（3.2）	28（35.9）	0.003	7（9.0）	0.000
甲状腺癌	73（3.0）	13（17.8）	0.922	3（4.3）	0.000
宫腔癌	70（2.9）	19（27.1）	0.137	1（1.4）	0.365
膀胱癌	59（2.6）	16（27.2）	0.172	3（5.1）	0.000
前列腺癌	42（1.7）	12（28.6）	0.179	1（2.4）	0.611
皮肤癌	41（1.7）	10（24.3）	0.424	0（0.0）	1.000
胰腺癌	35（1.5）	20（57.1）	0.000	1（2.9）	0.521
对照	2006（100）	370（18.4）		11（0.5）	

注：HFPG. 空腹高血糖，FPG ≥ 6.1mmol/L；LFPG. 空腹低血糖，FPG ≤ 3.9mmol/L。

　　肝是人体调节血糖的重要器官。当血糖浓度升高时，肝通过合成肝糖原等途径来降低血糖浓度；当血糖浓度过低时，通过分解肝糖原及加强糖异生过程来调节血糖。多项临床研究发现在肝癌患者中存在糖代谢紊乱。脂联素是一种来自脂肪组织的蛋白质，被认为是脂质和葡萄糖代谢的调节剂。在肝中，脂联素可增加脂肪酸的 β- 氧化过程，从而降低肝三酰甘油的含量，以及降低胰岛素抵抗。一项研究分析了慢性肝病和肝细胞癌患者血清中脂联素水平和胰岛素抵抗水平，结果发现肝细胞癌患者中血清脂联素水平明显降低，且与肿瘤大小和数量呈负相关。肝癌多合并有肝硬化等基础肝病，此时肝细胞功能受损，糖原合成酶等活性降低，导致糖原合成能力下降。另外，由于肿瘤无限增殖的特性，肿瘤组织代谢旺盛，对葡萄糖的利用或消耗增加，而肝癌患者进食后肝糖原的合成启动较为缓慢。正常情况下，胰腺 β 细胞分泌的胰岛素原裂解成 1 分子胰岛素和 1 分子 c 肽进入门静脉，胰岛素可被肝摄取代谢。研究人员发现在肝癌患者中胰岛素和 c 肽升高，高胰岛素血症会导致胰岛素抵抗，胰岛素抵抗又会加重高胰岛素血症，两者相互影响，最终

导致胰岛 β 细胞功能受损，当其失代偿时会出现糖耐量改变，甚至发展为糖尿病。

　　肿瘤患者并发糖代谢紊乱不仅可表现为糖耐量减低、糖尿病等，也可出现低血糖。肝癌患者伴低血糖症的发生率为 4.6% ～ 30%，这类患者常伴有严重的肝肾功能障碍。低血糖多发生于夜间或凌晨空腹时，测定其空腹胰岛素及 c 肽均显示正常。肝癌患者发生低血糖的原因可能是肝对胰岛素灭活作用减退，且肝糖原的储备减弱，分解减少及葡萄糖利用率增加。另外肝癌患者可合并副癌综合征，试验发现这类患者呈空腹低血糖，口服葡萄糖后血糖值高峰后延，且与肝癌大小、Child-Pugh 积分及 AFP 值呈正相关。

　　临床研究发现乳酸水平可能与胃癌患者的病情有关，且高乳酸水平的 IV 期胃癌患者预后较差。之前认为代谢"废物"乳酸可能在肿瘤的发生、发展过程中扮演着重要角色。肿瘤细胞中己糖激酶 -2（HK-2）、磷酸果糖酶（PFK）、M2 型丙酮激酶（PKM2）等糖酵解关键酶表达上调，糖酵解过程加速产生大量乳酸。一方面，乳酸通过糖异生通路生成葡萄糖。1mol 葡萄糖酵解仅生成 2mol ATP，而自乳酸合成葡萄糖需消耗 6mol

ATP，每一次循环有 4 个高能磷酸键的损失，因此在这一无效循环中浪费了大量能量，进一步增加了肿瘤患者的能量消耗。正常人体约有 20% 的葡萄糖转化是由 Cori 循环完成的，但在恶病质患者中，50% 的葡萄糖转化是由 Cori 循环完成的，60% 的乳酸再次进入 Cori 循环。另一方面，乳酸可在癌细胞和非恶性细胞之间或在癌细胞之间建立代谢偶联，从而维持肿瘤生长。

由于胰岛素分泌减少、胰岛素敏感性下降，葡萄糖消耗降低，糖异生过程加速，肿瘤患者的糖代谢更易出现紊乱。然而临床上肿瘤患者的糖代谢紊乱由于癌种的不同、治疗方式的不同、胃肠道功能等个体差异而更为复杂。

二、恶性肿瘤与糖代谢异常的相互影响

糖尿病与肿瘤的密切关系已受到临床医师和研究者们的重视。一项涉及全球 2000 万人群的研究发现，与无糖尿病人群相比，女性糖尿病患者的癌症风险升高了 27%，男性患癌风险升高了 19%。这可能与糖尿病患者的高糖环境抑制了体内 AMP 依赖的蛋白激酶（AMPK）活性有关。DNA 甲基化（5mC）和羟甲基化（5hmC）是常见的表观遗传修饰，而 5hmC 参与去甲基化过程，可促进抑癌基因的表达，而 5mC 常抑制抑癌基因的表达；TET2 蛋白负责将 5mC 氧化为 5hmC。AMPK 活性下降导致对 TET2 蛋白的磷酸化作用减弱，使 TET2 蛋白稳定性下降，从而抑制 5mC 向 5hmC 转化，这可能是导致癌症发生率升高的原因之一。另外，高胰岛素血症可减少性激素结合球蛋白（SHGB），增加游离睾酮的浓度，影响雌激素产生，进而增加乳腺癌发生的风险。胰岛素抵抗或高胰岛素血症可引起卵巢细胞过度增殖，最终生成过量的雌酮，是糖代谢异常时子宫内膜癌高发的主要促癌机制。糖尿病患者血糖水平还可能对患者的肿瘤标志物水平产生影响。如 2 型糖尿病患者 FPG、糖化血红蛋白升高可导致 CEA、CA19-9 表达水平升高。2 型糖尿病合并肺癌患者肿瘤标志物水平与其血糖波动幅度密切相关，血糖波动幅度较大不利于其血清肿瘤标志物水平的控制。血糖在肿瘤复发中也起重要作用。如肝癌根治性切除术后高血糖会增加肿瘤复发风险，术后积极进行血糖监测对预防肝癌早期复发具有重要的意义。

三、靶向糖代谢的研究进展

生酮饮食（ketogenic diet，KD）是一种以脂肪为主要能量来源，限制葡萄糖的摄入，合理配比蛋白质及其他营养素的配方饮食。生酮饮食使机体能量供应由葡萄糖代谢转为脂代谢，机体通过肝氧化分解脂肪酸生成中间代谢产物酮体，即乙酰乙酸（acetoacetate）、β-羟丁酸（β-hydroxybutyrate，β-HB）和丙酮（acetone），而肿瘤细胞中酮体相关酶表达较低，酮体利用率低。研究发现生酮微环境可通过细胞线粒体损伤，增加细胞内的 ROS 生成量，对细胞增殖、自我更新及葡萄糖转运体功能产生抑制作用。KD 最早用于治疗脑部疾病（如癫痫），随着对生酮疗法研究的逐渐深入，KD 逐渐应用于肿瘤治疗，并取得了一定效果。越来越多的证据表明，当酮体作为主要能量来源时，正常细胞能够获得足够其生存的能量，而肿瘤细胞因无法利用酮体而使其自身生长代谢受到抑制，虽然临床上采用 KD 治疗肿瘤的研究仍然有限，但是大量基础研究已证实 KD 的抗肿瘤疗效，这表明 KD 可能是肿瘤代谢调节治疗的潜在治疗策略。PI3K 抑制剂可抑制肌肉和其他组织摄取葡萄糖，导致血糖升高和胰岛素释放。胰岛素激增激活了肿瘤中的 PI3K 信号，限制 PI3K 抑制剂对肿瘤生长的作用。但给予小鼠 KD 后可减缓伴随 PI3K 抑制的高血糖和胰岛素释放，从而提高 PI3K 抑制剂的抗肿瘤效果。

代谢酶的变化在肿瘤患者糖代谢紊乱的发生中起重要作用。干预基因定义的代谢变化有助于产生临床治疗新机会。如三羧酸循环的催化酶 FH 和 SDH 在多种肿瘤中发生突变，不仅导致三羧酸循环异常，还可引起同源重组 DNA 修复机制的异常。这种修复需要 α 酮戊二酸依赖的去甲基化酶 KDM4A 和 KDM4B，高浓度的富马酸盐和琥珀酸盐与 2-HDG 的作用相似，可抑制 KDM4A 和 KDM4B 活性。因此，缺乏 FH 和 SDH 的肿瘤细胞中无效的 DNA 修复使它们对阻断 DNA 修复的药物敏感。此外，近期批准用于治疗胰腺癌的 devimistat（CPI-613）是三羧酸循环抑制剂，可靶向抑制多种三羧酸循环催化酶。与 FOLFIRINOX 方案相比，devimistat 联合 FOLFIRINOX 化疗组患者的客观缓解率为 61%，完全缓解率为 17%。

第二节　肿瘤患者糖代谢紊乱机制

一、肿瘤因素

（一）肿瘤增殖需大量葡萄糖等能量供应

肿瘤组织发生明显的代谢改变是目前肿瘤研究的共识之一。肿瘤组织内的低氧状态引起 HIF-1α 水平升高，进一步增加了肿瘤细胞对葡萄糖的摄取。而肿瘤细胞内葡萄糖摄取的增加不仅会导致糖酵解途径增强，同时糖酵解中间产物积累，磷酸戊糖途径增强，为肿瘤细胞增殖提供生物大分子及还原当量。

（二）炎症

肿瘤坏死因子 TNF-α 是一种多效细胞因子，可通过多种途径对胰岛素抵抗产生影响；肿瘤细胞分泌大量的 IL-6 对胰岛 β 细胞产生细胞毒作用，间接诱导 β 细胞凋亡及胰岛素抵抗发生。CRP 是一种敏感的急性期反应蛋白，恶性肿瘤患者各种癌性病变都可能导致 CRP 水平升高，CRP 受 TNF-α 和 IL-6 的调节，CRP 水平的升高会进一步参与胰岛素抵抗和糖尿病的发生、发展。

（三）肿瘤并发症所致糖代谢紊乱

恶性肠梗阻是胃肠道肿瘤或卵巢癌等患者的常见并发症之一。恶性肿瘤患者合并肠梗阻后，由于胃肠道功能障碍，肠道屏障遭到破坏，肠壁灌注可能会减少，导致进行性肠缺血和坏死，黏膜缺血促进壁内细菌入侵，引发炎性反应、菌群易位，加之营养支持缺乏，常会发生糖代谢紊乱。

（四）内分泌紊乱

部分肿瘤除了肿瘤本身及转移引起症状外，还可通过产生激素性或体液性物质而引起多种临床表现，即异位激素综合征。多见于 APUD（amine precursor uptake decarboxylation）瘤，如燕麦细胞支气管肺癌（约占 50%）。不同部位的类癌，如胰岛癌、甲状腺髓样癌、嗜铬细胞瘤、神经母细胞、黑色素瘤等，以及非 APUD 瘤，如肺腺癌、鳞状细胞癌、肝癌也可引起异位激素分泌综合征。异位激素包括胰高血糖素、肾上腺皮质激素、促肾上腺皮质激素、促性腺激素、异源生长激素、血清淀粉样肽等，这些激素属于胰岛素拮抗激素，可诱发胰岛素抵抗的产生和不同程度的糖代谢异常。

发生于胰腺的肿瘤易引起血糖水平升高，甚至可诱发糖尿病。胰腺癌相关糖尿病存在外周胰岛素抵抗，糖原合成酶 I 活性下调、糖原磷酸化酶活性上调，进而影响糖原的合成和储存。有研究发现胰腺癌组织和血清中的肾上腺髓质素（adrenomedullin，ADM）明显上调，抑制胰岛素分泌。同时，部分胰腺癌患者血清胰岛素自身抗体（IAA）和胰岛细胞抗体（ICA）阳性，提示胰腺癌相关糖尿病可能与自身免疫相关。

二、治疗

（一）手术对糖代谢的影响

胰腺癌是常见的消化道恶性肿瘤，外科手术是治疗胰腺癌的首选方法，最常见的手术方式为胰十二指肠切除术和远端胰腺切除术。然而，无论何种手术方式必然会导致胰腺实质减少，引起 β 细胞数量下降，从而影响患者血糖的调节，发生糖代谢紊乱。胰腺肿瘤不同术式对糖代谢影响也不尽相同。胰十二指肠切除术对患者的创伤较大，但术后早期应激状态下患者血糖水平波动较小，可以认为，它对改善患者糖代谢较有意义。关于胰十二指肠切除术改善血糖水平的机制，研究者认为与胰十二指肠切除术导致胃肠转流有关。胰十二指肠切除术后食物可以较术前提前进入回肠，导致胃肠激素的改变。胃肠转流手术还可以促进胰岛素的合成和分泌，以及胰岛 β 细胞对葡萄糖的敏感性，从而降低血糖。目前诸多证据认为转流手术后导致胰高血糖素样肽 -1（GLP-1）、YY 肽（PYY）、生长激素释放肽（ghrelin）、瘦素（Leptin）、胰岛素生长因子 1（IGF-1）等胃肠激素的一系列变化是影响机体糖代谢的重要因素。

（二）药物对糖代谢的影响

肿瘤化疗药物及肿瘤化疗辅助药物也会对糖代谢产生影响。左旋门冬酰胺酶、甲氨蝶呤、环磷酰胺、顺铂、泼尼松、长春碱类、紫杉类、氟尿嘧啶等均可引起血糖水平升高，多数呈一过性，偶尔也可以是永久性的，甚至导致酮症酸中毒。化疗药物可通过破坏胰岛 β 细胞或损伤肝肾功能等机制增加高血糖的发生风险，且不同类型癌症及不同化疗方案，上述风险不同。

化疗药物常伴随较大的不良反应，如过敏、胃肠道反应等，因此肿瘤患者接受化疗的同时常给予辅助药物。激素时常用的化疗辅助药物之一。糖皮质激素可减少胰岛素分泌，促进糖异生，增加胰岛素抵抗，诱发高血糖。有研究显示在使用糖皮质激素后，超过 80% 非糖尿病患者血糖峰值超过 11.1 mmol/L。对接受激素治疗的肿瘤患者应行糖耐量监测。在激素治疗期间原有口服降糖药物多已不能有效控制血糖水平，需要调整剂量，建议补充胰岛素或改用胰岛素治疗。肿瘤患者化疗后出现发热、腹泻、过敏、水肿等情况时，使用吲哚美辛、阿司匹林、噻嗪类利尿剂及奥曲肽等化疗辅助药物，可增加糖代谢紊乱及血糖控制的难度。奥曲肽是一种生长抑素的八肽衍生物，对生长激素、胰高血糖素和胰岛素释放有抑制作用，可影响机体对血糖的调节，若长期使用会出现持续性高血糖。

近 10 年肿瘤免疫治疗的研究取得了明显的进展。2013 年，*Science* 将肿瘤免疫治疗列于十大科学突破之首。目前，肿瘤免疫疗法已在多种肿瘤，如黑色素瘤、肺癌、前列腺癌和肾癌等多种实体瘤中展示了良好的治疗效果。另外，尽管免疫治疗在晚期肿瘤患者的治疗中有较为确切的疗效，但免疫治疗相关不良反应也逐渐受到人们的重视。其中免疫检查点抑制剂对内分泌系统的毒性会引起血糖波动，如未能及时鉴别并治疗，可能会造成严重后果。2018 年 12 月，来自美国范德堡大学等机构的科学家通过世界卫生组织全球个体病例安全报告数据库 VigiBase，分析了 283 例于 2014～2018 年在接受免疫检查点抑制剂治疗后新发的糖尿病病例，并将结论发表在 *Diabetes Care*，他们发现有 50% 的病例表现为糖尿病酮症酸中毒。糖尿病发生在免疫检查点抑制剂首次治疗后 5～790 天，中位时间为 116 天。

（三）放疗

放疗是肿瘤综合治疗中的重要组成部分。60%～70% 的恶性肿瘤患者在整个治疗过程中需要接受放疗。放疗的机制主要是通过自由基诱导的 DNA 损伤来杀死肿瘤细胞。恶性肿瘤细胞对放疗的抵抗与该恶性肿瘤有氧糖酵解的糖代谢方式密切相关。研究发现有氧糖酵解途径的产物构成了肿瘤微环境中的氧化还原缓冲系统，有效清除了自由基和活性氧，从而削弱了放疗的疗效。因此抑制恶性肿瘤细胞的糖代谢可能会促进其放疗的敏感性，改善患者放疗的疗效，改善生存期，降低死亡率。

（四）营养支持

肿瘤患者在接受手术、化疗等治疗后血糖水平可能会受到影响，而营养支持状况也会影响患者的血糖水平。产生恶病质的因素很多与营养因素相关，如食物摄入下降、分解代谢亢进、长期卧床等，在这些互相作用、互相促进的因素下会导致机体蛋白质分解增加、脂肪合成减少、葡萄糖代谢加速等高代谢症状。营养治疗的目的是纠正恶病质，改善机体功能，提高生活质量，延长预期生命。然而高血糖是鼻饲或肠外营养的常见并发症。肠内营养在实施过程中，由于配方不当、营养液输注过快或胰岛素用量不足等因素，可导致患者血糖水平波动；患者在应激状态糖耐量下降，也可加剧血糖波动甚至发生继发性酮症酸中毒或高渗性昏迷。而低血糖多发生于长期应用要素膳后突然停止的患者。因此，对于需要营养支持的肿瘤患者，应选择合适的营养设备、喂养途径及给予方式，合理调整浓度，密切监测血生化及尿糖等指标。肿瘤术后患者应强化护理及血糖监测，可有效控制血糖变化，从而加快切口愈合。在食管癌术后患者中发现早期给予肠内营养的患者血糖控制更佳，且白蛋白等营养指标更高。

三、应激反应

一方面，肿瘤患者在面对肿瘤初诊或治疗及预后会产生紧张、焦虑甚至绝望等负面情绪；另一方面，由于术后可能造成形象的改变，患者可能产生自卑、抑郁的心理状态。这种心理状态可使患者的糖代谢发生异常，进而出现血糖异常增高。另外，术后疼痛作为一种应激，同样可使机体产生应激反应，使机体释放多种应激因素，如糖皮质激素、儿茶酚胺、生长激素等，同时胰岛素分泌减少，肝糖原分解增加，糖异生增强，使外周组织产生胰岛素抵抗，造成糖代谢紊乱，进而出现应激性高血糖。

（罗贵娟 缪明永）

参 考 文 献

陈涛，金钢，胡先贵，等，2012. 不同治疗术式对胰腺肿瘤病人糖代谢影响的前瞻性研究. 中国实用外科杂志，

32(1): 80-84.

郭佳星，郁志龙，宝莹娜，2017. 恶性肿瘤糖代谢与放射

治疗关系的研究进展. 肿瘤代谢与营养电子杂志, 4(4): 34-40.

黄蓉蓉, 2008. 原发性肝癌患者糖代谢的临床分析. 肿瘤研究与临床, 20(11): 752-753.

康冬梅, 2016. 恶性肿瘤糖代谢异常及临床对策. 中国医学前沿杂志 (电子版), 8(1): 11-14.

马晴, 张军伟, 2020. 2 型糖尿病患者食管癌术后营养方案对血糖控制水平及病情转归的影响. 中国卫生工程学, 19(1): 112-114.

庞文璟, 袁耀宗, 2014. 胰腺癌相关糖尿病的临床特征和分子机制研究进展. 胃肠病学, 19(2): 110-113.

田辛辛, 2019. 肝癌精准肝切除术后高血糖对肿瘤复发的影响. 肝脏, 24(10): 1184-1186.

万朋, 2015. 肝细胞性肝癌与糖代谢异常关系的研究进展. 西藏医药, 36(1): 79-81.

姚皓, 肖青勉, 王大庆, 等, 2019. 胃癌患者的乳酸水平及其与晚期胃癌患者预后的关系. 广西医学, 41(22): 2921-2923.

张杰, 袁保辉, 俞伟男, 等, 2017. 生酮饮食抗肿瘤机制研究进展. 肿瘤代谢与营养电子杂志, 4(2): 216-220.

Faubert B, Solmonson A, DeBerardinis RJ, 2020. Metabolic reprogramming and cancer progression. Science, 368(6487): eaaw5473.

Lin X, Xiao Z, Chen T, et al, 2020. Glucose metabolism on tumor plasticity, diagnosis, and treatment. Front Oncol, 10: 317.

Masi T, Patel BM, 2021. Altered glucose metabolism and insulin resistance in cancer-induced cachexia: a sweet poison. Pharmacol Rep, 73(1): 17-30.

Pant K, Richard S, Peixoto E, et al, 2020. Role of glucose metabolism reprogramming in the pathogenesis of cholangiocarcinoma. Front Med(Lausanne), 7: 113.

Pearson-Stuttard J, Zhou B, Kontis V, et al, 2018. Worldwide burden of cancer attributable to diabetes and high body-mass index: a comparative risk assessment. Lancet Diabetes Endocrinol, 6(6): e6-e15.

Wright JJ, Salem JE, Johnson DB, et al, 2018. Increased reporting of immune checkpoint inhibitor-associated diabetes. Diabetes Care, 41(12): e150-e151.

Zhan YS, Feng L, Tang SH, et al, 2020. Glucose metabolism discrders in cancer patients in a Chinese population. Med Oncol, 27(2): 177-184.

第14章 肿瘤患者脂代谢紊乱

由于肿瘤增殖和代谢重编程，炎症、内分泌紊乱及抗肿瘤治疗等因素会导致肿瘤患者物质代谢发生严重紊乱，其中肿瘤患者脂类代谢紊乱的主要表现为脂肪不断分解，外源性脂类摄取和利用下降，血浆极低密度脂蛋白（VLDL）、三酰甘油（triglyceride，TG）和游离脂肪酸（free fatty acids，FFA）水平升高。长期代谢改变会导致储存脂肪不断消耗，严重时骨骼肌蛋白质分解，结果是整体性消瘦，体重不断下降，也就是出现恶病质。许多研究认为脂代谢紊乱可能与人类和动物各种肿瘤发生、发展，以及恶病质发生密切相关。

第一节 肿瘤患者血脂代谢紊乱

肿瘤患者整体代谢紊乱最终会在血脂和血浆脂蛋白水平，以及血脂代谢上都会发生异常变化。卵巢癌、乳腺癌、肺癌、头颈部恶性肿瘤、口腔癌、结直肠癌等患者的血脂变化结果见表2-14-1。研究发现血清FFA、TG、总胆固醇（TC）、VLDL、LDL、HDL、低密度脂蛋白胆固醇（LDL-C）和高密度脂蛋白胆固醇（HDL-C）水平均会发生异常，但是血脂和脂蛋白水平在不同类型肿瘤、TNM分期和不同病程阶段的变化并不一致。研究发现恶性肿瘤患者的血清TG和VLDL水平普遍升高，而TC、LDL和HDL变化并不一致。

一般恶性肿瘤细胞过度增殖需要大量的能量来源，这使得机体脂类代谢活跃，大量进行脂肪动员，最终导致血清FFA、TG和VLDL升高。如乳腺癌患者血清TC、TG水平普遍升高，HDL-C和LDL-C水平偏高或偏低，LDL、HDL水平变化趋势不明显。结直肠癌患者血清游离胆固醇水平、TG水平及癌组织中TC、HDL-C水平与TNM分期和癌症转移明显相关。肺癌患者血清HDL-C、LDL-C、TC水平低于正常对照组，而TG水平明显升高。口腔癌患者血清TC、TG、HDL、LDL水平较健康人低，但也有研究表明患者TG、TC水平略有升高。近年来，胆固醇与恶性肿瘤的相关性逐渐成为关注热点。有研究表明，血液TC水平与肺癌发生呈负相关。Fiorenza等研究发现大部分恶性肿瘤患者的血脂代谢特征：一般为LDL-C和HDL-C均低于健康人群，而TG普遍升高。张国华等研究也发现，肺癌患者血清TC较正常者低，而化疗后明显升高，并且认为血清TC会影响免疫细胞细胞膜的稳定性，进而减弱自身防御功能。

在肿瘤发生和发展过程中血脂变化实际上与血脂代谢相关的蛋白质（酶）如载脂蛋白（Apo）、LDLR、SR-B1、ABCA1和ABCG1表达和活性变化密切相关，并且与肿瘤发生、诊断和预后相关。在乳腺癌、肺癌、胰腺癌、结直肠癌等患者中血清载脂蛋白水平均有明显变化（表2-14-2），其中肺癌患者的血清ApoE水平不仅可以作为转移性肺癌的潜在指标，也是评价非小细胞肺癌（NSCLC）进展的临床血清学生物标志物，ApoA、ApoB和ApoC等载脂蛋白也被视为肿瘤预测指标而广泛研究。然而，同类型肿瘤患者血清Apo变化并非一致的，如乳腺癌患者的血清ApoC-I水平通常在正常范围上下波动。脂蛋白及Apo血清水平的波动性提示无法依靠单一指标对癌症进行诊断，还需要联合更多脂代谢相关生物分子结合进行综合评估。

肿瘤会影响患者的血脂和脂蛋白水平，而血脂变化也可能与肿瘤发生风险相关。高水平TC和TG，以及低水平HDL通常与肥胖相关肿瘤风险增加有关，低水平血清 TG 可能与乳腺癌风险呈负相关。血脂与不同癌症之间的双向因果联系已得到证实，这对于癌症的诊断和预防具有重要意义。

表 2-14-1　癌症患者血脂紊乱

肿瘤类型	血脂变化
乳腺癌	1994 年 Kökoğlu 等研究发现，Ⅰ期及Ⅳ期患者血清 TG 明显升高，HDL-C 明显降低 2000 年 Moysich 等研究发现，*ApoE4* 基因型患者的血清 TG 较健康人高；*ApoE3* 基因型患者的 LDL-C 较健康人低 2007 年 Delimaris 等研究发现，乳腺癌患者的 TC 和 LDL-C 血清水平升高 2008 年 Franky 等研究发现，与健康对照组和良性乳腺病患者对比，乳腺癌患者血浆 TC 和 HDL 水平明显降低，而 VLDL 和 TG 水平明显升高 2014 年 Kapil 等研究发现，乳腺癌患者 TG、TC 水平高于健康人 2018 年 Li 等研究发现乳腺癌组 TC、TG、HDL-C、LDL-C 水平明显低于正常对照组 2020 年 Shahy 等研究发现，与健康组相比，乳腺癌患者的 TC、LDL、VLDL 和 TG 水平明显升高，而 HDL 水平明显降低
结直肠癌	2005 年 Notarnicola 等研究发现，与无转移的结直肠癌患者相比，远处转移患者的 TC 水平、LDL-C 水平和 LDL-C/HDL-C 比值明显升高；转移的存在与 TC 水平、LDL-C 水平和 LDL-C/HDL-C 比值呈正相关 2014 年 Zhang 等研究发现，与良性结直肠疾病患者和健康对照组相比，患者血清游离胆固醇水平明显升高，而 LDL-C 水平明显降低，癌组织中游离胆固醇和 TG 水平明显著降低；癌组织中的 HDL-C 水平明显高于癌旁组织；结直肠癌患者血清中游离胆固醇、TG 水平及癌组织中 TCH、HDL-C 水平与 TNM 分期明显相关 2018 年 Li 等研究发现，结肠癌患者血清 TC 或 HDL 水平明显降低，晚期患者下降更明显
肺癌	2019 年 Zabłocka-Słowińska 等研究发现，肺癌患者的 HDL-C 水平明显降低，其中女性肺癌患者血清 TC 和 LDL-C 水平下降更明显，而 TG 水平更高
口腔癌	2010 年 Lohe 等研究发现，口腔癌患者血清 TC、HDL、VLDL 和 TG 水平明显降低；口腔癌前病变患者血清 TC 和 HDL 水平明显降低 2011 年 Chawda 等研究发现，与健康对照组相比，口腔癌患者血清 TC、HDL、TG 和总脂水平明显降低 2016 等 Kumar 等研究发现，口腔癌患者 TC、HDL 和 LDL 水平较对照组低
卵巢癌	1997 年 Gadomska 等研究发现，卵巢癌与血清 TC 水平明显降低有关 2007 年 Delimaris 等研究发现，卵巢癌患者与对照组相比，oxLDL 水平更高
头颈部恶性肿瘤	2016 等 Poorey 等研究发现，与对照组相比，头颈部恶性肿瘤患者的平均血清 TC、TG 和 HDL 水平明显降低

表 2-14-2　癌症患者血清载脂蛋白变化

癌症	载脂蛋白水平
乳腺癌	2012 年 Opstal-van Winden 等研究发现 ApoC-Ⅱ水平与乳腺癌存在显著相关性 2016 年 Xu 等研究发现，乳腺癌患者的血清 ApoE 水平明显升高，并且与 TNM 分期、淋巴结状态显著相关，血清高 ApoE 组无进展生存期和总生存期较差 2016 年 Flote 等研究发现，ApoA-Ⅰ和 ApoA-Ⅱ与 Ki-67 含量呈负相关 2017 年 Melvin 等研究发现，ApoB/ApoA-Ⅰ比值与乳腺癌严重程度呈正相关 2020 年 Zhou 等研究发现，血浆高水平 ApoA-Ⅰ与乳腺癌低风险相关，但 ApoA-Ⅰ过表达具有相反的影响

续表

癌症	载脂蛋白水平
肺癌	2009 年 Yang 等研究发现，肺癌患者的 Lp(a) 血清水平明显升高 2014 年 Ko 等研究发现，晚期肺癌组织 ApoC- I 表达明显高于早期肺癌样本，且肺癌患者血清 ApoC- I 水平随病程逐渐升高 2014 年 Liu 等研究发现，有淋巴结转移的细胞中的 ApoE 水平是没有淋巴结转移的细胞的 3 倍。ApoE 是转移性肺腺癌的潜在指标 2016 年 Luo 等研究发现，NSCLC 患者血清 ApoE 水平明显升高，并且与 TNM 分期、淋巴结转移状态和远处转移状态相关，血清 ApoE 可作为评估 NSCLC 进展有用的生物标志物 2019 年 Zabłocka-Słowińska 等研究发现，肺癌患者血清 ApoA- I 和 ApoB 水平均明显降低
胰腺癌	2015 年 Honda 等研究发现，ApoA- II -ATQ/AT 水平在胰腺癌患者血清中明显下降，并认为血清 ApoA- II -ATQ/AT 水平可作为胰腺癌早期诊断和胰腺癌高风险的生物标志物
结直肠癌	2014 年 Zhang 等研究发现，结直肠癌患者血清 ApoA- I 和 ApoB 明显降低 2017 年 Sirniö 等研究发现，低血清 ApoA- I 水平与晚期 T 级和 TNM 分期相关
胃癌	2019 年 Wang 等研究发现，胃癌患者血清 ApoC- I 和 ApoC- III 水平低于良性病变组，良性病变组低于正常对照组，并且 ApoC- I、ApoC- III 水平与胃癌患者临床分期、淋巴结转移及分化程度有一定的相关性

第二节 肿瘤患者组织器官脂肪组织代谢紊乱

一、肿瘤患者脂肪组织代谢紊乱

（一）脂肪组织分解增强

肿瘤患者代谢紊乱是整体性和多方面的，其中脂肪分解是肿瘤患者代谢紊乱的早期事件，明显早于肌肉蛋白分解，同时发现内脏脂肪分解要早于皮下脂肪分解。研究发现即使非侵袭性肿瘤和没有发生营养素摄入改变的患者均显示腹膜后储存脂肪严重下降，这提示肿瘤和宿主产生并释放了一类分解脂肪的活性分子。许多研究证明了包括 TNF-α 和 IL-6 等炎症因子，激素酶脂肪酶（hormone sensitive lipase、HSL），脂肪动员因子（lipid-mobilizing factor，LMF/ZAG），以及糖皮质激素等活性因子参与脂肪分解作用，这些分子在癌症早期就存在，并且随着癌症进展越来越严重（图 2-14-1）。卵巢癌患者血清和腹腔液中可检出促进脂类分解的 HSL 活性是正常人的 2.3 倍。研究认为卵巢癌患者脂类代谢紊乱中 HSL 可能起主要作用。脂肪组织三酰甘油脂肪酶 (adipose triglyceride lipase，ATGL) 也与 HSL 一样在恶病质脂肪消耗中发挥重要作用，最新动物模型研究发现 ATGL 缺失的荷瘤鼠不会出现白色脂肪组织（white adipose tissue，WAT）消耗，同时也不出现骨骼肌降解，这表明 ATGL 和 HSL 一起参与了肿瘤恶病质的脂肪消耗。

在脂肪组织消耗 60% 的荷瘤鼠模型上显示，WAT 细胞内 LMF/ZAG mRNA 表达水平增加 10 倍，棕色脂肪组织（brown adipose tissue，BAT）增加 3 倍，这表明 LMF/ZAG 在肿瘤患者脂肪代谢紊乱和恶病质发生过程中发挥重要作用。LMF/ZAG 存在于脂肪细胞和肿瘤细胞内，多种机制可以调节 LMF/ZAG 的表达，研究发现 PPAR-γ 激动剂罗格列酮可以诱导人脂肪细胞 LMF/ZAG 表达上调达 3 倍，TNF-α 可诱导 LMF/ZAG 表达上调 4 倍，同时 LMF/ZAG 还受到肾上腺能受体 β3 激动剂 BRL37344 和糖皮质激素调节。而许多动物实验和临床研究提示糖皮质激素可能是恶病质 LMF/ZAG 表达升高的主要调节因素：糖皮质激素拮抗剂 RU38486 可以明显减轻恶病质患者体重下降和 WAT 的 LMF/ZAG 水平；恶病质鼠血浆皮质醇水平与体重丢失成正比，皮质醇增强是恶病质早期的一个特征，营养不良的恶病质患者尿液中皮质醇水平升高。还有儿茶酚胺类增加也与恶病质 LMF/ZAG 水平有关。LMF/ZAG 主要通过经典依赖 GTP 的腺苷酸环化酶 -cAMP 通路激活 HSL。LMF/ZAG 促进脂肪动员同时还加强脂类的氧化分解，其机制可能通过激活肾上腺素能受体 β3- 腺苷酸环化酶 -cAMP 通路，促进解偶联蛋白（uncoupling protein，UCP）1 表达有关，而后者促进线粒体脂肪酸氧化分解（图 2-14-1）。

炎症是肿瘤患者整体代谢紊乱的一个重要因素，肿瘤患者长期处在慢性炎症状态，炎症因子 TNF-α、IL-1 和 IL-6 等在肿瘤代谢紊乱中也起十分重要的作用。许多研究发现 TNF-α 是肿瘤恶病质患者脂肪消耗的主要细胞因子之一。研究证实 TNF-α 可以促进脂肪细胞和肿瘤细胞表达及释放 LMF/ZAG，恶病质患者上调可达 4 倍，从而促进脂肪分解（图 2-14-1）；同时发现 TNF-α 还可以通过抑制毛细血管内皮细胞的脂蛋白脂酶（LPL）表达而减少脂蛋白（CM、VLDL 等）脂类分解。TNF-α 促进脂肪分解机制涉及 MAPK p44/42 和 JNK（c-jun-NH2-terminal kinase）通路激活，通过专一性抑制水解 cAMP 的磷酸二酯酶 3B 而升高细胞内 cAMP 水平。MAPK 通路激活后，一方面可以抑制脂滴包被蛋白（PLIN）表达，同时磷酸化修饰 PLIN 使之脱离脂肪滴表面，促进脂肪分解；TNF-α 还可以激活 NF-κB 通路促进脂肪水解；MAPK p44/42 和 JNK 通路激活后磷酸化过氧化物酶体增殖因子激活受体 -γ（peroxisome proliferator activated receptor-γ，PPAR-γ），从而阻止 PPAR-γ 的转录激活功能。IL-6 可促进 WAT 中 UCP1 的表达而促进白色脂肪棕色化和脂肪分解。

（二）白色脂肪棕色化

脂肪组织类型（WAT 和 BAT）逐渐转换是肿瘤相关恶病质的一个特征。肿瘤恶病质患者高静息态能量消耗（REE）可能与 BAT、白色脂肪棕色化及肌肉组织产热增强有关，并且发现肿瘤恶病质早期就发生白色脂肪棕色化。一般来说成年人只有很少的 BAT，但是尸检结果显示 80% 恶病质患者肾上腺周围存在大量 BAT。BAT 和肌肉组织产热源于其表达大量的 UCP，UCP 可使线粒体内氧化磷酸化产生的质子梯度转化为热能释放，即氧化磷酸化解偶联。与能量消耗相关的 UCP 主要包括 UCP-1、UCP-2 和 UCP-3。研究发现恶病质患者和动物模型脂肪组织都高表达 UCP-1。骨骼肌过表达 UCP-3 转基因小鼠食欲旺盛而体重低于对照动物，并且脂肪组织明显减少。当荷瘤小鼠（MAC16 结肠腺癌）体重丢失达 24% 时，棕色脂肪组织 UCP-1 mRNA 水平明显升高，骨骼肌 UCP-2mRNA 和 UCP-3mRNA 水平也明显升高；而在易发生恶病质的荷瘤小鼠（吉田腹水肝细胞癌）也出现骨骼肌 UCP-2mRNA 和 UCP-3mRNA 水平明显升高，且骨骼肌 UCP-3 mRNA 水平直接与血清 FFA 水平相关。在大鼠恶病质模型中，UCP 增加同时伴有血清 FFA 水平升高 2 倍以上。降糖药曲格列酮可以选择性激活 PPAR-γ，明显降低小鼠骨骼肌 UCP-2mRNA 和 UCP-3 mRNA 水平，提示 PPAR-γ 配体可降低脂肪分解和能量消耗，曲格列酮类药可能对肿瘤患者有一定的应用价值。此外，肿瘤来源甲状旁腺素相关蛋白（parathyroid hormone-related protein，PTHrP）可激活脂肪组织 UCP-1 表达，促进脂肪棕色化和产热，而中和 PTHrP 可以阻止脂肪组织棕色化，还

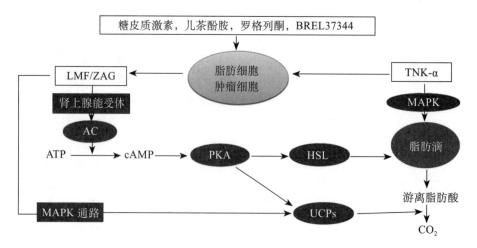

图 2-14-1 肿瘤宿主脂肪分解及可能机制

LMF/ZAG. 脂肪动员因子 / 锌 -α_2- 糖蛋白；TNK-α. 肿瘤坏死因子 -α；AC. 腺苷酸环化酶；PKA. 蛋白激酶 A；HSL. 激素敏感脂肪酶；UCPs. 解偶联蛋白 1；MAPK. 丝裂原激活蛋白激酶

可抑制肌肉质量和力量的损失，以及恶病质症状得到控制或改善。这表明 PTHrP 在恶病质发生和发展中发挥多方面作用。因此，抑制炎症和代谢因子或 β 肾上腺素能受体阻滞剂可降低 WAT 褐变和改善恶病质的严重程度。抑制白色脂肪棕色化可能是改善肿瘤恶病质的一种潜在治疗策略。

二、肿瘤患者肝脏脂代谢紊乱

肝是机体最重要的代谢器官，同样在脂类的消化、吸收、分解、合成及加工和转运等代谢过程中均起非常重要的作用。因此，肿瘤等疾病状态下肝脂代谢也会发生非常明显改变。目前有关荷瘤状态下的肝脂代谢的研究报道比较少，早期有研究发现移植人肺癌鼠模型的肝脏脂肪酸组成和胆固醇代谢明显发生改变：荷瘤鼠肝磷脂分子中的饱和脂肪酸 / 不饱和脂肪酸比例明显高于对照组 [（1.17±0.17）vs.（0.84±0.04）]。但是 HCC 肝组织变化相反，Hanai 等评估了 17 例肝切除病例（12 例 HCC 和 5 例转移性肝癌），发现肝癌组织 α- 亚麻酸（LA）和二十二碳六烯酸（DHA）的水平明显低于肿瘤周围正常组织中的水平。Wood 等分析了 14 例 HCC 患者肝组织，证明肿瘤组织中饱和脂肪酸 / 不饱和脂肪酸比例明显且持续低于相应的非肿瘤组织。同时，荷瘤鼠肝胆固醇合成活性(^{14}C 乙酸盐掺入法)明显增强，达到对照组肝的 6 倍，但是荷瘤鼠肝胆固醇含量

和血浆胆固醇水平都是下降的，这提示荷瘤状态下，宿主肝胆固醇合成和代谢转化都是增加的，还可能存在肿瘤摄取和利用胆固醇增加。

大多数研究是关于肝细胞癌（HCC）患者的肝脂代谢变化。肝是机体脂类代谢最重要的器官，血浆大部分 Apo、LP 和内源性脂类由肝合成，通过肝癌组织的组学（基因组、代谢组等）检测和综合分析揭示出特定的代谢紊乱：与肝细胞功能相关的分子过程，涉及脂类 / 脂肪酸 / 胆汁酸合成；与炎症相关的细胞因子、鞘脂和硫酸软骨蛋白代谢；以及核苷酸代谢过程。因此，许多研究发现 HCC 患者血浆脂类和脂蛋白水平会发生明显改变。在大多数 HCC 报道中，血浆水平 TG、TC、HDL、LDL，Lp（a）、ApoA-I 和 ApoB 轻微或明显降低；在某些情况下，血浆 TG、FFA 和 Lp（a）水平可能会升高（表 2-14-3）。这些可能与 HCC 患者长期炎症状态和 HCC 代谢重编程等所致脂肪组织脂动员增加相关。

众所周知，脂类和脂蛋白代谢可能受炎症因子调节。肿瘤细胞和机体都会产生大量的促炎细胞因子，如 IL-6、TNF-α、IL-1 可抑制 TG 合成，能抑制血浆 TG 水平。研究发现 IL-1 通过延迟肠道吸收和减少组织摄取，深刻影响脂类代谢；IL-2 可能通过抑制 LCAT 导致严重的低胆固醇血症。IL-1 和 IL-6 明显降低 HepG2 细胞微粒体三酰甘油转移蛋白（MTP）mRNA 的水平，降低合

表 2-14-3　肝细胞癌患者血清脂类 / 脂蛋白改变

脂类 / 脂蛋白	血清脂类 / 脂蛋白变化
TG	1979 年 Alsabti EA：↑ 2001 年 Motta M 等；2005 年 Ooi K 等：↓↓ 或 -
TC	1979 年 Alsabti EA：↑ 1996 年 Cooper ME 等；2001 年 Motta M 等；2005 年 Ooi K 等；1992 年 Ahaneku JE 等：↓～↓↓
FFA	1997 年 Li YZZY 等：↑
LP（α）	1997 年 Basili S 等：↑ 2001 年 Motta M 等；2004 年 Samonakis DN 等；2003 年 Motta M 等：↓～↓↓
HDL	1996 年 Cooper ME 等；2001 年 Motta M 等；2005 年 Ooi K 等；1992 年 Ahaneku JE 等；1983 年 Kanel GC 等：↓↓
LDL	1996 年 Cooper ME 等：↓
proapoA- I	1988 年 Matsuura T 等：↑
ApoA- I	1996 年 Cooper ME 等；1981 年 Fujii S 等；1986 年 Hachem H 等；2002 年 Katsuramaki T 等：↓↓
ApoA- II	1981 年 Fujii S 等；1986 年 Hachem H 等：↓↓
ApoB	2004 年 Kang SK 等：↓

注：↑轻度升高；↓轻度下降；↓↓显著下降；- 无变化。

成 VLDL。血浆 TC 下降可能与肿瘤组织摄取增加和肝合成下降密切相关，研究表明肝癌和慢性肝病胆固醇的合成代谢是受损的，它会导致血浆胆固醇水平下降。据研究显示，癌症患者的血浆 HDL-C 与肿瘤组织中的胆固醇水平呈负相关，如胃肠道癌患者低 HDL 水平与这些增殖组织中胆固醇代谢增加，包括胆固醇的利用和储存增加有关。

总之，肝在血浆脂蛋白和载脂蛋白产生及分解代谢中起至关重要的作用。HCC 患者的血脂谱发生明显改变。分析肝癌患者的血脂、脂蛋白和载脂蛋白水平，可以反映肝细胞损伤的情况，也可以作为评估患者预后的指标。提示血脂和脂蛋白水平变化可能有助于描述伴有或不伴有肝硬化的 HCC 的性质。血清 ApoA-I 和 LP（a）水平可作为慢性或肝细胞癌患者肝损害的指标。

三、肿瘤患者肌肉脂类代谢

癌症相关恶病质的主要临床特征是慢性炎症、骨骼肌和脂肪的不断消耗、胰岛素抵抗、厌食症和肌生成受损。其中肌肉消耗是恶病质的主要特征和预后不良的标志。肌肉消耗除了肌肉蛋白质代谢失衡，也与肌肉细胞内脂类等代谢紊乱相关。有研究发现低肌肉放射性密度与多种癌症类型的死亡率有关。通过研究 75 例确诊为癌症的患者腹直肌（RA）活检组织进行分析显示 RA 放射性密度降低并存在很大差异，呈现肌细胞内外 TG 分布是不均匀。肿瘤患者低肌肉放射性密度反映了肌肉的高 TG 水平。用脂肪油红 -O 染色显示，PDAC 小鼠肌肉阳性染色肌纤维数比对照组增加了 30 倍以上，并且这种脂肪积聚不同于在老年人和多种疾病如卒中、脊髓损伤、糖尿病和慢性阻塞性肺疾病中观察到的典型肌间脂肪组织。胰腺导管腺癌（PDAC）动物模型研究发现，肌肉消耗伴有系统性炎症，并导致炎性细胞（巨噬细胞等）浸润到骨骼肌，并伴有肌细胞脂滴上调，同时鼠肌肉细胞内脂肪生成基因和 igfbp3 mRNA 水平明显增加，且调节脂肪生成和巨噬细胞分化的基因

上调与 IGFBP-3 的增加一致。因此，提出恶病质肌肉消耗的蛋白质合成代谢失调相关三联征，涉及病理性肌细胞脂肪堆积、IGFBP-3 上调和炎症。IGFBP-3 的过度增加使 IGF-1 刺激成肌细胞增殖受到抑制，增强泛素化蛋白质降解加强、蛋白质合成抑制和细胞凋亡。

过氧化物酶体增殖物激活受体（PPAR）通过调节参与调节脂质代谢和线粒体功能的相关基因表达来帮助调节全身能量平衡。许多研究表明 PPAR 参与肿瘤恶病质肌肉功能障碍的病理生理过程，如乳腺癌（BC）骨骼肌功能障碍。2021 年 Wilson 等研究发现，BC 衍生因子可引起骨骼肌线粒体功能障碍和脂肪积累，目前这些 BC 衍生因子并不清楚，可能包括 miRNA、外泌体、代谢物和蛋白质等。研究证明 BC 衍生因子通过与 PPAR-γ 信号相关的不同机制改变脂肪积累和线粒体功能障碍，线粒体功能障碍可能通过抑制 PPAR 介导的转录而改变，脂肪积累则通过 PPAR-γ 的非转录功能而改变。许多 PPAR 转录靶点是线粒体脂类转运蛋白，因此认为抑制 PPAR 转录活性而致输入线粒体脂肪酸降低，从而使脂肪酸氧化分解也减少，这可能是观察到 BC 诱导的脂肪积聚表型的机制之一。在许多情况下，异常的肌内脂肪沉积可导致脂肪毒性，其特征是有毒脂类中间产物（如二脂酰甘油和神经酰胺）的积累，ROS 产生增加，并与自噬动力学的变化有关，所有这些都与骨骼肌线粒体功能降低、骨骼肌消耗和癌症虚弱症等相关。

这些研究发现表明肿瘤恶病质肌肉消耗过程中脂肪积聚可能具有独特的病理生理学特征，即表明肌肉组织脂肪代谢紊乱可能在恶病质肌肉消耗过程中发挥独特作用。因此，今后需要进一步阐明肿瘤恶病质肌肉消耗过程中涉及病理性脂肪堆积分子机制，这对于肿瘤恶病质防治具有潜在临床意义。

（沈生荣　顾掌生　缪明永）

参 考 文 献

方征宇, 潘志芸, 李乾元, 等, 2018. 结肠癌患者脂代谢特征及其临床价值. 浙江医学, 40(12): 1316-1319.

Andras L, Mukherjee A, Kenny HA, et al, 2018. Adipocyte-induced CD36 expression drives ovarian cancer progression and metastasis. Oncogene, 37(17): 2285-2301.

Bhullar AS Anoveros-Barrera A, Dunichand-Hoedl A, et al, 2020 Lipid is heterogeneously distributed in muscle and associates with low radiodensity in cancer patients. Journal of Cachexia, Sarcopenia and Muscle, 11: 735-747.

Bing C, Bao Y, Jenkins J, et al, 2004. Zinc-2-glycoprotein,

a lipid mobilizing factor, is expressed in adipocytes and is up-regulated in mice with cancer cachexia. Proc Natl Acad Sci USA, 101: 2500–2505.

Chawda JG, Jain SS, Patel HR, et al, 2011. The relationship between serum lipid levels and the risk of oral cancer. Indian J Med Paediatr Oncol, 32(1): 34-37.

Daker M, Bhuvanendran S, Ahmad M, et al, 2013. Deregulation of lipid metabolism pathway genes in nasopharyngeal carcinoma cells. Mol Med Rep, 7(3): 731-741.

Delimaris I, Faviou E, Antonakos G, et al, 2007. Oxidized LDL, serum oxidizability and serum lipid levels in patients with breast or ovarian cancer. Clin Biochem, 40(15): 1129-1134.

Feng H, Wang M, Wu C, et al, 2008. High scavenger receptor class B type I expression is related to tumor aggressiveness and poor prognosis in lung adenocarcinoma: A STROBE compliant article. Medicine (Baltimore) , 97(13): e0203.

Fiorenza AM, Branchi A, Sommariva D, 2000. Serum lipoprotein profile in patients with cancer. A comparison with non-cancer subjects. Int J Clin Lab Res, 30(3): 141-145.

Flote VG, Vettukattil R, Bathen TF, et al, 2016. Lipoprotein subfractions by nuclear magnetic resonance are associated with tumor characteristics in breast cancer. Lipids Health Dis, 15: 56.

Franky DS, Shilin NS, Pankaj MS, et al, 2008. Significance of alterations in plasma lipid profile levels in breast cancer. Integr Cancer Ther, 7(1): 33-41.

Gordon JA, Noble JW, Midha A, et al, 2019. Upregulation of Scavenger Receptor B1 Is Required for Steroidogenic and Nonsteroidogenic Cholesterol Metabolism in Prostate Cancer. Cancer Res, 79(13): 3320-3331.

Guan X, Liu Z, Zhao Z, et al, 2019. Emerging roles of low-density lipoprotein in the development and treatment of breast cancer. Lipids Health Dis, 18(1): 137.

Guo D, Bell EH, Mischel P, et al, 2014. Targeting SREBP-1-driven lipid metabolism to treat cancer. Curr Pharm Des, 20(15): 2619-2626.

Hannah E. Wilson, et al, 2021. Breast cancer-associated skeletal muscle mitochondrial dysfunction and lipid accumulation is reversed by PPARG. Am J Physiol Cell Physiol, 320(4): C577-C590.

Honda K, Kobayashi M, Okusaka T, et al, 2015. Plasma biomarker for detection of early stage pancreatic cancer and risk factors for pancreatic malignancy using antibodies for apolipoprotein-A Ⅱ isoforms. Scientific Reports, 5(1): 15921.

Hu W, Xiong H, Ru Z, et al, 2021. Extracellular vesicles-released parathyroid hormone-related protein from Lewis lung carcinoma induces lipolysis and adipose tissue browning in cancer cachexia. Cell Death and Disease, 12:134.

Jiang ZG, Gantz D, Bullitt E, et al, 2006. Defining lipid-interacting domains in the N-terminal region of apolipoprotein B. Biochemistry, 45(39): 11799-11808.

Kirs, White JP, Kleiners, et al, 2014. Tumor-derived PTHrP triggers adipose tissue browning and cancer cachexia. Nature, 513(7516): 100-104.

Ko HL, Wang YS, Fong WL, et al, 2014. Apolipoprotein C1 (APOC1) as a novel diagnostic and prognostic biomarker for lung cancer: A marker phase I trial. Thorac Cancer, 5(6): 500-508.

Kristin MN, Kenny HA, Penicka CV, et al, 2011. Adipocytes promote ovarian cancer metastasis and provide energy for rapid tumor growth. Nature Medicine, 17(11): 1498-1503.

Kshipra MG, Pradeep S, Sans M, et al, 2018. FABP4 as a key determinant of metastatic potential of ovarian cancer[J]. Nature Communications, 9(1)：2923.

Kökoğlu E, Karaarslan I, Karaarslan HM, et al, 1994. Alterations of serum lipids and lipoproteins in breast cancer. Cancer Lett, 82(2): 175-178.

Li X, Liu ZI, Wu YT, et al, 2018. Status of lipid and lipoprotein in female breast cancer patients at initial diagnosis and during chemotherapy. Lipids in Health and Disease, 17(1): 91.

Liu J, Xu A, Lam KS, et al, 2013. Cholesterol-induced mammary tumorigenesis is enhanced by adiponectin deficiency: role of LDL receptor upregulation. Oncotarget, 4(10): 1804-1818.

Liu Z, Gao Y, Hao F, et al, 2014. Secretomes are a potential source of molecular targets for cancer therapies and indicate that APOE is a candidate biomarker for lung adenocarcinoma metastasis. Mol Biol Rep, 41(11): 7507-7523.

Lohe VK, Degwekar SS, Bhowate RR, et al, 2010. Evaluation of correlation of serum lipid profile in patients with oral cancer and precancer and its association with tobacco abuse. Journal of Oral Pathology & Medicine, 39(2): 141-148.

Luo J, Song J, Feng P, et al, 2016. Elevated serum apolipoprotein E is associated with metastasis and poor prognosis of non-small cell lung cancer. Tumour Biol, 37(8): 10715-10721.

Malak Alannan et al,2020. Targeting lipid metabolism in liver cancer. Biochemistry, 59(41):3951-3964.

Maria T, Robertson G, 2013. Cancer cachexia: malignant inflammation, tumorkines, and metabolic mayhem. Trends in Endocrinology & Metabolism, 24(4): 174-183.

Melvin JC, Garmo H, Holmberg L, et al, 2017. Glucose and lipoprotein biomarkers and breast cancer severity using data from the Swedish AMORIS cohort. Bmc Cancer, 17(1): 246.

Meng F, Xiao Y, Xie L, et al, 2021. Diagnostic and prognostic value of ABC transporter family member ABCG1 gene in clear cell renal cell carcinoma. Channels (Austin), 15(1): 375-385.

Mihajlovic M, Gojkovic T, Vladimirov S, et al, 2019. Changes in lecithin: cholesterol acyltransferase, cholesteryl ester transfer protein and paraoxonase-1 activities in patients with colorectal cancer. Clin Biochem, 63: 32-38.

Mooberry LK, Sabnis NA, Panchoo M, et al, 2016. Targeting the SR-B1 Receptor as a Gateway for Cancer Therapy and Imaging. Frontiers in Pharmacology, 7.

Moysich KB, Freudenheim JL, Baker JA, et al, 2000. Apolipoprotein E genetic polymorphism, serum lipoproteins, and breast cancer risk. Mol Carcinog, 27(1): 2-9.

Namba Y, Sogawa C, Okusha Y, et al, 2018. Depletion of Lipid Efflux Pump ABCG1 Triggers the Intracellular Accumulation of Extracellular Vesicles and Reduces Aggregation and Tumorigenesis of Metastatic Cancer Cells. Front Oncol, 8: 376.

Notarnicola M, Altomare D F, Correale M, et al, 2005. Serum lipid profile in colorectal cancer patients with and without synchronous distant metastases. Oncology, 68(4-6): 371-374.

Notarnicola M, Misciagna G, Tutino V, et al, 2012. Increased serum levels of lipogenic enzymes in patients with severe liver steatosis. Lipids Health Dis, 11: 145.

Ouimet M, Barrett TJ, Fisher EA, 2019. HDL and Reverse Cholesterol Transport. Circulation Research, 124(10): 1505-1518.

Pan H, Zheng Y, Pan Q, et al, 2019. Expression of LXR-β, ABCA1 and ABCG1 in human triple-negative breast cancer tissues. Oncol Rep, 42(5): 1869-1877.

Park HM, Kim H, Kim DW, et al, 2020. Common plasma protein marker LCAT in aggressive human breast cancer and canine mammary tumor. BMB Rep, 53(12): 664-669.

Petruzzelli M, Schweiger M, Schreiber R, et al, 2014. A switch from white to brown fat increases energy expenditure in cancer-associated cachexia. Cell metab, 20(3):433-447.

Podgornik H, Sok M, Kern I, et al, 2013. Lipoprotein lipase in non-small cell lung cancer tissue is highly expressed in a subpopulation of tumor-associated macrophages. Pathol Res Pract, 209(8): 516-520.

Poorey VK, Thakur P, 2016. Alteration of Lipid Profile in Patients with Head and Neck Malignancy. Indian journal of otolaryngology and head and neck surgery : official publication of the Association of Otolaryngologists of India, 68(2): 135-140.

Rui W, Tao BB, Fan QL, et al, 2019. Fatty-acid receptor CD36 functions as a hydrogen sulfide-targeted receptor with its Cys333-Cys272 disulfide bond serving as a specific molecular switch to accelerate gastric cancer metastasis. EBioMedicine: 45108-45123.

Shahy EM, Taha MM, Ibrahim KS, 2020. Assessment of YKL-40, lipid profile, antioxidant status, and some trace elements in benign and malignant breast proliferation. Mol Biol Rep, 47(9): 6973-6982.

Sirniö P, Väyrynen JP, Klintrup K, et al, 2017. Decreased serum apolipoprotein A1 levels are associated with poor survival and systemic inflammatory response in colorectal cancer. Scientific Reports, 7(1): 5374.

Strohmaier S, Edlinger M, Manjer J, et al, 2013. Total serum cholesterol and cancer incidence in the Metabolic syndrome and Cancer Project (Me-Can). PLoS One, 8(1): e54242.

Tisdale MJ, Beck SA, 1991. Inhibition of tumour-induced lipolysis in vitro and cachexia and tumour growth in vivo by eicosapentaenoic acid. Biochem Pharmacol, 41(1): 103-107.

Wang M, Wang J, Jiang H, 2019. Diagnostic value of apolipoprotein C-I, transthyretin and apolipoprotein C-Ⅲ in gastric cancer. Oncol Lett, 17(3): 3227-3232.

Wyatt CM, Mitch WE, 2016. In experimental chronic kidney disease or cancer, parathyroid hormone is a novel mediator of cachexia. Kidney Int, 89(5):973-975.

Xu X, Wan J, Yuan L, et al, 2016. Serum levels of apolipoprotein E correlates with disease progression and poor prognosis in breast cancer. Tumour Biol, 37(12):15959-15966.

Yang HH, Chen XF, Hu W, et al, 2009. Lipoprotein(a) level and its association with tumor stage in male patients with primary lung cancer. Clin Chem Lab Med, 47(4): 452-457.

Yang P, Su CX, Luo X, et al, 2018. Dietary oleic acid-induced CD36 promotes cervical cancer cell growth and netastasis via up-regulation Src/ERK pathway. Cancer Lett, 438(1): 76-85.

Zabłocka-Słowińska K, Płaczkowska S, Skórska K, et al, 2019. Oxidative stress in lung cancer patients is associated with altered serum markers of lipid metabolism. PLoS One, 14(4): e0215246.

Zhang X, Zhao XW, Liu DB, et al, 2014. Lipid levels in serum and cancerous tissues of colorectal cancer patients. World J Gastroenterol, 20(26): 8646-8652.

Zhou Y, Luo G, 2020. Apolipoproteins, as the carrier proteins for lipids, are involved in the development of breast cancer. Clin Transl Oncol, 22(11): 1952-1962.

第15章 肿瘤患者蛋白质/氨基酸代谢紊乱

第一节 肿瘤患者蛋白质/氨基酸代谢异常变化

一、肿瘤患者蛋白质代谢紊乱

在肿瘤因素及肿瘤相关的炎症、内分泌紊乱、心理及治疗等因素的影响下，肿瘤患者出现蛋白质/氨基酸代谢紊乱，一些研究表明不同肿瘤患者典型表现为整体合成和分解蛋白都是升高的，也就是蛋白质周转率提高。1990 年 Melville 等通过给 9 例肺癌患者和 9 例血管疾病对照组患者持续输注 [I-¹³C] 亮氨酸后测量全身蛋白质周转率和氨基酸氧化率，同时观察在通宵禁食或每小时少量进食 2 种情况下的蛋白质代谢情况，结果显示肿瘤患者不管是禁食还是进食状态下蛋白合成和分解（即高蛋白质周转率）明显高于对照组（表 2-15-1），两组患者禁食时蛋白质分解率明显高于进食组，其中肺癌患者更明显，这表明进食情况对整体蛋白质分解影响比较大，而氨基酸氧化分解两组没有明显差异。肿瘤患者蛋白质合成增加大多是肝分泌蛋白，如急性期反应蛋白合成增加，但白蛋白合成减少。

肿瘤患者恶病质状态时常处在高分解代谢，其主要表现为骨骼肌不断降解、瘦组织群下降、内脏蛋白消耗、蛋白周转率升高和低蛋白血症，血浆氨基酸谱异常，严重时出现负氮平衡。研究发现典型恶病质患者当体重下降 30%时，75% 的骨骼肌蛋白丢失，且食物补充并不能逆转肌肉消耗。经机体组分分析显示，体重下降 30%时，75% 的骨骼肌蛋白丢失，并且发现不同类型骨骼肌纤维丢失速率是不同的，一般是 II 型快肌纤维如胫前肌和腓肠肌丢失速率高于 I 型慢肌纤维如比目鱼肌。而非肌肉蛋白保持不变，结构和内脏蛋白保持相对完好。急性期反应（APR）是一种因感染、组织损伤、肿瘤生长或免疫紊乱导致的局部或全身内环境紊乱时发生的一种全身反应。APR 引发肝大量合成急性期反应蛋白（acute phase protein，APP），包括 C 反应蛋白（C-reactive protein，CRP）、血清淀粉样蛋白 A、纤维蛋白原、α₂- 巨球蛋白、α₁- 抗胰蛋白酶，而肝白蛋白（albumin，Alb）合成和输出降低，出现明显的低白蛋白血症，但总蛋白合成率在晚期肿瘤患者和健康人无明显差异。因此，低白蛋白血症不是由于蛋白质合成减少，而是蛋白质丢失，如血管通透性增加引起蛋白质渗出。APP 合成增加不是

表 2-15-1　肺癌患者和血管疾病患者蛋白质代谢比较

分组	蛋白质代谢量 [μmol 亮氨酸 /（kg 瘦组织·h）]	
	肺癌患者（n=9）	血管疾病患者（n=9）
禁食组		
蛋白质合成	102±21	86±8
蛋白质分解	126±19	110±10
氨基酸氧化分解	27±6	27±5
进食组		
蛋白质合成	106±20	89±7
蛋白质分解	59±12	42±14
氨基酸氧化分解	43±15	43±12

对肝输出蛋白合成减少的代偿，而是因为净蛋白质丢失。肺癌、黑色素瘤、多发性骨髓瘤、淋巴瘤、卵巢癌、肾癌、胰腺癌、胃肠道肿瘤患者血清CRP升高，CRP浓度与体重降低程度、高代谢、厌食症发生、疾病复发和生存率降低呈显著正相关。2020年Komura等收集了2007年4月至2016年3月308例上皮性卵巢癌（EOC）患者的数据和回顾性分析，探讨CRP、白蛋白、CRP与白蛋白比值（CRP/Alb）对预后的影响。CRP和CRP/Alb升高都是短期疾病特异性生存率的独立预测因子，且与临床分期或最佳状态手术率无关，其中CRP/Alb预测优于CRP。然而，在膳食蛋白摄入不足的情况下，肝蛋白质合成意味着对氨基酸的需求增加，导致骨骼肌消耗和氨基酸储备消耗进一步加重。

二、肿瘤患者氨基酸代谢紊乱

血浆是各组织间氨基酸转运的主要场所。血浆氨基酸谱变化和水平实际反映的是营养供应，以及不同器官、组织之间氨基酸摄取和释放的综合结果。肿瘤患者血清氨基酸谱变化涉及营养供应、肿瘤代谢重编程和宿主能量和蛋白质代谢变化。肿瘤患者血浆氨基酸谱典型变化主要表现为生糖氨基酸（AA）、核苷酸合成AA、支链AA（BCAA）和精氨酸等水平下降，芳香族AA（AAA）水平及AAA/BCAA比值升高。

人胰腺癌和鼠胰腺癌模型早期发现循环BCAA升高，这可能与组织蛋白分解相关。BCAA升高结合其他检测指标可能是早期筛查胰腺癌的参考指标。氨基酸通过血脑屏障时，不同类型氨基酸之间存在竞争关系，所以当AAA/BCAA比例升高时，AAA进入脑组织增加。色氨酸水平升高在进行性营养物质消耗中起关键性作用，其代谢物5-羟色胺在脑组织升高，导致食欲缺乏，此外，色氨酸代谢物犬尿氨酸可抑制机体免疫功能。

2019年Päivi Sirniö等对336例结直肠癌患者血清9种AA水平与20种炎症标志物、肿瘤临床病理特征及患者生存情况进行相关性分析。结果显示，血清谷氨酰胺和组氨酸低水平、苯丙氨酸高水平与全身指标相关炎症指标，如高改良格拉斯哥预后评分、高中性粒细胞/淋巴细胞比例和高血清CRP、IL-6和IL-8水平密切相关。还发现低水平血清谷氨酰胺、组氨酸、丙氨酸和高甘氨酸水平与晚期癌症和生存率低相关。这表明大肠癌患者血清AA水平与全身炎症及疾病分期有关；同时也反映了结直肠癌患者肌肉分解代谢是全身炎症所致。

有研究显示肿瘤患者，特别是骨骼肌降解增加时肝糖异生酶表达明显升高，肝生糖氨基酸转变为葡萄糖明显增加，骨骼肌分解产生的氨基酸大部分转变为丙氨酸释放入血，经血液运输到肝，在肝发生脱氨基作用，生成丙酮酸和游离氨，氨进入尿素循环代谢生成尿素，丙酮酸经糖异生途径生成葡萄糖，即肌肉和肝之间的丙氨酸-葡萄糖循环（图2-15-1），这导致肿瘤患者糖异生氨基酸浓度下降。肿瘤细胞对葡萄糖需求量增加，宿主通过蛋白质分解来提供大量的氨基酸，进而经糖异生来满足此目的。由于循环消耗过多的ATP，这与肿瘤患者消瘦密切相关。同时丙氨酸、脯氨酸、丝氨酸、苏氨酸和谷氨酰胺等生糖氨基酸在肿瘤组织中的含量增加。丝氨酸、甘氨酸、

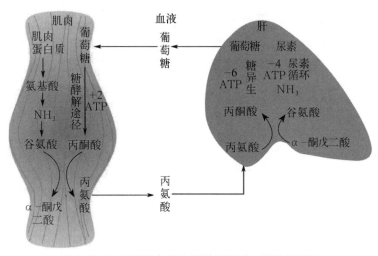

图2-15-1 骨骼肌与肝之间的丙氨酸-葡萄糖循环

组氨酸和谷氨酰胺是合成嘌呤和嘧啶的前体，所以这些氨基酸在肿瘤组织中被大量摄取，从而满足肿瘤细胞活跃的核酸代谢。蛋氨酸在体内通过甲基转移酶作用，使 DNA、RNA 和蛋白质等多种生化物质甲基化，而代谢旺盛的肿瘤组织在分化过程中需要大量的蛋氨酸。支链氨基酸包括亮氨酸、异亮氨酸和缬氨酸。亮氨酸有促进机体蛋白质合成，并抑制分解的作用；异亮氨酸是生酮氨基酸，经分解可生成乙酰辅酶 A 和琥珀酸单酰辅酶 A，是三羧酸循环中的重要物质；缬氨酸也是肿瘤细胞需求旺盛的氨基酸。因此，在肿瘤组织中支链氨基酸的水平升高。

第二节　肿瘤患者蛋白质 / 氨基酸代谢紊乱机制

肿瘤患者高分解代谢的机制仍未完全阐明，其可能涉及的因素和机制包括：①炎症因子，如 IFN-α、IL-1 和 IL-6 等；②内分泌紊乱，包括胰岛素分泌减少和抵抗，高皮质醇和肾素血管紧张素系统活性；③肿瘤释放特异性代谢因子蛋白质降解诱导因子（proteolysis induced factor，PIF）；④放化疗等。在这些因素的作用下导致蛋白质代谢严重失衡，如骨骼肌蛋白质和白蛋白等合成代谢下降，蛋白质降解不断增强，最终导致以骨骼肌萎缩为主要特征的恶病质的发生（图 2-15-2）。

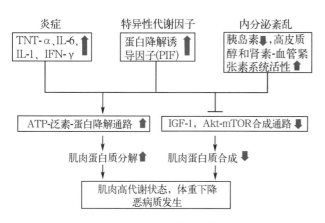

图 2-15-2　骨骼肌高分解代谢可能机制

研究认为蛋白质分解可能是肌肉萎缩的决定因素。骨骼肌蛋白分解代谢主要涉及 3 条通路：①溶酶体蛋白酶途径，是非依赖 ATP 和非特异性蛋白质降解途径，溶酶体是消耗细胞器，含有多种组织蛋白酶（cathepsin），主要降解细胞外蛋白、膜蛋白和细胞内长寿蛋白质，降解过程不需要 ATP；②钙依赖的蛋白酶途径，主要在组织损伤坏死和自融过程中起作用；③ ATP- 泛素 - 蛋白酶体途径，是依赖 ATP 的特异性蛋白质降解通路，首先需要对靶蛋白进行泛素（含 76 个氨基酸组成小分子蛋白质）化修饰，然后蛋白酶体复合物特异性识别泛素修饰靶蛋白，并将其降解。这条通路主要降解异常蛋白质和短寿蛋白质。在肿瘤状态下，尤其是体重减轻>10% 的肿瘤恶病质患者，骨骼肌降解主要通过 ATP- 泛素 - 蛋白酶体途径进行。骨骼肌分解是肿瘤恶病质的标志事件，其机制包括宿主和肿瘤的炎症因子，如 TNF-α、IL-1、IL-6 及蛋白降解诱导因子（PIF），以及内分泌紊乱和放化疗不良反应等多因素作用激活骨骼肌细胞内 ATP- 泛素化 - 蛋白质酶体降解途径和抑制蛋白质合成通路。

骨骼肌蛋白质合成主要受蛋白质翻译的起始阶段的调节，这个过程高度复杂和保守，至少涉及 13 个起始因子，其中许多是由多亚基组成复合物的形式参与蛋白质翻译。这些起始因子的组装和活性通常受到磷酸化调节的影响，如 eIF-2β 通过 GTP 再循环利用促进翻译起始，当双链 RNA 依赖蛋白激酶（double-stranded RNA-dependent protein kinase，PKR）催化 eIF-2 的 α- 亚基磷酸化修饰后上述翻译起始被抑制；蛋白质翻译时肽链延长也是调节的步骤，如真核生物延长因子 2（eEF-2）介导蛋白质翻译延长的核糖体移位步骤。同样，PKR 磷酸化修饰 eEF-2 后对核糖体的亲和力降低 10 ～ 100 倍而抑制翻译的延长。炎症因子 TNF-α、IL-6，以及 PIF 和血管紧张素 Ⅱ 等都可以激活相关信号通路而磷酸化激活 PKR，抑制蛋白质翻译（图 2-15-3）。

一、内分泌紊乱

肿瘤患者内分泌紊乱是蛋白质降解增强和蛋白质合成降低的重要因素之一。肿瘤异位内分泌、手术创伤和肿瘤患者心理应激等因素导致高皮质醇和肾素 - 血管紧张素系统，以及胰岛素相对分泌不足及胰岛素抵抗等，导致肌肉和脂肪的高代谢状态。

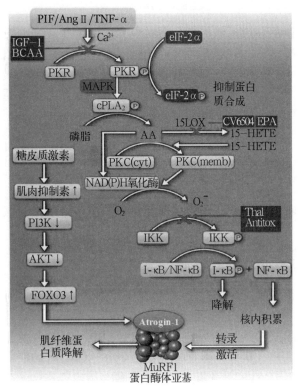

图 2-15-3 肿瘤恶病质患者骨骼肌降解机制

PIF. 蛋白质降解诱导因子；Ang Ⅱ. 血管紧张素 Ⅱ. TNF-α. 肿瘤坏死因子 -α；IGF- Ⅰ. 胰岛素样生长因子 Ⅰ；BCAA. 支链氨基酸；PKR. 蛋白激酶 R；cPLA2. 细胞质磷脂酶 A2；AA. 花生四烯酸；eIF-2α. 真核翻译起始因子 2α；PKC. 蛋白激酶 C；IKK. I-κB 激酶；I-κB. NF-κB 抑制因子；NF-κB. 激活 B 细胞的核因子 κ 轻链增强因子；PI3K. 磷脂酰肌醇 3 磷酸激酶；AKT. 蛋白激酶 B（PKB）；FOXO3. 叉头盒蛋白 O3；15LOX. 15- 脂肪酸氧合酶；15-HETE. 15 羟二十碳四烯酸；Atrogin-1 和 MuRF1. 泛素蛋白连接酶 E3（肌肉）；EPA. 21 碳 5 烯酸（ω3 家族脂酸）；CV6504. 15- 脂肪酸氧合酶抑制剂

某些非内分泌器官的肿瘤可能分泌激素或激素样物质，或虽属内分泌肿瘤，却产生某些正常情况下不产生的激素，从而引起内分泌功能紊乱及相应的生化代谢和临床表现改变，这种改变称为副肿瘤内分泌综合征（paraneoplastic endocrine syndromes，PES）或异位内分泌综合征（ectopic endocrine syndrome，EES）。如肺燕麦细胞癌、肺及胃肠胰类癌、某些胸腺瘤及甲状腺滤泡旁细胞瘤髓样癌等可分泌激素样物质（hormone-like substance）和细胞因子（cytokines）。肿瘤产生的激素样物质可引起高钙血症、无力及行为异常。肿瘤产生的异位 ACTH 常可造成库欣综合征（Cushing's syndrome）和行为异常。IL-1 和 TNF-α 可造成肌肉萎缩和无力。除了肿瘤本身，

肿瘤患者心理应激或治疗等也可引起糖皮质激素类升高，这些对骨骼肌代谢影响非常大。尽管糖皮质激素由于其可有效缓解恶病质症状（改善食欲、增加食物摄入和减轻不适感觉等），成为治疗恶病质的辅助用药，但因为其可引起骨骼肌萎缩（主要影响 Ⅱ 型肌纤维即快肌纤维），所以只限于在癌症终末期应用，而且只能短期应用。糖皮质激素通过上调泛素 - 蛋白酶体通路引起骨骼肌分解和肌肉萎缩，该作用是通过上调叉头型转录因子（FOXO）而非 NF-κB 通路导致的。糖皮质激素激活 FOXO 是通过降低 IGF-1/PI3K/Akt，进而减少 FOXO 磷酸化来实现的。糖皮质激素诱导肌肉萎缩，还与肌生成抑制素（myostatin）表达增加有关，缺失肌生成抑制素基因可防止糖皮质激素引起肌肉萎缩。肌生成抑制素是转化生长因子（TGF-β）超家族成员，是肌肉生长的负调节因子，在小鼠体内过度表达会导致类似于癌症恶病质时出现的严重的肌肉和脂肪损失。在许多恶病质情况下，肌生成抑制素表达升高。肌生成抑制素通过抑制 Akt 而降低蛋白质合成，通过提高 FOXO 转录水平而增加蛋白质降解，同时阻止肌肉卫星细胞的形成。肌生成抑制素通过与激活素 A 受体 ⅡB 型（ActRⅡB）结合，激活转录因子 SMAD2 和 SMAD3，上调泛素 - 蛋白酶体相关基因 *atrogin1*、*MuRF1* 和 *E2₁₄ₖ*。肌生成抑制素的抑制剂是卵泡抑素，研究证实卵泡抑素（或阻断 ActRⅡB）可以增加肌组织。因此，肌生成抑制素和激活素 A 可能是最有希望治疗恶病质肌肉萎缩的靶点。

另外，血管紧张素 Ⅱ（ANGⅡ）引起肌肉萎缩的机制与 PIF 类似，通过 PKR 激活泛素 - 蛋白酶体通路而抑制蛋白质合成和促进蛋白质降解，其下游信号通路包括 PKC/NADPH 氧化酶 /ROS/NF-κB；同时激活的 PKR 还可以通过降低 eIF-2 的 α 亚基磷酸化而抑制蛋白质合成（图 2-15-3）。

最新研究发现有丝分裂原激活蛋白激酶 p38 和 ERK 被证明可以增加 E3 泛素连接酶的表达。胰腺癌细胞条件培养基诱导 C2C12 成肌细胞分化的肌小管中 JNK 信号通路激活，并利用抑制 JNK 抑制剂 SP600125 干预，可明显减轻癌细胞培养条件诱导的肌小管萎缩，降低肌球蛋白重链 2 蛋白周转率，以及与恶病质特异性泛素连接酶 Trim63 和 Fbxo32 表达。此外，利用原位胰腺癌恶病质小鼠模型证明 SP600125 对荷瘤小鼠

治疗能明显改善小鼠前肢握力。尸检后测量显示 SP600125 治疗恢复体重和腓肠肌体重，但不影响肿瘤生长。JNK 抑制剂治疗能明显减轻肌纤维退变并降低肌肉细胞 Trim63 和 Fbxo32 表达。这些数据证明 JNK 信号与癌性恶病质肌肉萎缩有关，JNK 抑制剂具有潜在抗恶病质的应用价值。

超过 70% 的癌症恶病质患者出现低睾酮水平，而睾酮及衍生物与胞浆受体结合激活蛋白质合成和增加肌肉质量。因此，睾丸激素的丧失会降低肌肉中 IGF-1 表达和肌原纤维蛋白合成率。IGF-1 通过 PI3K/Akt 通路，然后磷酸化 FOXO 转录因子，后者能够诱导 MAFbx 和 MuRF-1 的表达。因此，FOXO3 低磷酸化导致蛋白酶体活化，从而增加肌肉分解消耗，而 IGF-1 在骨骼中过表达可以抑制泛素介导的慢性肌肉萎缩。

二、炎症

肿瘤导致机体处在长期炎症状态，并且随肿瘤发展而不断升高，2019 年 Jia 报道近 50%（1548/3269）的恶性肿瘤患者血清 CRP 水平升高，即近 50% 肿瘤患者处在全身炎症状态。2016 年 Penafuerte 等研究 122 例不同类型肿瘤的恶病质和非恶病质患者炎症标志的变化，结果显示与非恶病质个体相比，恶病质前期和恶病质患者中性粒细胞蛋白酶（NDP）表达、血清血管紧张素 Ⅱ（Ang Ⅱ）、TGF-β1 和 CRP 水平均明显升高。此外，恶病质患者血清 IL-6、IL-8 和绝对中性粒细胞计数明显升高（表 2-15-2）。该研究认为 Ang Ⅱ、TGF-β1、CRP 和 NDP 可作为癌症恶病质的血液生物标志物。2003 年陈建琴等检测了 107 例胃癌患者血清 TNF-α 水平，结果显示随着胃癌病程的发展（早期、中期、晚期和终末期），血清 TNF-α 水平不断升高，并明显高于浅表性胃炎患者（表 2-15-3）。2007 年马慧利等发现伴有乏力的胃癌患者外周血单个核细胞表达 TNF-α、IL-1 和 TGF-β1 基因等明显高于无乏力患者。2000 名以上老年人的观察研究报道表明，TNF-α 持续升高与肌肉质量和力量下降密切相关。同时发现 IL-6 浓度升高与老年人握力降低相关。衰老动物研究表明，用布洛芬减轻炎症后肌肉质量降低的情况明显改善，并证实泛素化-蛋白酶体通路激活是炎症引起肌肉降解的主要机制。上述这些研究结果表明，肿瘤患者肌肉萎缩与长期炎症是密切相关的。

表 2-15-2　恶病质血液生物标志物的分布示意

生物标志物	恶病质	恶病质前期	无恶病质
ANC/NDP	＋＋＋＋	＋＋	＋
Ang Ⅱ	＋＋＋＋	＋＋＋＋	＋
TGF-β1	＋＋＋＋	＋＋＋＋	＋
IL-8	＋＋＋＋	＋	＋
IL-6	＋＋＋＋	＋＋	＋
CRP	＋＋＋＋	＋＋＋＋	＋

注：ANC. 绝对中性粒细胞计数；NDP. 中性粒细胞蛋白酶；Ang Ⅱ. 血管紧张素 Ⅱ；CRP. C 反应蛋白；IL-6. 白介素 -6；IL-8. 白介素 -8；TGF-β1. 转化生长因子 -β1；＋vs＋＋ 和 ＋＋vs＋＋＋增加趋势但无明显差异；＋vs＋＋＋ 有明显差异。

表 2-15-3　胃癌患者临床不同期血清 TNF-α 变化（$\bar{X}+S$）

分组	n（例）	TNF-α（pg/ml）
早期胃癌	32	135.46±27.5
中期胃癌	29	238.86±53.3
晚期胃癌	25	252.04±47.7
终末期胃癌	17	202.93±55.8
浅表胃炎	26	60.00±11.4

有许多研究揭示了 TNF-α 和 IL-6 等促进肿瘤恶病质肌肉蛋白质分解和萎缩作用和机制。TNF-α 主要通过类似 PIF 方式增加 ROS 导致肌肉蛋白降解，已证实 TNF-α 可引起骨骼肌氧应激和一氧化氮合酶增高，用抗氧化剂和 NOS 抑制剂处理可以防止动物体重下降、骨骼肌消耗和骨骼肌分子异常等。同样，TNF-α 也通过 NF-κB 激活泛素 - 蛋白酶体通路，TNF-α 还可以通过 ROS 激活 p38MAPK 系统，而 p38MAPK 被认为是骨骼肌分解代谢的潜在调节因子，TNF-α 还可通过 NF-κB 诱导 MyoD 降解而抑制肌肉生成。

过表达 IL-6 会导致骨骼肌萎缩，而 IL-6 受体拮抗剂可以阻断骨骼肌萎缩，研究表明 IL-6 在癌症恶病质骨骼肌萎缩中作用机制是通过其受体（也就是糖蛋白 130）介导信号通路激活 STAT3、p38、FOXO3 和 atrogin1 等。

三、蛋白质降解诱导因子

1996 年 Todorov 等在恶病质荷瘤小鼠血液中鉴定出一种蛋白水解诱导因子（proteolysis-inducing factor，PIF），并确定为肿瘤分泌的一种产物，但不存在于没有恶病质荷瘤小鼠的血液中。

PIF 是一种相对分子质量为 24kDa 的糖蛋白，在不降低小鼠食欲的前提下，通过诱导蛋白降解可导致小鼠体重减轻。在恶病质癌症患者的尿液中也发现 PIF，而正常个体、因创伤而体重减轻的个体及体重减轻很少或没有减轻的癌症患者则没有 PIF。2001 年 Cabal-Manzano 等证实在胃肠道肿瘤中表达 PIF，与尿液中 PIF 水平及体重下降密切相关。这表明 PIF 是引发肿瘤患者发生恶病质的一个重要诱导因子。2014 年 Mirza 等研究发现人和鼠骨骼肌上 PIF 受体均表现出相同的免疫反应性和分子量皆为 40 000kDa，并以相同程度抑制总蛋白合成和促进蛋白降解，当激活 PIF 受体后，人和小鼠肌小管 ATP- 泛素 - 蛋白酶体通路活性增强，具体表现为类似糜蛋白样酶活性增强，蛋白酶体 20S 和 19S 亚基，以及泛素连接酶 MuRF1 和 MAFbx 表达升高。而当用单抗阻断 PIF 受体激活后，上述现象明显减弱。这表明 PIF 结合其受体后激活 ATP- 泛素 - 蛋白酶体通路而促进骨骼肌蛋白的降解。在 NSCLC 中也有类似表现，发现 PIF 表达与中、晚期 NSCLC 患者的生存呈负相关，PIF 阳性的 NSCLC 患者体重减轻与生存率之间存在明显相关性。

2005 年 Watchorn 等发现 PIF 能够激活人 Kupffer 细胞和单核细胞中的转录因子 NF-κB 和 NF-κB 诱导基因，导致促炎细胞因子如 TNF-α、IL-8 和 IL-6 的产生。PIF 增强巨噬细胞表面 LFA-1 和 CD14 分子的表达。PIF 还能激活 Kupffer 细胞中的转录因子 STAT3。这表明 PIF 在巨噬细胞中通过 NF-κB 和 STAT3 介导发挥促炎因子作用，在炎症引起的肿瘤恶病质过程中发挥重要作用。

研究发现 PIF 同时可以抑制蛋白质翻译和促进蛋白降解（图 2-15-3）。PIF 可以通过激活 PKR 及下游通路诱导肌小管中泛素 - 蛋白酶体途径组成成分，包括 20S 蛋白酶体 α 亚基 MSS1 和 p42，ATP 酶亚单位 19S 调节因子，以及蛋白酶体 β5- 亚基的表达。PIF 促蛋白质降解作用与激活 NF-κB 通路密切相关。一些研究证实通过骨骼肌特异性表达 IKKβ 激活 NF-κB 通路后出现类似恶病质状态下小鼠严重的肌肉萎缩，并发现骨骼肌 E3 连接酶 MuRF1 水平增加了 3.3 倍，蛋白酶体 C2 和 C9 亚基 mRNA 水平也分别升高了 2.4 倍和 2.8 倍，同时激活 NF-κB 通路后肌源性转录因子 MyoD 表达下调，导致肌球蛋白合成下降。用白藜芦醇（IKK 抑制剂）治疗 MAC16 肿瘤的小鼠

能明显改善小鼠体重和骨骼肌的下降程度，进一步证实 NF-κB 通路激活在恶病质肌肉萎缩中的重要作用。这表明 PIF 效应是通过激活 NF-κB- 泛素 - 蛋白酶体途径实现的。

PIF 激活 NF-κB 通路还涉及 ROS 形成的信号级联传导通路，这也是许多引起肌萎缩药物共同的机制。缺乏主要抗氧化酶 Cu/Zn 超氧化物歧化酶（Cu/Zn-SOD）的小鼠出现 ROS 升高的氧化应激而显现出衰老相关的骨骼肌萎缩。同时骨骼肌内泛素 - 蛋白酶体途径组成成分表达明显升高。PIF-ROS 信号级联传导通路还包括磷脂酶 A2（PLA2）、花生四烯酸（AA）、蛋白激酶 C（PKC）和 NADPH 氧化酶等。该通路也是干预肿瘤恶病质的潜在治疗靶点。如 BCAA 和胰岛素样生长因子 I（IGF- I）都能通过增加 PP1 表达，PP1 使 PKR 去磷酸化被抑制，可以减轻肿瘤恶病质的蛋白质降解。还有利用 15- 脂肪酸氧合酶（15-LOX）抑制剂包括 21 碳 5 烯酸（EPA）和 CV6504 抑制 PIF-ROS 信号级联传导通路来减轻肿瘤恶病质的蛋白质降解（图 2-15-3）。

四、血管紧张素 II

许多研究表明血管紧张素 II（Ang II）是促进肿瘤患者骨骼肌分解代谢和骨骼肌萎缩的重要因子之一。最早对充血性心力衰竭（CHF）的恶病质患者的临床观察发现，用血管紧张素转化酶抑制剂治疗时发现患者皮下脂肪和肌肉明显增加。大鼠输注 Ang II 可明显降低体重，并伴随体重明显下降。除了 Ang II 引起的食欲缺乏所致的分解代谢，小鼠肌小管体外研究显示 Ang II 直接激活泛素 - 蛋白酶体途径活性，表达促进肌肉蛋白分解代谢的分子，同时抑制小鼠肌小管蛋白质合成。大鼠输注 Ang II 还可减少循环和降低骨骼肌 IGF-I 水平，这可能也是 Ang II 增强蛋白降解和减少蛋白合成的作用机制。这是因为在小鼠肌肉过度表达 IGF-I 后能明显抵消输注血管紧张素 II 效应，包括减轻体重下降、骨骼肌蛋白分解和泛素蛋白酶体途径激活。与 PIF 一样，ANG II 可明显激活 PKR，PKR 激活是抑制蛋白质合成和增加蛋白质降解的主要机制之一。ANG II 激活泛素蛋白酶体途径的下游信号通路与 PIF 相同，包括 PKC 激活 NADPH 氧化酶形成 ROS，从而激活 NF-κB 等（图 2-15-3）。

Ang II 不仅与肿瘤患者恶病质骨骼肌降解和

萎缩有关，最新研究还发现肾素－血管紧张素系统（renin-angiotensin system，RAS）与肿瘤发生、发展有关，许多研究证据表明，Ang Ⅱ 通过调节黏附、迁移、侵袭、增殖和血管生成在各种癌症的转移中发挥关键作用。研究发现 Ang Ⅱ 可上调脂质去饱和度和抑制内质网应激促进卵巢癌球体形成及转移。与此相一致的是，大型流行病学研究报道

血管紧张素转化酶（ACE）抑制剂和 Ang Ⅱ 型 1 受体阻滞剂（ARB）对癌症转移具有潜在有益作用；一些基础和 Meta 分析研究表明，ACE 抑制剂和 ARB 降低了肿瘤的转移潜力。RAS 抑制剂具有作为抗转移性药物的可能性。沉默血管紧张素受体 1 可以干扰血管紧张素 Ⅱ 的致癌作用。

（缪明永）

参 考 文 献

陈剑群，许统俭，安侠，等，2003. 胃癌患者血清 TNF-α 的水平及意义. 世界华人消化杂志，11(5):668-669.

马慧利，申维玺，刘玉梅，等，2007. 胃癌细胞因子变化规律与肿瘤相关性乏力关系研究. 医学研究杂志，36(7):23-25.

宋春花，王昆华，郭增清，等，2020. 中国常见恶性肿瘤患者营养状况调查. 中国科学（生命科学），50(12): 1437-1452.

Arends J, Baracos V, Bertz H, et al, 2017. ESPEN expert group recommendations for action against cancer-related malnutrition. Clin Nutr, 36(5):1187-1196.

Barber MD, Fearon KC, McMillan DC, et al, 2000. Liver export protein synthetic rates are increased by oral meal feeding in weight-losing cancer patients. Am J Physiol Endocrinol Metab, 279(3): E707-E714.

Cabal-Manzano R, Bhargava P, Torres-Duarte A, et al, 2001. Proteolysis-inducing factor is expressed in tumours of patients with gastrointestinal cancers and correlates with weight loss. Br J Cancer, 84(12):1599-1601.

Costelli P, Baccin FM, 2003. Mechanisms of skeletal muscle depletioin wasting svndromes: role of ATP-ubiquitin-dependent proteolysis. Curr Opin Clin Nutr Metab Care, 6 (4):407-412.

Eley HE, Tisdale MJ, 2007. Skeletal muscle atrophy, a link between depression of protein synthesis and increase in degradation. J Biol Chem, 282 (10):7087-7097.

Ide S, Toiyama Y, Okugawa Y, et al, 2017. Clinical significance of C-reactive protein-to-albumin ratio with rectal cancer patient undergoing chemoradiotherapy followed by surgery. Anticancer Res, 37 (10): 5797-5804.

Ishikane S, Takahashi-Yanaga F, 2018. The role of angiotensin II in cancer metastasis: Potential of renin-angiotensin system blockade as a treatment for cancer metastasis. Biochem Pharmacol, 151:96-103.

Khal J, Hine AV, Fearon KC, et al, 2005．Increased expression of proteasome subunits in skeletal muscle of cancer patients with weightloss．Int J Biochem cell Biol, 37 (10):2196-2206．

Komura N, Mabuchi S, Shimura K, et al, 2021. Significance of pretreatment C-reactive protein, albumin, and

C-reactive protein to albumin ratio in predicting poor prognosis in epithelial ovarian cancer patients. Nutr Cancer, 73(8):1357-1364.

Matysiak-Burzyńska ZE, Nowakowska M, Domińska K, et al, 2018. Silencing of angiotensin receptor 1 interferes with angiotensin Ⅱ oncogenic activity in endometrial cancer. J Cell Biochem, 119(11):9110-9121.

Melville S, McNurlan MA, Calder AG, et al, 1990. Increased protein turnover despite, normal energy metabolism and responses to feeding in patients with lung cancer. Cancer Res, 50(4): 1125-1131.

Mulder SE, Dasgupta A, King RJ, et al, 2020. JNK signaling contributes to skeletal muscle wasting and protein turnover in pancreatic cancer cachexia. Cancer Lett, 491:70-77.

Penafuerte CA, Gagnon B, Sirois J, et al, 2016. Identification of neutrophil-derived proteases and angiotensin Ⅱ as biomarkers of cancer cachexia. Br J Cancer, 114(6):680-687.

Sirniö P, Väyrynen JP, Klintrup K, et al, 2019. Alterations in serum amino-acid profile in the progression of colorectal cancer: associations with systemic inflammation, tumour stage and patient survival. Br J Cancer, 120(2):238-246.

Todorov P, McDevitt T, Coles B, et al, 1996. Characterization of a cancer cachetic factor. Nature, 379(6567): 739-742.

Watchorn TM, Dowidar N, Dejong CHC, et al, 2005. The cachectic mediator proteolysis inducing factor activates NF-kappaB and STAT3 in human kupffer cells and monocytes. Int J Oncol, 27(4):1105-1111.

Yu JM, Yang M, Xu Hx, et al, 2019. Association between serum C-reactive protein concentration and nutritional status of malignant tumor patients. Nutr Cancer, 71(2):240-245.

Zanetti M, Gortan Cappellari G, Barazzonir R, et al, 2020. The impact of protein supplementation targeted at improving muscle mass on strength in cancer patients: A scoping review. Nutrients, 12(7): 2099.

Zhang QY, Yu S, Lam MMT, et al, 2019. Angiotensin Ⅱ promotes ovarian cancer spheroid formation and metastasis by upregulation of lipid desaturation and suppression of endoplasmic reticulum stress. J Exp Clin Cancer Res, 38(1):116.

第16章 肿瘤患者微量营养素和水代谢紊乱

微量营养素即矿物质和维生素，是人体需要较少的营养素。营养素是机体为了维持生存、生长发育、体力活动和健康，以食物的形式摄入的一些需要的物质。人体所需的营养素有蛋白质、脂类、碳水化合物、维生素、矿物质五大类。蛋白质、脂类、碳水化合物因为需要量多，在膳食中所含的比重大，称为宏量营养素；矿物质和维生素因需要量较少，在膳食中所占比重也小，称为微量营养素。矿物质又分常量元素和微量元素。在人体内含量较多，需要量较大的为常量元素，有钙、镁、钠、钾、磷、氯6种。微量元素在人体内含量很少，包括铁、碘、锌、硒、铜、锰、铬、钴8种。维生素通常按溶解性质分为脂溶性和水溶性。脂溶性维生素主要包括维生素A（视黄醇）、维生素D（钙化醇）、维生素E（生育酚）、维生素K（凝血维生素）；水溶性维生素主要包括B族维生素、维生素C和维生素K，B族维生素主要有维生素B_1（硫胺素）、维生素B_2（核黄素）、维生素pp（烟酸）、维生素B_6（吡哆醇）、泛酸（遍多酸）、生物素、叶酸、维生素B_{12}（钴胺素）。矿物质和维生素是维持身体健康所必需的物质，在物质代谢中起重要作用。世界各国每年有许多人死于恶性肿瘤，肿瘤的病因至今尚未清楚，细胞及分子生物学的资料表明，某些微量营养素可抑制癌细胞的生长、诱导细胞分化、抑制癌基因表达等，说明微量营养素的缺乏、过多或不平衡与肿瘤的发生有重要关系。

第一节 肿瘤患者维生素代谢紊乱

肿瘤患者中营养不良的发生率颇高，然而营养不良除了包括碳水化合物、蛋白质和脂肪等宏量营养素异常，也包括维生素和矿物质等微量营养素异常。肿瘤患者出现营养不良的原因和机制颇为复杂，有来自抗肿瘤治疗的相关因素，也有导致全身的代谢改变。而口腔癌、前列腺癌和乳腺癌等肿瘤患者可表现出不同种类的维生素营养不良或代谢紊乱现象。

一、口腔癌

根据世界卫生组织报道，接近15%的口咽部肿瘤归因于饮食不足或膳食不平衡。在检测口腔黏膜白斑病变患者的血清营养素水平后发现男性口腔黏膜白斑病变患者的血清β-胡萝卜素水平明显低于非口腔癌前病变患者，提示提高血清β-胡萝卜素水平对男性口腔癌有预防作用。已有很多研究认为β-胡萝卜素具有抗癌特性，可减轻口腔癌的发生风险。一项关于口腔癌和咽癌的前瞻性队列研究发现摄入高水平的β-胡萝卜素可减轻二次患癌的风险，另一项在美国艾奥瓦州进行的绝经后妇女抗氧化物质与上消化道肿瘤（包括口腔癌）的前瞻性队列研究也发现β-胡萝卜素可减轻患口腔癌的风险，并且在这2项研究中β-胡萝卜素对口腔癌的作用均有统计学意义。有学者进行的干预性研究每周给予口腔黏膜白斑患者补充维生素A 300 000IU，β-胡萝卜素360mg。1年后发现，维生素A组、β-胡萝卜素组、对照组的缓解率分别为52%、33%、10%（$P < 0.000\ 1$）。但也有学者认为β-胡萝卜素作为化学预防要优于维生素A，且β-胡萝卜素并非单纯通过转化为维生素A达到抗肿瘤效果，还可能与其自身其他因素有关。β-胡萝卜素的可能抗癌机制包括：①作为一种抗氧化剂清除引起细胞DNA损伤的氧化自由基，达到抗肿瘤的效应；②转化为视黄醇，补偿因致癌物质导致的视黄醇缺乏；③增强免疫系统，提高免疫力；④刺激细胞间的信息交流，可

抑制已经启动的癌症细胞的复制；⑤增加致癌物质解毒酶的活性。

关于饮食中维生素 A 对口腔癌的作用，有研究指出，在口腔癌的患病人群中，维生素 A 与口腔癌风险的 OR/RR 值在 0.4 ～ 4.5。同时该研究报道了有关不同的维生素 A 的摄入水平与口腔癌的关系，有 2 项研究显示高维生素 A 摄入水平可导致口腔癌患癌风险降低（$P < 0.05$），另有 3 项研究显示高维生素 A 摄入水平可导致口腔癌患癌风险增加（$P < 0.05$），但有关补充维生素 A 来预防口腔癌的发生仍存在一些争议，期待更多的研究来证实，其抗癌机制可能与维生素 A 可通过调节细胞的分化、黏附和细胞膜的渗透性来达到抑制肿瘤有关。

许多研究证实口腔癌患者体内维生素 C 的水平明显低于正常人。维生素 C 作为一种抗氧化剂可降低患癌的风险。几乎所有的研究发现高维生素 C 摄入水平可降低口腔癌的患病风险，其可能的机制为：①和维生素 E 协同清除细胞膜上的自由基；②阻断亚硝酸盐类致癌物的形成；③减少 7, 12 二甲苯 α 蒽等致癌物和细胞 DNA 的结合。日本学者在头颈部肿瘤（包括口腔癌患者 193 例）的观察中发现，摄入高水平的 β- 胡萝卜素、维生素 C、维生素 E 与头颈部肿瘤发病呈负相关（$P < 0.05$），OR 值分别为 0.56、0.49、0.54。

二、前列腺癌

前列腺癌在男性肿瘤致死癌症中排名靠前，已有研究证明 δ- 生育酚减弱前列腺癌细胞系中生长因子对 AKT 的活化，导致抑制增殖和诱导细胞凋亡。另一项维生素 E 与前列腺癌之间为次要终点的相关性的随机双盲对照研究表明，将 29 133 名年龄在 50 ～ 69 岁的吸烟男性随机分为 2 组，一组补充维生素 E 50mg/d，β- 胡萝卜素 20mg/d；另一组给予安慰剂。结果显示，维生素 E 补充剂组相比安慰剂组的前列腺癌发病率降低 32%，有显著性差异。对于进展期的前列腺癌患者，维生素 E 补充剂组的发病率明显降低 40%。同时，维生素 E 补充剂组的前列腺癌患者的死亡率也降低 41%。但是，结果显示维生素 E 与胡 β- 萝卜素的补充并不能延长前列腺癌患者的生存期。尽管这项大型干预试验的主要研究终点为补充剂与肺癌之间的关系，但是却意外发现维生素 E 能明显降低前列腺癌的发病率及死亡率。Hartman 等还发

现在接受 δ 生育酚 50mg 补充剂的患者体内测得降低的睾酮水平与雄烯二酮水平，因此推测 α- 生育酚是通过调节体内激素分泌而影响前列腺癌的发生。但也有研究数据表明，健康男性服用维生素 E 后非但不会有任何益处，反而会增加患病的风险。

流行病学调查显示前列腺癌发生的危险因素包括年龄、种族、遗传及日光照射等。非洲裔美国人发病较多可能与深色皮肤不利于内源性维生素 D 的合成有关，日光照射的多少与前列腺癌的发生成反比，血中骨化三醇水平降低是前列腺癌发病的危险因素，因此骨化三醇有降低前列腺癌危险性的作用。前列腺上皮细胞中有维生素 D 的受体，其基因的多态性与前列腺癌的发病有关。有研究报道称维生素 D 受体（*VDR*）基因中 Taq1 核酸内切酶的限制性位点缺乏与临床前列腺癌的危险性相关。对骨化三醇抗人类前列腺癌细胞增殖的体外研究表明，骨化三醇介导的抑制细胞增殖的作用也需 VDR 存在。但也有报道称在一些低表达 VDR 的细胞系中 VDR 数量与骨化三醇介导的抑制细胞生长的作用不相关，因此学者认为 VDR 不是骨化三醇抑制细胞增殖的必要条件。例如，DU145 细胞在高浓度的骨化三醇作用下，被抑制效应不明显，但将骨化三醇与 P450 酶抑制剂 [阻断 25(OH) 维生素 D_3-24 羟化酶，抑制骨化三醇的快速灭活] 联合应用可明显抑制该细胞的增殖，表明骨化三醇在细胞内的代谢也可影响其效应。

三、乳腺癌

乳腺癌是女性最常见的恶性肿瘤之一，乳腺癌的新发病例数在全世界占所有新发癌症病例数的 23%，是女性第二位常见恶性肿瘤，仅次于肺癌。我国尽管不是乳腺癌的高发国家，但是在最近 30 年，乳腺癌发病率以每年将近 3% 的幅度递增，死亡率也相应增加。一项来自美国加州大学的研究表明维生素 D 低水平者患乳腺癌的危险比维生素 D 高水平者高 3 倍。近来研究发现人体拥有充足的维生素 D，可降低患乳腺癌的风险，人体血清中维生素 D 的含量与乳腺癌的患病概率有一定关系。对 MCF-7 乳腺癌细胞的体外研究表明维生素 D 介导的细胞凋亡依赖于 p53 的水平。在 MCF-7 细胞中维生素 D 通过 caspase- 级联机制促使线粒体释放细胞色素 C。维生素 D 细胞凋亡效

应的机制还包括凋亡前蛋白胰岛素样生长因子受体的负向调节,凋亡前信号分子MEK激酶-1向上调节,激活相关信号通路,增强凋亡前介质肿瘤坏死因子α及细胞溶质钙的活性。维生素D对乳腺癌的预防作用已在人和动物研究中进行,并有流行病学研究食物中维生素D的吸收与乳腺癌发病率的关系。护士健康研究队列数据表明,饮食中摄入较多的维生素D或是增加总的维生素D的吸收,会明显降低绝经前女性患乳腺癌的风险。每日的日照时间及食物中维生素D的吸收量与乳腺癌之间呈负相关关系。研究表明维生素D的水平与乳腺癌相关,血清中1,25(OH)$_2$D$_3$的含量较低将会增加患乳腺癌的风险。相关的动物实验

也证实维生素D对乳腺癌的预防作用。研究证明维生素D复合物对乳腺恶性肿瘤有直接抑制作用,它提示维生素D在肿瘤形成的早期及晚期均能抑制肿瘤生长。

有研究发现,在有乳腺癌家族史的绝经前女性中,维生素E能明显降低乳腺癌的发生率。也有研究者对5004名女性进行长期随访观察,发现血清维生素E含量低的人群患乳腺癌的危险性高。对于已经患有乳腺癌的人而言,维生素E琥珀酸酯联合化疗药物对乳腺癌细胞增殖有抑制作用。维生素E乳膏还能减轻乳腺癌患者放疗后的皮肤反应,减轻痛苦。但长期大量服用维生素E也是不可取的,反而会增加乳腺癌的发生风险。

第二节　肿瘤患者矿物质代谢紊乱

许多肿瘤患者病情的发生、发展与多种矿物质的缺乏或代谢紊乱相关。例如,膀胱癌、结直肠癌、胃癌和肺癌患者等与其体内硒、钙、锌和铜等矿物质水平密切相关。

一、膀胱癌

膀胱癌(carcinoma of urinary bladder)是最常见的泌尿生殖系统肿瘤,男性发病率明显高于女性。膀胱癌是多因素引发的一种疾病。早期认为吸烟与职业化学致癌物,如芳香胺、染料橡胶、油漆、铝、皮革等的接触为引发膀胱癌的主要因素。目前更倾向于认为膀胱癌的发生是多种因素、低浓度、长期暴露的综合结果。而营养因素也一度被认为是男性发病率高于女性的主要原因。美国达特茅斯学院医学院的研究人员将767名膀胱癌新确诊患者的硒含量与1108名普通人的硒含量进行比较,结果显示,女性、部分吸烟者和p53阳性膀胱癌患者体内的硒含量与膀胱癌呈负相关。在普通人群中,硒与膀胱癌之间并未表现出明显相关性。但女性(34%)、中度吸烟者(39%)和p53阳性癌症患者(43%)在硒含量较高的情况下,膀胱癌发病率明显降低。此前也有研究揭示了硒与女性膀胱癌之间存在相似关联。研究者表示,血液中硒含量较少的成年人相对更容易发生膀胱癌,硒的浓度越低则风险越高。饮食中增加硒的摄入,可降低膀胱癌风险,特别是女性。虽然研究认为,多摄取硒有助于降低膀胱癌风险,但还有待更多研究来证实这些发现。此前美国FDA认

为,"补硒防癌"的相关研究证据有限,无法得出确切的结论。过量硒对人体有害,甚至可能会引起硒中毒。

有研究发现膀胱癌患者中血清铁含量明显高于对照组,表明肿瘤发生过程中铁超载导致的过氧化氢来源的羟自由基和通过Fenton and Haber-Weiss反应产生的超氧化物起重要作用。也有研究发现恶性膀胱癌患者血清中铁元素的含量与对照组相比是降低的,他们认为慢性失血和血尿导致的贫血是恶性膀胱癌患者血清中铁元素含量与对照组相比降低的一个原因,但是这个假说还需要对膀胱癌患者血清中的铁蛋白和血红蛋白进一步研究来证实。铁元素参与肌红蛋白、血红蛋白、细胞色素氧化酶及过氧化物酶等合成,肿瘤发生时50%以上的含铁酶在肝细胞内快速增殖,增加了铁的利用,此外膀胱癌患者由于营养不良、食欲缺乏、慢性贫血等因素,也会使血清铁含量降低。同时铁也是脂质过氧化过程的强催化剂,阻止铁催化的氧化反应,增加溶酶体膜的稳定性。溶酶体释放组织蛋白酶D是氧化应激反应诱导细胞凋亡的基本前期事件,它发生在线粒体释放细胞色素C的上游,提示铁可以间接促进细胞凋亡。

二、结直肠癌

结肠癌的发生率受环境因素的影响。在环境因素中,流行病学研究集中在饮食习惯和食物选择上,除了脂肪、纤维素和热量,还开始研究具有抗氧化作用的微营养素和矿物质。抗氧化物具有清除或中

和某些氧代谢产物的作用。此外，还有几种常见的矿物质具有抗氧化作用。钙是一种降低结肠黏膜上皮细胞过度增生的矿物质。这种局部作用可能有助于降低结肠的危险，尤其是对于高危人群。流行病学研究亦认为增加钙的摄入具有保护作用。在动物实验化学性诱发结肠癌的干预研究中也发现补充钙的摄入可降低结肠癌的发生率。

临床研究发现结直肠癌患者的血硒值明显低于正常值。流行病学资料还显示在低硒地区结肠癌的发病率是高的。在化学性诱发结肠癌的动物实验中，同样显示了低硒饮食的结直肠癌发生率是更高的，而额外补充硒则有助于防止结肠癌的发生，但其机制尚不清楚。最近的临床研究显示硒能明显提高结肠癌患者的细胞免疫功能。

三、肺癌

众所周知，吸烟在肺癌发展中起重要作用。以前的研究已经证实，一些外部环境曝光，饮食因素和身体活动可能会影响肺癌的风险。但是，一些微量元素的浓度，如锌、铜等，也可能影响肺癌的发展。锌可用于细胞的生长，也可用于维持细胞膜的完整性。因此，癌细胞可能在循环中消耗锌，以维持癌症的生长并维持其膜的完整性。目前为止，许多研究人员已经检查了血清锌水平对肺癌风险的潜在影响，但是现有的流行病学数据并不一致。因此，通过构建观察性研究的荟萃分析，系统、仔细地评估先前的研究结果，有 27 项研究表明肺癌患者的血清锌水平低于对照组，而 4 项研究发现血清锌水平与肺癌之间无明显关联。但 2 项研究获得了血清锌水平与肺癌之间的正相关性。从出国看病服务机构的报告中也发现，肺癌患者的血清锌水平明显低于对照组。在欧洲人群和亚洲人群中均发现了一致的结果。

一项包含 33 篇文章的荟萃分析探讨了血清铜水平与肺癌的关系，结果表明，肺癌患者的血清铜水平高于对照组。另一项研究对 64 例肺癌患者进行血清铜、锌浓度检测，并与其他慢性疾病患者进行对照。结果发现肺癌患者血清铜浓度升高，血清锌浓度降低，血清铜浓度与血清锌浓度比值升高。这一结果揭示了血清铜浓度与肺癌发生、发展呈正相关，而血清锌浓度与肺癌的发生、发展呈负相关的关系，提示测定血清铜、锌浓度可为肺癌的诊断提供有价值的辅助指标。铜和锌是与细胞增殖、生长、基因表达、细胞凋亡及其

他过程密切相关的微量元素。这 2 种矿物质对超氧化物歧化酶产生适当的活性都是必需的，因为它们作为稳定分子结构的辅助因子或离子的整体作用。锌缺乏可能导致不良事件，尤其是对免疫功能的影响。通常，锌微环境可能在氧化应激、细胞凋亡或影响恶性癌细胞行为的细胞信号改变中起关键作用，并可能在预防肺癌中发挥作用。

四、胃癌

近年来，胃癌的发病率越来越高，因此对其发病原因和发病机制的研究日益受到重视。胃癌与微量元素的相关性引起许多学者的重视。据文献报道，许多微量元素在体内含量的变化与胃癌的发生、发展、预防及治疗密切相关。微量元素摄入不足或过量都会对健康产生影响。以 46 例胃癌患者的癌变组织及癌旁组织为标本，检测其组织内 13 种微量元素的含量，以探讨微量元素在肿瘤发生和形成过程中的作用。发现硒和镍在癌组织内含量高于癌旁组织；锌在癌组织内的含量低于癌旁组织。

硒化合物广泛存在于环境和生物体中，从简单的无机形式（如硒化物）到复杂的生物源化合物。大量的硒生物源化合物由简单的有机物和甲基化物质、硒氨基酸、硒蛋白、硒酶、硒氨基羧酸、硒肽，以及嘧啶、嘌呤、胆碱、类固醇、辅酶 A 等硒的衍生物组成。这些形式中，大多数在生物体中起作用，且通过减少氧化应激而发挥生物学功能。硒含量对身体发育至关重要，因为其参与谷胱甘肽过氧化物酶活性中心的组成，保护细胞和组织免受氧化损伤。另有动物实验表明硒有抑制致癌物诱发胃癌的作用；细胞培养实验也表明硒可抑制胃癌细胞的生长。

镍可参与稳定生物大分子的结构，在激素作用及新陈代谢过程中发挥作用。镍缺乏可引起糖尿病、贫血、肝硬化、尿毒症、肾衰竭、肝脂质和磷脂质代谢异常等病症。另有研究也检测到癌变组织中镍含量明显高于癌旁和正常组织，提示高镍与胃癌的发生、发展密切相关。

锌是人体多种酶的必需成分，参与 DNA、RNA 聚合酶的合成和核酸代谢，以及免疫监控系统，是生物膜不可缺少的成分。且锌能维持膜的完整性，对致癌物质的诱导作用有一定的抵制作用。当机体缺锌时，可能导致组织细胞老化、免疫力下降、免疫监视功能降低，使上皮细胞容易

受致癌物质的侵害，促进肿瘤的发生。另有33例胃癌患者的研究发现初治胃癌患者中低分化与未分化患者血清锌含量低于高分化和中分化患者，表明锌与胃癌的发生具有相关性。

第三节 肿瘤患者水代谢紊乱

一、水的占比与平衡

正常人体体液及其组分的波动范围很小，以保持体液容量、电解质、渗透压和酸碱度等的相对恒定。水是体液的主要成分，正常人的总体液量占体重的百分比随年龄增长而下降，新生儿为75%～80%，成年人为55%～60%；男性比女性高约5%。总体液量分为细胞外液（占体重的20%～25%，其中血浆占体重的4%～5%，组织间液占15%～20%）和细胞内液（占体重的35%～40%）两种。正常人每日水的排出和摄入是平衡的。成年人需水量为1500～2500ml/d（生理需要量为1500ml），或每千克体重30～40ml/d，或按每日摄入的热量估算（约1ml/kcal）。

二、水的代谢与排泄

水的代谢调节主要通过口渴感觉、抗利尿激素及肾来调节，汗腺及呼吸也起部分调节作用。水的摄入调节主要依赖神经调节，当有效循环血容量减少、体液高渗或口腔黏膜干燥时，刺激下丘脑的渴感中枢，引起口渴而增加水的摄入量；当摄入量达到一定程度后，渴感消失。水的排泄主要依赖抗利尿激素、醛固酮和肾的调节。①抗利尿激素：渗透压的变化作用于视上核和室旁核，通过抗利尿激素分泌的增减来调节肾小管水的重吸收；②醛固酮：血容量的增减通过醛固酮的分泌变化来调节肾小管钠和水的重吸收；③肾：肾小球滤出原尿为170～180L/d，终尿约为1.5L/d，约99%的原尿在肾小管被重吸收，其中80%～85%被近端肾小管被动重吸收，但一般对尿量的影响不大，主要影响尿量的是远端肾小管对水的主动重吸收（受抗利尿激素的调节）。④心房利钠钛：可对抗醛固酮的作用，对肾电解质（主要是Na^+）和水的重吸收有调节作用。

1.渴感中枢可调节渗透压　渴感中枢的敏感性降低时，水的摄入减少，尿液浓缩，渗透压增高，甚至因高渗而致死。口渴中枢位于下丘脑，其主要有效刺激物是血浆晶体渗透压。当渗透压增高时，刺激传入大脑，即产生渴感，渴望饮水。相反，当血浆晶体渗透压降低时，则不感觉渴而不思饮水。渴感刺激也可引起精氨酸血管升压素的释放，促使肾重吸收水分；反之，抑制渴感也可抑制精氨酸血管升压素的分泌，促使排尿增加。当总体液减缩1%～2%就可引起口渴感觉。

上消化道肿瘤患者因失水超过失钠可引起明显失水和口渴。渴感也可见于大脑皮质功能紊乱的肿瘤患者，可能是病损刺激下丘脑神经细胞所致。这类患者多无失水，甚至水过多，但患者仍感到烦渴，以致饮水过量，尿量增多。相反，也有失水伴失钠的患者，血浆渗透压无明显改变，因而并无渴感。肿瘤患者尤其是终末期肿瘤患者，体液代谢的基本特征为有效循环（功能性）水减少，而无效循环（非功能性）水增加，第三间隙出现，组织水肿（图2-16-1）。

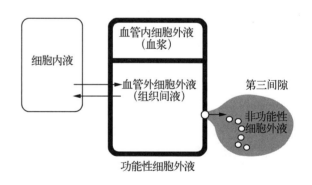

图2-16-1 恶性肿瘤患者水代谢特征

2.抗利尿激素调节水钠代谢　在限水或肾外丢失水时，细胞外液渗透压升高，刺激AVP释放，肾皮质和髓质集合管对水的通透性增大。由于肾髓质通过髓袢的反流倍增作用形成高渗状态，水在集合管被重吸收。反之，在水负荷情况下，细胞外液呈低渗，AVP释放减少。当血浆渗透压低于280mOsm/（kg·H_2O），血AVP水平甚低，集合管对水的通透性很低或消失，此时，尽管髓质仍处于高渗状态，但是水不被重吸收，尿量增多。AVP释放还受容量感受器和其他非渗透压性因素如激素、精神因素、手术、体液因子和药物等影响。

容量感受器位于左心房和胸腔大静脉处，其传入冲动经迷走神经传至下丘脑，能反射性调节 AVP 的合成和释放。当血容量过多时，心房和大静脉管壁受到较强的牵张，刺激由感受器传入抑制冲动，使 AVP 的释放减少。反之，作用相反。

3. 肾脏球 - 管平衡调节水代谢　水分由肾小球滤过又由肾小管重吸收。正常人肾小球滤过的水分达 170 ～ 180L/d，其中 99% 由肾小管重吸收，尿量仅 1500ml/d 左右。肾对水的重吸收分为被动与主动吸收 2 种形式。近曲小管重吸收大量葡萄糖、氨基酸、电解质及其他物质，同时依靠其渗透压梯度重吸收水分，这是被动吸收水分的主要形式，占水重吸收的 80% ～ 90%；其余在肾小管 Henle 袢升支及远曲小管、部分集合管被主动吸收。

三、肿瘤患者的摄水

肿瘤患者摄水量较严格。特别是指在化疗后，建议多饮水，因化疗过程中水分丢失明显，如恶心、呕吐或腹泻均丢失体液，加之食欲缺乏，易出现脱水情况，建议至少饮水 1500 ～ 2000ml。部分患者化疗期间肿瘤快速溶解，易出现溶瘤综合征，大量肿瘤坏死所产生的代谢产物易致肾功能不全和肾衰竭，此时通过多饮水，增加体内水分排泄，促使代谢产物顺利排出，减少肾功能不全或肾衰竭的发生，推荐摄入量为 2000 ～ 3000ml。但也需考虑患者心脏及肾功能情况，伴心功能不全或肾功能不全者，应减少摄入量，根据医嘱进行治疗。

此外，许多癌症晚期患者会有口渴的症状表现，而且口渴难以忍受。此症状可能是因为口腔中的唾液腺功能衰退，影响到唾液的正常分泌。唾液中有许多对人体有益的营养物质，尤其是淀粉酶能够帮助食物的消化，提高人体的吸收能力。若是口腔中的唾液分泌出现减少，那么，口腔中就失去天然的保护屏障，这样口腔中会滋生细菌，容易发生口腔癌。癌症患者头颈部接受放化疗后，唾液分泌量下降，发生口干的情况，自然味觉也会发生改变，此时可以采取以下措施。

（1）勤喝水：可以饮用矿泉水或是将水用瓶子装起来，如此可以方便患者饮用，也可以将冰块含在嘴中，这样可以解决口干的不适感。但是要注意晚上睡觉之前尽量不要多喝水，以免影响睡眠质量。

（2）常喝一些柠檬汁，能够帮助唾液分泌，但是要注意口中有溃疡的患者不要饮用。

（3）常吃口香糖帮助唾液分泌。

（4）吃软一些的食物或水分较多的食物，能够帮助患者吞咽食物。

（5）注意保持嘴唇湿润。

（6）喝补气生津茶。

（孔　娟）

参 考 文 献

秦雪玲，宋扬，周晓彬，等，2012. 青岛居民矿物质摄入量对结直肠肿瘤发生的影响. 齐鲁医学杂志，27(3): 199-201, 204.

石汉平，凌文华，李薇，2012. 肿瘤营养学. 北京：人民卫生出版社.

汤敏誉，曾源，郝哲学，等，2020. 维生素与矿物质补充剂在肺癌防治中的临床应用. 肿瘤代谢与营养电子杂志，7(1): 117-121.

杨剑，许红霞，2016. 肿瘤矿物质代谢调节治疗. 肿瘤代谢与营养电子杂志，3(3): 149-154.

Chen FS, Chen C, Qu YG, et al, 2016. Selenium-binding protein 1 in head and neck cancer is low-expression and associates with the prognosis of nasopharyngeal carcinoma. Medicine, 95(35): e4592.

Katona BW, Weiss JM, 2020. Chemoprevention of colorectal cancer. Gastroenterology, 158(2): 368-388.

Kim Y, Pierce CM, Robinson LA, 2018. Impact of viral presence in tumor on gene expression in non-small cell lung cancer. BMC Cancer, 18(1): 843.

Kleihues P, Sobin LH, 2015. World Health Organization classification of tumors. Cancer, 88(12): 2887.

Murdolo G, Bartolini D, Tortoioli C, et al, 2017. Selenium and cancer stem cells. Adv Cancer Res, 136: 235-257.

Vinceti M, Filippini T, Cilloni S, et al, 2017. The epidemiology of selenium and human cancer. Adv Cancer Res, 136: 1-48.

Vinceti M, Filippini T, Del Giovane C, et al, 2018. Selenium for preventing cancer Cochrane Database Syst Rev, 1(1): CD005195.

Yarom N, Hovan A, Bossi P, et al, 2019. Systematic review of natural and miscellaneous agents for the management of oral mucositis in cancer patients and clinical practice guidelines-part 1: vitamins, minerals, and nutritional supplements. Support Care Cancer, 27(10): 3997-4010.

Yoshida K, Takizawa Y, Nishino Y, et al, 2019. Association between family history of cancer and lung cancer risk among Japanese men and women. Tohoku J Exp Med, 247(2): 99-110.

第 17 章　肿瘤患者免疫功能紊乱与代谢异常

第一节　免疫系统功能概述

免疫（immunity）是指机体能够识别"自我"（self）与"非我"（non-self）物质，通过免疫应答（immune response）破坏或排除"非我"物质，以维持机体的自身稳定和生理恒常的生物学功能（免疫防护反应），但在某些情况下也会引起自身组织的损伤（免疫损伤）。

免疫系统的功能主要表现在以下 3 个方面，一是免疫防御（immune defense）功能。防止外界病原体的入侵和清除已入侵的病原体（如细菌、真菌、病毒、寄生虫、衣原体等）及其他有害物质。免疫防御功能正常可消除入侵的病原体及异物，并获得免疫力；如免疫防御功能过强或持续时间过长，则在清除病原体的同时，亦可导致机体组织损伤或功能异常，引起过敏反应；如免疫防御功能过弱或缺失则可导致免疫缺陷，表现为易遭受各种病原体的感染。二是免疫自稳（immune homeostasis）功能。免疫系统通过诱导自身免疫耐受和免疫调节等机制，及时清除机体内衰老、凋亡和坏死的细胞及免疫复合物等，以维护机体内环境的稳定。如免疫自稳功能过强，则可能导致自身免疫性疾病的发生。三是免疫监督（immune surveillance）功能。在正常情况下，免疫系统能够随时发现和清除机体内出现的"非己"成分，如体内突变的肿瘤细胞。因此，如机体免疫监督功能低下，不能及时发现和清除体内突变的细胞，容易罹患癌症。上述免疫系统的功能概况为"免疫系统的三大功能七种表现"（图 2-17-1）。

免疫系统由免疫器官（immune organ）组成，免疫器官由大量免疫细胞和免疫相关细胞构成，免疫细胞（immune cell）通过表达大量表面膜分子和分泌可溶性细胞因子，如抗体、补体、细胞因子及趋化因子等介导先天免疫和获得性免疫

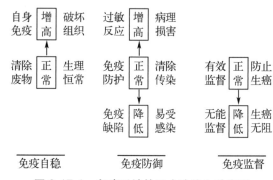

图 2-17-1　免疫系统的三大功能七种表现

来发挥上述三大免疫功能。免疫器官分为中枢免疫器官（central immune organ）和外周免疫器官（peripheral immune organ），中枢免疫器官包括骨髓和胸腺，属一级淋巴细胞组织（primary lymph tissue），通常是淋巴细胞分化、发育和成熟的场所。胸腺（thymus）是 T 细胞（thymus-dependent lymphocyte）分化、发育和成熟的场所；骨髓（bone marrow，BM）是 B 细胞（bone marrow-derived lymphocyte）分化、发育和成熟的场所，也是发生再次体液免疫应答的主要部位。外周免疫器官是淋巴细胞及其他免疫细胞定居、分化增殖和免疫应答发生的主要场所。外周免疫器官主要包括淋巴结（lymph node）、脾（spleen）、黏膜相关淋巴组织（mucosal-associated lymphoid tissue，MALT）及皮肤相关淋巴组织（skin-associated lymphoid tissue，SALT）。淋巴结是 T 细胞的主要定居地和免疫应答发生的主要场所，脾是 B 细胞的主要定居地和对血源抗原产生免疫应答的主要场所。黏膜相关淋巴组织包括支气管相关淋巴组织（bronchial-associated lymphoid tissue，BALT）、鼻黏膜相关淋巴组织（natal-associated lymphoid tissue，NALT）、肠相关淋巴组织（gut-associated lymphoid tissue，GALT）[主要包括扁桃体、增殖腺、阑尾、小肠 Peyer 淋巴结（Peyer's patch，PP）、大肠及直肠孤立的淋巴滤泡]。MALT 是局部免疫应答的主要场所，主要产生分泌型 IgA（SIgA）抗体，在防御外来病原体感染中发挥屏障作用。黏膜上皮组织的完整性是构成黏膜局部免疫的重要因素，一旦受损就会导致感染，还可以通过分泌炎症性细胞因子（如 IL-1、IL-15、TNF-α、IL-6 等）诱导炎症反应，分泌调节性细胞因子（如 TGF-β、IL-10 等）调节机体的免疫应答。

　　免疫应答按照发生的时间顺序及是否具有抗原特异性，可分为固有免疫（innate immunity）和适应性免疫（adaptive immunity）。固有免疫又称为先天免疫或非特异性免疫（non-specific immunity），通常发生在机体感知危险信号或抗原刺激数分钟至 4 日，主要由先天免疫细胞如单核 / 巨噬细胞、粒细胞、自然杀伤（natural killer，NK）细胞、NKT 细胞、γζ T 细胞及树突状细胞（dendritic cell，DC）所介导，这些免疫细胞主要通过模式识别受体（pattern recognition receptor，PRR）识别病原微生物表达的病原体相关模式分子（pathogen associated molecular pattern，PAMP），进而激发机体先天免疫应答。如单核 / 巨噬细胞（monocyte/macrophage）及 DC 细胞表面的 PRR-Toll 样受体 4（TLR4）通过识别革兰氏阴性菌细胞壁成分脂多糖（LPS）触发抗革兰氏阴性菌的先天免疫应答。适应性免疫又称获得性免疫（acquired immunity）或特异性免疫（specific immunity），根据其介导的效应因子的不同，又细分为细胞免疫和体液免疫。细胞免疫主要指 T 细胞介导适应性免疫应答，由抗原提呈细胞（antigen presenting cell，APC）（如 DC，巨噬细胞等）、T 细胞（CD4⁺ T 细胞、CD8⁺ T 细胞）和大量细胞因子介导。进入机体的抗原被 APC 识别、加工处理后以 MHC/ 抗原肽的形式提呈给 T 细胞，T 细胞借助其表达的 TCR 识别 MHC/ 抗原肽（第一信号），其中 CD4⁺ T 细胞识别 MHC Ⅱ / 抗原肽，CD8⁺ T 细胞识别 MHC Ⅰ / 抗原肽；而后，在系列黏附分子对、共刺激分子对和细胞因子的作用下（第二信号），特异性识别 MHC/ 抗原肽的 T 细胞活化、克隆增殖和分化后介导抗原特异性细胞免疫应答。CD4⁺T 细胞在不同细胞因子组合的作用下可分化为不同的细胞亚群，如 IL-12 和

IFN-γ 可诱导 Th0 细胞向 Th1 分化，是介导细胞免疫应答的主要 T 细胞亚群。Th1 细胞通过诱生、募集和激活巨噬细胞增强巨噬细胞的功能；通过分泌 IL-2 等细胞因子，促进 Th1/Th2/CTL/NK 细胞的活化和增殖，进一步放大免疫效应，也可通过分泌 IFN-γ 促进 B 细胞产生调理型抗体，增强巨噬细胞对病原体的吞噬。此外，Th1 细胞分泌的淋巴毒素和 TNF-α，可活化中性粒细胞，促进其对病原体的杀伤，在对抗细胞内病原体感染中发挥重要作用。Th0 细胞在 IL-4 的作用下分化为 Th2 细胞，Th2 细胞通过产生 IL-4、IL-5、IL-10、IL-13 等因子，一方面促进 B 细胞增殖分化为浆细胞，分泌抗体介导体液免疫应答；还可以激活肥大细胞、嗜酸性粒细胞和嗜碱性粒细胞，参与超敏反应的发生和抗寄生虫感染。Th0 细胞在 TGF-β 和 IL-6 的作用下分化为 Th17 细胞，Th17 细胞通过分泌 IL-17、IL-21、IL-22 发挥抗细菌、真菌和病毒感染免疫，Th17 细胞功能异常容易导致自身免疫性疾病的发生。此外，Th0 细胞在不同细胞因子作用下还可进一步分化为 Th9、Th22 及 Tfh 细胞，并通过分泌特异性细胞因子在抗感染免疫、炎症性疾病、B 细胞活化中发挥作用。CD8⁺ T 细胞识别 MHC Ⅰ / 抗原肽后，活化增殖并分化为抗原特异性细胞毒性 T 淋巴细胞（cytotoxic lymphocyte，CTL），CTL 一方面通过死亡受体 FasL/Fas、TNF/TNFR 诱导靶细胞的凋亡，另一方面通过释放穿孔素（perforin）和颗粒酶（granzyme）间接杀伤靶细胞，在抗感染、抗肿瘤免疫中发挥重要作用。B 细胞是体液免疫应答的主要执行者，B 细胞接受抗原刺激后，活化增殖分化为浆细胞，浆细胞分泌抗原特异性抗体，并通过中和作用、激活补体、调理作用、抗体依赖细胞介导的细胞毒作用（antibody-dependent cell-mediated cytotoxicity，ADCC）等多种效应机制清除入侵的抗原。此外，B 细胞及其介导的体液免疫应答在肿瘤发生、发展中的作用尚未清晰，近年来有文献报道肿瘤微环境中特异性 / 病理性抗体能够促进肿瘤的进展和转移，该方向也成为近年来肿瘤免疫领域研究的热点。

　　虽然机体能够通过先天免疫的屏障作用和获得性免疫的抗原特异性应答发挥免疫防御、免疫自稳和免疫监督三大功能。若这三大功能正常，机体则处于免疫平衡状态；一旦这三大功能过

高、过低或缺如，机体则处于免疫失衡状态，免疫相关性疾病即可能发生。目前关注度较高的免疫相关性疾病主要包括感染性/炎症性疾病、超敏反应、移植排斥、自身免疫病、免疫缺陷病和肿瘤。肿瘤患者的免疫功能如何，将在下一节进行阐述。

第二节　肿瘤患者免疫功能紊乱

虽然肿瘤发生的机制目前尚未完全清晰，但较为公认的是机体正常细胞的突变引起细胞增殖速率和细胞周期改变，导致细胞增殖不可控，从而发生癌变。肿瘤发生、发展的整个过程始终伴随着与机体免疫系统的较量。前面已经阐明，免疫监督功能作为机体免疫系统的三大功能之一能够随时发现和清除机体内出现的"非己"成分并予以清除。但是，由正常细胞突变而来的肿瘤细胞通常能够通过多种机制避开免疫系统的监视，此为免疫逃逸（immune evasion）。肿瘤在与机体免疫系统的博弈中，一方面想办法"伪装"自己，使免疫系统将其视为"自我"成分而诱导免疫耐受；另一方面通过"打压"抗肿瘤效应细胞，"诱导并扶持"免疫抑制性细胞亚群，在肿瘤微环境形成庞大的免疫抑制队伍，从而促进肿瘤的进展和转移。那么，肿瘤患者的免疫系统通常有哪些改变呢？下面笔者从免疫细胞亚群和效应分子等层面进行简单阐述。

一、抗肿瘤免疫效应细胞的数量和功能低下

细胞免疫应答是机体抗肿瘤免疫的主力军，其中最重要的特异性抗肿瘤免疫效应细胞是 CD8$^+$T 细胞，此外，CD4$^+$ T 细胞、NK 细胞、NKT 细胞、γδT 细胞等在抗肿瘤免疫中也具有一定作用。一方面，肿瘤抗原激发机体抗肿瘤细胞免疫应答通过直接激活 CD8$^+$T 细胞，即如肿瘤细胞表达 MHC Ⅰ类分子和共刺激分子 CD80/86，可直接将肿瘤抗原提呈给 CD8$^+$T 细胞，刺激其合成并分泌 IL-2，进而增殖分化为肿瘤抗原特异性的细胞毒 T 细胞（cytotoxic T lymphocyte，CTL）直接杀伤肿瘤细胞；另一方面，肿瘤细胞凋亡或死亡释放的肿瘤抗原，被 APC（如 DC、巨噬细胞）摄取、加工处理后以 MHC Ⅰ/肿瘤抗原肽的形式提呈给 CD8$^+$T 细胞，使之活化并杀伤肿瘤细胞；以 MHC Ⅱ/肿瘤抗原肽的形式提呈给 CD4$^+$T 细胞，分泌高水平的 IL-2，辅助 CD8$^+$T 细胞活化增殖和分化。此外，CD4$^+$T 细胞还可以通过趋化因子和细胞因子募集、活化 CTL 及巨噬细胞，增强其抗肿瘤免疫功能，近期有研究发现 CD4$^+$T 细胞也可以直接杀伤肿瘤细胞。NK 细胞因其杀伤肿瘤细胞无 MHC 的限制性，因此成为非特异性抗肿瘤免疫的主力军。NK 细胞杀伤肿瘤细胞主要包括 ADCC 作用、死亡受体 FasL/Fas 途径及释放细胞毒颗粒酶/穿孔素等途径。研究发现，肿瘤患者体内上述抗肿瘤免疫效应细胞的比例和功能存在不同程度的低下或缺失，尤其是肿瘤组织局部微环境中 CD8$^+$T 细胞、CD4$^+$T 细胞及 NK 细胞的比例和数量明显降低，而免疫抑制性细胞亚群的比例和数量明显增加，从而导致抗肿瘤免疫应答的低下或缺失。

二、免疫抑制性细胞亚群的数量和功能放大

肿瘤在与机体免疫系统的斗争中，还通过许多手段诱导抗肿瘤效应免疫细胞"叛变"成为助纣为虐的抑制性细胞亚群（图 2-17-2）。其中主要包括调节性 T 细胞（regulatory T cell，Treg）、肿瘤相关巨噬细胞（tumor-associated macrophage，TAM）、肿瘤相关中性粒细胞（tumor-associated neutrophil，TAN）、髓源抑制性细胞亚群（myeloid-derived suppressor cell，MDSC）等。Treg 源于中枢胸腺发育（tTreg）和外周诱导性发育（iTreg），亦存在于正常机体内，其主要功能是抑制免疫应答的过度活化，诱导免疫耐受，防止免疫应答过度造成的组织损伤和自身免疫病的发生。研究发现，肿瘤患者体内 Treg 的数量和比例均明显提高。患者肿瘤组织内增加的 Treg 一部分源于趋化因子的趋化（如 CCL17/22- CCR4、CCL5-CCR5、CCL28-CCR10、CXCL9/10/11-CXCR3 等），一部分源于细胞因子的诱导产生（如 VEGF、TGF-β1、IL-10 等）。肿瘤中的 Treg 主要通过分泌免疫抑制因子（如 IL-10、TGF-β，IL-35 等）、诱导免疫检查点（如 CTLA-4、PD-1、LAG-3 和 TIM-3）的表达及干扰效应细胞的代谢（如消耗大量 IL-2，表达高水平的 CD39 和 CD73）等途

径抑制效应细胞的功能，还通过释放颗粒酶和穿孔素等直接杀伤效应细胞。TAM 是指浸润到肿瘤组织中具有免疫抑制功能的巨噬细胞。研究表明 TAM 在肿瘤组织内浸润的密度与肿瘤患者的生存期呈明显负相关。循环中的单核胞（monocyte）在肿瘤及其微环境分泌的趋化因子 CCL2（MCP-1）、CCL5（RANTES）、CCL7（MCP-3）、CCL8（MCP-2）、CXCL12（SDF-1α/β）及细胞因子 VEGF、PDGF 和 M-CSF 等的作用下穿过血管内皮细胞浸润到肿瘤组织内，在肿瘤及其微环境分泌的抑制性细胞因子如 M-CSF（CSF-1）、PGE2、IL-6、IL-4、IL-13 和 IL-10 的作用下进一步分化，并发育为成熟的巨噬细胞即 TAM。在肿瘤患者体内发现了大量不同标志特征的 TAM，在肝细胞癌（hepatocellular carcinoma，HCC）患者中发现了一群 CD68⁺HLA-DR⁺M1 样的具有促进肝癌进展的巨噬细胞，该亚群细胞在 HCC 转移患者组织中的密度明显高于未发生肿瘤转移的患者；与腹腔巨噬细胞及炎性巨噬细胞相比，转移淋巴结（metastatic lymph node，MLN）内的 TAM 表达高水平的免疫抑制性细胞因子 IL-4、IL-10 和 TGF-β，以及促血管生成因子 VEGF、TIE2 和 CD31。TIE2⁺CD31⁺的巨噬细胞亚群是 MLN 中 TAM 的优势细胞亚群，可作为临床诊断肿瘤转移的一个病理生理学标志物。在食管鳞状细胞癌患者中，肿瘤组织内 CD204⁺TAM 的数量与肿瘤恶性表型，如肿瘤侵袭的深度、淋巴和血管的侵袭，以及淋巴结的转移和临床分期明显相关。此外，在乳腺癌、胰腺癌及前列腺癌患者的外周血中鉴定了一群循环 TAM 样的细胞（circulating cancer-associated macrophage-like cell，CAML），发现该群细胞表达上皮、单核及内皮蛋白标志物，并与循环的肿瘤细胞（circulating tumor cell，CTC）偶联，提示播散的 TAM 可能参与肿瘤的迁移过程，CAML 可以作为实体肿瘤恶化的一个标志物。MDSC 是在荷瘤小鼠的脾、血液及肿瘤组织或肿瘤患者的外周血及肿瘤组织中广泛存在的一群骨髓来源的具有强免疫抑制功能的细胞群，该细胞群来源于骨髓祖细胞和未成熟髓细胞（immature myeloid cell，IMC）。在正常情况下，该细胞群可以分化为 DC、巨噬细胞和（或）粒细胞。但在肿瘤、炎症、外伤及感染病理情况下，IMC 分化发育受阻或异常，导致 MDSC 在体内扩增，尤其是在肿瘤患者的外周血

及肿瘤组织中观察到 MDSC 数量和比例有大幅度的增加，贯穿肿瘤生长的整个过程，且与肿瘤的大小和恶性程度有一定的相关性。研究发现，与慢性胰腺炎患者或健康人比对，胰腺癌患者外周血及肿瘤组织中明显增加的 MDSC 表型为 Lin⁻HLA-DR⁻CD33⁺CD11b⁺CD15⁺（G-MDSC），表达高水平的精氨酸酶 I（arginase I）。而在小细胞肺癌患者中大量存在的 MDSC 表型为 Lin⁻HLA-DR⁻CD14⁺MDSC（M-MDSC），且与铂类药物，以及铂和贝伐单抗联合治疗无效相关。此外，也有研究发现增高的 M-MDSC 频率与黑色素瘤患者的生存率呈明显负相关。随着研究的进展，在头颈部肿瘤、乳腺癌、肺癌、肾癌、多发性骨髓瘤及肝癌等各种肿瘤患者的外周血和肿瘤组织都存在该类具有免疫抑制功能的细胞亚群。MDSC 促进肿瘤进展可概括为 2 个方面，一方面 MDSC 通过表达多种促血管形成因子，如 VEGF、bFGF（basic fibroblast growth factor）和 MMP 等直接促进肿瘤血管的形成；另一方面，MDSC 可以通过表达高水平的 ARG1、iNOS 和 ROS 等抑制效应 T 细胞介导的特异性抗肿瘤免疫及 NK 细胞和巨噬细胞介导天然抗肿瘤免疫。

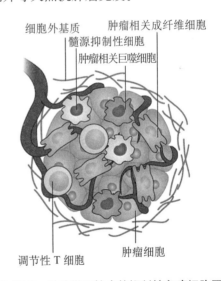

图 2-17-2　肿瘤微环境中的抑制性免疫细胞亚群

三、免疫检查点诱导效应 T 细胞失能

随着研究的进展发现某些肿瘤患者肿瘤组织中浸润的 T 细胞（tumor infiltrating lymphocytes，TIL）的数量和比例并没有明显降低，但依然不能激发有效的抗肿瘤免疫应答，这到底是什么原因呢？通过进一步深入研究发现，该 TIL 细胞上调表达大量免疫检查点抑制性分子，如 PD-1 （programmed cell death protein 1）、CTLA-4（cytotoxic lymphocyte antigen 4）、Tim-3（T cell immunoglobulin domain and mucin domain 3）、LAG-3（lymphocyte activation gene 3）、TIGIT（T cell immunoglobulin and ITIM domain protein）和 VISTA（V-domain immunoglobulin containing suppressor of T cell activation）等，这些分子或通过下调效应 T 细胞活化信号，或通过诱导 T 细胞衰竭（T cell exhaustion），或通过增强 Treg 的抑制功能等机制诱导 TIL 的失能。因此，即使肿瘤患者体内 TIL 的数量和比例并未明显降低，TIL 功能的缺失亦无法发挥有效的抗肿瘤免疫应答，进而不能抑制肿瘤的进展。因此，如何预防

TIL 的失能或重新激活肿瘤患者体内"衰竭"的 TIL，使之"焕发青春活力"，进而恢复杀瘤效能，亦是当前肿瘤免疫领域研究的重点和热点之一。此外，肿瘤微环境中存在大量膜型和分泌型抑制性生物活性介质，例如，细胞因子，如 IL-10、IL-6、IL-4、IL-13、IL-1β、TGF-β、PGE2、GM-CSF、VEGF、SCF、M-CSF；趋化因子，如 CCL2、CCL5、CCL12、CCL19、CCL20、CCL21 等；以及 iNOS、IDO 及精氨酸酶等，这些活性介质与肿瘤细胞、基质细胞、肿瘤浸润的免疫细胞共同形成稳定的肿瘤抑制性免疫微环境，保护肿瘤组织逃避机体的免疫监视，进而促进肿瘤进展和转移。

第三节　肿瘤患者免疫细胞代谢异常

肿瘤是一种代谢性疾病的观点已得到共识，肿瘤细胞通过有氧糖酵解提供能量，以维持其无限增殖的能量需求的观点也得到了广泛论证。通常情况下，正常组织细胞获取的能量90% 来自氧化磷酸化（oxidative phosphorylation，OXPHOS），10% 来自糖酵解（glycolysis），而且在有氧条件下，糖酵解产能方式受到抑制，此即 Pasteur 效应。然而，大量研究发现肿瘤细胞即使在氧气充足的情况下，也优先选择通过糖酵解而非线粒体中的氧化磷酸化获取能量，这就是著名的瓦博格效应。肿瘤细胞优先选择有氧糖代谢而非氧化磷酸化作为产能方式的原因目前尚未完全清晰。有研究认为，在葡萄糖充足时，肿瘤细胞通过有氧糖酵解产生 ATP 的效率较氧化磷酸化快，因此肿瘤细胞优先选择糖酵解供能；亦有研究发现有氧糖酵解不仅能为肿瘤细胞的快速增殖提供 ATP，还可以提供大量细胞增殖、分化及活化所需的核酸、氨基酸和脂质，为其脂肪酸和核酸的合成提供原材料。那么，免疫细胞，尤其是肿瘤微环境中的各免疫细胞亚群的代谢又是怎样的呢？

一、免疫细胞亚群的代谢特征

免疫细胞在未受到刺激时通常处于"静息"状态，一旦受到刺激便开始活化、增殖及分化，表达并分泌大量蛋白等生物活性物质，以满足细胞生长、增殖、分化和细胞因子分泌等能量的需求。研究发现不同免疫细胞所处的状态不同，其

代谢特征亦不同。处于"静息"状态的免疫细胞，如 DC、Naïve T 细胞、Memory T 细胞等主要依赖脂肪酸氧化和部分糖酵解来满足细胞生存所需的能量。而活化的免疫细胞与肿瘤细胞的瓦博格效应相似，如 T 细胞一旦受到刺激活化，立即重编程其代谢模式，可明显增加有氧糖酵解、磷酸戊糖途径和谷氨酰胺分解代谢，同时降低三羧酸循环、脂肪酸氧化或脂代谢来适应细胞生长、增殖、分化等所需的大量蛋白质、脂类及 ATP 的需求，因此活化 T 细胞的代谢将"静息"状态下由线粒体主导的氧化磷酸化过程转变为以有氧糖酵解和谷氨酰胺分解代谢为主的代谢方式。因此，在肿瘤微环境中存在效应 T 细胞与肿瘤细胞能量和生物大分子的竞争（图 2-17-3）。

与肿瘤细胞触发代谢转变的机制不同，T 细胞是在适当的共刺激分子的存在下由 T 细胞受体（T cell receptor，TCR）识别抗原启动，该能量产生方式的转变可以为 T 细胞增殖过程中新基因的表达和蛋白的生物合成快速提供的必需的原料和能量。Pearce 小组的研究发现，TLR/PAMP（pathogen-associated molecular pattern）刺激能够诱发静止的不成熟的 DC 由线粒体主导的脂类 β 氧化（β-oxidation of lipid）和氧化磷酸化代谢途径向有氧糖酵解转变，该代谢途径的转变虽然不能诱导 DC 的增殖和分化，但对 TLR 诱导的 DC 的存活和活化意义重大。抗肿瘤免疫细胞，如 CTL、Teff、活化的 DC 及 M1 型巨噬细胞与肿瘤细胞类似，也是通过有氧糖酵解和谷氨酰胺分

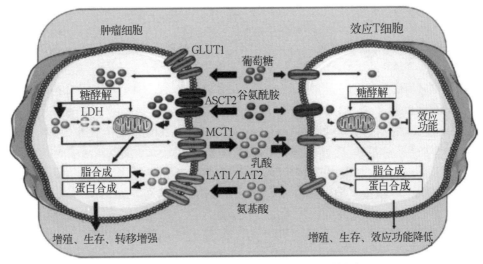

图 2-17-3　效应 T 细胞与肿瘤细胞的代谢竞争

解途径获取能量和生物合成所需的原材料；而促进肿瘤进展的免疫抑制性细胞亚群，如 MDSC、TAM、Treg 等通常利用肿瘤代谢产物通过脂肪酸氧化或脂类氧化等途径获取能量，免疫细胞在代谢上的改变对肿瘤免疫逃逸具有重要意义。因此，在肿瘤微环境中与肿瘤细胞形成代谢共生的关系（图 2-17-4）。

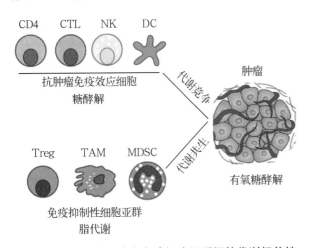

图 2-17-4　肿瘤细胞和免疫细胞亚群间的代谢相关性

二、靶向免疫细胞代谢提升免疫治疗效应

免疫检查点阻断（immune checkpoint blockade，ICB）治疗和 CAR-T 及 CAR-NK 细胞治疗等免疫治疗为当前恶性肿瘤的治疗带来了希望，恢复或解除（ICB），以及补充（CAR-T、CAR-NK）效应 T 细胞功能是其抗肿瘤治疗的主要机制。随着肿瘤代谢相关研究的进展，通过调控 T 细胞的代谢重编程，进而恢复或增强效应 T 细胞的功能

和寿命引起了学者对该领域的广泛关注。靶向 T 细胞代谢重编程对免疫治疗的影响可以归纳为以下 3 个方面。①靶向 T 细胞代谢重编程提升 ICB 治疗效果。研究发现在恶性胶质瘤患者中，随着肿瘤的进展，患者葡萄糖水平逐渐降低，随之 T 细胞表面表达的免疫抑制性受体明显增加，衰竭 T 细胞明显增多。肿瘤微环境中不同类型的细胞与 CTLA-4 和 PD-1 结合后产生的效应也不同，神经细胞和恶性胶质瘤细胞表达的 PD-L1 与 PD-1 结合后激活 mTOR 途径，增强其糖酵解功能，从而促进其细胞增殖和存活；而效应 T 细胞表面的 CTLA4 与 CD28 结合后 mTOR 活化受到抑制，糖酵解能力降低，效应 T 细胞的增殖和功能受限。因此，在恶性胶质瘤患者中应用 CTLA4 或 PD-1 的中和性抗体，一方面抑制了恶性胶质瘤细胞的增殖，另一方面解除了效应 T 细胞的抑制，恢复其抗瘤效应，起到了"一箭双雕"的作用。②靶向代谢检查点（metabolism checkpoint）可恢复 T 细胞抗瘤效应。目前已有很多靶向代谢检查点的药物应用于临床前和临床试验的研究，主要为 2DG、Mdivi-1、JQ1、STF-31、WZB117、Rapamycin、metformin、Fenofibrate 等。最新的研究发现，metformin（二甲双胍）能够通过内质网相关途径降解 PD-L1 的表达，从而解除癌细胞对 CTL 的抑制作用，进而提高其抗瘤能力；metformin 与 anti-CTLA-4 抗体联合应用明显抑制肿瘤进展，延长荷瘤小鼠的生存期。此外，靶向腺苷的小分子抑制剂联合 ICB 治疗或 CAR-T 也能明显恢复效应 T 细胞的抗瘤能力。另有研究发现，

PPAR-α 激动剂联合 PD-1 中和性抗体能够通过促进 CD8$^+$ TIL 的脂肪酸代谢明显提升其抗黑色素瘤治疗效应。另一研究发现在 T 细胞中过表达 PGC1α（PPAR-gamma PPAR-coactivator 1α）能够明显提升肿瘤浸润 T 细胞增殖、细胞因子分泌和杀伤功能。在葡萄糖剥夺的肿瘤微环境中，过表达磷酸烯醇丙酮酸羧激酶（phosphoenolpyruvate carboxykinase 1，PCK-1）能够恢复肿瘤浸润的效应 T 细胞的 Ca-NFAT 信号，增强其抗瘤效应。③调控 T 细胞代谢增强过继回输 T 细胞（adoptive T cell immunotherapy，ACI）的寿命和抗瘤效能。研究发现增强效应 T 细胞的糖酵解代谢能够加速其终末分化，而抑制糖酵解反而能诱导更多稳定的记忆性 CD8$^+$ T 的分化发育。在 T 细胞致敏阶段（priming）限制糖酵解，增强线粒体代谢，能够使更多的 T 细胞进入记忆性 CD8$^+$ T 细胞池，一旦遭遇挑战，这些细胞能够快速发挥抗肿瘤效应，并具有较长的寿命。因此通过体外调控 ACI 或 CAR-T/TIL 等细胞的代谢，使其更多地进入记忆性 CD8$^+$ T 细胞阶段，体内回输后会更适应肿瘤微环境的代谢条件，维持其抗瘤效应。此外，最近的研究称 Th1/17 融合细胞汲取了 Th1 细胞和 Th17 细胞的优势，采用谷氨酰胺分解代谢和葡萄糖依赖的线粒体代谢供能，既增强了其抗瘤效能，又延长了其在肿瘤微环境中的寿命。总之，肿瘤微环境中不同免疫细胞亚群的代谢特征有利于肿瘤的进展，如何通过调控肿瘤微环境代谢，使抗肿瘤免疫效应细胞群体获益，进而提升或恢复效应 T 细胞的抗瘤效应，是当前该领域的研究重点和热点。相信随着肿瘤微环境代谢特征和机制研究的不断深入，会涌现出更多更有效的治疗靶点及新的治疗策略和方案，会有更多的临床肿瘤患者因此受益。

（刘秋燕）

参 考 文 献

曹雪涛，2017. 免疫学前言进展 . 4 版 . 北京：人民卫生出版社 .

曹雪涛，2018. 医学免疫学 . 7 版 . 北京：人民卫生出版社 .

胡森，刘秋燕，2019. 限制免疫检查点阻断疗效的关键因素及联合抗肿瘤对策研究进展 . 中国肿瘤生物治疗杂志，(9): 933-940.

刘秋燕，2015. 肿瘤微环境中的免疫细胞亚群代谢：促癌还是抑癌 ?. 肿瘤代谢与营养电子杂志，2(3): 5-9.

石汉平，崔久嵬，2018. 肿瘤免疫营养 . 北京：人民卫生出版社 .

夏圣，2019. 临床免疫检验学 . 北京：科学出版社 .

Allison KE, Coomber BL, Bridle BW, 2017. Metabolic reprogramming in the tumour microenvironment: a hallmark shared by cancer cells and T lymphocytes. Immunology, 152(2): 175-184.

Cassetta L, Pollard JW, 2018. Targeting macrophages: therapeutic approaches in cancer. Nat Rev Drug Discov, 17(12): 887-904.

Cha JH, Yang WH, et al, 2018. Metformin promotes antitumor immunity via endoplasmic-reticulum-associated degradation of PD-L1. Mol Cell, 71(4): 606-620. e7.

Chang CH, Pearce EL, 2016. Emerging concepts of T cell metabolism as a target of immunotherapy. Nat Immunol, 17(4): 364-368.

Chang CH, Qiu J, O'Sullivan D, et al, 2015. Metabolic competition in the tumor microenvironment is a driver of cancer progression. Cell, 162(6): 1229-1241.

Cheng WC, Ho PC, 2015. Metabolic tug-of-war in tumors results in diminished T cell antitumor immunity. Oncoimmunology, 5(4): e1119355.

Guerra L, Bonetti L, Brenner D, 2020. Metabolic modulation of immunity: A new concept in cancer immunotherapy. Cell Rep, 32(1): 107848.

Kishton RJ, Sukumar M, Restifo NP, 2017. Metabolic regulation of T cell longevity and function in tumor immunotherapy. Cell Metab, 26(1): 94-109.

Kouidhi S, Ben Ayed F, Benammar Elgaaied A, 2018. Targeting tumor metabolism: a new challenge to improve immunotherapy. Front Immunol, 9: 353.

Leone RD, Emens LA, 2018. Targeting adenosine for cancer immunotherapy. J Immunother Cancer, 6(1): 57.

Lyssiotis CA, Kimmelman AC, 2017. Metabolic interactions in the tumor microenvironment. Trends Cell Biol, 27(11): 863-875.

Mirzaei R, Sarkar S, Yong VW, 2017. T cell exhaustion in glioblastoma: Intricacies of immune checkpoints. Trends Immunol, 38(2): 104-115.

Murphy K, Weaver C, 2016. Janeway's Immunobiology, 9th ed. Garland Science, Taylor & Francis Group.

Scharping NE, Menk AV, Moreci RS, et al, 2016. The tumor microenvironment represses T cell mitochondrial biogenesis to drive intratumoral T cell metabolic insufficiency and dysfunction. Immunity, 45(2): 374-388.

Sharabi A, Tsokos MG, Ding Y, et al, 2018. Regulatory T

cells in the treatment of disease. Nat Rev Drug Discov, 17(11): 823-844.

Talmadge JE, Gabrilovich DI, 2013. History of myeloid-derived suppressor cells. Nat Rev Cancer, 13(10): 739-752.

Veglia F, Perego M, Gabrilovich D, 2018. Myeloid-derived suppressor cells coming of age. Nat Immunol, 19(2): 108-119.

Zhang Y, Kurupati R, Liu L, et al, 2017. Enhancing CD8[+] T cell fatty acid catabolism within a metabolically challenging tumor microenvironment increases the efficacy of melanoma immunotherapy. Cancer Cell, 32(3): 377-391.

▶▶ 第18章 肿瘤患者恶病质代谢紊乱

第一节 肿瘤恶病质概述

一、基本概念

恶病质亦称恶液质、消耗综合征（wasting syndrome）、蛋白质 - 能量消耗综合征（protein-energy wasting syndrome）等。在过去 10 年中，虽然我们对恶病质有了一定的认识，但因其定义、诊断和分类标准不一致，一定程度上制约了相关临床研究的进展。

有研究者提出其定义：恶病质，是一种潜在疾病状态下的复杂代谢综合征，以伴有或不伴有脂肪组织丢失的肌肉减少为特征，其明显临床特征为成年人体液潴留纠正后体重减轻或内分泌紊乱导致的儿童生长发育障碍，是几乎所有慢性疾病到达一定阶段后均会出现的严重临床结局。虽然此定义没有得到流行病学或干预研究证明，但这个定义为更多研究提供了机会。

恶病质的发生常伴随营养不良，鉴别困难。肌肉减少症、厌食、炎症反应、胰岛素抵抗及肌肉蛋白质的分解增加等，通常与恶病质有关。恶病质与饥饿、年龄相关的肌肉重量减少、原发性抑郁症、吸收障碍及甲状腺功能亢进症不同，但跟其发病率增加相关。

对于肿瘤恶病质，Bozzetti 和 Fearon KC 于 2009 年根据单中心临床试验，分别提出 2 个肿瘤恶病质定义，欧洲姑息治疗研究合作组（European palliative care research collaborative，EPCRC）建议采纳后者提出的肿瘤恶病质建议，即：肿瘤恶病质是一种多因素作用的综合征，以进行性发展的骨骼肌量减少为特征，常规营养支持无法完全逆转，并出现进行性功能障碍。肿瘤恶病质的一个重要特征是对常规治疗没有反应或反应欠佳，疾病进程常不能逆转。

二、发病情况

恶病质是一组使机体状况逐渐衰弱的综合征，常伴随慢性疾病的发生而发生，多为慢性消耗性疾病的终末期表现。恶病质的出现意味着机体功能下降，对治疗耐受度降低及死亡率增加，其发病情况因原发疾病不同而异。

2009 年美国全美住院患者数据库（nationwide inpatient sample，NIS）一项调查研究显示，原发性诊断恶病质的患者较少，7 810 456 例住院患者中有 32 131 例（0.41%）诊断有恶病质，以恶病质为主要诊断的仅 36 例，其余皆为次要诊断。在恶病质作为次要诊断的患者中，败血症是最常见的主要诊断，占比为 5.13%。恶性肿瘤是恶病质患者最常见的其他诊断，占到 34.40%（$n=$ 11 055）；其他常见诊断还包括慢性阻塞性肺疾病（COPD）（29.37%）、肺炎（21.54%）、心力衰竭（18.87%）、慢性肾衰竭（CKD）（14.65%）及 AIDS（5.26%）。最常见的共患病包括蛋白质 - 热量营养不良（18.86%）、贫血（17.52%）等。

Stephan von Haehling 等研究显示恶病质患者的年死亡率因其伴随疾病不同而各异（表 2-18-1）。COPD 患者中为 15% ～ 25%/ 年，慢性心力衰竭（CHF）及 CKD 患者为 20% ～ 40%/ 年，晚期恶性肿瘤患者中甚至高达 80%/ 年，如胰腺癌或非小细胞肺癌患者。据统计，有 50% ～ 80% 的恶性肿瘤患者的生存时间因恶病质受到了严重影响，恶病质占恶性肿瘤死因的 20%。

据 Masaaki Konishi 等报道，在日本，以过去 6 个月体重丢失 > 5%，或 BMI < $20kg/m^2$ 的患者体重丢失 > 2% 为定义，可以观察到恶病质占整体患病人群的 45.6%。虽然这一数字在西方国家

表 2-18-1　不同地区不同疾病种类在人群中的发病率及 1 年死亡率和病例分布情况

疾病种类	人群发病率(%)	高危患者(%)	高危患者患病率(%)	1 年死亡率(%)	欧洲病例人数(万人)	美国病例人数(万人)	日本病例人数(万人)
COPD（中等程度）	3.5	15	35	15～25	140	60	23
CHF(NYHA Ⅱ～Ⅳ)	2	80	10	20～40	120	51	20
肿瘤	0.5	90	30（所有类型）	20～80	100	43	17
类风湿关节炎（严重类型）	0.8	20	10（恶病质）	5	12	5	2
CKD	0.1	50	50	20	19	8	3

注：美国总人群数量为 319 亿人，欧洲总人群数量为 742 亿人，日本总人群数量为 127 亿人（2013～2014）。

恶性肿瘤恶病质发病率范围内（28%～57%），但暂时无法比较日本和西方国家在各个类型恶性肿瘤、心力衰竭、COPD 和 CKD 中的恶病质患病率。根据 BMI 的流行病学数据，日本心力衰竭患者 BMI < 20.3kg/m² 占 1/3，西方国家报道的低体重（BMI < 20.7kg/m²）发生率为 13.6%。这些数据表明，日本恶病质性心力衰竭患者可能比西方国家更多，或使用与西方国家相同的定义可能高估了恶病质在日本的患病率。同时，CKD 和 COPD 恶病质患病率暂时不能在日本和西方国家间进行直接比较，但 CKD 中 BMI 最低四分位值（19.6kg/m²）可能与西方国家的患病率（30%～60%）相匹配。COPD 低 BMI（< 20kg/m²）和低体重（BMI < 18.5kg/m²）患者的比例分别为 41% 和 31%，与西方国家相比恶病质患病率（27%～35%）似乎偏高。

在全球其他地区，恶病质也是一个非常严峻的健康问题，但缺乏足够的流行病学资料。例如，相较于北美、欧洲或日本，恶病质在非洲是更常见的死亡原因。因此，尽力获取更多非洲、亚洲及南美洲有关恶病质的流行病学资料对临床研究尤为重要。

三、分类分期与分级

（一）分类

恶病质是许多慢性疾病终末期表现，按其成因及原发病差异有不同分类方法。

1. 按发病原因分类 分为原发性恶病质和继发性恶病质。

原发性恶病质特指恶性肿瘤引起的恶病质，是由肿瘤本身导致的代谢紊乱，表现在代谢、神经内分泌与营养合成等方面。最容易引起恶病质的肿瘤有胃癌、胰腺癌、非小细胞肺癌、前列腺癌和肠癌等。继发性恶病质指良性疾病状态下发生的恶病质，良性疾病状态包括但不限于经口进食减少、消化系统吸收下降导致的营养不良，慢性疾病或继发感染等基础疾病，以及长期卧床导致的肌肉萎缩。

2. 按疾病性质分类 根据原发性疾病的良恶性，将恶病质分为良性疾病恶病质和恶性肿瘤恶病质两类。

各种良性疾病终末期常出现恶病质，尤其是心、肺、肝、肾等重要生命器官疾病更易引起恶病质。在美国，COPD 恶病质、心脏疾病恶病质的发病人数分别占据第一、二位。另外，慢性消耗性疾病如结核、AIDS 等也是导致良性疾病恶病质的一个重要原因。

恶性肿瘤分为实体肿瘤和非实体肿瘤(血液)，前者更易发生恶病质，也更易出现体重丢失。体重丢失最常见于胃、胰腺、肺、结直肠及头颈部等实体瘤患者，患者常有可能丢失 10% 或更多体重。临床上以消化道肿瘤，如上消化道肿瘤、胰腺肿瘤引起的恶病质较常见。在乳腺和血液肿瘤患者中，体重丢失风险相对较低。

恶性肿瘤本身产生一些代谢因子，如脂质动员因子（LMF）、蛋白水解诱导因子（PIF）及其导致的代谢改变是区别于良性疾病恶病质的重要表现。

3. 按病理生理分类 分为激素型恶病质和疾病型恶病质。

激素型恶病质是由激素缺失引起的。导致激素缺失的原因也是疾病，但这种原发性疾病不是导致恶病质的直接原因，原发性疾病导致的激素缺失才是恶病质发病始动因子，这种恶病质临床比较少见。疾病型恶病质是导致恶病质的直接原因，如恶性肿瘤、COPD、AIDS、结核、CHF、CKD等，这种恶病质多数是疾病终末期表现。

4. 按原发疾病分类　恶病质是多种急慢性消耗性疾病终末期表现，临床上比较常见的有肺疾病恶病质、心脏疾病恶病质、肿瘤恶病质、垂体相关性疾病恶病质等。

（二）分期

恶病质的发生是一个连续过程。根据EPCRC分类，以及与临床结局相关性，为了更好地指导临床，人为地将其分为三个阶段，即恶病质前期（仅有早期临床症状和代谢改变征象）；恶病质期（在过去6个月体重丢失超过5%，或体重指数 $< 20kg/m^2$ 时，体重仍持续下降）；恶病质难治期[由于肿瘤已到晚期（临终）或肿瘤快速进展而对治疗无反应，导致顽固性恶病质]。但并非所有患者均会经历这三个时期（表2-18-2）。

1. 恶病质前期　2010年，Muscaritoli等正式提出恶病质前期并对其进行了详尽描述：恶病质是一种慢性疾病，是一个连续的过程，如果能在疾病早期阶段确诊并干预，可能会收到很好效果，而这些治疗措施在疾病晚期阶段可能是无效或不能耐受的。

对恶病质前期的诊断一般采用以下标准。

①机体罹患慢性疾病；②在过去6个月非自愿体重丢失≤5%；③伴随慢性或复发性全身炎症反应（如肿瘤、COPD、慢性心功能不全、慢性肾功能不全、肝衰竭、AIDS、类风湿关节炎）；④存在厌食或厌食相关症状[厌食症/恶病质治疗功能性评估(the functional assessment of anorexia-cachexia therapy, FAACT)中关于厌食相关症状评分 < 24分。以上4个条件必须同时满足才能诊断恶病质前期。

炎性指标监测通常采取血清CRP、TNF-α、

IL-6、IL-1等，其中CRP/IL-6临床应用广泛。在一些患者中，恶病质前期可能出现炎症因子水平升高，也可能存在早期代谢改变，如糖耐量受损、炎症相关性贫血或低蛋白血症。

自发性食欲下降或营养素摄入 < 70% 需要量可通过视觉评估模拟评分法、特定问卷表等工具进行评估。

2. 恶病质期　也称恶病质综合阶段，患者体重丢失更加明显且普遍存在摄入量下降和全身炎症反应。这一阶段，患者仍存在治愈的潜在可能性。

主要诊断依据包括：患病期间肌肉损耗（除外饥饿、吸收不良、原发性抑郁、甲状腺功能亢进、年龄相关因素），6个月之内体重丢失超过5%（除外水肿因素），（没有体重记录的患者BMI $< 20kg/m^2$）即是诊断依据。以下5条标准符合3条或以上：①肌力下降（握力在正常1/3以下）；②乏力（由消耗导致身体或精神虚弱状态，无法以平时相同强度完成工作或完成质量明显降低，是一种主观感觉）；③厌食/食欲缺乏（食物摄取减少，如每天摄入量少于20kcal/kg或不足平时需要量70%或食欲降低）；④非脂肪组织重量指数降低（瘦体组织消耗，如上臂周径在同年龄性别第10百分位以下；采用双能X线成像(DEXA)测量骨骼肌指数男性 $< 7.25kg/m^2$，女性 $< 5.45kg/m^2$）；⑤生化指标异常：血清炎症介质水平升高，CRP $> 5.0mg/L$，IL-6 $> 4.0ng/L$；贫血（Hb $< 120g/L$）；血清白蛋白降低（$< 32g/L$）。

3. 恶病质难治期　恶病质难治期是疾病终末状态，现有医疗技术手段已无法逆转，通常是导致其恶病质的基础疾病发展到终末期，患者一般身体状况极差，身体功能极度恶化（WHO体能评分为3分或4分），预期生存时间 < 3个月。此阶段患者管理重点应该放在可以有效处理的恶病

表2-18-2　恶病质分期及特点

恶病质前期	恶病质期	恶病质难治期
体重下降≤5%	体重下降≤5%	不同程度恶病质
厌食/代谢改变	BMI $< 20kg/m^2$ 及 体重下降 > 2%	分解代谢持续增强
	肌肉减少及体重下降 > 2%	常规营养支持无效
	常有摄食减少或系统性炎症	抗癌治疗无效
		WHO体能评分为3分或4分
		预期生存时间 < 3个月

质症状上，最大限度缓解患者各种不适，而非治愈或控制其基础疾病。

Fearon 等认为判断是否属于恶病质难治期应包含以下指标：①处于代谢分解耗竭状态；②对抗肿瘤或其他治疗无反应；③患者身体状况极差；④预期生存时间 < 3 个月。

根据中国抗癌协会肿瘤营养专业委员会《肿瘤恶病质临床诊断与治疗指南（2020 版）》，中度推荐（共识性建议）一个快速诊断恶病质的分期评分表（cachexia staging score，CSS）（表 2-18-3）。累计得分：0～2 分，无恶病质；3～4 分，恶病质前期；5～8 分，恶病质期；9～12 分，恶病质难治期。与传统方法相比，CSS 临床区分能力更强，预后预测更准，操作更为简便。但其准确性仍需在临床中不断实践。

表 2-18-3　恶病质分期评分表

参数	评价标准	恶病质难治期
6 个月内体质量丢失	体质量稳定或增加	0
	体质量减轻≤ 5%	1
	5% <体质量减轻≤ 15%	2
	体质量减轻> 15	3
SARC-F	0 分	0
	1～3 分	1
	4～6 分	2
	7～10 分	3
ECOG PS	0 分	0
	1～2 分	1
	3～4 分	2
食欲下降（0～10 分）	0～3 分	0
	4～6 分	1
	7～10 分	2
实验室检查异常		
WBC > 10×10^9/L	全部正常	0
Alb < 35g/L	1 项异常	1
Hb < 120g/L（男）或 110g/L（女）	超过 1 项异常	2

此外，其他恶病质分期工具在不断探索中。恶病质评分（cachexia score，CASCO）（表 2-18-4）已被提出可作为肿瘤恶病质患者分期的可能有效工具，为《肿瘤恶病质临床诊断与治疗指南（2020 版）》中度推荐（共识性建议），其评分内容包括 5 个部分：①体质量减轻和组成成分；②炎症/代谢紊乱/免疫抑制；③体能状态；④厌食；⑤生存质量。Argilés 等为显示 CASCO 的度量特性，根据统计学方法得到的结果建立了 3 组不同程度恶病质：轻度恶病质（15 ≤ X ≤ 28）、中度恶病质（29 ≤ X ≤ 46）和重度恶病质（47 ≤ X ≤ 100）。此外，CASCO 为肿瘤恶病质患者的定量分期提供了一种新的工具，与以往的分类相比具有明显优势。尽管目前尚无足够的研究证据证明 CASCO 的敏感性和特异性，但其在恶性肿瘤患者的有效性评估中得分较高，能够定量地对恶病质进行分期。今后仍需更多的研究来验证其在恶病质人群或普通人群中的有效性。

（三）分级

恶病质分期有助于临床医师更好地根据患者状况制订治疗方案，但不同患者即使在同一个分期，因所患基础疾病及本身体质差异，其恶病质严重程度、治疗反应情况及疾病预后也各不相同。因此，恶病质科学分级有助于医师对患者进行更好地治疗与管理。

有学者提出，从体重/瘦体组织量减少程度、厌食情况、炎症/代谢紊乱/免疫抑制程度、体力状况和生活质量 5 个方面对恶病质患者进行评估，根据得分多少进行分级。

体重丢失及身体组成改变在 CASCO 评分中权重最大，占 40%；炎症/代谢紊乱/免疫抑制程度是恶病质非常重要的一个组成补充，炎症反应在恶病质发生、发展中占据重要地位；代谢紊乱也是恶病质患者普遍存在的，如糖耐量受损、贫血、低蛋白血症等；体力状况评估是 CASCO 第三个组成部分，肌肉减少可以明显影响患者体力状况，在 CASCO 中占据评分权重 15%；厌食是 CASCO 第四个参数，占据评分权重 15%；生活质量评分在肿瘤患者中应用较广，除了体重和体力状况，还包括机体代谢改变，在 CASCO 中占据评分权重 10%。

此分级标准在临床应用时间尚短，需要在今后的临床工作实践中进一步验证并不断完善。同时，也有专家建议，为方便临床研究可根据评估前 1 年体重丢失程度对恶病质进行分级。分为轻、中、重三种。轻度：5%～10%；中度：10%～15%；重度：> 15%。此分级标准简单易

表 2-18-4　恶病质评分 (CASCO) 表

参数	%	测量	参数
体重减轻和体成分	40	体重丢失及身体组成改变	
炎症 / 代谢紊乱 / 免疫抑制（IMD）	20	炎症	血浆 CRP
			IL-6
		代谢紊乱	血浆白蛋白
			血浆前白蛋白
			血浆乳酸
			血浆三酰甘油
			血浆尿素
			贫血
			血浆 ROS 水平
			葡萄糖耐量试验 /HOMA 指数改变
		免疫抑制	淋巴细胞绝对数量
体能（PHP）	15		与体力活动相关的 5 个问题的量表
厌食（ANO）	15		从圣路易斯 VA 医疗中心的简化的营养评估问卷 (SNAQ) 中提取的 4 个问题的量表
生活质量（QOL）	10		QLQ-C30 中编号 4～12，14～17，19～30 的 25 个问题

行，便于操作，但是不能完全反映恶病质的多因素特点，存在一定缺陷。

四、筛查及诊断

恶病质常伴随着身体功能下降、体重丢失、代谢改变、体力活动受限、食欲下降、治疗耐受性降低、治疗相关不良反应和并发症增加。因此，对恶病质的早发现尤其重要。

（一）筛查

筛查是恶病质早发现的最重要的途径之一。筛查应至少包括食欲、胃肠道症状、体重变化史、BMI、CRP 和体力状态。

1. 筛查 / 评估工具的选择与确立　目前还没有一种通用筛查 / 评估工具或有效监测手段及量化指标精准筛查 / 评估恶病质。恶病质患者常伴随营养不良，且两者症状有重叠覆盖，因此临床实践工作中常将营养不良筛查 / 评估工具用于恶病质筛查 / 评估。目前常用营养不良筛查 / 评估工具包括患者主观整体评估（patient-generated subjective global assessment, PG-SGA）、微营养评估（mini nutritional assessment, MNA）、营养不良筛查工具（malnutrition-screening tool, MST）、

营养不良通用筛查工具（malnutrition universal screening tool, MUST）、营养风险筛查 2002（nutritional risk screening-2002, NRS2002）等。欧洲 2010EPCRC 临床实践指南推荐的晚期恶性肿瘤患者恶病质筛查方法见表 2-18-5。

多数研究者利用营养不良筛查 / 评估工具筛查出存在营养不良及营养不良风险患者，但由于恶病质的复杂性，这些工具并不能全面概括及帮助筛查出早期恶病质，也不能作为恶病质治疗指引。因此，临床工作中迫切需要研究编制恶病质早期筛查 / 评估专用工具，以便对患者分级、分期、改善预后并及时给予更科学有效的指导与治疗。

2. 筛查 / 评估工作的开展与实践　国内外专业组织均有推荐厌食恶病质问卷作为厌食症 / 恶病质治疗的功能性评估（FAACT），推荐 PG-SGA 作为恶病质患者营养状况评估工具。

中国抗癌协会肿瘤营养专委会《肿瘤恶病质营养治疗指南》中指出，在对肿瘤恶病质进行营养治疗前，需进行肿瘤恶病质诊断及评估。一般评估以下三个方面：体重丢失（肌肉量及力量）、摄入量（包括厌食情况）及炎症状态。其中，食物摄入量的调查很关键；摄入量调查一方面预测

表 2-18-5 欧洲 2010 EPCRC 临床实践指南——晚期恶性肿瘤患者恶病质推荐筛查方法

方法	内　容
主观症状	食欲，早饱感，恶心，呕吐，味觉或嗅觉障碍，其他胃肠道症状，虚弱，疾病相关的负担，一般状况
病史	体重变化，体重丢失的速度，目前摄食量与平常摄入量的百分比
临床检查	检查口腔、腹部、水合状况、水肿、体重、体力状况
实验室检查	CRP，血糖，睾酮
活动监测	体力状态（美国东部肿瘤协作组 ECOG 评分标准或卡氏体能状况评分 Karnofsky），上肢握力测力计，身体活动计
身体成分	横断面成像（CT 或 MRI）、双能 X 线成像（DEXA）、人体测量（上臂中点肌肉面积）、生物电阻抗分析（BIA）

能量及营养素的摄入不足对营养状况及恶病质发展状况的影响；另一方面摄入量本身是恶病质状态的反映，如因厌食、疼痛、抑郁等。因此，在营养咨询时，对患者摄入量调查是其主要组成部分。

（二）诊断

恶病质诊断标准一直在变化中。早在 2008 年，Evans 等在与恶病质相关的专家共识大会上首次提出了一个统一定义：恶病质是一种潜在疾病状态下的复杂代谢综合征，以伴有或不伴有脂肪组织丢失的肌肉减少为特征，其显著临床特征为成年人体液潴留纠正后的体重减轻或内分泌紊乱导致的儿童生长发育障碍（表 2-18-6）。

表 2-18-6 成年人消耗性疾病恶病质诊断标准

12 个月或更短时间内体重丢失至少 5%，存在慢性消耗性疾病，以及存在以下其中 3 条：
● 肌力下降
● 乏力
● 厌食
● 低非脂组织指数
● 生化异常
● 炎症指标升高，CRP（> 5.0mg/L，IL-6 > 4.0ng/L）
● 贫血（HGB < 12g/dl）
● 血浆白蛋白降低（< 3.2g/dl）

2011 年，Fearon 等发布了国际恶病质专家共识，提出肿瘤恶病质诊断标准：①无节食条件下，过去 6 个月内体重下降 > 5%，或② BMI < 20kg/m² （中国人群 < 18.5kg/m²，笔者注）和任何程度的体重下降 > 2%，或③四肢骨骼肌肌量指数符合肌肉减少症标准（男性 < 7.26kg/m²，女性 < 5.45kg/m²）及任何程度的体重下降 > 2%。

五、治疗原则

（一）原发疾病的治疗

原发疾病是恶病质发生的始动因素，对恶病质的最好治疗方法及首要措施是治疗原发疾病。然而，恶病质患者绝大多数或者说全都已经接受了原发疾病治疗，如抗肿瘤治疗；一旦出现恶病质，多数情况下原发病已经处于难以控制或不可逆转阶段。因此，原发疾病早发现与早治疗就显得特别重要，也只有这样，才能减少恶病质发生，才是恶病质的最好治疗。2010 年欧洲 EPCRC 明确表示：不推荐采用抗肿瘤治疗来改善难治性恶病质患者。

（二）恶病质的治疗

恶性肿瘤恶病质治疗的目标是改善患者症状，提高生活质量，最终目的是逆转体重和肌肉质量丢失，提高去脂体重，改善静息能量消耗、疲劳、厌食、生活质量、体力状态及减少促炎性细胞因子。

治疗方法应该是多模式的，包括详细评估和反复监测、强有力的营养支持、抗炎治疗、治疗继发性胃肠道症状和其他原因导致的口服营养摄入减少，以及能够减少恶性肿瘤分解代谢动力的抗肿瘤选择。

第二节　肿瘤恶病质患者物质代谢紊乱

一、恶病质患者的糖代谢紊乱

能量消耗增加和糖代谢改变是与癌症恶病质相关的代谢并发症。糖代谢改变是癌症恶病质的特征之一。肿瘤细胞依赖糖酵解途径分解葡萄糖（瓦博格效应），因此葡萄糖被转化为乳酸。乳酸进入肝，在磷酸烯醇丙酮酸羧激酶（PEPCK）的帮助下转化为葡萄糖。在此之后，新形成的葡萄糖再次被肿瘤细胞吸收并产生乳酸，并再次激活肝产生更多的葡萄糖。这个循环被称为"Cori 循环"。随后，乳酸通过低效的 Cori 循环被肝或其他组织循环为葡萄糖，从而增加能量消耗。肝细胞产生的葡萄糖增加或外周对葡萄糖的利用减少导致癌症患者的糖耐量下降。血液中葡萄糖水平的升高会导致胰岛素代偿性升高，由于胰岛素 /IGF-1 与其受体结合减少导致信号通路传递不足，从而导致 PI3k-Akt/m-TOR 通路受到抑制。该途径的失活降低了组织对葡萄糖的可利用性或摄取，并可导致恶病质状态（图 2-18-1）。胰岛素在维持组织生存能力方面发挥重要作用。但当胰岛素敏感性受损时，骨骼肌、脂肪组织和其他组织都会受到不利影响。

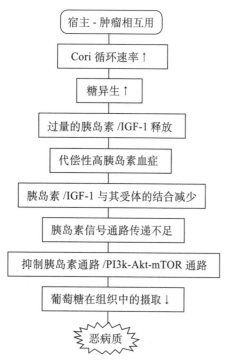

图 2-18-1　高胰岛素血症在癌症恶病质患者中的作用机制
↑表示进程增加；↓表示进程减少

（一）肝在糖代谢紊乱中的作用

肝是一个以高代谢率为特征的器官。在腹膜癌恶病质大鼠模型研究中发现，肝组织直接参与恶病质，并且研究表明肝质量在恶病质进展期间明显增加，并且其质量增加与能量消耗增加相关。而癌症恶病质患者能量消耗及葡萄糖稳态的改变，表现为肝糖异生活性增加。

癌细胞通过糖酵解（葡萄糖分解成丙酮酸的过程）消耗非常高的葡萄糖。矛盾的是，肿瘤细胞在有氧条件下丙酮酸并不进入三羧酸循环（TCA）/Krebs 循环代谢，而是将丙酮酸转化为乳酸，这种现象被称为瓦博格效应。这种来自瓦博格效应过程中的乳酸离开肿瘤细胞并通过血循环进入肝。乳酸的释放和摄取是依赖于细胞膜上的单羧酸转运体（MCT）。MCT4 在肿瘤细胞中高度表达，负责将乳酸从肿瘤中运出，而 MCT1 负责从肿瘤细胞外摄取乳酸。因此，通过抑制 MCT 来预防肝和肿瘤细胞之间的乳酸转运，可以成为癌症恶病质的治疗靶点。

肝中的糖代谢循环也由甘油和氨基酸等其他来源提供燃料。甘油是通过癌性恶病质中的脂质分解得到的，而氨基酸如丙氨酸是通过恶病质中的肌肉分解得到的，这些甘油和丙氨酸通过糖异生过程转化为葡萄糖。因此，癌症诱导的恶病质中骨骼肌和脂肪组织的消耗进一步导致循环葡萄糖的增加。

（二）骨骼肌与葡萄糖稳态

骨骼肌是人体的主要部分之一，其功能对于从运动到呼吸的各种生物过程都是必需的。需要蛋白质合成和降解之间的紧密平衡来维持肌肉稳态，而合成减少或过度降解会导致消瘦。合成代谢和分解代谢因子的复杂激素网络通常调节这种平衡，但这种平衡在肿瘤进展过程中被严重破坏。

肌肉消耗途径的激活会导致肌肉分解的副产物丙氨酸等氨基酸的释放。丙氨酸在恶病质条件下释放，可促进肝内糖异生过程。在非小细胞肺癌（non-small cell lung cancer, NSCLC）患者中，观察到与正常健康人群相比，丙氨酸和葡萄糖水平升高，而在 NSCLC 患者中，体重减轻患者的丙氨酸发生糖异生的概率更高。因此，由于糖异生率的增加而增加的葡萄糖产量导致肺癌患者胰岛素不敏感。亦有证据表明，在食管癌患者中也存在丙氨酸糖异生过程。此外，在非小细胞肺癌患者中，胰岛素抵抗与全身蛋白质合成下降有关，并显示出高氨基酸血症增加，最终导致胰岛素抵抗恶化。胰岛素或胰岛素样生长因子 1（IGF-1）与其受体结合是激活 Akt/mTOR 信号通路诱导肌肉组织摄取葡萄糖的重要途径。据报道，在恶病质期间，癌症患者和小鼠模型都经历了合成代谢因子胰岛素样生长因子 -1（IGF-1）水平降低和胰岛素抵抗发展。有研究在果蝇的肿瘤模型中模拟了胰岛素抵抗，在这个动物模型中，胰岛素信号传导被 ImpL2 表达破坏，ImpL2 是一种抑制胰岛素和 IGF-1 信号转导的胰岛素生长因子结合蛋白。ImpL2 由不同的肿瘤类型直接产生，促进外周器官的胰岛素抵抗，从而促进全身组织消瘦，这种现象可能也存在于癌症患者中。因此，维持葡萄糖稳态和提高胰岛素敏感性对于抑制癌症恶病质中的肌肉萎缩至关重要。

（三）炎症因子与高代谢状态

炎症状态是癌症静息能量消耗的既定刺激因素，其起源于肿瘤的细胞因子分泌和宿主的免疫反应。恶病质中的炎症主要为 IL-6 及 TNF-α 水平升高，进一步引发高能量消耗和肌肉损失。TNF-α 抑制脂肪细胞和肌细胞分化，刺激脂肪分解，削弱胰岛素信号转导，影响食物摄入，并直接导致肌肉萎缩。它还被证明可以激活 6- 磷酸果糖和 1,6- 二磷酸果糖之间的细胞内无效底物循环，从而增加能量消耗。在一项针对体重减轻患者的回顾性队列研究中，*TNF* 基因中的单核苷酸多态性（SNP）与恶病质中体重减轻和低骨骼肌指数相关。其他细胞因子如 IL-1β、IL-6 和 IL-10 基因中的 SNP，与胰腺癌和胃癌的恶病质有关。另外，IL-6 水平除了与癌症患者的体重减轻和生存率相关，还可刺激肝的急性期反应。总之，炎症影响大多数器官和细胞水平的能量消耗，因此对于恶病质的发展至关重要（表 2-18-7）。

表 2-18-7　与恶病质发病机制相关的细胞因子

炎症因子	作用
TNF-α	抑制脂肪细胞和肌细胞分化，刺激脂肪分解，削弱胰岛素信号转导
	直接导致肌肉萎缩
	TNF 基因中的 SNP 与恶病质中体重减轻和低骨骼肌指数相关

续表

炎症因子	作用
IL-6	与癌症患者的体重减轻和生存率相关
	可以由肿瘤直接产生并引发恶病质
	介导胰腺癌患者恶病质的发生

（四）肠道微生态与恶病质患者糖代谢紊乱

平衡的肠道微生物群会影响宿主的营养，因为它们决定了营养代谢效率，而微生物群衍生的代谢物会改变炎症、肠道屏障功能和能量消耗。在肥胖患者中，肠道菌群组成与体重之间的关系已经得到了很好的描述，这表明与肥胖相关的菌群可能以短链脂肪酸（SCFA）的形式增加从饮食中获取能量的能力。此外，肠道细菌产生的 SCFA 已被证明通过调节食物摄入、胰岛素敏感性和底物代谢促进体重增加。肝代谢障碍易导致肠道菌群能量消耗增加，肠道细菌亦可通过影响胆汁酸的组成，进而改变能量稳态和糖 / 脂代谢。尽管肠道微生物群在恶病质患者能量代谢中的作用尚需进一步探讨，但可以想象微生物群衍生的代谢物会影响肌肉、肝或脂肪组织的能量代谢。目前临床研究虽较少，但已有个案报道肠道微生态调节可改善患者恶病质，肠道微生态制剂或粪便微生物群移植亦可能是未来恶病质治疗的方向之一。

二、恶病质患者脂类代谢紊乱

恶病质患者脂类代谢出现严重的紊乱，主要表现为脂肪组织分解动员增强，内源性脂肪消耗增加，脂肪储备减少，且不受葡萄糖输入抑制影响；脂肪酸氧化分解增加；血浆脂蛋白（乳糜微粒和极低密度脂蛋白）升高，血浆三酰甘油水平升高，外源性脂肪利用下降，白色脂肪棕色化。

关于恶病质患者脂代谢紊乱机制还没有完全阐明，脂代谢改变可能是恶病质的一个重要致病因素。

（一）血脂与脂蛋白代谢紊乱

随着恶病质患者体内脂肪组织不断分解和释放脂肪，出现血脂升高的同时，恶病质患者血浆三酰甘油水平升高。另外血浆脂蛋白（乳糜微粒和极低密度脂蛋白）同时升高。Yu 等发现，在血脂代谢异常的恶病质小鼠中，肠道在胆固醇摄取中起重要作用，并且胆汁酸代谢似乎与小鼠肠道胆固醇摄取减少相关。恶病质小鼠的高三酰甘油血症可能与它们的肝脂质代谢发育有关，糖基磷脂酰肌醇高密度脂蛋白结合蛋白 1（GPIHBP1）抗体可能是导致小鼠高三酰甘油血症发生的原因。Tsoli 及 Dalal 等也曾提到患者脂肪代谢过程中，脂肪三酰甘油脂肪酶（ATGL）和激素敏感性脂肪酶（HSL）促进恶病质患者脂肪分解，导致可血脂代谢紊乱，并且这与患者体重指数下降、肌肉减少的发生相关。

（二）脂肪组织代谢紊乱

脂肪组织减少虽然不是恶病质定义中的必要条件，但却与恶病质发生的病理生理机制密切相关。其中，大家认识较多且深入的是摄入减少、肿瘤组织的炎症微环境及能量负平衡均可引起脂质分解增加，白色脂肪组织丢失，是恶病质脂肪组织代谢异常的重要特征之一。其实，恶病质的脂肪代谢异常中，还存在另一方面重要的代谢改变，那就是由于肿瘤患者体内炎症因子分泌等微环境的改变，白色脂肪棕色化被激活，浅褐色脂肪组织在局部因素的诱导下增多并发挥类似棕色脂肪的功能（产热、消耗能量），其反过来又作用于肿瘤微环境，引起脂肪减少、肌肉减少，促进肿瘤恶病质的发生。

1.肿瘤恶病质的白色脂肪丢失 恶病质患者通过脂肪（主要是白色脂肪组织）分解作用发生脂肪丢失，脂肪分解是针对恶病质和其他病理因素引起的能量负平衡所做出的反应。有关恶病质的定义中骨骼肌减少是临床诊断恶病质的必要条件，但实际上，恶病质患者肌肉组织的损耗通常发生于脂肪组织发生明显变化之后。脂肪丢失早期发现，对恶病质的早期诊断具有重要意义。有研究证明，在结肠癌的老鼠模型中，恶病质早期蛋白激酶 A 调节的脂解作用是增加的，这种"早期"脂类分解进一步恶化了恶病质进展，并直接导致骨骼肌丢失。另外，脂类分解导致循环中游离脂肪酸增加，然后游离脂肪酸被骨骼肌摄取，肌肉细胞内过多游离脂肪酸导致几种生物化学变化，如泛素脂酶肌肉萎缩相关基因 -1 和肌肉环指蛋白的表达，它们可以导致骨骼肌萎缩。

另外，对于非肿瘤患者，脂解作用增强、白色脂肪组织丢失会刺激体内其他途径来促进合成代谢和能量摄入，如瘦素水平增高。瘦素水平与患者的肥胖状态呈正相关，而与患者的年龄和体重指数无关。而恶病质患者瘦素水平较低且不能像非肿瘤患者一样反馈性导致食欲增加，在肿瘤

患者中，这一反馈机制被阻断，且发现这一反馈机制被阻断可能与系统炎症有关。

总体来说，脂类分解主要是指白色脂肪丢失，在恶病质中普遍存在，为恶病质发生的早期事件并与骨骼肌丢失明显相关，且恶病质中脂肪丢失后食欲增加的反馈调控机制被抑制，可能与系统炎症有关，且难以逆转。

2.肿瘤恶病质中白色脂肪棕色化 脂肪组织在恶病质能量消耗、负平衡方面也占有重要地位，而引起能量消耗的脂肪组织就是前文所提及的棕色脂肪和米色脂肪组织。1989 年棕色脂肪组织作为一个恶病质的促进因素首次被提出。研究发现，恶病质状态下结肠癌小鼠体内的棕色脂肪组织是活化的，且能促进恶病质的发展。但在非恶病质状态下结肠癌小鼠，棕色脂肪组织并没有被激活。有研究者在肿瘤患者中可以通过 PET/CT 测量棕色脂肪组织的活性，并且其活性与肿瘤分期呈正相关。但由于棕色脂肪组织的量非常有限，且局限于体内相对局限的部位，因此它促进能量消耗和恶病质的作用并不十分明显。

相比之下，白色脂肪组织的量较多，白色脂肪组织中在恶病质环境下，棕色转化机制被激活，米色脂肪组织明显增多，且发挥与棕色脂肪一样的功能，对恶病质有促进作用。白色脂肪棕色化首先在嗜铬细胞瘤患者体内被证实存在。因为嗜铬细胞瘤是一种可以分泌去甲肾上腺素的神经内分泌肿瘤，这种物质可以激发白色脂肪组织向褐色脂肪组织转化。有研究报道发现在早期肺癌和胰腺癌恶病质小鼠模型中脂肪细胞均比正常组织核质比高，这些细胞 UCP1 染色呈阳性，这是由恶病质引起的白色脂肪细胞褐变后产热增强造成的。不同肿瘤（肺癌、胰腺癌、肝癌、黑色素瘤、结肠癌）小鼠模型中，均有研究者报道了"白色脂肪棕色化"的存在，并证实了其对恶病质的促进作用。同时有研究团队通过免疫组织化学法检查从人类恶病质和不同肿瘤，如卡波西肉瘤、黑色素瘤、胆管癌、结肠癌、腺癌、胰腺神经内分泌癌、多形性肺癌和肺腺癌患者体内获得的脂肪组织，结果表明，许多白色脂肪组织样本 UCP1 表达增加。虽然仍然有许多需要我们进一步深入研究，但是这些结果都支持白色脂肪组织褐化在恶病质的发生和发展中起作用。

人们对白色脂肪棕色化的发生机制也有一定的了解。研究证实，恶病质中的白色脂肪棕色化

有 2 个重要的驱动因子：白介素 -6（interleukin，IL-6）和甲状旁腺激素相关蛋白（parathyrioid hormone-related peptide，PTHrP）。动物实验研究显示，在 C26 结肠癌模型小鼠中，注射 IL-6 和 PTHrP 均会引起体重下降和 UCP1 表达增加。有研究发现，肿瘤组织分泌 IL-6 可激活交感神经系统，交感神经系统的兴奋又会进一步刺激脂肪组织分泌 IL-6，而这一连锁反应形成恶性循环，从而持续引起棕色脂肪活化及白色脂肪棕色化发生。

研究还发现，白色脂肪棕化是恶病质发生的早期事件。通过对 C26 结肠癌小鼠的观察，发现棕色脂肪的相关基因（UCP1、PRDM16、PGC1a、DIO2 等）在结肠癌小鼠组的表达明显高于非肿瘤组；并且这种增高发生于体重明显下降之前。通过对 UCP1 的免疫组化研究发现，在恶病质前期的荷瘤小鼠，体重未出现下降之前，UCP1 的表达就出现上调，这说明白色脂肪棕化发生在恶病质的早期阶段，骨骼肌萎缩出现之前就已经发生，且脂肪组织功能异常先于临床明显的脂肪组织丢失之前发生。

此外，白色脂肪棕色化主要受到交感神经系统的调节，并由 β3 肾上腺素受体后的信号传递途径介导。

三、恶病质蛋白质 / 氨基酸代谢紊乱及机制

肿瘤恶病质患者主要表现为肌肉高代谢和肌肉不断萎缩。

肿瘤恶病质状态下宿主蛋白质 / 氨基酸代谢不能维持平衡。随着肿瘤进展，蛋白质代谢紊乱主要表现为肌肉蛋白质的高代谢，表现为骨骼肌不断萎缩，一个典型的恶病质患者当体重下降 30% 时就可能有 75% 的骨骼肌蛋白消耗，且摄食并不能逆转恶病质患者的肌肉消耗。在一些荷瘤动物实验也发现骨骼肌蛋白质降解和支链氨基酸氧化加强。同时整体蛋白质周转加快，肝合成和分泌急性期反应蛋白增加，肌肉蛋白质分解加强，释放出的氨基酸异生葡萄糖增加；内脏蛋白分解增加而蛋白质合成减少，蛋白转化率升高；低蛋白血症，血浆氨基酸谱发生变化（升糖氨基酸、合成核苷酸氨基酸、支链氨基酸和精氨酸等水平下降；芳香族氨基酸水平升高，芳香氨基酸 / 支链氨基酸比值升高等），患者总体呈现负氮平衡。肿瘤患者肝急性期反应蛋白合成增加可能是对炎症的一种代偿反应。肌肉蛋白分解和释放出的芳香族氨基酸增加，由于芳香族氨基酸不易被氧化利用，导致血浆芳香族氨基酸升高，其中色氨酸是脑 5- 羟色胺前体物质，而 5- 羟色胺可刺激下丘脑饱食中枢，引起厌食。因此，血浆色氨酸浓度增高在进行性营养物质消耗中起关键性作用。同时色氨酸的代谢物犬尿氨酸具有抑制机体免疫功能，有助于肿瘤发展。

第三节 肿瘤恶病质患者物质代谢紊乱机制

肿瘤恶病质严重影响患者的生活质量与生存期，它的发生与肿瘤、宿主及其相互作用产生的各种炎症因子等有关，细胞基因表达和机体代谢改变在其中发挥重要作用。

肿瘤恶病质的发生常和机体潜在疾病、营养素摄入减少、机体分解代谢增强、全身炎症反应及肿瘤自身分泌的细胞因子等有关。其发生途径有来自肿瘤细胞的促恶病质及促炎症细胞因子，宿主的全身性炎症反应及广泛存在的代谢改变（静息能量消耗、蛋白质、脂肪及碳水化合物的代谢改变），这是肿瘤带来的原发改变还是机体对肿瘤的反应，暂未得到充分阐明。尽管恶病质的准确发病机制仍不十分清楚，但是有许多因素可影响恶病质的发生与发展。

一、肿瘤因素

恶病质是一种以组织消瘦、合成代谢信号抵抗和整体分解代谢状态亢进为特征的代谢紊乱，此外，肿瘤是高度增殖和能量需求大的组织，以及肿瘤分泌的炎症因子和特异性代谢因子（PIF 和 LMF 等）引起宿主肌肉和脂肪代谢紊乱。因此，肿瘤恶病质患者易发生能量负平衡和高分解代谢的为主要特征的代谢紊乱。

（一）特异性代谢因子

晚期肿瘤患者常出现全身性代谢改变，其发生是多因素的、复杂的。

静息能量消耗增加是肿瘤患者脂肪组织减少的一个重要原因。脂肪组织减少主要是由于脂类

分解，此过程由脂质动员因子（LMF）或称锌-α2-糖蛋白（ZAG）驱动，统称为脂肪分解因子，可以直接分解脂肪，并使脂肪细胞对脂肪分解刺激敏感化，这种现象在恶病质患者中的表现更为明显。

恶病质患者中，肌肉蛋白分解代谢增强导致肌肉重量净损耗。ATP泛素蛋白酶体降解途径（UPP）是蛋白质降解的主要途径，其他蛋白水解通路，如溶酶体组织蛋白酶途径及钙/钙依赖蛋白酶通路也被发现和恶病质蛋白质分解代谢增加相关。体外试验发现，肌肉蛋白质丢失主要是由于蛋白分解增加，抑制溶酶体和钙依赖蛋白酶并不能降低趾长伸肌的分解速度，但是无ATP的培养液抑制肌肉蛋白分解，从而证明了ATP泛素蛋白酶体降解途径在恶病质蛋白质降解中的重要地位。这种蛋白水解作用的激活在肿瘤生长早期即使没有体重丢失时即可存在，在出现临床症状前可持续很长一段时间，蛋白质合成可能是增加的或没有改变。

蛋白水解诱导因子（proteolysis inducing factor，PIF）是由碳水化合物残基和核心肽（4kD）两部分组成的一种硫酸糖蛋白，是与恶病质患者体重减轻相关的因子，通过介导肌细胞的凋亡、促进蛋白质降解及抑制蛋白质合成而引起肌肉消耗。PIF通过增加泛素和蛋白酶体亚基的表达来增强泛素-蛋白酶体系统（ubiquitin proteasome system，UPS），从而促进骨骼肌蛋白降解。相关研究发现PIF诱导骨骼肌中的蛋白水解和抑制蛋白合成是通过RNA依赖性蛋白激酶（RNA-dependent protein kinase，PKR）的激活发挥作用的。PKR的活化导致细胞核转录因子κB（NF-κB）活化，进而增加了泛素-蛋白酶体途径的主要组分蛋白和因子的表达。有实验证明肿瘤细胞产生PIF，经过血液循环，最终由尿液排出，PIF在体重丢失的胰腺、结肠、肺、卵巢、乳腺及肝等恶性肿瘤患者的尿液中已经得到确认。所以有学者认为蛋白水解诱导因子可作为肿瘤标志物进行检测。但是，目前PIF的表达与患者体重丢失及预后存在争议。

（二）炎症因子

慢性炎症反应在恶病质的发生、发展过程中具有重要作用且与其预后密切相关。早在19世纪，Virchow提出了炎症反应与肿瘤相关的设想。

肿瘤细胞产生促炎因子及促恶病质因子，激发宿主炎症反应，通过产生过度的炎症因子，如白介素、肿瘤坏死因子（TNF-α）等影响机体的代谢平衡。正常情况下，TNF-α在体内的浓度较低，适量的TNF-α对机体有保护作用。当炎症反应发生时，机体内TNF-α水平大大提高，过量TNF-α对机体产生损伤反应，破坏细胞因子间的正常协同作用，诱导产生白介素等，从而抑制免疫效应细胞对肿瘤细胞的细胞毒作用。

甲状旁腺激素相关蛋白（parathyroid hormone related protein，PTHrP）是另一种肿瘤衍生循环因子，而最新动物研究发现路易斯肺癌通过细胞外囊泡释放PTHrP诱导癌症恶病质患者的脂肪分解和脂肪组织棕色化，同时还可引起肌肉分解萎缩。并且PTHrP升高与高水平的溶解性肿瘤坏死因子受体水平及更低水平的白蛋白和转铁蛋白水平相关。

炎症是肿瘤的双刃剑。除免疫系统在控制肿瘤生长方面的自然作用外，最终的癌细胞还会劫持免疫系统以产生促进肿瘤生长、存活和进展的特定细胞因子。由肿瘤微环境对肿瘤细胞反应引起的炎症细胞因子生成可能会促进恶病质的进程。啮齿动物肿瘤模型显示系统性炎症细胞因子的生成增加，提示系统性炎症细胞因子有关的IL-1β和IL-6相互作用，引起扩增。有假设认为，在许多恶性肿瘤及恶病质中，促炎症细胞因子的肿瘤细胞或是对肿瘤细胞反应的宿主炎症细胞是急性期蛋白反应的来源。一个有关食管和胃癌的研究显示：IL-1β、IL-6及TNF-α的细胞因子蛋白浓度在肿瘤组织中明显升高，IL-1β蛋白的肿瘤组织浓度和血清CRP浓度相关，扩散或片状炎性细胞浸润的肿瘤与血清CRP升高相关。

Martignoni等认为胰腺癌恶病质患者中，IL-6的过表达和产生IL-6的肿瘤致敏外周血单个核细胞（peripheral blood mononuclear cell，PBMC）的能力有关，并引起PBMC中IL-6表达。TNF-α和肿瘤引起蛋白水解诱导因子是恶病质中骨骼肌萎缩的主要竞争者，它们通过泛素蛋白降解途径增加蛋白降解，通过真核细胞起始因子2α的磷酸化抑制蛋白合成。

另外，炎症反应全身性改变可用急性期蛋白反应来表示，50%以上的上皮癌患者可能存在急性期蛋白反应升高。这种急性期蛋白反应（APPR）和高代谢有关，如在胰腺癌患者中APPR与静息时能量消耗增加及摄入减少相关。其他纵向研究发现，表现出这种反应的患者预后更差，与体重丢失无关。

C 反应蛋白（CRP）是用来评估全身炎症反应程度最为普遍的方法。住院期间 CRP 浓度升高，各种原因的死亡风险增加。文献报道高 CRP 浓度恶性肿瘤患者死亡率增加了 22.8 倍（＞ 80mg/L）。已有研究发现，诊断时 CRP 水平升高是胰腺、肺、卵巢、肾、胃肠道等部位恶性肿瘤及恶性黑色素瘤、多发性骨髓瘤、淋巴瘤等患者不良预后指标之一。格拉斯哥预后评分（glasgow prognostic score，GPS）（表 2-18-8）是结合 CRP 和白蛋白浓度制定的一个不依赖分期、治疗及预期生存期的预后评分简化表。

表 2-18-8 格拉斯哥评分表（GPS）

GPS	分值（分）
GPS（校正前）	0 ～ 2
CRP ＞ 10mg/L	1
白蛋白＜ 35g/L	1
mGPS（校正后）	0 ～ 2
CRP ≤ 10mg/L	0
CRP ＞ 10mg/L	1
CRP ＞ 10mg/L+ 白蛋白＜ 35g/dl	2

注：GPS. 格拉斯哥评分；CRP. C 反应蛋白。

二、宿主因素

恶病质的典型症状是体重明显减少、厌食、全身炎症和明显的肌肉萎缩，导致生活质量急剧下降。此外，由于明显的肌肉萎缩还涉及胸部、膈肌和心肌，因此大多数癌症死亡与呼吸或心力衰竭有关。越来越多的证据支持这样的观点，即恶病质不仅是肿瘤生长的严重并发症，而且是宿主全身代谢重构促进的结果。

（一）营养摄入减少

食欲下降和味觉改变是癌症患者的共同特征。而癌症厌食是导致恶病质恶化的终末期患者的特征。这在一定程度上与患癌症的心理影响相关的抑郁症的发展有关，并且它也与调节食欲的复杂激素网络的改变有关。恶病质发展的关键参与者是下丘脑，它调节食物摄入和身体能量消耗。动物实验发现，细胞因子通过神经肽 Y 通路或瘦素对下丘脑的模拟负反馈作用导致恶病质。在下丘脑弓状核有 2 套神经元参与其中：黑皮质素系统和神经肽 Y 系统。释放 α- 促黑素细胞刺激素

的神经元（α-MSH）及通过黑皮质素 -3/4 受体（MC3R/MC4R）信号导致觅食行为下降，基础代谢率增加，去脂体重减少。神经肽 Y 自身刺激食欲或通过其他途径促进食欲蛋白释放。产生神经肽 Y 的神经元产生刺鼠关联蛋白（agouti related protein，AgRP）和 MC4R- 刺激蛋白相互作用促进食欲。另外，与肿瘤进展有关并由几种肿瘤产生的具有生物活性的 1- 磷酸鞘氨醇显示可促进能量消耗和厌食。增加 1- 磷酸鞘氨醇受体对下丘脑神经元的参与，促进了温度和氧气消耗的增加，同时减少了食物摄入。

（二）神经内分泌紊乱

恶性肿瘤患者常出现神经内分泌调节异常，如糖代谢异常、胰岛素抵抗、皮质醇增加及合成代谢活动减少等。这种调节异常可能是由恶性肿瘤相关的全身炎症反应引起，也可能是内源生成或代谢生长因子合成生成物受到肿瘤或宿主对肿瘤反应的影响，并导致恶病质。

生长激素抑制肌肉及脂肪组织利用葡萄糖，同时促进肝糖异生及糖原分解，从而使血糖升高；促进脂肪分解，使血浆游离脂肪酸升高。恶病质患者旺盛的分解代谢及严重的营养不良常伴随所谓的"获得性生长激素抵抗"，即生长激素循环水平升高但 IGF-1 水平降低。研究者认为恶病质状态下 IGF-1 的降低可能引起负反馈机制失灵，从而导致生长激素水平升高，而由于生长激素抵抗，高水平的生长激素却不能有效地促进合成代谢。IGF-1 可以刺激蛋白合成、肌原细胞分化、肌肉生长，以及抑制蛋白氧化和分解，增加脂肪分解。因此在低 IGF-1 水平的状况下，患者的分解代谢旺盛的而合成代谢受到抑制，导致恶病质的发生。

胰岛素是由胰岛 β 细胞分泌的一种蛋白类激素，在肿瘤患者及肿瘤动物模型中大多都存在胰岛素抵抗的现象，有研究显示胰岛素抵抗可以先于恶病质症状的出现。当胰岛素抵抗时，可导致胰岛素下游信号通路的激活受阻，最终导致蛋白质分解增加。胰高血糖素是一种由胰岛 α 细胞分泌的激素，它促进肝糖原分解和糖异生的作用很强，使血糖明显升高；促进脂肪分解和脂肪酸氧化；加速氨基酸进入肝细胞，为糖异生提供原料。恶病质动物模型中发现给予外源性胰高血糖素可以引起食欲下降、肝糖异生增加和生糖氨基酸的利用增加，结果导致蛋白质合成减少。

糖皮质激素主要通过增加蛋白质分解及减少蛋白质合成来引起肌肉消耗。增加蛋白分解可通过促进泛素 - 蛋白酶体系统（ubiquitin proteasomesystem，UPS）的一些成分表达，促进蛋白泛素化或直接增加 UPS 分解蛋白的速率。还可通过增加组织蛋白酶 L（cathepsin L）表达促进蛋白质分解。通过 mTOR/S6 激酶途径减少蛋白合成。糖皮质激素还可以通过与其受体结合，干扰胰岛素 /IGF-1 信号通路，以及刺激肌肉萎缩蛋白的转录。

（三）宿主底物无效循环增加

慢性消耗性疾病，如癌症引起的恶病质、败血症和烧伤等具有许多相似的代谢表型，表明不同的病因可能触发身体消耗的共同下游事件，即生物化学上能量消耗的无效循环反应。无效循环是指代谢通路，如糖酵解和糖异生代谢途径基本是可逆的，但有 3 个不可逆反应并有不同酶催化其单向反应，当 2 种酶活性相等时，则不能将代谢向前推进，结果仅是 ATP 不断分解消耗，因而称为无效循环（futile cycle），如葡萄糖 -6- 磷酸葡萄糖、6- 磷酸果糖 -1，6 二磷酸果糖、乳酸 - 葡萄糖之间的 Cori 循环、脂肪分解和再酯化和肌酸 - 磷酸肌酸等无效循环，不受控制的无效循环反应会大量消耗能量。

1. 肿瘤与肝之间类 Cori 循环　研究发现肿瘤细胞糖酵解能力是正常细胞的 20 ～ 30 倍，最高可达到正常的 200 倍。因此，肿瘤组织不断摄取葡萄糖而大量排出乳酸，进入肝糖异生，肝产生的葡萄糖又大量被肿瘤细胞摄取。这样在肿瘤与患者肝之间形成类 Cori 循环，即葡萄糖 - 乳酸循环。从糖酵解能量产生和肝脏糖异生消耗能量来看是得不偿失的：肝 2mol 乳酸合成 1mol 葡萄糖要消耗 6mol ATP，这样就增加了葡萄糖和 ATP 的无效消耗，葡萄糖利用效率明显下降。研究证实转移性结直肠癌患者比对照组具有较高效率的葡萄糖 - 乳酸循环，这样通过 Cori 循环消耗能量达到 300kcal/d。另外发现肿瘤乳酸水平可能与肿瘤转移和复发呈正相关，而与患者生成呈负相关。

2. 肌肉与肝之间丙氨酸 - 葡萄糖循环　由于肿瘤患者存在胰岛素分泌不足或胰岛素抵抗等，导致肝糖异生通路异常活跃，同时大量糖异生原料（甘油和生糖氨基酸等）进入肝进行糖异生而消耗大量能量，如肿瘤患者，尤其是在恶病质状态下，脂肪组织和骨骼肌分解加强，产生大量的甘油和氨基酸进入肝糖异生。其中肝与肌肉之间的丙氨酸 - 葡萄糖循环也是一条重要的循环耗能通路，2mol 丙氨酸异生 1mol 葡萄糖时消耗 6mol ATP，同时丙氨酸脱氨产生 2mol NH_3 将会进入鸟氨酸循环通路合成 1mol 尿素消耗 4mol ATP，这表明 2mol 丙氨酸通过丙氨酸 - 葡萄糖循环和鸟氨酸循环共消耗 10mol ATP。因此，肿瘤患者出现骨骼肌分解萎缩时将导致丙氨酸 - 葡萄糖循环循环增强而耗能增加。

3. 其他无效循环　由于肿瘤患者早期就存在脂肪分解增，释放大量甘油和游离脂肪酸（free fatty acid，FFA），FFA 除了氧化分解外还可以再酯化生成三酰甘油（triacylglycerol，TAG），这也就是 TAG-FFA 底物循环。在荷瘤小鼠模型中发现 TAG-FFA 循环率明显高于非荷瘤小鼠。另一个无效循环是线粒体的质子循环，由于肿瘤患者炎症等因素导致 UCP 表达升高，进而导致线粒体解偶联的无效质子循环而增加能量消耗。

总而言之，癌症恶病质不仅仅是肿瘤进展的并发症，而且是宿主全身代谢重新编程的结果。了解肿瘤对整个生物体的影响，并确定所涉及的信号通路，将带来更有效的肿瘤治疗，并最终为患者提供更好的生活质量。但目前仍需进一步研究来明确早期恶病质患者的发病机制，因为此时全身性改变可能是可逆的。另外，由于肿瘤恶病质同时影响机体不同的组织器官，因此设计具有多个靶点的治疗策略也将是未来治疗发展的关键。

（余慧青　曹皓阳）

参 考 文 献

曹皓阳，陈梦婷，黄清卿，等，2022. 鼻咽癌营养不良患者一例. 中国临床案例成果数据库，4(1)：E00343.

陈梦婷，余慧青，刘师宏，等，2022. 肿瘤代谢调节治疗胰腺恶性肿瘤一例. 中国临床案例成果数据库，4(1): E00330.

董亚冰，王楠娅，2017. 脂肪组织与恶病质——白色棕色的敌友之争. 肿瘤代谢与营养电子杂志，4(3):267-271.

潘震东，孔为民，2021. 糖脂代谢异常对恶性肿瘤影响的研究进展. 肿瘤代谢与营养电子杂志，8(6):582-587.

石汉平，2015. 肿瘤恶病质. 北京：人民卫生出版社.

Agteresch HJ, Leij-Halfwerk S, Van Den Berg JW, et al, 2000. Efects of ATP infusion on glucose turnover and gluconeogenesis in patients with advanced non small-cell lung cancer. Clin Sci, 98:689-695.

Arends J, Bodoky G, Bozzetti F, et al, 2006. ESPEN Guidelines on Enteral Nutrition: Non-surgical oncology. Clin Nutr, 25(2):245-259.

Argiles JM, Betancourt A, Guardia-Olmos J, et al, 2017. Validation of the CAchexia SCOre (CASCO). staging cancer patients: the use of miniCASCO as a simplified tool. Front Physiol, 8:92.

Arthur ST, Noone JM, Van Doren BA, et al, 2014. One-year prevalence, comorbidities and cost of cachexia-related inpatient admissions in the USA. Drugs Context, 3:212265.

Asp ML, Tian M, Kliewer KL, et al, 2011. Rosiglitaxone delayed weight loss and anorexia while attenuating adipose depletion in mice with cancer cachexia. Cancer Bio Ther, 12(11): 957-965.

Baltgalvis KA, Berger FG, Pena MM, et al, 2008. Interleukin-6 and cachexia in ApcMin/+mice. Am J Physiol Regul Integr Comp Physiol, 294: R393-R401.

Baracos VE, Martin L, Korc M, et al, 2018. Cancer-associated cachexia. Nat Rev Dis Primers, 4:17105.

Bonaldo P, Sandri M, 2013. Cellular and molecular mechanisms of muscle atrophy. Dis Model Mech, 6: 25-39.

Canfora EE, Jocken JW, Blaak EE, 2015. Short-chain fatty acids in control of body weight and insulin sensitivity. Nat Rev Endocrinol, 11: 577-591.

Cohen S, Nathan JA, Goldberg AL, 2015. Muscle wasting in disease: molecular mechanisms and promising therapies. Nat Rev Drug Discov, 14: 58-74.

Dalal S, 2019. Lipid metabolism in cancer cachexia. Ann Palliat Med, 8(1):13-23.

Dumas JF, Goupille C, Julienne CM, et al, 2011. Efficiency of oxidative phosphorylation in liver mitochondria is decreased in a rat model of peritoneal carcinosis.J Hepatol, 54: 320-327.

Evans WJ, Morley JE, Argiles J, et al, 2008. Cachexia: a new definition. Clin Nutr, 27(6):793-799.

Fearon K, Strasser F, Anker SD, et al, 2011. Definition and classification of cancer cachexia: an international consensus. Lancet Oncol, 12(5):489-495.

Fearon KC, Von Meyenfeldt MF, Moses AG, et al, 2003. Effect of a protein and energy dense N-3 fatty acid enriched oral supplement on loss of weight and lean tissue in cancer cachexia: a randomised double blind trial. Gut, 52(10):1479-1486.

Fearon KC, Voss AC, Hustead DS, 2006. Definition of cancer cachexia: effect of weight loss, reduced food intake, and systemic inflammation on functional status and prognosis. Am J Clin Nutr, 83(6):1345-1350.

Fearon KCH, Glass DJ, Guttridge DC, 2012. Cancer cachexia: mediators, signaling, and metabolic pathways. Cell Metab, 16: 153-166.

Figueroa-Clarevega A, Bilder D, 2015. Malignant Drosophila tumors interrupt insulin signaling to induce cachexia-like wasting. Dev Cell, 33: 47-55.

Fitzmaurice C, Abate D, Abbasi N, et al, 2019. Global, regional, and national cancer incidence, mortality, years of life lost, years lived with disability, and disability-adjusted life-years for 29 cancer groups, 1990 to 2017: a systematic analysis for the global burden of disease study. JAMA Oncol, 5(12):1749-1768.

Foretz M, He'brard S, Leclerc J, et al, 2010. Metformin inhibits hepatic gluconeogenesis in mice independently of the LKB1/AMPK pathway via a decrease in hepatic energy state. J Clin Invest, 120(7): 2355-2369.

Galvão DA, Newton RU, 2005. Review of exercise intervention studies in cancer patients. J Clin Oncol, 23(4):899-909.

Gordon JN, Trebble TM, Ellis RD, et al, 2005. Thalidomide in the treatment of cancer cachexia: a randomised placebo controlled trial. Gut, 54(4):540-545.

Guttridge DC, Mayo MW, Madrid LV, et al, 2000. NF-κB-induced loss of MyoD messenger RNA: possible role in muscle decay and cachexia. Science, 289: 2363-2365 .

Inadera H, Nagai S, Dong HY, et al, 2002. Molecular analysis of lipid-depleting factor in a colon-26-inoculated cancer cachexia model. Int J Cancer, 101(1):37-45.

Jeejeebhoy KN, 2012. Malnutrition, fatigue, frailty, vulnerability, sarcopenia and cachexia: overlap of clinical features. Curr Opin Clin Nutr Metab Care, 15(3):213-219.

Johns N, Stretch C, Tan BHL, et al, 2017. New genetic signatures associated with cancer cachexia as defined by low skeletal muscle index and weight loss. J Cachexia Sarcopenia Muscle, 8: 122-130.

Konishi M, Ishida J, Springer J, et al, 2016. Cachexia research in Japan: facts and numbers on prevalence, incidence and clinical impact. Journal of Cachexia Sarcopenia & Muscle, 7(5):515-519.

Kwon Y, Song W, Droujinine IA, et al, 2015. Systemic organ wasting induced by localized expression of the secreted insulin/IGF antagonist ImpL2. Dev Cell, 33: 36-46.

Leij-Halfwerk S, Dagnelie PC, van den Berg JW, et al, 2000. Weight loss and elevated gluconeogenesis from alanine in lung cancer patients. Am J Clin Nutr, 71:583-589.

Lieffers JR, Mourtzakis M, Hall KD, et al, 2009. A viscerally driven cachexia syndrome in patients with advanced colorectal cancer: contributions of organ and tumor mass to whole-body energy demands. Am J Clin Nutr, 89: 1173-1179.

Mannelli M, Gamberi T, Magherini F, et al, 2021. A Metabolic Change towards Fermentation Drives Cancer Cachexia in Myotubes. Biomedicines, 9(6):698.

Marks DL, Ling N, Cone RD, 2001. Role of the central melanocortin system in cachexia. Cancer Res, 61(4):1432-1438.

Martignoni ME, Kunze P, Hildebrandt W, et al, 2005. Role of mononuclear cells and inflammatory cytokines in pancreatic cancer-related cachexia. Clin Cancer Res, 11(16):5802-5808.

Miller J, Wells L, Nwulu U, et al, 2018. Validated screening tools for the assessment of cachexia, sarcopenia, and malnutrition: a systematic review. Am J Clin Nutr, 108(6):1196-1208.

Monitto CL, Dong SM, Jen J, et al, 2004. Characterization of a human homologue of proteolysis-inducing factor and its role in cancer cachexia. Clin Cancer Res, 10(17):5862-5869.

Ni Y, Lohinai Z, Heshiki Y, 2021. Distinct composition and metabolic functions of human gut microbiota are associated with cachexia in lung cancer patients. ISME J, 15(11):3207-3220.

Nishikawa H, Goto M, Fukunishi S, et al, 2021. Cancer cachexia: its mechanism and clinical significance. Int J Mol Sci, 22(16):8491.

Nobes JP, Langley SE, Klopper T, et al, 2012. A prospective, randomized pilot study evaluating the effects of metformin and lifestyle intervention on patients with prostate cancer receiving and rogen deprivation therapy. BJU Int, 109(10): 1495–1502.

O'Gorman P, McMillan DC, McArdle CS, 2000. Prognostic factors in advanced gastrointestinal cancer patients with weight loss. Nutr Cancer, 37(1):36-40.

Pascual López A, Roqué i Figuls M, Urrútia Cuchi G, et al, 2004. Systematic review of megestrol acetate in the treatment of anorexia-cachexia syndrome. J Pain Symptom Manage, 27(4):360-369.

Peixoto da Silva S, Santos JMO, Costa E Silva MP, et al, 2020. Cancer cachexia and its pathophysiology: links with sarcopenia, anorexia and asthenia. J Cachexia Sarcopenia Muscle, 11(3):619-635.

Pötgens SA, Thibaut MM, Joudiou N, et al, 2021. Multi-compartment metabolomics and metagenomics reveal major hepatic and intestinal disturbances in cancer cachectic mice. J Cachexia Sarcopenia Muscle, 12(2):456-475.

Radbruch L, Elsner F, Trottenberg P, et al, 2010. Clinical practice guidelines on cancer cachexia in advanced cancer patients. Aachen, Department of Palliative Medicinen/ European Palliative Care Research Collaborative, 1-38. http://www.epcrc.org/publication_listfiles. php?id=mWdBCMI5eXVlcNFk7Gnq.

Ramos EJ, Suzuki S, Marks D, et al, 2004. Cancer anorexia-cachexia syndrome: cytokines and neuropeptides. Curr Opin Clin Nutr Metab Care, 7(4):427-434.

Raoui N, Feron O, 2011. Lactate shuttles at a glance: from physiological paradigms to anti-cancer treatments. Dis Models Mech, 4:727-732.

Rohm M, Zeigerer A, Machado J, et al, 2019. Energy metabolism in cachexia. EMBO Rep, 20(4):e47258.

Ruan H, Hacohen N, Golub TR, et al, 2002. Tumor necrosis factor-alpha suppresses adipocyte-specific genes and activates expression of preadipocyte genes in 3T3-L1 adipocytes: nuclear factor-kappaB activation by TNF-alpha is obligatory. Diabetes, 51: 1319-1336.

Ruiz GV, López-Briz E, Carbonell SR, et al, 2013. Megestrol acetate for treatment of anorexia-cachexia syndrome. Cochrane Database Syst Rev, 2013(3):Cd004310.

Scheithauer TP, Dallinga-Thie GM, de Vos WM, et al, 2016. Causality of small and large intestinal microbiota in weight regulation and insulin resistance. Mol Metab, 5: 759-770.

Schwartsburd P, 2019. Cancer-induced reprogramming of host glucose metabolism: "Vicious Cycle" supporting cancer progression. Front Oncol, 9:218.

Siff T, Parajuli P, Razzaque MS, et al, 2021. Cancer-mediated muscle cachexia: etiology and clinical management. Trends Endocrinol Metab, 32(6):382-402.

Skipworth RJ, Stewart GD, Dejong CH, 2007. Pathophysiology of cancer cachexia: much more than host-tumour interaction? Clin Nutr, 26(6):667-676.

Talbert EE, Guttridge DC, 2020. Emerging signaling mediators in the anorexia-cachexia syndrome of cancer. Trends Cancer, S2405-8033(22)00010-3.

Thibaut MM, Gillard J, Dolly A, et al, 2021. Bile acid dysregulation is intrinsically related to cachexia in tumor-bearing mice. Cancers (Basel), 13(24):6389.

Tisdale MJ, 2002. Cachexia in cancer patients. Nat Rev Cancer, 2(11):862-871.

Tsoli M, Swarbrick MM, Robertson GR, 2016. Lipolytic and thermogenic depletion of adipose tissue in cancer cachexia. Semin Cell Dev Biol, 54:68-81.

Vaitkus JA, Celi FS, 2017. The role of adipose tissue in

cancer-associated cachexia. Exp Biol Med, 242(5):473-481.

Wagner EF, Petruzzelli M, 2015. Cancer metabolism: a waste of insulin interference. Nature, 521: 430-431.

Wang G, Zhang H, Lyden D, 2021. Tumour-regulated anorexia preceding cachexia. Nat Cell Biol, 23(2):111-113.

Winter A, MacAdams J, Chevalier S, 2012. Normal protein anabolic response to hyperaminoacidemia in insulin-resistant patients with lung cancer cachexia. Clin Nutr, 31:765-773.

Yu B, Peng XH, Wang LY, et al, 2019. Abnormality of intestinal cholesterol absorption in ApcMin/+ mice with colon cancer cachexia. Int J Clin Exp Pathol, 12(3):759-767.

Yu B, Zhang M, Chen J, et al, 2019. Abnormality of hepatic triglyceride metabolism in ApcMin/+ mice with colon cancer cachexia. Life Sci, 227:201-211.

▶▶ 第 19 章　肿瘤患者微生态紊乱

近年来的研究表明，肠道微生态不仅参与肿瘤的发生、发展，还参与肿瘤的治疗，具体表现在，一方面肠道微生态通过黏膜局部免疫应答影响机体的免疫调节；另一方面肠道菌群还通过生物屏障对外界和体内病原微生物产生定植抗性，防止其入侵机体，维持健康。人体微生态失调会导致肠道菌群失调、代谢紊乱、结肠黏膜上皮细胞发育不良，导致肠上皮机械屏障损坏、黏膜渗透性变化。此外，肠道菌群失调还影响黏膜相关淋巴组织耐受性，耐受性降低会导致机体攻击自身正常菌群，免疫调节紊乱。微生态失调导致生物屏障被破坏，有益菌定植能力被削弱，对病原微生物的敏感性增强，触发体内复杂的应激反应。多种途径呈现网络化的综合效应，最终导致肿瘤的发生、发展和结局。

第一节　肠道微生态与紊乱概述

一、肠道微生态概述

"微生态"这一概念最早由德国的沃尔克·鲁斯博士于 1977 年提出，他提出"微生态是菌体细胞或分子层面的生态"，肠道微生态学是指大量复杂的肠道里的细菌，这些细菌参与人体许多重要的生理功能，如食物的消化和吸收、调节免疫力、代谢能量转换、维护肠黏膜的完整性、保护肠道功能等，具有非常重要的研究价值。微生态学是研究微生物群落的结构和功能及其与宿主的关系，它是生命科学的一个分支。在健康状态下，肠道菌群可以减少肠道中的有害物质，保持肠道的完整性，减轻炎症。在肿瘤早期，肠道菌群调节机体产生强大的免疫力对抗肿瘤，降低肿瘤细胞的增殖，增加肿瘤细胞的凋亡。在肿瘤治疗中，肠道菌群可辅助肿瘤免疫药物，增加药物敏感性。当肠道菌群紊乱时，患肿瘤的风险就会增加。

二、肠道微生态构成及影响因素

人体微生物种类繁多、数量庞大，与人体共同构成人体微生态系统。人类微生态系统是一个非常复杂的系统，包括口腔、皮肤、泌尿和胃肠道 4 个微生态系统，易受内、外各种因素的影响，其中肠道微生态系统是最重要、最复杂的微生态系统。饮食模式和个人因素均可决定肠道菌群的结构和丰度，肠道菌群可参与宿主的信号传递和代谢，影响人体健康。在目前已发表的文献中，与肠道微生态紊乱相关的疾病主要有消化系统疾病、呼吸系统疾病、代谢性疾病和肿瘤疾病。研究表明，炎性肠病的发生与肠道厌氧性共生菌的减少明显相关，其中以厚壁菌门和拟杆菌门为主。与结直肠癌相关的肠道菌群主要有链球菌、脆弱拟杆菌和大肠埃希菌等。肠道菌群代谢产生的小分子化合物参与机体的代谢和免疫过程。丁酸等短链脂肪酸是结肠黏膜上皮细胞的重要能量来源，可增强肠黏膜机械屏障的完整性，增强人体自身免疫力。

三、肠道微生态与肿瘤的关系

近年来的研究表明，肠道微生态不仅参与肿瘤的发生和发展，还参与肿瘤的治疗。一方面肠道微生态通过黏膜局部免疫应答影响机体的免疫调节；另一方面肠道菌群还通过生物屏障对外界和体内病原微生物产生定植抗性，防止其入侵机体，维持健康。人体微生态失调会导致肠道菌群失调，代谢紊乱，结肠黏膜上皮细胞发育不良，导致肠上皮机械屏障损坏、黏膜渗透性变化。此外，肠道菌群还参与黏膜相关淋巴组织耐受性调节，耐受性降低会导致机体攻击自身正常菌群，甚至是体内的同源物质，导致免疫调节紊乱。生物屏障被破坏，定植抗性被削弱，对病原微生物的敏感性增强，多种机制触发体内复杂的应激反应，多种途径呈现网络化的综合效应，最终导致疾病的发生、发展（图 2-19-1）。

最近的研究指出，人类肠道共生菌群参与调节化疗和免疫治疗的结果。它主要通过调节药物的代谢和宿主的免疫反应，从而增强疗效和减轻毒性。药物、肠道菌群和宿主免疫之间的相互作用为癌症的临床治疗提供了新的途径。此外，膳食中摄入的益生菌和合生元被认为可以保护机体，

并对抗肿瘤的发生，提高机体对传统肿瘤抑制策略的反应能力。使用包含改善肠道微生物的膳食补充剂的各种组合疗法与传统癌症治疗方法相结合，可明显提高癌症患者的治疗效果，并克服困扰传统疗法的耐药性。肠道菌群作为人体最大的共栖体，在包括化疗、免疫治疗和手术在内的各种现有抗癌疗法的疗效和毒性方面均起到一定的作用。因此，了解人类微生态与肿瘤的关系，如何将益生菌、益生元、合生元与药物的应用相结合以操纵肠道微生物群，充分利用微生态帮助患者减轻肿瘤及其并发症，具有一定的现实意义和理论指导意义。

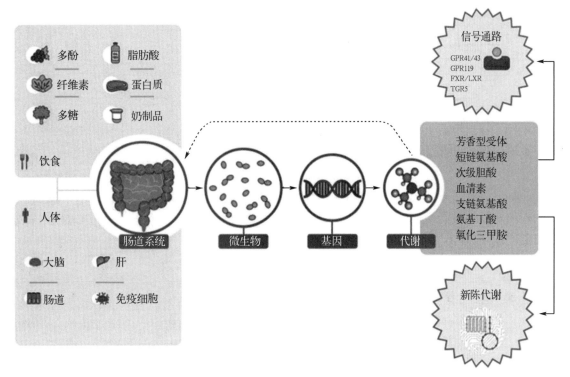

图 2-19-1　饮食模式和个人因素均可决定肠道菌群的结构和丰度，通过多种代谢产物作用于不同靶点，影响人体基因表达和代谢过程，调节人体健康

引自：Derrien M，Veiga P，2017. Rethinking diet to aid human-microbe symbiosis. Trends Microbiol，25（2）：100-112.

第二节　肠道菌群与影响因素

一、肠道菌群结构及其功能

（一）肠道菌群结构与种类

每个人都有一个复杂的微生态，这些微生态大致由细菌、真菌、病毒和原生动物构成，大多数微生物存在于人体肠道内，且几乎所有微生物

都附着在肠道黏膜层。人体肠道微生态系统是一个复杂的生态系统，据估计有 10^{14} 个细菌，是人类细胞数量的 10 倍，约是人类基因组数量的 100 倍。肠道微生物主要由放线菌门、拟杆菌门、厚壁菌门、变形菌门和疣细菌门 5 个细菌门组成，有约 800 种不同的种属，但我们对大多数菌群的

结构和功能知之甚少。在健康人体内，肠道菌群会相互制约，形成动态平衡，共同维持肠道微生态的平衡。肠道菌群不仅是肠道的重要组成部分，而且起着重要的作用。粪便中常见的 9 种肠道菌群是类杆菌、双歧杆菌、真杆菌、肠杆菌、乳酸杆菌、肠球菌、梭菌、葡萄球菌和酵母样菌。

（二）肠道菌群的功能

正常肠道菌群的功能主要集中在以下几个方面：①参与消化、营养代谢和物质合成；②作为抗原，调节免疫功能，增强免疫力；③形成生物屏障，增强黏膜屏障，维持肠道功能。虽然健康的肠道菌群仍有待定义，但可以肯定健康个体肠道菌群的丰度和组成是高度多样化的。不同部位的 pH（从近端肠道向远端肠道逐渐升高）和氧浓度（从近端肠道向远端肠道逐渐降低）影响胃肠道细菌的相对或绝对组成和丰度。近端消化道主要富含厚壁菌门、变形菌门和乳酸菌属的细菌，远端消化道主要富含拟杆菌门、厚壁菌门和嗜黏蛋白 - 艾克曼菌等细菌。

二、肠道微生态组成的影响因素

随着社会生活水平的不断提高，在药品和加工食品不断细化的影响下，可以确定健康人群肠道菌群的整体多样性呈下降趋势。肠道微生物的组成因个体而异，并不断受到内源性和外源性因素的改变。肠道微生态的形成是一种动态平衡，其宿主在不同年龄、不同生长阶段和不同区域都有独特的表现形式。微生态平衡是不稳定的，它只在一段时间保持相对稳定。在宿主和外界各种因素的影响下，它会在合理的范围内进行自我调整，重新建立新的平衡，再循环往复。肠道微生态也是生态系统的平衡。构成肠道微生态的不同层次的生态环境都有各自独特的系统平衡，并相互作用，共同维护肠道微生态。因此，肠道微生态组成具有生理性、动态性和系统性的特点。肠道菌群的组成受许多因素的影响，从胎儿出生前就开始了。研究发现，胎儿的肠道并不是一个无菌的环境，妊娠期母亲肠道中的一些特殊的菌株可以用过胎盘直接传递给胎儿，人体肠道菌群开始初步构建，并在出生后 1 周完成第一次定植。在婴幼儿时期肠道菌群有 2 次变革，第一次是在出生后 1 周内，肠道微生物需氧和兼性厌氧细菌的优势菌群开始变成一个专性厌氧微生物优势菌群。第二次是在 6 个月哺乳期结束后，婴儿逐渐

添加辅食并最终转为成年人饮食。在此过程中，肠道微生态的组成也会发生相应的变化，最终接近成年人的组成结构。肠道菌群的初始平衡和再平衡是人类在长期进化过程中不断完善而逐渐形成的。在人的一生中，肠道菌群会结合宿主不同发育阶段的生理特征和行为特征进行动态调节。

（一）不同分娩方式与肠道微生态组成的关系

婴幼儿肠道早期定植菌群的结构与分娩环境密切相关。自然分娩的婴儿首先接触到的是母亲阴道内的微生物群，所以其最初的肠道菌群在结构上与母亲阴道内的微生态相似，主要是乳酸菌属。剖宫产分娩的婴儿首先接触到的是母亲皮肤上的微生物区，所以其最初的肠道菌群在结构上与母亲皮肤的微生态相似，主要是葡萄球菌属。定植的肠道菌群结构不同，导致最终形成的菌群结构也不相同。有研究表明，在 1 周岁时，自然分娩和剖宫产分娩的婴儿肠道菌群结构存在明显差异，剖宫产分娩的婴儿具有独特的噬氢菌属和口腔杆菌属。决定这些肠道菌群组成的主要因素可以持续影响数月，甚至更长时间。

（二）不同喂养方式与肠道微生态组成的关系

婴幼儿肠道菌群的组成也受喂养方式的影响。由于母乳和配方奶粉的营养成分、脂肪结构和组成不同，不同喂养方式下肠道菌群的组成也不同。母乳和配方奶对肠道菌群结构也有不同的影响。因此，不同喂养方式的婴幼儿肠道微生态组成也呈现不同的形态。研究表明，在 1 ～ 6 月龄婴儿肠道中，母乳喂养时肠杆菌属、韦荣球菌属和拟杆菌属为优势菌群，人工喂养婴儿肠道中肠杆菌属和链球菌属为优势菌群。

（三）不同年龄与肠道微生态组成的关系

成年后，健康成年人肠道菌群不会发生明显变化，但仍有许多因素可以调节肠道微生态的组成。随着年龄的增长，生理功能和自身免疫性的改变会影响肠道微生态的组成。因此，不同年龄的人的肠道菌群具有不同的结构。研究表明，肠杆菌和肺炎克雷伯菌在 15 岁以下的健康儿童中更为常见，而变形杆菌在 60 岁以上的老年人中更为常见。

（四）不同地域与肠道微生态组成的关系

不同区域之间由于自然环境、主要食物和其他副食品，以及气候环境的不同，会影响肠道菌群结构，调节肠道微生态的组成。一项结合全基因组测序和 16SrRNA 测序的研究表明，生活在

不同地区的人群肠道菌群组成和丰度存在明显差异。这些结果表明，不同地域组间的肠道菌群存在差异，但还需进一步证实。

（五）不同饮食方式与肠道微生态组成的关系

饮食也是肠道菌群最重要的调节因素之一。人群干预研究发现，食物可以明显调节肠道菌群。饮食影响肠道菌群组成和功能的方式有 3 种。第一，肠道菌群对饮食成分的变化反应非常迅速。研究表明，从以植物和肉类为基础的饮食转变为每日补充 30g 膳食纤维的饮食干预 2 日后，肠道菌群的组成和功能会发生巨大变化。此外，其他研究发现，补充 10 日高纤维低脂肪或低纤维高脂肪饮食的受试者的肠道内菌群的组成和功能也发生了变化，这表明食物干预在短时间内会对肠道菌群有一个相对明显的影响。第二，虽然在饮食结构发生重大变化后，肠道菌群的组成和功能发生了明显变化，但仍需长期维持，才能稳定引起肠道菌群组成的明显变化。研究发现，在坚持植物性饮食的传统东方人群中，可以发现某些特定种类的微生物种属，如普雷沃特拉属和木兰杆菌属，在以动物性饮食为主的西方人群中是不存在的。此外，有研究表明，在急性饮食干预开始后不久确实可以引起肠道菌群的变化，但这些变化不会在肠道菌群中持续很长时间。饮食干预 24 小时后检测到的调节肠道菌群的变化，但干预 10 日后未见进一步变化。第三，饮食结构变化引起的微生物区系组成变化具有强烈的个体间差异。因此，饮食干预对肿瘤的不同影响可能是由于饮食干预开始时肠道菌群组成存在差异。增加益生菌或益生元，减少总热量摄入，虽然这增加了患者肠道菌群的丰富度和多样性。但对于患病时肠道菌群丰度较高的患者而言，饮食干预对肠道菌群丰度的影响不明显。

（六）药物与肠道微生态组成的关系

药物对肠道菌群组成也有明显影响，特别是抗生素的使用。抗生素类药物是防治感染疾病的常用药物，具有一定的针对性。它们能杀灭或抑制特异菌群，但对非特异性菌群的作用不大。因此，在平时的生活或医院治疗使用抗生素时，不仅对病原菌的生长产生影响，原本存在于肠道菌群的敏感菌也会被杀伤，导致敏感菌群的丰度下调，不敏感的菌群补偿增殖，形成新的优势菌群，从而导致肠道菌群结构的变化，造成新的问题。研究表明，生命早期的抗生素治疗导致厚壁菌门菌

特异性扩张，进而导致后期体重增加，可能对成年人健康产生不良影响。大量研究表明，厚壁菌门菌特异性与肥胖和 2 型糖尿病有关。一项对 20 名接受万古霉素或阿莫西林治疗的肥胖男性进行的为期 7 日的双盲、随机对照试验发现，接受万古霉素治疗的男性外周血胰岛素敏感性明显降低，而接受阿莫西林治疗的男性外周血胰岛素敏感性没有明显降低。其原因可能是万古霉素是专门杀灭革兰氏阳性菌的抗生素，经万古霉素治疗后，肠道微生物菌群结构转变为以革兰氏阴性菌群为主的菌群，而革兰氏阴性菌在肠道对胰岛素分泌、胰岛素敏感性等血糖代谢会产生不良影响。另一项随机、双盲、对照试验证实万古霉素对机体生理代谢有影响。57 名肥胖患者接受口服万古霉素、阿莫西林或安慰剂 7 日。肠道菌群结构检测显示，阿莫西林对肠道菌群组成无明显影响，而万古霉素对肠道菌群的多样性有较大影响。其中革兰氏阳性菌数量减少，革兰氏阴性菌数量代偿性增加，胆汁酸向次胆汁酸的转化减少，短链脂肪酸的产率下降。然而，改变的菌群对胰岛素敏感性、能量代谢和全身低级别炎症没有明显影响。抗生素治疗癌症也不能忽视肠道菌群的影响，如治疗结肠癌患者使用静脉广谱抗生素，观察抗生素疾病治疗前后及治疗时间长短与患者肠道菌群变化的关系，抗生素治疗后，患者肠道乳酸杆菌属、双歧杆菌属及梭杆菌属的数量明显下降，而肠杆菌属增加。对比治疗前后的菌群结构，可以发现治疗前 5 日患者肠道内肠杆菌、乳杆菌及梭杆菌属数量明显减少；治疗第 10～15 日，患者肠道菌群中肠杆菌群数明显增加，但是拟杆菌、双歧杆菌属、乳杆菌属群数量明显减少。从以上结论可以看出，无论使用何种形式的何种抗生素，都会影响机体肠道菌群的结构和组成，且使用时间的长短与肠道菌群结构变化程度呈正相关。

（七）遗传与肠道微生态组成的关系

人类基因遗传与肠道菌群的组成也有很强的关联性。通过对同卵双胞胎良好遗传模型的研究，发现微生物菌群是可遗传的，可能是因为编码乳糖酶的人类基因位点与双歧杆菌属存在一定的关系。在全基因组关联研究中还发现人类基因组成和微生物组成之间的其他联系，其中基因位点、微生物类群和功能途径是相互关联的，并可能通过遗传的方式进入肠道微生物群落。然而，最近有一种新的基于肠道宏基因组学研究的横断面数

据计算方法被提出，以研究改变个体微生物群组成的调控因子。值得注意的是，至少在物种层面上，肠道菌群组成与宿主遗传学无关。这一发现挑战了先前的假设，即人类基因在调节肠道菌群组成方面的作用比之前认为的要小。如果这一结论是正确的，将对调控微生物群的组成的传统观点和产品的开发产生重大影响。

（八）粪便移植与肠道微生态菌群结构的关系

近年来，粪便菌群移植证实了人体肠道菌群的功能。对于艰难梭状芽孢杆菌感染，药物治疗比较困难，粪便细菌移植被证明是更为有效的，如由艰难梭菌引起的细菌性肠炎已经可以通过粪便移植的方式进行治疗。对于其他病原体感染，粪便移植尚未在临床上实践，但已开始探索。

三、肠道菌群代谢产物与人体健康

肠道菌群的各种代谢产物与人体健康密切相关。肠道菌群可以发酵膳食纤维、内源性肠道黏液等不易消化的底物，产生短链脂肪酸（SCFA）和气体，这些不仅有利于特殊微生物的生长，而且对人体健康有明显影响。肠道菌群产生的短链脂肪酸主要有乙酸、丙酸和丁酸。丁酸是人类结肠细胞的主要能量来源，可诱导结肠癌细胞凋亡，激活肠内葡萄糖生成，对葡萄糖和能量平衡有一定的好处。上皮细胞可通过 β- 氧化消耗大量氧气，产生缺氧状态，丁酸可维持氧气平衡，防止肠道微生物群落失衡。丙酸通过与肠道脂肪酸受体相互作用转移到肝，以调节葡萄糖的产生。丁酸和丙酸还可以调节肠道激素，降低食欲和食物摄入量。乙酸是产率最高的短链脂肪酸，是细菌生长的重要代谢物，在外周组织、胆固醇的产生及代谢、脂肪含量等方面起着非常重要的作用。随机对照试验表明，高水平的乙酸与降低食源性肥胖

和胰岛素抵抗有关。肠道微生物还可以促进胆汁酸的代谢，产生游离胆汁酸和次级胆汁酸作为信号分子和代谢调节剂，影响宿主重要的代谢途径。其他肠道菌群特异性代谢产物，如三甲胺、吲哚等小分子也直接关系到人类健康。三甲胺的产生主要取决于肠道菌群对肉类和乳制品中磷脂酰胆碱和肉碱的代谢，因此其血液中的含量因人而异。三甲胺在肝被氧化为氧化三甲胺，其与动脉粥样硬化风险的增加、心血管疾病的发生呈正相关。吲哚乙酸与膳食纤维摄入高度相关，在体外具有较强的自由基清除活性，可降低 2 型糖尿病的发病率。与健康对照组相比，炎性肠病、银屑病关节炎、1 型糖尿病、湿疹、异位性腹腔疾病、肥胖、2 型糖尿病和动脉粥样硬化患者的细菌多样性较低，有益代谢产物较少，有害代谢产物较多。代谢物变化与疾病之间的关联表明，物种丰富的肠道生态系统对环境影响更有抵抗力，因为在完整的生态系统中，功能相关的微生物可以弥补其他缺失物种的功能。所以多样性似乎是肠道健康的良好指标。最近的干预研究也表明，富含膳食纤维的饮食还可以使菌群多样性明显增加，有益肠道菌群及代谢物的增加，通过竞争性的相互作用，减少有害肠道菌，以保持机体的健康状态。

越来越多的研究证实，肠道微生态对我们的健康有重大影响。虽然影响肠道微生物的构成因素优先次序仍不清楚，但很明显，遗传、年龄、种族、宿主、传递方式、饮食、用药史和运动之间存在复杂的相互作用，共同塑造了人体肠道微生态。与此同时，研究发现，肠道微生态在肿瘤发展中也同样发挥重要作用，良好的肠道微生态是预防或治疗肿瘤不可或缺的一部分，肠道微生态紊乱是许多疾病的独立危险因素。

第三节　肠道微生态紊乱与肿瘤发生、发展

一、肠道微生态紊乱概述

肠道微生态通过多种机制维持人体健康，良好的肠道微生态可以帮助人体建立完整的多重屏障系统。这种屏障包括完整的上皮连接、感受和消除微生物入侵的免疫监视系统、完整的肠黏膜和上皮角质层等。不同肠道微生物可通过竞争性抑制改变肠道菌群结构，不同菌群结构对 TH1 和

TREG 细胞反应不同，造成体内细胞因子浓度差异，进而影响肿瘤的发育、生长和侵袭，调节人体健康。肠道微生态失衡将导致屏障系统的破坏，正常菌群结构失衡，原来的优势菌株减少，肠道菌群移位，机体的免疫力下降，促进慢性炎症和癌症的发生（图 2-19-2）。肠道菌群紊乱的主要表现如下。① 菌群比例失调：肠道微生态学介绍了在各种病理因素的影响下的菌群失调，主要表现为菌群多样

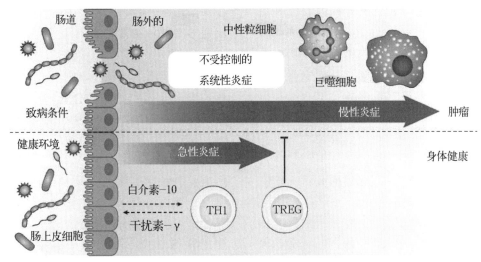

图 2-19-2　不同肠道微生物竞争性抑制改变肠道菌群结构调节人体健康状况

性和丰度的变化，也就是说，肠道菌群之间的结构比例失调。②定位转移：也称为易位转移，可分为横向转移和纵向转移。前者主要是指正常菌群从原定植位置转移到同一器官的其他部位，后者主要是指从原定植位置转移到黏膜深部。近年来的研究证实，肠道微生物影响癌症的发生、发展及各种癌症的治疗效果。其原因尚不清楚。但很明显，这涉及癌症、免疫监控，以及许多影响宿主及其抗肿瘤免疫的因素。这些因素必然包括肠道微生态，之后将对这些因素及其相互作用进行讨论。

二、导致肠道微生态紊乱的因素

（一）肠道菌群构成改变引发菌群失调

肠道微生态失衡或改变通常伴随着肿瘤的发生。饮食结构、生活方式、免疫调节等与肠道菌群的变化密切相关，可明显影响癌症的发生。肠道菌群的稳态在很大程度上取决于肠道菌群的相对稳定性及其数量。然而，宿主的年龄、饮食、抗生素及某些疾病状态都会影响肠道菌群的组成，从而导致肠道菌群的失衡。在衰老阶段，肠道菌群多样性逐渐下降，益生菌数量减少，这可能与机体功能恶化和老年病高发有关。除了年龄，饮食是决定肠道菌群多样性的最重要因素之一。研究发现，喂食高脂肪饮食的小鼠粪便中拟杆菌门数目增多，而益生菌数目减少。同时，高脂饮食可明显降低肠道内的乳酸菌和双歧杆菌，增加拟杆菌和梭状芽孢杆菌。一些疾病状态与肠道微生物组成的变化密切相关。肥胖同卵双胞胎和正常

同卵双胞胎的微生物宏基因组测序显示，肥胖个体中厚壁菌门菌的比例明显增加，拟杆菌门菌的比例明显降低。糖尿病患者肠道内厚壁菌门和梭状芽孢杆菌的比例也明显高于正常患者。β- 变形菌纲的比例也明显升高，而双歧杆菌和乳酸杆菌的数量下降，并与血糖浓度相关。除疾病因素造成的失衡外，青霉素类药物可引起耐青霉素的肠杆菌过度生长，而头孢菌素类药物可减少肠杆菌的数量，导致肠球菌的旺盛生长。

（二）肠道菌群通过易位引发菌群失调

在正常状态下，肠道菌群分布在消化道。但在肠黏膜组织损伤的情况下，黏膜上皮细胞的通透性增加、细菌易位，最终导致肠道菌群紊乱。在外伤、出血、心源性或感染性休克的情况下，机体为保护心、脑等重要脏器，血液重新分布、肠道黏膜和黏膜的血流减少，黏膜上皮细胞坏死，为细菌易位创造了条件。此外，肠黏液中分泌型免疫球蛋白 sIgA 减少是导致细菌易位发生的重要原因。大量动物实验发现，多种细胞因子，如干扰素 -C（INF-C）、白介素 -4（IL-4）、肿瘤坏死因子 -α（TNF-α）、血小板活化因子（PAF）、氧自由基等均能增加实验动物肠上皮细胞的通透性，促进肠道菌群易位。

（三）癌症与肠道菌群失调密切相关

许多研究表明，癌症人群与健康人群肠道菌群的构成存在差异，显示出明显的菌群稳态失衡。通过对结直肠癌和腺瘤性息肉肠道菌群的分析，发现肠道菌群的多样性和优势菌群减少，但柔嫩梭菌和球形梭菌明显增加。此外，研究还表

明，结直肠癌人群中肠道拟杆菌门和普里沃菌属较健康对照组增多。肠道息肉和结肠癌恶性转化患者的肠道菌群发生了变化，肠道菌群结构的变化可能对结肠癌的发生有促进作用。而对我国人群的研究也已证实，结直肠癌患者与健康成年人相比肠道菌群具有显著性差异。结直肠癌患者有更多的肠球菌、埃希杆菌、克雷伯杆菌、链球菌等，同时罗氏菌和一些产丁酸盐细菌则明显减少。在易患肠癌的人群中发现，有更多的肠道菌群在代谢食物时产生多种次级胆汁酸，而产丁酸盐细菌的数量较少。目前，已知的可能与肿瘤有关的肠道菌株主要有拟杆菌属的某些种（如脆弱拟杆菌、多酸拟杆菌、柠檬酸杆菌、肝螺杆菌）、牛链球菌、败血梭菌、丁酸梭菌、大肠埃希菌的某些种、链球菌属如唾液链球菌、血链球菌和粪肠球菌等。肿瘤的发生、发展过程中涉及众多环节，目前对其机制尚无清晰地认识。肿瘤被认为是一种多因素的疾病，涉及遗传、免疫、环境因素、饮食和生活方式习惯。所有这些因素都与肠道菌群相互作用，改变肠道菌群的结构和功能，诱导肿瘤的形成和增殖。动物实验表明，肠道菌群紊乱是结肠癌的关键因素。研究发现，无菌动物结肠炎和结肠癌的发生率明显降低甚至不发生，但是一旦将失调的肠道菌群移植到无菌动物体内，这些动物免疫功能就会降低，结肠炎和结肠癌的发病率也会随之明显上升。这些研究进一步证实了肠道菌群的变化可以促进结肠癌。肠道菌群介导结肠癌的发生、发展，与菌群生态失调激活的下游信号分子密切相关。此外，肠道菌群代谢活性的改变也是引发结肠癌重要的方式。

三、肠道菌群失调与癌症发生、发展的机制

肿瘤和肠道菌群失调之间的关系已经引起国内外研究者的广泛关注，对于肠道菌群失调介导结肠癌的发生有了一定的认识。目前认为，导致结直肠肿瘤发生、发展的机制主要有以下几个方面。

（一）炎性微环境介导的炎性通路的活化促进结肠癌的发生、发展

目前认为肠道微生态失衡及细菌易位可以相互促进并加重机体的炎症反应，包括 NOD2、NOD、LRR、Asc、NLRP6 和 IL-10 等，促进肿瘤的发生。研究表明，许多消化系统肿瘤是由慢性炎症条件引起的，如果移除感染性的致病菌，

同时辅以抗炎药物治疗，可以预防炎症癌变。肠道菌群失调介导的慢性和低炎症状态容易刺激肿瘤的形成，主要与免疫细胞及其产生的细胞因子有关。微环境中的免疫细胞及其产生的细胞因子、生长因子激活相关的信号通路，如 Wnt、Notch、TGF-β 等，影响结肠黏膜上皮细胞的自我更新；激活转录因子 NF-κB 和 STAT3，影响结肠组织修复和免疫稳态；激活 MAPK 和 Akt/PKB 通路，影响结肠细胞的有丝分裂和生存。此外，研究还发现，细菌毒素被释放，诱导炎性肠道疾病，如结肠炎，以及肠道屏障功能的损伤，引起非致病性细菌的易位，进而影响免疫系统稳态，使其向致癌相关的免疫反应转变，从而诱导结肠癌的发生。细菌毒素与模式识别受体特异性结合，如 Toll 样受体（TLR）和 Nod 样受体（Nod-like receptor），激活相应的信号通路，引起趋化因子、炎性因子和抗菌肽表达，促进肿瘤细胞增殖，抑制肿瘤细胞凋亡，抑制抗肿瘤免疫反应，促进肿瘤细胞的侵袭转移、肿瘤血管新生等恶性生物学行为，进一步促进癌症的恶化。

（二）肠道菌群失调引起细菌代谢能力改变可以诱导癌症的发生

肠道菌群失调后，某些细菌代谢能力发生改变，使代谢产物与正常稳态相比大不相同。研究资料表明，结肠癌的发生与细菌代谢水平的改变密切相关。研究发现，结肠癌和肠息肉患者的缬氨酸、亮氨酸、异亮氨酸、谷氨酸盐、酪氨酸水平和健康对照组相比明显升高，而甲胺水平低于健康对照。此外，脂质、葡萄糖、聚乙二醇脂在结肠癌黏膜层水平低于正常结肠黏膜组织，然而胆碱化合物、牛磺酸、鲨肌醇、甘氨酸、乳酸盐、磷酸氨基乙醇和磷酸胆碱在结肠癌黏膜中水平升高。肠道菌群失调后，代谢能力的改变归因于肠道厌氧菌产生一系列的代谢酶，这些酶作用于不同的底物，如胆汁酸、脂肪酸等，产生致癌物质，进而引发结肠癌。细菌代谢产生的致癌毒物主要包括硫化氢、活性氧族 ROS、次级胆汁酸等。研究发现，结肠癌患者体内硫化氢含量明显高于健康者，同时结肠癌患者结肠组织对硫化氢的解毒能力减弱。硫化氢主要通过诱导 DNA 损伤、自由基释放、结肠黏膜炎症、结肠黏膜过度增生诱导结肠癌的形成，同时抑制细胞色素氧化酶、丁酸盐利用、黏液合成和 DNA 甲基化。此外，氧化损伤持续地诱导 DNA 突变是诱发结肠癌最重

要的因素之一，同时 ROS 可以诱导结肠癌的侵袭和增殖。高水平的粪便胆汁酸也已经被证实与人类结肠癌高发人群密切相关。肠道菌可以产生次级胆汁酸，尤其是高脂饮食的条件下，梭菌属通过 7α- 脱羟基作用，产生次级胆汁酸，次级胆汁酸影响有丝分裂过程，诱导 DNA 损伤，并且可以诱导 ROS 的产生，增加癌症的发生风险。

（三）肠道菌群紊乱导致内毒素水平增加诱导癌症的发生

肝是肠道微生态的首个下游器官，肠道菌群及其代谢物通过门静脉系统对肝有重要的影响。在肝癌及肝硬化患者的血清中内毒素（LPS）有不同程度的升高，提示了肠道菌群失衡通常与肝癌、肝硬化相关。进一步研究同样证实，化学致癌物诱导大鼠肝癌的发生、发展，导致 LPS 水平明显增加，伴随持续性肠道微生态失衡、菌群结构改变、肠道黏膜受到破坏及肠道通透性增加。在一项机制研究中进一步发现，肠道微生态失衡促进肝癌发生、发展主要是与不断加重的慢性炎症，以及鞭毛蛋白、肽聚糖、脂多糖、TLR4 信号调控网络的激活（促进肿瘤细胞增殖并抑制其凋亡）有关，而有益菌可以减少这些影响。由此可见，在多种促进肝癌发生、发展的因素中，LPS 水平发挥了关键的作用，其他一些存在微生物的器官中，LPS 水平的变化同样也与癌症的发生相关，如肺、皮肤、口腔和女性外生殖器等。在动物实验中也同样发现无菌大鼠患肺癌的风险更低，这可能与 LPS 水平及慢性呼吸道感染有关。同样的，无菌大鼠患皮肤癌的效率较低，与 LPS 水平相关的分子识别模式有关。

（四）Toll 样和 NOD 样模式识别受体信号通路

肠道菌群调控多种模式识别受体，并导致一系列信号通路改变，并最终促进肿瘤的发生。其中 Toll 样受体（TLR）的激活是促进多种炎症反应及肿瘤发生的基石，如研究较多的是 TLR4（受革兰氏阴性菌细胞壁成分脂多糖激活），它能够促进肠道、肝、胰腺和皮肤肿瘤的发生。近年来，科学家们进一步发现，以往发现的肥胖或高脂饮食对肝癌的促进作用其实是由肥胖引起的肠道微生态失衡起作用，肠道菌群失衡后能够更有效地促进人体对能量物质的吸收和储存，并产生更多的脱氧胆酸，通过活化 TLR4 信号通路及增加衰老相关分泌表达（IL-6、Gro-α、CXCL9、desmin、53BP1、P21、P16 和 γH2AX）促进肝癌

的发生、发展。而 TLR2（受细菌细胞壁成分中肽聚糖和脂磷壁酸激活）则被发现可促进胃癌的发生。TLR 能够调节其下游的信号分子，如 NF-κB、STAT3、MYD88，从而促进肿瘤发生或使肿瘤细胞具有更强大的生存能力。动物实验发现，诱癌剂联合基因缺陷所致小鼠结肠癌动物模型在菌群缺失的无菌条件下并没有癌变，表明该小鼠的结肠癌发生依赖肠道菌群，并且主要与 TLR/My D88 信号通路的激活相关。另一类研究较多的是 NOD 样受体家族，Nod2 缺陷或突变将导致肠道微生态失衡，更有可能导致肠道肿瘤。研究还发现细菌可以产生多种遗传毒性物质，导致细胞 DNA 损伤，从而使细胞基因组发生失衡，促进肿瘤的发生，如细胞致死性肿胀毒素（CDT）、细胞毒性坏死因子 1、脆弱杆菌毒素及聚酮肽基因毒素 colibactin 等。

（五）肠道菌群紊乱对免疫检查点的影响

"免疫检查点"是一类免疫抑制性分子，其特征是抑制 T 细胞的功能，在肿瘤组织则被肿瘤利用并帮助其免疫逃逸。目前美国 FDA 批准临床上可利用抑制"免疫检验点"治疗黑色素瘤和肺癌，如 CTLA-4 或 PD-1 抗体促进 T 细胞重新活化、识别并杀死肿瘤细胞。肠道菌群在免疫系统的形成和天然免疫反应中发挥重要作用，而在动物实验中发现 CTLA-4 治疗肿瘤时依赖肠道菌群，在缺乏肠道菌群的情况下不能产生有效的抗肿瘤作用。但是肠道菌群同样可以增强化疗药物对肿瘤的杀伤作用。研究发现化疗药物环磷酰胺可以改变小鼠的肠道菌群，同时使一些革兰氏阳性细菌出现异位，从而促进辅助性 T 细胞 17 和记忆性 T 细胞产生免疫反应，增加环磷酰胺对肿瘤的杀伤力，防止肿瘤细胞产生耐药；而当给予无菌小鼠或革兰氏阳性菌缺失小鼠相同的治疗时，效果较差，Th17 细胞引起的免疫反应较弱，肿瘤细胞很快产生了耐药性。肠道菌群亦能够加强 CpG- 低聚核苷酸或铂类化疗的疗效，其机制是通过改变肿瘤微环境中免疫细胞的功能，增加 TNF 及 ROS 的产生。这些研究结果都表明，使用免疫治疗或化疗来杀死肿瘤需要肠道菌群的参与，进一步有目的的调节肠道菌群可以带来更好的治疗效果。

四、益生菌在预防和治疗肿瘤中的应用价值

益生菌在自然界中广泛存在，人类使用益生

菌的历史已超过 100 年。益生菌能促进人类健康，具有调节免疫系统功能、减少血清胆固醇、调节机体能量代谢及预防肠癌发生等功能。研究发现，口服双歧杆菌联合抗 PD-L1 免疫治疗几乎可以完全抑制肿瘤的生长，其机制包括增强 T 细胞浸润进入肿瘤微环境、调节细胞因子受体活化、产生 INF-γ 及单核细胞生长。在大鼠肠癌模型中发现，给予乳酸菌则可以明显降低高脂饮食促进肠癌发生的作用。目前认为服用肠道微生态调节制剂有助于降低患肠癌风险，其机制包括使致癌物质失活、增加肠道酸性、调节肠道免疫作用、调节细胞凋亡与分化，以及抑制酪氨酸激酶信号通路等。近年来，研究同样证实，在化学剂诱导的肝癌发生动物模型中给予口服益生菌 VSL#3（一种乳酸菌、嗜热链球菌及双歧杆菌混合制剂）可降低血清 LPS，维护肝癌发生过程中的肠道菌群稳态和黏膜屏障并减轻慢性炎症，从而达到预防肝癌发生的效果。有研究进一步证实，益生菌可以增加肠道内普氏菌的数量，而这些有益菌可通过生产抗炎症反应物质、帮助 Treg/Tr1 细胞分化等机制改变肿瘤微环境中的炎症反应，从而抑制肿瘤生长。黄曲霉素是一种由真菌代谢产生并极具致

肝癌作用的毒素。研究发现口服益生菌（鼠李糖乳杆菌与费氏丙酸杆菌混合制剂）可以抑制人体对黄曲霉素的吸收，有望能预防或减少肝癌的发生。但是，益生菌或是肠道微生态干预对于肝癌的预防和作用需要进一步的多中心临床试验证实。开发针对肝癌发生和治疗的、适用于不同患者的益生菌制剂也是需要研究的重点。通过宏基因组学、基因组学，转录组学和血清代谢组学，发现双歧杆菌在对治疗有效的患者中大量存在。通过肿瘤小鼠模型，发现双歧杆菌通过增强干扰素 -γ 的产生，增强免疫刺激分子和代谢物的生物合成，诱导免疫背景的调节，调节抗肿瘤宿主免疫反应，与 PD-1 阻断或奥沙利铂治疗协同降低肿瘤负担。

综上所述，肠道菌群不但参与肿瘤的发生与发展，也参与肿瘤的治疗。在肿瘤发生之前，良好的肠道微生态有助于减少肠道来源的有害物质，保持肠道黏膜的完整性，减少炎症反应。失衡的微生态会抑制人体免疫系统对抗肿瘤，促进肿瘤细胞增殖，增加肿瘤细胞的转移。在利用化疗或免疫疗法治疗肿瘤时，肠道微生态同样是肿瘤免疫逃逸和药物敏感性的关键因素。

第四节　肠肺循环异常与肿瘤发生

一、肠肺循环

胃肠道系统和呼吸系统在成年期成熟，外部环境和功能不同，但在胚胎发育时期具有相同的起源和相似的结构，因此也可能有相似的疾病变化。哮喘和慢性阻塞性肺疾病是最常见的慢性肺部疾病，研究发现这两种疾病通常和炎性肠病及肠易激综合征同时发生。此外，虽然许多患者无急、慢性呼吸道疾病史，但超过 1/2 的炎性肠病患者和 1/3 的肠易激综合征患者均有呼吸系统疾病，如肺部炎症或肺功能受损。哮喘和慢性肺阻塞患者均表现出肠道通透性增加等典型变化，慢性阻塞性肺病患者患肠易激综合征的风险比正常人高 2 ～ 3 倍。目前认为，微生物是引起肺部和肠道疾病的主要危险因素之一，微生物存在于人体中，影响局部和全身的免疫功能。将肠道菌群移植到免疫系统发育不足、呼吸道黏膜梗阻的无菌小鼠体内后，可改善无菌小鼠呼吸道免疫功能。这说明肠肺循环对人体健康有明显的影响，一方

面呼吸系统疾病伴有肠道疾病的表现，可引起肠道损伤；另一方面抗生素使用或大量营养素摄入引起的肠道微生物组成改变会增加肠道通透性，改变肠道代谢产物，从而增加患呼吸道疾病的风险，或加重已存在的肺部疾病。因此，肠道微生物和肺部微生物可能存在一定的联系，共同影响人体健康（图 2-19-3）。

二、参与肠肺循环的微生物

近年来，越来越多的证据表明，定植的局部菌群可以通过调节信号表达来影响远端器官的免疫，如肠道菌群可以通过改变菌群的组成来影响肺等器官的功能，因此有了"肠 - 肺轴"的概念。通过抗生素改变肠道菌群的组成可能增加过敏性气道疾病的风险，提示肠道菌群、肺部疾病和自身免疫性疾病之间存在密切关系。这使得肠道菌群和肺部菌群之间的关系成为新近医学研究的大热点，我们不仅可以从整体的角度来看肠道菌群影响肺部疾病的潜在机制，也可以为肺部疾病的

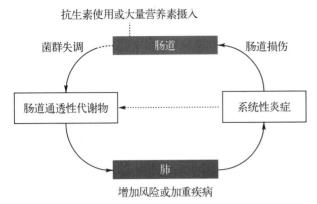

抗生素使用或大量营养素摄入

菌群失调

肠道

肠道损伤

肠道通透性代谢物

系统性炎症

肺

增加风险或加重疾病

图 2-19-3　肠肺循环对人体健康的影响

引自：Ubags NDJ，Marsland BJ，2017. Mechanistic insight into the function of the microbiome in lung diseases. Eur Respir J，50（3）：1602467.

预防和治疗提供新靶向。

　　人体肠道和肺部的微生物群落丰富多样，不同部位的黏膜和管腔的微生物群落也有很大差异。当然，这些差异也受到定植环境因素的影响，如胃的 pH、胆汁酸和胆汁酸盐浓度、食物在肠道内停留时间、肠道黏膜性质、自身免疫因子等。肠道菌群主要由厚壁菌门、拟杆菌门、变形菌门、放线菌门等组成，也有较小的菌群，如梭杆菌属、疣微菌属和螺旋体等。目前已知的这个"核心"门类包含 14 个细菌属 150 个细菌种。与肠道菌群相比，肺部普氏菌属和富集蛋白菌属（包括肠杆菌属、嗜血杆菌属和罗尔斯通氏菌）明显降低，这可能是由于肺部健康一直处于动态平衡的环境，充足的氧气供应和大量的氧化还原反应对人体免疫提供了一个良好的环境。来自口腔的食物残渣和鼻腔的微生物继续进入肺部，但肺部的支气管通过纤毛细胞有节奏地移动，留下了大部分残留物和侵入性细菌。此外，肺泡巨噬细胞可以随时随地吞噬进入体内的细菌。肺部菌群不断达到微妙的平衡，因此肺部微生物生态损失可能是肺部疾病的发病机制，但想要深入研究需要克服技术上的挑战，即在肺部独立开发和检测微生物，整理大量的微生物探究宏基因组分析的变化，进一步探讨特殊菌种的培养方法，这将会更好地对肺部菌群和肠道菌群的相互作用有更全面的认识。

三、肠肺循环异常对肿瘤的影响

（一）肠道菌群异常与肺部肿瘤的关系

　　在早期癌症研究中发现，肺部的微生物可以影响多环芳烃（PAH）在体内的转化，多环芳烃是烟草中的高风险致癌物。同时，同一时期的研究也发现肺癌在肺结核和幽门螺杆菌感染患者中的发病率增加。因此，可以推测肺部微生物可能对肺癌的发生、发展有一定的影响。近年来的研究进一步证实肺癌患者下呼吸道存在许多厌氧菌，其中以链球菌属、放线菌属等肠道菌群为主。肺癌化疗患者在补充适当的益生菌后，患者的不良反应明显减轻。同时，动物实验还发现，在使用广谱抗生素消除小鼠大部分的肠道微生物后，小鼠的免疫能力受到明显影响，在致癌剂的诱导下小鼠肺腺癌的患病率明显增加。这些研究都表明，肺 - 肠轴中的微生物在肺癌的发生、发展中起重要作用。肠道菌群不仅在局部肠黏膜中发挥作用，还可作用于肺部，影响机体炎症反应和免疫反应。血管内皮生长因子 A（vascular endothelial growth factor A，VEGFA）与新生血管形成相关，为肿瘤生长提供充足的氧气和营养支持，常在肺癌患者中高表达。*BAX* 基因是人体最重要的抗凋亡基因，所编码的 BAX 蛋白可与癌基因 *BCL-2* 形成异源二聚体，对 *BCL-2* 有抑制作用。*CDKN1B* 基因也参与细胞周期调控和肿瘤抑制。Lewis 肺癌小鼠模型的研究发现，与单用顺铂化疗的肺癌组小鼠相比，抗生素联合制剂（万古霉素、氨苄西林、新霉素）破坏小鼠肠道稳态，肿瘤体积更大，生存期较短，而联合益生菌（乳酸杆菌）治疗组肿瘤体积很小，生存期更长。进一步的机制研究表明，抗生素治疗可上调 VEGFA 表达，下调 BAX 和 CDKN1B 表达，从而削弱顺铂的抗肿瘤作用。同时，细菌稳态也具有一定的免疫调节作用。益生菌处理组小鼠 CD8$^+$T 细胞表达干扰素 -γ（IFN-γ）、颗粒酶 B（granzyme B，GZMB）及穿孔蛋白 -1（perforin-1，PRF1）均增加，抗肿瘤效应增强。而抗生素处理组 IFN-γ、GZMB、PRF1 表达均减少，抗肿瘤效应减弱。此外，肺内 T17 细胞诱导缺陷可能也是抗生素处理组小鼠免疫监视作用受损进而发生肿瘤的重要机制。当加入正常的 T17 细胞或 IL-17 后，免疫监控功能恢复。推测肠道菌群稳态和 T17 细胞的正常免疫功能在抗肿瘤免疫应答中发挥重要作用。虽然作用机制尚不清楚，但已有研究证实，肺 - 肠轴中的微生物与哮喘、慢性阻塞性肺疾病、慢性肺炎甚至肺癌等肺部疾病存在一定的关系。

（二）肠道菌群异常对肺部免疫力的影响

机体的免疫功能与肿瘤的发生密切相关。当宿主免疫功能低下或受到抑制时，肿瘤的发生率增加。有充分的证据表明，微生物通过作用于肠道中的上皮细胞和其他免疫细胞，或与局部细胞因子直接调节人体的炎症反应，而且这种形式的免疫反应经常可以调节远端器官，如肺。在无菌小鼠模型中，当肠道菌群缺失时，急性肺部感染和过敏性气道疾病的发生率明显增加，说明肠道菌群在肺部的免疫调节中起至关重要的作用。添加益生菌和益生元可以预防和缓解急、慢性肺病。例如，肠道中的分段丝状杆菌可以刺激肺T17细胞，协助调节免疫反应，降低衣原体感染率和死亡率。当小鼠暴露在养狗的笼子里，笼子里的污垢可以改变小鼠的肠道菌群，这些小鼠经过灌胃约氏乳酸杆菌后，使消化球菌科的约氏乳酸杆菌和毛螺旋菌科厚壁菌丰度明显增加，约氏乳酸杆菌具有防止病毒感染和卵清蛋白过敏的作用，使小鼠肺部细胞因子反应减少。微生物菌群调节机体的免疫能力主要是通过增加大量的各种拟杆菌调节免疫T细胞的数量，或通过菌群代谢产物与肠道内脂肪酸受体或免疫细胞的表面受体结合，或改变菌株特异性，或抑制宿主的炎症反应。大量研究表明，肠道菌群代谢产物对肺部疾病也有明显影响。脆弱拟杆菌产生的多糖可诱导T细胞产生免疫因子IL-10，减轻肝炎幽门螺杆菌感染引起的炎症性疾病。肠内自然脱落的鞘脂类多属肠道厌氧菌-拟杆菌的细胞膜成分，可减少自然杀伤T细胞的数量，而自然杀伤T细胞与结肠炎症的发生密切相关。目前研究最为透彻的菌群代谢产物是短链脂肪酸，它可以调节机体的能量代谢和信号传递。短链脂肪酸不仅具有抗炎作用，还可与肠道G蛋白偶联受体结合，进行信号传递。口服短链脂肪酸可缓解儿童过敏性哮喘，降低肠道中的韦荣球菌属、罗思菌属、毛螺菌属和普拉菌属的丰度。过敏性气道疾病的发生与这些菌群的丰度呈正相关，但是否为哮喘的危险因素尚不清楚。其他微生物成分和代谢产物也与其他疾病相关，如拟杆菌产生的多糖和中枢神经系统疾病、氧化三甲胺和动脉粥样硬化等，这些都突出了肠外环境的重要性。在其他系统疾病研究中，发现拟杆菌属与早发性自身免疫性疾病有关，这可能是由于内毒素的产生激活了免疫系统。肠道菌群调节免疫信号的方式多种多样，对人体健康的影响是多种菌群联合作用的结果。

（三）肠道菌群异常对肺癌治疗的影响

化疗是治疗晚期非小细胞肺癌的首选，铂类药物常与化疗联合使用。但铂类药物在发挥抗肿瘤作用时也会引起严重的不良反应，主要表现为恶心、呕吐、腹泻等不同的胃肠道症状。研究发现，非小细胞肺癌患者使用铂类药物治疗后，肠道菌群会发生明显变化，有益菌群如双歧杆菌属、乳酸杆菌酸、柔嫩梭菌属和瘤胃球菌属在化疗后数量减少，条件致病菌如肺炎克雷伯菌菌群数量增加。研究表明，铂药物治疗可能会导致肠道菌群失衡。其原因可能是抑制肠上皮细胞的增殖和生长，破坏黏膜屏障，引起肠道炎症，破坏肠道微生态平衡的稳定性，导致肠道菌群失调。伊立替康联合铂类药物是治疗中晚期小细胞肺癌的首选药物。肺癌的小鼠模型研究发现，小鼠使用伊立替康化疗并出现腹泻后，其粪便中益生菌如双歧杆菌属、乳酸杆菌属的菌群数量减少，而致病菌如大肠埃希菌属、葡萄球菌属和梭菌属的菌群数量增加，并且这3种菌属均分泌β-葡萄糖醛酸酶。腹泻的发生可能与产生β-葡萄糖醛酸酶的细菌数量增加有关。

探讨非小细胞肺癌、微生物群落和抗PD-1治疗反应之间的相互作用的研究发现，在癌症治疗过程中，用于治疗各种感染的抗生素与患者对PD-1治疗的反应呈负相关。这表明微生物结构的破坏和某些细菌的损失会干扰免疫治疗的效果。通过比较免疫应答者和无应答者的肠道菌群发现，有效抗PD-1处理后，阿克曼嗜黏菌群丰度增加。微生物的多样性和组成可以作为抗PD-1反应的预测因子。通过在小鼠体内植入人肿瘤细胞和患者粪便菌群，发现肠道微生物对PD-1治疗有明显影响，提示免疫调节菌群如阿克曼嗜黏菌群、普氏粪杆菌属和双歧杆菌属等在免疫应答者的微生物群落上，在功能上能驱动PD-1。有研究表明，肠道微生物可通过CTLA-4和PD-1影响免疫分析阻滞剂的治疗效果。在CTLA-4研究中，经过抗CTLA-4处理后，小鼠肠道菌群丰度明显下降，其中拟杆菌属数量和伯克氏菌属数量上升，梭菌属含量下降。广谱抗生素处理的无菌小鼠和SPF小鼠，抗CTLA-4的疗效明显降低。通过饮食摄入脆弱拟杆菌属，多型拟杆菌属和洋葱伯克霍尔德菌属可增强抗CTLA-4治疗的有效性。其机制可能是摄取的菌群可诱导淋巴结内Th1细胞应答，促进肿瘤内 DC 的成熟。粪便微生物组移植也有类似的结果。PD-1 阻断治疗的小鼠来自不同区域，基因基础相似，但肠道菌群差异较大。粪便微生物组移植可消除两组小鼠治疗效果的差异。组学分析表明，大量双歧杆菌属对治疗有帮助。小鼠口服双歧杆菌可改善 PD-1 的阻断作用。其分子机制是细菌的引入可促进 DC 成熟，从而提高肿瘤特异性 CD8$^+$T 细胞活性。

（四）肠道菌群异常对肺部炎症反应的影响

炎症反应与肿瘤密切相关。慢性炎症可促进恶性肿瘤的发生、发展，也可参与肿瘤的生长、转移过程。恶性肿瘤属于慢性炎性疾病。在肺癌发生时，常伴有肠道疾病的症状。这可能是炎症细胞从呼吸道迁移到肠黏膜介导的肠损伤所致。同时，抗生素的使用或脂肪摄入的增加会引起肠道微生物结构的改变，从而增加肠道通透性，改变肠道菌群的代谢产物，从而增加肺癌的发生风险或使现有病情恶化。一些严重的肺部疾病，如败血症和急性呼吸窘迫综合征，已经证明肠道细菌可以通过受损的肠道转移到肺部。越来越多的证据表明，肠道疾病不仅与肺部疾病相互作用，而且两者之间的关系受到微生物的影响。研究表明，肺肿瘤感染过程中，肺部菌群可通过 CCL25-CCR9 轴从呼吸道迁移至肠黏膜，导致肠道损伤。此外，肺肿瘤患者的合并感染也可能是肠道菌群中优势菌群的易位所致。事实上，动物研究表明，患有肿瘤的小鼠肺部的细菌起源于小肠。目前的研究发现，除了肿瘤，呼吸系统疾病如哮喘、慢性阻塞性肺疾病、囊性纤维化、病毒性呼吸道感染等与成年人肠道菌群的表现有关。因此，我们可以推断肠道菌群的存在与人类肺部的健康呈正相关，高度多样化的菌群可以稀释大量有害微生物。肠 - 肺轴在人类疾病中扮演着重要的角色，尽管菌群在不同器官之间的直接转移证据较少，但肠道细菌易位到肺部脓毒症和急性呼吸窘迫综合征等疾病已得到证实，其主要与上皮细胞损伤、肠道屏障变得不完整密切相关。增加益生菌补充，肠道菌群和肺部菌群也发生了类似的结构改变，肠上皮细胞的屏障功能也得到改善。这强调了肠道屏障的完整性对人类健康的重要性。

四、肠道菌群和肺部菌群存在相互联系

通过口腔进入人体的微生物可以通过肺部进入消化道，也可以通过呼吸道进入肺部。虽然肠道和呼吸道都覆盖黏膜，为微生物的渗透提供了物理屏障，但多种微生物仍可以在肠道和呼吸道的上皮表面定植。上皮细胞表面的共生菌分节丝状菌、双歧杆菌和结肠杆菌等，不仅可以产生破坏黏膜屏障的促炎细胞因子，还可以产生抗菌肽和分泌的免疫球蛋白来保护黏膜免受损伤。非致病性沙门氏菌通过下调核转录因子通路抑制肠上皮细胞炎症反应，而部分梭状芽孢杆菌通过调节 T 细胞活性促进机体抗炎作用。P38 丝裂原活化蛋白激酶（P38）可被肺炎葡萄球菌和流感嗜血杆菌协同激活，通过 Toll 样受体放大炎症反应。非致病性肺炎克雷伯菌及其代谢产物可通过激活 T 细胞调节过敏性呼吸道疾病的发生，说明肠道菌群具有调节肺免疫的功能。以厚壁菌门为主的肠道菌群失衡与肺内白细胞中炎症基因的异常表达有关，而拟杆菌门的肠道菌群失衡与肺中免疫基因的表达谱有关。

最近的研究从菌群的角度揭示了肺和肠道之间的密切关系。研究发现，幽门螺杆菌血清检测呈阳性，尤其是携带细胞毒素相关基因 A 阳性者，其哮喘和过敏性疾病的发病率较低。慢性阻塞性肺疾病及其他慢性支气管疾病的发生风险与幽门螺杆菌感染的严重程度呈正相关。这表明，健康的肠道菌群对肺部健康有益。败血症是导致急性呼吸窘迫综合征最重要的原因，许多研究已经证明，肠道菌群紊乱在败血症的发病机制中扮演着重要角色，肺部菌群的变化与肺泡炎症反应相关（从变形菌门和厚壁菌门为主的主要优势菌变成拟杆菌门为主的优势菌），肺泡中 TNF-α 免疫因子是调节肺部菌群稳态的重要物质，在对急性呼吸窘迫综合征患者进行支气管肺泡灌洗，灌洗液中与肠道特定菌和 TNF-α 反应相关的细菌含量较高，表明肺部微生物菌群受到肠道菌群的影响，肠道菌群可以通过易位定植的方式影响肺部菌群的构成，也许败血症后的肺部菌群构成的主要影响来自肠道而不是上呼吸道，提示肠道菌群是连接肠与肺的桥梁。

虽然已经发现了一些特异性调节肺功能的肠道菌群，但目前对肠道菌群与肺部菌群结构和功能关系的评价尚处于起步阶段。目前，肠肺菌群轴的研究主要存在 2 个问题，即菌种鉴定和因果关系。许多肺部微生物难以培养，独立培养鉴定操作困难，且没有好的方法替代分离培养，因此

很难区分某一菌群是病原菌、条件致病菌还是益生菌。此外，虽然大多数研究表明肠道菌群对肺部疾病的发生具有调节作用，但肠道菌群的异常并不一定导致相关的肺部疾病和癌症。因此，无论是人群研究还是动物研究，都需要建立肺部疾病严重程度与肠道微生物变化之间的因果关系，从而真正了解肠 - 肺轴之间的相关性，为开发新的治疗靶点提供新思路。

总而言之，研究人员正试图分析健康和患病肺部的细菌组成，但目前的研究主要集中在描述性研究。因此，为了明确肠 - 肺轴的作用，有必要充分了解肺菌群的组成及其在呼吸系统疾病发病中的作用。对肠道菌群和肺部菌群相互作用的研究将有助于提高对疾病发病机制的认识。此外，肠道和肺部的细菌成分和代谢产物具有调节全身和局部免疫的能力，肠道中特定的细菌菌群可能是引起呼吸系统疾病发病的重要机制之一。空气污染、饮食、药物等客观环境因素可影响或调节肠道菌群组成，增加呼吸道疾病发生的风险。进一步深化和改进基础动物实验的设计和及时将结果转换成人群实验，将有助于阐明肺部和肠道菌群在呼吸道疾病的作用，这可能为探究新的机制提供新的靶向，提出更有效的治疗和预防措施。

第五节　脑 - 肠轴异常与肿瘤发生

一、脑 - 肠轴

肠道菌群失调不仅会引起肠道环境的改变，还会通过多种途径导致肠道外的各种生理异常，严重时甚至会诱发肿瘤，脑 - 肠轴异常是其中的一条通路。脑 - 肠轴的概念最早是在 20 世纪 80 年代的一项关于通过铃蟾素调节胆囊收缩的研究中提出的。随着神经胃肠病学的建立，人们对脑 - 肠轴有了更明确的定义：脑 - 肠轴是肠道和大脑之间通过激素、神经和免疫信号整合在一起双向调节通路。大脑的中枢神经系统包括大脑和脊髓，被称为"第二大脑"的肠神经系统内置食管壁、消化道、肛门，包括许多神经节神经元。它不仅具有自主调节消化系统的功能，还具有调节液体交换、胃肠蠕动、胃胰分泌、局部血流、胃肠内分泌等功能。肠道菌群产生的内分泌、神经内分泌和炎症相关信号，可影响大脑功能。反过来，大脑可以通过内分泌和神经机制影响肠道菌群的组成和功能。两者共同维持人体健康（图 2-19-4）。近年来的研究表明，肠道菌群可以通过脑轴和肠轴影响机体的应激水平、免疫和代谢，从而影响相应肿瘤的发生、发展。

二、脑 - 肠轴对肿瘤发育的影响

研究表明，脑 - 肠轴有 4 个主要的通路：神经内分泌、免疫、迷走神经和代谢物。在小鼠模型中，焦虑应激行为与肠道微生物之间存在非常直接的关系。动物实验和人群试验都发现，肠道微生物可以通过脑 - 肠轴刺激人体产生焦虑样应

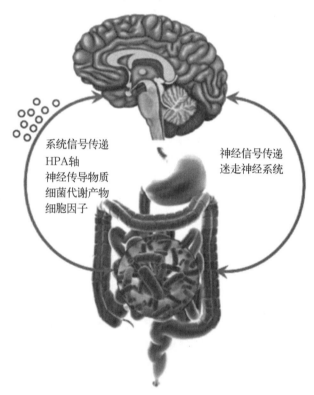

系统信号传递
HPA轴
神经传导物质
细菌代谢产物
细胞因子

神经信号传递
迷走神经系统

图 2-19-4　脑 - 肠轴对神经系统和内分泌系统信号传递的影响
引自：Mayer EA, Knight R, Mazmanian SK, et al, 2014. Gut microbes and the brain：Paradigm shift in neuroscience. J Neurosci, 34 (46)：15490-15496.

激行为。通过实验将抑郁患者的肠道微生物转移到无菌小鼠体内，无菌小鼠也表现出与抑郁个体相似的生理特征，如快感缺乏和焦虑样行为。许多研究表明，长期的压力状态，如焦虑、紧张和抑郁，与肿瘤的发展有着不可分割的联系。它们

通过神经内分泌和交感神经系统明显影响肿瘤的发展和预后。接下来通过脑-肠轴的 4 个主要通道，对脑-肠轴和肠道微生物之间的关系，以及肠道微生物通过脑-肠轴影响肿瘤发育的相关机制进行详细的论述。

(一) 神经内分泌途径异常对肿瘤的影响

人体肠道内的内分泌细胞多达 20 多种，是人体最大的内分泌器官。内分泌细胞受到外界刺激后，通过内分泌和旁分泌作用影响中枢神经系统。同时，大脑的生化变化会导致肠道生理条件的改变，下丘脑-垂体-肾上腺素（HPA）轴是神经内分泌传递的重要组成部分。体外刺激时，HPA 轴释放皮质醇，影响肠道通透性和屏障功能，调节肠道免疫细胞的功能活性，释放细胞因子，改变肠道菌群结构。同时，肠道菌群还可以通过 HPA 轴影响大脑的认知和行为功能等活动。研究表明，与应激相关的皮质醇还能促进肿瘤细胞的生长，如前列腺癌和乳腺癌细胞，还能促进卵巢癌细胞的细胞基质黏附。目前，关于应激激素在肿瘤细胞生长和转移中的作用的研究越来越多。肠道菌群失衡会导致 HPA 轴活性过度升高，应激激素水平相应升高，从而促进肿瘤细胞生长转移，抑制细胞的免疫功能，进而影响肿瘤细胞的发育。进一步研究发现，无菌鼠有一定的抗肿瘤能力，与没有特定的病原微生物正常小鼠相比，无菌鼠显示 HPA 在束缚应激条件下活性明显增加，血清促肾上腺皮质激素和皮质甾酮含量明显升高，但肠道双歧杆菌干预和定植后，肠道菌群重新建立，HPA 轴束缚应激反应减弱。这也表明抑制 HPA 轴神经调节必须有原始微生物的存在。

中枢神经系统也对肠道微生物有影响。交感神经、副交感神经、下丘脑轴及调节疼痛和不适的内源性通路构成了一个系统。该系统调节胃肠道，系统成分的单独或联合激活都能改变肠道环境，从而影响肠道菌群的组成。例如，肠道黏膜层是肠道菌群生存的重要环境。这些系统对黏液层的形成至关重要，可影响肠上皮的免疫反应，从而直接或间接改变肠道菌群的定植。一些研究表明，压力刺激可以激活肠道的胶质细胞和肥大细胞，产生过剩的干扰素-γ，减少紧密连接蛋白，使肠上皮屏障功能减弱，肠上皮细胞通透性增加，使细菌在肠道上皮细胞引发肠道黏膜层的免疫反应，增加罹患肠癌的风险。体外试验也证实去甲肾上腺素能刺激弯曲杆菌的生长和毒性。有证据

表明，手术创伤后肠内去甲肾上腺素的增加可导致铜绿假单胞菌增殖，导致脓毒血症的发生，增加肿瘤发生的风险。这些研究表明，神经系统也对肠道微生物发挥调节作用，影响肿瘤的发生。在另一项研究中，研究人员用新霉素、那他卡丁和杆菌肽诱导小鼠肠道菌群，并使其瞬时转变，这种抗菌治疗减少了拟杆菌和 γ-变形杆菌的数量，增加了放线杆菌和乳酸杆菌的数量，随着肠道微生物种群的变化，小鼠肿瘤风险降低，杏仁核、海马中的脑源性神经营养因子（BNDF）水平发生变化。在正常或无菌小鼠腹腔注射抗生素时，未观察到类似的变化，因此这些变化不能都直接归因于抗菌剂的作用。

抑郁动物模型额叶皮质中 γ-氨基丁酸（γ-aminobutyric acid，GABA）受体表达下降，通过鼠李糖乳杆菌喂养干预后 GABA 受体表达升高。研究表明 GABA 受体激动剂对结直肠癌的转移有一定的抑制作用。此外，GABA 对血清和肿瘤中肾上腺素、皮质醇和去甲肾上腺素水平有一定的抑制作用，GABA 干预肺癌治疗时出现逆转慢性应激效应的现象。肠道微生物中的益生菌，如双歧杆菌和乳酸菌，产生神经递质 GABA。该神经递质作用于脑-肠轴，通过降低与应激相关的激素水平，抑制交感神经系统和 HPA 轴的 2 条通路，逆转体内的慢性应激状态，抑制肿瘤的发展。

(二) 免疫途径异常对肿瘤的影响

肠道菌群参与维持机体各种生理功能。它可以通过影响脑-肠轴途径来调节免疫功能，免疫功能的改变也可以影响肠道菌群的组成。大脑主要通过激活免疫系统来改变肠道菌群结构，肠道微生物主要通过以下 3 种方式影响大脑功能。第一，诱导细胞因子进入循环系统，然后通过血脑屏障运输系统进入大脑。第二，TLR 在心室周期的巨噬细胞和脉络膜簇中也有表达，可在肠道菌群的病原体相关分子模型（pathogen-associated molecular model，PAMP）中产生细胞因子，细胞因子使用自由扩散的方式通过血脑屏障影响大脑活动。第三，肠道菌群可以调节肠道内 IL-1 受体，产生前列腺素 E_2，从而影响大脑的活动和功能。

大脑中有许多免疫细胞，其中小胶质细胞最为丰富。肠道菌群可以通过影响小胶质细胞的成熟和功能来诱导免疫应答。无菌小鼠大脑的小胶质细胞比正常小鼠的成熟周期更长。用脂多糖诱导无菌小鼠免疫反应，大脑小胶质细胞免疫细

胞生长发育迟缓，炎性细胞因子白介素 -6（IL-6）、IL-1β 和肿瘤坏死因子 -α（TNF-α）诱导减少。同时，肠道菌群和肠黏膜会通过调节促炎因子 IL-8、IL-1 及抗炎因子 IL-10、TGF-β 等免疫分子的活化影响身体的免疫能力，增加肿瘤发生的风险。肠道慢性炎症可以导致小鼠焦虑行为，喂食奥氮平的雌鼠体肠道内厚壁菌门的数量增加，其他细菌的数量减少，同时伴随着炎症反应标志物 IL-6、IL-8、TNF-α 和 IL-1β 明显升高的现象。其他研究人员发现无菌小鼠比正常小鼠表现出过度的应激反应行为。将正常小鼠肠道菌群移植到无菌小鼠体内后，免疫系统恢复良好，应激反应恢复正常。此外，小鼠鞭毛虫感染后会出现结肠炎，血液中促炎细胞因 TNF-α 浓度增高，并伴有焦虑行为。抗炎药物干预后，小鼠结肠炎感染概率降低，血液中促炎细胞因子浓度降低，焦虑行为改善。实验表明，肠道炎症导致小鼠出现类似焦虑的行为，下丘脑脑源性神经营养因子（BDNF）的表达水平下降。益生菌长双歧杆菌干预后，小鼠焦虑行为逆转，BDNF 水平恢复正常。此外，有研究表明，慢性应激反应可通过神经内分泌系统和交感神经系统产生儿茶酚胺、肾上腺皮质激素等因子，对肿瘤的发生和预后有明显影响。也有研究发现，肠道微生物的产物和病原体关联分子模式（PAMP）可以诱发肝炎症反应，甚至发生恶性变化，介于上述的免疫途径，从而影响脑功能。

（三）迷走神经途径异常对肿瘤的影响

肠道菌群通过相应的迷走神经影响中枢神经系统和宿主的健康。迷走神经主要由 80% 的传入神经组成。这些传入神经收集从食管到结肠的感觉信号，并作为连接肠道和脑神经功能的纽带。肠神经系统可以通过肠神经或迷走神经将肠内信息反馈给大脑。事实上，肠道细菌主要通过迷走神经影响中枢神经系统，肠道菌群和迷走神经可以通过多种机制影响大脑。肠神经系统在迷走神经系统中也起重要的作用。解剖结果表明，肌间丛的感觉神经元一方面与肠道菌群相连，另一方面与肠道神经元突触连接，参与多种肠道分泌和运动活动。此外，肠道神经系统还通过突触将迷走神经从肠道输送到大脑，突触是连接肠道菌群、肠道神经系统、迷走神经和大脑的重要信号通路。人们认为迷走神经可作为一种治疗抑郁症患者的一种途径，迷走神经在调节情绪行为过程中扮演非常重要的角色，抑郁和应激等心理因素造成的

机体的内分泌失调，使机体免疫监视及抗肿瘤免疫功能降低，从而影响肿瘤的发展。动物实验表明，实验小鼠口服亚临床剂量的空肠弯曲杆菌后，产生明显的焦虑行为，在这个阶段机体没有启动主要的免疫反应。研究还发现，这种焦虑行为和小鼠的脑干激活内脏感觉核中和迷走神经节的双侧神经元中的 c-Fos 基因表达明显增加相关。当实验人员切断小鼠膈下的迷走神经后接种鼠伤寒沙门杆菌，可明显降低 c-Fos 在下丘脑旁核（PVN）中的基因表达。进一步研究发现，雪铁龙杆菌可以激活迷走神经通路，迅速激活大脑中的物质，介导焦虑和内脏感觉。对非致病菌的相关研究表明，肠道菌群可以激活从肠道到脑部迷走神经的信号。还有研究表明，益生菌介导的行为效应可以通过迷走神经途径实现。小鼠长期灌胃用鼠李糖乳杆菌 JB-1 后，小鼠脑区 GABA 系统发生特异性改变，促进了小鼠的探索行为，而这种作用是基于迷走神经的完整性实现的。研究发现，长双歧杆菌 NCC3001 可以通过激活迷走神经，使小鼠的焦虑样行为恢复正常。最近的一项研究表明，在接受供体小鼠的粪便移植后，受体小鼠和供体小鼠表现出相同的行为表型。当肠道菌群功能失调时，它会将信息发送到大脑并刺激身体，引起如抑郁和焦虑等慢性应激的情绪，从而影响肿瘤的进展。有研究还强调，化疗过程中出现的一些与脑 - 肠轴相关的症状可能是化疗对迷走神经功能的影响所致，这可能与某些相关神经递质有关。因此，脑 - 肠轴通路对于控制肠道不良反应、改善化疗后生活质量、提高化疗疗效具有重要意义。可以肯定的是，脑 - 肠轴的方法并不是独立或相互排斥的，肠道菌群可能会受到一种或多种途径影响行为和大脑功能。

（四）微生物代谢产物异常对肿瘤的影响

微生物在体内代谢产生化学物质，这些化学物质与肠道内外的受体结合，进而影响宿主机体的焦虑和抑郁等行为。焦虑、抑郁类行为可导致褪黑激素水平下降和昼夜节律改变。褪黑素和昼夜节律的变化可影响肿瘤的发生、发展。应激抑郁也会增加 VEGF 和 IGF-1 的水平。VEGF 和 IGF-1 作为肿瘤前血管生成细胞因子，可促进肿瘤血管生成，通过细胞因子途径促进肿瘤的发生、发展，与肿瘤的生长、侵袭、转移和预后密切相关。研究发现，喂食鼠李糖杆菌 JB-1 的小鼠表现出更少的焦虑和类似抑郁的行为，且 GABA-A-α-

2-mRNA 的含量发生变化，该 mRNA 有控制脑中特定行为区域的功能。目前，研究较为广泛的代谢物就是短链脂肪酸，肠道双歧杆菌和乳杆菌等益生菌将没有消化吸收的碳水化合物酵解形成的代谢产物就有短链脂肪酸，如乙酸、丙酸和丁酸等。研究表明，短链脂肪酸混合物可以调节肠道屏障，主要通过降低细胞旁通透性和增加跨上皮电阻来进行。研究表明，短链脂肪酸可以通过肠黏膜进入机体循环系统，调节小胶质细胞的成熟过程和功能。小胶质细胞在大脑的发育过程中起着非常重要的作用。小胶质细胞作为脑组织中的巨噬细胞，在神经精神疾病的病理过程中起着非常重要的作用。有一些类型的抑郁症是小胶质细胞型疾病，因为失去小胶质细胞的正常结构和功能可以导致抑郁症，同时还有相关的神经发生过程及神经可塑性过程的受损。当肠道微生物种群数量不足时，会导致小胶质细胞功能缺失，可以通过对复杂肠道微生物种群重新定植来弥补，从而恢复部分小胶质细胞的功能。人类肠道中的短链脂肪酸浓度和肠道菌群的状态有着密不可分的联系，肠道菌群失调，肠道微生物丰度不足和肠道益生菌的比例减少会导致短链脂肪酸的浓度降低，引起小胶质细胞的形态和功能的变化，以及发育障碍，最终导致抑郁和焦虑的慢性应激状态，通过多种相关途径影响肿瘤的发展和预后。

在宫内生命早期，血脑屏障（BBB）开始发育。它是脑组织和血液之间的特殊屏障。内皮细胞是血脑屏障最重要的结构。血脑屏障具有许多功能，如保护中枢神经系统的活动功能、维持脑部内环境稳态，防止外来物质如毒素和微生物侵入脑组织等多种功能。在动物模型中，短链脂肪酸已被证明可以改善患有神经退行性疾病的动物的认知和神经发育功能。研究表明，腹腔注射丁酸钠可减轻短暂性局灶性缺血大鼠血脑屏障的破坏。类似地，其他微生物来源的代谢物，如神经激活分子、褪黑素、组胺、5- 羟色胺和胆碱对微生物 - 脑 - 肠轴有许多影响。肠道微生物的代谢物也可以通过血液循环运输到全身各处，但其潜在影响还有待进一步研究。脂多糖和肽聚糖作为危险信号分子，具有激活相关分子模式的功能，在肠道微生物对中枢神经系统的刺激过程中有着不可或缺的作用。脂多糖和肽聚糖可以分别激活 TLR4 和 NOD1 或 NOD2。LPS 可以通过影响骨髓中性粒细胞的生长，增强机体抵抗细菌感染的能力，这一过程需要 LPS 激活 NOD1，并使 NOD1 通过肠道进入血液。此外，LPS 还可以通过其他方式影响中枢神经系统：当 LPS 携带肠道微生物发出的信号，穿过黏膜之间的屏障时，一方面，可以直接到血液中，参与血液循环，影响中枢神经系统；另一方面，LPS 将激活肠黏膜系统，产生相关的细胞因子，最终中枢神经系统受到外源性传入神经元的激活作用，影响抑郁和焦虑样慢性应激状态，也最终影响肿瘤的发展和预后。

综上所述，肠道微生物可通过脑 - 肠轴等途径改变机体的应激水平，从而影响肿瘤疾病的发展。然而，肠道菌群的差异是影响肿瘤进展的因素，还是肿瘤病理生理改变的结果，目前还没有明确的共识。进一步研究肠道菌群与机体应激水平变化的因果关系，阐明肠道菌群如何通过 HPA 轴和交感神经系统影响肿瘤进展的机制，为肿瘤发生机制的研究提供了新的思路，为肿瘤的治疗提供了新的方向。

第六节　肝 - 肠轴异常与肿瘤发生

一、肝 - 肠轴

肠道和肝在生物学功能等方面存在许多内在联系。直到 1998 年马歇尔才正式提出"肠 - 肝轴"的概念。此后，肝病的发生和肠道菌群的作用越来越受到人们的关注。目前的研究表明，如果肠道黏膜屏障功能受损，肠黏膜通透性改变，通过门静脉系统影响肝，引起肝先天免疫系统，如库普弗细胞激活肠道的一系列炎症因子，这些炎症因素可以导致肠道黏膜和远程器官损伤，进一步导致癌症疾病的发生。肝 - 肠轴在肝癌的发生、发展中起重要作用，肠道中的益生菌通过维持肠道通透性和调节失调菌群来改善肝癌，而失调菌群则可通过相关的分子识别模式和细菌代谢产物促进肝癌的发生（图 2-19-5）。因此，保护肠 - 肝轴可能是肝脏疾病治疗或辅助治疗的新途径。本部分讨论了肝 - 肠轴及其诱发肿瘤的相关机制，并阐明了它们之间的密切关系。

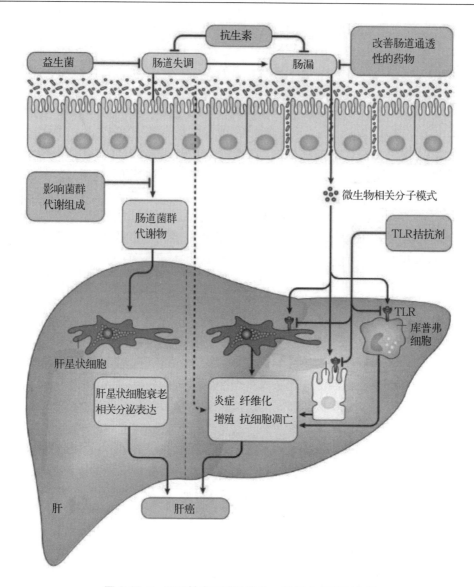

图 2-19-5　肝肠轴在肝癌的发生、发展中起重要作用

引自：Yu LX，Schwabe RF，2017. The gut microbiome and liver cancer：Mechanisms and clinical translation. Nat Rev Gastroenterol Hepatol，14（9）：527-539.

二、肝 - 肠轴异常引起免疫调节失衡

　　肝与肠道具有相同的胚胎起源，因此它在一定程度上维持着许多"自然"的功能连接。肝的血液供应主要来自门静脉和肝动脉，门静脉血流占肝血液供应的 70% 左右。大部分门静脉血液供应来自肠系膜上静脉、肠系膜下静脉，通常这些静脉包含代谢物和肠道微生物。肠屏障功能和肝排毒对身体内部环境的稳定至关重要，人体与外源性物质接触的第一道防线是肠道屏障，包括机械、生物、化学和免疫屏障，对于逃避胃肠黏膜免疫监测抗原和炎症因子，肝先天免疫系统构成第二道防线。

　　一旦肠道防御机制被破坏，细菌转位到肠外组织，可导致免疫系统异常激活、肝损伤和慢性炎症。肠道菌群失调，肠道细菌过度生长，肠黏膜细胞紧密连接被破坏，肠黏膜通透性增加，血液循环内毒素增加，可破坏肠屏障功能。越来越多的研究表明，许多恶性肿瘤的发生与慢性炎症存在密切相关。肝是人体最大的免疫器官，免疫调节失衡容易引起肝炎症。肝癌的发生与慢性肝炎的发生关系尤为密切。肝的天然特性，即"肝 - 肠轴"，经常受到来自肠道的抗原刺激。肝作为人体过滤器来对抗来自肠道的细菌产物等外部抗原刺激。正常存在的肠道屏障可以保护肝不受过多抗原的影响。肠道屏障的破坏会导致过多的肠道

抗原进入机体循环，破坏肝 - 肠轴的稳态，甚至导致肝炎的发生。研究表明，来自肠道的 LPS 参与肝炎、肝硬化和肝癌的发展。血液中 LPS 的增加与肠道菌群失调和肠道通透性的改变有关。那么，肠道菌群的失衡和肠道通透性的改变是否促进了肝癌的发生、发展呢？

三、肝 - 肠轴异常与肝细胞癌的关系

肝癌是我国最常见的恶性肿瘤之一。在全球每年约 11 万例新发病例中，我国占 40%。由于肝和肠道通过血管直接相连，营养物质可以从肝传递到肠道，或肠道微生物及其代谢物。虽然肠道屏障保护肝免受微生物的侵害，但当这些屏障失效时，肠道菌群就会发生变化。紊乱的肠道菌群会加重肝的慢性炎症，加速肝癌的进展，并明显增加肝癌的发病风险。我国有大量乙型肝炎病毒携带者和感染者，而且乙型肝炎病毒的感染与肝硬化、肝癌的发生密切相关。肝癌患者肠道菌群结构发生了明显变化。有研究发现肝癌患者肠道菌群抗炎作用和产生丁酸的梭状芽孢杆菌丰度较低，而直肠中假单胞菌丰度较高。晚期肝癌患者肠道潜在致病菌菌群增多，有益菌群减少，胆汁分泌减少，肠道抗菌肽减少。肝硬化是肝癌的高危因素。肝硬化患者细菌变化的典型特征包括韦氏杆菌或链球菌菌株增加，以及梭状芽孢杆菌数量减少。需要注意的是肝癌不同阶段的菌群变化不同，不同肝癌的菌群变化也不同。不同阶段和特定类型疾病的主要影响因素有待进一步研究。除菌群结构的改变外，上消化道菌群过度增殖导致 LPS 的增加也是诱发肝癌的重要原因之一。由于小肠与肝直接相连，细菌在上消化道的易位也会直接影响肝。研究表明，健康人与肝癌患者的十二指肠和唾液菌群存在差异。粪便菌群移植实验表明，菌群失调可以促发肝癌扩散。在一项研究中，高脂肪饮食导致小鼠体内细菌失衡，革兰氏阴性菌增多，拟杆菌门和厚壁菌门的比例下降。将菌群失调症移植到接受胆道结扎的节食控制小鼠体内会增加肝损伤和纤维化的风险。将细菌失衡炎性体缺失模型小鼠置于与对照组相同的笼中，观察到与对照组相同的病理变化。尽管缺乏细菌对肝癌扩散影响的直接证据，但一些研究提供了指导。例如，干扰肠道菌群的青霉素治疗增加了大鼠患肝癌的风险，而益生菌治疗则降低了风险。有证据表明，细菌菌群的失衡主要是通过细菌代谢物促进肝癌的发生。在肝癌小鼠模型中，革兰氏阳性菌明显增多，特别是某些梭状芽孢杆菌种类增多。与此同时，艰难梭菌可分解初级胆汁酸而产生的去氧胆酸，使其在小鼠血清内水平升高。脱氧胆酸具有促进肝癌的作用：饲料中脱氧胆酸的增加可增加小鼠肝癌的发生，而抑制 7- 去羟基化则可减少肝癌的发生。脱氧胆酸与 TLR-2 激动剂联合作用可促进 HSC 分泌抗衰老相关因子，并通过前列腺素 E_2 依赖途径抑制抗肿瘤免疫应答。综上所述，微生物的失调通过细菌易位和代谢产物改变免疫反应，从而促进肝癌的发生、发展。

四、肠道菌群失调在肝癌发生、发展中的机制

肝细胞癌通常是由肝的慢性疾病过程引起的，很少在没有肝脏疾病的情况下自发。此外，80% ～ 90% 的肝癌发生在肝纤维化或肝硬化晚期，这意味着约 1/3 的肝硬化患者将发展为肝癌。因此，肝的慢性炎症是肝癌发生的重要危险因素。越来越多的研究表明，肠道微生物通过局部和远距离的作用扮演着致癌的角色。肝通过门静脉与肠道紧密相连。肝不仅从肠道接受营养丰富的血液，而且还接受肠道微生物、微生物相关分子模式（由模式识别受体 PRR 触发）和微生物代谢物。慢性肝病的肠道屏障受损和肠道微生物群改变可导致慢性炎症和肝病的发展，增加肝癌发生的风险。目前，肠道菌群失衡对肝癌发生、发展的作用机制主要包括以下几点。

（一）肠道细菌的易位与肝癌

细菌易位是指活菌通过胃肠道上皮固有层进入肠系膜淋巴结和其他器官。肠源性细菌侵入肠系膜和淋巴结，随静脉血流进入肝，影响肝功能。通常情况下，病原体在人体肠道内通过维持多种保护性屏障来对抗。屏障依赖于完整的上皮组织、黏膜层和杯状细胞、黏膜相关淋巴组织和许多分泌因子。肠道屏障是一个高度动态的系统，随着肠腔内容物的变化可以迅速调整。此外，肠道菌群还能抑制病原菌的生长，而共生菌群对病原菌感染具有保护作用。当肠道菌群失调时，其定植抗性减弱，不能发挥保护作用，导致其他潜在病原体（包括条件致病菌）在肠道定植和入侵。在晚期肝硬化患者中，肠道菌群转移到肠系膜淋巴结，通过肝 - 肠循环影响肝功能。有证据表明，肠道菌群可能促进肝纤维化，而肠道菌群易位的

增加与诱导肝纤维化有关。肠道菌群的转移通常发生在晚期肝病的背景下，并进一步导致肝硬化和肝癌。这个阶段，患者的肠道有效血液循环紊乱，处于长期缺血、缺氧状态，诱发黄嘌呤氧化酶活化，产生大量自由基，使肠黏膜受损，导致肠机械屏障功能抵抗降低。此外，肝癌患者肠道黏膜免疫屏障功能受损，促进肠道细菌迁移。

肠道细菌易位的机制尚未完全了解，并且很可能是多因素的。其原因包括胆汁酸分泌减少、细菌生态紊乱和肠道炎症细胞因子表达增加，免疫系统衰竭和肠道血管屏障通透性增加。目前对肝病患者肠道菌群改变的认识仍然不完整，并且由于几个因素而变得复杂：肠道微生物群的变化可能是疾病特异性的；肝病晚期的患者经常服用改变微生物群组成的药物，如抗生素、乳果糖或抗酸剂；粪便微生物群可能无法反映慢性肝病中一些最具特点的改变，如上消化道细菌过度生长、黏膜上微生物的变化等。可以通过研究管腔微生物群来反映黏附微生物群的变化。

（二）肠道菌群失调激活 TLR4 促进肝癌发生

Toll 样受体（TLRS）是一种蛋白质分子，在非特异性（先天）免疫和特异性（获得性）免疫之间的联系中发挥重要作用。当机体的物理屏障（如皮肤、黏膜等）被微生物破坏时，TLR 会识别这些微生物，刺激机体的免疫反应。

TLR4 存在于多种类型的肝细胞中，如库普弗细胞、肝星状细胞和内皮细胞。在骨髓嵌合小鼠中，在肝细胞中表达的 TLR4 促进了纤维形成和肝癌的发生。通过肝星状细胞、树突状细胞、库普弗细胞等多种细胞靶点与 TLR4 结合，增加肠道通透性，促进肝癌的发生。在肝星状细胞中，TLR4 的激活导致 NF-κB 介导的肝细胞上皮调节蛋白上调。上皮调节蛋白是表皮生长因子家族的一员，对肝细胞有较强的有丝分裂作用，上皮调节蛋白增高的小鼠肝癌发生率较高。LPS-TLR4 轴促进肝癌形成的另一个关键机制是 NF-κB 介导的肝细胞凋亡。研究表明，激活库普弗细胞中 LPS-TLR4 信号通路可降低 TNF-α 和 IL-6 依赖的肝细胞的增殖、氧化应激和凋亡。因此，凋亡标志物 Caspase 3 在 TLR4 缺陷小鼠中的表达与肿瘤的形成呈负相关。此外，肝细胞癌细胞系中 TLR4 的激活增强了 LPS 的侵袭潜能，诱导上皮 - 间充质转化。目前，TLR4 已被证实在肝癌的发生、发展中发挥重要作用。这种效应在 TLR4 缺失的

动物中消失，而在无菌动物或使用广谱抗生素的动物中则没有，提示肠道细菌是 TLR4 促进癌症的诱引物。有研究进一步分析了肥胖小鼠肠道菌群的基因序列，结果显示，肠道中革兰氏阳性菌明显增加。用万古霉素等革兰氏阳性菌治疗肥胖小鼠，不仅改善了肠道菌群的失衡，而且明显减少了肝星状细胞的数量，降低了肝癌的发生。

（三）肠源性内毒素促进肝癌

革兰氏阴性细菌富含被称为内毒素（LPS）的有毒物质。肝癌患者肠道菌群失衡，导致肠道优势菌群失去优势，导致亚菌群增殖。此时由于肝癌患者的肝清净功能障碍，过量的内毒素不能被清除，从而进入体循环，形成肠源内毒素血症，损害肝细胞，甚至导致死亡。肠源性内毒素血症不仅加重肝损伤，还可引起全身代谢和血流动力学紊乱。这样就形成了加重肝病的恶性循环。在肝硬化患者中，LPS 水平普遍升高，过高的 LPS 水平可导致肝细胞损伤、纤维化、肝硬化，甚至肝细胞癌。有证据表明，肝功能障碍的恶性程度与 LPS 和细菌物质的水平有关。血液中高浓度的脂多糖和细菌物质会导致肝细胞受损，从而导致肝纤维化加剧。内毒素致肝损伤的机制极其复杂，LPS 通过激活肝库普弗细胞产生的过量细胞因子直接损伤肝细胞，并作用于内皮细胞引起微循环异常，导致循环中 LPS 水平急剧升高。LPS 可诱导分泌多种炎症因子，如 TNF-α、IL-6、TGF-β 等。这些炎症因子在 LPS 诱导的肝部病变中发挥重要作用。此外，LPS 还通过 TLR4-MyD88-NF-κB 信号通路释放大量炎症因子，不断刺激肝星状细胞的活化，产生大量的纤维胶质细胞，加重炎症和纤维化，最终促进肝癌的发生、发展。

（四）胆汁酸的缺乏

胆汁酸是胆汁的重要组成部分，也是胆固醇的代谢物。它主要存在于肝、肠循环系统中，通过循环作用抑制小肠细菌的过度生长。肝细胞转运系统是促进肝肠循环的驱动力，肠腔内胆汁酸的减少或肝肠循环的紊乱可引起小肠细菌的过度生长，导致肠道功能障碍和内毒素血症。研究表明，肝癌，尤其是肝硬化患者，由于胆汁酸储存功能障碍，血清中胆汁酸浓度升高，导致含硫胆汁酸随尿液排出。在严重肝硬化患者中，由于功能性肝细胞受损，胆汁酸无法合成，导致胆汁酸浓度降低。一些肠道细菌将胆汁酸代谢为次级胆酸，对机体和某些细菌有毒性，最常见的是脱氧

胆酸。次级胆酸和脂肪的再吸收可引起肝损伤，包括 DNA 断裂，导致肝细胞老化，产生促癌蛋白，即衰老相关分泌表型，从而促进肝癌的发生。通过使用多种肝癌动物模型，研究发现改变肠道共生菌可诱导肝选择性抗肿瘤作用，并观察到改变肠道共生菌可选择性增加肝 CXCR6⁺NKT 细胞，介导肝肿瘤抑制作用。去除介导一次或二次胆汁酸转化的细菌可诱导肝 NKT 细胞聚集，降低肝部肿瘤的生长，而细菌代谢二次胆汁酸或定植胆汁酸则产生相反的作用。

过去 30 年的大量证据支持肠道菌群对肝脏疾病进展的多个方面的重要贡献，因此有助于了解肝环境的改变和肝细胞癌的发展、发展。肠道菌群参与肝病和肝癌的发病机制，包括生态失调导致细菌代谢物的改变，如癌症促进次级胆汁酸，肠道泄漏通过 TLR 介导的信号通路促进慢性肝脏炎症。目前，尚不清楚是否由慢性炎症的 MAMP 反式位置驱动是肝癌发展的主要因素，细菌代谢物的变化是否仅限于特定的非酒精性脂肪肝等疾病，还是两种机制共同促进肝癌的发展。在大多数情况下，肠道微生物群的某些变化可能是疾病特异性的，因此肠道微生物促进肝病和肝细胞癌进展的某些机制可能至少部分是疾病特异性的。有必要更好地了解疾病特异性变化，并彻底确定它们在肝病发展过程中的功能贡献。详细了解对肠道微生物影响慢性肝病和肝细胞癌发展的关键途径，可以用于定制的独特治疗方法，以阻断促进肠道 - 肝信号转导轴的疾病。此外，目前我们对肠道微生物作用的认识主要是基于动物模型和患者粪便微生物群样本。肝 - 肠轴的许多关键变化发生在小肠内，也可能发生在黏膜粘连的微生物区系内，因此需要对人体不同解剖部位的微生物进行更好地分析。

肝 - 肠轴在某些肿瘤的发病机制中起重要作用。良好的肝保护功能和肠道内稳态对维持体内环境的稳定起至关重要的作用。如果两者之间的平衡被打破，就会发生损害。因此，肝 - 肠轴的概念为疾病的治疗和干预提供了一个新的视角，调节肠道菌群是当前抗肝癌治疗方式的一种新颖而重要的辅助手段。由于肝癌和肝硬化患者通常表现出严重的生态失调，潜在的生态失调会导致一些患者的免疫治疗失败，而肠道微生物组调节在肝癌中比在其他肿瘤中有更重要的影响。目前，不同的研究小组正在研究微生物群对肝癌发展和

抗肿瘤免疫反应的潜在影响的分子相互作用。一项针对肥胖胰岛素抵抗人群的临床试验发现，每日服用 *Akkermansia muciniphila* 可以改善患者的胰岛素敏感性和血脂，并具有良好的安全性及耐受性。尽管这项研究尚未证明其临床益处，但可以推测，该方法在降低肝癌风险方面可能有效。

肿瘤患者微生态对宿主免疫的影响及对癌症治疗的效果越来越受到重视。尽管总体预后仍存在差异，但调节肠道微生态明显改善了许多癌症患者的预后及疗效，并且一些微生物的生物标志物也能有效地预测疗效。微生物群可以通过多种干预方式为癌症治疗提供新方案。关于塑造宿主微生态的因素，调节微生态的策略及肠道微生态在癌症治疗中的作用和影响的研究虽然取得了很大的进展，但仍有很多不足之处，也给我们带来了很多值得思考的问题。首先，提出了"肿瘤微生态学"的概念。今后的研究重点是确定肿瘤微生态的组成和功能，哪些肠道菌群具有更强的致癌或抗癌能力，以及癌症和抗癌的具体机制是什么。其次，如何调整肠道菌群的结构在不会引起或导致更少的不良反应的情况下增加预防癌症的影响。有一些独特的，与肠道菌群、细菌和大肠埃希菌相关的肿瘤，可通过益生菌干预影响癌症发生和发展的过程。但我们对进一步的作用机制尚不清楚，需要进一步明确，细菌是通过哪种途径影响机体的免疫功能，并分析细菌自身代谢产生的小分子产物发挥何种调节作用。此外，目前许多肠道菌群与肿瘤之间关系的研究主要是通过啮齿动物模型完成的。啮齿动物和人类在肠道菌群的组成、数量和比例并不是完全相同的。因此动物实验的结果直接推论到人体身上并不能完全合适，需要保持谨慎的态度，以及进行进一步的临床试验验证试验结果。而不同的人的生活方式和人体自身的肠道状况导致肠道菌群的组成和数量是不同的，那么如何调整人体肠道菌群的组成来提高癌症的治疗效果。调节何种肠道微生态结构才能最有效辅助癌症治疗效果，减少不良反应？在众多的肠道微生态调节方法中，哪一种最适合临床应用？如何为肠道微生态调控做准备？如何使被调节的肠道微生态长期保持稳定？只有进一步阐明人体和肠道之间的交互和它的作用机制，通过大量的基本研究，我们才能找到最好的方式来控制肠道微生态，并改善其在调节肿瘤中的作用，促进人体免疫力和治疗癌症的发展。只有这

些困难一一解决，我们才能更好地利用肠道微生态，在肿瘤的防治中发挥更大的作用。

肠道微生态可通过调节机体多种系统影响肿瘤进展，肠道微生态可保护肠道上皮细胞，减少肠道损伤。当肠道菌群失调时，肠道内有益的菌群数量减少，有害菌数量增加。肠道菌群紊乱，不仅增加肠道微生态环境中的有害细菌，还产生促肿瘤发生免疫逃逸。此外，肠道微生态通过调节机体的新陈代谢，间接影响肿瘤细胞的命运。肠道菌群的种类和数量直接影响肿瘤的发生、发展。因此，深入探讨肠道微生态环境与肿瘤的关系，以及研究维持肠道微生态平衡的方法，对肿瘤患者至关重要。

（张 喆 张兰威）

参 考 文 献

Cani PD, 2018. Human gut microbiome: hopes, threats and promises. Gut, 67(9): 1716-1725.

Chattopadhyay I, Nandi D, Nag A, 2021. The pint-sized powerhouse: Illuminating the mighty role of the gut microbiome in improving the outcome of anti-cancer therapy// Seminars in Cancer Biology. Pittsburgh: Academic Press, 70: 98-111.

Derrien M, Veiga P, 2017. Rethinking diet to aid human-microbe symbiosis. Trends Microbiol, 25(2): 100-112.

Gilbert JA, Blaser MJ, Caporaso JG, et al, 2018. Current understanding of the human microbiome. Nat Med, 24(4): 392-400.

Goodman B, Gardner H, 2018. The microbiome and cancer. J Pathol, 244(5): 667-676.

Gopalakrishnan V, Helmink BA, Spencer CN, et al, 2018. The influence of the gut microbiome on cancer, immunity, and cancer immunotherapy. Cancer Cell, 33(4): 570-580.

Hartmann N, Kronenberg M, 2018. Cancer immunity thwarted by the microbiome. Science, 360(6391): 858-859.

Jobin C, 2018. Precision medicine using microbiota. Science, 359(6371): 32-34.

Lee S H, Cho S Y, Yoon Y, et al, 2021. Bifidobacterium bifidum strains synergize with immune checkpoint inhibitors to reduce tumour burden in mice. Nat Microbiol, 6(3): 277-288.

Ma C, Han M, Heinrich B, et al, 2018. Gut microbiome-mediated bile acid metabolism regulates liver cancer via NKT cells. Science, 360(6391): eaan5931.

Marchesi JR, Adams DH, Fava F, et al, 2016. The gut microbiota and host health: a new clinical frontier. Gut, 65(2): 330-339.

Mayer EA, Knight R, Mazmanian SK, et al, 2014. Gut microbes and the brain: Paradigm shift in neuroscience. J Neurosci, 34(46): 15490-15496.

Mcquade JL, Daniel CR, Helmink BA, et al, 2019. Modulating the microbiome to improve therapeutic response in cancer. Lancet Oncol, 20(2): e77-e91.

Neufeld KAM, Kang N, Bienenstock J, et al, 2011. Effects of intestinal microbiota on anxiety-like behavior. Commun Integr Biol, 4(4): 492.

Riquelme E, Zhang Y, Zhang LL, et al, 2019. Tumor microbiome diversity and composition influence pancreatic cancer outcomes. Cell, 178(4): 795-806.

Roderburg C, Luedde T, 2014. The role of the gut microbiome in the development and progression of liver cirrhosis and hepatocellular carcinoma. Gut Microbes, 5(4): 441-445.

Samuelson DR, Welsh DA, Shellito JE, 2015. Regulation of lung immunity and host defense by the intestinal microbiota. Front Microbiol, 6: 1085.

Schwabe R F, Greten TF, 2020. Gut microbiome in HCC-mechanisms, diagnosis and therapy. J Hepatol, 72(2): 230-238.

Tilg H, Adolph TE, Gerner RR, et al, 2018. The intestinal microbiota in colorectal cancer. Cancer Cell, 33(6): 954-964.

Ubags NDJ, Marsland BJ, 2017. Mechanistic insight into the function of the microbiome in lung diseases. Eur Respir J, 50(3): 1602467.

Vétizou M, Pitt J M, Daillère R, et al, 2015. Anticancer immunotherapy by CTLA-4 blockade relies on the gut microbiota. Science, 350(6264): 1079-1084.

Yang Y, Torchinsky MB, Gobert M, et al, 2015. Focused specificity of intestinal TH17 cells towards commensal bacterial antigens. Nature, 510(7503): 152-156.

Yu LX, Schwabe RF, 2017. The gut microbiome and liver cancer: Mechanisms and clinical translation. Nat Rev Gastroenterol Hepatol, 14(9): 527-539.

第三篇

肿瘤代谢调节治疗

引 言

肿瘤代谢重编程是肿瘤的核心特征，是决定肿瘤发生、发展和转移的最重要的基础。肿瘤代谢重编程既有普遍性，又具有高度异质性。因此，针对不同肿瘤的代谢特点或薄弱环节，通过化学小分子、营养素或基因编辑等手段，进行选择性干预，纠正或干扰肿瘤代谢，以达到抑制肿瘤生长、增强其他抗癌手段疗效的一种治疗手段，即肿瘤代谢调节疗法（metabolic regulation therapy）。针对肿瘤细胞嗜好或依赖某些营养素、代谢缺陷、营养素或代谢物转运压力、氧化应激压力和肿瘤微环境压力等进行代谢干预是抗肿瘤治疗的重要策略之一。基于肿瘤代谢特点的综合代谢调节治疗，并与一线抗癌疗法的结合具有重要临床意义。目前关于肿瘤代谢调节治疗探索主要有两方面：一是，针对肿瘤不同代谢靶点（薄弱环节）的小分子抑制剂和选择性营养素干预（图 3-0-1）。如目前主要关注的一些代谢靶点：①限制葡萄糖摄取，如 phloretin、Silybin、2-DG、二甲双胍等；②抑制糖酵解或促进向有氧氧化转变，如 Lonidamine、oxamate、3-bromopyruvate、Echinomycin 和 dichloroacetate 等；③抑制脂类合成或摄取，如 C-75、肝素、浅蓝菌素等；④抑制氨基酸（谷氨酰胺、精氨酸和蛋氨酸等）代谢，如 DON、CB-839、BPTES、INCB001158、ADI-PEG 20、Trigriluzole、C968E、和 pacadostat 等；⑤抑制乳酸转运，如 CHC 等；⑥靶向线粒体能量代谢，如 apoptolidin、二甲双胍、BAY87-2248、Graphene、VLX600

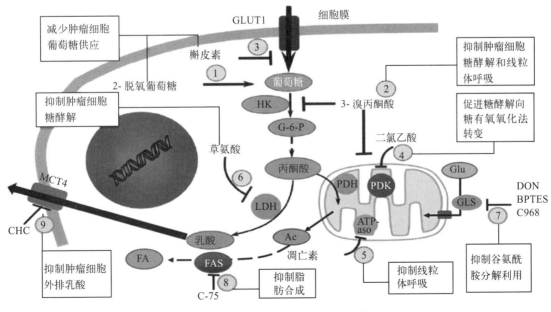

图 3-0-1 肿瘤代谢靶点及抑制剂

等；⑦靶向肿瘤代谢（包括肿瘤微环境）以改善免疫功能，如 IDO 抑制剂 Indoximod、Linrodostat、Navoximod、LY3381916 和 HTI-1090 等。二是，基于肿瘤患者整体状况进行代谢干预，如免疫营养、肠道微生态、运动、心理及膳食（药膳）等。通过不同代谢靶点抑制剂的单用或联合应用，或与一线放化疗结合，直接干扰肿瘤代谢，或提高免疫功能和放化疗敏感性，以及改善患者肠道微生态、心理和运动等综合代谢疗法将会达到更有效抑制肿瘤生长、改善患者整体代谢和减少放化疗不良反应等的目的。本篇共分成 16 章进行相关论述。

（缪明永）

第 20 章 肿瘤糖代谢调节治疗

第一节 靶向肿瘤糖代谢的抑制剂

有氧糖酵解即瓦博格效应，是肿瘤细胞糖代谢最主要的方式和特征，也是肿瘤生物学表型的重要基础之一。肿瘤细胞对葡萄糖和糖代谢的依赖为研究者提供了抗肿瘤的重要代谢靶点，即通过抑制葡萄糖摄取和糖代谢来减少细胞 ATP 和增加氧化应激，对存在线粒体氧化磷酸化功能缺陷或处于低氧环境下的肿瘤细胞更有效。另外可通过促使糖酵解向有氧氧化转变有助于减轻恶性生物学表型和提高肿瘤细胞对抗癌药物的敏感性。同时糖代谢抑制剂与放化疗药结合使用可能为缺氧条件下克服抗药性提供新的策略。

一、减少肿瘤细胞葡萄糖供应

由于肿瘤细胞代谢需要摄取大量葡萄糖，因此降低环境中葡萄糖浓度，对肿瘤细胞具有选择性的抑制作用。在低浓度葡萄糖培养条件下肿瘤细胞出现快速凋亡。在异体移植肿瘤试验和临床病例等研究中发现若通过给予胰岛素或高脂低糖的生酮饮食等可明显减少血流和间质中葡萄糖浓度，进而抑制肿瘤生长。如鳞状细胞癌中葡萄糖转运体 （glucose transporter，GLUT） 呈现过表达和高活性摄取葡萄糖，显示其对葡萄糖高度依赖性。因此，通过干扰 GLUT 活性可抑制肿瘤细胞摄取葡萄糖，如根皮素（phloretin）具有抑制多种人类癌细胞的裸鼠异种移植瘤生长的功效，能明显增强柔红霉素（daunorubicin）的抗肿瘤作用。其主要作用机制包括下调 GLUT2 表达阻断糖酵解通路，抑制肿瘤细胞迁移，此外还可以阻断细胞周期蛋白和细胞周期蛋白依赖性激酶来抑制肿瘤细胞的生长，并通过激活线粒体介导的细胞死亡来诱导细胞凋亡，以及抗炎作用，使其成为抗癌药物开发的有希望的候选药物。黄芩素（baicalein）可以抑制 GLUT1 的表达，选择性诱导多种肿瘤细胞的生长迟缓和凋亡，与自噬抑制剂联合用药可以明显提高其对肿瘤细胞的凋亡诱导作用；MiRNA-195-5p 可以抑制 GLUT3 的表达，抑制人膀胱癌细胞 T24 的增殖并诱导其凋亡。

二、抑制糖酵解关键酶

3- 溴丙酮酸（3-bromopyravate，3-BrP） 是活泼烷基化剂，可对糖酵解己糖激酶 -2（HK-2）、GAPDH、线粒体谷氨酰胺分解酶、三羧酸循环酶，以及呼吸链复合物 I 和 II 等多种酶进行烷基化修饰，进而抑制酶活性，并且 3-BrP 分子结构类似乳酸，主要依赖单羧酸转运载体 1（MCT1）进入细胞。因此，3-BrP 可选择性进入大量高表达 MCT1 肿瘤细胞，抑制糖酵解和氧化磷酸化，发挥双能量阻断剂作用，抑制 ATP 合成和促进细胞凋亡和（或）坏死，而对正常细胞毒性很低。2004 年荷瘤大鼠研究显示 3-BrP 可以根治晚期肿瘤（图 3-20-1，图 3-20-2）。2019 年兔肺癌转移模型研究显示 3-BrP 明显根治肺癌转移灶。同时有少量的临床观察显示 3-BrP 对肝癌和黑色素瘤等有潜在疗效。

2- 脱氧葡萄糖（2-DG）结构类似于葡萄糖，与葡萄糖竞争 HK，从而抑制葡萄糖通过糖酵解分解。在动物模型中，当与紫杉醇或组蛋白去乙酰化酶（HDAC）抑制剂等其他抗癌疗法联合使用时，2-DG 选择性诱导细胞死亡（细胞毒性效应）。氯尼达明和 FV-429 也作用于 HK-2 而明显降低细胞内 ATP 浓度，抑制细胞生长并诱导其凋亡。甘草查耳酮 A（licorice chalcone A）是新发现的 HK-2 抑制剂和 AKT 通路抑制剂，可以明显降低胃癌细胞葡萄糖消耗及乳酸产生，导致肿瘤细胞凋亡。黄芩素除抑制 GLUT1 之外，还可抑制 HK-2、PDK1、LDHA，从而直接抑制糖酵解，

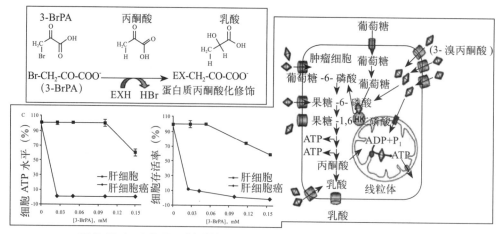

图 3-20-1　3-BrPA 选择性抑制肝癌细胞 ATP 生成 和促进细胞死亡

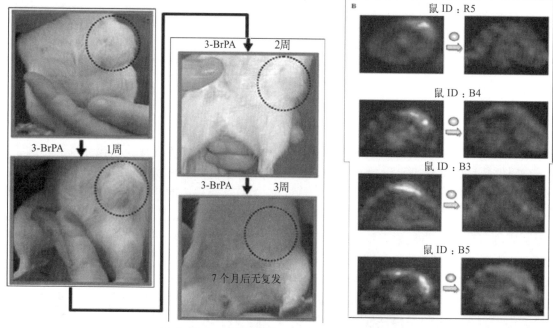

图 3-20-2　动物模型上 3-BrPA 根治晚期肝癌

引自：Ko YH，Smitha BL，Wang YG，et al，2004. Advanced cancers：eradication in all cases using 3-bromopyruoate therapy to deplete ATP. Biochem Biophy Res Commun，324（1）：269-275.

并可增强胃腺癌细胞对 5- 氟尿嘧啶的敏感性。甲磺酸伊马替尼是特异性靶向 BCR-ABL 的酪氨酸激酶抑制剂，可降低白血病细胞中 HK 和 6- 磷酸葡萄糖脱氢酶活性，进而抑制糖酵解和磷酸戊糖通路，可用于慢性髓性白血病治疗。另外，甲磺酸伊马替尼通过发挥 ATP 结合的竞争性拮抗剂的作用，阻止胃肠道间质瘤（GIST）中异常激活的 KIT 将磷酸基团从 ATP 转移过来，从而阻断信号转导而抑制细胞增殖，它是胃肠道间质瘤的首选靶向药物。紫草素是丙酮酸激酶 M2（pyravate kinase M2，PKM2）抑制剂，可有效降低肿瘤细胞有氧糖酵解；经典抗炎药双氯芬酸可抑制肿瘤糖酵解相关酶和转运载体（GLUT1、LDHA 和 MCT1），以及肿瘤的发生和发展。LY294002 是一种 PI3K 途径抑制剂，通过抑制 PKM2 诱导肿瘤细胞凋亡。质子泵抑制剂泮托拉唑(pantoprazole，PPZ）通过抑制胃癌细胞 PKM2 和 Akt/GSk-β/β-catenin 通路使胃癌细胞对化疗药物的敏感性增强。白藜芦醇（resveratrol）通过抑制 PKM2 诱导肿瘤细胞内质网应激和促进线粒体分裂，导致肿瘤细胞凋亡。草氨酸（oxamate）通过抑制 LDH 诱导胃癌细胞凋亡。

三、促进糖酵解向有氧氧化转变

当细胞从糖酵解转向线粒体氧化磷酸化获得能量时，可以提高肿瘤细胞对抗癌药的敏感性。大量文献描述了二氯乙酸盐（DCA）的抗癌特性，在临床试验中的有效性也得到验证。DCA 通过抑制丙酮酸脱氢酶激酶 1（pyruvate dehydrogenase kinase 1，PDK1），激活 PDH 活性，促进乳酸转变为丙酮酸，进入线粒体氧化代谢，这对线粒体氧化磷酸化损伤的肿瘤尤为有效，DCA 还增加线粒体产生 ROS，而正常细胞没有此作用。并且 DCA 还可通过 p53-PUMA 途径介导细胞凋亡。对线粒体功能完整的肿瘤细胞则单纯抑制糖酵解的效果有限。在这种情况下，需要同时应用线粒体呼吸活性抑制剂来增强杀死肿瘤细胞的效果。同时 DCA 与常规化疗、放疗、其他药物或天然化合物的成功协同应用已在几种癌症模型中进行了测试。新型药物给药系统，以及含有 DCA 和其他药物的多作用化合物似乎改善了生物利用度，并由于多种药物的协同作用而显得更有效。DCA 可以明显影响肿瘤干细胞而有助于肿瘤根除。最近研究发现 DCA 可以增强缺氧乳腺癌细胞对放疗的敏感性；最新研究报道了 DCA 新的抗癌作用机制，结直肠癌干细胞（CSC）被认为是结直肠癌发生、发展的根源，而 DCA 通过储留溶酶体铁而激活细胞铁死亡作用（ferroptosis），从而减弱 CSC 干性。总的来说，这些发现为 DCA 在癌症治疗中的临床转化研究提供了强有力的理论依据。其他抑制剂如非中毒剂量线粒体 ATP 合酶抑制因子凋亡素（apoptolidin）与 LDH 抑制因子草氨酸盐联合应用可明显促进肿瘤细胞死亡。用 2-DG 代替草氨酸盐阻断糖酵解也可获得类似的结果。

四、抑制肿瘤缺氧诱导因子

由于肿瘤细胞的快速增殖，微血管生长不足和畸形，造成局部组织严重缺血和缺氧，肿瘤缺氧微环境被认为是肿瘤发展、侵袭转移及产生耐药性的重要因素之一。肿瘤细胞感受缺氧会激活 PI3K/Akt 和 ERK 信号通路，促进缺氧诱导因子 -1（hypoxia inducible factor，HIF-1）的表达。HIF-1 是肿瘤细胞瓦博格效应的重要转录因子，它可促进葡萄糖转运体、乳酸转运体、H^+ 相关单羧酸盐转运体（H^+-linked monocarboxylate transporter，

MCT）及糖酵解相关酶的表达增加，从而使肿瘤细胞摄取更多葡萄糖，糖酵解加速，乳酸浓度升高，有利于肿瘤的形成和恶变。因此，抑制 HIF-1 表达和促进其降解可抑制肿瘤糖酵解、增殖和恶性转化。迷迭香酸（rosmarinic acid）、绿蜂胶提取物、糖体蛋白 S7 和 YC-1 等通过抑制 HIF-1α 而下调糖酵解酶 GLUT-1、HK-2 和 LDHB 等表达，抑制糖酵解，进而促进肿瘤细胞凋亡。α- 氰基 -4- 羟肉桂酸酯可抑制 MCT-1，抑制乳酸外排选择性杀伤低氧环境的肿瘤细胞生长；此外还有黄酮吡醇 [Flavopiridol（L868275）] 抑制 HIF-1 转录，吖啶黄（acriflavine）和地高辛（digoxin）抑制 HIF-1 的合成和二聚化，曲古抑菌素 A（trichostatin A）诱导 HIF-1 的降解，这些抑制剂均已开展相关临床研究。

五、靶向糖异生

肿瘤组织糖异生途径通常是被抑制的。然而，糖异生的关键酶的表达水平并不同步降低，如研究发现磷酸烯醇式丙酮酸羧激酶 1（phosphoenolpyruvate carboxykinase，PEPCK1）在结肠癌细胞和黑色素瘤细胞中高表达，PEPCK2 在肺癌、前列腺癌、乳腺癌、甲状腺癌、膀胱癌和宫颈癌中高表达，这些肿瘤可以利用糖异生途径将非糖物质转变为生物合成的原料。因此，有一种 PEPCK 的特异性抑制剂 3- 巯基喹啉（3-mercaptopicolinic）（MPA）可以增强葡萄糖饥饿诱导肺癌细胞凋亡。但是糖异生器官（肝、肾）中 PEPCK 则表现出肿瘤抑制因子的作用，阻止肿瘤细胞的糖酵解和三羧酸循环，打破能量稳态。但是有研究表明，PEPCK1/2 在肝细胞癌和肾透明细胞癌中是缺失的，而采用地塞米松（dexamethasone）上调 PEPCK 的转录可以抑制肝细胞癌的生长和血管生成。

果糖 -1，6- 二磷酸酶（fructose-1，6-bisphosphatase，FBPase）在调节糖的分解代谢和糖异生的平衡中十分重要。FBPase1 可以从多方面起到肿瘤抑制因子的作用。其主要作用为：明显抑制肿瘤细胞的葡萄糖摄取，下调 GLUT-1、HK-2、PFK-1 和 LDHA 表达和活性；抑制糖酵解支路代谢（如丝氨酸合成、甘油合成、磷酸戊糖途径等），促进线粒体氧化应激增高，阻滞细胞周期，抑制肿瘤细胞增殖。基于 FBPase1 对肿瘤的抑制作用，可以通过多种途径上调 FBP1 的水平，以达到治

疗肿瘤的作用。如利用 HDAC 抑制剂丁酸钠、伏立诺他（vorinostat）和 LBH589（panobinostat）上调 FBP-1 表达，抑制肝细胞癌的糖酵解；CM-272 可抑制 G9a 和 DNMT1，逆转 Snail 介导的 FBP1 的表达抑制，使肝细胞癌及成纤维细胞在低氧状态下的增殖受到抑制。最新研究表明，TGF-β 可以促进自然杀伤细胞中 FBPase1 表达，导致糖酵解和细胞活力降低，提示免疫疗法结合 FBP1 靶向的联合作用可能对肿瘤的杀伤作用更有效。另外，抑制 6- 磷酸果糖 -2- 激酶 / 果糖 -2, 6- 二磷酸酶（6-phosphofructo-2-kinase /fructose-2, 6-bisphosphatase，PFKFB）也可可激活 FBPase，使 PFK 失活。如 3-（3- 吡啶基）-1-（4- 吡啶基）-2- 丙烯 -1- 酮 [3-（3-pyridinyl）-1-（4- pyridinyl）-2-propen-1-one] 是 PFKFB3 的抑制剂，可抑制糖酵解、血管新生和肿瘤生长。其发生作用的原因部分在于激活了 FBPase。PFK-158 的靶点也是 PFKFB3，目前处于临床 I 期试验阶段。

六、靶向磷酸戊糖途径

磷酸戊糖途径（PPP）产生的 5- 磷酸核糖参与嘌呤和嘧啶的合成，以满足细胞增殖需要。PPP 的另一个重要产物烟酰胺腺嘌呤二核苷酸磷酸（NADPH）对于细胞增殖和抗氧化等发挥重要作用。因此，增殖旺盛的肿瘤细胞中磷酸戊糖途径代谢明显增强，葡萄糖及代谢中间产物不断进入磷酸戊糖途径，产生 5- 磷酸核糖和 NADPH。6- 磷酸葡萄糖脱氢酶（G6PD）是 G6P 进入 PPP 代谢的第一个关键酶，在控制 PPP 代谢流量上发挥着关键作用。因此，许多研究表明 G6PD 是人类癌症潜在的治疗靶点，抑制 G6PD 能有效抑制体内肿瘤的生长，且无明显毒性。但是单独用 G6PD 抑制剂治疗的潜力有限，因为它不可避免增加 $NADP^+$，而 $NADP^+$ 是 G6PD 的有效激活剂。有许多 G6PD 抑制剂被开发出来，其中脱氢表雄酮（DHEA）是内源性最丰富的类固醇之一，作为 G6PD 的非竞争性抑制剂，DHEA 也可作为饮食补充剂口服使用，对人的毒性很低，每日耐受高达 1.6g 的口服剂量，可以耐受 1 个月。DHEA 治疗可明显干扰肿瘤细胞内 NADPH 稳态，从而增加氧化应激和抑制合成代谢，从而抑制乳腺癌细胞生长和增殖。肿瘤细胞的抗氧化能力与对紫杉醇化学抗药性密切相关，DHEA 能明显增强紫杉醇对 MDA-MB-231 乳腺癌细胞敏感性。同样，

降低 ROS 水平对肿瘤干细胞的放射抵抗至关重要，因此 DHEA 等也能增强放疗敏感性。尽管在体外明显抑制 PPP 代谢流量和 NADPH 产生的作用已比较清楚，但是其体内抗癌作用尚未进行深入研究。基于 G6PD 和 PPP 在人类癌症中的重要代谢特征，G6PD 作为合成致死治疗的潜在靶标结合其他代谢靶标，与常规细胞毒性或靶向疗法相结合将是具有重要前景抗癌治疗策略。其他 PPP 代谢酶，如类转酮醇酶 -1（TKTL1）在某些肿瘤（如头颈部）中高表达，在动物模型中 TKTL1 抑制剂可以抑制癌细胞增殖。

七、靶向肿瘤微环境代谢

肿瘤细胞的糖酵解增强使乳酸水平升高，同时 ATP 水解产生的质子和 CO_2 水合生成碳酸，均导致肿瘤细胞酸性升高。因此，肿瘤细胞内的 $H^+/ATPase$、H^+/Na^+ 交换泵等表达升高，过多的 H^+ 外排，导致肿瘤微环境酸化。酸性肿瘤微环境有利于肿瘤细胞抵抗化疗药物的作用，会使体内免疫细胞功能失调。改变酸性的肿瘤微环境的方法有 4 种。第一，使用碱性物质缓冲，如赖氨酸、碳酸氢钠、2- 咪唑 -1- 基 -3- 乙氧基羰基丙酸（2-imidazole-1-yl-3-ethoxycarbonylpropionic）等均能使肿瘤微环境碱化，抑制肿瘤的生长和恶性转变并增强化疗药物的疗效。第二，质子泵抑制剂，如巴菲霉素 A1、古唑胺、奥美拉唑、埃索美拉唑、雷贝拉唑、泮托拉唑、兰索拉唑（bafilomycin A1、archazolid、omeprazole、esomeprazole、rabeprazole、pantoprazole、lansoprazole）等均可控制肿瘤微环境 pH。第三，CAIX 抑制剂，如磺胺类、氨基磺酸盐、磺酰胺（sulfonamides、sulfamates、sulfamides）可与酶的催化部位结合，抑制 CAIX 的作用，在小鼠的移植瘤模型上发现具有明显的抑制肿瘤生长和恶性转变的作用。第四，由于酸性的肿瘤微环境抑制质子敏感的 G 蛋白偶联受体激活，该受体的激动剂 PR68 被证实有抑制恶性星形细胞增殖的作用。

总之，利用肿瘤细胞瓦博格效应为主要特征的一系列代谢重编程的特点和弱点，开展靶向性肿瘤代谢治疗是一个极具潜在价值的研究方向。糖酵解过程是正常细胞和恶性肿瘤细胞糖代谢的共同环节，因而如何筛选和确定肿瘤细胞特异性高表达的糖酵解酶亚型及其功能是亟待解决的关键问题。另外，由于肿瘤细胞异质性和微环境可

变性，糖酵解相关酶的表达和活性可能会发生不同的变化，单一糖酵解酶的靶向治疗作用相对有限，针对多个糖酵解酶靶点，以及其他代谢靶点（糖异生、磷酸戊糖途径，糖原合成／分解，谷氨酰胺、脂肪酸合成等）联合治疗方案可能会取得更好的效果。

第二节　靶向肿瘤糖代谢的选择性营养素干预

肿瘤细胞对营养素供应和可利用度是非常敏感的，根据肿瘤代谢特点或弱点选择性进行营养素干预，以干扰肿瘤代谢、产生氧化应激、增加细胞凋亡敏感性，或间接通过调节免疫功能、提高放化疗敏感性等，进而抑制肿瘤生长。综述相关研究文献，营养素干预策略可归纳为 4 类：选择性限制或缺失营养素、选择性增补营养素、选择性替换营养素和抗炎营养素补充。

一、生酮饮食疗法

生酮饮食（ketogenic diet，KD）是通过高脂、低碳水化合物和适当蛋白质的配方饮食来模拟人体饥饿状态，由脂肪代谢产生的酮体作为供给机体的主要能量，通过影响细胞代谢、信号转导和抑制炎症等机制，以达到防治疾病的一种治疗方法。生酮饮食在癫痫和代谢性疾病中已得到广泛应用，并取得了很好的疗效。低碳高脂生酮饮食疗法时血糖下降明显，胰岛素分泌减少，胰高血糖素升高等，可以促进肝将脂肪酸分解，并转化成一类小分子水溶性酮体（β- 羟基丁酸、乙酰乙酸和丙酮），然后通过输出供应全身利用，这种状况下肿瘤细胞能量供能发生改变，由葡萄糖供能为主转为酮体供能为主，这将对肿瘤细胞产生一系列不良影响。因此，生酮饮食可能是一种重要的抗肿瘤治疗手段。

1995 年 Nebeling 等首次尝试采用生酮饮食治疗人类恶性脑胶质瘤，2 名罹患不完全切除晚期脑肿瘤的女童由于一系列放化疗的效果有限，以及严重的毒性反应终止了常规治疗，随后采用含中链三酰甘油的生酮饮食治疗的反应非常好，PET-CT 显示患者脑肿瘤部位的葡萄糖摄取减少了 21.8%。2010 年 Zuccoli 等报道了低热量生酮饮食可抑制多形性胶质母细胞瘤（GBM）生长的病例，一位 65 岁的 GBM 女性患者可见进行性记忆力减退、慢性头痛、恶心，右半球磁共振成像（MRI）可以看到多中心肿瘤。行不完全切除术后，进行低热量生酮饮食，即脂肪／（碳水化合物＋蛋白质）的能量比例为 4 : 1，每日提供约 600kcal 热量，同时补充足够的维生素和矿物质，在治疗过程中去除类固醇（地塞米松）药物。经过 2 个月治疗，患者体重减少了约 20%，经 FDG-PET 或 MRI 成像检查没有检测到明显的肿瘤组织影像信号。

一系列细胞、动物和临床研究表明，大部分生酮饮食有益于抗肿瘤作用，其可能的主要作用原理为：低碳高脂生酮饮食明显降低血糖水平，胰岛素分泌下降，胰高血糖素明显升高，促进肝线粒体将脂肪酸分解并转化为酮体，这种状况下肿瘤细胞能量供能发生改变，由肿瘤细胞摄取葡萄糖供能为主转为酮体供能，这将对肿瘤细胞产生以下一系列不良影响。①改变肿瘤细胞代谢，肿瘤细胞嗜好葡萄糖有多种有益效应，除了提供能量，还可提高抗氧化能力，为合成代谢提供前体分子，而低碳生酮可以消除上述有益效应；②产生氧化应激，肿瘤细胞发生、发展过程中自由基（ROS）明显升高，肿瘤细胞通过摄取葡萄糖进入磷酸戊糖通路（PPP），产生大量抗氧化剂 NADPH，而低碳饮食后可明显减少 NADPH，从而产生氧化应激；③抑制炎症，研究证明 β- 羟丁酸可以明显抑制炎症小体活性，炎症一方面是引起肿瘤患者代谢紊乱的主要原因之一，另一方面可促进肿瘤微环境的免疫抑制和肿瘤转移；④抑制胰岛素样生长因子 -1（IGF-1）等癌基因表达；⑤生酮饮食抑制胰岛素反馈信号，增强 PI3K 抑制剂的抗癌作用；⑥抗血管新生；⑦改善肿瘤抑制免疫应答。这些改变有助于抑制肿瘤增殖生长和侵袭转移的作用。目前生酮饮食抗肿瘤的研究逐步受到人们更多的关注。但是生酮饮食对不同肿瘤的反应差异非常大，其最主要的影响因素可能是肿瘤细胞对葡萄糖依赖程度和酮体利用能力差异非常大。前期的初步研究结果提示：肿瘤细胞利用酮体能力可能是更重要的影响因素，其中肿瘤细胞分解利用酮体关键酶 β- 羟丁酸脱氢酶 1（BDH1）和琥珀酰辅酶 A ： β- 酮酸转移酶 1（OXCT1）的表达水平是影响肿瘤对生酮饮食敏感的关键指标之一，即 BDH1 和 OXCT1 基础表达水平低，且不被生酮饮食诱导的肿瘤对生酮饮食干预敏感。同时研究发现生酮饮食结合其他干预因素（如高压氧、二甲双胍等），或与放化疗结合可以进一步提高疗效。2020 年 Ajona 等报道短期饥饿会降低 IGF-1 水平及其下游信号，而其他研究团队在不同肺肿瘤模型中也证实生酮饮食可抑制 IGF-1 信号通路；同时发现短期饥饿能够与 PD-1 抑制剂产生协同作用，抑制肺癌的进展和转移。这种神奇的作用源于饥饿降低血糖，随着可以减少肿瘤细胞 IGF-1 和相应受体轴的信号，增加癌细胞免疫原性，促进 CD8$^+$T 细胞的抗肿瘤作用，表明生酮饮食可以配合免疫疗法增强其疗效。

但是生酮饮食抗肿瘤的临床研究较少，还缺乏高质量临床证据。因此，亟需大规模临床对照研究来全面评估生酮饮食对肿瘤的干预作用。

二、补充甘露糖的营养干预

肿瘤有嗜糖特性，那么不同种类己糖，如甘露糖（mannose）、半乳糖（galactose）、果糖（fructose）、岩藻糖（fucose）、葡萄糖（glucose）对肿瘤细胞是否有相同的影响？2018 年 Gonzalez 等报道在肿瘤细胞和小鼠模型上发现只有甘露糖可明显抑制肿瘤生长，并且发现甘露糖可以增加多柔比星的抗癌效果，并可明显延长小鼠生存期，研究发现甘露糖并没有影响葡萄糖的摄取，那么甘露糖是如何影响肿瘤细胞生长的呢？研究者发现甘露糖与葡萄糖以同样的方式进入细胞和代谢，其代谢中间物甘露糖 -6- 磷酸（M6P）可以抑制参与葡萄糖代谢的 3 种酶，即己糖激酶、磷酸葡萄糖异构酶和葡萄糖 -6- 磷酸脱氢酶，进而影响葡萄糖酵解、三羧酸循环、磷酸戊糖途径及聚糖合成等。因此，细胞内 M6P 含量决定了甘露糖抑制肿瘤生长的作用，而 M6P 与磷酸甘露糖异构酶（phosphomannose isomerase，PMI）活性有关，PMI 催化 M6P 生成果糖 -6- 磷酸进入糖酵解代谢途径，因此 PMI 活性降低导致 M6P 细胞累积升高（图 3-20-3）。由此推断 PMI 活性低下或缺陷的肿瘤对甘露糖敏感。研究者利用组织芯片的方法检测了人不同肿瘤，如卵巢癌、肾癌、乳腺癌、前列腺癌和结直肠癌中的 PMI 表达情况，发现不同肿瘤中 PMI 的表达情况不一样，其中 PMI 在结直肠癌中的表达最低，意味着结直肠癌可能对甘露糖敏感。因此研究者利用 2 种结直肠癌小鼠模型进行甘露糖处理，发现肿瘤生长都受到了明显的抑制。该项研究表明单独服用甘露糖或结合

化疗药物服用甘露糖可以抑制肿瘤生长。甘露糖疗法可能是一种既简单又安全，且有潜在临床意义的靶向肿瘤治疗方法，值得进一步临床研究。

三、大剂量维生素 C 的抗癌疗法

维生素 C（抗坏血酸）一直被认为是重要的抗氧化剂和酶辅助因子，参与许多对人类健康至关重要的生化过程，如通过维持 α- 酮戊二酸依赖的双脱氧酶活性促进胶原蛋白合成和成熟、调节表观遗传学，以及对缺氧的正常反应等。自从 1976 开始使用维生素 C 治疗癌症以来，有关维生素 C 治疗癌症有效性的观点一直存在很多争议，直至 2004 年揭示了口服和静脉注射维生素 C 不同治疗结果以后，大剂量维生素 C 抗肿瘤作用逐步被人们认可。目前国内外有相当多的医院和研究机构正在开展维生素 C 的基础和临床研究。2015 年 Yun 等报道小鼠高剂量腹腔注射 [4g/（kg·d）] 氧化型维生素 C（DHA）可选择性抑制 $KRAS$ 和 $BRAF$ 突变型结肠癌（高糖酵解，GLUT1 高表达）肿瘤生长，并揭示其作用机制是大剂量 DHA 引起细胞内氧化应激（ROS），导致糖酵解酶 3- 磷酸甘油醛脱氢酶（GAPDH）失活。2017 年 Ⅰ 期临床试验表明定期给脑癌和肺癌患者注射 800 ～ 1000 倍日常服用量的维生素 C（患者体内维生素 C 浓度高达 20mmol）作为常规癌症

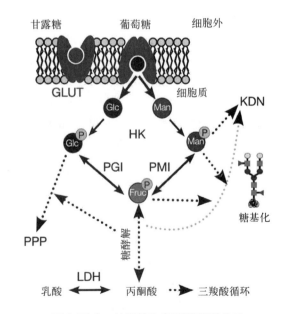

图 3-20-3　甘露糖和葡萄糖代谢关系

引自：Gonzalez PS, O'Prey J, Cardaci S, et al, 2018. Mannose impairs tumour growth and enhances chemotherapy. Nature, 563 (7733)：719-723.

治疗效果的策略是安全的，这样大剂量维生素 C 治疗除有如口干症状外，几乎没有明显不良反应。同时还发现其作用机制是肿瘤组织内高水平氧化还原活性铁分子（线粒体代谢异常的副产物）与维生素 C 反应形成 ROS，这些 ROS 选择性损伤癌细胞 DNA，导致癌细胞死亡，增强了癌细胞对辐射和化疗的敏感性。I 期试验数据显示 11 名脑癌患者的生存时间比标准治疗多 4～6 个月，而标准治疗通常仅有 14～16 个月的存活时间。为进一步确定高剂量维生素 C 是否有效延长接受放疗和化疗患者总体寿命和生活质量，继续开展多形性胶质母细胞瘤患者 II 期临床试验。2018 年 Alexander 等报道大剂量抗坏血酸可降低放疗引起的正常组织毒性副作用，如减少肠道损伤、胶原沉积和氧化应激。我国也有相关研究，2018 年徐瑞华课题组在 Theranostics 报道了高剂量维生素 C 可以选择性杀死 GLUT1 高表达胃癌细胞，并提高传统化疗（奥沙利铂）敏感性；同年王红阳团队研究发现维生素 C 优先杀死肝癌干细胞，并且发现 613 例行肝癌切除术患者术后接受静脉滴注 2g 维生素 C 治疗，无病生存期明显延长。一系列基础和临床研究逐步揭示大剂量维生素 C 抗肿瘤作用机制：①大剂量维生素 C 产生氧化应激，抑制糖酵解酶（如 GAPDH）活性等发挥抗癌作用；②大剂量维生素 C 激活双加氧酶类发挥抗癌作用，具体包括激活去甲基化酶 TET 调节甲基化的表观遗传学，从而影响癌基因和抑癌基因表达，促进癌蛋白 HIF-1α 泛素化蛋白酶体降解进而改善葡萄糖有氧氧化作用；③高剂量维生素 C 增强先天性和适应性免疫细胞的功能，这提示维生素 C 可以协同抗肿瘤的免疫疗法。

这些研究表明大剂量维生素 C 可以选择性利用癌细胞代谢脆弱性而产生大量氧化应激，明显增强癌细胞对辐射和化疗的敏感性，同时可明显降低放化疗的毒副作用。因此作为肿瘤综合治疗的重要部分值得进一步开展大剂量维生素 C 配合一线疗法（化疗、放疗和免疫疗法等）对不同肿瘤的临床研究。

四、基于肿瘤糖代谢的综合代谢治疗

随着肿瘤代谢认识的不断深入，靶向肿瘤代谢的代谢调节治疗前景不断拓展。利用肿瘤代谢特点和高度异质性进行多代谢靶点综合干预，特别是与一线放化疗结合的综合代谢治疗将会进一步提高抗肿瘤疗效，减少放化疗的不良反应。2017 年 Schoenfeld 等报道了基于综合代谢疗法辅助一线化疗药物的"代谢支持性化疗法"（metabolically supported chemotherapy，MSCT）成功根治晚期三阴性乳腺癌的病例。

患者，女，29 岁，2015 年 12 月体检发现左乳房肿块，由于多种原因直到 2016 年 8 月才入住土耳其伊斯坦布尔一家医院，磁共振检测提示淋巴结、肝和腹部转移，左乳肿块 75mm × 75mm×65mm，边界不规则，左腋下多个淋巴结肿大，最大达 27mm×20mm。活检确诊为 2 级浸润性导管腺癌，检测 ER、PgR 和 HER-2 受体，均为阴性，即三阴性乳腺癌，分期为 IV（T4N3M1）。

对于晚期三阴性乳腺癌患者目前没有特别有效的治疗方法。因此还是按照常规化疗方案进行治疗：多西紫杉醇 30mg/m²，多柔比星 20mg/m²，环磷酰胺 250mg/m²，但是其剂量明显低于常规治疗的用药量，分别在第 1 日和第 8 日给药，21 日为 1 个周期，共 4 个月。在化疗前进行综合代谢干预，并且持续整个化疗期。基于肿瘤代谢和肿瘤微环境变化的认识设计了综合代谢干扰方案，具体如下。鉴于肿瘤细胞嗜好葡萄糖和瓦博格效应的代谢特点进行降血糖处理：禁食 12 小时，静脉给药 5～10U 胰岛素，使化疗时血糖水平降到 50～60mg/dl（2.8～3.3mmol/L）并在化疗过程中通过生酮饮食来维持轻度低血糖状态；采用自主饮食来控制：摄入蛋、绿叶蔬菜、高脂奶制品、天然油脂、肉、坚果和种子，禁食碳水化合物，如面包、面、米饭、土豆、精制糖、蜂蜜和水果等。维持尿酮（+～+++），平均血糖为 4.7mmol/L。鉴于实体肿瘤微血管异常，血供差，采用局部热疗法（HT）以改善血循环，增加化疗药物进入，采用逐步升高胸腹体温至 45°C，每次 60 分钟，共 12 次；同时采用高压氧（HBOT）进一步增加氧化应激：采用 1.5 大气压，每次 60 分钟，共 12 次。总之，通过生酮饮食、HT 和 HBOT 配合化疗的叠加效应，明显增加肿瘤细胞化疗药物浓度，干扰肿瘤代谢和氧化应激，促进肿瘤细胞凋亡和坏死。经过 6 个月 MSCT 患者临床表现、放射影像和病理诊断显示完全缓解：¹⁸F-FDG-PET-CT 显示肿瘤完全消失（图 3-20-4）；病理切片显示原发性乳腺癌区域癌细胞完全坏死，纤维透明组织形成，转移性腋窝淋巴结显示完全坏死组织，

（图 3-20-5）。此外，该患者在整个化疗过程中并没有出现相关不良反应和并发症，表明 MSCT 在改善生活质量方面明显优于传统化疗。

尽管这是一例个案报道，但在一定程度上揭示了基于肿瘤代谢特点（弱点）和异质性基础上的综合性代谢疗法，特别是与一线抗癌疗法结合，具有独特的优势和重要的临床应用价值，亟须进一步开展相关基础研究和临床研究。

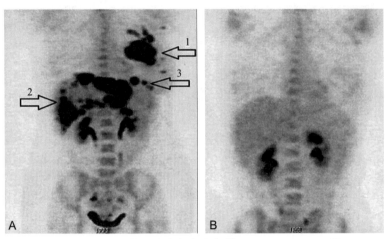

图 3-20-4　三阴性乳腺癌患者全身 ^{18}F-FDG-PET-CT 影像

A. MSCT 治疗前影像；B. 经过 6 个月 MSCT 治疗后的影像，提示肿瘤完全消失。箭头 1 显示左乳房有 77mm×55mm 的原发性肿瘤，箭头 2 显示肝脏广泛分布的肿块，箭头 3 显示左上角结节性腹部病灶。引自：Iyikesici MS，Slocum AK，Slocum A，et al，2017. Efficacy of metabolically supported chemotherapy combined with Retogentic diet，hyperthermia，and hyperbaric oxygen therapy for Stage Ⅳ triple-negative breast cancer. Cureus，9（7）：e1445.

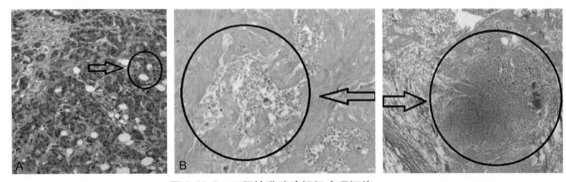

图 3-20-5　三阴性乳腺癌组织病理切片

A. 组织病理学检查显示一个实性肿块和腺体形成的非典型上皮细胞，提示 2 级浸润性导管癌；B. 经过 6 个月 MSCT 治疗后原发性乳腺癌区域组织样本，显示癌组织完全坏死，纤维透明组织形成，表示病理完全反应（×100）；C. 经过 6 个月 MSCT 治疗后的转移性腋窝淋巴结样本影像，显示完全坏死组织，无活肿瘤细胞（×100）。引自：Iyikesici MS，Slocum AK，Slocum A，et al，2017. Efficacy of metabolically supported chemotherapy combined with Retogentic diet，hyperthermia，and hyperbaric oxygen therapy for Stage Ⅳ triple-negative breast cancer. Cureus，9（7）：e1445.

（缪明永）

参 考 文 献

Ajona D, Ortiz-Espinosa S, Lozano T, et al, 2020. Short-term starvation reduces IGF-1 levels to sensitize lung tumors to PD-1 immune checkpoint blockade. Nat Cancer, 1(1): 75-85.

Alexander MS, Wilkes JG, Schroeder SR, et al, 2018. Pharmacologic ascorbate reduces radiation-induced normal tissue toxicity and enhances tumor radiosensitization in pancreatic cancer. Cancer Res, 78(24): 6838-6851.

Azevedo-Silva J, Queirós O, Baltazar F. et al, 2016. The anticancer agent 3-bromopyruvate: a simple but powerful molecule taken from the lab to the bedside. J Bioenerg Biomembr, 48(4):349-362.

Cao XH, Fang LY, Gibbs S, et al, 2007. Glucose uptake inhibitor sensitizes cancer cells to daunorubicin and overcomes drug resistance in hypoxia. Cancer Chemother Pharmacol, 59(4):495-505.

Chen Z, Lu WQ, Garcia-Prieto C, et al, 2007. The Warburg effect and its cancer therapeutic implications. J Bioenerg Biomembr, 39:267-274.

Cho ES, Cha YH, Kim HS, et al, 2018. The pentose phosphate pathway as a potential target for cancer therapy. Biomol Ther (Seoul), 26(1):29-38.

Choi BY, 2019. Biochemical basis of anti-cancer-effects of phloretin-A natural dihydrochalcone. Molecules, 24(2):278.

Gonzalez PS, O' Prey J, Cardaci S, et al, 2018. Mannose impairs tumour growth and enhances chemotherapy. Nature, 563(7733):719-723.

Gupta S, Roy A, Dwarakanath BS, 2017. Metabolic cooperation and competition in the tumor microenvironment: implications for therapy. Front Oncol, 7:68.

Hernlund E, Ihrlund LS, Khan O, et al, 2008. Potentiation of chemotherapeutic drugs by energy metabolism inhibitors 2-deoxyglucose and etomoxir. Int J Cancer, 123(2):476-483.

Iyikesici MS, Slocum AK, Slocum A, et al, 2017. Efficacy of metabolically supported chemotherapy combined with ketogenic diet, hyperthermia, and hyperbaric oxygen therapy for stage IV triple-negative breast cancer. Cureus, 9(7):e1445.

Kaushik N, Lee SJ, Choi TG, et al, 2015. Non-thermal plasma with 2-deoxy-D-glucose synergistically induces cell death by targeting glycolysis in blood cancer cells. Sci Rep, 5: 8726.

Ko YH, Niedźwiecka K, Casal M, et al, 2019. 3-Bromopyruvate as a potent anticancer therapy in honor and memory of the late Professor André Goffeau. Yeas, 36(4):211-221.

Ko YH, Pedersen PL, Geschwind JF, 2001. Glucose catabolism in the rabbit VX2 tumor model for liver cancer: characterization and targeting hexokinase. Cancer Lett, 173(1):83-91.

Ko YH, Smitha BL, Wang YC, et al, 2004. Advanced cancers: eradication in all cases using 3-bromopyruvate therapy to deplete ATP. Biochem Biophy Res Commun, 324(1):269-275.

Michelakis ED, Webster L, Mackey JR, 2008. Dichloroacetate (DCA)as a potential metabolic-targeting therapy for cancer. Br J Cancer, 99(7): 989-994.

Nebeling LC, Miraldi F, Shurin SB, et al, 1995. Effects of a ketogenic diet on tumor metabolism and nutritional status in pediatric oncology patients: two case reports. J Am Coll Nutr, 14(2):202-208.

Padayatty SJ, Sun H, Wang YH, et al, 2004. Vitamin C pharmacokinetics: implications for oral and intravenous use. Ann Intern Med, 140(7):533-537.

Preuss J, Richardson AD, Pinkerton A, et al, 2013. Identifcation and characterization of novel human glucose-6-phosphate dehydrogenase inhibitors. J Biomol Screen, 18(3):286-297.

Schoenfeld J D, Alexander M S, Waldron T J, et al, 2019. Pharmacological ascorbate as a means of sensitizing cancer cells to radio-chemotherapy while protecting normal tissu. Semin Radiat Oncol, 29(1): 25-32.

Schoenfeld J D, Sibenaller Z A, mMapuskar K A, et al, 2017. O_2 and H_2O_2- mediated disruption of Fe metabolism causes the differential susceptibility of NSCLC and GBM cancer cells to pharmacological ascorbate. Cancer Cell, 31(4):487-500, e8.

Schönrogge M, Kerndl H, Zhang XB, et al, 2018. α-cyano-4-hydroxycinnamate impairs pancreatic cancér cells by stimulating the p38 signaling pathway. Cell Signal, 47:101-108.

Singh S, 2012. Regulation and properties of glucose-6-phosphate dehydrogenase: a review. Int J Plant Physiol Biochem, 4(1):1950-1952.

Sun J, Cheng XQ, Pan SB, et al, 2021. Dichloroacetate attenuates the stemness of colorectal cancer cells via trigerring ferroptosis through sequestering iron in lysosomes. Environ Toxicol, 36(4):520-529.

Tataranni T, Piccoli C, 2019. Dichloroacetate (DCA)and cancer: An overview towards clinical applications. Oxid Med Cell Longev, 2019: 8201079.

Wang ZY, Dong CF, 2019. Gluconeogenesis in cancer: function and regulation of PEPCK, FBPase, and G6Pase. Trends Cancer, 5(1): 30-45.

Yun J, Mullarky E, Lu C, et al, 2015. Vitamin C selectively kills KRAS and BRAF mutant colorectal cancer cells by targeting GAPDH. Science, 350(6266):1391-1396.

Zhang J, Jia PP, Liu QL, et al, 2018. Low ketolytic enzyme levels in tumors predict ketogenic diet responses in cancer cell lines in vitro and in vivo. J Lipid Res, 59 (4): 625-634.

Zuccoli G, Marcello N, Pisanello A, et al, 2010. Metabolic management of glioblastoma multiforme using standard therapy together with a restricted ketogenic diet: Case report. Nutr Metabo, 7:33.

第 21 章　肿瘤线粒体代谢调节治疗

鉴于线粒体在肿瘤发生、发展机制中发挥的核心作用，线粒体医学逐渐兴起，能够作用于线粒体或在线粒体中积累的药物被认为是潜在的治疗药物。因此，了解线粒体靶点和发现有效的线粒体药物是线粒体医学的目标。肿瘤细胞通过 Warburg 效应进行代谢重编程为以线粒体作为抗肿瘤治疗靶点提供了新的机会和有效的治疗方法。一方面，与正常细胞不同，肿瘤细胞主要采用有氧糖酵解的方式进行葡萄糖代谢，即在氧气供应充足的条件下，仍然采用糖酵解的方法，将葡萄糖转化为乳酸，该过程称为瓦博格效应。大量研究表明，瓦博格效应是肿瘤细胞的重要表型，虽然早期的研究推测瓦博格效应的发生是线粒体功能缺陷引起的，但是近年来的研究推翻了这一说法，因为在肿瘤细胞中，线粒体的功能并未受损。另一方面，氧化应激是肿瘤发生及肿瘤药物耐受的机制之一，而线粒体则是细胞内 ROS 产生的主要细胞器，因此靶向线粒体改善氧化应激可以实现对肿瘤的治疗，以及降低对化疗药物的耐药性。本章将对靶向线粒体进行肿瘤治疗的相关研究进行阐述。

第一节　靶向肿瘤线粒体三羧酸循环调节治疗

在三羧酸循环中，柠檬酸合成酶、异柠檬酸脱氢酶、琥珀酸脱氢酶和延胡索酸酶等都是肿瘤中常见的发生突变的酶，这些基因突变存在于多种遗传性肿瘤或非遗传性肿瘤中。这些三羧酸循环酶的突变重塑细胞的代谢，是这些遗传性肿瘤发生的驱动因素。其中一个重要机制是富马酸和琥珀酸水平升高，抑制以 α- 酮戊二酸为底物的脯氨酰羟化酶结构域（prolyl hydroxylase domain，PHD），PHD 是催化 HIF-1α 羟基化的关键酶。由于羟基化过程是后续 VHL 依赖的 HIF-1α 泛素化的前提，这些三羧酸循环酶的突变最终导致 HIF-1α 蛋白的稳定及其下游转录产物的表达，包括糖酵解代谢相关关键酶，如 HK、LDHA 等。另外，一些三羧酸循环酶突变引起富马酸和琥珀酸累积，还会抑制 DNA 甲基化酶 TET 的活性，引起表观遗传学层面的改变。

一、柠檬酸合成酶

在柠檬酸合成酶的催化下，乙酰辅酶 A 与草酰乙酸缩合形成柠檬酸。此步反应硫酯键水解释放自由能较多，因此不可逆，保证了三羧酸循环反应的发生，因此柠檬酸是三羧酸循环重要的限速酶。柠檬酸是前列腺癌的标志物之一，柠檬酸盐积累降低了丙酮酸脱氢酶线粒体异构体的活性，导致细胞代谢转向糖酵解，有利于细胞中葡萄糖的非氧化性分解，促进肿瘤生长。柠檬酸合成酶在不同的肿瘤中的表达也存在差异，如在一些乳腺癌细胞中，柠檬酸合成酶表达下降，而在胰腺癌和肾癌中，柠檬酸合成酶表达量升高。ATP、琥珀酰辅酶 A 抑制柠檬酸合成酶的活性，使三羧酸循环减速。抑制生长因子 STAT3 能够阻断柠檬酸合成酶的表达，降低细胞内柠檬酸盐的水平，外源添加柠檬酸盐可以恢复脂肪酸合成，以及细胞生长和增殖的功能。柠檬酸合成酶缺乏不仅促进代谢重编程，而且可促进肿瘤细胞的侵袭和转移。在人宫颈癌细胞中，敲低柠檬酸合成酶诱导肿瘤细胞上皮 - 间质转化的形态学变化，可加速肿瘤细胞的转移和增殖，同时细胞呼吸出现严重缺陷，ATP 产量明显降低，符合瓦博格效应的表现。

二、顺乌头酸酶

柠檬酸在顺乌头酸酶的作用下生成顺乌头酸，后继续在顺乌头酸酶的催化下发生异构化反应，生成异柠檬酸。有研究认为顺乌头酸水平降低和胃癌预后相关。在前列腺中，顺乌头酸酶活性受到明显抑制，导致前一步反应中的柠檬酸积累。肿瘤中对顺乌头酸酶的研究较少，目前认为顺乌头酸酶主要通过调节柠檬酸发挥间接的抗肿瘤作用。在延胡索酸水合酶缺陷的平滑肌瘤细胞和肾癌细胞中，顺乌头酸酶 2（ACO2）活性受损，另外 ACO2 突变与胃癌有关，ACO2 水平下降与前列腺癌有关，导致前列腺癌细胞中锌转运失调，这种现象导致前列腺癌细胞的代谢转化。

三、异柠檬酸脱氢酶

异柠檬酸在异柠檬酸脱氢酶的作用下氧化生成草酰琥珀酸，进而脱羧生成 α- 酮戊二酸。IDH 家族存在 3 个成员，分别为 IDH1、IDH2、IDH3，其中 IDH1 和 IDH2 主要依赖于 NADPH，而 IDH3 主要依赖于 NADH。较为常见的突变是 *IDH1* 基因第 132 位点的精氨酸残基 R132 或 *IDH2* 基因第 172 位点的精氨酸残基 R172 被其他氨基酸取代。代谢关键酶 IDH1 或 IDH2 在多种肿瘤中都存在高频突变，所以吸引了众多国际知名药企以它为靶点研发抗肿瘤药物。*IDH1* 或 *IDH2* 突变在神经胶质瘤、髓样恶性肿瘤［如急性髓细胞性白血病（AML）］、胆管癌及软骨肉瘤中普遍存在。IDH 突变致癌的可能机制是突变后催化活性和功能改变，通过 NADPH 将 α- 酮戊二酸（α-KG）还原为 2- 羟基戊二酸（2-HG），抑制缺氧诱导因子 HIF、组蛋白去甲基化、DNA去甲基化酶 TET 等双加氧酶的活性，在调节细胞的表观遗传状态中起关键作用。目前靶向 IDH1抑制剂（AG120，IDH305）、IDH2（AG221）和pan-IDH1/2（AG881）在体外和体内模型中选择性地抑制突变的 IDH 蛋白，并诱导细胞分化。IDH 抑制剂在晚期血液系统恶性肿瘤患者中进行 I 期临床试验的初步结果显示，客观反应率为31%～40%，观察到持久反应（＞1 年）。此外，IDH 抑制剂已经证实了 IDH 突变是实体瘤，如胆管癌、恶性血液肿瘤和低级别神经胶质瘤的早期活动信号。突变 IDH 的抑制作为恶性血液病的治疗方法具有有意义的应用前景，提示突变 IDH 抑

制剂可以作为单一药剂和靶向其他致癌途径的组合策略，具有一定的临床效用。

四、α- 酮戊二酸脱氢酶复合物

α- 酮戊二酸在 α- 酮戊二酸脱氢酶复合物的催化下氧化脱羧生成琥珀酰辅酶 A。目前对肿瘤细胞中 OGDC 的研究较少，OGDG 主要和线粒体的免疫反应有关。在 α- 酮戊二酸脱氢酶失活的胶质母细胞瘤中，使用琥珀酰磷脂酸作为 α- 酮戊二酸脱氢酶的抑制剂，发现肿瘤细胞稳态被打乱，NAD（P）H、ATP、ROS 均发生明显变化。在很大一部分人类癌症中发现了致癌基因 *PIK3CA* 突变，但抑制 PI3K 的疗法在临床试验中效果不佳，*PIK3CA* 突变肿瘤细胞需要表达 PIK3CA，但也需要表达 α- 酮戊二酸脱氢酶，研究表明抑制 α- 酮戊二酸脱氢酶增加了代谢产物 2- 氧戊二酸（2-OG）的水平，*PIK3CA* 突变肿瘤细胞表现为营养缺陷，天冬氨酸水平降低，以及苹果酸 - 天冬氨酸穿梭失调，这对于通过糖酵解维持快速葡萄糖分解的细胞质 NAD^+ 再生非常重要，因此 *PIK3CA* 突变的肿瘤细胞依赖葡萄糖代谢，不能维持 NAD^+/NADH 稳态，同时苹果酸 - 天冬氨酸穿梭失调，最终导致特异性增殖阻滞。

五、琥珀酰辅酶 A 合成酶

在琥珀酰辅酶 A 合成酶的催化下产生琥珀酸。目前未见琥珀酰辅酶 A 合成酶在肿瘤中的研究。琥珀酰辅酶 A 合成酶能够和 α- 酮戊二酸脱氢酶复合物相互作用。琥珀酰辅酶 A 合成酶在肌肉细胞中高表达，目前已知的作用就是参与三羧酸循环，琥珀酰辅酶 A 的硫酯键水解释放很多自由能，用于驱动 GTP 或 ATP 的合成，是三羧酸循环中唯一一次底物磷酸化反应。

六、琥珀酸脱氢酶

琥珀酸在琥珀酸脱氢酶作用下氧化生成延胡索酸。琥珀酸脱氢酶的作用机制和异柠檬酸脱氢酶的作用机制类似，其突变会使中间产物琥珀酸积累，从而促进肿瘤的发生、发展。琥珀酸盐是缺氧反应的关键调节剂，是肿瘤发生的重要参与者，同时还参与蛋白质琥珀酰化修饰。琥珀酸脱氢酶突变参与肿瘤形成过程，在不同的肿瘤细胞中，琥珀酸盐具有抗肿瘤或促肿瘤的效果，同时琥珀酸作为炎性信号可能参与肿瘤免疫循环调控。

SDH 缺失是胃肠道间质瘤的独特特征，因此琥珀酸脱氢酶在免疫组化检测中可作为肿瘤检测标志物。在 SDH 缺陷的肿瘤细胞中，丙酮酸羧化酶（PC）能够促进天冬氨酸合成，导致细胞代谢水平下调，在 SDH 缺陷的肿瘤细胞中，线粒体功能缺失，因此需要提高糖酵解水平以满足肿瘤细胞能量需求。SDH 缺失还会引起表观基因组的改变，Carneytriad 是一种罕见疾病，同时发生胃肠道间质瘤、副神经节细胞瘤和肺软骨瘤 3 种肿瘤，大多数 Carneytriad 患者存在通过 SDHC 特异性位点的高甲基化使琥珀酸脱氢酶下调，琥珀酸脱氢酶是一个由 SDHA、SDHB、SDHC 和 SDHD 组成的四聚体高保守蛋白，这 4 种亚基中的任何一个发生突变或叠加突变都会导致相关基因组甲基化增加。

1α 稳定，VEGF 和葡萄糖转运蛋白 GLUT1 等基因表达增加，从而为细胞的快速生长提供所需的能量。靶向 FH 缺陷型肾癌代谢调控的治疗方法正在开发中或正在进行临床试验评估，有望对肿瘤治疗提供新的思路。上皮肿瘤细胞通过上皮 - 间充质转化获得侵袭和迁移能力，引起肿瘤细胞扩散和转移，IDH、琥珀酸脱氢酶协同延胡索酸水合酶等基因突变激活上皮 - 间充质转化，上皮 - 间充质转化与其转录因子参与的代谢重编程有关，是肿瘤细胞代谢重编程的基础。在鼻咽癌细胞中，淋巴特异性解旋酶 LSH 表达增加，通过与延胡索酸水合酶启动子结合，募集表观遗传学沉默因子 G9a，以抑制延胡索酸水合酶转录，改变肿瘤细胞代谢，促进上皮 - 间充质转化，从而加速恶性肿瘤进展。

七、延胡索酸水合酶

在延胡索酸水合酶催化下，延胡索酸水化生成苹果酸。胡索酸水合酶突变导致肿瘤细胞依赖血红素加氧酶进行三羧酸循环和产生 NADH，这种突变对肿瘤的生存很重要。在 FH 缺陷的肿瘤细胞中，线粒体功能缺失，因此需要提高糖酵解水平以满足能量需求。FH 缺陷型肾癌的特征在于发生代谢重编程，同时延胡索酸水合酶缺陷导致细胞能量传感器 AMP 活化蛋白激酶（AMPK）水平降低，p53 水平降低，DNA 甲基化转移酶 1（DNMT1）表达降低，进而导致细胞铁水平降低，并且通过减少乙酰辅酶 A 羧化磷酸化来增加脂肪酸合成，这是脂肪酸合成的限速步骤。延胡索酸水合酶突变的肾癌细胞中延胡索酸升高、铁水平降低，脯氨酰羟化酶失活，缺氧诱导因子 HIF-

八、苹果酸脱氢酶

苹果酸在苹果酸脱氢酶作用下脱氢氧化生成草酰乙酸。MDH2 编码线粒体苹果酸脱氢酶，是嗜铬细胞瘤和副神经节瘤的易感基因。MDH1 与 MDH2 是同工酶，在非小细胞肺癌中高表达，miR-126-5p 的表达抑制 MDH1 的酶活性及线粒体呼吸，导致非小细胞癌细胞死亡。CARM1 对 MDH1 的精氨酸甲基化调节有助于维持细胞氧化还原稳态，并抑制胰腺癌的谷氨酰胺代谢。化疗抗性是治疗前列腺癌的重要障碍，MDH2 通过调控 JNK 信号通路及氧化代谢，使肿瘤细胞产生紫杉醇抗性。研究发现，HIF-1α 抑制剂能够明显抑制 MDH1，发挥抗肿瘤功效。MDH 抑制剂的发现对开发靶向肿瘤代谢和肿瘤生长的新疗法提供了有价值的方法。

第二节 肿瘤线粒体氧化磷酸偶联调节

氧化磷酸化是位于线粒体上的呼吸链经过一系列递氢体、递电子酶及辅酶的氧化还原反应偶联 ADP 磷酸化生成 ATP 的过程。肿瘤细胞线粒体膜结构受损，呼吸受损，导致能量产生障碍。例如，铁硫蛋白、NADH- 细胞色素 C 还原酶、琥珀酸脱氢酶、细胞色素 C 氧化酶缺失都会引起线粒体呼吸功能降低。NADH 和 FADH2 通过三羧酸循环为电子传递链提供能量，从而在整个过程中线粒体内膜产生质子梯度并通过细胞 H$^+$-ATP 合酶的作用产生 ATP。线粒体电子传递链产生的副产物活性氧（ROS）能够激活多种信号通路，如 MAPK 信号通路和 HIF 信号通路。位于线粒体外膜的 BCL-2 蛋白家族调控细胞凋亡，BCL-2 相关抗凋亡蛋白阻断细胞色素 C 释放，同时 BAX 和 BAK 促进细胞色素 C 从线粒体膜间隙释放，触发细胞凋亡，激活细胞质中的 caspase 蛋白酶，最终导致细胞死亡。因此，线粒体和细胞之间的交互调控对细胞代谢、生长和存活至关重要。

复合物 I 即 NADH- 泛醌还原酶，它通过将 NADH 转化为 NAD$^+$ 来执行线粒体呼吸链中氧化磷酸化的起始步骤，从而产生 ATP 合成所需的跨膜电位，并产生作为副产物的 ROS。复合物 I 是电子传递链的起点，也是 ROS 产生的主要位点，因此复合物 I 突变可明显影响细胞的生物学功能及氧化还原平衡。复合物 I 突变、缺失和失活均在肿瘤中起决定性作用。复合物 I 的活性完整性对肿瘤生长微环境也起到至关重要的作用。肿瘤细胞的代谢可塑性使其能够通过糖酵解和氧化磷酸化的转换来提供生存所需的能量。由于肿瘤中的葡萄糖水平比正常组织低，复合物 I 抑制剂与呼吸激活剂联用能明显诱导肿瘤细胞死亡，而且糖酵解越旺盛的肿瘤细胞对复合物 I 抑制剂越敏感。氧化磷酸化激活剂能够明显增强复合物 I 抑制剂的毒性，提示靶向线粒体氧化磷酸化可能在肿瘤化疗中发挥效应。鱼藤酮是常用的呼吸链复合物 I 抑制剂，在乳腺癌、黑色素瘤、淋巴瘤、神经母细胞瘤中诱导细胞凋亡。在番荔中发现番荔枝内酯也能通过抑制复合物 I 对肿瘤细胞产生毒性作用。复合物 I 活性的增加通过调节 NAD$^+$/NADH 水平和自噬来预防乳腺肿瘤的生长和转移，NAD$^+$ 水平的降低促进乳腺癌细胞的侵袭和转移，在异种移植模型中，增加 NAD$^+$/NADH 比例，可抑制肿瘤转移，从而减缓疾病进展。二甲双胍最早用于治疗糖尿病，在糖尿病患者中发现了其抗癌效应，二甲双胍是复合物 I 抑制剂，通过抑制电子传递链功能发挥抗癌作用。最近，在 Ras 引起的结肠癌移植瘤中表达对二甲双胍抗性的复合物 I 失去对二甲双胍的敏感性，提示二甲双胍通过阻断肿瘤内在代谢来抑制肿瘤生长，可能的原因还有肿瘤内的氧化还原变化，如随着 NADH 升高和线粒体 ROS 产生减少，促进 ATP 生成，最简单的解释涉及肿瘤的依赖性氧化磷酸化产生 ATP。双胍类药物抑制复合物 I 可能是肿瘤细胞对低葡萄糖环境和氧化磷酸化敏感的原因。某些肿瘤干细胞，如 Ras 引起的胰腺癌干细胞明显依赖于氧化磷酸化，二甲双胍与靶向抗癌药物具有协同消灭肿瘤细胞的作用。

编码复合物 II 即琥珀酸 - 泛醌还原酶，其基因在肿瘤中也常出现突变，导致琥珀酸和 ROS 累积，从而促进肿瘤生长。α- 生育酚琥珀酸作为维生素 E 类似物，通过作用于复合物 II，抑制泛醌的结合，产生活性氧及细胞毒性，在乳腺癌、肺癌、膀胱癌中发挥抗肿瘤作用。琥珀酸脱氢酶参与线粒体呼吸链复合物 II。急性髓系白血病细胞中 ClpP 蛋白水平明显增加，ClpP 可以通过损伤线粒体抑制急性髓系白血病细胞的生长，起到抑制肿瘤形成的作用。此外，ClpP 在其他血液肿瘤细胞，如多发性骨髓瘤、各种淋巴瘤和慢性粒细胞白血病细胞中，均明显高于正常对照细胞。在腺癌和乳腺癌细胞中，ClpP、ClpX、survivin 和 TRAP-1 等形成了一个复杂的蛋白网络系统，维护线粒体蛋白的稳态平衡，这一网络系统对呼吸链酶复合物 II 亚基——琥珀酸脱氢酶 B（SDHB）的正常功能起重要作用，通过 siRNA 干扰敲低肿瘤细胞中 ClpXP 蛋白酶中的 ClpP 或 ClpX 蛋白水平，导致错误折叠的 SDHB 蛋白积聚，进而使线粒体氧化磷酸化功能受损和 ATP 合成下降，激活 AMPK 信号通路及细胞自噬，最终导致肿瘤细胞的增殖能力和迁移能力都明显下降。

复合物 III 即泛醌 - 细胞色素 C 还原酶，是线粒体中产生 ROS 的重要位点之一。复合物 III 通过激活 NF-κB 信号通路，加速细胞周期进程，从而促进肿瘤的生长、侵袭和转移。苄基异硫氰酸酯通过抑制呼吸链复合物 III 诱导活性氧产生和细胞凋亡，在乳腺癌中发挥抗肿瘤作用。抗宫颈癌药物阿托伐醌能够特异性抑制线粒体复合物 III，抑制线粒体呼吸。当表达复合物 III 截断一个亚基时，体内和体外均会增加膀胱癌细胞的生长和侵袭能力，且通过激活 NF-κB2 通路刺激乳酸分泌，引起增加 ROS 产生和凋亡、抵抗等多种表型。

复合物 IV 即细胞色素 C 氧化酶，是调节细胞色素含量和细胞氧化呼吸的关键酶。编码复合物 IV 的基因在卵巢癌、前列腺癌及结肠癌中都易出现高频突变，导致线粒体氧化磷酸化和能量代谢异常，从而促进肿瘤的发生、发展。复合物 IV 中由 mtDNA 编码的亚基 COX1 突变与卵巢癌和前列腺癌有关。在白血病细胞中过表达抗凋亡蛋白 Bcl-2 后，COXVa 和 COXVb 亚基在线粒体中的定位会增加，最终导致细胞内高水平的 ROS。在永生化的支气管上皮细胞中表达癌基因 *Ras*，能够增加复合物 IV 的活性，在肺腺癌细胞中，抑制 Ras 能减少 COXVb 的表达。

复合物 V 即 ATP 合酶，由多个亚基组成，这些亚基受 mtDNA 突变的影响，抑制线粒体途径的 ATP 生成，从而加速肿瘤的发生、发展。但是，这些机制还不够明确，肿瘤的线粒体氧化磷酸化偶联调控还需要进一步研究和探讨。线粒体营养素白藜芦醇与线粒体复合物 V 结合，可改善电子传递链功能，增加 ROS 产量，从而发挥肿瘤的化学预防作用。目前已经发现在甲状腺癌、前列腺癌和胰腺癌中存在线粒体基因编码的复合物 V 突变。

丙酮酸脱氢酶及其抑制剂丙酮酸脱氢酶激酶（PDK）是葡萄糖氧化的一个检查点，也是调节葡萄糖氧化和氧化磷酸化的靶点。在某些肿瘤中，上调的 PDK1 参与癌细胞糖酵解和线粒体功能障碍。此外，PDK1 通过从氧化磷酸化到瓦博格效应的表型转化来促进肿瘤细胞的代谢和生长。葡萄糖类似物 2-DG 在细胞内磷酸化后不能被进一步代谢，而磷酸化的 2-DG 的累积会抑制 HK 和磷酸葡萄糖异构酶的活性，进而抑制糖酵解过程。因此，2-DG 与 PI3K 或 mTOR 抑制剂 PF-04691502 联合使用时，能够逆转原发性渗出性淋巴瘤细胞中的代谢重塑，引起强烈的细胞毒性。

第三节 靶向肿瘤线粒体动态变化调节治疗

线粒体是一个动态变化的细胞器，它通过不断的分裂与融合来维持其正常数目及形态，以满足细胞能量需求，应对外界环境的改变。线粒体在为细胞提供能量的同时，容易受到活性氧的攻击，因此线粒体也是一种比较容易受到损伤的细胞器。受损、衰老及数量过多的线粒体能够通过线粒体自噬及时清除，维持线粒体质量和数量的稳态，对正常细胞具有重要意义。在癌症中，线粒体的分裂、融合及线粒体自噬失调，引发线粒体功能异常，所以靶向调节线粒体动态变化，能够有效改善肿瘤的增殖、恶化及转移等环节，为肿瘤的临床治疗提供了新的思路。

一、肿瘤线粒体分裂调节

在肿瘤细胞中，线粒体分裂明显增强。研究表明，在多种肺癌细胞中均存在线粒体高度碎片化的特征，这与 Drp1 蛋白水平升高密不可分。在 RAS 诱导的肿瘤细胞中，Drp1 受到细胞外调节蛋白激酶 ERK 的调节，在 S616 位点磷酸化而被激活，通过 ERK 介导的 Drp1 磷酸化能明显降低肿瘤细胞的增殖及异种移植瘤的生长。在非小细胞肺癌中，SIRT4 能阻止 Drp1 与 Fis1 结合，抑制线粒体分裂及肿瘤恶化。SPOP 蛋白在原发性前列腺癌中常见的功能缺失突变与 Drp1 激活、线粒体分裂和前列腺癌细胞侵袭有关。此外，mdivi-1 作为 Drp1 的抑制剂，能有效抑制甲状腺癌细胞株的迁移和入侵。另外，在乳腺癌、甲状腺癌及母细胞瘤中线粒体分裂在维持癌细胞的转移潜能中不可或缺。由此可见，抑制 Drp1 介导的线粒体分裂能有效抑制肿瘤的发展及转移，为癌症的治疗提供潜在的靶点。

二、肿瘤线粒体融合调节

增强线粒体融合能延缓多种癌细胞系的生长，表明线粒体融合对肿瘤具有调节作用。髓母细胞瘤是在儿童中最常见的恶性脑瘤，在小鼠髓母细胞瘤细胞和肿瘤中发现 Mfn1 表达水平降低，而过表达线粒体融合蛋白能减少细胞的增殖。在迁移较快的乳腺癌细胞中，Mfn1 的表达低于具有低迁移能力的癌细胞，过表达 Mfn1 和 Mfn2 能降低癌细胞的迁移和侵袭性。*Mfn1/2* 基因被普遍认为是抑癌基因，在多种肿瘤组织中低表达，而过表达 *Mfn2* 能够有效抑制肺癌细胞的生长，并且在异种移植中使肿瘤生长退化。索拉非尼用于晚期肝细胞癌的治疗，有研究者发现通过 siRNA 来敲低 OPA1，能使肺癌细胞对索拉非尼诱导的细胞凋亡更加敏感，表明索拉非尼通过 OPA1 诱导的线粒体损伤来抑制肿瘤的发生。由此可见，调节线粒体融合对肿瘤细胞有着重要的影响。

三、肿瘤线粒体自噬调节

越来越多的证据证明肿瘤细胞中线粒体自噬减弱。*Parkin* 基因可能具有抑制肿瘤的作用，其在胶质母瘤、肝癌、结肠癌、乳腺癌等多种肿瘤中都受到抑制。PINK1 的缺失也与癌症的发生有关。在乳腺导管原位癌中，Nix 表达上调，并且在肝癌、前列腺癌等多种肿瘤细胞中都发现了 Nix 高表达。另一种线粒体自噬调节蛋白 FUNDC1 水平在大多数人肝细胞癌中增多。在化学致癌物二乙基亚硝胺诱导 HCC 的小鼠中，特异性敲除 FUNDC1 能促进 HCC 的起始和发展，为肝癌的治疗提供新的靶点。在姜黄素的存在下，低强度的超声刺激能诱导线粒体自噬，从而使鼻咽癌细胞死亡。双氢麦角胺通常用于治疗偏头痛，也被证明能通过诱导线粒体自噬来抑制肺癌肿瘤 A549 细胞的增长。另外，线粒体自噬的抑制剂联合传统癌症治疗方法能明显改善化疗效果。莲心素，一种线粒体自噬抑制剂，能增强乳腺癌细胞对多柔比星的敏感性。由此可见，线粒体自噬在癌症的不同阶段可发挥不同作用，调节线粒体自噬为肿瘤的防治提供了新的思路。

四、总结和展望

线粒体的动态变化对维持线粒体的正常功能必不可少，线粒体的分裂、融合及线粒体自噬对细胞功能及组织发育意义重大。敲除 *OPA1*、*Mfn1* 或 *Mfn2* 都会导致小鼠胚胎死亡，而且 *Drp1* 缺失也会导致秀丽杆菌死亡。近年来越来越多的研究证明线粒体与关键致癌信号通路之间的联系，线粒体的形状、大小、定位能调节多种肿瘤的特征指标，线粒体的动态变化与肿瘤细胞的代谢适应、细胞周期、细胞坏死、凋亡、自噬、肿瘤的增殖、肿瘤细胞的运动性、侵袭性及肿瘤的转移息息相关。肿瘤细胞在应对癌症治疗时，也能改变线粒体网络。例如，Drp1 介导的线粒体碎片化与顺铂、阿糖胞苷和甲氨蝶呤相关。另外，在通过调节线粒体动态变化来治疗肿瘤的同时，还要综合考虑基因组背景和肿瘤微环境在治疗过程中对线粒体动态变化的影响。总之，新的证据表明线粒体动态变化相关的基因对肿瘤细胞生物学的影响是依据肿瘤的类型而改变的，这可能反映了基因组成、激素水平、肿瘤微环境及肿瘤的治疗反应。关于肿瘤的线粒体动态变化调节，未来努力的方向首先应着眼于整合新发现的调控途径，对线粒体动态变化在癌症中的调节有一个更加全面的了解；其次应将研究重点放在发现肿瘤中线粒体动态变化调节蛋白的代谢依赖和非依赖性功能上。未来研究的第三个热门领域可能是针对线粒体动态变化的抗癌疗法的开发。肿瘤的线粒体动态变化的调节具有很好的应用前景，通过调节线粒体动态变化来治疗癌症拥有巨大的潜力。

第四节　线粒体死亡信号通路调节

线粒体是细胞的能量供应中心，对维持细胞生长和分裂具有重要的作用。线粒体通路与凋亡的发生密切相关。线粒体凋亡途径是细胞死亡的主要途径之一，是目前研究的热点之一。线粒体生物学和致瘤信号在多个层次上相互交叉。首先，经典的致癌信号通路改变线粒体功能以支持肿瘤的发生；其次，线粒体的直接信号影响细胞生理和肿瘤发生。激活线粒体死亡信号通路对肿瘤的治疗具有积极作用。

凋亡的 2 条主要途径，即内源性和外源性细胞死亡途径聚集在效应细胞 caspase 上。内源性细胞死亡途径也称为线粒体凋亡途径，可被广泛的信号激活，如辐射、细胞毒性药物、细胞应激和生长因子。

一、Bcl-2 抑制剂：靶向线粒体凋亡信号通路

细胞凋亡是肿瘤治疗后细胞死亡的主要机制之一。细胞凋亡易感性的改变不仅有助于肿瘤的发展，还能增强对常规抗肿瘤治疗的抵抗力，如辐射和细胞毒性药物。凋亡通路缺陷可以促进癌细胞的存活，并对抗肿瘤药物产生耐药性。细胞毒性抗肿瘤药物耐药机制之一是 Bcl-2 家族成员的表达发生改变。Bcl-2 蛋白家族由 25 位亲凋亡和抗凋亡的成员组成，它们相互作用，维持新生细胞和衰老细胞之间的平衡。当 Bcl-2 家族成员过度表达时，应防止凋亡细胞死亡。而线粒体对于调节细胞死亡起关键作用。

快速增殖的肿瘤细胞中存在特殊的缺氧微环境，Bcl-2 表达增加，抑制肿瘤坏死因子相关凋亡诱导配体 TRAIL 诱导的细胞凋亡，Bcl-2 可与 Bcl-2 家族的 Bcl-X1、Bcl-Xs、Bax、Bcl-2、Bad 和 Mc1-1 形成同源蛋白二聚体，而特定的蛋白二聚体则可作为在细胞死亡信号通路上的分子开关。例如，Bcl-2 可与促凋亡 Bax 形成二聚体，如果 Bax 相对量高于 Bcl-2，则 Bax 同二聚体的数量增多，从而促进细胞死亡；如果 Bcl-2 相对数量高于 Bax，则促进形成 Bcl-2/Bax 异二聚体，并使 Bcl-2 同二聚体数量增多，抑制细胞死亡。释放的 Bax 和 Bak 能特异性激活线粒体内膜蛋白

OMA1 调节线粒体外膜的透化作用，并在 Bax/Bak 聚集过程中参与切割另一种内膜蛋白 OPA1，促进细胞色素 C 的释放，另外在细胞色素 C 释放的同时，伴随有 Smac/DIABLO 的释放，诱导细胞死亡。线粒体通透性转换孔是由线粒体外膜间多个蛋白质（VDAC、ANT、Cyp-D）组成的复合通道，是线粒体调节细胞凋亡的关键。已糖激酶 -2（HK-2）是糖酵解的限速酶。有研究表明其在多种肿瘤组织中存在高表达。而 HK-2 可以阻断 Bax 与 VDAC 结合，抑制 mPTP 开放及细胞凋亡。在肿瘤细胞中，线粒体内的己糖激酶 II 可以高效地将线粒体外的葡萄糖催化，从而进入线粒体内进行氧化磷酸化，因此相比于正常细胞，肿瘤细胞更加依赖于己糖激酶 II。而在线粒体外膜上，3-溴丙酮酸可以通过与线粒体内的己糖激酶 II 反应抑制其活性来发挥抗肿瘤作用。

在慢性淋巴细胞白血病患者中，Bcl-2 与常规化疗药物联合使用，显示出化疗增敏作用，可提高患者的生存率。最近研究进展是发现 Bcl-2 家族蛋白的小分子抑制剂。其目的是结合抗凋亡 Bcl-2 蛋白的疏水槽，而不是 BH3 单一蛋白。它们可以寡聚 Bax 或 Bak，从而使线粒体膜电位去极化，释放细胞色素 C。针对 Bcl-2 家族蛋白的几种药物已经被开发出来，其中有 3 种已经进入临床试验。因此细胞色素 C 是凋亡的"致命伤"，是凋亡发生的重要环节。此外，线粒体还释放其他一些凋亡反应相关分子，如凋亡诱导因子、Smac/Diablo 蛋白、活性氧、钙离子等，协同参与凋亡级联反应的调节。

二、线粒体与 p53 通路

p53 是迄今为止发现与人类肿瘤相关性最高的基因之一。*p53* 突变发生于约 50% 的癌症患者，比例远高于其他基因，其突变会促进癌症的发生、发展、转移和对治疗的耐受。

研究表明，p53 通过与 Bcl-2 家族成员的相互作用可直接在线粒体上发挥作用，诱导细胞凋亡。在肝细胞及许多其他类型的细胞中，凋亡是通过 2 种主要途径之一发生的，这 2 种途径为固有的线粒体途径及外源性死亡受体途径。在线粒体途径中，死亡刺激直接或通过 Bcl-2 家族的促凋亡成员（如 Bax 和 Bak）转导线粒体。线粒体随后释放凋亡蛋白，最终导致 caspase 活化和凋亡。在细胞质 p53 凋亡途径中，核 p53 诱导 Puma 表达，而 Puma 则通过与 Bcl-XL 结合，释放细胞质中不活跃的 p53。然后，细胞质 p53 诱导 Bax 寡聚和线粒体易位。p53 在细胞质中的积累是线粒体 p53 的主要来源，这是细胞内正常转运或稳定的单核化的结果。在线粒体中，p53 诱导 Bax 和 Bak 寡聚，拮抗 Bcl-2 和 Bcl-XL 的抗凋亡作用，并与线粒体内膜上的亲环素 D 形成复合物。这些变化导致线粒体膜明显断裂，并随后释放出可溶性和不溶性的凋亡因子。在细胞应激情况下，p53 通过激活促凋亡基因 *BAX*、*APAF-1*、*PUMA*、*NOXA* 及 *p53AIP1* 等表达，或通过抑制抗凋亡基因 *BCL-2* 和 *BCL-XL* 表达，促进内源性细胞凋亡的发生。p53 也能通过非转录依赖的途径，不经过 RNA 及蛋白质的合成，直接促进凋亡。在线粒体表面，p53 与 BAK 结合，导致 BAK 的寡聚化和激活，引发细胞凋亡。也可以同 Bcl-2 和 Bcl-XL 相互作用，拮抗它们对线粒体外膜通透性的抑制。在细胞质中，p53 可以不依赖于 BAX 表达上调，直接激活 BAX，诱发内源性细胞凋亡。以线粒体为靶点的 p53 基因治疗的优点为它绕过了转录重新激活的需要，直接激活线粒体死亡程序，并消除肿瘤细胞靶点中细胞周期阻滞 / 衰老。

三、线粒体 PHB 通路

PHB 是线粒体内膜上的蛋白质 - 类脂支架，除此之外，它还具有调节核转录和质膜信号的功能。人类基因组编码 PHB1 和 PHB2 两种 PHB 蛋白质。有研究表明，PHB1 和 PHB2 复合物是维持线粒体的功能所必需的，该复合物组成了一个环状大分子结构，在不同的细胞过程，如细胞周期进程和衰老中，以及癌症中都发挥重要作用。

蛋白质 PHB 在多种肿瘤中高表达，如肝癌、子宫内膜癌、胃癌及乳腺癌。研究人员在胃癌 BGC823 细胞中发现，PHB 过表达会导致细胞生长缓慢，细胞凋亡增多。抑制 PHB 的表达则出现相反的情况，PHB 不仅能诱导胃癌细胞凋亡，而且其表达可改变 Bcl-2 家族蛋白的表达水平和 Caspase-3、Caspase-9 蛋白的活性。此外，PHB 本身位于线粒体内膜，其高表达可导致线粒体损伤，释放细胞色素 C，因此 PHB 可能通过线粒体途径诱导细胞凋亡，但其细节尚需进一步研究。与此一致的是，通过 PHB 介导上调 NOXA 和 BIM，florizoline 可以诱导 HeLa 细胞凋亡。Jiang

等研究发现 PHB 在人膀胱癌组织中过表达，且过表达的 PHB 主要在线粒体内被发现，并表明 Akt 在 PHB 的 Thr258 处磷酸化导致线粒体定位，Akt 抑制剂逆转了这些作用，抑制膀胱癌细胞的增殖，可将 Akt/PHB 信号级联作为一种新的癌细胞增殖机制，为建立 PHB 作为 BC 新的预后指标和治疗靶点提供了科学依据。

四、线粒体 PI3K/Akt 信号通路

PI3K/Akt 信号通路刺激细胞生长，在癌症中常通过信号激酶的致癌突变或 PTEN 肿瘤抑制因子的丢失 / 突变而激活，PTEN 是阻断这一途径的关键磷酸酶。PI3K/Akt 信号通路作为重要的调节细胞存活与凋亡的信号通路，与线粒体途径细胞凋亡过程中 Bcl-2 家族蛋白的活性密切相关。许多细胞保护性药物或因子主要是通过激活或抑制 PI3K/Akt 信号通路，进而影响 Bcl-2 家族蛋白的活性发挥抗凋亡或促凋亡作用。Claerhout 等研究发现，紫外线辐射诱导的皮肤表皮角质形成细胞凋亡早期是以线粒体内源性途径进行的，胰岛素样生长因子 1（IGF-1）能明显延迟紫外线辐射诱导的细胞凋亡，对其参与的蛋白进行研究，发现 IGF-1 通过磷酸化 Akt 的 Ser473 和 Thr308 这 2 个位点，使其活化，活化的 Akt 进一步磷酸化 Akt 下游的 Bcl-2 家族蛋白 Bad 的 Ser136 位点。在 Fas 介导的风湿样滑液成纤维细胞凋亡研究中，PI3K 抑制剂 wortmannine 和 LY294002 可阻断 Akt 磷酸化，发现 Bid 裂解明显增加，断裂的 15kDa 的 Bid 的 C 片段从细胞质转移至线粒体，促进了 Bax 和 Bak 的构象改变，形成寡聚体，寡聚的 Bax 和 Bak 形成线粒体膜通道，诱导细胞色素 C 从线粒体释放，从而激活线粒体途径细胞凋亡。Bim 和 Puma 属于 Bcl-2 家族中促凋亡蛋白 BH3-only 蛋白，可以与 Bcl-2 家族抗凋亡蛋白结合而释放 Bax 等促凋亡蛋白，也可以直接激活 Bax 和 Bak，促进 Bax 和 Bak 的寡聚化，形成线粒体膜通道，诱导细胞色素 C 释放，激活线粒体途径细胞凋亡。Bean 等研究发现，在人表皮生长因子受体 2 扩增的乳腺癌细胞与表皮生长因子受体突变的肺癌细胞中，阻断 PI3K/Akt 通路，但 Puma 被活化，其主要机制是 Puma 的表达主要受 FOXO 蛋白的转录活化，而 FOXO 是 PI3K/Akt 信号通路下游的重要靶点，抑制 PI3K/Akt 通路，可以抑制 FOXO 蛋白的磷酸化，减少其向细胞质转移及降解，从而促进 Puma 转录活化。

PI3K/Akt 信号通路作为一种调节细胞存活与凋亡的重要通路，通过直接或间接调节线粒体途径细胞凋亡相关因子参与细胞凋亡的不同阶段调控。因此，针对 PI3K/Akt 作为底物的研究及以 PI3K/Akt 为靶点的药物研发将会为凋亡相关性疾病的治疗提供新的思路。

五、线粒体 MAPK/JNK 信号通路

MAPK/c-Jun N 末端激酶（JNK）信号通路是由 ASK1、MEKK1 激活 MKK4/7，进而激活 JNK1/2/3，活化的 JNK 激活下游因子，引起一系列细胞生命活动。众多研究显示，当 MAPK/JNK 信号通路被激活时，JNK 的磷酸化状态明显增加，c-Jun 的 mRNA 和蛋白表达均明显上调，进而 JNK 抑制抗凋亡蛋白 Bcl-2 的表达，促进促凋亡蛋白（Bax、caspase9、caspase3 和相关凋亡因子配体）的增加，从而调控细胞凋亡。Guo 等研究表明，脂多糖（LPS）通过激活 JNK 途径，明显提高了 p-JNK 的蛋白水平，降低了 MC3T3-E1 成骨细胞中 Bcl-2 的表达，上调了 Bax 和 caspase-3 的 mRNA 的表达，激活了 caspase-3 的活性，诱导成骨细胞经线粒体途径凋亡。

六、线粒体 MAPK/p38 信号通路

MAPK/p38 信号通路通过 ASK1、TAK1 激活 MKK3/6，再进一步激活 p38。Jian 等的研究表明，Eucalrobusone C 通过 caspase 依赖的线粒体途径诱导细胞凋亡，细胞周期阻滞于 S 期，p38MAPK 抑制剂 SB203580 能有效降低 Eucalrobusone C 引起的细胞死亡，该药物对肝癌细胞具有较强的抗增殖活性。Kang 等研究发现，线粒体释放 AIF 是 As_2O_3 诱导人宫颈癌细胞死亡所必需的。进一步研究发现，As_2O_3 诱导 HeLa 细胞凋亡与 Bax 活化和线粒体转位、Bcl-2 磷酸化、Bcl-2 和 Bax 相互作用减少、线粒体膜电位消散有关。小干扰 RNA 降低 Bax 的表达，可有效减少 As_2O_3 诱导的线粒体膜电位丢失和凋亡细胞的死亡。另外，As_2O_3 诱导的 Bcl-2 磷酸化降低了 Bcl-2 与 Bax 结合的能力。As_2O_3 处理细胞可激活 p38MAPK 和 JNK 通路。p38MAPK 抑制剂 PD169316 或 si-p38MAPK 可完全抑制 Bax 的线粒体易位。这些结果支持一种观点，即 ROS 介导的 p38MAPK 和 JNK 在 As_2O_3 作用下激活 Bax 和 Bcl-2 磷酸化，

导致人宫颈癌细胞线粒体凋亡细胞死亡。Park 等之前的研究也提示 p38MAPK 的激活参与了线粒体激活介导的细胞死亡途径。

七、靶向线粒体融合蛋白 2 抗凋亡途径

线粒体融合蛋白 2（Mfn2）定位于细胞内线粒体外膜，具有促进线粒体融合和维持线粒体正常结构的功能。Mfn2 广泛存在于全身多个器官组织中，新近研究发现其在增殖性疾病细胞组织中的表达明显下降，高表达 Mfn2 有抑制细胞增殖、延缓增殖性疾病进展及拮抗肿瘤的作用。多项研究表明 Mfn2 在体内通过 Ras-Raf-ERK/MAPK、Ras-PI3K-Akt 两条信号途径阻滞细胞周期进展，对抑制细胞增殖、促进细胞凋亡发挥作用。研究表明，几乎在所有的凋亡细胞中 Mfn2 与 Bax 及 Bak 共定位，Mfn2 高表达可引起促凋亡 Bax 亚家族蛋白表达升高，这可能是 *Mfn2* 基因通过线粒体途径促进细胞凋亡的原因。

在胃癌细胞系 MMP-2 和 MMP-9 中，Mfn2 的表达明显被抑制，体外高表达 Mfn2 可明显抑制 MMP-2 和 MMP-9 肿瘤细胞系的增殖及浸润扩展，这可能与 Mfn2 作用于 MMP-2 和 MMP-9 肿瘤细胞 P21 位点，抑制 PI3K/Akt 信号通路有关。研究提示可通过调节 Mfn2 的表达治疗胃癌。在肝癌组织细胞中，Mfn2 的表达明显低于周围正常肝细胞组织，体外高表达 Mfn2 可明显抑制肝癌细胞分裂增殖及细胞周期进展，细胞周期在 G0/G1 期被阻滞，细胞凋亡增加，伴随细胞周期蛋白依赖性激酶抑制剂（CKI）及 PCNA 表达明显

升高，皮下注射 Adv-Mfn2 使体内肿瘤细胞过表达 Mfn2，发现肿瘤体积明显缩小，浸润性明显降低，细胞生长被明显抑制，提示高表达 Mfn2 可明显抑制肝脏肿瘤，并可作为判定肿瘤分化程度、病理分期的一种新的参考指标。在膀胱癌中，Mfn2 表达量比周围正常组织低，高表达 Mfn2 可明显抑制膀胱癌生长、增殖、浸润，以及明显降低膀胱癌细胞 p21、p27、caspase-3 等 CKI 相关因子的表达，同时下调 PCNA、cyclinD1、erbB2 等细胞周期相关因子的表达，研究提示 Mfn2 可作为膀胱癌的生物标志物及治疗靶点。最近亦有研究发现 Mfn2 在结直肠肿瘤中比在正常组织中表达明显下降；在 HCT116、HT-29、SW480 等结直肠肿瘤细胞系中，高表达 Mfn2 可通过下调 p-ERK1/2 通路蛋白磷酸化明显抑制细胞增殖，上调 caspase-3、cleavedPARP 表达使肿瘤细胞系凋亡增加，阻滞细胞周期在 G2/M 期抑制细胞有丝分裂，从而明显抑制结直肠肿瘤生长浸润，增加凋亡，研究显示高表达 Mfn2 可用于结直肠肿瘤的治疗。在肺癌中，*Mfn2* 基因广泛存在，和周围组织相比，其在癌组织中的表达明显降低，高表达 Mfn2 通过 ERK1/2 增殖通路及 PI3K/Akt 凋亡通路抑制细胞增殖，促进细胞凋亡，阻滞细胞周期于 G0/G1 期或 G2/M 期抑制细胞进行有丝分裂，从而抑制肿瘤生长。

以上各线粒体靶向死亡通路对于癌症的治疗与防治具有积极的作用，因此以线粒体为靶点抑制癌细胞的增殖、促进癌细胞凋亡具有很大的药物应用前景，为肿瘤的治疗提供了新的思路。

（刘　静　龙建纲）

参 考 文 献

Costello LC, Franklin RB, Narayan P, 1999. Citrate in the diagnosis of prostate cancer. Prostate, 38(3): 237-245.

Costello LC, Liu Y, Franklin RB, et al, 1997. Zinc inhibition of mitochondrial aconitase and its importance in citrate metabolism of prostate epithelial cells. J Biol Chem, 272(46): 28875-28881.

Dang L, White DW, Gross S, et al, 2009. Cancer-associated IDH1 mutations produce 2-hydroxyglutarate. Nature, 462(7274): 739-744.

Ferreira-da-Silva A, Valacca C, Rios E, et al, 2015. Mitochondrial dynamics protein Drp1 is overexpressed in oncocytic thyroid tumors and regulates cancer cell migration. PLoS One, 10(3):e0122308.

Fu L, Dong Q, He J, et al, 2017. SIRT4 inhibits malignancy progression of NSCLCs, through mitochondrial dynamics mediated by the ERK-Drp1 pathway. Oncogene, 36(19): 2724-2736.

Gagné LM, Boulay K, Topisirouic I, et al, 2017. Oncogenic activities of IDH1/2 mutations: From epigenetics to cellular signaling. Trends Cell Biol, 27(10): 738-752.

Gill AJ, 2018. Succinate dehydrogenase (SDH)-deficient neoplasia. Histopathology, 72(1):106-116.

Harada H, Becknell B, Wlim M, et al, 1999. Phosphorylation and inactivation of BAD by mitochondria-anchored protein kinase A. Mol Cell, 3(4):413-422.

Icard P, Poulain L, Lincet H, 2012. Understanding the

central role of citrate in the metabolism of cancer cells. Biochim Biophys Acta, 1825(1): 111-116.

Jin X, Wang J, Gao K, et al, 2017. Dysregulation of INF2-mediated mitochondrial fission in SPOP-mutated prostate cancer. PLoS Genet, 13(4):e1006748.

Kashatus JA, Nascimento A, Myers LJ, et al, 2015. Erk2 phosphorylation of Drp1 promotes mitochondrial fission and MAPK-driven tumor growth. Mol Cell, 57(3):537-551.

Li WH, Li YJ, Siraj S, et al, 2019. FUN14 domain-containing 1-mediated mitophagy suppresses hepatocarcinogenesis by inhibition of inflammasome activation in mice. Hepatology, 69(2):604-621.

Lima Queiroz A, Zhang BX, Comstock DE, et al, 2018. miR-126-5p targets malate dehydrogenase 1 in non-small cell lung carcinomas. Biochem Biophys Res Commun, 499(2):314-320.

Liou GY, Storz P, 2010. Reactive oxygen species in cancer. Free Radic Res, 44(5):479-496.

MacPherson S, Hovkoff M, Gravel C, et al, 2017. STAT3 regulation of citrate synthase is essential during the initiation of lymphocyte cell growth. Cell Rep, 19(5): 910-918.

Matilainen O, Quiros PM, Auwerx J, 2017. Mitochondria and epigenetics - crosstalk in homeostasis and stress. Trends Cell Biol, 27(6): 453-463.

Pirozzi CJ, Reitman ZJ, Yan H, 2013. Releasing the block: setting differentiation free with mutant IDH inhibitors. Cancer Cell, 23(5):570-572.

Pitsava G, Settsa N, Faucz FR, et al, 2021. Carney triad, carney-stratakis syndrome, 3PAS and other tumors due to SDH deficiency. Front Endocrinol (Lausanne), 12: 680609.

Rohle D, Poporici-Muller J, Palaskas N, et al, 2013. An inhibitor of mutant IDH1 delays growth and promotes differentiation of glioma cells. Science, 340(6132): 626-630.

Sabharwal SS, Schumacker PT, 2014. Mitochondrial ROS in cancer: initiators, amplifiers or an Achilles' heel?. Nat Rev Cancer, 14(11): 709-721.

Sasaki M, Knobbe CB, Mugger JC, et al, 2012.

IDH1(R132H)mutation increases murine haematopoietic progenitors and alters epigenetics. Nature, 488(7413):656-659.

Sciacovelli M, Frezza C, 2017. Metabolic reprogramming and epithelial-to-mesenchymal transition in cancer. FEBS J, 284(19): 3132-3144.

Tap WD, Villalobos VM, Cote GM, et al, 2020. Phase I study of the mutant IDH1 inhibitor ivosidenib: Safety and clinical activity in patients with advanced chondrosarcoma. J Clin Oncol, 38(15):1693-1701.

Vander Heiden MG, Cantley LC, Thompson CB, 2009. Understanding the Warburg effect: the metabolic requirements of cell proliferation. Science, 324(5930): 1029-1033.

Wang F, Travins J, DeLaBarre B, et al, 2013. Targeted inhibition of mutant IDH2 in leukemia cells induces cellular differentiation. Science, 340(6132): 622-626.

Wang YP, Zhou W, Wang J, et al, 2016. Arginine methylation of MDH1 by CARM1 inhibits glutamine metabolism and suppresses pancreatic cancer. Mol Cell, 64(4):673-687.

Ward PS, Patel J, Wise DR, et al, 2010. The common feature of leukemia-associated IDH1 and IDH2 mutations is a neomorphic enzyme activity converting alpha-ketoglutarate to 2-hydroxyglutarate. Cancer Cell, 17(3): 225-234.

Xu W, Yang H, Liu Y, et al, 2011. Oncometabolite 2-hydroxyglutarate is a competitive inhibitor of alpha-ketoglutarate-dependent dioxygenases. Cancer Cell, 19(1): 17-30.

Yan H, Parsons DW, Jin G, et al, 2009. IDH1 and IDH2 mutations in gliomas. N Engl J Med, 360(8): 765-773.

Zhang L, Ji Q, Ni ZH, et al, 2012. Prohibitin induces apoptosis in BGC823 gastric cancer cells through the mitochondrial pathway. Asian Pac J Cancer Prev, 13(8): 3803-3807.

Zhao S, Lin Y, Xu W, et al, 2009. Glioma-derived mutations in IDH1 dominantly inhibit IDH1 catalytic activity and induce HIF-1alpha. Science, 324(5924): 261-265.

Zhao X, Tian CH, Puszyk WM, et al, 2013. OPA1 downregulation is involved in sorafenib-induced apoptosis in hepatocellular carcinoma. Lab Invest, 93(1):8-19.

第一节　概　　述

从 1921 年开始计算，生酮饮食（KD）概念的提出已有近百年的历史。在这近百年的使用过程中并没有出现明显的不良反应，或是不可控制、危及患者生命的毒副作用。基于瓦博格效应的理论基础和对生酮饮食安全性的认识，20 世纪 60 年代肿瘤学家们开始尝试使用生酮饮食治疗肿瘤，先期进行的动物实验和临床治疗个案均取得了一定的疗效。需要强调的是生酮饮食治疗肿瘤还在探索中，并不适合所有的肿瘤患者，如何寻找更好的生物标志物，寻找合适的适应证是目前生酮饮食领域研究关注的焦点。

一、生酮饮食概念

生酮饮食是一种由高比例脂肪、低碳水化合物及适量蛋白质组成的饮食，以脂肪代谢产生的酮体为机体的主要能量来源。我们熟知的生酮饮食有 4 种类型：经典生酮饮食（classic ketogenic diet，CKD）、改良 Atkins 饮食（modified Atkins diet，MAD）、低血糖生成指数饮食（low glycemic index treatment，LGIT），以及中链三酯甘油饮食（medium-chain triglyceride diet，MCTD）。

二、瓦博格效应和肿瘤细胞的能量代谢特点

代谢重编程是肿瘤细胞和肿瘤组织的基本特征。糖代谢的重编程是多种肿瘤的共性特征。肿瘤细胞在有氧的情况下，仍表现为对葡萄糖糖酵解，而形成二分子乳酸的过程，这一过程又称为瓦博格效应。葡萄糖酵解产生的丙酮酸可被氧化脱羧，形成乙酰辅酶 A。乙酰辅酶 A 作为重要的代谢中间物，进入三羧酸循环或参与脂类的合成等生物大分子的合成过程。乙酰辅酶 A 进入三羧

酸循环后还可以转化为 α- 酮戊二酸、草酰乙酸等，进而通过转氨基作用生成谷氨酸、天冬氨酸等非必需氨基酸。丙酮酸也可被还原形成乳酸，通过单羧酸转移酶转运出肿瘤细胞内，构建酸性的肿瘤微环境。乳酸也可以被微环境中的其他肿瘤细胞摄入，重新脱氢，进入有氧氧化和氧化磷酸化的过程。

肿瘤细胞生长、繁殖速度快，而糖酵解能特点为低效高速，采用糖酵解可以快速代谢更多的葡萄糖，产生大量 ATP 以满足其生长需求。Warburg 观察到肿瘤细胞消耗的葡萄糖约为正常细胞的 200 倍，对于肿瘤细胞来说，它比正常细胞对葡萄糖的缺乏更敏感。既往认为肿瘤细胞发生瓦博格效应是线粒体功能的缺陷所致。更多的研究表明肿瘤细胞中常表现为线粒体功能正常，有氧氧化和有氧糖酵解同时被活化并存于肿瘤细胞中。基于有氧氧化 1 分子葡萄糖可以产生 36 个或 38 个 ATP，而有氧糖酵解一分子葡萄糖只能产生 2 个 ATP 的基本认识，肿瘤细胞发生有氧糖酵解的目的除了获得能量，还倾向于获得更多的代谢中间物，进而参与合成蛋白质、脂类等细胞构成必需的生物大分子，以满足肿瘤细胞快速分裂和增殖的需要。有文献报道称，肿瘤细胞 Warburg 效应产生的乳酸通过单羧酸转运体 4（monocarboxylate transport，MCT4）转运出细胞后，可以强化肿瘤细胞微环境的酸化过程，抑制 T 淋巴细胞活性，这有利于肿瘤细胞的免疫逃逸，此外乳酸也可以作为能量的转递物，被其他肿瘤细胞摄取和分解利用。

肿瘤细胞因其对能量等需求旺盛，以及在放疗和化疗药物打击下 DNA 损伤修复的需要，产生了高水平的活性氧。为了维持细胞内的氧化还原平衡就需要产生大量的 $NAPDH^+$ 等还原物质进

行对冲，同时 NAPDH⁺ 也是脂肪酸延长的关键辅酶。脂肪酸合成是肿瘤细胞构成细胞膜和亚细胞器生物质膜的关键步骤。因此，肿瘤细胞的葡萄糖代谢旁路，磷酸戊糖途径也被激活，加大了肿瘤细胞对葡萄糖的需求。肿瘤微环境中距离脉管系统的远近，形成了葡萄糖和氧的浓度梯度，构成了肿瘤细胞和免疫细胞、基质细胞共存的低葡萄糖、低 pH 和乏氧的环境。包括细胞毒 T 细胞在内的免疫细胞的增殖和活化都存在有类似瓦博格效应的有氧氧化过程。这意味着微环境中肿瘤细胞和免疫细胞对葡萄糖都有着强烈的需求，在这种情况下，上调了葡萄糖转运蛋白（glucose transport，GluT），其中含有 GluT1 的肿瘤细胞更具有优势，更能够从微环境中有限的葡萄糖中摄取葡萄糖据为己有，一定程度参与了肿瘤的免疫逃逸（图 3-22-1）。

瓦博格效应已成为细胞恶性转化过程中的最根本的代谢改变之一，肿瘤细胞依靠糖酵解代谢产能这一生化基础为癌症治疗提供了新的方向。基于上述的理论基础，通过限制葡萄糖的给予似乎可以进一步降低肿瘤细胞的葡萄糖浓度，进而达到"饿死肿瘤细胞"的目的。但是，需要注意的是：①微环境中葡萄糖水平的下降也可能同时抑制免疫细胞的增殖和活化，对肿瘤免疫产生不利影响。②谷氨酰胺是人体含量最为丰富的游离氨基酸，占总游离氨基酸的 50% 左右。部分肿瘤类型细胞也表现为嗜谷氨酰胺性，通过摄取谷氨酰胺作为碳源进入有氧氧化。谷氨酰胺经过谷氨酸，和谷氨酸转氨基作用后产生的 α-酮戊二酸，也可进入三羧酸循环，作为对因生物大分子合成不断移除的三羧酸循环中间代谢物的补充。因此，研究生酮饮食等饮食干预方式时亦需要关注谷氨酰胺的代谢改变对肿瘤细胞的影响。

三、生酮饮食抗肿瘤作用及机制

生酮饮食抗肿瘤治疗处于初步研究阶段，其作用机制尚不清楚。通过现有临床试验及动物实验，表明应用生酮饮食可引起以下基本改变。①血糖变化：大多数研究表明生酮饮食能够控制血糖水平，在生酮饮食治疗肥胖 1 年的随机临床试验中，血糖水平得到明显改善，空腹血糖及餐后血糖降低明显。动物实验中限制总量的生酮饮食组血糖降低 68%，酮体水平升高明显。②血脂变化：生酮饮食与低脂饮食相比，降低空腹 LDL-C 及餐后三酰甘油水平更加明显，HDL-C 水平提升也更为明显。③胰岛素变化：生酮饮食实验中血胰岛素水平降低，胰岛素降低可以促进三酰甘油降解，有助于脂肪酸的利用及脂肪的消耗。研究发现生酮饮食可降低胰岛素样生长因子 1（IGF-1）水平，提高胰岛素样生长因子 1 受体（IGF-1R）、胰岛素样生长因子结合蛋白 3（IGFBP-3）、葡萄糖转运体(GLUT)mRNA 的表达，降低胰岛素水平对抑制肿瘤的生长可能具有重要的意义。④抑制肿瘤部位血管生成及促凋亡作用：限制总量的生酮饮食组肿瘤部位微血管密度明显小于其对照组，且凋亡指数明显高于对照组，生

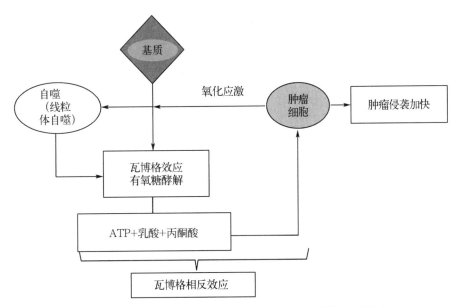

图 3-22-1 肿瘤细胞中自噬、瓦博格效应和瓦博格相反效应

酮饮食具有抗肿瘤血管生成作用。

（一）生酮饮食降低肿瘤细胞血糖和葡萄糖转运蛋白 -1 的表达水平

Seyfried 等研究发现裸鼠移植瘤的生长速度直接依赖于血糖水平，葡萄糖水平越高，肿瘤生长越快。随着葡萄糖水平的下降，肿瘤的大小和生长率也会下降。这一研究结果在人类身上也得到了证实。Champ 等观察在多形性胶质母细胞瘤（GBM）放化疗期间，使用生酮饮食对患者血糖水平的影响。共有 6 名患者接受了生酮饮食，结果发现与接受标准饮食相比，接受生酮饮食的患者血糖水平明显下降。葡萄糖进入细胞主要依赖葡萄糖转运蛋白（GLUT）的参与，GLUT-1 是发现最早的也是最重要的葡萄糖转运蛋白。有研究发现减少葡萄糖的供应，正常细胞 GLUT-1 的表达水平会升高，而肿瘤细胞则恰恰相反，因而肿瘤细胞必须与正常细胞竞争有限的葡萄糖，最终导致肿瘤细胞无法获得充足的能量维持生长（图 3-22-2）。

血清胰岛素和胰岛素样生长因子（insulin-like growth factor-1，IGF-1）与某些癌症发病风险增加有关。胰岛素是由胰腺细胞产生，血糖水平越高，胰腺分泌的胰岛素也就越多。研究发现较高的胰岛素水平可能通过丝裂原激活蛋白激酶途径来刺激肿瘤生长。Marsh 等发现 IGF-1 与特异性酪氨酸酶受体结合能够激活 PI3K/Akt 信号

通路，从而促进肿瘤细胞增殖。IGF-1 水平越高，肿瘤生长越快。Mavropoulos 等给予小鼠生酮饮食，发现血清胰岛素和 IGF-1 水平明显降低，小鼠生存时间延长，肿瘤体积减小。生酮饮食通过限制碳水化合物的摄入降低血糖，减少胰岛素的分泌和 IGF-1 的表达，以达到抑制肿瘤生长的目的。Freedland 等采用给予小鼠无碳水化合物生酮饮食，发现血清胰岛素和 IGF-1 水平下降，而促凋亡激素胰岛素生长因子结合蛋白 3（insulin-like growth factor binding factor 3，IGFBP3）水平升高。高水平的 IGFBP3 被认为有抗癌作用。

编码途径蛋白的基因突变和慢性高血糖、高胰岛素血症过度激活 PI3K-Akt-mTOR 通路，从而促进癌细胞的糖酵解。依赖于胰岛素的 PI3K-Akt-mTOR 通路通过上调葡萄糖转运蛋白和己糖激酶 - Ⅱ 活性增加了对葡萄糖的摄取和捕获。c-Myc 和低氧诱导因子 -1 为 mTOR 下游效应物，它们上调了糖酵解的关键酶；同时 Akt 通过下调肉毒碱棕榈酰基转移酶 1A 抑制 β 氧化。脑源性细胞几乎完全依赖于葡萄糖供能，因此脑肿瘤特别易受此通路影响。生酮饮食导致的低血糖会降低胰岛素和胰岛素样生长因子的水平，从而抑制 PI3K-Akt-mTOR 途径的激活。

（二）生酮饮食增强肿瘤细胞中氧化应激水平

正常情况下 ROS 维持在一个恒定的范围内，肿瘤细胞因线粒体的结构和功能发生改变，电子

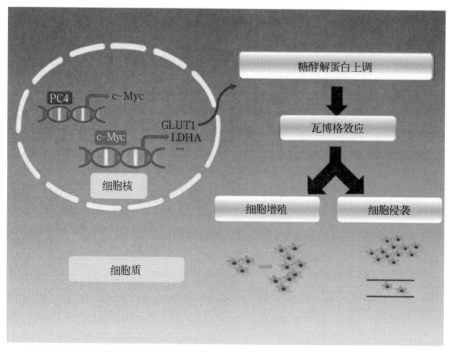

图 3-22-2　c-myc 介导 GLUT-1 引起瓦博格效应

传输链功能失调，导致如 O_2 和 H_2O_2 等 ROS 生成增多。相对于正常细胞，肿瘤细胞被认为存在慢性代谢氧化应激状态。如果活性氧的水平不断增加，那么它们很容易受到因氧化应激诱导的细胞凋亡。为了保持氧化还原的平衡，肿瘤细胞通过激活转录因子 NFE2 增加抗氧化剂的生成，以限制活性氧的过度积累，避免受到因氧化应激所造成的损伤。酮体代谢通过减少 ROS 的产生和增强内源性抗氧化能力来保护正常细胞免受氧化刺激的损伤。肿瘤细胞不能有效地代谢酮体，因此酮体不会对肿瘤细胞起到同样的保护作用。与邻近的正常细胞相比，乳腺癌细胞中抗氧化剂水平明显增加。虽然肿瘤细胞自身具有抗氧化能力，但是当通过采用外源性增强机体氧化应激水平的治疗方法时，可以促使其死亡（图3-22-3）。

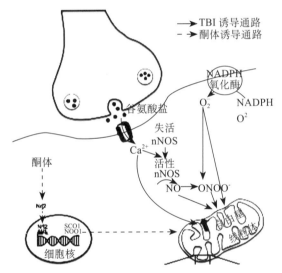

图 3-22-3 生酮饮食和氧化应激关系图

在转移性肿瘤小鼠模型中，生酮饮食联合高压氧治疗，进一步增加了癌细胞内的 ROS，延缓了肿瘤的生长速度，增加了小鼠的平均存活时间。此外，与单纯化疗和放疗相比，肺癌异种移植小鼠进行生酮饮食并接受卡铂化疗和放疗后，4- 羟基 -2 烯醛（4-HNE）修饰蛋白增加。4-HNE 是脂质过氧化的产物，通过形成加合物破坏蛋白质，是氧化应激期间脂质和蛋白质损伤的标志。这个实验表明生酮饮食可通过增加 ROS 提高放疗对肺癌异种移植小鼠的疗效。同时也有文献指出生酮饮食抗肿瘤机制可能与 AMPK/mTOR 信号通路的激活有关。另外，生酮饮食的代谢物 β- 羟基丁酸酯可增强离体心脏成纤维细胞中 TGF-β 诱导的纤维化的进程。mTOR 的抑制作用逆转了这种作用，

表明酮体通过 mTOR 途径促成心脏成纤维细胞。但是生酮饮食是否会通过增强肿瘤细胞的氧化应激抑制肿瘤细胞的生长，目前在我国还未见相关报道。近几年生酮饮食在肿瘤动物模型上取得不错的效果，但是临床应用的报道却很少。

四、生酮饮食对胰岛素抵抗和瘦素抵抗的影响

Nutrients 最新报道指出，相对于低脂饮食，生酮饮食对糖尿病患者的血糖控制作用更大，糖化血红蛋白的下降幅度更大，并且会导致较低的甘油三酸酯和较高的高密度脂蛋白，从而改善脂质状况。生酮饮食因为极低碳水化合物的摄入，可有效降低血糖水平，从而减少对蛋白质的非特异性糖基化修饰，改善胰岛素受体的敏感性，反馈性降低血胰岛素水平，同时通过对脂肪分解过程的活化和合成的抑制作用，改善高瘦素血症和下丘脑的瘦素抵抗。IGF-1（insulin-like growth factors-1）信号通路是肿瘤发生的关键信号通路，生酮饮食可以限制降低 IGF-1 的水平，从而抑制 IGF-1 信号通路对下游 PI3K-Akt-mTOR、RAS-RAF-MEK-ERK 等的影响。

生酮饮食可通过改善高瘦素血症和瘦素抵抗，减少脂肪组织内包括巨噬细胞在内的多种淋巴细胞的浸润，减少脂肪组织中 IL-6、IL-8、TNF-α 等炎症介质的分泌。作为三羧酸循环的底物，生酮饮食产生的 β- 羟基丁酸本身可缓解内质网应激诱导的炎性小体和 NRLP3 炎性小体而发挥抗炎作用。有研究指出 β- 羟基丁酸酯可以激活抗炎 GPR109A 信号传导并抑制 NLRP3 炎性体和组蛋白脱乙酰基酶，而生酮饮食已显示可通过保护性 γδT 细胞反应并通过增加电子转运链基因表达来恢复能量来保护小鼠免受流感病毒感染代谢。通过降低游离脂肪酸的含量，减少对 TLR4（toll like receptor 4）的激活，降低外周血粒细胞和巨噬细胞等对炎症介质的分泌，从而一定程度地阻断炎癌转化过程。

五、生酮饮食对肠道菌群的影响

生酮饮食作为一种和习惯饮食或者均衡饮食具有较大差异的饮食方式，中长期使用后可对肠道菌群产生一定的影响，表现为短链脂肪酸（short chain fatty acid，SCFA）的生成增加。通过 SCFA 的弥散入血，对肿瘤患者伴随的认知、焦虑、抑

郁等心理改变有一定改变。生酮饮食也可以通过影响肠道菌群，增加肠道菌群叶酸的合成，随着自体合成叶酸的吸收，可以有效改善肝的代谢状况。

第二节 抗肿瘤的生酮疗法

在目前进行的临床前生酮饮食干预肿瘤的研究中，约60%的研究证明生酮饮食可以抑制肿瘤，17%认为对肿瘤没有影响，而10%左右认为可以促进肿瘤的生长。

一、生酮饮食和神经系统恶性肿瘤

生酮饮食对神经系统肿瘤的临床前研究取得了较为全面的认识。β-羟丁酸可降低脑胶质瘤细胞 U87 和 LN22 的 *c-myc* 基因表达水平，而胶质母细胞瘤中50%高表达 c-myc，c-myc 是胶质母细胞瘤发生的关键机制。

Morscher 等对 CD-1 裸鼠模型注射神经母细胞瘤细胞的动物实验证明，随着血糖下降，神经母细胞瘤的生长受抑，Ki-67 和磷酸化组蛋白 H3 水平明显下降，肿瘤的生长明显减缓，生存时间延长。酮体水平可能和肿瘤系统肿瘤治疗效果相关，Brent A. Reynolds 等证明通过常规碳水化合物总量控制外，同时补充生酮制剂抑制胶质母细胞的扩增和 mTOR 的表达，从而发挥抗肿瘤作用。Morscher 的研究改进了配方，将脂肪供能比提高到 8：1，同时 25% 的脂肪以中链脂肪酸的形式供应，可提供对神经母细胞瘤的抑制作用。

Rieger 等在 NCT00575146 研究中，入组了20例复发胶质母细胞瘤患者，证明了生酮饮食的可行性和安全性。在一项包含 6 例胶质母细胞瘤、5 例 2～3 级星型细胞瘤和 1 例 2 级脊髓星型细胞瘤的临床研究的早期报道中，从影像学证明生酮饮食可以减小肿瘤体积，减轻周边的血管源性水肿。但是更多的临床研究认为，单独使用生酮饮食，对肿瘤没有明显的治疗效应，而联合贝伐单抗后患者获得了 86%（7/8）的客观有效率，中位无进展生存期为 20.1 周。可能和贝伐单抗改善微环境中新生血管的塑形，有利于氧和酮体等的送达相关。Dominic 等联合生酮饮食和高压氧可使转移癌小鼠生存率提高到 77.9%。2015年 Adrienne C. Scheck 证明了生酮饮食对胶质瘤的动物移植瘤模型起到较好的治疗作用。基于成年 VM/Dk 小鼠的神经母细胞瘤模型的研究，

Zachary 等认为生酮饮食联合替莫唑胺、草乙酸酯和高压氧治疗可取得较好的协同作用。生酮饮食和紫苏子醇的联合应用，可使得替莫唑胺耐药的复发脑胶质瘤患者，77.8%（7/9）的患者再次获得部分缓解。

Alicia J. Kowaltowski 等回顾了间断性禁食治疗对中枢神经系统功能的影响，证明了间断性禁食非但没有明显的损伤，而且可以减缓和延迟神经系统退行性疾病等多种病理改变。

二、生酮饮食和胃癌

糖代谢异常是胃癌细胞常见的代谢异常，表现为乳酸水平增加，柠檬酸、苹果酸和琥珀酸明显降低。Otto 等给 24 只裸鼠注射胃腺癌细胞构建移植瘤动物模型后随机平均分为生酮饮食组（KD）和标准饮食组（SD），结果 KD 组的肿瘤生长较 SD 组明显延缓，达到目标体积时间分别为（34.2±8.5）日和（23.3±3.9）日。更重要的是 SD 组的肿瘤坏死区域更大，肿瘤血管密度更低。

三、生酮饮食和前列腺癌

前列腺癌的发生和性激素水平相关，去势手术和化学去势可以是前列腺癌的一线治疗方案。生酮饮食通过对脂肪组织代谢的影响和胰岛素抵抗的改变发挥潜在的治疗作用。Freedland 等将接种 LAPC4 的 SCID 小鼠分为 3 组：无碳水化合物（no-carbohydrate ketogenic diet，NCKD）组（84% 脂肪、16% 蛋白质和 0% 碳水化合物）、低脂肪组（12% 脂肪、16% 蛋白质和 72% 碳水化合物）和西方饮食组（40% 脂肪、16% 蛋白质和 44% 碳水化合物），结果发现，NCKD 组肿瘤体积明显减小，血中胰岛素样生长因子结合因子 3（insulin-like growth factor binding factor 3，IGFBP3）最高，IGF1/IGFBP3 比值最低，西方饮食组预后最差，血胰岛素和 IGF-1 最高，低脂肪组居中。其发生机制可能和抗凋亡、抗炎及胰岛素信号通路及 Akt 通路活性降低有关。

四、生酮饮食和肺癌

Allen 等使用 NCI-H292 和 A549 肺癌小鼠模型，给予生酮饮食（脂肪和碳水化合物及蛋白质比例 4∶1），然后常规分割放疗（1.8～2.0Gy）、大剂量分割放疗（6Gy）和卡铂化疗，通过测定 4HNE 和 PCNA，评估氧化应激和 DNA 增殖和损伤。结果显示，与单独放疗组相比，生酮饮食组肿瘤细胞生长明显延缓。2017 年 Bryan G. Allen 在动物实验中发现生酮饮食对放疗表现出较好的增敏作用，而在一期临床研究中，招募了 7 名非小细胞肺癌患者，其中 4 名患者未能坚持进行生酮饮食而中途退出，2 名坚持完成，1 名因为毒副作用而退出。

五、生酮饮食和消化道肿瘤

生酮饮食在结肠癌中的治疗作用亦有实验证明：对 36 只裸鼠皮下注射结肠癌细胞 HCT116，然后随机平均分为 3 个组：富含 ω-3PUFA 的 KD 组、MCT 组和 SD 组。肿瘤目标体积为 600～700mm³，然后比较三组的肿瘤生长速度和生存时间。结果表明，KD 组和 MCT 组肿瘤细胞明显延迟于 SD 组。

Mehmet Salih Iyikesici 等对 25 名使用吉西他滨或者 FOLFIRINOX 治疗的转移性胰腺癌患者联合生酮饮食、高压氧和热疗取得了中位生存期和中位无进展生存期的延长。但是，因为该研究整合了太多的技术，并且样本量也非常有限，OS 和 PFS 的延长很难说明是生酮饮食干预所致。Seung-Min Lee 等证明生酮饮食可以改变胰腺切除术后患者的代谢状况。缪洪明教授证明，通过高脂饮食可以延长抑制腹膜转移小鼠模型的生存期，如果早期干预，高脂饮食仅需 7 日左右的时间就可能发挥较好的治疗效果。

大多数肝细胞癌患者中，生酮速率限制酶 3-羟甲基戊二酰辅酶 A 合酶 2（HMGCS2）被下调。给予生酮饮食小鼠肝细胞中 HMGCS2 上调并抑制了肝细胞癌的生长，同时观察到肿瘤大小与 HMGCS2 表达之间存在反向相关性。肝细胞癌细胞中 HMGCS2 下调，并且脂质代谢发生了改变，增加了脂肪酸、甘油三酸酯和胆固醇的合成。在生酮饮食喂养下，在 HMGCS2 基因敲除的肿瘤中观察到更高的肿瘤生长速率，其具有增加的脂质合成相关标志物表达，并且在脂质量和肿瘤重量之间呈正相关。

六、生酮饮食和乳腺癌、卵巢癌、子宫内膜癌

乳腺癌、卵巢癌、子宫内膜癌至少部分类型为性激素驱动型，和雌性激素的持续高水平相关。肥胖是这 3 种肿瘤的高危因素，伴随的代谢综合征、高胰岛素血症和 IGF-1 受体的过度表达在此类发生发展过程中发挥重要作用。

临床研究 ISRCTN77916487 选择 BMI 为 24～35kg/m²、年龄在 35～45 岁的有家族史的乳腺癌患者进行每周 2 日能量下降至 60% 的饮食干预，发现患者肿瘤细胞脂肪合成和糖异生、糖原合成等代谢紊乱均得到改善，肿瘤上皮细胞分化标志物表达水平上调，而胶原合成下降。临床研究 NCT02126449 入组了 131 名乳腺癌患者在新辅助化疗前 3 日进行模拟禁食，证明进行模拟禁食的患者，90%～100% 的肿瘤细胞被杀灭。

2018 年 NCT03171506 研究显示，12 周的生酮饮食即可有效改善卵巢癌和子宫内膜癌患者的高胰岛素血症，同时证明生酮饮食对生活质量没有负面的影响，而且可以改善运动功能和降低食欲。同样在 2018 年 Michalsen 等报道，围化疗期禁食可提高患者的生活质量，减少恶心、呕吐等不良反应。

缪明永等证明了 BDH1 和 OXCT1 可作为判定生酮饮食是否有效的生物标志物，在敲减 BDH1 和 OXCT1 的 Hela 细胞表现出了对生酮饮食干预的敏感性。但是，该研究工作尚局限于细胞实验和动物模型，这 2 个指标是否可以作为生酮饮食治疗的生物标志物需要临床研究进行论证。

第三节　生酮疗法和免疫检查点抑制剂的协同作用

CD8⁺T 细胞的活化和增殖依赖于葡萄糖的有氧糖酵解，而在肿瘤微环境中，因为肿瘤细胞上调了 GluT1 的表达，在摄取微环境中葡萄糖具有明显的优势。研究的早期，担心因生酮饮食降低血糖的作用，而进一步抑制了 CD8⁺T 细胞的功能。但是，在和免疫检查点抑制剂联合应用方面无论

是抗 CTLA-4 还是抗 PD-1、PD-L1 的制剂，都能发现 CD8+T 细胞的糖酵解水平和 INF-γ 的分泌均得到明显改善。分析其原因可能是免疫检查点抑制剂抑制了肿瘤细胞的代谢重编程过程，也抑制了肿瘤细胞对微环境中葡萄糖的摄取。因此，生酮饮食和免疫检查点抑制剂的联合应用，可以发挥相互增敏的协同作用。

Gladys 在研究中发现接受标准饮食的小鼠单独使用抗 PD-1 或与抗 CTLA-4 联合使用对肿瘤没有延缓作用，而在接受生酮饮食的小鼠中发现侵袭性肿瘤模型的 T 细胞依赖性肿瘤生长迟缓。从机制上讲，β- 羟基丁酸酯阻止了髓样细胞上调 PD-L1 的免疫检查点的封锁作用，而有利于 CXCR3+T 细胞的扩增。生酮饮食诱导肠道微生物群的组成发生变化，在接受低碳水化合物饮食干预的小鼠和人类中，特殊菌属，如块状艾森伯格菌（Eisenbergiella massiliensis）经常出现，并与 β-羟基丁酸酯的血清浓度高度相关。总而言之，这些结果表明生酮饮食诱导 β- 羟基丁酸酯介导的抗肿瘤作用，并且该作用依赖于 T 细胞介导的癌症免疫检查点。

但是，基于生酮饮食和免疫检查点抑制剂联合应用的临床研究目前尚未见报道，治疗过程中最佳的血糖和血酮水平控制范围和持续时间需要进一步的摸索和研究。

第四节　展　望

生酮饮食在肿瘤治疗中的临床应用尚缺乏大规模和高质量的临床研究。在脑胶质瘤中表现出了较好的应用前景，和替莫唑胺的联合应用可以明显延长患者的总生存期。但是，生酮饮食的广泛应用还有很长的路要走。

一、β- 羟丁酸和肿瘤驱动基因的结合可促进肿瘤的生长

B-BRAF V600E 突变是肿瘤临床中常见的基因突变，在甲状腺癌、结直肠癌、甲状腺乳头状癌、浆液性卵巢癌、胆管癌、黑色素瘤和非小细胞肺癌中均有发现，是预后不良的标志。而 β- 羟丁酸可以和 B-BRAF V600E 突变结合，促进 BRAF 和 MEK1 的结合，进而促进肿瘤的发展。因此，在含有 B-BRAF V600E 突变的肿瘤患者中，并不适合使用生酮饮食治疗。

对于其他特定的融合基因改变 β- 羟丁酸是否也具有类似的作用，目前尚不清楚，尽可能地发现不适合使用生酮饮食治疗的肿瘤患者的基因突变类型非常重要，也是生酮饮食治疗肿瘤的重要研究方向。

二、肿瘤营养不良和肿瘤恶病质是制约生酮饮食广泛应用的重要因素

肿瘤患者营养不良是一个较为普遍的现象，其基本特征为：①脏器肿瘤营养不良发生率和严重程度高于体表肿瘤。②实体肿瘤营养不良发生率高于血液肿瘤。③消化道肿瘤营养不良发生率高于非消化道肿瘤。④上消化道肿瘤和胰腺肿瘤营养不良发生率和严重程度高于下消化道肿瘤。肿瘤患者营养不良的原因有很多，如肿瘤自身能量消耗的增加、Cori 循环的活化和糖异生作用对能量的浪费、消化道梗阻导致的进食困难、唾液和其他消化液分泌减少和肠道蠕动能力下降导致的食物消化能力的下降、肿瘤治疗过程中产生的呕吐或便秘等导致的食物摄入减少、肿瘤代谢紊乱导致的厌食和早饱等。肿瘤恶病质是肿瘤营养不良进一步恶化的结局，也是直接导致肿瘤患者的死亡的重要因素之一。

生酮饮食因为血酮的升高，进一步直接抑制下丘脑摄食中枢，加重患者的厌食和早饱程度。生酮饮食促进脂肪分解和抑制脂肪合成，有可能进一步加重患者的营养不良。但是，有临床研究表明，生酮饮食可以治疗甚至逆转肿瘤恶病质，不限制能量的生酮饮食可以增加体重，并且可以改善情绪及睡眠，提高生活质量，和常规的生酮饮食导致体重下降似乎是一个悖论，其内在机制还有待深入探讨。结肠癌移植癌模型证明了肿瘤的大小和 β- 羟丁酸的血液浓度呈负相关关系，同时生酮组的实验动物 IL-6 水平远低于对照组。这说明生酮饮食可以抑制与肿瘤生长密切相关的 IL-6 等炎症因子的分泌。这也可能是生酮饮食对肿瘤恶病质治疗有效的一个内在机制。

因此生酮饮食对肿瘤患者的治疗宜选择适当

的时机，对于营养不良的患者需要在升高血酮和维持体重中取得较好的平衡，同时通过实时改变饮食方案，适当增加优质蛋白的供应，以改善肿瘤患者的营养状况。

（江　波　古艳婷）

参 考 文 献

江波，2019. 生酮饮食在肿瘤治疗中的应用. 实用临床医药杂志，23(14):1-6.

石汉平，2016. 肿瘤生酮疗法. 肿瘤代谢与营养电子杂志，3(2): 66-70.

Ali O, Cohen P, Lee K W, 2003. Epidemiology and biology of insulin-like growth factor binding protein-3 (IGFBP-3) as an anti-cancer molecule. Horm Metab Res, 35(11-12): 726-733.

Allen BG, Bhatia SK, Buatti JM, et al, 2013. Ketogenic diets enhance oxidative stress and radio-chemo-therapy responses in lung cancer xenografts. Clin Cancer Res, 19(14):3905-3913.

Bauersfeld SP, Kessler CS, Wischnewsky M, et al, 2018. The effects of short-term fasting on quality of life and tolerance to chemotherapy in patients with breast and ovarian cancer: a randomized cross-over pilot study. BMC Cancer, 18(1):476.

Bradshaw PC, Seeds WA, Miller AC, et al, 2020. COVID-19: Proposing a ketone-based metabolic therapy as a treatment to blunt the cytokine storm. Oxid Med Cell Longev, 2020:6401341.

Champ CE, Palmer JD, Volek JS, et al, 2014. Targeting metabolism with a ketogenic diet during the treatment of glioblastoma multiforme. J Neurooncol, 117(1): 125-131.

Chang CH, Qiu J, O'Sullivan D, et al, 2015. Metabolic competition in the tumor microenvironment is a driver of cancer progression. Cell, 162(6):1229-1241.

Chaudhari A, Haversen L, Mobini R, et al, 2016. ARAP2 promotes GLUT1-mediated basal glucose uptake through regulation of sphingolipid metabolism. Biochim Biophys Acta, 1861(11): 1643-1651.

Choi YJ, Jeon SM, Shin S, 2020. Impact of a ketogenic diet on metabolic parameters in patients with obesity or overweight and with or without type 2 diabetes: a meta-analysis of randomized controlled trials. Nutrients, 12(7): 2005.

Cohen CW, Fontaine KR, Arend RC, et al, 2018. Favorable effects of a ketogenic diet on physical function, perceived energy, and food cravings in women with ovarian or endometrial cancer: a randomized, controlled trial. Nutrients, 10(9):1187.

Delaj L, Novy J, Ryvlin P, et al, 2017. Refractory and super-refractory status epilepticus in adults: a 9-year cohort study. Acta Neurol Scand, 135(1):92-99.

Dibué-Adjei M, Brigo F, Yamamoto T, et al, 2019. Vagus nerve stimulation in refractory and super-refractory status epilepticus- a systematic review. Brain Stimul, 12(5):1101-1110.

Ferrere G, Tidjani Alou M, Liu P, et al, 2021. Ketogenic diet and ketone bodies enhance the anticancer effects of PD-1 blockade. JCI Insight, 6(2):e145207.

Fine E, Segal-Isaacson C, Feinman R, et al, 2008. Carbohydrate restriction in patients with advanced cancer:a protocol to assess safety and feasibility with an accompanying hypothesis. Commun Oncol, 5(1):22-26.

Francis BA, Fillenworth J, Gorelick P, et al, 2019. The feasibility, safety and effectiveness of a ketogenic diet for refractory status epilepticus in adults in the intensive care unit. Neurocrit Care, 30(3):65-67.

Freedland S J, Mavropoulos J, Wang A, et al, 2008. Carbohydrate restriction, prostate cancer growth, and the insulin-like growth factor Axis. Prostate, 68(1): 11-19.

Hagihara K, Kajimoto K, Osaga S, et al, 2020. Promising effect of a new ketogenic diet regimen in patients with advanced cancer. Nutrients, 12(5):1473.

Harvie MN, Sims AH, Pegington M, et al, 2016. Intermittent energy restriction induces changes in breast gene expression and systemic metabolism. Breast Cancer Res, 18(1):57.

Iyikesici MS, 2020. Long-term survival outcomes of metabolically supported chemotherapy with gemcitabine-based or FOLFIRINOX regimen combined with ketogenic diet, hyperthermia, and hyperbaric oxygen therapy in metastatic pancreatic cancer. Complement Med Res, 27(1):31-39.

Kaiser A, Haskins C, Siddiqui MM, et al, 2019. The evolving role of diet in prostate cancer risk and progression. Curr Opin Oncol, 31(3): 222-229.

Kang CM, Yun B, Kim M, et al, 2019. Postoperative serum metabolites of patients on a low carbohydrate ketogenic diet after pancreatectomy for pancreatobiliary cancer: a nontargeted metabolomics pilot study. Sci Rep, 9(1):16820.

Klement RJ, Pazienza V, 2019. Impact of different types of diet on gut microbiota profiles and cancer prevention and treatment. Medicina (Kaunas), 55(4):84.

Kossoff E H, Hartman A L, 2012. Ketogenic diets: New advances for metabolism-based therapies. Curr Opin Neurol, 25(2): 173-178.

Liao YJ, Wang YH, Wu CY, et al, 2021. Ketogenic diet enhances the cholesterol accumulation in liver and augments the severity of CCl4 and TAA-induced liver fibrosis in mice. Int J Mol Sci, 22(6):2934.

Lin JJ, Wang Y, Lan SY, et al, 2018. Combination of intravenous immunoglobulin and steroid pulse therapy improves outcomes of febrile refractory status epilepticus. Epilepsy Res, 142:100-105.

Marsh J, Mukherjee P, Seyfried T N, 2008. Akt-dependent proapoptotic effects of dietary restriction on late-stage management of a phosphatase and tensin homologue/tuberous sclerosis complex 2-deficient mouse astrocytoma. Clin Cancer Res, 14(23): 7751-7762.

Martuscello RT, Vedam-Mai V, McCarthy DJ, et al, 2016. A supplemented high-fat low-carbohydrate diet for the treatment of glioblastoma. Clin Cancer Res, 22(10):2482-2495.

Masko EM, Thomas JA 2nd, Antonelli JA, et al, 2010. Low-carbohydrate diets and prostate cancer: how low is "low enough"?. Cancer Prev Res (Phila), 3(9):1124-1131.

Mavropoulos JC, Buschemeyer W C 3rd, Tewari AK, et al, 2009. The effects of varying dietary carbohydrate and fat content on survival in a murine LNCaP prostate cancer xenograft model. Cancer Prev Res(Phila), 2(6): 557-565.

Morscher RJ, Aminzadeh-Gohari S, Feichtinger RG, et al, 2015. Inhibition of neuroblastoma tumor growth by ketogenic diet and/or calorie restriction in a CD1-nu mouse model. PLoS One, 10(6):e0129802.

Nakamura K, Tonouchi H, Sasayama A, et al, 2018. A ketogenic formula prevents tumor progression and cancer cachexia by attenuating systemic inflammation in colon 26 tumor-bearing mice. Nutrients, 10(2):206.

Park EG, Lee J, Lee J, 2019. The ketogenic diet for super-refractory status epilepticus patients in intensive care units. Brain Dev, 41(5):420-427.

Poff AM, Ari C, Seyfried TN, et al, 2013. The ketogenic diet and hyperbaric oxygen therapy prolong survival in mice with systemic metastatic cancer. PLoS One, 8(6):e65522.

Poff AM, Ward N, Seyfried TN, et al, 2015. Non-toxic metabolic management of metastatic cancer in VM mice:novel combination of ketogenic diet, ketone supplementation, and hyperbaric xxygen therapy. PLoSOne, 10(6):e0127407.

Prasoppokakorn T, Jirasakuldej S, Lakananurak N, 2019. Medium-chain triglyceride ketogenic diet is effective for treatment of an adult with super-refractory status epilepticus: a case report and literature review. Eur J Clin Nutr, 73(12):1594-1597.

Rieger J, Bähr O, Maurer GD, et al, 2014. ERGO: a pilot study of ketogenic diet in recurrent glioblastoma. Int J Oncol, 44(6):1843-1852.

Ruskin DN, Sturdevant IC, Wyss LS, et al, 2021. Ketogenic diet effects on inflammatory allodynia and ongoing pain in rodents. Sci Rep, 11(1):725.

Salberga S, Weerwardhena H, Collins R, et al, 2019. The behavioural and pathophysiological effects of the ketogenic diet on mild traumatic brain injury in adolescent rats. Behav Brain Res, 376:112225.

Schmidt M, Pfetzer N, Schwab M, et al, 2011. Effects of a ketogenic diet on the quality of life in 16 patients with advanced cancer: A pilot trial. Nutr Metab (Lond), 8(1):54.

Seyfried TN, Marsh J, Shelton LM, et al, 2012. Is the restricted ketogenic diet a viable alternative to the standard of care for managing malignant brain cancer?. Epilepsy Res, 100(3): 310-326.

Shaafi S, Sharifi-Bonab M, Ghaemian N, et al, 2019. Early motor-behavioral outcome of ischemic stroke with ketogenic diet preconditioning: interventional animal study. J Stroke Cerebrovasc Dis, 28(4):1032-1039.

Shoeb M, Ansari NH, Srivastava SK, et al, 2014. 4-Hydroxynonenal in the pathogenesis and progression of human diseases. Curr Med Chem, 21(2): 230-237.

Unterlass JE, Curtin NJ, 2019. Warburg and Krebs and related effects in cancer. Expert Rev Mol Med, 21: e4.

Van der Louw E, Aldaz V, Harvey J, et al, 2020. Optimal clinical management of children receiving ketogenic parenteral nutrition: a clinical practice guide. Dev Med Child Neurol, 62(1):48-56.

van der Louw EJTM, Reddingius RE, Olieman JF, et al, 2019. Ketogenic diet treatment in recurrent diffuse intrinsic pontine glioma in children: a safety and feasibility study. Pediatr Blood Cancer, 66(3):e27561.

Wang YH, Suk FM, Liao YJ, 2020. Loss of HMGCS2 enhances lipogenesis and attenuates the protective effect of the ketogenic diet in liver cancer. Cancers (Basel), 12(7):1797.

Weber DD, Aminzadeh-Gohari S, Tulipan J, et al, 2020. Ketogenic diet in the treatment of cancer - Where do we stand?. Mol Metab, 33:102-121.

Woolf EC, Scheck AC, 2015. The ketogenic diet for the treatment of malignant glioma. J Lipid, 56(1):5-10.

Xia SY, Lin RT, Jin LT, et al, 2017. Prevention of dietary-fat-fueled ketogenesis attenuates BRAF V600E tumor growth. Cell Metab, 25(2):358-373.

Xiang W, Shi RC, Zhang DP, et al, 2020. Dietary fats suppress the peritoneal seeding of colorectal cancer cells through the TLR4/Cxcl10 axis in adipose tissue macrophages. Signal transduction and targeted therapy, 5(1):239.

Yang H, Shan W, Zhu F, et al, 2019. Ketone bodies in neurological diseases: focus on neuroprotection and underlying mechanisms. Front. Neurol, 10:585.

Zahra A, Fath MA, Opat E, et al, 2017. Consuming a ketogenic diet while receiving radiation and chemotherapy for locally advanced lung cancer and pancreatic cancer: the University of Iowa experience of two phase 1 clinical trials. Radiat Res, 187(6):743-754.

Zhang J, Jia PP, Liu QL, et al, 2018. Low ketolytic enzyme levels in tumors predict ketogenic diet responses in cancer cell lines in vitro and in vivo. J Lipid Res, 59(4): 625-634.

Zhao X, Fu J, Du J, et al, 2020. The role of D-3-phosphoglycerate dehydrogenase in cancer. Int J Biol Sci, 16(9):1495-1506.

第23章 肿瘤脂类代谢调节治疗

糖的无氧酵解及脂肪酸代谢是癌细胞的重要能量来源。作为肿瘤细胞转化、增殖和迁移的重要能量来源和标志，脂肪酸及其代谢通路的关键酶被越来越多的应用于抗癌治疗新靶点的研究。即使是在能量供给充足的情况下，一些癌细胞也倾向于通过提高脂肪酸氧化代谢分解产生的能量来维持自身的生长。胆固醇在恶性肿瘤发生、发展及在对病死率的影响中扮演的重要角色早已引起人们的注意并进行研究，但依然存在较大分歧。近年来研究认为，肿瘤细胞通过代谢重编程（metabolic reprogramming），有利于增强其恶性增殖、侵袭、转移和适应不利生存环境的能力，

其中胆固醇代谢重编程则发挥了一定作用。同样，磷脂作为细胞的重要组成成分，其自身代谢及在代谢中的调节作用亦与肿瘤的关系非常密切。例如，1-磷酸鞘氨醇（sphingosine 1-phosphate，S1P）是细胞膜鞘磷脂的代谢产物之一，S1P与多种肿瘤，如结直肠癌、卵巢癌、前列腺癌、神经胶质瘤及黑色素瘤等的增殖、凋亡及血管生成等过程密切相关，有关肿瘤的磷脂代谢调节治疗的研究也已开始。与脂类调节治疗密切相关的他汀类药物是HMGCR和胆固醇合成的抑制剂，已被广泛应用于心血管疾病的治疗中，但也正在对20多个癌症患者的临床试验进行评估。

第一节 脂肪酸调节治疗

作为肿瘤细胞转化、增殖和迁移的重要能量来源和标志，脂肪酸及其代谢通路的关键酶被越来越多的应用于抗癌治疗的新靶点的研究中（图3-23-1）。研究表明，癌细胞必须增加脂质和类固醇的从头合成，为细胞分裂提供必需的磷脂双分子层。这个过程有多种关键酶的参与，如脂肪酸合成酶（fatty acid synthase，FAS）、ATP柠檬酸裂解酶（ATP citrate lyase，ACL）、乙酰辅酶A羧化酶（acetyl CoA carboxylase，ACC）、硬脂酰辅酶A去饱和酶1（stearoyl-CoA desaturase，SCD1）、单甘油酯脂肪酶HMG-CoA还原酶（monoglyceride lipase HMG CoA reductase，HMGCR）和胆碱激酶（choline kinase，CK）。胆碱是合成细胞膜磷脂酰胆碱和肿瘤细胞增殖的重要成分，研究证实癌症组织的胆碱激酶活性升高。目前已经有胆碱激酶抑制剂正在进行癌症相关的临床研究。他汀类药物是HMGCR和胆固醇合成的抑制剂，已被广泛应用于心血管疾病的治疗，也正在对20多个癌症患者的临床试验进行评估。

但是，由于大多数的肿瘤细胞可以同时对其

内源性、外源性的脂肪酸进行摄取和利用，所以单一的抑制肿瘤细胞内源性脂肪酸合成，可以激发肿瘤细胞增加外源性脂肪酸的摄取和利用度，从而降低甚至抵消原有抗肿瘤作用。此外，某些肿瘤细胞还可以利用脂肪分解途径产生的脂肪酸来维持自身的增殖和存活。脂肪分解产生的脂肪酸可能是肿瘤细胞获得脂肪酸的另一来源，因此脂肪分解途径也将为抗肿瘤治疗提供新的靶点。

脂肪酸是癌细胞的重要能量来源。每摩尔脂肪酸代谢分解产生的ATP是相同量的葡萄糖代谢产生ATP的2.5倍。即使在供能充足的情况下，一些癌细胞也更倾向于通过提高脂肪酸氧化所需的相关酶的活性，促进和利用脂肪酸氧化代谢分解产生的能量来维持自身的生长。虽然，肿瘤细胞可以通过自噬获取足够的脂肪酸作为能量来源。然而，有关涉及直接抑制脂肪酸代谢相关酶的抗癌药物的研究仍处于基础实验室阶段。其中研究相对较多的是针对脂肪酸氧化代谢限速酶——肉碱棕榈酰转移酶1（CPT1）抑制剂的研究。此类抑制在以后的体内及体外试验研究中具有明显的

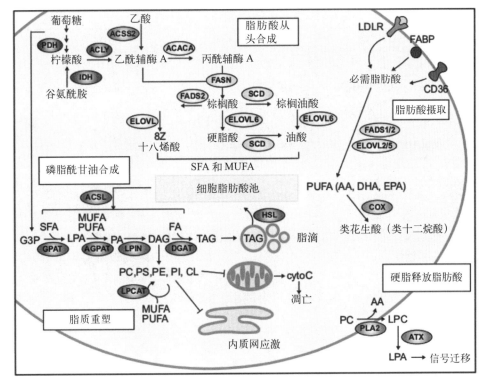

图 3-23-1　肿瘤细胞脂肪酸代谢

脂肪酸合成使用底物乙酰辅酶 A 可由葡萄糖、谷氨酰胺或醋酸盐生成。脂肪酸从头合成的产物是棕榈酸酯，棕榈酸酯进一步伸长和去饱和形成饱和脂肪酸及单不饱和脂肪酸。必需脂肪酸由脂质摄取提供，并通过延长酶和去饱和酶进一步修饰。从三酰甘油酯中分解的游离脂肪酸也汇集于细胞脂肪酸池。脂肪酸是 Land's 循环合成磷酸甘油和脂质重塑的底物。多不饱和脂肪酸也可转化成类花生酸，类花生酸具有重要的信号功能。膜脂释放脂肪酸不仅产生类花生酸合成的底物，还形成信号分子溶血磷脂酸。膜脂中相对富集的单不饱和脂肪酸阻止了内质网应激、线粒体功能障碍和线粒体内膜释放细胞色素 C。PDH. 丙酮酸脱氢酶；IDH. 异柠檬酸脱氢酶；ACLY. ATP- 柠檬酸裂解酶；ACSS2. 乙酰辅酶 A 合成酶；ACACA. 乙酰辅酶 A 羧化酶；FASN. 脂肪酸合成酶；SCD. 硬脂酰辅酶 A 去饱和酶（D9）；ELOVL. 脂肪酸延长酶；ELOVL6. 脂肪酸延长酶 6；LDLR. 低密度脂蛋白受体；FABP. 脂肪酸结合蛋白；CD36. 脂肪酸转位酶 / 清除受体；FADS. 脂肪酸去饱和酶（D5 或 D6）；COX. 环氧合酶 / 前列腺内过氧化物合成酶；GPAT. 甘油 -3- 磷酸酰基转移酶；AGPAT. 1- 酰基甘油 -3- 磷酸 O- 酰基转移酶；LPIN. 磷脂酸磷酸酶；DGAT. 二酰甘油 O- 酰基转移酶；LPCAT. 溶血磷脂酰胆碱酰基转移酶；HSL. 激素敏感性脂肪酶；PLA2. 磷脂酶 A2；ATX. 自分泌运动因子 /ENPP2；FA. 脂肪酸；SFA. 饱和脂肪酸；MUFA. 单不饱和脂肪酸；PUFA. 多不饱和脂肪酸；AA. 花生四烯酸；DHA. 二十二碳六烯酸；EPA. 二十碳五烯酸；G3P. 甘油 -3- 磷酸；LPA. 溶血磷脂酸；PA. 磷脂酸；DAG. 二酰甘油；TAG. 三酰甘油；cytoC. 细胞色素 C；PC. 磷脂酰胆碱；PS. 磷脂酰丝氨酸；PE. 磷脂酰乙醇胺；CL. 心磷脂；LPC. 溶血磷脂酰胆碱；PI. 磷脂酰肌醇。引自：Snsebjorsson MT，Janaki-Raman S，Schulze A，2020. Greasing the wheels of the cancer machine：the role of lipid metabolism in caner. Cell metabolism，31（1）：62-76.

抗癌效果。CPT1 抑制剂——依托莫司（etomoxir）由于存在潜在的肝毒性的风险已经停止相关的临床研究。其他的 CPT1 抑制剂，如过己基苯胺（perhexiline）和奥昔尼辛（oxfenicine）在某些国家已被批准用于抗心绞痛的治疗，有望进一步开发成为新兴的抗癌药物（表 3-23-1）。

同时，有体外试验研究发现，当肿瘤细胞培养基中的血清浓度降低时，肿瘤细胞表现出对内源性脂肪酸合成的依赖性增加，使用脂肪酸合成抑制剂诱导的细胞毒性会明显增强。由此表明，外源性脂肪酸的可用性可能会影响肿瘤细胞内源性脂肪酸合成和分解之间的动态平衡。在地中海式饮食降低癌症发病风险的研究中发现，膳食脂肪中的一种单不饱和脂肪——橄榄油，能够通过抑制靶向人表皮生长因子受体 2（HER-2）及脂肪酸合成酶基因的转录，降低乳腺癌的发病风险及侵袭性。饮食中的多不饱和脂肪酸 ω-6 会诱导前列腺癌的发病和进展，而多不饱和脂肪酸 ω-3 则表现出积极的保护和预防作用。迄今为止，对于多不饱和脂肪酸的利弊仍存有争议。需要开展更多的前瞻性研究以进一步探讨。

表 3-23-1 脂质代谢相关药物抗肿瘤作用

靶点（通路/蛋白）	药物	研究类型	观察结果
脂质的合成代谢			
FAS	TVB-2640、奥利司他	基础研究 奥利司他已用于减肥和肿瘤相关临床研究	体外抗癌有效
ACL	羟基丁酸	基础研究	体外抗癌有效
ACC	NDI-010976	临床和基础研究	● 体外抗癌有效 ● 肝细胞癌 I 期临床研究进行中
SCD1	MF-438	基础研究	体外抗癌有效
CK	TCD-717，CK37，MN58b，RSM932A RNAi	TCD-717 在进行临床研究	● 体内外抗癌有效 ● I 期临床研究已完成但无相关抗癌数据
HMGCR	他汀类	临床批准用于高胆固醇血症治疗	多家临床抗癌观察研究中
脂肪酸分解代谢			
CPT1	依托莫司、过己基苯胺、奥昔尼辛	过己基苯胺已批准用于心绞痛的治疗	● 体内外抗癌有效 ● 无肿瘤学相关临床研究结果

第二节 胆固醇调节治疗

早在恶性肿瘤研究的初期人们就发现在肿瘤发展过程中胆固醇扮演了重要的角色。胆固醇与肿瘤发生的关系基于以下 2 点：一是胆固醇在体内合成的过程中能产生许多致癌物质；二是胆固醇是体内多种激素合成的前体，而体内激素水平的变化通常与多种肿瘤的发生具有密切的联系。目前关于胆固醇水平与肿瘤发生、发展及病死率之间的关系的研究结论存在较大分歧。不少研究显示，血浆中胆固醇水平过低的患者，肿瘤发生的危险性增加，而且不管是男性还是女性，血脂水平过低都会增加血液系统肿瘤的发生率，如果研究对象的血脂水平增加，肺癌的发生风险将会出现轻度的降低。有学者观察到胆固醇水平越高，发生结肠等特定部位肿瘤的风险也不断增加，认为肿瘤患者血脂水平偏低应该是肿瘤对于患者造成的影响，而不是肿瘤发生的原因，证据之一就是当该部分患者接受规律的临床治疗后，肿瘤体积缩小的同时常伴有胆固醇水平升高。另有学者则认为，胆固醇水平与肿瘤风险之间的关系会随着病程的推进而发生相应的变化。一项关于肿瘤病死率的流行病学研究显示，在随访开始的最初几年中，胆固醇水平偏低的患者，癌症的病死率偏高，随着随访时间的延长，这种作用逐渐变弱。

另有一项对 17 万澳大利亚居民随访 19 年的研究报道发现，基线状态进行胆固醇检测后不久，胆固醇水平较高的患者恶性肿瘤的检出率明显降低，但随着随访时间的延长，血浆总胆固醇与肿瘤发生的危险性之间的关系则消失。这是迄今为止关于肿瘤与胆固醇之间的关系最大规模的研究。

体内胆固醇主要来自内源性合成和食物摄取，其内源性合成主要在内质网（endoplasmic reticulum，ER）进行。内质网膜胆固醇水平则作为细胞内胆固醇稳态的传感器，通过信号途径激活胆固醇内源性合成和外源性输入基因的转录。胆固醇在体内发挥重要作用，可参与维持细胞膜稳态，是维生素 D、胆汁酸及类固醇激素等的合成原料。体内对于胆固醇浓度的调节具有精密的调控机制，可避免游离态含量过高引起细胞毒性。过量的胆固醇可在酰基辅酶 A：胆固醇酰基转移酶 -1（acyl-coenzyme A：cholesterol acyltransferase-1，ACAT-1）的作用下生成胆固醇酯（cholesterol ester，CE），储存在脂滴中；或在环氧化酶的催化下生成环氧胆固醇，或在胆固醇羟化酶的作用下生成羟胆固醇，还可转化为维生素 D、类固醇激素等重要物质（图 3-23-2）。另外，ATP 结合盒转运体（ATP-binding cassette transporter，ABC）A1/G1，可通过水解 ATP 转运多种底物，参与细胞内胆固醇反向转运（reverse cholesterol transport，RCT）过程。

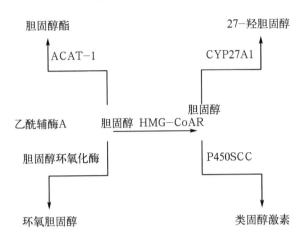

图 3-23-2 胆固醇代谢途径

HMG-CoAR. 3- 羟基 -3- 甲基戊二酸单酰辅酶 A 还原酶；ACAT-1. 酰基辅酶 A：胆固醇酰基转移酶 -1；CYP27A1. 固醇 -27- 羟化酶；P450SCC. P450 胆固醇侧链裂解酶

近年来，研究认为肿瘤细胞通过代谢重编程（metabolic reprogramming）可增强其恶性增殖、侵袭、转移和适应不利生存环境的能力，其中胆固醇代谢重编程发挥了一定的作用。研究显示，在肿瘤组织中类异戊二烯的合成和积累较正常组织增高；在对肿瘤基因图谱数据库的分析显示，7 种与胆固醇合成相关的基因在肿瘤组织中活性增加。肿瘤细胞胆固醇代谢重编程，导致在肿瘤发生、发展的几种常见机制中，研究最多的是 PI3K/ AKT/mTOR 信号通路的过度活化。通过 mTOR 复合物 1（mTOR complex 1，mTORC1）依赖性方式激活 SREBP 通路介导的胆固醇内源性合成和 LDLR 介导的外源性输入，同时抑制 ABCA1 介导的 RCT，提高细胞内胆固醇水平。另外，p53 介导的信号通路可通过抑制 SREBP mRNA 的表达，调节细胞 SREBP 活性，从而抑制胆固醇合成。此外，蛋白激酶 B 途径（又称 Akt 途径）、Hedgehog 信号途径、小窝蛋白 -1 等均在胆固醇稳态调节及与多种肿瘤的发生、发展中发挥相应的调节作用。

研究显示，胆固醇的大多数代谢产物也可表现出促肿瘤生长作用。在乳腺癌、胶质瘤、转移性前列腺癌、胰腺癌等多种肿瘤中均报道胆固醇酯（cholesterol ester，CE）含量上调或异常堆积。在乳腺癌组织中 27- 羟基胆固醇

（27-hydroxycholesterol，27-HC）含量明显升高，负责 27-HC 合成的胆固醇 27- 羟化酶（cholesterol 27-hydroxylase，CYP27A1）的蛋白表达增加与高级别乳腺癌呈正相关。然而，胆固醇代谢产物并不都是促肿瘤生长的。Dendrogenin A（DDA）是目前具有抗肿瘤特性的一种胆固醇代谢物，由 5,6 环氧胆固醇（5,6-epoxy cholesterol，5,6-EC）与组胺结合而成，具有维持细胞完整性和促细胞分化的生理功能，具有一定的抗肿瘤效果。肿瘤细胞 DDA 水平明显减少，有利于肿瘤的侵袭和转移。

由于胆固醇及其代谢产物对肿瘤的发生、发展和侵袭具有重要影响，因此调节肿瘤细胞胆固醇代谢水平有望成为抗肿瘤的一种治疗策略。研究显示，在肿瘤细胞胆固醇合成途径中可作为潜在抑制性靶点的蛋白质超过 15 种。而针对胆固醇合成的限速酶——3- 羟基 -3- 甲基戊二酸单酰辅酶 A 还原酶（3-hydroxy-3-methyl glutaryl coenzyme A reductase，HMGCR）抑制剂可通过多种途径发挥抗肿瘤作用：①肿瘤细胞内胆固醇含量的消耗可损害细胞膜完整性及细胞稳态的维持。②通过抑制细胞周期调节蛋白（G 蛋白）的异戊烯化，影响其作为信号传感器的功能，造成细胞周期停滞于 G1 期或 S 期。③通过改变 HMGCR 的分布，抑制 Caveolin-1 的磷酸化等。

此外，在肿瘤免疫治疗方面，研究发现细胞的胆固醇代谢可以调控 T 细胞的抗肿瘤活性，并鉴定出胆固醇酯化酶 ACAT-1 及相应的小分子药物前体。阿伐麦布（avasimibe）是靶向 ACAT-1 的一种小分子抑制剂，抑制 ACAT-1 活性能上调 CD8$^+$ T 细胞质膜游离胆固醇水平，TCR 成簇化、TCR 信号通路活化增强，增强 T 细胞免疫应答水平，免疫突触形成更高效，继而 ACAT1 抑制的 CD8$^+$ T 细胞细胞因子和细胞毒颗粒分泌、细胞毒效应及对肿瘤的杀伤能力都明显增强（图 3-23-3）。

阿伐麦布和免疫检查点阻断药物 PD-1 阻断抗体联合用药后的抗肿瘤效果更佳，提示阿伐麦布也许可以和现有的肿瘤免疫疗法进行联合治疗。此外，游离胆固醇水平升高，可能使 SREBP1 失活，从而导致 Caveolin-1/MAPK 途径的下调，有助于减少肿瘤的转移和侵袭。对免疫细胞来说，阿伐麦布能增强 CD8$^+$T 细胞对肿瘤的杀伤效应，此项研究从脂代谢角度开辟了肿瘤免疫治疗基础研究的新领域。

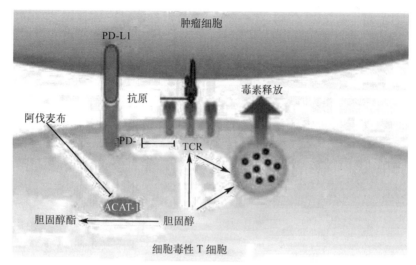

图 3-23-3　ACAT-1 抑制调节胆固醇代谢增强 CD8$^+$T 细胞的抗肿瘤反应

第三节　磷脂调节治疗

磷脂对于机体内包括肝、心脑血管在内的多个系统具有重要的生理意义，它对于肝的作用主要表现为：磷脂是构成细胞生物膜（细胞膜、核膜、线粒体膜）脂双层的基本骨架，也是构成各种脂蛋白的主要组成成分，因此磷脂是身体所必需的，俗称必需磷脂。大豆磷脂在体内能以完整的分子形式与受损的肝细胞膜结合，修复受损的肝细胞膜，促进肝细胞再生。大豆磷脂还能将肝中的脂肪带到血液中乳化成小微粒，大豆磷脂修复肝细胞膜和消化肝中脂肪的双重作用对脂肪肝的功效更为明显。

磷脂对于心血管的作用机制主要表现为参与脂肪和胆固醇的运输。如果血浆中磷脂水平过低，则胆固醇/卵磷脂比值增大，可能出现胆固醇沉积，从而引起动脉粥样硬化，因此磷脂有抗高胆固醇血症的作用。若每日服用大豆磷脂 5 ～ 7g，连用 2 ～ 4 个月可明显降低胆固醇含量，缓解因高脂血症引起的各种不适，对治疗高脂血症、动脉硬化具有明显功效。

同时，磷脂也是组成大脑和神经细胞必不可少的成分。研究表明，精神异常的患者，脑细胞中磷脂含量仅为正常人的 1/2。服用大豆磷脂后，经过体内水解会生成胆碱、甘油磷脂及脂肪酸。胆碱在机体内继续转化为乙酰胆碱，而后者又是机体内非常重要的神经递质。

磷脂代谢及代谢调节与肿瘤的关系亦非常密切。1- 磷酸鞘氨醇（sphingosine 1-phosphate，S1P）是细胞膜鞘磷脂的代谢产物之一，由鞘氨醇激酶（sphingosine kinase，SphK）磷酸化鞘氨醇生成，也可由磷酸化 S1P 去磷酸化生成，或由磷脂和鞘氨醇被神经酰胺合酶催化生成，S1P 与细胞膜表面的 S1P 受体（sphingosine 1-phosphate receptor，S1PR）结合发挥相应的生物学作用。S1PR 是 G 蛋白偶联受体家族成员之一，目前已发现的亚型有 5 种，即 S1PR1 ～ S1PR5。有研究表明，S1P 与多种肿瘤，如结直肠癌、卵巢癌、前列腺癌、神经胶质瘤及黑色素瘤等的增殖、凋亡及血管生成等过程密切相关。

Kawamori 等研究发现，结肠癌小鼠模型血浆中 S1P 水平明显高于正常对照鼠，S1P 通过刺激细胞生长和迁移，从而促进肿瘤的生成及恶性进程。Visentin 等研究显示，建立小鼠乳腺癌 MDA MB-231 和 MDA MB-468 细胞移植瘤，以及卵巢癌 SKOV3 细胞移植瘤模型后，给小鼠注射抗 S1P 单克隆抗体，即可明显抑制小鼠各种移植瘤的生长，移植瘤体积明显缩小，甚至使肿瘤完全消失，提示 S1P 可促进小鼠移植瘤的发展进程。

S1P 可明显促进 S1PR1 表达占优势的膀胱癌和卵巢癌等肿瘤细胞的恶性进程，但同时它又可抑制 S1PR2 表达占优势的黑色素瘤 B$_{16}$ 细胞的增殖，并诱导肿瘤细胞凋亡，提示改变细胞 S1PR 平衡可影响肿瘤细胞的生物学行为，不同的 S1PR 发挥不同甚至相反的功能。DU 等的研究提示，S1PR2 与 S1PR1/3 表达的平衡影响 S1P 对细胞的迁移效应。与野生鼠相比，敲除 S1PR2 基因模型鼠的肺癌 Lewis 细胞肿瘤和黑色素瘤 B$_{16}$ 细胞肿瘤生长和血管生成明显增加，提示 S1PR2 对肿瘤生长及血管生成具有抑制作用。

我国学者王立生等系统阐明了鞘氨醇激酶 -1-磷酸鞘氨醇（SphK-S1P）信号通路在血管新生、肿瘤耐药和组织修复中的作用及其机制，并对抑制剂、激动剂及抗体等靶向 SphK-S1P 信号通路的药物在血液肿瘤中的作用作出了乐观的展望。

磷脂酰肌醇 3 激酶（phosphatidylinositol 3-hydroxy kinase，PI3K）是脂激酶家族成员，可通过磷脂酰肌醇的 3 位磷酸化产生磷脂酰肌醇三磷酸脂（PIP3）来调节细胞的代谢和生长。PI3K 本身具有丝氨酸 / 苏氨酸（Ser/Thr）激酶的活性，也具有磷脂酰肌醇激酶的活性。PI3K 可分为 3 类，其结构与功能各异。其中研究最广泛的为 I 类 PI3K，此类 PI3K 为异源二聚体，由一个调节亚基和一个催化亚基组成，其中调节亚基含有 SH2 和 SH3 结构域，与含有相应结合位点的靶蛋白相作用，该亚基通常被称为 p85。催化亚基有 4 种，即 p110α、p110β、p110δ、p110γ，而 p110δ 和 p110γ 仅限于白细胞，其余则广泛分布于各种细胞中。

PI3K 信号通路通常会被细胞表面的受体激活，活化后的 p110 亚基催化 PIP2 向 PIP3 转化，并激活 Akt 活性。Akt 则会进一步将信号传递至下游分子，如 mTORC1、GSK3 及 Bcl-2 等来调节不同的细胞生理学过程。PI3K 分子下游信号通路传递较为复杂，包括一些反馈循环。I 类 PI3K 的 4 种催化异构体中的每一种都优先调节特定的信号转导及肿瘤细胞的存活，这取决于恶性肿瘤的类型及其所发生的基因或表观遗传学改变。例如，p110α 对于 PIK3CA 突变或癌基因 *RAS* 及受体酪氨酸激酶所驱动的肿瘤细胞的生长至关重要；p110β 则会介导 PTEN 缺失型的肿瘤发生；而 p110δ 则在白细胞中高表达，从而使其成为治疗血液系统恶性肿瘤的理想靶点。

P13K 通路是人肿瘤细胞中最常发生变异的地方，可导致信号放大，因此是小分子抑制剂的较为理想的作用靶位，为肿瘤的治疗提供了机会。

最早获批的靶向于 PI3K/mTOR 信号通路的抗肿瘤药物为雷帕霉素类似物 temsirolimus 及 everolimus，均为 mTORC1 的变构抑制剂，其中前者获批适应证为晚期肾细胞癌，而后者获批适应证则包括晚期乳腺癌、晚期肾细胞癌、晚期胰腺神经内分泌瘤在内的多种肿瘤。目前大量靶向

于 PI3K 信号通路的候选药物正处于不同的临床研究阶段。根据其作用机制的不同，可将它们分为 3 个大类，分别是：①广谱型 PI3K 抑制剂，可作用于 I 类 PI3K 的 4 种亚型；②亚型特异性 PI3K 抑制剂；③可作用于 PI3K 及 mTOR 的双靶点型抑制剂。

最新且最具有代表性的 PI3K 抑制剂是 copanlisib（代号 BAY80-6946），它在 2017 年 9 月 14 日获美国 FDA 批准上市，主要针对恶性 B 细胞中表达的 PI3K-α 和 PI3K-δ 2 种亚型，有很好的抑制活性。其用于治疗罹患复发性滤泡性淋巴瘤，且已经接受了至少 2 次系统疗法的成年患者。这款新药的疗效在一项单臂的临床试验中得到了验证。这项临床试验招募了 104 名患者，他们都已经接受了至少 2 次治疗，但病情依然出现复发。在试验中，接受 copanlisib 治疗的患者客观缓解率达到 59%，为患者的生活带来了明显的改善。基于这项临床试验的出色数据，美国 FDA 曾授予这款新药优先审评资格。但其长期的有效性仍需要更大样本量的实验观察。

亚型特异性 PI3K 抑制剂中最具有代表性的是 Gilead 公司的 idelalisib（代号 CAL-101，GS-1101），它是一种 PI3Kδ 激酶抑制剂，可诱导细胞凋亡，抑制细胞增殖。它获得了美国 FDA 及欧洲 EMA 批准上市用于治疗慢性淋巴细胞性白血病、滤泡性 B 细胞非霍奇金淋巴瘤和小淋巴细胞淋巴瘤。另外，该类药物靶点的亚型特异性使其治疗谱系较为狭窄，因而需要通过生物标志物等来确认患者对该药物的敏感性及耐受性等指标。

另外，对于肿瘤患者的营养治疗方案中补充脂类营养素也是非常重要的。正常人体所需总热量的 20% ～ 30% 由脂类物质提供，而对于糖尿病、慢性阻塞性肺疾病及大部分的肿瘤患者而言，脂类物质的供能比例可以上升到 50% 甚至更高，这种供能物质比例的改变，可以有效地控制血糖并减少二氧化碳生成。因此，对于肿瘤患者，尤其是存在恶病质的肿瘤患者，合理地补充脂类营养物质非常必要且重要。

综上所述，磷脂代谢紊乱参与了多种肿瘤发生及发展过程，目前有关肿瘤的磷脂代谢调节治疗突出集中于少数关键酶类所主导的细胞信号转导过程中，绝大部分药物仍处于临床试验阶段，远期的安全性及其疗效尚需更多的临床试验数据

支持。另外，对肿瘤患者脂类营养素的支持治疗越来越受到临床医生和营养学家的重视。脂类营养素的供给在提高患者能量需求的同时也许可以间接减少肿瘤细胞的能量供应，不利于肿瘤细胞的生长。

第四节　他汀类的应用

他汀类药物是 3- 羟基 -3- 甲基戊二酰辅酶 A（HMG-CoA）还原酶抑制剂，通过抑制甲羟戊酸（MVA）及其下游产物的合成，影响体内许多生理过程，具有降低胆固醇、改善血管内膜环境等作用，广泛应用于高脂血症及心血管疾病的治疗。他汀类药物作为目前世界上处方量最大的调脂药物，在肿瘤治疗方面的作用越来越被大家所关注，其抗肿瘤作用的研究报道有很多（图 3-23-4）。

研究发现，细胞恶性转化的一个重要特征是调节胆固醇合成的胆固醇反馈机制失调，细胞生长受抑，同时发生表型改变。他汀类药物抗肿瘤的效应与它对 HMG-CoA 还原酶的抑制作用有关。其对该酶活性的抑制可减少胆固醇的合成，同时减少甲羟戊酸（MVA）途径中的类异戊二烯、法尼基焦磷酸、香叶基焦磷酸（GGPP）等中间产物的生成，这些物质对与肿瘤发生密切相关的胞内大鼠肉瘤（Ras）蛋白、Ras 同源蛋白（Rho）激酶的翻译后修饰（异戊二烯化）及其生物活性的产生均存在必要作用。在降低体内胆固醇合成的同时还能够抑制甲羟戊酸（MVA）途径中一些中间产物的产生，这正是他汀类药物具有降脂之外的其他生理作用的基础。这些代谢中间产物中与肿瘤发生有关的主要是类异戊二烯。这类物质是细胞内 GTP 相关蛋白的激活物。应用他汀类药物治疗后，G 调蛋白的激活剂水平降低，G 调蛋白活性的降低，从而对细胞分化、增殖、血管新生及凋亡产生影响。在多种肿瘤细胞中 G 调蛋白的这种作用都非常重要。而他汀类药物通过降低 G 调蛋白的激活而达到抑制肿瘤细胞的发生、生长及转移的作用。

他汀类药物相关的抗肿瘤机制目前认为可能与以下几个方面有关。

一是抑制肿瘤细胞增殖。Ras、Rho 等小 G 蛋白在细胞增殖、分化和凋亡中起重要作用。他汀类药物通过影响 Ras、Rho 等的异戊二烯化作用，抑制肿瘤细胞增殖。Alupei 等发现，长效亲脂的辛伐他汀胶囊可抑制黑色素瘤的生长，其抗肿瘤作用依赖于肿瘤细胞中肿瘤相关巨噬细胞（TAM），并且依赖降低肿瘤细胞中 TAM 介导氧化应激和低氧诱导因子 1α（HIF-1α）。Furuya 等发现，辛伐他汀通过小干扰 RNA（siRNA）下调低密度脂蛋白受体表达，明显降低细胞内胆固醇水平，从而抑制前列腺肿瘤细胞的生长，其对性激素依赖的前列腺癌更有效。

二是直接对于细胞周期进行调节。研究显示他汀类药物能够直接对细胞周期进程产生影响，使肿瘤细胞停留在 G1 期或 S 期，而直接抑制肿瘤细胞的增殖。如辛伐他汀可使多个骨髓瘤细胞株的细胞周期阻滞于 S 期，洛伐他汀、阿托伐他汀诱导乳腺癌肿瘤细胞阻断在 G1 期或 S 期。

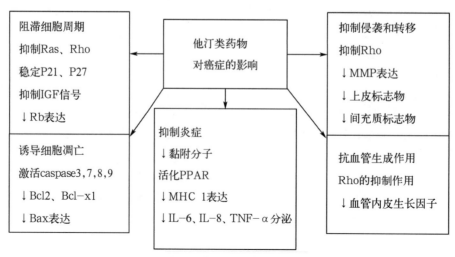

图 3-23-4　他汀类药物在肿瘤发生中的潜在作用

三是促进肿瘤细胞凋亡。他汀类药物可通过抑制 MVA 途径中间产物的生成，干扰肿瘤细胞 DNA 的合成。研究显示，洛伐他汀可以通过磷酸化有丝分裂活化激酶途径促使恶性嗜铬肿瘤细胞凋亡和抑制肿瘤的转移。在乳腺癌、前列腺癌、白血病等一系列的细胞中，均已发现他汀类药物可以诱导细胞的凋亡。

四是他汀类药物可以促进间隙连接细胞通讯（gap junctional intercellular munication，GJIC）功能的恢复，从而使体内的生长调控信号能够有效地传达突变细胞及肿瘤细胞，从而抑制肿瘤的发生及发展。

对于脑膜瘤的研究显示他汀类药物能够减少脑内 GTP 相关蛋白的异戊烯基化，从而减少细胞增殖信号的通路的激活，减少细胞信号转导。

此外，降低核转录因子 NF-κB 作用也可能是他汀作用的机制之一。Wood 等研究提示，高浓度的辛伐他汀可通过抑制 Bcl-2 的表达诱导肿瘤细胞凋亡。

尽管基础研究的结果为他汀类药物具有抗肿瘤作用的可能机制提供了一定的依据，但真正的机制目前尚无定论。而且关于他汀类药物在肿瘤中作用的研究也存在分歧。有的研究结果显示他汀类药物可能具有致癌作用，而更多的实验室数据则显示对于多种类型的肿瘤，他汀类药物都有良好的抗肿瘤效果，但这也不能单纯的代表其对临床也有着积极地抗肿瘤效果。因为要达到在动物实验中表现出抗肿瘤作用所需的剂量比较大，又存在肝的首关效应，所以在人体要达到如此高的有效药物浓度非常难。同时，他汀类药物的细胞毒副作用可能取决于靶肿瘤的细胞类型，以及不同类型的他汀类药物抗肿瘤能力的差异性。

目前基于他汀类药物具有抗肿瘤的立论依据及实验室证据，部分学者开始尝试将他汀类药物用于肿瘤的临床治疗。在这些研究中有的是单独应用他汀类药物治疗，有的则是将他汀类药物与常规的化疗或放疗联合使用。联合治疗可能是他汀类药物肿瘤治疗的一个发展方向。在联合治疗中他汀类药物主要发挥的是联合增放作用，为减少药物的不良反应和防止耐药提供了新的方法。

第五节 肉碱的应用

肉碱（carnitine）在维持细胞稳态和脂肪酸能量代谢调节中起着至关重要的作用。长链脂肪酸进入细胞内主要通过线粒体的 β- 氧化循环进行代谢分解，并最终转化成量，而这一过程的顺利进行与肉碱穿梭系统协同脂肪酸转运密不可分（图 3-23-5）。线粒体的 β- 氧化循环是氧自由基（ROS）的主要来源。而过多的 ROS 在细胞内蓄积介导线粒体内氧化应激反应加剧，进而促使细胞生物能量合成效率的降低，最终导致细胞代谢平衡的紊乱。同时，线粒体内膜的呼吸链在进行电子传递的氧化还原生物化学反应过程中，可以产生大量的促炎因子，这些细胞因子在特殊的病理条件下也同样可以介导细胞的氧化应激损伤。研究表明，肉碱可以通过降低细胞内氧化应激的水平和炎症反应的剧烈程度来改善细胞线粒体功能。已有临床研究发现使用肉碱可以增加患者的食欲，减轻体重，降低多种疾病的发病率。骨骼肌是肉碱分布最丰富的器官，肉碱穿梭系统对骨骼肌的结构、功能表型和能量分配也起到至关重要的生理作用。临床上多种病理因素导致肌肉内肉碱含量的降低都会引起骨骼肌强度和肌张力的减弱，如脂质沉积性肌病（主要是 I 型纤维）和肌溶解（II 型纤维萎缩）。在其他有关氧化应激和慢性炎症导致的肌肉萎缩的临床试验也对肉碱补充剂的潜在获益效果进行了研究和证实。因此有专家推荐将肉碱应用于消耗性疾病的治疗。

超过 90% 的肿瘤患者在抗癌治疗过程都会出现令人苦恼的乏力症状，即肿瘤相关性乏力（cancer-related fatigue，CRF）。CRF 严重影响患者的生存质量，持续的乏力使患者感到沮丧和焦虑，也使患者丧失日常的自理能力，并对患者和陪护人员都会造成严重的经济负担。此外，肿瘤治疗完全结束后 CRF 还将持续数月甚至数年，患者恢复和生存率低。尽管 CRF 的发生率很高，但其病因尚不是十分清楚。目前研究认为其发病机制可能与炎症、贫血、神经内分泌的信号通路紊乱和脂肪酸代谢分解失衡有关。由于肉碱在脂肪酸进入线粒体进行 β- 氧化时发挥关键的转运作用，因此明确肉碱改善食欲的作用机制也许可以帮助我们更好地理解其病理机制。在生理状态下，下丘脑通过上调细胞内丙二酸辅酶 A 的浓度，从而抑制线粒体外膜肉碱棕榈酰转移酶（CPT）的活性，降低细胞内脂肪酸氧化，降低食欲。对于肿瘤患者来说，下丘脑调节功能受损，导致细胞内丙二

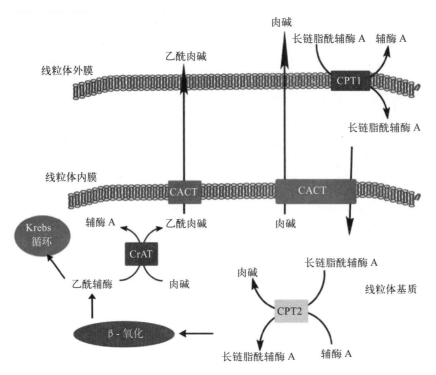

图 3-23-5　肉碱系统示意图

长链脂肪酰辅酶 A 通过位于接触位点线粒体外膜上的 CPT1 转化为肉碱衍生物。特异性肉碱脂酰肉碱转位酶（CACT）催化肉碱／乙酰肉碱和脂酰肉碱的摩尔 - 摩尔交换，促进脂酰肉碱通过线粒体膜。在线粒体基质中，长链脂酰肉碱通过肉碱 - 棕榈酰转移酶 -2（CPT2）重新转化为各自的长链脂酰辅酶 A，并发生 β- 氧化产生乙酰辅酶 A。最后，CrAT 将短链乙酰辅酶 A 转化为其膜渗透性乙酰肉碱对应物，使 CACT 将其从线粒体输出到细胞质。引自：Melone MAB，Valentino A，Margarucci S，et al，2018. The carnitine system and cancer metabolic plasticity. Cell Death Dis，9（2）：228.

酸辅酶 A 的浓度持续增加，过度抑制 CPT 活性，从而使线粒体内 β 氧化，降低患者食欲。已有对照观察研究发现 CRF 与血清中肉碱含量降低密切相关。通过适量补充肉碱可以恢复或改善肿瘤患者下丘脑对脂肪酸代谢的调节作用。

对于长期接受化疗的肿瘤患者来说，化疗可以导致机体内氧化应激水平升高，慢性炎症进一步恶化，从而使部分癌症患者出现肌肉萎缩的表现，也被称作肿瘤的恶病质状态。而且常见的化疗药物，如顺铂和环磷酰胺可通过增加肾对肉碱的排泄来影响其生物学功能。补充肉碱进而可以通过多种途径来改善患者的肌肉萎缩，包括调节蛋白质的合成和降解，抗凋亡，抗氧化，抗炎等。

但是由于现行的关于肉碱改善肿瘤患者 CRF 的临床观察研究样本量偏小，大多数研究也没有采取严格的随机对照双盲的标准开展相应的观察研究，人口服肉碱的剂量范围比较模糊，试验对照组的选取存在复杂性和非特异性，肉碱应用于临床的安全性尚存在争议，因此目前还无法提供充足的实验证据说明补充肉碱对 CRF 预后的有效性和获益程度。

（鲁晓岚　刘　林　赵　刚　李　明）

参 考 文 献

Adeva-Andany MM, Carneiro-Freire N, Seco-Filgueira M, et al, 2019. Mitochondrial β -oxidation of saturated fatty acids in humans. Mitochondrion, 46:73-90.

Al Maruf A, O'Brien PJ, Naserzadeh P, et al, 2018. Methotrexate induced mitochondrial injury and cytochrome c release in rat liver hepatocytes. Drug Chem Toxicol, 41(1):51-61.

Alsaffar NMS, Troy H, de Molina AR, et al, 2006. Noninvasive magnetic resonance spectroscopic pharmacodynamic markers of the choline kinase inhibitor MN58b in human carcinoma models. Cancer Res, 66(1):427-434.

Alupei MC, Licarete E, Patras L, et al, 2015. Liposomal simvastatin inhibits tumor growth via targeting tumor-associated acrophages-mediated oxidative stress. Cancer Lett, 356(2 Pt B): 946-952.

Arlauckas SP, Browning EA, Poptani H, et al, 2019. Imaging of cancer lipid metabolism in response to therapy. NMR Biomed, 32(10): e4070.

Aylon Y, Oren M, 2016. The Hippo pathway, p53 and cholesterol. Cell Cycle, 15(17):2248-2255.

Bononi G, Granchi C, Lapillo M, et al, 2018. Discovery of long-chain salicylketoxime derivatives as monoacylglycerol lipase (MAGL)inhibitors. Eur J Med Chem, 157: 817-836.

Bose S, Allen AE, Locasale JW, 2020. The molecular link from diet to cancer cell metabolism. Mol Cell, 80(3): 554.

Bovenga F, Sabbà C, Moschetta A, 2015. Uncoupling nuclear receptor LXR and cholesterol metabolism in cancer. Cell Metab, 21(4): 517-526.

Bower JE, 2019. The role of neuro-immune interactions in cancer-related fatigue: biobehavioral risk factors and mechanisms. Cancer, 125(3):353-364.

Camuzard O, Santucci-Darmanin S, Carle GF, et al, 2020. Autophagy in the crosstalk between tumor and microenvironment. Cancer Lett, 490: 143-153.

Chen PP, Zhang QB, Zhang HZ, et al, 2021. Carnitine palmitoyltransferase 1C reverses cellular senescence of MRC-5 fibroblasts via regulating lipid accumulation and mitochondrial function. J Cell Physiol, 236(2): 958-970.

Cioccoloni G, Aquino A, Notarnicola M, et al, 2020. Fatty acid synthase inhibitor orlistat impairs cell growth and down-regulates PD-L1 expression of a human T-cell leukemia line. J Chemother, 32(1): 30-40.

Clem BF, Clem AL, Yalcin A, et al, 2011. A novel small molecule antagonist of choline Kinase-α that simultaneously suppresses MAPK and PI3K/AKT signaling. Oncogene, 30(30):3370-3380.

Dalenc F, Poirot M, Silvente-Poirot S, 2015. Dendrogenin A: a mammalian metabolite of cholesterol with tumor suppressor and neurostimulating properties. Curr Med Chem, 22(30):3533-3549.

Dong FM, Mo ZC, Eid W, et al, 2014. Akt inhibition promotes ABCA1-mediated cholesterol efflux to ApoA-I through suppressing mTORC1. Plos one, 9(11):e113789.

Esfahani M, Sahafi S, Derakhshandeh A, et al, 2018. The anti-wasting effects of L-carnitine supplementation on cancer: experimental data and clinical studies. Asia Pac J Clin Nutr, 27(3): 503-511.

Feldt M, Bjarnadottir O, Kimbung S, et al, 2015. Statin-induced anti-proliferative effects via cyclin D1 and p27 in a window-of-opportunity breast cancer trial.J Trans Med, 13:133.

Fliedner SMJ, Engel T, Lendvai NK, et al, 2014. Anti-cancer potential of MAPK pathway inhibition in paragangliomas-effect of different statins on mouse pheochromocytoma

cells. PLoS One, 9(5): e97712.

Furuya Y, Sekine Y, Kato H, et al, 2016. Low-density lipoprotein receptors play an important role in the inhibition of prostate cancer cell proliferation by statins. Prostate Int, 4(2):56-60.

Garcia-Estevez L, Moreno-Bueno G, 2019. Updating the role of obesity and cholesterol in breast cancer. Breast Cancer Res, 21(1): 35.

Goodpaster BH, Sparks LM, 2017. Metabolic flexibility in health and disease. Cell Metab, 25(5):1027-1036.

Greig FH, Kennedy S, Spickett CM, 2012. Physiological effects of oxidized phospholipids and their cellular signaling mechanisms in inflammation. Free Radic Biol Med, 52(2): 266-280.

Haferkamp S, Drexler K, Federlin M, et al, 2020. Extracellular citrate fuels cancer cell metabolism and growth. Front Cell Dev Biol, 8: 602476.

Hajihashemi P, Askari G, Khorvash F, et al, 2019. The effects of concurrent Coenzyme Q10, L-carnitine supplementation in migraine prophylaxis: a randomized, placebo-controlled, double-blind trial. Cephalalgia, 39(5):648-654.

Hampton RY, 2008.A cholesterol toggle switch. Cell Metab, 8(6):451-453.

Hao Y, Li DX, Xu Y, et al, 2019. Investigation of lipid metabolism dysregulation and the effects on immune microenvironments in pan-cancer using multiple omics data. BMC Bioinformatics, 20(Suppl7):195.

Hariyanto TI, Kurniawan A, 2021. Appetite problem in cancer patients: pathophysiology, diagnosis, and treatment. Cancer Treat Res Commun, 27:100336.

Hesselink MKC, Schrauwen-Hinderling VB, Schrauwen P, 2016. Skeletal muscle mitochondria as a target to prevent or treat type 2 diabetes mellitus. Nat Rev Endocrinol, 12(11):633-645.

Horgan S, O'Donovan A, 2018. The impact of exercise during radiation therapy for prostate cancer on fatigue and quality of life: a systematic review and meta-analysis. J Med Imaging Radiat Sci, 49(2):207-219.

Ikonen E, 2008. Cellular cholesterol trafficking and compartmentalization. Nat Rev Mol Cell Biol, 9(2):125-138.

Jang JH, Min KJ, Kim S, et al, 2016. RU486 induces pro-apoptotic endoplasmic reticulum stress through the induction of CHOP expression by enhancing C/EBPδ expression in human renal carcinoma caki cells. J Cell Biochem, 117(2): 361-369.

Kawamor T, Kaneshiro T, Okumura M, et al, 2009. Role for sphingosine kinase 1 in colon carcinogenesis. FASEB J, 23(2):405-414.

Kesavan R, Rion H, Hoxhaj G, 2021. New insights into oncogenic transformation: elevating antioxidant and nucleotide levels does the trick. Trends Cancer, 7(3): 177-179.

Kimbung S, Chang CY, Bendahl PO, et al, 2017. Impact of 27-hydroxylase (CYP27A1)and 27-hydroxycholesterol in breast cancer. Endocr Relat Cancer, 24(7):339-349.

Li J, Gu D, Lee SSY, et al, 2016. Abrogating cholesterol esterification suppresses growth and metastasis of pancreatic cancer. Oncogene, 35(50):6378-6388.

Li ZW, Liu H, He J, et al, 2021. Acetyl-CoA Synthetase 2: a critical linkage in obesity-induced tumorigenesis in myeloma. Cell Metab, 33(1): 78-93, e7.

Liang P, Henning SM, Guan J, et al, 2019. Role of host GPR120 in mediating dietary omega-3 fatty acid inhibition of prostate cancer. J Natl Cancer Inst, 111(1): 52-59.

Liang RB, Li XX, Huang J, et al, 2018. Progress of statina in the treatment ofmalignant tumors. J Chin Pract Diagn Ther, 32(5):515-517.

Liu J, Zhong FL, Cao L, et al, 2020. 7-dehydrocho-lesterol suppresses melanoma cell proliferation and invasion via Akt1/NF-κB signaling. Oncol Lett, 20(6): 398.

Longo J, Pandyra AA, Stachura P, et al, 2020. Cyclic AMP-hydrolyzing phosphodiesterase inhibitors potentiate statin-induced cancer cell death. Mol Oncol, 14(10): 2533-2545.

Maczis MA, Maceyka M, Waters MR, et al, 2018. Sphingosine kinase 1 activation by estrogen receptor alpha36 contributes to tamoxifen resistance in breast cancer. J Lipid Res, 59(12):2297-2307.

Marciniak A, Camp SM, Garcia JGM, et al, 2018. An update on sphingosine-1-phosphate receptor 1 modulators. Bioorg Med Chem Lett, 28(23-24):3585-3591.

Martinez-Outschoorn UE, Peiris-Pagés M, Pestell RG, et al, 2017. Cancer metabolism: a therapeutic perspective. Nat Rev Clin Oncol, 14(2):113.

Marx W, Teleni L, Opie RS, et al, 2017. Efficacy and effectiveness of carnitine supplementation for cancer-related fatigue: a systematic literature review and meta-analysis. Nutrients, 9(11):1224.

Matusewicz L, Czogalla A, Sikorski AF, 2020. Attempts to use statins in cancer therapy: an update. Tumour Biol, 42(7):1010428320941760.

Matusewicz L, Meissner J, Toporkiewicz M, et al, 2015. The effect of statins on cancer cells--review. Tumour Biol, 36(7):4889-4904.

Menter DG, Ramsauer VP, Harirforoosh S, et al, 2011. Differential effects of pravastatin and simvastatin on the growth of tumor cells from different organ sites. Plos one, 6(12):e28813.

Nelson JK, Koenis DS, Scheij S, et al, 2017. EEPD1 is a novel LXR target gene in macrophages which regulates ABCA1 abundance and cholesterol efflux. Arterioscler Thromb Vasc Biol, 37(3):423-432.

O'Connor RS, Milone MC, 2020. Testing the Specificity of Compounds Designed to Inhibit CPT1A in T Cells. Methods Mol Biol, 2097: 83-90.

Ohtaki S, Wanibuchi M, Kataoka-Sasaki Y, et al, 2017. ACTC1 as an invasion and prognosis marker in glioma. J Neurosurg, 126(2):467-475.

Ozsvari B, Sotgia F, Simmons K, et al, 2017. Mitoketoscins: novel mitochondrial inhibitors for targeting ketone metabolism in cancer stem cells (CSCs). Oncotarget, 8(45):78340-78350.

Pandyra AA, Mullen PJ, Goard CA, et al, 2015. Genome-wide RNAi analysis reveals that simultaneous inhibition of specific mevalonate pathway genes potentiates tumor cell death. Oncotarget, 6(29):26909-26921.

Papadopoulos G, Delakas D, Nakopoulou L, et al, 2011. Statins and prostate cancer: molecular and clinical aspects. Eur J Cancer, 47(6):819-830.

Peeters R, van Spriel AB, 2020. The fat and the furious: fatty acids fuel hyperproliferative germinal center B cells. Cell Mol Immunol, 17(8): 794-796.

Pereira PTVT, Reis AD, Diniz RR, et al, 2018. Dietary supplements and fatigue in patients with breast cancer: a systematic review. Breast Cancer Res Treat, 171(3): 515-526.

Pisanu ME, Maugeri-Saccà M, Fattore L, et al, 2018. Inhibition of Stearoyl-CoA desaturase 1 reverts BRAF and MEK inhibition-induced selection of cancer stem cells in BRAF-mutated melanoma. J Exp Clin Cancer Res, 37(1):318.

Rao S, Porter DC, Chen X, et al, 1999. Lovastatin-mediated G1 arrest is through inhibition of the proteasome, independent of hydroxymethyl glutaryl-CoA reductase .Proc Natl Acad Sci USA, 96(14): 7797-7802.

Rubio-Ruiz B, Serrán-Aguilera L, Hurtado-Guerrero R, et al, 2021. Recent advances in the design of choline kinase α inhibitors and the molecular basis of their inhibition. Med Res Rev, 41(2): 902-927.

Samsonov MA, Vasil'ev AV, Pokrovskaia GR, et al, 1997. Clinical and metabolic effects of biological active food additives--phospholipids--in patients with cardiovascular diseases. Vopr Pitan, (3): 35-38.

Saxena K, Shipley GG, 1997. Structural studies of detergent-solubilized and vesicle-reconstituted low-density lipoprotein (LDL)receptor. Biochemistry, 36(50):15940-15948.

Silva VR, Neves SP, Santos LS, et al, 2020. Challenges and therapeutic opportunities of autophagy in cancer therapy.

Cancers (Basel), 12(11): 3461.

Silvente-Poirot S, de Medina P, Record M, et al, 2016. From tamoxifen to dendrogenin A: the discovery of a mammalian tumor suppressor and cholesterol metabolite. Biochimie, 130:109-114.

Sivaprasad U, Abbas T, Dutta A, 2006. Differential efficacy of 3-hydroxy3-methylglutaryl CoA reductase inhibitors on the cell cycle of prostate cancer cells. Mol Cancer Ther, 5(9):2310-2316.

Snaebjornsson M, Janaki-Raman S, Schulze A, 2020. Greasing the wheels of the cancer machine: The role of lipid metabolism in cancer. Cell Metab, 31(1): 62-76.

Song X, Liu BC, Lu XY, et al, 2014. Lovastatin inhibits human B lymphoma cell proliferation by reducing intracellular ROS and TRPC6 expression. Biochim Biophys Acta, 1843(5):894-901.

Sun Q, Arnold RS, Sun CQ, et al, 2015. A mitochondrial DNA mutation influences the apoptotic effect of statins on prostate cancer. Prostate, 75(16):1916-1925.

Tsachaki M, Strauss P, Dunkel A, et al, 2020. Impact of 17β-HSD12, the 3-ketoacyl-CoA reductase of long-chain fatty acid synthesis, on breast cancer cell proliferation and migration. Cell Mol Life Sci, 77(6): 1153-1175.

Tu YS, Kang XL, Zhou JG, et al, 2011. Involvement of Chk1-Cdc25A-cyclin A/CDk2 pathway in simvastatin induced S-phase cell cycle arrest and apoptosis in multiple myeloma cells. Eur J Pharmacol, 670(2-3):356-364.

Tu YS, Kang XL, Zhou JG, et al, 2011. Involvement of Chk1-Cdc25Acyclin A/CDk2 pathway in simvastatin induced S-phase cell cycle arrest and apoptosis in multiple myeloma cells. Eur J Pharmacol, 670(2-3):356-364.

Vallianou NG, Kostantinou A, Kougias M, et al, 2014. Statins and cancer. Anticancer Agents Med Chem, 14(5): 706-712.

Vilimanovich U, Bosnjak M, Bogdanovic A, et al, 2015. Statin-mediated inhibition of cholesterol synthesis induces cytoprotective autophagy in human leukemic cells. Eur J Pharmacol, 765:415-428.

Walz JZ, Saha J, Arora A, et al, 2018. Fatty acid synthase as a potential therapeutic target in feline oral squamous cell carcinoma. Vet Comp Oncol, 16(1):E99-E108.

Wang PY, Yang ZZ, Du SM, 2016. Progress in T cell anti-tumor immunity study. China Academic journal electronic publishing house, 6:489-493.

Wang YP, Li JT, Qu J, et al, 2020. Metabolite sensing and signaling in cancer. J Biol Chem, 295(33): 11938-11946.

Weiland A, Bub A, Barth SW, et al, 2016. Effects of dietary milk- and soya-phospholipids on lipid-parameters and other risk indicators for cardiovascular diseases in overweight or obese men - two double-blind, randomised, controlled, clinical trials. J Nutr Sci, 5:e21.

Wood WG, Igbavboa U, Muller WE, et al, 2013. Statins, Bcl-2, and apoptosis: cell death or cell protection. Mol Neurobiol, 48(2):308-314.

Xiong J, Bian J, Wang L, et al, 2015. Dysregulated choline metabolism in T-cell lymphoma: role of choline kinase-α and therapeutic targeting. Blood Cancer Journal, 5(5):287.

Yang SW, Chu SF, Gao Y, et al, 2019. A Narrative Review of Cancer-Related Fatigue (CRF) and Its Possible Pathogenesis. Cells, 8(7):738.

Yang W, Bai YB, Xiong Y, et al, 2016. Potentiating the antitumour response of CD8+ T cells by modulating cholesterol metabolism. Nature, 531(7596):651-655.

Ye Y, Sun XT, Lu YT, 2020. Obesity-related fatty aci and cholesterol metabolism in cancer-associated host cells. Front Cell Dev Biol, 8:600350.

Yoshioka Y, Sasak J, Yamamoto M, et al, 2000. Quantitation by(1)H-NMR of dolichol. cholesterol and choline-containing lipids in extracts of normal and phathological thyroid tissue. NMR Biomed, 13(7):377-383.

Yue SH, Li JJ, Lee SY, et al, 2014. Cholesteryl ester accumulation induced by PTEN loss and PI3K/AKT activation underlies human prostate cancer aggressiveness. Cell Metab, 19(3):393-406.

Zhong S, Zhang X, Chen L, et al, 2015. Statin use and mortality in cancer patients: Systematic review and meta-analysis of observational studies. Cancer Treat Rev, 41(6):554-567.

第24章 蛋白质 / 氨基酸代谢调节治疗

快速生长的肿瘤细胞对营养成分的需求更多，表现为细胞内合成代谢明显增强，肿瘤细胞能选择性地从血浆中摄取大量氨基酸来满足自身快速生长所需要的各种蛋白质和核苷酸，导致肿瘤患者血浆中氨基酸比例和种类发生明显变化。同时肿瘤细胞内某些特定氨基酸代谢表现出与正常细胞不同的代谢特征，如谷氨酰胺、蛋氨酸、丝氨酸和甘氨酸等摄取明显增加，糖代谢中间物转变为丝氨酸和甘氨酸明显加强，某些肿瘤细胞精氨酸和蛋氨酸再循环缺陷导致肿瘤细胞对这些氨基酸依赖性明显增强等。因此，近些年来研究发现了许多靶向肿瘤蛋白质 / 氨基酸代谢的靶点，这在抗肿瘤新型药物设计方面具有很高的应用价值。

第一节　靶向肿瘤氨基酸代谢的抑制剂

一、靶向谷氨酰胺代谢

肿瘤细胞利用各种代谢途径以满足增殖的能量和生物合成需求。除葡萄糖外，谷氨酰胺也是肿瘤细胞生长的重要体物质。谷氨酰胺可以为肿瘤细胞提供碳源、能源和抗氧化等多方面作用，许多肿瘤细胞具有"谷氨酰胺成瘾"特性，肿瘤细胞增殖和生长时需要摄取和代谢大量谷氨酰胺。因此，阻断肿瘤细胞谷氨酰胺供给和代谢会影响肿瘤大分子合成、ATP 产生和细胞氧化还原平衡，可明显抑制肿瘤细胞增殖和生长。

临床前研究证实谷氨酰胺酶抑制剂不仅具有抗肿瘤活性，还可以明显增强耐药肿瘤细胞对靶向药物的敏感性。目前已处于临床前研究的谷氨酰胺酶 1（glutaminase，GLS）抑制剂有双 -2-（5-苯基乙酰氨基 -1，3，4- 噻二唑 -2- 基）乙基硫醚（BPTES），化合物 968 [5-（3- 溴 -4-（二甲基氨基）苯基）-2，2- 二甲基 -2，3，5，6- 四氢苯并 [a] 菲啶 -4（1H）- 酮] 和 CB-839，均有良好的抑制肿瘤生长的作用，且与其他抗癌药有协同作用。但是由于其溶解性差和不良反应较大，限制了对其进一步研究的可能性。CB-839 是一种有效的、选择性和口服生物有效的谷氨酰胺酶（KGA 和 GAC）两种剪接体抑制剂，是唯一进入临床试验阶段的 GLS 抑制剂。CB-839 不管是单药使用，还是联合用药，患者均有较好的反应。CB-839 对三阴性乳腺癌（TNBC）、神经胶质瘤和多发性骨髓等多种肿瘤均具有抗增殖活性。TNBC 亚型对 CB-839 治疗的敏感性最大，这种敏感性与以下因素相关：①细胞生长对谷氨酰胺的依赖性；②细胞内谷氨酰胺和谷氨酰胺水平；③ GAC（但不是 KGA）表达，GAC 是一个潜在的敏感性生物标志物。用 CB-839 处理 IDH1 野生型和突变体神经胶质瘤细胞系，无论 IDH1 突变状态如何，CB-839 对更具侵袭性的胶质瘤衍生细胞系抗生长活性更强。极低浓度的 CB-839 对耐药小细胞肺癌细胞也存在强杀伤作用，可诱导细胞自噬。研究发现 CB-839 与肿瘤特定靶向治疗药物联用，显示出极好的协同增强作用。CB839 与 EGFR 酪氨酸激酶抑制剂（EGFRi）联用可引起肿瘤细胞严重的代谢应激和能量危机，抗肿瘤作用较单项靶向治疗药物明显增强。另外，CB-839 靶向谷氨酰胺代谢可通过增强蛋白酶体抑制剂（PI）诱导 PI 耐药多发性骨髓瘤细胞的 ER 应激信号传导，从而协同促进细胞凋亡，其中与第二代 PI 卡菲佐米的协同作用最强。

目前，对于肺鳞状细胞癌（LSCC）和 kras 突变型肺腺癌（LUAD）还没有认可的靶向疗法。约 30% 的 LSCC 和 25% 的 kras 突变的 LUAD 通过 NFE2L2（编码 NRF2 的基因）或其负调控因子 KEAP1 的突变表现为 NRF2 通路异常活跃。临床数据表明，这些肿瘤只对由哺乳动物雷帕霉素靶点（mTOR）和谷氨酰胺酶抑制剂引起的糖酵解和谷氨酰胺分解的双重抑制敏感。为此，2020 年 Jonathan W. Riess 等开展了 I 期临床研究，旨在评估 mTOR 抑制剂 MLN0128（sapanisertib）联合谷氨酰胺酶抑制剂 CB-839 的安全性和初步活性（NCI 10327）。此外在肺癌细胞系和人肺癌移植的小鼠模型上，研究显示 CB-839 能明显增加肺癌对放疗敏感性，其机制与肿瘤细胞依赖谷氨酰胺以维持谷胱甘肽和氧化稳态密切相关。

除了谷氨酰胺酶，其他谷氨酰胺摄取和代谢酶也是重要靶点。存在于细胞膜和线粒体膜上的谷氨酰胺转运体对肿瘤细胞摄取谷氨酰胺非常重要，但其竞争性抑制剂 DON 和 Acivicin 的临床研究结果不尽如人意，对大脑、骨髓和胃肠道有较大的副作用。谷氨酸脱氢酶（glutamate dehydrogenase，GLUD）抑制剂表没食子儿茶素没食子酸酯（epigallocatechin gallate）作为结直肠癌的辅助疗法，最近也进入了 I 期临床研究阶段。

二、靶向天冬酰胺代谢

正常细胞有自身合成天冬酰胺的功能，而某些肿瘤细胞（如急性白血病细胞等）则无此功能，需依赖宿主供给。L- 天冬酰胺酶（L-asparaginase，L-ASP）可水解血清天冬酰胺为天冬氨酸，使肿瘤细胞缺乏 L- 天冬酰胺，蛋白质合成受影响，肿瘤细胞生长受到抑制，最后导致死亡。正常细胞由于自身有合成能力而幸免。临床上 L-ASP 主要用于白血病的治疗。其优点是对于常用药物治疗后复发的病例也有效，缺点是单独应用不仅缓解期短，而且很容易产生耐药性，故目前大多与其他药物联合应用。

三、靶向精氨酸和色氨酸代谢

L- 精氨酸和色氨酸的分解代谢在肿瘤的进展和免疫上具有重要作用。部分肿瘤细胞缺少精氨酸琥珀酸合成酶 1，导致精氨酸再循环利用下降，生长、增殖过度依赖外源性的精氨酸。而肿瘤微环境中抑制性 T 细胞表达高水平精氨酸酶 1，使精氨酸浓度降低，导致自然杀伤细胞和 T 细胞活化降低，影响机体正常的免疫功能。肿瘤细胞吲哚胺 -2, 3- 双氧酶（indoleamine 2, 3-dioxygenase，IDO）通常活性增强，加快色氨酸分解为犬尿氨

酸（kynurenine），血浆中犬尿氨酸水平升高，可抑制免疫细胞的增殖和活性。而最近研究发现结肠癌细胞大量摄取色氨酸，并大量转变为犬尿氨酸，此外还发现犬尿氨酸通过激活芳香烃受体（AHR）的转录活性，促进增殖性基因表达，进而维持结肠癌细胞增殖。从这个角度来说，犬尿氨酸是一类致癌性代谢物。因此，利用 IDO 抑制剂，如 1- 甲基 - 色氨酸和 INCB024360，抑制肿瘤细胞产生犬尿氨酸，一方面可以促进 T 细胞活化和增殖，另一方面可直接抑制肿瘤细胞生长和增殖。同样的，在使用一种 Bcr-Abl 酪氨酸激酶抑制剂伊马替尼（imatinib）治疗胃肠道肿瘤时，也观察到 IDO 水平下降。因此靶向 IDO 恢复 T 细胞功能是目前肿瘤代谢非常热门的药物开发靶点。近几年先后开展了多个 INCB024360 的临床研究。2017 年 Gregory L. Beatty 等开展了首个口服 INCB024360 在晚期实体恶性肿瘤患者中的 I 期临床研究：52 例晚期恶性实体肿瘤患者接受 INCB024360 治疗（50mg，1 次 / 日或 50mg、100mg、300mg、400mg、500mg、600mg 或 700mg，2 次 / 日），剂量递增 3 + 3 设计，并在 28 日周期进行评估安全性和疗效。研究结果表明 INCB024360 的耐受性一般良好，能有效地使血浆犬尿氨酸正常化，并在 ≥ 100mg BID 剂量时对 IDO1 活性的最大抑制率达 80% ～ 90%。该研究团队还在进行 INCB024360 联合其他免疫调节药物的研究。2017 年开展了一项随机开放标签的 II 期临床研究，旨在评估 INCB024360 与他莫西芬联合在一线化疗完全缓解后生化复发（CA-125 升高）的晚期上皮性卵巢癌、原发性腹膜癌或输卵管癌的疗效和安全性。2019 年 INCB024360 的 II 期临床研究旨在确定在骨髓增生异常综合征患者中的安全性和有效性等。

四、靶向一碳单位及相关氨基酸代谢

一碳单位代谢涉及丝氨酸、甘氨酸、组氨酸、色氨酸及叶酸的代谢，并参与核苷酸合成、甲基化修饰、抗氧化等代谢，而这些与肿瘤细胞生存、生长和增殖等密切相关。因此，靶向一碳单位代谢是抗肿瘤药物研发的重要热门靶点。自从首例抗叶酸药物对恶性血液病的有效缓解以来，已有多个针对一碳单位代谢酶的药物已批准上市（表 3-24-1）。

表 3-24-1　FDA 批准上市的靶向一碳单位代谢酶的抗肿瘤药物

药物名称	靶点	主要适用的肿瘤类型
甲氨蝶呤	二氢叶酸还原酶，亚甲基四氢叶酸还原酶	多种肿瘤，如急性白血病
培美曲塞	二氢叶酸还原酶，亚甲基四氢叶酸还原酶，胸腺嘧啶核苷酸合酶	非小细胞肺癌，胸膜间皮瘤
普拉曲沙	二氢叶酸还原酶	外周 T 细胞淋巴瘤
雷替曲塞	二氢叶酸还原酶，胸腺嘧啶核苷酸合酶	结肠癌

抗叶酸类药物存在较为严重的毒副作用。为了提高对肿瘤细胞的靶向杀伤性，研究者发现叶酸受体可能是一个更好的治疗靶点。叶酸受体在人体大多数肿瘤细胞表面过度表达，而在正常细胞中的存在很少。近些年，基于叶酸及其药物缀合物的设计可以靶向性地作用于叶酸受体呈阳性的肿瘤细胞，为肿瘤的靶向治疗提供了一种新的方法，减少了传统抗癌药物对正常细胞的毒副作用，提高了药物的选择性。如叶酸 - 丝裂霉素缀合物、叶酸 - 喜树碱缀合物、叶酸 - 去乙酰长春碱单酰肼缀合物、叶酸 -NCH-31 缀合物、叶酸 - 埃博霉素缀合物、叶酸 - 四苯基卟啉缀合物等，大部分具有很好的抗肿瘤活性，与叶酸受体亲和力高，可以选择性地作用于肿瘤细胞，毒性比原有药物低，说明以叶酸受体为靶点的靶向药物设计，在抗肿瘤药物的研发中已显示出广阔的应用前景。

丝氨酸和甘氨酸是一碳单位的重要来源，丝氨酸和甘氨酸可以参加蛋白质合成、一碳单位和核苷酸代谢、脂肪酸和磷脂合成，以及氧化稳态等。针对细胞内丝氨酸合成途径设计的抑制剂，如针对细胞内丝氨酸从头合成途径中 3- 磷酸甘油酸脱氢酶（phosphoglycerate dehydrogenase, PHGDH）的小分子抑制剂能有效降低丝氨酸的合成，抑制肿瘤细胞的增殖与成瘤。此外，通过丝氨酸棕榈酰转移酶（SPT）催化丝氨酸和棕榈酰辅酶 A 可生成神经鞘鞘氨醇，但当丙氨酸作为底物时可产生非典型的 1- 脱氧神经鞘鞘氨醇。脱氧神经鞘鞘氨醇在 SPTLC1 或 SPTLC2 突变的背景下积累（或在低丝氨酸可用性的条件下）可引起神经病变，而脱氧神经鞘鞘氨醇先前研究可作为一种抗癌药物。内源性合成和积累脱氧神经鞘氨醇涉及丝氨酸、丙氨酸和丙酮酸的代谢网络（图 3-24-1）。当激活线粒体丙酮酸载体促进丙氨酸氧化时，可以减轻脱氧神经鞘氨醇合成，促进肿瘤细胞生长，通过直接抑制 SPT（多球壳菌素）或神经酰胺合成（伏马菌素 B₁）也可促进肿瘤细胞生长。而在小鼠异种移植模型中，限制丝氨酸和甘氨酸摄入也可以有效诱导脱氧神经鞘氨醇积累，抑制肿瘤生长。同样，通过 PHGDH 抑制剂 PH-755 抑制丝氨酸合成，降低循环丝氨酸和甘氨酸，导致脱氧鞘氨醇积累，进而减缓结肠癌、肺腺癌、乳腺癌等肿瘤的生长。因此，干扰丝氨酸相关代谢靶点（PHGDH 和 SPT）会影响丝氨酸和丙氨

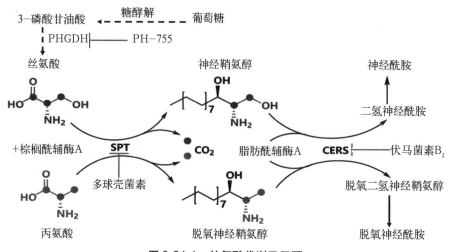

图 3-24-1　丝氨酸代谢及干预

酸代谢和膜脂多样性改变等，进一步增加肿瘤对代谢应激的敏感性（图3-24-1）。

甘氨酸在体内有多种来源。如丝氨酸通过丝氨酸羟甲基转移酶（serine hydroxymethyltransferase，SHMT）生成甘氨酸，苏氨酸经过苏氨酸脱氢酶（threonine dehydrogenase，TDH）和甘氨酸C-端乙酰转移酶（glycine C-acetyltransferase，GCAT）生成甘氨酸。甜菜碱、胆碱、N-甲基甘氨酸、二甲基甘氨酸等经过一系列脱甲基作用也可以生成甘氨酸。研究表明，SHMT2在多种肿瘤中的表达明显上调，与肿瘤进展及患者预后密切相关。在这些高表达SHMT2肿瘤中抑制甘氨酸裂解系统（glycine cleavage system，GCS）的甘氨酸脱羧酶（glycine decarboxylase，GLDC）促使过多的甘氨酸生成细胞毒性分子氨基丙酮和丙酮醛，或许可以成为治疗这一类癌症的新思路。

蛋氨酸（甲硫氨酸，Met）在肿瘤干细胞致瘤能力中发挥关键作用。蛋氨酸中的S-甲基可通过甲硫氨酸循环活化，使之转变成细胞内重要的甲基供体S-腺苷甲硫氨酸（SAM）。SAM参与蛋白质（包括组蛋白）、DNA、RNA甲基化，以及多胺合成，与肿瘤细胞的增殖密切相关。研究表明许多类型的肿瘤细胞依赖Met。这些肿瘤细胞依赖Met可能与Met再合成相关代谢酶的缺陷或损害有关，如N5，N10-甲烯四氢叶酸还原酶、蛋氨酸合成酶、蛋氨酸补救合成的转氨基作用相关酶。因此，通过营养素干预或利用蛋氨酸水解酶等减少Met可用性而抑制肿瘤生长。研究发现抑制蛋氨酸循环中的2个关键酶即蛋氨酸腺苷转移酶ⅡA（methionine adenosyltransferase ⅡA，MAT2A）和S-腺苷同型半胱氨酸水解酶（S-adenosine homocysteine hydrolase，SAHH）能够逆转肿瘤干细胞组蛋白的甲基化水平，抑制其肿瘤形成能力。MAT2A抑制剂FIDAS-5显示对肿瘤干细胞的高度特异性，能完全消除肿瘤干细胞组蛋白甲基化和形成肿瘤的能力，几乎能完全抑制小鼠移植瘤生长。这表明MAT2A可能是新的肿瘤治疗靶点（图3-24-2）。

五、靶向多胺的代谢

多胺包括腐胺（putrescine）、亚精胺或精脒（spermidine）和精胺（spermine）是蛋氨酸和精氨酸的代谢产物，鸟氨酸脱羧酶（ornithine decarboxylase，ODC）和S-腺苷甲硫氨酸脱羧酶（S-adenosylmethionine decarboxylase，S-AdeMetDC）是多胺合成的限速酶。多胺在细胞增殖、分化、染色质重构、离子通道调节和细胞膜稳定性等多方面具有重要作用。细胞内升高的多胺水平可以促进肿瘤的生长、侵袭和转移。多胺分解代谢酶类包括精脒/精胺N_1-乙酰转移酶（spermidine/spermine N_1-acetyltransferase，SSAT）、N_1-乙酰多胺氧化酶（N_1-acetylpolyamine oxidase，APAO）和精胺氧化酶（spermine oxidase，SMO）。MDL 72527是APAO的一种不可逆抑制剂，对SMO也有较弱的竞争性抑制作用。cis-3，8，13，18，23，28，33，38，43，48-decaazapentacontene-25，1，12-diamino-2，11-bis（methylidene）-4，9-diazadodecane，以及SI-4650可以抑制SMO的活性，降低多胺的浓度，

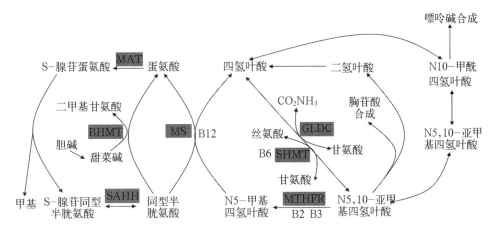

图3-24-2 蛋氨酸循环相关代谢与干预

MAT. 蛋氨酸腺苷转移酶；BHMT. 甜菜碱同型半胱氨酸甲基转移酶；MS. 蛋氨酸合酶；SAHH. S-腺苷同型半胱氨酸水解酶；SHMT. 丝氨酸羟甲基转移酶；GLDC. 甘氨酸脱羧酶；MTHFR. 甲烯四氢叶酸还原酶

具有抗肿瘤活性。针对多胺产生过程中的关键酶 ODC 和 S-AdeMetDC，也有进行抗肿瘤药物筛选的报道。研究表明，肿瘤细胞中多胺合成酶类活性增高，且细胞膜上的多胺转运系统（polyamine transport system，PTS）高表达，为肿瘤的靶向用药提供了一个新的研究方向。目前研究开发了多种靶向 PTS 的多胺 - 药物缀合物，如依托泊苷 - 精胺缀合物、萘类 - 多胺缀合物、青蒿素 - 多胺缀合物、蒽环 - 多胺缀合物、全反式为加酸 - 多胺缀合物、氯霉素 - 多胺缀合物、查耳酮 - 多胺缀合物等。此外，利用多胺正电荷性质制备了多胺 -DNA 复合物和多胺 - 阳离子纳米粒等，可提高目前基因治疗药物的靶向性和转染效率。

第二节 靶向肿瘤蛋白质代谢

蛋白质是细胞一系列功能的执行者，因此针对蛋白质代谢过程不同环节（蛋白质合成、修饰和降解等）的抗癌药物研究和开发具有重要的临床价值。

一、靶向肿瘤蛋白质合成

三尖杉酯碱（harringtonine）和高三尖杉酯碱（homoharringtonine）是从植物三尖杉中提取出来的具有抗癌作用的酯碱类化合物。其主要的药理作用是抑制真核细胞内蛋白质的合成，使多聚核糖体解聚，属于干扰蛋白质合成功能的抗癌药物。临床用于治疗急性早幼粒细胞白血病、急性单核细胞性白血病、急性粒细胞性白血病及恶性淋巴瘤等。

微管是真核细胞中普遍存在的管状细胞器结构，是细胞骨架、纤毛、鞭毛和中心粒的组成部分，对于细胞形态、内物质运输、能量转换、信息传递、细胞有丝分裂，以及纤毛、鞭毛的运动等具有重要的作用。研究发现，一些天然的或合成的化合物能作用于微管蛋白，干扰微管的正常功能。根据与微管蛋白二聚体的结合位点及作用的类型不同，大致可以分为以下三大类（表3-24-2）。第一类是结合于微管蛋白二聚体秋水仙碱结合位点（colchicine 位点，C 位点）的化合物。与秋水仙碱结合的微管蛋白二聚体可装配到微管的末端，同时阻止其他的微管蛋白二聚体加入，但微管的解聚不受影响，最终导致微管结构彻底崩解。第二类是结合于长春碱结合位点（vinblastine 位点，V 位点）的化合物，以长春碱、长春新碱及美登素为代表。除结合微管蛋白外，有报道认为，长春碱还有抑制微管解聚的作用。第三类是促进微管装配、抑制微管解聚及稳定微管的一类化合物，以紫杉醇为代表。过于稳定的微管对细胞是有害的，可使细胞周期阻滞于 G2/M 期。

表 3-24-2 作用于微管的化合物

作用类型分类	化合物
结合于秋水仙碱结合位点	秋水仙碱、异秋水仙碱、鬼臼毒素、喜树碱、苯并咪唑、环木酚素等
结合于长春碱结合位点	长春碱、长春新碱、美登素、根霉素等
促进微管蛋白聚合，抑制解聚	紫杉醇、多西紫杉醇、Epothilone 等

二、靶向蛋白质修饰

许多蛋白质，如 Ras，在翻译后修饰环节需要法尼基转移酶（farnesyltransferase，FTase）将焦磷酸法尼酯的法尼基转移到蛋白的半胱氨酸残基上，使之活化。ras 基因突变后，Ras 蛋白处于持续活化状态，导致细胞信号转导紊乱，细胞持续增生，从而发生肿瘤。FTase 抑制剂（FTase inhibitors，FTI）可抑制 Ras 蛋白的法尼基化修饰，使之不能结合到细胞膜并发挥作用，从而达到抗肿瘤的目的。FTI 的研究主要集中在以下三类化合物：① CAAX 四肽及其模拟物；②焦磷酸法尼酯（FPP）模拟物；③双底物模拟物。Tipifarnib（R115777）可以抑制 H-Ras 的功能，通过阻断 H-Ras 的法尼基化和随后的膜定位，在体外和体内抑制癌基因 H-Ras 驱动的细胞转化。一项针对三阴性乳腺癌细胞的研究表明，低剂量的 FTI，如 tipifarnib（300nM）或 lonafarnib（SHC66336）（1μM）不抑制肿瘤细胞的增殖和 Ras 途径的活性，但是可以通过抑制 HIF-1α 的表达，抑制其下游的 Snail，从而抑制肿瘤细胞的迁移和肿瘤微环境的形成。

三、靶向蛋白质泛素化降解

蛋白质的泛素化是特异性蛋白质的降解途

径，若癌基因产物不能正常从细胞内降解，或抑癌基因的产物过度降解，或降解产物异常，都会引发肿瘤。对于细胞内表达异常的一些蛋白质，若能促进泛素化降解，则有可能抵抗肿瘤的发生和发展。avadomide（CC-122）是一种泛素化降解促进剂，可以促进小脑募集转录因子 Aiolos 和 Ikaros 形成 Cullin-4 环状 E3 连接酶复合体，从而使之降解，有效抗白血病及血管新生等，目前该药作为进展性实体瘤、非霍奇金淋巴瘤（non-Hodgkin lymphoma，NHL）及多发性骨髓瘤的治疗药物正在进行 I 期临床研究。如最新 Kiyohiko Hatake 等开展 I 期多中心研究，以评估 avadomide 在日本晚期实体瘤或 NHL 患者中的作用。14 名非霍奇金淋巴瘤患者和 1 名实体肿瘤（食管癌）患者采用 3 + 3 设计纳入 4 个剂量递增队列。主要终点包括安全性、剂量限制毒性（DLT）、最大耐受剂量和（或）II 期推荐剂量（RP2D）和药代动力学。次要终点包括总反应率（ORR）和反应持续时间。一名 NHL 患者经历了 DLT，包括面部水肿、咽部水肿和肿瘤肿胀（均为 1 级），导致剂量减少。11 例患者发生了 3 级治疗紧急不良事件，最常见的是中性粒细胞计数下降（33%）和淋巴细胞计数下降（20%）。NHL 患者（n=13）的 ORR 为 54%，其中 4 例完全缓解和 3 例部分缓解。对实体瘤患者的最佳反应是进展性疾病。avadomide 剂量强度在队列中是一致的，连续 5 日 / 周给予 3mg 剂量作为 RP2D。这项 I 期研究确定了既往治疗过的 NHL 患者的 avadomide 可耐受剂量，可接受毒性和有临床意义的疗效。最新研究发现 avadomide 可通过调节 T 细胞干扰素信号通路提高慢性淋巴细胞白血病对抗 PD-L1/PD-1 免疫治疗的敏感性。

四、激活凋亡蛋白

许多肿瘤细胞的细胞凋亡机制失调。肿瘤细胞可通过凋亡级联反应中关键蛋白的突变或表达水平的改变来逃避细胞凋亡，因此可重新激活受损的凋亡级联蛋白分子，在抗肿瘤研发方面具有广阔的应用前景。文献报道认为，多种肿瘤细胞中 Procaspase-3 过表达，而 Zn^{2+} 抑制了 Caspase-3 的自动激活，从而导致 Caspase-3 表达下降。酰肼类化合物 PAC-1、S-PAC-1、SM-1、WF-208、WF-210 等通过螯合 Zn^{2+}，激活 Caspase-3 诱导细胞凋亡，起到抗肿瘤的作用。

第三节 靶向肿瘤氨基酸代谢的选择性营养素干预

一、减少或缺失蛋氨酸的营养干预

蛋氨酸（又称甲硫氨酸）是人体必需的氨基酸，具有广泛且重要的生物学功能。一部分肿瘤（结直肠癌、乳腺癌、急性淋巴细胞性白血病等）由于基因多态性而致蛋氨酸循环相关酶，如 N_5、N_{10}-甲烯四氢叶酸还原酶活性降低或缺失，这导致这类肿瘤细胞非常依赖外源性蛋氨酸的供应。对于依赖蛋氨酸的肿瘤可以选择性减少或缺失蛋氨酸供应来提高抗肿瘤治疗疗效。2019 年 Gao 报道了肿瘤干细胞高度依赖蛋氨酸，限制蛋氨酸补充或抑制蛋氨酸循环具有明显抑制肿瘤生长并且明显提高化疗敏感性；2015 年 Strekalova 等研究发现三阴性乳腺癌细胞缺乏蛋氨基酸后癌细胞更容易通过靶向抗体疗法杀死。其原因是完全缺失蛋氨酸后三阴性乳腺癌（ER/PR/HER2 阴性）细胞促凋亡受体 TRAIL-R 表达增加，从而增加 TRAIL-R 激动剂单抗 lexatumumab 的抗癌活性，其可能机制是由于缺乏蛋氨酸后基因组甲基化表观遗传学改变，导致调控 TRAIL-R 表达的抑制性调控分子 MAGED2 下调所致。但是人们对于这种饮食干预是否会对肿瘤的发生、发展和治疗具有广泛的意义还没有达成共识。2019 年 Nature 报道应用限制蛋氨酸（含量相当于小鼠正常食物的 14%）饮食干预后，血浆蛋氨酸水平在 24 小时内下降至饮食干预前的 50% 以下，其中 2 个患者来源的结肠癌小鼠模型的肿瘤生长明显抑制。靶向代谢组学和计算分析发现限制蛋氨酸饮食可以迅速且有效地改变机体的代谢状态，尤其是以蛋氨酸为中心的代谢通路。并且发现限制蛋氨酸饮食干预可以显著提高 5-FU 的疗效。此外，在软组织肉瘤小鼠模型上也发现蛋氨酸饮食限制可以明显提高放疗疗效。这些结果多与蛋氨酸饮食限制对核酸代谢和氧化还原平衡的影响密切相关。最终在健康的中年人身上进行了为期 3 周的相似的临床饮食干预（蛋氨酸为正常饮食状态下的 17%），结果发现血清蛋氨酸和氧化还原平衡标志物谷胱甘肽和 N-乙酰半胱氨酸都有不同程度的减少。

二、减少或缺失丝氨酸和甘氨酸的营养干预

丝氨酸和甘氨酸虽然是非必需氨基酸，但是在合成代谢、一碳单位代谢、表观遗传学及抗氧化作用方面发挥重要作用。因此，许多癌细胞高度依赖外源丝氨酸和甘氨酸，一些癌细胞则明显上调从头合成丝氨酸途径的酶。2015 年 *Nature Chemical Biology* 报道饮食限制丝氨酸和甘氨酸这两种非必需氨基酸时，小鼠淋巴瘤和肠癌的生长速度明显抑制，同时能提高放化疗敏感性。2017 年 Maddocks 等报道对更具临床意义基因工程小鼠的自发性肠癌（由 Apc 失活驱动）或淋巴瘤（由 Myc 激活驱动）模型的研究证实，限制丝氨酸和甘氨酸饮食可明显抑制肿瘤生长，小鼠存活率明显增加，其作用机制是与其增加肿瘤细胞氧化应激密切相关。值得注意的是，Kras 驱动的小鼠胰腺癌和肠道癌模型对丝氨酸和甘氨酸限制饮食反应较差，这是由于 Kras 激活可增加丝氨酸合成通路酶的表达。这种相对特殊的饮食可以使一些癌细胞更容易受到细胞中活性氧的影响（氧化应激），有助于患者在进行其他治疗时更有效。

三、减少或缺失半胱氨酸的营养干预

半胱氨酸是一种含硫氨基酸具有重要的抗氧化作用。大多数肿瘤细胞在发生和发展过程中处于较高氧化应激状态，通过摄取大量半胱氨酸来维持氧化还原稳态和存活。2020 年 Badgley 等报道在敲除合成半胱氨酸基因的胰腺癌小鼠或用半胱氨酸酶（分解血液中半胱氨酸）处理胰腺癌小鼠后，肿瘤生长被明显抑制，小鼠中位生存期增加了 1 倍。其主要机制是当缺乏半胱氨酸时会激活胰腺癌细胞铁死亡。

四、增补组氨酸的营养干预

甲氨蝶呤（methotrexate）拮抗叶酸代谢而能够抑制细胞生长，常用于治疗白血病、淋巴瘤、骨肉瘤等。由于其副作用而明显限制其临床应用。2018 年 Naama Kanarek 报道补充组氨酸能够明显增强肿瘤细胞对甲氨蝶呤的敏感性，其作用机制是补充组氨酸后可以增加组氨酸分解代谢，而分解代谢需要依赖叶酸作为辅助因子参与其代谢（图3-24-3）。因此补充组氨酸增加其细胞的分解代谢而极大消耗叶酸，因而与甲氨蝶呤效应叠加，从而提高肿瘤细胞对甲氨蝶呤的敏感性，这样可以明显降低甲氨蝶呤发挥抗癌作用的有效剂量。这对提升甲氨蝶呤抗肿瘤作用的临床应用具有重要意义。

五、选择性替换氨基酸干预策略

对于存在某些营养素再生缺陷的肿瘤，可以选择性利用前体分子来替换这些营养素，这些替代对于无营养素再生缺陷的正常组织影响是很小的，这样可以选择性抑制肿瘤生长。如瓜氨酸可作为精氨酸再合成的前体分子，通过鸟氨酸循环再合成精氨酸，但是某些肿瘤细胞系，尤其是绝大多数的黑色素瘤和肝癌，常因缺乏精氨酸琥珀酸合成酶（argininosuccinate synthetase，ASS）而不能将瓜氨酸再循环为精氨酸。约 50% 中等恶性肿瘤细胞类型中的 ASS 水平不足以将足够的瓜氨酸转化为精氨酸导致肿瘤细胞生长受限。研究结果表明，通过缺失精氨酸而补充前体分子瓜氨酸可以选择性抑制精氨酸再合成较低的黑色素瘤和肝癌等生长。同样的，同型半胱氨酸甲基化再合成蛋氨酸的酶如 N_5，N_{10}- 甲烯基四氢叶酸还原酶突变或缺陷的一些肿瘤，如结直肠癌、乳腺癌、急性淋巴细胞性白血病等高度依赖蛋氨酸。基于这个代谢弱点，采用同型半胱氨酸代替蛋氨酸进行营养干预可以明显抑制这类肿瘤生长，对再合成正常的组织细胞几乎没有影响。

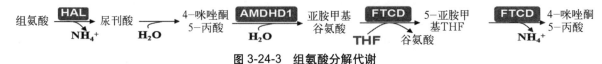

图 3-24-3　组氨酸分解代谢

HAL. 组氨酸氨解酶；AMDHD1. 氨基水解酶结构域 1；FTCD. 亚甲胺转移酶环化脱氨酶

（刘小宇　缪明永）

参 考 文 献

国家药典委员会, 2015. 中华人民共和国药典 (2015 版). 北京：中国医药科技出版社.

魏珍, 余巍, 2018. 一碳单位以及抗叶酸类抗肿瘤药物. 中国细胞生物学学报, 40(12): 1973-1982.

易勤, 朱刚直, 2018. 靶向半胱天冬蛋白酶 -3 前体的抗肿瘤药物研究进展. 肿瘤药学, 8(3):318-323.

周游, 曹春雨, 王艳林, 2018. 基于多胺转运系统的靶向抗肿瘤药物研究进展. 生命的化学, 38(4): 543-550.

Al-Oudat BA, Ramapuram H, Malla S, et al, 2020. Novel chrysin-de-allyl PAC-1 hybrid analogues as anticancer compounds: Design, synthesis, and biological evaluation. Molecules, 25(13): 3063.

Alptekin A, Ye BW, Yu YJ, et al, 2019. Glycine decarboxylase is a transcriptional target of MYCN required for neuroblastoma cell proliferation and tumorigenicity. Oncogene, 38(50):7504-7520.

Badgley MA, Kremer DM, Maurer HC, et al, 2020. Cysteine depletion induces pancreatic tumor ferroptosis in mice. Science, 368(6486):85-89.

Beatty GL, O'Dwyer PJ, Clark J, et al, 2017. First-in-human phase 1 study of the oral inhibitor of indoleamine 2, 3-dioxygenase-1 epacadostat (INCB024360)in patients with advanced solid malignancies. Clin Cancer Res, 23(13): 3269-3276.

Boysen G, Jamshidi-Parsian A, Davis MA, et al, 2019. Glutaminase inhibitor CB-839 increases radiation sensitivity of lung tumor cells and human lung tumor xenografts in mice. Int J Radiat Biol, 95(4):436-442.

Gao X, Sanderson SM, Dai Z, et al, 2019. Dietary methionine influences therapy in mouse cancer models and alters human metabolism. Nature, 572(7769): 397-401.

Gross MI, Demo SD, Dennison JB, et al, 2014. Antitumor activity of the glutaminase inhibitor CB-839 in triple-negative breast cancer. Mol Cancer Ther, 13(4):890-901.

Hatake K, Chou T, Doi T, et al, 2021. Phase I, multicenter, dose-escalation study of avadomide in adult Japanese patients with advanced malignancies. Cancer Sci, 112(1):331-338.

Hoerner CR, Chen VJ, Fan AC, 2019. The 'Achilles Heel' of metabolism in renal cell carcinoma: glutaminase inhibition as a rational treatment strategy. Kidney Cancer, 3(1): 15-29.

Ioannou N, Hagner PR, Stokes M, et al, 2021. Triggering interferon signaling in T cells with avadomide sensitizes CLL to anti-PD-L1/PD-1 immunotherapy. Blood, 137(2):216-231.

Kanarek N, Keys HR, Cantor JR, et al, 2018. Histidine catabolism is a major determinant of methotrexate sensitivity. Nature, 559(7715):632-636.

Komrokji RS, Wei S, Mailloux AW, et al, 2019. A phase II study to determine the safety and efficacy of the oral inhibitor of indoleamine 2, 3-dioxygenase (IDO)enzyme INCB024360 in patients with myelodysplastic syndromes. Clin Lymphoma Myeloma Leuk, 19(3):157-161.

Kristeleit R, Davidenko I, Shirinkin V, et al, 2017. A randomised, open-label, phase 2 study of the IDO1 inhibitor epacadostat (INCB024360)versus tamoxifen as therapy for biochemically recurrent (CA-125 relapse)-only epithelial ovarian cancer, primary peritoneal carcinoma, or fallopian tube cancer. Gynecol Oncol, 146(3):484-490.

Kruczynski A, Vandenberghe I, Pillon A, et al, 2011. Preclinical activity of F14512, designed to target tumors expressing an active polyamine transport system. Invest New Drugs, 29(1):9-21.

Lee KH, Koh M, Moon A, 2016. Farnesyl transferase inhibitor FTI-277 inhibits breast cell invasion and migration by blocking H-Ras activation. Oncol Lett, 12 (3): 2222-2226.

Maddocks ODK, Athineos D, Cheung EC, et al, 2017. Modulating the therapeutic response of tumours to dietary serine and glycine starvation. Nature, 544(7650):372-376.

Muthusamy T, Cordes T, Handzlik MK, et al, 2020. Serine restriction alters sphingolipid diversity to constrain tumour growth. Nature, 586(7831):790-795.

Peterse EFP, Niessen B, Addie RD, et al, 2018. Targeting glutaminolysis in chondrosarcoma in context of the IDH1/2 mutation. Br J Cancer, 118(8):1074-1083.

Rasco DW, Papadopoulos KP, Pourdehnad M, et al, 2019. A first-in-human study of novel cereblon modulator avadomide (CC-122)in advanced malignancies. Clin Cancer Res, 25(1): 90-98.

Riess JW, Frankel P, Shackelford D, et al, 2021. Phase 1 trial of MLN0128 (Sapanisertib)and CB-839 HCl (Telaglenastat)in patients with advanced NSCLC (NCI 10327): Rationale and study design. Clin Lung Cancer, 22(1):67-70.

Strekalova E, Malin D, Good DM, et al, 2015. Methionine deprivation induces a targetable vulnerability in triple-negative breast cancer cells by enhancing TRAIL receptor-2 expression. Clin Cancer Res, 21(12):2780-2791.

Tanaka T, Ikegami Y, Nakazawa H, et al, 2017. Low-dose farnesyltransferase inhibitor suppresses HIF-1α and snail Expression in triple-negative breast cancer MDA-MB-231 cells in vitro. J Cell Physiol, 232 (1): 192-201.

Thompson RM, Dytfeld D, Reyes L, et al, 2017. Glutaminase inhibitor CB-839 synergizes with carfilzomib in resistant multiple myeloma cells. Oncotarget, 8(22):35863-35876.

Venkateswaran N, Conacci-Sorrell M, 2020. Kynurenine: an oncometabolite in colon cancer. Cell Stress, 4(1): 24-26.

化学治疗核苷、核苷酸和碱基类似物的产物可称为"核苷类似物"，是抗代谢产物。它们是天然核苷、核苷酸和碱基的化学修饰类似物，是参与许多重要细胞过程的内源性代谢产物，如DNA和RNA合成，以及嘌呤等的信号转导。几十年来，核苷类似物一直是抗癌化疗的基石。目前，核苷类似物占癌症化疗药物库的很大比例，有15种

经美国FDA批准的核苷类似物正用于治疗各种癌症（图3-25-1），为癌症患者提供了一个有价值的治疗选择。此外，许多其他核苷类似物目前正在临床试验中作为单一疗法或多种癌症的联合疗法进行研究。

抗肿瘤的核苷类似物进入体内后，需要通过细胞代谢将其转化为活性代谢产物。这主要

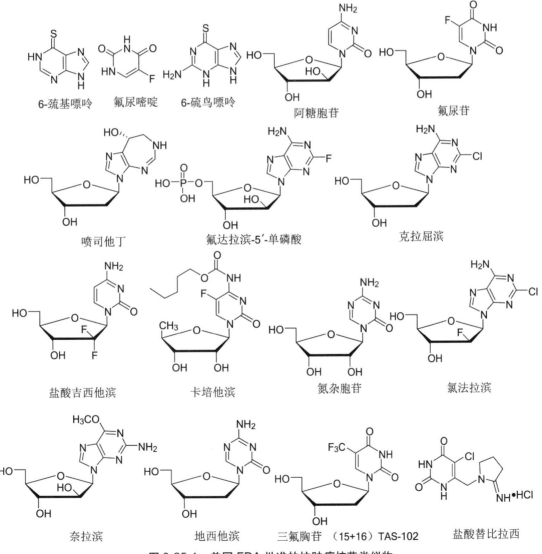

图 3-25-1 美国 FDA 批准的抗肿瘤核苷类似物

是通过一系列可以磷酸化核苷和核苷酸底物的酶来完成。核苷类似物跨过质膜后，进行磷酸化，如果是碱基类似物，则进行核糖基化，然后进行磷酸化，以生成核苷-5'-单磷酸形式。核苷-5'-单磷酸类似物通过各种细胞激酶（2'-脱氧胞苷激酶、胸苷激酶1、胸苷激酶2和脱氧鸟苷激酶）转化为核苷-5'-二磷酸和核苷-5'-三磷酸形式，在癌细胞中，2'-脱氧胞苷激酶的表达通常比大多数正常细胞高3～5倍，为肿瘤的治疗提供了选择性。核苷-5'-三磷酸类似物是DNA聚合酶的底物，可在DNA复制或DNA切除修复过程中掺入DNA，导致复制叉和DNA链终止，从而激活各种DNA损伤传感器，刺激DNA修复，阻止细胞进程，并导致细胞凋亡。某些核苷-5'-三磷酸类似物也可掺入RNA，导致转录终止，以及使信使RNA（mRNA）和核糖体RNA（rRNA）不稳定。核苷和核苷酸（单磷酸、二磷酸或三磷酸）衍生物也可以抑制细胞中的关键酶，抑制细胞生长。此外，一些新的核苷类似物也可作为腺苷受体拮抗剂，或通过抑制不参与核酸合成的酶而发挥其抗癌活性。

第一节　嘌呤核苷酸代谢调节

一、硫嘌呤类

早在20世纪50年代，Elison团队发现次黄嘌呤和鸟嘌呤在6位被硫取代后，会导致嘌呤合成抑制，进而降低了酪乳杆菌的生长。随后，6-巯基嘌呤（6-MP 1）和6-硫鸟嘌呤（6-TG）（图3-25-2）均被证明有很强的抗肿瘤活性。其中，6-MP 1迅速进入临床试验；1953年，它获得了美国FDA批准，用于治疗儿童急性淋巴细胞白血病（ALL）。

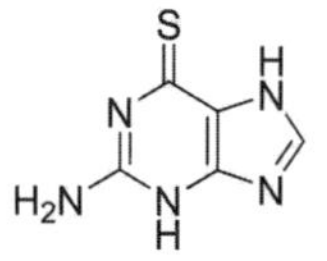

图 3-25-2　6-硫鸟嘌呤

目前，6-MP 1和6-TG的临床应用范围更广。它们能有效治疗儿童和成年人白血病。6-TG用于治疗急性髓细胞白血病，6-MP 1可与其他化疗药物联合使用，是急性淋巴细胞白血病标准治疗的一部分。

硫嘌呤类化合物需要通过细胞中的酶进一步代谢，影响核酸代谢而发挥作用。6-MP 1被次黄嘌呤/鸟嘌呤磷酸核糖基转移酶转化为6-硫肌苷-5'-单磷酸，然后转化为6-硫-鸟嘌呤-5'-单磷酸，这也是6-TG和次黄嘌呤/鸟嘌呤磷酸核糖基转移酶的产物，再进一步磷酸化生成6-硫-鸟苷-5'-三磷酸，可掺入RNA。6-MP 1和6-TG的另一个主要活性代谢物是6-硫代-2'-脱氧鸟苷-5'-三磷酸盐，它可以掺入DNA中。DNA聚合酶在6-硫代-2'-脱氧鸟苷-5'-单磷酸并

入后继续聚合，导致多个硫基衍生物嵌入新合成的DNA链中。6-MP的另一个活性代谢产物是甲基硫肌苷-5'-单磷酸，它可以抑制嘌呤从头合成的第一个酶磷酸核糖焦磷酸酰胺转移酶（PRPP），PRPP-氨基转移酶抑制导致嘌呤核苷酸减少，从而破坏DNA合成和修复，最终导致体外细胞死亡。

二、脱氧嘌呤类

（一）克拉屈滨

克拉屈滨在2004年获得美国FDA批准，用作毛细胞白血病的一线单药治疗，与其他治疗淋巴细胞的药物相比具有良好的效果。它也用于慢性淋巴细胞白血病和肥大细胞异常脱垂的联合治疗。它也被报道可以杀死未成熟和成熟的单体结合树突状细胞。此外，该制剂还可有效治疗朗格汉斯细胞组织细胞增生症。

克拉屈滨的抑瘤活性与脱氧胞苷激酶和脱氧核苷酸激酶活性有关。它主要以被动转运的方式进入细胞，在细胞内被脱氧胞苷激酶磷酸化，转化为克拉屈滨三磷酸，掺和到DNA分子中，妨碍DNA断裂后的修复作用，造成NAD和ATP耗竭，破坏细胞代谢，影响细胞的DNA合成。

（二）喷司他丁

喷司他丁是从链霉菌培养液中分离出的一种抗生素。它是哺乳类动物腺苷脱氨酶的不可逆抑制剂，Ki在纳摩尔范围内。此外，它还针对细胞甲基转移酶，阻碍细胞甲基化DNA和mRNA的能力。

喷司他丁于1991年被美国FDA批准用于治疗毛细胞白血病。它还对具有高腺苷脱氨酶活性的淋巴恶性肿瘤有效。这种药物还被用于预防

和治疗急性和慢性移植物抗宿主病。目前，该药物正在几个临床试验中进行试验。一项附加的Ⅰ/Ⅱ期临床试验使用喷司他丁和环磷酰胺（DNA烷基化剂）联合治疗低强度干细胞移植和多淋巴细胞输注，并治疗晚期肾癌。一项Ⅱ期临床试验结合了喷司他丁、环磷酰胺和利妥昔单抗（抗 B 细胞蛋白 CD20 的单克隆抗体）及来那度胺（抗血管生成/免疫调节剂）治疗复发或难治性 B 细胞慢性淋巴细胞白血病。Ⅰ期试验结合了喷司他丁、苯达莫司汀（DNA 烷基化剂）和非肿瘤单克隆抗体（抗 B 细胞蛋白 CD20）联合治疗慢性淋巴细胞白血病。

（三）氯法拉滨

氯法拉滨被美国 FDA 批准用于治疗复发或难治性小儿急性淋巴细胞白血病，是一种第二代嘌呤核苷类似物。目前，正在评估该药物对儿童和老年人急性髓细胞性白血病的疗效。该药用于治疗非霍奇金淋巴瘤、骨髓增生异常综合征和实体瘤。目前，氯法拉滨与其他药物的联合治疗正在十几个临床试验中进行，包括慢性淋巴细胞性白血病、急性髓细胞性白血病、骨髓增生异常综合征和混合型急性白血病，与其联用的核苷类似物包括阿糖胞苷、吉西他滨、氟达拉滨 -5'- 单磷酸，以及其他化疗药物，如布苏芬、爱达柔比星、依托泊苷和米托蒽醌等。

氯法拉滨 -5'- 二磷酸是活性代谢物氯法拉滨 -5'- 三磷酸的细胞内储存物，其在慢性淋巴细胞白血病（CLL）和急性髓细胞白血病（AML）患者体外细胞中的滞留时间长于氯法拉滨 -5'- 三磷酸。氯法拉滨 -5'- 三磷酸在细胞中有几种作用机制。它抑制核糖核苷酸还原酶（可能通过变构抑制），导致 dCTP 和 dATP 浓度降低。dCTP 浓度降低可能导致 DNA 合成抑制，而 dATP 浓度降低则导致氯法拉滨 -5'- 三磷酸与 DNA 结合能力更强。低浓度氯法拉滨 -5'- 三磷酸可通过 DNA 聚合酶 α 和 ε 与 DNA 结合，促进复制叉处的聚合酶停滞，抑制 DNA 修复，诱导体外链断裂。这种 DNA 损伤导致细胞色素 C 介导的体外凋亡。另有研究表明，氯法拉滨 -5'- 三磷酸也可以与细胞中的 RNA 结合。

三、阿拉伯糖嘌呤类似物

（一）奈拉滨

2005 年，奈拉滨被美国 FDA 批准用于治疗复发性 T 细胞急性淋巴细胞白血病和复发性 T 细胞淋巴母细胞瘤。目前，有更多的临床试验在研究奈拉滨与依托泊苷（拓扑异构酶抑制剂）和环磷酰胺（DNA 烷基化剂）联合治疗淋巴瘤的疗效、药动学和药效学特性。

奈拉滨是阿拉伯糖基鸟嘌呤（ara-G）的前药，在血清中奈拉滨在腺苷脱氨酶的作用下转化为 ara-G。ara-G 早在 20 世纪 60 年代就被发现，直到 20 世纪 70 年代，人们在研究罕见常染色体疾病嘌呤核苷磷酸化酶缺乏症时，才引起了对 ara-G 的兴趣。活性代谢物 ara-G-5'- 三磷酸是 DNA 聚合酶的底物，并与 DNA 结合。这种结合抑制了 DNA 聚合酶及 DNA 复制，并导致细胞死亡。除此之外，ara-G-5'- 三磷酸可在细胞内积累到较高的水平，促进类似于高 dGTP 浓度所产生的细胞毒性效应。当奈拉滨作用于 T 细胞淋巴瘤时，会导致 Fasl 介导的细胞毒性，而髓系和 B 细胞不积累 ara-G-5'- 三磷酸，但在细胞周期的 S 期停止。在啮齿类动物模型中试验时，高浓度的 ara-G-5'- 三磷酸积聚在人骨髓的恶性 T 细胞中。

（二）氟达拉滨和氟达拉滨 -5'- 单磷酸盐

最初，阿拉伯呋喃糖腺嘌呤（ara-A）是用来研究其抗病毒作用的，由于其被腺苷脱氨酶快速降解，其抗癌作用有限。为了避免腺苷脱氨酶介导的失活，研究者们在 ara-A 的嘌呤碱基 2 位加氟，成为氟达拉滨。然而，这种药物的溶解性有限，难以配制。因此，临床试验中又开发了氟达拉滨 -5'- 单磷酸前药氟达拉滨和磷酸氟达拉滨，并于 1991 年获得美国 FDA 批准，用于治疗慢性淋巴细胞白血病和毛细胞白血病。氟达拉滨 -5'- 单磷酸、环磷酰胺和利妥昔单抗（抗 B 细胞蛋白 CD20 的单克隆抗体）联合治疗通常被认为是年轻的慢性淋巴细胞白血病患者的标准治疗方法。又有一些关于氟达拉滨 -5'- 单磷酸联用的研究，如氟达拉滨 -5'- 单磷酸、苯达莫司汀（DNA 烷基化剂）和利妥昔单抗联合治疗慢性淋巴细胞性白血病的疗效，氟达拉滨 -5'- 单磷酸、氯法拉滨、沙哈（伏立诺司他，组蛋白脱乙酰基酶抑制剂）和白消安（抗肿瘤烷基化剂）联合治疗急性白血病的疗效。

带负电荷的氟达拉滨 -5'- 单磷酸在血浆中通过外 -5'- 核苷酸酶去磷酸化，氟达拉滨通过核苷转运子 HENT1、HENT2 和 HENT3 转运到细胞中。

尽管氟达拉滨 -5′- 单磷酸对腺苷脱氨酶具有抗性，但该药物易受糖苷键断裂的影响，从而形成 2- 氟腺嘌呤，它是 2- 氟腺苷 -5′- 三磷酸的前体。进入细胞后，氟达拉滨开始被细胞 2′- 脱氧胞苷激酶、脱氧鸟苷激酶磷酸化，氟达拉滨 -5′- 单磷酸继续被腺苷酸激酶和核苷二磷酸激酶分别磷酸化为氟达拉滨 -5′- 二磷酸和氟达拉滨 -5′- 三磷酸。

氟达拉滨 -5′- 三磷酸是一种有效的细胞毒性药物。它是一种核糖核苷酸还原酶抑制剂，导致细胞 dNTP 浓度降低，从而对 DNA 合成产生负面影响。随着 dNTP 浓度在细胞分裂过程中的降低，使得更多的氟达拉滨 -5′- 三磷酸进入宿主 DNA，随着氟达拉滨 -5′- 单磷酸的加入，进一步阻止 DNA 链延伸，从而导致链终止。此外，氟达拉滨 -5′- 三磷酸能抑制 DNA 聚合酶、DNA 引物酶和 DNA 连接酶，引起 DNA 链断裂，可能导致细胞凋亡。氟达拉滨 -5′- 三磷酸也被证明能与 RNA 结合并抑制 RNA 合成。此外，氟达拉滨也能抑制切除修复酶 ERCC1，并导致慢性淋巴细胞白血病细胞与 SJG-136（DNA 小沟结合剂）的协同细胞毒性作用。然而，氟达拉滨 -5′- 单磷酸治疗的不良反应越来越受到关注，因为至少有 3% 的患者应用氟达拉滨 -5′- 单磷酸后出现继发性骨髓增生异常综合征和白血病。

四、碱修饰嘌呤核苷

（一）8- 氯腺苷

在 20 世纪 80 年代，8- 氯腺苷（图 3-25-3）和托卡西汀被报道具有有效的抗癌活性。托卡西汀在细胞外转化为 8- 氯腺苷，然后由 HCNT1 和 HCNT2 转运到细胞中。一旦进入细胞，8- 氯腺苷通过腺苷激酶转化为 8- 氯腺苷 -5′- 单磷酸，最终通过细胞激酶转化为活性代谢物 8- 氯腺苷 -5′- 三磷酸，其在细胞中的浓度单位为毫摩尔。

8- 氯腺苷 -5′- 三磷酸通过降低细胞内 ATP 水平影响细胞能量学，导致 RNA 合成抑制。此外，RNA 聚合酶 Ⅱ 将 8- 氯 - 腺苷 -5′- 三磷酸并入 mRNA，并抑制全长 mRNA 转录物的多聚腺苷酸化。这些寿命短的 mRNA 转录物的减少也会导致蛋白质水平降低，从而促进肿瘤细胞的生长和存活。8- 氯腺苷可降低乳腺癌细胞系的细胞周期蛋白 E 水平，也可降低多发性骨髓瘤细胞系的受体酪氨酸激酶水平，还可降低慢性淋巴细胞白血病细胞的 MCL-1 水平。

8- 氯腺苷 -5′- 三磷酸也被发现可以抑制拓扑异构酶 Ⅱ，并在人髓细胞白血病 K562 细胞中诱导 DNA 双链断裂。8- 氯腺苷也可抑制套细胞淋巴瘤细胞系的 DNA 合成率，降低 dATP 浓度。此外，8- 氯腺苷降低癌细胞增殖与体外 AMP 活化蛋白激酶和 p38 有丝分裂原活化蛋白激酶抑制有关。

2008 年，安德森癌症中心赞助了一项 8- 氯腺苷疗法的 Ⅰ 期临床试验，用于研究慢性淋巴细胞白血病患者的剂量耐受性。2015 年 6 月，希望之城国家医疗中心开始了 Ⅰ / Ⅱ 期临床试验，用于评估 8- 氯腺苷治疗复发或难治性急性髓细胞白血病患者的疗效。

（二）呋咯地辛盐酸盐

呋咯地辛（图 3-25-4）盐酸盐是一种嘌呤核苷磷酸化酶抑制剂。据报道，在低至 72pmol 的浓度下，它可完全抑制酶的同聚物复合体，对酶具有高的平衡结合常数和很低的解离率。呋咯地辛盐酸盐不需要磷酸化即可发挥作用。它可阻断嘌呤核苷磷酸化酶，导致血浆中高浓度的脱氧鸟苷不与 DNA 结合。脱氧鸟苷通过细胞激酶进一步转化为 dGMP、dGDP 和 dGTP。高细胞水平的 dGDP 抑制核苷还原酶复合物，引起核苷酸浓度失衡，导致基于 p53 的细胞凋亡。因此，呋咯地辛盐酸盐对脱氧鸟苷活性高的恶性细胞最有效。

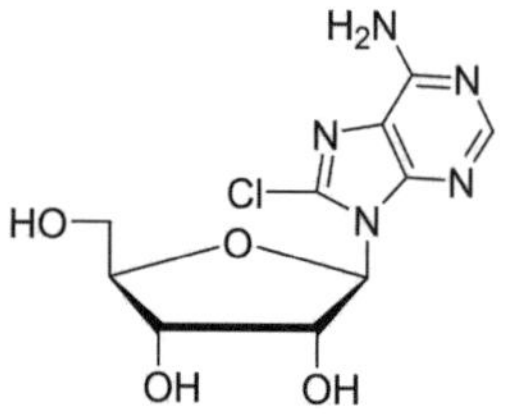

图 3-25-3　8- 氯腺苷

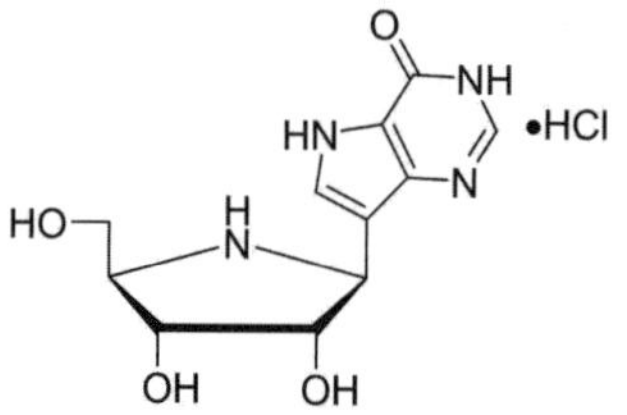

图 3-25-4　呋咯地辛

呋咯地辛盐酸盐参与治疗 T 细胞恶性肿瘤的临床试验，包括 T 细胞急性淋巴细胞白血病。此外，该药物也用于治疗 B 细胞慢性淋巴细胞白血病，但这可能需要额外的核苷治疗才能有效。呋咯地辛盐酸盐不能抑制结肠癌细胞株或正常人非刺激性 T 细胞的生长，这表明该药物对正常组织和恶性组织有一定的特异性。

2007 年，一项针对白血病 / 淋巴瘤患者的呋咯地辛盐酸盐的 II b 临床试验，因药物的生产问题而终止，表明需要改进药物合成工艺，以生产足够的量用于进一步的临床试验。2013 年 1 月，Mundipharma 开始在日本针对复发 / 难治性外周 T 细胞淋巴瘤受试者使用呋咯地辛盐酸盐进行 I / II 期临床试验。

五、其他类

（一）阿卡地新

阿卡地新（图 3-25-5）是 Advancell 公司开发的腺苷酸活化激酶激活剂，用于治疗 B 细胞慢性淋巴细胞白血病。它是 5- 氨基咪唑 -4- 酰胺衍生化的嘌呤核苷类似物，为具有 B 细胞凋亡活性的核苷酸合成前体，通过新颖的 B 细胞特异性和非 p53 通路来发挥作用。细胞内吞后，阿卡地新被磷酸化为类似单磷酸腺苷的 AICA 核苷酸（ZMP）。腺苷酸活化激酶和 AMPK 激酶由 ZMP 激活，由此达到诱导细胞凋亡的必需条件。阿卡地新诱导细胞凋亡，同时需要线粒体释放细胞色素 C，以及半胱氨酸蛋白酶独立于 p53 的激活。目前在欧盟国家进行的 I / II 期临床研究表明，阿卡地新具有可接受的安全性和白血病耐受剂量。在治疗淋巴细胞性白血病以外，同时开展阿卡地新在其他疾病方面的应用。

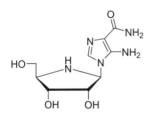

图 3-25-5　阿卡地新

（二）甲氨蝶呤

甲氨蝶呤（图 3-25-6）是叶酸的结构类似物，与二氢叶酸还原酶有高亲和力，可竞争性地与之结合，阻止叶酸还原成 FH_2（后者进一步还原为

FH_4），导致嘌呤核苷酸在从头合成途径中，嘌呤分子中来自一碳单位的 C_8 和 C_2 得不到供应；嘧啶核苷酸合成过程中 dUMP 不能利用一碳单位生成 dTMP，干扰 DNA 和 RNA 的合成。临床上主要用于儿童急性淋巴性白血病，若与长春新碱、泼尼松、巯嘌呤合用，90% 可完全缓解；与氟尿嘧啶、放线菌素 D 合用可使部分患者长期缓解。

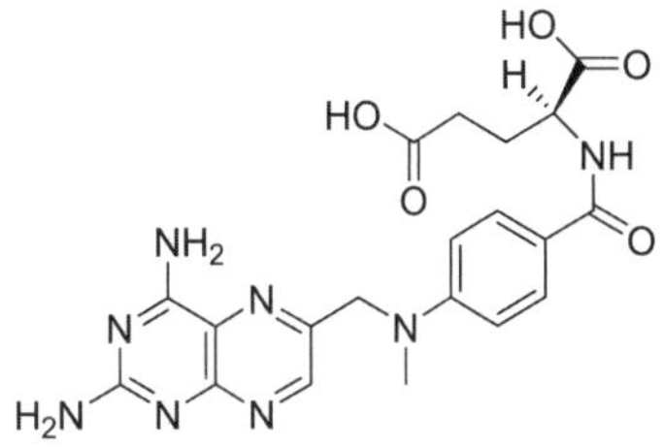

图 3-25-6　甲氨蝶呤

六、氮杂核苷类

氮杂核苷类最开始被定义为呋喃环的氧被氮取代的核苷类似物，但该类类似物目前已扩展为含有合成吡咯烷的核心结构被其他含氮环（如杂环、异三环和无环含氮核苷）取代的核苷。这类化合物已证明在治疗癌症方面是成功的，并且已被证实具有一定的抗病毒和抗菌特性。

Forodesine

嘌呤核苷磷酸化酶（PNP）可催化嘌呤核苷酸磷酸解代谢为核糖 / 脱氧核糖磷酸和相应的碱基。PNP 异常低水平的患者由于脱氧鸟苷的降解严重减少，使相应的三磷酸（dGTP）积累而几乎没有 T 细胞免疫能力。这会导致核糖核苷酸还原酶的活性降低，并诱导细胞凋亡。因此，人类 PNP 抑制剂对治疗 T 细胞淋巴瘤具有潜力。Forodesine 是一种高效的 PNP 抑制剂（IC_{50}=0.48 ～ 1.57nM），能有效抑制 T 细胞恶性肿瘤，在小鼠中也被发现具有良好的口服生物利用度，利用度可达 63%。Forodesine 是一种逐渐起效的药物，以高亲和力（Ki=0.023nM）与 PNP 紧密结合。尽管它在美国和欧洲的 IV 期临床开发被终止，但 2017 年 4 月在日本获批，并将其用于治疗复发 / 难治性外周 T 细胞淋巴瘤（PCTL）。Forodesine 作为鸟苷类似物，是 PNP 的过渡态抑制剂，抑制效果比先前已知的抑制剂高 100 ～ 1000 倍。由于呋喃环的氧被氮和 C- 糖苷键联合取代，不能嵌入 DNA，只能作为一种高度选择性的 PNP 抑制剂。

Forodesine 在灵长类动物中的口服生物利用度较低，小于 11%，但在老鼠中达到 63%，因此最初作为静脉制剂开发。2005 年，Morris 等合成了 Forodesine 的 2'- 脱氧类似物 BCX-3040。在体外生物学活性评价中，BCX-3040 显示了强有效的 PNP 抑制效应，IC_{50} 与 Forodesine 相当［BCX-3040：IC_{50}=（3.1 ± 0.50）nM，Forodesine：IC_{50}=（1.2 ± 0.21）nM］。结果显示，5.0mg Forodesine 作用后的生物利用度是 10.0mg BCX-3040 作用的 12.6 倍，说明 BCX-3040 的生

物利用度要更低。经静脉注射 5mg/kg BCX-3040 后，BCX-3040 血药浓度迅速下降至（3.0 ± 0.31）mol/L。总的来说，与 Forodesine 相比，BCX-3040 由于被更快清除且生物利用度更低，作为 PNP 抑制剂不具备优势（图 3-25-7）。

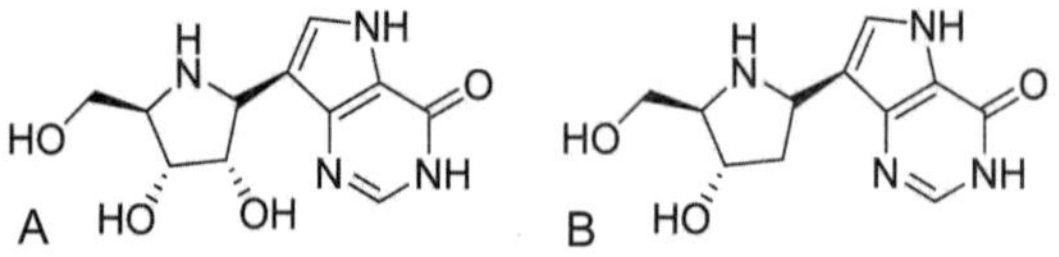

图 3-25-7　Forodesine（A）及 BCX-3040（B）

第二节　嘧啶核苷酸代谢调节

一、氟化嘧啶类

（一）5- 氟尿嘧啶

5- 氟尿嘧啶（5-fluorouracil，5-FU）的化学结构与胸腺嘧啶相似，在体内转变为一磷酸脱氧核糖氟尿嘧啶核苷（FdUMP）及三磷酸氟尿嘧啶核苷（FUTP）。FdUMP 与 dUMP 结构相似，可抑制脱氧胸苷酸合成酶，阻断 dTMP 合成。FUTP 则以 FUMP 的形式掺入 RNA 分子中，破坏 RNA 的结构，进而影响其功能。

5-FU 上市几十年来，一直是世界上应用最广的抗癌药之一，对各种实体瘤均有明显疗效，也是治疗胃肠道肿瘤和乳腺癌的首选药物和基本药物。临床上也与其他药物联合应用于乳腺癌和胃肠道肿瘤手术辅助治疗，也可用于一些非手术恶性肿瘤的姑息治疗，尤其是胃肠道、乳腺、头颈部、肝、泌尿系统和胰腺的恶性肿瘤。相关的化疗方案及临床研究也取得了很多进展。但 5-FU 的毒性较大，会引起严重的消化道反应和骨髓抑制等不良反应。

（二）去氧氟尿苷

由于肠壁中二氢嘧啶脱氢酶含量高，静脉注射 5-FU 后会迅速降解。罗氏公司的研究人员使用前药策略开发了一种口服前药，即去氧氟尿苷（5'- 脱氧 -5- 氟尿嘧啶）（图 3-25-8）。它可以克服肠道的降解，从而增强吸收，改善药动学特征。在肿瘤细胞中去氧氟尿苷通过胸苷磷酸化酶或嘧啶核苷磷酸化酶转化为 5-FU。

据报道，在食管鳞癌和结直肠癌患者中，嘧啶核苷磷酸化酶是高表达的。此外，胸苷磷酸化酶在食管、乳腺、宫颈、胰腺和肝等肿瘤组织中也是高表达的，可提高药物特异性。胸腺嘧啶磷酸化酶在人体肠道中也是高表达的。因此，去氧氟尿苷治疗可导致某些个体出现剂量限制性毒性（腹泻）。另外，它最常见的不良反应是神经毒性和黏膜炎，而 5-FU 患者会出现白细胞减少和恶心。目前，去氧氟尿苷作为单一疗法或联合丝裂霉素 C 和顺铂进行了一些临床试验。

（三）卡培他滨

由于去氧氟尿苷对患者有胃肠毒性，罗氏公司又开发了卡培他滨，它是第三代 5-FU 前药，1998 年获得美国 FDA 批准。卡培他滨的口服生物利用度几乎是 100%，但它不是胸苷磷酸化酶的底物。在通过肠黏膜后，肝中的羧酸酯酶分解卡培他滨分子中的戊基氨基甲酸酯，然后在肝或肿瘤中的胞苷脱氨酶催化作用下形成去氧氟尿苷，随后被胸苷磷酸化酶转化为 5-FU。

卡培他滨在 HCT116 人肿瘤裸鼠异种移植模型中具有很高的疗效，与去氧氟尿苷或 5-FU 相比，显示出对肿瘤更好地选择性。此外，放疗能刺激胸苷磷酸化酶活性，与卡培他滨联合治疗可提高对肿瘤细胞的选择性。对卡培他滨的耐药性似乎与二氢嘧啶脱氢酶和胸苷磷酸化酶之间的相互作用有关，后者参与卡培他滨向 5-FU 的转化

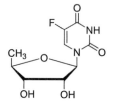

图 3-25-8　去氧氟尿苷

和肿瘤内 5-FU 的降解。除此之外，可能还与患者 ABCB1 转运体的基因多态性有关。

目前，卡培他滨被美国 FDA 批准用于治疗结肠癌和乳腺癌。此外，一些联合使用卡培他滨的临床试验正在进行中。卡培他滨和苯达莫司汀（DNA 烷基化剂）针对局部晚期或转移性 HER2 阴性乳腺癌（MBC-6）患者的 II 期临床研究，卡培他滨联合多西他赛（一种抗有丝分裂的紫杉烷）治疗转移性 HER2 阴性乳腺癌后，观察卡培他滨维持治疗的 III 期临床正在进行。有研究正在评估卡培他滨节拍化疗对三阴性乳腺癌的疗效（Sysucc-001 研究）。一项关于维持卡培他滨治疗可切除结直肠癌的 II 期研究（CAMCO 研究）也正在进行。

（四）NUC-3373

2011 年，有报道称一种新的 5-FU 的前药 NUC-3373（图 3-25-9）具有很强的抗肿瘤活性。NUC-3373 是氟哌利多的一种磷酰胺前药，对胸苷磷酸化酶活性有抵抗力，并且显示（与氟哌利多相比）在缺乏 HENT1 转运体的白血病细胞中的效力明显降低。研究者们还提出了前药发挥作用的机制，包括酶介导的羧酸酯水解、伴随着芳氧基离去基团丢失产生的自发环化、水介导的混合酸酐的开放和磷酰胺酶介导的 P-N 键断裂，从而生成了 2'-脱氧核糖 -5-FU-5'-单磷酸 II。

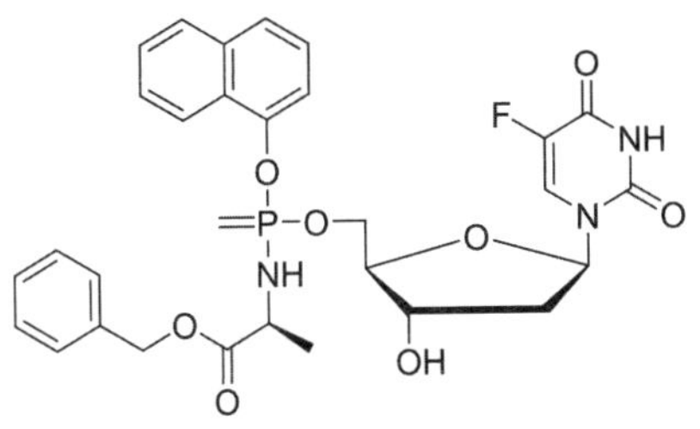

图 3-25-9　NUC-3373

NUC-3373 是磷酸酰胺非对映体的混合物，它作为前药，克服了 5-FU 的耐药机制，在胸腺嘧啶激酶缺乏的细胞中依然具有活性，可抗胸腺嘧啶磷酸化酶活性，而在 HENT1 缺乏的细胞中，NUC-3373 可通过独立的核苷转运体进入而保持活性。它能抗二氢嘧啶脱氢酶的分解代谢，在多种细胞系中的毒性低于 5-FU，达到了细胞内较高的 2'-脱氧核糖 -5-FU-5'-单磷酸浓度水平。此外，该药大剂量进入体内，能迅速分布至组织，显示出低血浆水平的降解代谢物，并且比 5-FU 能明显降低 HT29 结直肠癌异种移植瘤的重量。在

2015 年底，开展了一项 NUC-3373 治疗晚期实体瘤的 I 期临床试验。

（五）氟哌利多和 5- 氟 -2'- 脱氧胞苷联用四氢哌啶

美国国家癌症研究所（NCI）最早开始研究氟哌利多，据报道其在体外抑制肿瘤细胞增殖的效果是 5-FU 的 10 ～ 100 倍。氟哌利多于 1970 年获得美国 FDA 批准，并由罗氏公司销售。它已被批准用于转移到肝、肾和胃的结肠癌的治疗。氟哌利多可能通过嘧啶核苷转运子转运到细胞中。胸苷激酶将氟尿嘧啶转化为氟尿嘧啶 -5'-单磷酸，可以抑制胸苷酸合成酶。

在肠道中，大量的氟哌利多通过胸苷磷酸化酶转化为 5-FU。肝动脉输注可绕过肠道，向肝输送未被转化的氟哌利多。该药物具有较高的肝提取率和较短的血浆半衰期，使得其最适合进行肝动脉输注，从而使得肝内氟哌利多浓度升高，降低对人体的毒性。该方法对氟哌利多治疗结直肠癌有一定的疗效。

目前，有关氟哌利多的几个临床试验正在进行，主要包括肝动脉输注氟哌利多和抗炎免疫抑制类固醇衍生物地塞米松，考察肝动脉输注氟哌利多和地塞米松联用盐酸吉西他滨或抗血管生成性单克隆抗体贝伐单抗的疗效等。

抗肿瘤胞苷类似物（吉西他滨、阿糖胞苷、氮胞苷、地西他滨、卡培他滨和 5- 氟 -2'- 脱氧胞苷）的一个主要问题是它们是胞苷脱氨酶的底物，可以快速转化为尿苷类似物，尿苷类似物通常是非活性的代谢产物。例如，肝高表达胞苷脱氨酶，这为肿瘤细胞提供了微环境，保护其不受地西他滨等药物的影响。为了克服脱氨基的问题，可采用核苷类似物联用的方法进行治疗。

目前，5- 氟 -2'- 脱氧胞苷（FdCyd）（图 3-25-10）与四氢哌啶联合应用于小鼠的研究，两者的联合用药导致小鼠体内 2'- 脱氧胞苷激酶产生的 FdCyd-5'-单磷酸浓度升高。一旦进入细胞，FdCyd 可以通过胞苷脱氨酶的作用转化为 FdUrd。随后，磷酸化生成 FdUrd-5'-单磷酸，从而抑制胸苷酸合成酶。此外，FdCyd -5'-单磷酸可进一步磷酸化为 FdCyd-5'-三磷酸，并掺入 DNA。一旦与 DNA 结合，FdCyd 已被证明可抑制 DNA 甲基转移酶，其活性与氮胞苷相当。因此，FdCyd 可在细胞内产生直接和间接的细胞毒活性，如 FdCyd-5'-单磷酸抑制 DNA 甲基化；2'- 脱

氧核糖 -5-FU-5ʹ-单磷酸抑制胸苷酸合成酶；2ʹ-脱氧 -5-FU-5ʹ-三磷酸和 5-FU-5ʹ-三磷酸分别掺入 DNA 和 RNA。

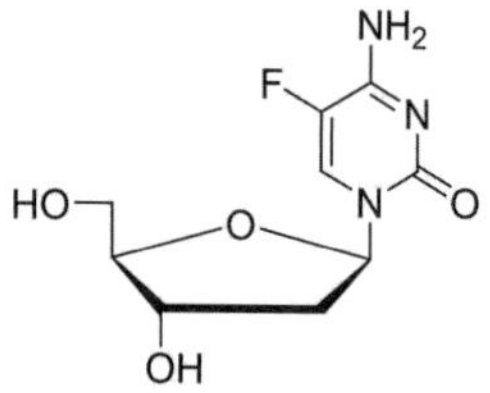

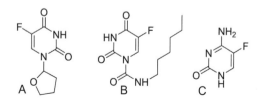

图 3-25-10　FdCyd

目前正在联合使用 FdCyd 和四氢哌啶进行临床前和临床试验。2016 年，联用 FdCyd 和四氢哌啶对治疗儿童脑肿瘤进行了临床前评价。2015 年，Newman 等报道了一项 I 期临床试验，检查了 2 种药物联用后的毒性、药物的血浆浓度、峰值反应和剂量。对晚期非小细胞肺癌、乳腺癌、膀胱癌、头颈部癌和实体瘤患者也在进行临床研究。近年来，在猴和人类试验中也报道了 FdCyd 和四氢哌啶的口服和静脉给药的药动学的研究。

（六）替加氟 - 尿嘧啶、TS-1、卡莫氟和氟胞嘧啶

替加氟 - 尿嘧啶、TS-1、卡莫氟和氟胞嘧啶（图 3-25-11）也是 5-FU 前药。替加氟 - 尿嘧啶、TS-1（替加氟、氯二氢吡啶和氧嗪酸钾的组合）和卡莫氟（24，mifurol）在全球范围内均用于癌症治疗。1983 年，替加氟 - 尿嘧啶被批准在日本使用，它们的口服配比为 4∶1。替加氟被代谢为 5-FU，主要通过二氢嘧啶脱氢酶在肝中转化为无活性的二氢氟尿嘧啶。同时给予尿嘧啶，抑制二氢嘧啶脱氢酶分泌，从而有助于维持肝和循环系统中 5-FU 的高浓度。替加氟 - 尿嘧啶在日本和中国台湾地区被批准用于治疗各种晚期胃肠道癌。目前，替加氟 - 尿嘧啶仍在招募患者进行 II 期临床试验，采用替加氟 - 尿嘧啶治疗头颈癌。2015 年 1 月，一项联合索拉非尼（激酶抑制剂）治疗晚期肝细胞癌的 II 期临床研究已终止，但未公布任何结果。

图 3-25-11　替加氟（A）、卡莫氟（B）和氟胞嘧啶（C）

TS-1 是 1999 年批准在日本使用一种口服三元用药，主要包括替加氟、氯二氢吡啶（吉美拉西）和氧嗪酸钾（1∶0.4∶1 摩尔比）。氯二氢吡啶是比尿嘧啶更有效的二氢嘧啶脱氢酶抑制剂。氧嗪酸钾可选择性抑制肠内 5-FU 活性，降低胃肠毒性。TS-1 目前正在进行多项临床试验。

卡莫氟是一种亲脂性 5-FU 类似物，可以口服。在体内，它通过去除氨甲酰部分释放 5-FU。该药物已在中国、日本和芬兰用于治疗结直肠癌多年。然而，该药已被证明可引起迟发性白质脑病，其特征是脑白质逐渐受损，并伴有卒中样症状。目前还没有这种药物的临床试验。一项治疗 II 期肝癌患者的试验被提前终止，因为 56% 的受治疗患者有不可接受的不良反应，并且对 I 期和 II 期某些癌症没有生存优势。这可能是卡莫氟从未被美国 FDA 获批的原因。

氟胞嘧啶是临床试验中 5-FU 的另一种前药，由胞嘧啶脱氨酶转化为 5-FU，胞嘧啶脱氨酶不由人类基因组编码，因此氟胞嘧啶可与癌细胞的基因治疗结合使用，实现药物的靶向特异性。已有报道称，在工程间充质干细胞中，氟胞嘧啶可转化为其活性化合物，改良的神经干细胞目前正在进行同样的试验。目前，氟胞嘧啶与麦芽糖、APS001F 联用进行 I / II 期临床试验，APS001F 是一种重组厌氧细菌 *Bif idobacterium*，专用于表达胞嘧啶脱氨酶，可用于治疗实体肿瘤。

（七）三氟噻嘧啶和盐酸替吡拉西（TAS-102）

三氟甲基苯胺（TFT）是胸苷激酶的底物，可产生 TFT-5ʹ-单磷酸（一种活性细胞内代谢产物）。与 5-FU-5ʹ-单磷酸类似，TFT-5ʹ-单磷酸抑制胸苷酸合成酶。与 5-FU-5ʹ-单磷酸相比，5-FU-5ʹ-单磷酸与胸苷酸合成酶不能形成三元复合物，但是它可以抑制胸苷酸合成酶的活性位点。TFT-5ʹ-单磷酸是胸苷酸合成酶的不可逆抑制剂，当去除 TFT-5ʹ-单磷酸时，胸苷酸合成酶的活性迅速恢复，进而形成 5-FU-5ʹ-单磷酸三元复合物，可以延长这一效应。TFT-5ʹ-单磷酸可进一步磷酸化，成为三磷酸形式，然后掺入 DNA，使单链断裂。掺入 DNA 的 TFT-5ʹ-单磷酸能对抗 DNA 糖基化酶，并能使 DNA 不稳定和双链断裂。

TFT 单药疗法的主要缺点是其在体内通过胸苷磷酸化酶的作用快速降解，这种降解是一种天然的 TFT 抵抗机制。然而，联用 TFT 和胸苷磷酸化酶抑制剂可改善动物模型的药动学特征，以及细胞系和动物模型的抗肿瘤活性。目前,太和制药公司正在开发 TAS-102 的联合疗法,使用 TFT 和胸腺嘧啶磷酸化酶抑制剂盐酸替吡拉西 (2 : 1),IC$_{50}$ 为 35nM。这一联合疗法在体外可明显降低 TFT 的生物降解特性。

　　TAS-102 于 2015 年 9 月获得美国 FDA 批准用于治疗 244 例结直肠癌患者,目前还正在进行治疗晚期实体瘤和转移性难治性结直肠癌的临床试验。对稳定的难治性转移性结直肠癌患者,TAS-102 与纳武单抗联用的疗效也正在进行评估。

二、氮杂核苷类

地西他滨、氮杂胞苷、CP-4200 和 SGI-110

　　地西他滨和氮杂胞苷是近半个世纪首次作为细胞抑制剂开发的。这些细胞抑制剂后来被发现在人类细胞系中可抑制 DNA 甲基化,进而被开发成表观遗传药物。

　　地西他滨通过 2′- 脱氧胞苷激酶转化为地西他滨 -5′- 单磷酸,进一步磷酸化生成活性代谢物地西他滨 -5′- 三磷酸,该代谢物是 DNA 聚合酶 α 的底物,并能掺入 DNA。掺入 DNA 的地西他滨 -5′- 单磷酸不能甲基化,会影响表观基因调控。地西他滨抑制 DNA 甲基化的能力通常是由于在氮杂胞嘧啶 - 鸟嘌呤二核苷酸和 DNMT1 之间形成复合物。

　　氮杂胞苷是一种类似于地西他滨的核苷,通过注射给药,并通过尿苷/胞苷转运系统进入细胞。尿苷胞苷激酶磷酸化后,变成活性代谢物氮杂胞苷 -5′- 三磷酸,掺入 RNA,破坏 RNA 代谢和蛋白质合成。

　　经过多年的临床研究和剂量优化,最终获得了有效治疗骨髓增生异常综合征的条件,阿扎胞苷和地西他滨分别于 2004 年和 2006 年获得美国 FDA 批准。胞苷脱氨酶基因(79a ＞ c)的遗传多态性和启动子缺失(-31delc)可导致快速脱氨酶表型和 mRNA 表达增加,使得使用氮杂胞苷治疗的患者毒性增加。

　　目前许多临床研究正在评估氮杂胞苷和地西他滨的疗效。氮杂胞苷口服制剂目前正在进行难治性实体瘤和日本骨髓增生异常综合征的 I 期临床试验(单独或联合)。阿扎胞苷、卡培他滨和奥沙利铂(DNA 烷基化剂)的 I / II 期临床研究正在进行。

　　Clavis 制药公司正在开发一种对人癌细胞株具有强表观遗传调控作用的氮胞苷的伊来酸衍生物 CP-4200(图 3-25-12A)。这种药物的设计理念是为了避免 MDS/AML 患者的治疗抗性,该药物通过 hENT1 进入细胞,hENT1 可减少药物摄取。目前 CP-4200 尚在临床前研究阶段。

　　Astex 制药公司开发了二核苷酸 SGI-110(图 3-25-12B),它是一种第二代地西他滨前体药物,通过磷酸二酯键将该药物与脱氧鸟苷结合,该药物是为了使地西他滨不受胞苷脱氨酶活性的影响,增加其在体内的药效。SGI-110 是一种具有肿瘤表观遗传作用机制的低甲基化药物。在 I / II 期的剂量递增研究中,SGI-110 显示出良好的药代动力学特征。二核苷酸在体内有效地转化为地西他滨。此外,与等量静脉注射地西他滨相比,它表现出更长的表观半衰期、更低的 C$_{max}$ 和更高的地西他滨血浆浓度。SGI-110 目前正处于卵巢癌、转移性结直肠癌、骨髓增生异常综合征、急性髓细胞白血病和晚期肝细胞癌治疗的 I / II 期临床研究(作为单一疗法和联合疗法)。

三、糖修饰胞苷类似物

(一)吉西他滨和吉西他滨前药

　　吉西他滨是美国 FDA 唯一批准的对实体瘤有效的胞苷类似物。它主要通过 hENT-1 进入细胞,由 hCNT-1 和 hCNT-3 进入的可能性较小。吉西他滨 -5′- 三磷酸和吉西他滨 -5′- 二磷酸是其活性代谢产物。吉西他滨 -5′- 三磷酸通过与新合成的 DNA 链结合抑制 DNA 合成,它也可以在不终止链延伸的情况下掺入 DNA,并被与细胞凋亡相关的 DNA 依赖性蛋白激酶 /p53 蛋白复合物识别。吉西他滨也被证明可以掺入 RNA 发挥抗肿瘤活性。此外,吉西他滨 -5′- 二磷酸是抑制核苷还原酶的主要活性代谢产物,会产生一种自增强机制。阻断核苷还原酶活性,降低了天然脱氧核苷库,促使更多的吉西他滨 -5′- 三磷酸通过 DNA 聚合酶进入基因组 DNA。此外,抑制核苷还原酶也会通过调节 2′- 脱氧胞苷激酶产生间接的自我增强机制。吉西他滨 -5′- 三磷酸也会产生直接的增强机制,包括抑制脱氧胞苷酸,防止吉西他滨 -5′- 一磷酸脱氨基为 2′,2′- 二氟 -2′- 脱氧尿苷 -5′- 一磷酸等。

　　盐酸吉西他滨目前被用于治疗非小细胞肺癌、胰腺癌、乳腺癌、膀胱癌和卵巢癌,已在 90 多个国家被批准使用，成为治疗非小细胞肺癌的一线药物和治疗胰腺癌的"金标准"。吉西他滨在我国整个抗肿瘤药物医院市场份额中，居抗代谢类药物第2位，仅次于卡培他滨。然而，盐酸吉西他滨单药治疗仅显示出适度的益处。目前，使用盐酸吉西他滨联合治疗的各种临床试验也在进行中，包括吉西他滨-顺铂（DNA烷基化剂）治疗晚期非小细胞肺癌，霍奇金淋巴瘤和非霍奇金淋巴瘤，吉西他滨-厄洛替尼（酪氨酸激酶抑制剂）治疗局部晚期和转移性胰腺癌，吉西他滨-奥沙利铂（DNA烷基化剂）治疗胆道腺癌、胰腺癌、肝细胞癌、睾丸癌和上皮性卵巢癌。吉西他滨联合耐昔妥珠单抗及放疗的临床研究正在进行。

作为一种N4丙戊酸前药，LY2334737（图3-25-12C）可提高盐酸吉西他滨的口服生物利用度，主要通过阻断脱氨基部位和降低首过效应来实现。前药通过肠上皮进入体内，减少肠道对吉西他滨的吸收。LY2334737在羧化酯酶的作用下，通过水解，释放吉西他滨和丙戊酸，可确保更多的癌症细胞在进入细胞周期G1/S期时可以接触到更高浓度的吉西他滨，以提高药效。临床前研究表明，低剂量的LY2334737对人结肠和肺肿瘤异种移植模型是有效的。升高的羧化酯酶活性和ENT1表达可增强LY2334737的肿瘤反应。在一项确定LY2334737最大耐受剂量和剂量限制毒性的临床研究中，65例晚期实体瘤患者中有22

例病情稳定。2012年，对实体瘤和转移瘤患者进行了Ⅰ期临床试验。然而，2013年由于日本出现了一项显示患者肝脏毒性的研究结果，停止了对LY2334737的研发。

CP-4126（图3-25-12D）是克拉维斯医药公司研发的一种吉西他滨依来酸酯衍生物。与吉西他滨相比，CP-4126为一种与转运蛋白无关的类似物，主要通过hENT1进入细胞。一旦进入细胞，吉西他滨通过羧化酯酶的作用发生断裂，随后在脱氧胞苷激酶的作用下磷酸化为吉西他滨-5′-单磷酸。

研究者们已经在包括非小细胞肺癌、转移性胰腺癌和其他晚期实体肿瘤的Ⅰ/Ⅱ期临床试验中评估CP-4126单药或联用治疗的安全性和有效性。结果表明，CP-4126治疗的个体与盐酸吉西他滨治疗的胰腺导管腺癌患者的总生存率没有明显差异，且hENT1蛋白表达水平较低。2个Ⅰ期临床试验已经完成，其中一项临床试验显示CP-4126吸收不良，另一项Ⅰ期临床试验采用静脉注射CP-4126，结果呈阳性。另一个关于CP-4126和顺铂联用的Ⅰ期临床试验被停止。由于这些研究结果，克拉维斯医药公司暂停了CP-4126的开发。

NUC-1031（acelarin）（图3-25-12E）是吉西他滨的一种5′-磷酸酰胺前药。它能克服吉西他滨耐药机制，即减少细胞转运蛋白摄取，降低2′-脱氧胞苷激酶（突变）活性，使胞嘧啶脱氨基。

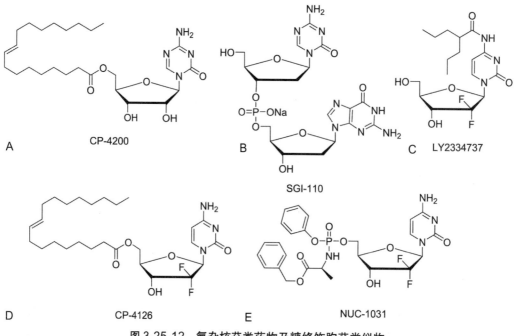

A CP-4200 B SGI-110 C LY2334737 D CP-4126 E NUC-1031

图3-25-12 氮杂核苷类药物及糖修饰胞苷类似物

然而，它对脱氧胞苷脱氨酶引起的吉西他滨-5'-单磷酸脱氨基反应敏感。与吉西他滨一样，它也是通过静脉注射进行的。

2012 年，开展了一项针对晚期实体瘤患者的 I 期试验。该药的剂量是吉西他滨最大剂量的 4 倍，1/2 以上的患者病情稳定，少数患者肿瘤体积缩小。此外，与静脉注射吉西他滨相比，使用 NUC-1031 可使细胞内吉西他滨浓度增加 13 倍。一项由 Nucana Biomed 有限公司资助的有关 NUC-1031 与卡铂（DNA 烷基化剂）联合治疗卵巢癌的试验正在计划中。

（二）沙帕他滨

沙帕他滨是一种 N4 棕榈酰衍生的 2'-C-氰基-2'-脱氧-1-β-D-阿拉伯基-戊呋喃胞嘧啶（CNDAC）类似物（图 3-25-13），可口服生物利用。它主要在血浆、肠道和（或）肝中代谢成 CNDAC，并最终转运至细胞。CNDAC 被 2'-脱氧胞苷激酶磷酸化，并进一步被其他细胞激酶磷酸化生成三磷酸形式。DNA 聚合酶将 CNDAC-5'-三磷酸结合到正在合成的 DNA 链中，由于 CNDAC 类似物的立体效应，DNA 链的进一步延伸变缓慢。将 CNDAC-5'-单磷酸掺入 DNA 后，3'-磷酸二酯部分 β-消除，可导致 2'-C-氰基-2'，3'双氢-2'，3'-双脱氧胞苷-5'-单磷酸终止 DNA 链断裂。这是核苷衍生物独特的抗癌机制，它使得细胞周期停滞在 G2 期，这与大多数使细胞周期停滞在 S 期的抗癌核苷类似物不同。

沙帕他滨已经在临床试验中（I～III 期）作为单药或与其他药物联用，用于治疗髓细胞性白血病、慢性淋巴细胞白血病、非小细胞性肺癌及某些实体瘤。然而，在 III 期临床研究中，在新近诊断出患有急性髓细胞白血病的老年人中，口服沙帕他滨很难获得良好的效果。2013 年，Cyclacel 制药公司宣布，沙帕他滨对从个体中分离出的 75% 的原发性卵巢癌样本具有活性。

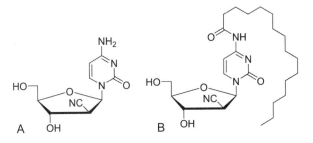

图 3-25-13 CNDAC（A）及沙帕他滨（B）

（三）TAS-106

TAS-106（图 3-25-14）的主要作用机制是抑制 RNA 聚合酶 I、II 和 III，能有效阻断 RNA 合成，导致细胞凋亡。此外，在同源修复途径中，TAS-106 可抑制 DNA 修复蛋白（BRAC2 和 RAD51），表明它也可能通过沙帕他滨的某些机制发挥作用。

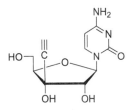

图 3-25-14 TAS-106

在临床试验中，TAS-106 的治疗取得了适度的效果。在修复转移性或复发性头颈鳞状细胞癌和鼻咽癌的 II 期临床试验中，对于铂治疗失败的患者，TAS-106 治疗耐受性良好，但主要毒性为骨髓抑制。但是，这种药物没有显示出抗癌效果。最近在实体瘤受试者中进行了一项 TAS-106 与卡铂（一种 DNA 烷化剂）联合治疗的 I 期剂量递增研究。这种组合耐受性良好，少数患者出现了稳定的病情，癌症没有进展（＞4 个月）。目前还没有针对 TAS-106 的临床试验。

（四）替扎他滨

替扎他滨（图 3-25-15）是一种不可逆的核糖核苷酸还原酶抑制剂。尽管替扎他滨对胞苷脱氨酶活性具有对抗性，但进入细胞后，它被 2'-脱氧胞苷激酶磷酸化，然后被其他内源性激酶磷酸化为活性代谢物，即替扎他滨-5'-二磷酸和替扎他滨-5'-三磷酸。替扎他滨-5'-三磷酸是 DNA 聚合酶 α 的底物，被整合到 DNA 链中代替胞苷，并通过 DNA 聚合酶阻止 DNA 链的进一步延伸。在组织培养肿瘤细胞系和小鼠肿瘤模型中，替扎他滨已成为治疗结直肠癌和血液实体瘤的候选药物。此外，在结肠癌细胞系 WiDr 中检测了在齐多夫定（一种反转录酶的核苷类似物抑制剂）存在下，替扎他滨的放射增敏作用。此外，在异种移植模型中，替扎他滨也显示有抗血管生成活性。

一项 I 期临床研究表明，替扎他滨可导致 53% 的患者出现骨髓毒性，83% 的患者出现发热。另一项 I 期临床研究显示，替扎他滨联合 5-FU 治疗晚期食管癌和其他胃肠道癌患者具有活性。

然而，如果单独应用替扎他滨进行治疗，是没有明显活性的。2004 年，Chiron 报道称，由于 II 期临床试验未达到预期，已经停止了对替扎他滨的开发。

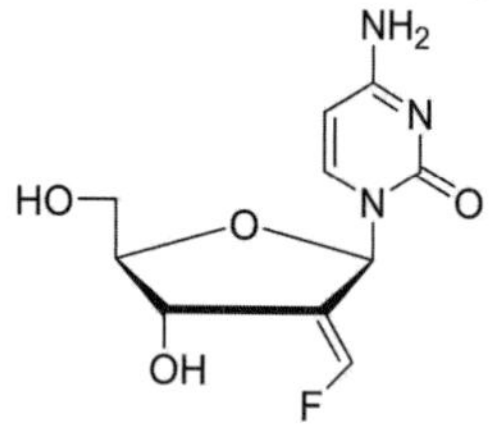

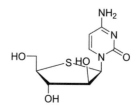

图 3-25-15　替扎他滨

（五）曲沙他滨

曲沙他滨（图 3-25-16）是第一个用于癌症研究的 L- 核苷。曲沙他滨 -5′- 一磷酸通过细胞酶进一步磷酸化为二磷酸和三磷酸形式。与大多数其他抗癌核苷类似物不同，曲沙他滨 -5′- 二磷酸是主要的细胞内代谢物，可在细胞内大量聚集。磷酸甘油酸激酶将曲沙他滨 -5′- 二磷酸转化为曲沙他滨 -5′- 三磷酸，它为曲沙他滨的主要细胞内活性代谢物。将曲沙他滨 -5′- 三磷酸掺入新合成的 DNA 中，成为 DNA 聚合酶 α、β、δ、γ 和 ε 的底物，通过 DNA 链终止机制抑制聚合酶。

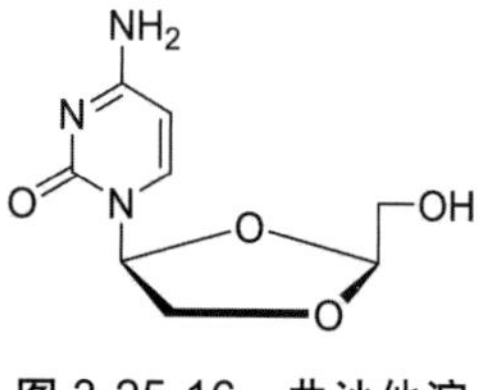

图 3-25-16　曲沙他滨

曲沙他滨最初对实体瘤和白血病显示出很好的抗癌活性。尽管临床前的结果很有希望，但是曲沙他滨治疗白血病和肿瘤的临床试验（静脉输注）成功率有限，最终多项试验被终止。2007 年，曲沙他滨治疗复发性或难治性淋巴增生性肿瘤或多发性骨髓瘤的 II 期临床研究显示，约 62% 的患者有严重的不良反应，其对晚期患者的益处有限，该药物还表现出明显的毒性问题，因此该药物不太可能被进一步开发。

（六）噻拉宾

噻拉宾（图 3-25-17）通过 2′- 脱氧胞苷激酶磷酸化为单磷酸形式，虽然噻拉宾 -5′- 单磷酸对脱氨酶的敏感性降低，但仍然是尿苷 / 胞苷

一磷酸激酶的良好底物，生成噻拉宾 -5′- 二磷酸，最后转变为活性形式的噻拉宾 -5′- 三磷酸。它是核 DNA 聚合酶的底物，可掺入 DNA，抑制 DNA 合成，并产生 DNA 损伤，其主要作用机制是破坏 DNA 聚合酶活性。相对于其他药物，噻拉宾具备更强的抗肿瘤活性的原因可能是由于更长的细胞内半衰期，对脱氨酶灭活作用的敏感度降低，对 DNA 复制更强的抑制作用，促进了半胱氨酸蛋白酶 3 和 PARP 的分解作用，并导致细胞凋亡、肿瘤细胞死亡，以及抑制内皮细胞和体内血管再生的激酶信号转导通路。

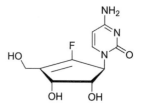

图 3-25-17　噻拉宾

已有一些关于噻拉宾的临床试验报道。2006 年，对噻拉宾进行了 2 个 I 期临床试验，研究结果显示过度疲劳逆转 3 级淋巴细胞减少症。噻拉宾的治疗时间和治疗时间的改变并没有改善其耐受性。尽管有些学者要求继续对该药物的血液学肿瘤和（或）实体肿瘤进行临床评估，但药物的开发已经停止。

（七）RX-3117

RX-3117（图 3-25-18）是一种氟环戊烯基胞嘧啶核苷类似物，对 59 株细胞株具有抗癌活性，IC_{50} 的范围为 0.4 ～ 30μm。该药物能够抑制 DNA 和 RNA 的合成，并诱导肿瘤细胞的凋亡。使用裸鼠植入不同种类的肿瘤（结肠、肺、肾、胰腺等肿瘤）细胞进行临床前研究的结果显示其核糖形式是其活性化合物。

图 3-25-18　RX-3117

RX-3117 的临床前研究和临床研究显示其在异种植模型中是有效的。2012 年，Rexahn 制药公司称 RX-3117 在欧洲的 I 期临床试验完成，试

验显示该药物的口服生物利用度为56%，血浆半衰期为14小时，并且在癌症患者中具有良好的耐受性。目前，正在进行一项Ⅰb期临床试验，以测试RX-3117作为治疗晚期恶性肿瘤的口服单药疗法的剂量和安全性。

四、阿糖胞苷和阿糖胞苷前药

（一）阿糖胞苷

阿糖胞苷4（Ara-C）是由阿拉伯糖和胞嘧啶形成的糖苷类化合物，其化学结构类似于CMP，阿糖胞苷进入人体后，经激酶磷酸化转化为阿糖胞苷三磷酸和阿糖胞苷二磷酸，前者能强有力地抑制DNA聚合酶的合成，后者能抑制CDP转变为dCDP，从而抑制细胞DNA聚合及合成，对抑制RNA及蛋白质合成的作用较弱。

阿糖胞苷自1969年以来已被美国FDA批准用于治疗急性髓系白血病（急性早幼粒细胞白血病除外）。对恶性淋巴瘤、肺癌、消化道癌、头颈部癌有一定疗效。它通常与拓扑异构酶Ⅱ抑制剂（如柔红霉素、爱达比星或米托蒽醌）结合使用。

（二）依拉他滨

依拉他滨（图3-25-19）是阿糖胞苷的一种油酸酯，该药物能独立于核苷转运体进入癌细胞，克服了hENT-1在质膜上的低表达水平或hENT-1的功能缺失突变。亲脂性前药通过磷脂双层扩散，保留在细胞内的膜部分。在未知酯酶作用下，阿糖胞苷被释放进入细胞质溶胶。与阿糖胞苷相比，依拉他滨使得细胞内活性代谢物的水平增加。

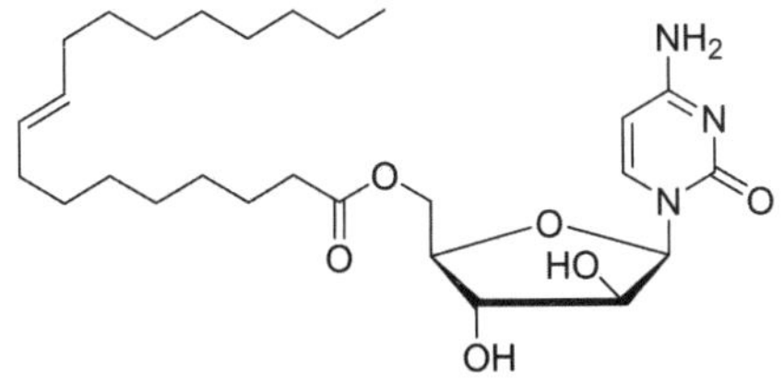

图3-25-19 依拉他滨

依拉他滨在临床前和临床试验中均显示出良好的效果。然而，2013年4月，尽管依拉他滨取得了初步成功，但Clavis Pharma宣布，在关键的Ⅲ期临床研究中，依拉他滨并没有表现出比常规护理治疗标准更好的效果。此外，复发/难治性急性髓系白血病患者与其他7个治疗组相比，依拉他滨没有明显效果。因此，Clavis暂停了对依拉他滨的开发工作。

（三）MB 07133

Ligand制药公司开发了MB 07133（图3-25-20），其是一种阿糖胞苷的磷酸酰胺前药。2003年，MB 07133作为肝细胞癌的静脉输液，进入Ⅰ/Ⅱ期临床试验，患者对该药物耐受性良好，病情稳定。2011年，Ligand制药公司授予Chiva制药在中国开发MB 07133的许可。

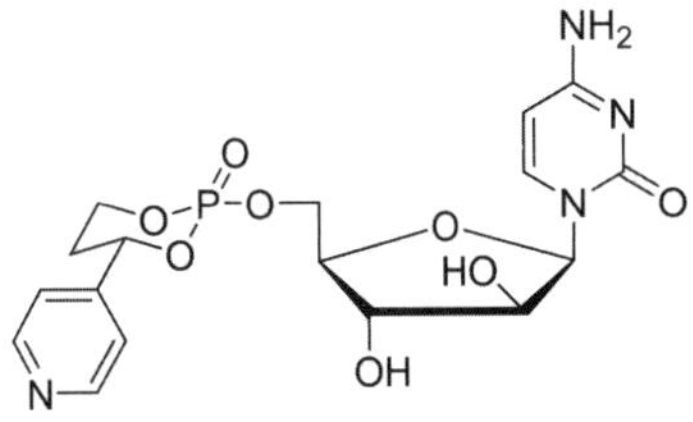

图3-25-20 MB 07133

五、碳环核苷

在碳环核苷中，呋喃环的氧被亚甲基取代而形成环戊烷。核苷碱基和糖之间缺乏氨基连接，碳环核苷化学稳定性增强。此外，由于缺乏糖苷键，这些核苷对磷酸化酶的抗性增强。

Neplanocin A 的氟化衍生物

1988年，Driscoll等发现Neplanocin A的胞嘧啶类似物具有明显的抗肿瘤和抗病毒活性。基于这些发现，以及含氟核苷化疗药物的临床成功，Jeong等随后也合成了氟环戊烯嘧啶核苷1～4，并对其进行生物学评价。

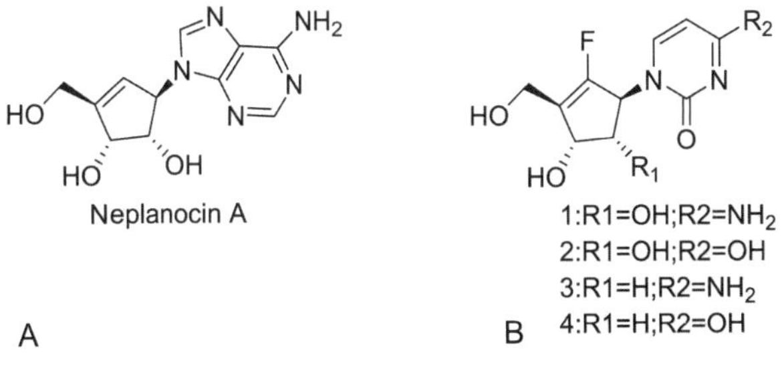

图3-25-21 Neplanocin A（A）及氟环戊烯嘧啶核苷1～4（B）

进行生物学评价的4种核苷类似物中，衍生物1对几种人类肿瘤细胞株活性明显（表3-25-1）。此外，Jeong报道，衍生物1在A549人肺癌细胞的裸鼠异种移植模型中也显示出明显的抗肿瘤活性，3mg/kg和10mg/kg的剂量给药38日后对肿瘤生长的抑制率分别为32%和58%。

碳环核苷衍生物1目前在100多个的细胞

表 3-25-1　衍生物 1 对多种人肿瘤细胞的抗肿瘤作用

肿瘤细胞株						
结肠癌	乳腺癌	胰腺癌	乳腺癌	肺癌	胃癌	胶质瘤
HTC-116	MDA-MB-231	PANC-1	MCF-7	A549	MKN45	U251
IC$_{50}$（μM）　0.39	0.18	0.62	0.34	0.34	0.50	0.83

系及几种异种移植模型的研究显示，其对多种癌症和吉西他滨耐药细胞系的高效活性。在衍生物 1 的 0 期临床试验中，通过单次口服剂量（50mg 或 100mg）或单次静脉注射剂量（20mg）给药（表 3-25-2），对衍生物 1 的药动学和口服生物利用度进行研究，发现在 50mg 和 100mg 的剂量下，它的绝对生物利用度分别为 56% 和 33%，这表明没有剂量依赖。然而，50mg 和 100mg 剂量的 $t_{1/2}$ 分别为 14 小时和 21 小时，这说明化合物在某些参数中确实显示出了一定的剂量依赖比例，但在其他参数中则没有，这一结果可能是由于患者样本量较小。衍生物 1 目前正在进行转移性胰腺癌和晚期膀胱癌的 II 期临床试验。

表 3-25-2　衍生物 1 在 0 期临床的药代动力学数据

剂量（mg）	T_{max}（h）	C_{max}（ng/ml）	$t_{1/2}$（h）	口服生物利用度（%）
20	0.3	1144	-	-
50	2.2	303	14	56
100	2.5	311	21	33

六、其他类

（一）5- 乙炔基尿嘧啶

5- 乙炔基尿嘧啶（图 3-25-22）是一种强有力的二氢嘧啶脱氢酶（尿嘧啶还原酶）抑制剂，而尿嘧啶还原酶是一种能迅速分解 5- 氟尿嘧啶的酶。5- 乙炔基尿嘧啶与 5- 氟尿嘧啶的联用最先由葛兰素史克公司进行研究。尽管 I 期临床试验和 II 期临床试验疗效很好，但在 2 项多中心 III 期结直肠癌临床试验中，发现它比控制治疗产生更低的抗肿瘤活性，研究随即停止。之后，Adherex 公司继续开发此品种，优化剂量及 5- 氟尿嘧啶的比例。目前该药正在俄罗斯、加拿大、英国、美国进行 II 期临床试验，其他国家未见报道。

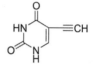

图 3-25-22　5- 乙炔基尿嘧啶

（二）5- 磷酸核糖

体内嘌呤和嘧啶的合成需要 5- 磷酸核糖，是由磷酸戊糖途径产生的。某些糖代谢中间产物进入磷酸戊糖途径参与 5- 磷酸核糖的合成，另外从葡萄糖和谷氨酰胺代谢中产生的非必需氨基酸也是核酸合成所必需的。在糖代谢分解产物进入磷酸戊糖途径中，原癌基因和抑癌基因发挥了非常重要的作用。核酸合成过程中许多酶是 c-Myc 的作用靶标。TIGAR（tp53 诱导的糖酵解和凋亡调节因子）通过降低 PFK-1 和 PGM 的量抑制糖酵解。TIGAR 下调 PFK-1 的激活物 - 果糖 -2，6- 二磷酸的表达，导致果糖 -6- 磷酸积聚，使之能在磷酸戊糖途径中合成 5- 磷酸核糖。c-Myc 和 Ras 均可激活 PFK1。在 p53 阴性的肿瘤中，丙酮酸激酶 -M2 以二聚体形成存在（是该酶的低活性形式），导致上游糖酵解中间产物积聚，最终促使其进入磷酸戊糖途径。

HIF-α 上调可调节糖酵解中间产物进入磷酸戊糖途径。HIF-α 增强转酮醇酶和丙酮酸激酶 -M2 的表达，从而增强了通过磷酸戊糖途径产生 5- 磷酸核糖的能力。

（三）维生素的 E 磷酸盐

核苷类似物治疗会诱导构成耐药性，限制治疗效果。维生素 E 的异构体，特别是 δ- 生育酚和生育三烯酸显示出抗癌活性。随后有科学家评估了维生素 E 的 4 种异构体衍生物。

维生素 E 磷酸盐异构体和衍生物 5～8 在体外的 GI$_{50}$ 测定显示，VEP- 吉西他滨前药表现出较好的抗癌活性，这与它们可分解为维生素 E 和吉西他滨单磷酸的情况一致。其中衍生物 6 活性最好，对乳腺癌细胞 MDA-MB-231、非小细胞肺癌细胞 NCI-H460 和结肠癌细胞 HCT-116 细胞系

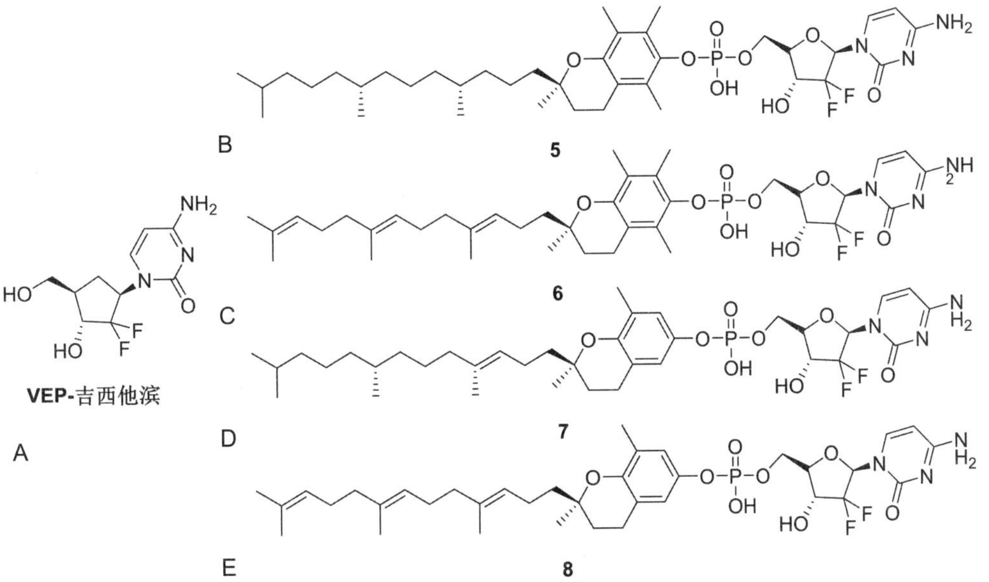

图 3-25-23 VEP- 吉西他滨（A）及衍生物 5～8（B～E）

的 $GI_{50} < 5\mu mol/L$。

数据显示与维生素 E 磷酸盐异构体相比，衍生物 6 和衍生物 7 的活性很大程度上不受核苷转运抑制剂双嘧达莫（DP）的影响，表明这些前药可以绕过核苷膜转运体，因此可能对吉西他滨耐药的患者有益。

衍生物 7 对 3 种 DP（-）细胞具有明显的抑制活性，对 DP- 剂量（-）细胞具有中等的抑制活性（表 3-25-3），因此科学家们进一步比较了它与 VEP- 吉西他滨在体外野生型白血病 CEM 细胞

和 dCK 缺乏 CEM 细胞中的活性。在 dCK（-）细胞中，化合物 1 没有被磷酸化，其 IC_{50} 从野生型细胞的 $0.002\mu mol/L$ 增长为 dCK（-）中的 $124.5\mu mol/L$。衍生物 7 的 GI_{50} 的增长明显低于 VEP- 吉西他滨（从 $0.59\mu mol/L$ 增长至 $19.2\mu mol/L$）。此外，衍生物 7 在小鼠中的半衰期为 4 小时，是 VEP- 吉西他滨（0.3h）的 13.9 倍。总的来说，这项研究为 VEP- 吉西他滨前药抑制耐药肿瘤细胞株提供了证据。然而，仍然需要进一步的优化来获得更有希望和潜力的候选化合物。

表 3-25-3 VEP- 吉西他滨、衍生物 6 和衍生物 7 在双嘧达莫存在与否时的 GI_{50}

化合物	肿瘤细胞株					
	乳腺癌 MDA-MB-231 细胞 （μmol/L）		非小细胞肺癌 NCI-H460 细胞 （μmol/L）		结肠癌 HCT-116 细胞 （μmol/L）	
	DP（-）	DP（20μmol/L）	DP（-）	DP（20μmol/L）	DP（-）	DP（20μmol/L）
维生素 E 磷酸盐异构体	3.08	56.8	0.02	0.82	0.03	2.39
衍生物 6	30.3	27.8	7.16	16.0	5.55	12.6
衍生物 7	17.2	23.3	2.14	1.47	3.07	6.74

（卢小玲）

参 考 文 献

刘洋，李明花，邢向红，2012. 核苷类抗肿瘤药物研究进展. 中国新药杂志，21(21):2493-2498.

Cavaliere A, Probst KC, Westwell AD, et al, 2017. Fluorinated nucleosides as an important class of anticancer and antiviral agents. Future Med Chem, 9(15):1809-1833.

Guinan M, Benckendorff C, Smith M, et al, 2020. Recent advances in the chemical synthesis and evaluation of anticancer nucleoside analogues. Molecules, 25(9):2050.

Mirza AZ, 2019. Advancement in the development of heterocyclic nucleosides for the treatment of cancer-A review. Nucleosides, nucleotides nucleic acids, 38(11):836-857.

Shelton J, Lu X, Hollenbaugh JA, et al, 2016. Metabolism, biochemical actions, and chemical synthesis of anticancer nucleosides, nucleotides, and base analogs. Chem Rev, 116(23): 14379-14455.

Shuvalov O, Petukhov A, Daks A, et al, 2017. One-carbon metabolism and nucleotide biosynthesis as attractive targets for anticancer therapy. Oncotarget, 8(14): 23955-23977.

第 26 章　肿瘤细胞自噬调节治疗

第一节　靶向肿瘤细胞自噬的治疗制剂

自噬被公认是一种肿瘤抑制剂,在不使用其他治疗方法的情况下,细胞自噬本身也可能是一种重要的治疗方法。目前已知参与自噬的几个关键调控因子若缺失或减少,会促进肿瘤的发生及发展,这被一些基因敲除小鼠模型所证实,如 *Beclin-1*、*Bif-1*、*UVRAG*、*Atg5*、*Atg7* 敲除都可以提高肿瘤的发生率。Maiuri 等发现肿瘤基因通常抑制自噬功能,肿瘤抑制剂通常增强自噬活性。此外,自噬与非实体瘤的关系也十分密切。小鼠造血干细胞 Atg7 的消融已被证明会导致具有肿瘤特征的骨髓祖细胞群的扩增。而造血细胞中条件性 Atg3 缺失可防止 bcr-abl 介导的白血病。在不同生长条件下,自噬在肿瘤中作用不同。如果癌症进展和转移需要自噬的活性,晚期癌症则更容易受到自噬抑制限制细胞生长,可以在癌症进展和转移期间使用自噬抑制剂,如氯喹、羟氯喹进行治疗干预。不同类型的肿瘤及不同的内环境均涉及复杂的自噬机制。后续研究发现,当敲除 *Atg5* 或 *Atg7* 后,虽然自噬被阻断,肝肿瘤自发产生,但自噬缺乏引起的肝肿瘤却没有进展。类似地,这一现象一方面反映了自噬可以抑制肿瘤的发生,另一方面自噬也是促进肿瘤进展所必需的。因此,治疗诱导的癌细胞自噬的“双刃剑”取决于癌症的特定类型、疾病进展的阶段甚至涉及自噬的类型和作用持续时间。

多项研究已经证实,细胞自噬的活性增加在肿瘤患者化疗和放疗的耐药性和敏感性中起重要作用,目前临床上许多经批准的抗肿瘤治疗策略都涉及诱导细胞自噬,这使得在特定癌症背景下理解自噬功能作用的机制更加至关重要,因为其机制的阐明可以为增强抗肿瘤药物和放疗效果提供新的手段。正如前文所述,自噬的不同功能形式影响细胞对抗肿瘤治疗疗效的反应。因此,了解自噬是细胞保护性还是细胞毒性/细胞抑制性,将有助于确定其调节策略(分别通过其减少或增加),以调控细胞对治疗的敏感性。多项临床试验评估了自噬抑制剂(特别是 HCQ)在化疗和放疗中的联合应用的作用,证实了自噬抑制剂可以提高患者疗效。在一项应用 HCQ 联合 mTOR 抑制剂治疗黑色素瘤患者的临床研究中,试验组患者的中位无进展生存期提高至 3.5 个月,同时也增加了患者肿瘤的稳定性。还有一项临床试验研究蛋白酶抑制剂在复发/难治性骨髓瘤患者中的应用效果,研究数据显示蛋白酶抑制剂的使用提高了部分难治性患者的治疗敏感性和稳定性。而研究者们在使用羟氯喹联合吉西他滨治疗胰腺导管癌后发现,胰腺癌患者的血清生物学标志物 CA19-9(胰腺癌的特异性肿瘤标志物)水平明显下降,且患者的中位生存期延长至 3 年左右。在不同的患者中使用自噬抑制剂效果也各不相同。

当自噬具有细胞毒性时,其可以通过自身诱导细胞死亡或是激活其他细胞凋亡机制,可能有助于提高抗肿瘤治疗的效果。一些药物/天然提取物,如维生素 D、白藜芦醇、萘茜衍生物等,在各类不同肿瘤细胞中扮演诱导自噬介导的细胞死亡作用,已被广泛应用于临床治疗。例如,研究表明维生素 D 与放射辐照联合使用可以促进乳腺肿瘤细胞的细胞毒性自噬。还有姜黄素及白藜芦醇可以参与自噬介导多种人肿瘤细胞系的细胞死亡。而萘茜衍生物作为一种微管解聚剂,也参与细胞自噬诱导肺肿瘤细胞的死亡。

肿瘤细胞经常受到营养匮乏、缺氧或其他刺激,如肿瘤细胞在转移过程中受到机体缺乏适当生存环境的生存信号,所有这些刺激调节自噬。目前绝大多数的药物治疗及电离辐射都会影响细胞自噬功能，常会增强肿瘤细胞的自噬。肿瘤的治疗包括各类脱氧核糖核酸破坏剂、代谢抑制剂、肿瘤靶向药物、蛋白酶抑制剂、类固醇受体拮抗剂，研究显示均可诱导癌细胞自噬，而这种自噬是否协助或阻止肿瘤细胞被所采用的治疗方式杀死，以及如何利用自噬功能增强肿瘤疗效，需要进一步的资料探讨。

一、诱导细胞自噬的治疗制剂

（一）mTOR 抑制剂

mTOR 是 PI3K/Akt/mTOR 等多种信号通路的下游分子。mTORC1 的组成部分有 mTOR（复合物的催化亚基）、Raptor（mTOR 的调控蛋白质）、mLST8（稳定激酶活化），以及非核心组件 PRAS40 和 Deptor。主要机制为 PRAS40 和 Deptor 在 mTORC1 的活性降低时被招募，从而进一步抑制 mTORC1 的表达；mTORC1 激活后直接磷酸化 PRAS40 和 Deptor，降低它们的抑制作用，并进一步激活 mTORC1 信号转导。mTORC2 的组成结构包括 Rictor、mSin1、mSLT8 和 Protor 等，可维持 Rictor 与 mTOR 的相互作用，参与调节 Akt 和 PKCa 疏水基的磷酸化。mTOR 处于肿瘤信号通路的关键位置，参与介导生长、营养、能量获取等过程来调控细胞增殖、凋亡等，因此针对 mTOR 的抑制剂被广泛应用于肿瘤的靶向治疗（图 3-26-1）。

第一代 mTOR 抑制剂主要为雷帕霉素及其类似物（西罗莫司、依维莫司、替西罗莫司等），是 mTORC1 的选择性抑制剂，主要抑制复合体 mTORC1。研究人员发现应用雷帕霉素治疗胰腺导管癌时可以有效阻断癌细胞的扩散、发展，或进一步诱导肿瘤细胞死亡。此外，在移植手术的临床研究中发现，mTOR 抑制剂可以抑制免疫反应，且具有较低的肾脏毒性。Morrow 等报道了 47 例

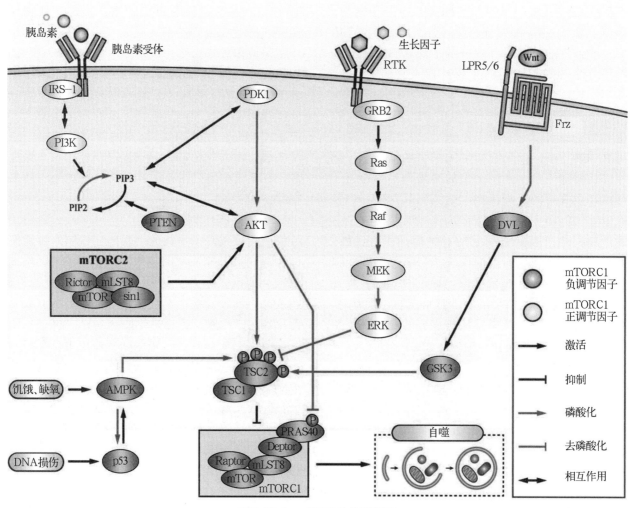

图 3-26-1 mTOR 的信号通路

经曲妥珠单抗治疗后进展的 HER 过表达乳腺癌，接受依维莫司联合治疗后临床获益率为 34%，中位无进展生存期为 4.1 个月。美国 FDA 已批准替西罗莫司（CCI-779）和依维莫司（RAD001）用于治疗肿瘤，如晚期肾细胞癌、宫颈巨细胞星状细胞瘤和胰腺神经内分泌肿瘤。但研究表明在应用第一代 mTOR 抑制剂后，会出现 PI3K 信号通路负反馈通路作用减弱，以及 PI3K/Akt、MEK/MAPK 通路激活的现象，易产生耐药性，即单靶点 mTOR 抑制剂疗效不理想。

第二代双重或多重 mTOR 抑制剂相比一代，可以同时高度选择性地抑制 mTORC1 和 mTORC2，理论上可以通过阻断 mTORC2 减少 AKT 的通路激活及磷酸化现象，有望扩大 mTOR 抑制剂的治疗优势。第二代包括 PI3K/mTOR 双重抑制剂、选择性 mTORC1/2 抑制剂、ATP 竞争性 mTOR 激酶抑制剂和具有 mTOR 抑制活性的中药。PI3K/mTOR 双重抑制剂同时作用于 PI3K 和 mTOR 双位点，抑制两者的激酶活性，从而阻断 Akt 的激活通路，可以避免第一代 mTOR 抑制剂的负反馈通路作用。研究表明 NVP-BEZ235 通过竞争性结合 ATP 位点抑制多种 PI3K 异构体和 mTOR 激酶的活性，可更好地提高 SW620 细胞对药物的敏感性，目前仍处于临床试验阶段。与 PI3K/mTOR 双重抑制剂不同，选择性 mTORC1/2 抑制剂可以选择性抑制 mTORC1/2，而不抑制其他激酶，避免第一代 mTOR 抑制剂负反馈问题，同时降低了 PI3K/mTOR 双重抑制剂所带来的毒性。相关研究结果不同，部分研究表明选择性 mTORC1/2 抑制剂 AZD8055 可以抑制 Hep-2 细胞增殖诱导细胞凋亡；部分研究认为 AZD8055 短暂抑制 Akt 激酶，甚至可以产生耐药。除了合成剂的研究与应用，许多研究表明，白藜芦醇、姜黄素、儿茶素等具有 mTOR 抑制活性的天然产物，也可以作用于 mTOR 信号通路发挥重要作用。

第三代 mTOR 抑制剂 Rapalink-1，是通过把第一代 mTOR 抑制剂和第二代 mTOR 抑制剂在分子结构上连接起来，比前两代 mTOR 抑制剂更为牢固。Andres 等在胶质母细胞瘤干细胞群的治疗研究中发现 Rapalink-1 有效削弱了胶质母细胞瘤干细胞的运动性和克隆性，降低了干细胞分子的表达。最新研究将 Rapalink-1 应用于前列腺癌骨转移小鼠动物模型中，与对照组相比

Rapalink-1 治疗的小鼠肿瘤生长速度明显延迟，CD44 表达明显下降，这些结果强调了晚期前列腺癌对 mTOR 途径的依赖性增加，支持针对晚期骨转移性前列腺癌的靶向治疗方法进行开发的想法。

（二）组蛋白去乙酰基酶抑制剂

组蛋白去乙酰化酶抑制剂（histone deacetylase inhibitor，HDACI）可以通过抑制组蛋白去乙酰化酶（HDAC）的活性来激活肿瘤抑制基因（*TSG*），从而诱导癌细胞凋亡。此外，这些化合物可以通过内在/线粒体途径诱导细胞凋亡。HDAC 家族至少由 18 个成员组成，在真核细胞中分为 2 个家族和 4 个类别。HDAC 分为 I 类（HDAC 1、2、3 和 8）、II 类（其中 II a 类包括 HDAC 4、5、7 和 9，II b 类包括 HDAC 6 和 10）、III 类（SIRT）和 IV 类（HDAC 11）。组蛋白去乙酰化酶抑制剂对 HDAC 活性的抑制导致组蛋白和非组蛋白乙酰化，从而导致 TSG 的再激活和凋亡诱导（图 3-26-2A）。

组蛋白去乙酰化酶抑制剂分为 5 类化合物：①异羟肟酸；②短链脂肪（脂族）酸；③苯甲酰胺；④环状四肽；⑤ sirtuin 抑制剂。Matthews 等的体外研究表明，HDACI 通过上调几个促凋亡的仅含 BH3 的 Bcl-2 家族基因来激活内在途径，从而压缩 Bid、Bim 和 Bmf。Natoni 等表明丁酸钠治疗导致胰腺癌中 Bcl-xL 表达，线粒体膜去极化，细胞色素 C 从线粒体释放，caspase-9 和 caspase-3 激活，以及凋亡诱导明显下调。Sanaei 等在 2019 年报道了组蛋白去乙酰基酶抑制剂 VPA 和 TSA 通过下调结肠癌 SW480 细胞系中 HDACI 对肿瘤抑制基因 *p21*、*p27* 和 *p57* 表观遗传再激活的影响（图 3-26-2B）。

HDACI 是一类相对较新的抗癌药物，其介导的去乙酰化改变了转录因子，如 p53、E2F、c-Myc、NF-κB、HIF-1α、smad7、ER 等的转录活性。HDACI 通过诱导促凋亡基因、TRAIL 和 DR5，促进细胞内外的细胞凋亡机制。近期研究证明 VPA 可以通过 p53 依赖和非依赖机制抑制肝癌细胞生长和诱导凋亡。这项评估表明，VPA 可以通过内在的线粒体凋亡途径发挥作用，上调 *Bax*、*Bak* 和 *Bim* 基因的表达，以及下调 *Bcl-2*、*Bcl-xL* 和 *Mcl-1* 基因的表达。

1. BH3 模拟物　研究发现细胞生存与凋亡之间的平衡通过 BCL-2 蛋白家族 3 个亚组成员之间

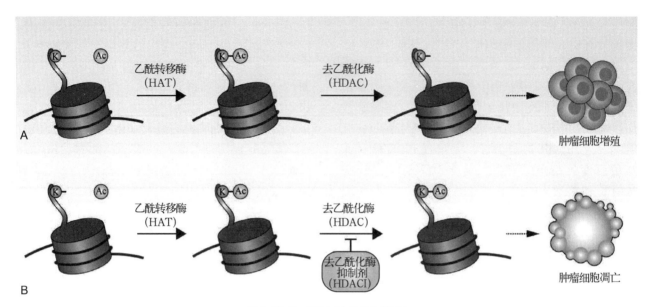

图 3-26-2　HDACI 的作用机制
A. 正常肿瘤细胞；B. 加入抑制剂的肿瘤细胞

的相互作用来调控。分为促存活亚组（如 BCL-2、BCL-XL、BCL-W、MCL-1、A1/BFL-1 等）通过抑制促凋亡相关基因来促进细胞存活；促凋亡的 BAX/BAK 样蛋白；而仅含 BH3 的蛋白（如 BIM、PUMA、BID、BID 等）是细胞凋亡的起始物。在健康细胞中，存活前 BCL-2 蛋白在被部分激活后结合并抑制 BAX 和 BAK，削弱 BAX/BAK 寡聚化和形成孔以诱导线粒体外膜通透性的能力。仅含 BH3 的蛋白质在转录或转录后被诱导，以响应不同的应激，并通过结合存活前的 BCL-2 蛋白质启动凋亡，从而释放 BAX/BAK，或通过直接激活这些凋亡效应物，即 BH3 样蛋白质可以促进细胞的死亡。对不同 BCL-2 家族成员功能的鉴定，加上对促凋亡和促生存家族成员之间结构相互作用的新见解，产生了通过用小分子靶向癌细胞存活成员来杀死癌细胞的概念，这些小分子类似于现在的 BH3 模拟物。

Souers 等在 2013 年开发了 BCL-2 选择性抑制剂 venetoclax（ABT-199），venetoclax 通过特异性靶向 BCL-2 而不是多个 BCL 蛋白来避免 navitoclax 对血小板的不良影响。当活性的促凋亡蛋白已经存在时，venetoclax 可以作为单一的药物诱导凋亡，尽管其他抗凋亡蛋白（如 BCL-xL 和 MCL-1）也可以产生耐药性。癌细胞对凋亡具有抵抗性，但会引发细胞死亡，并通过升高的 BCL-2 维持，BCL-2 与促凋亡蛋白结合，抑制癌细胞凋亡。venetoclax 释放这种拮抗作用。临床试验中验证了这种药物的明显疗效，且 BCL-2 抑制剂 venetoclax 已被批准用于治疗难治性慢性淋巴细胞白血病，这种药物和促生存 MCL-1 和 BCL-xL 抑制剂正在多种恶性肿瘤中进行试验。S63845 的开发首次提供了在临床前癌症模型中测试 MCL-1 选择性 BH3 模拟药物的机会。作为单一药物，MCL-1 抑制剂 S63845 和最近报道的化合物 AMG176 及 VU661013 被发现能有效杀死几种白血病、淋巴瘤和多发性骨髓瘤衍生的细胞系，包括那些具有预测不良预后的基因组损伤的细胞系。近期的研究已经允许对 MCL-1 抑制剂的治疗潜力进行更准确的评估。

2. 天然复合物　包括姜黄素、白藜芦醇、桦木酸等天然提取物。研究表明姜黄素具有抗氧化、抗炎、抗微生物、抗增殖、抗衰老及抗肿瘤等多种药理活性。在结肠癌细胞系 SW480 和 HCT-116 的相关研究中发现姜黄素可通过上调微小 RNA-491（mil-491）或下调微小 RNA-130a（milR-130a）降低 β- 连环素（B-catenin）的表达水平，从而抑制 Wnt/β-catenin 信号通路，抑制结肠癌细胞增殖。还有研究发现宫颈癌中姜黄素亦可以通过调控下游分子及表皮生长因子抑制肿瘤细胞的增殖。上述研究表明，姜黄素可通过多靶点多通路实现对肿瘤细胞增殖抑制。李碧慧在"白藜芦醇对甲状腺癌 SW579 细胞增殖的影响"一文中提出白藜芦醇可能通过抑制 p-AKT、p-mTOR 及 CDC25B 蛋白的表达，使 SW579 细胞分裂增殖时停滞于 S

期，从而抑制甲状腺癌 SW579 细胞的增殖。近期研究通过体外培养结肠癌细胞株 HCT116，检测桦木酸对其的作用，结果发现桦木酸通过调节 TGF-β/Smad 信号通路抑制结肠癌细胞的转移。

二、抑制细胞自噬的治疗制剂

自噬是细胞在应激期触发的一种分解过程，可使细胞得以生存。肿瘤细胞可以利用自噬在代谢或缺氧压力下存活。氯喹（CQ）是一种质子化的弱碱性药物，主要通过增加酸碱度和在寄生虫的食物液泡中积累来发挥其抗疟疾的作用（图 3-26-3）。针对新的迹象，重新调整 CQ 的用途是一种新兴战略。鉴于自噬的抑制及其免疫调节作用，CQ 对癌症和病毒性疾病显示积极的疗效，包括冠状病毒 2019（新冠肺炎）。抗疟药氯喹（CQ）及其类似物羟氯喹（HCQ）是已通过批准应用于肿瘤治疗的自噬抑制剂。CQ 及其类似物 HCQ 的特点是起效快，作用时间长，毒性低，人体耐受性高。CQ 被部分代谢为单脱乙基代谢物，主要通过肾排出。其较长的半衰期使其适用于每周 1 次的疟疾治疗药物的输送。而 HCQ 是通过用羟乙基取代 CQ 的乙基而产生的。它们都很容易分布到不同的组织，可以穿过血脑屏障和胎盘屏障。CQ 被广泛用于提高肿瘤细胞对化疗和放疗的敏感性。研究表明与其他重要的天然药物，如姜黄素、泽伦巴酮、百里香醌和厚朴酚相比，CQ 可以破坏抗癌免疫反应，防止肿瘤细胞逃逸，而且在调节参与炎症和癌症的多种细胞信号通路方面具有优势。它可以影响炎症因子的表达水平，包括核因子 -κB（NF-κB）和白介素 -1β（IL-1b）。

Halcrow 等在综述中提到了 CQ、HCQ 和质子泵抑制剂对不同细胞腔室 pH 的影响，并讨论了其 pH 依赖性抗癌作用的可能机制，其作用机制包括：使溶酶体脱酸并抑制自噬溶酶体融合；使高尔基体脱酸并分泌小泡从而影响分泌；使细胞质酸化从而干扰有氧代谢。

研究小组发现的证据表明 CQ 和 HCQ 可以有效治疗多种癌症，包括胶质母细胞瘤、肺癌和胰腺癌。研究发现 CQ 和 HCQ 可以阻断 CXCL12/CXCR4 信号通路，这与癌症的进展密切有关。Yong 等研究了羟氯喹（HCQ）联合化疗在肺癌治疗中的潜在作用和机制。采用细胞活性测定和动物模型研究联合治疗对非小细胞肺癌（NSCLC）的影响。用溶酶体传感器和共聚焦显微镜评估 HCQ 对溶酶体 pH 的影响。流式细胞术检测 HCQ 对肿瘤免疫微环境的影响，发现 HCQ 提高癌细胞的溶酶体 pH，使 P-gp 失活，同时增加溶酶体向细胞核的药物释放。此外，单次 HCQ 治疗通过诱导巨噬细胞调节的抗肿瘤 CD8$^+$ T 细胞免疫抑制肺癌。HCQ 可促进 M2 型肿瘤相关巨噬细胞（tumor associated macrophage，TAM）向 M1 样巨噬细胞转化，导致 CD8$^+$ T 细胞浸润到肿瘤微环境。这些发现表明，HCQ 在临床上可以作为一种很有前途的肺癌化疗增敏剂和免疫调节剂。此外，抑制血管生成和肿瘤血管正常化作为癌症治疗的新兴策略正引起人们的关注。一项研究表明，CQ 可能通过下调 p-AKT、Jagged1 和 Ang2 表达来抑制血管生成，从而有效抑制癌症生长。

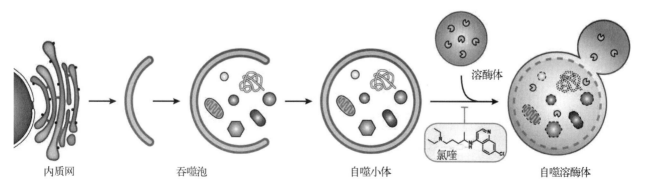

图 3-26-3　氯喹抑制自噬过程

第二节　靶向不同肿瘤细胞自噬治疗

一、细胞自噬与肺癌

近年来肺癌的发病率不断升高,其病死率也位于各类恶性肿瘤之首。许多基础实验及临床试验的开展,旨在明确肺癌的发生、发展过程中的分子机制,探寻更有效的治疗方法,延缓肺癌的进展,提高患者生存率。研究表明,肺癌的发生、发展与细胞自噬密不可分。一方面,自噬可通过降解蛋白质及增加自噬性细胞死亡而发挥抑制肿瘤作用;另一方面,在肿瘤生长过程中,尤其是肿瘤进展和转移时,肿瘤细胞通过激活自噬为细胞提供能量以克服营养匮乏及缺氧的生存环境,维持肿瘤细胞的生长发育。

肺癌相关治疗的主要障碍是细胞死亡信号的失调。研究表明,凋亡机制的缺陷不仅可以导致肿瘤细胞的异常增殖,还可以降低细胞毒性治疗的敏感性。Jaboin 等利用多种细胞系研究肺癌肿瘤的细胞死亡程序,包括小鼠胚胎成纤维细胞(mouse embryonic fibroblast,MEF)、人肺癌细胞系(human lung cancer cell line,H460)和人脐静脉内皮细胞(human umbilical vein endothelial cell,HUVEC),为研究自噬治疗肺癌奠定了基础。后来,刘全等运用多种检测方法比较肺癌组织、癌旁组织和正常组织中关键蛋白的表达量。通过免疫荧光染色检测到 Beclin-1 在肺癌组织中表达较低(阳性率为 83%),癌旁组织和非癌组织中的 Beclin-1 表达较高(阳性率为 100%);Beclin-1 mRNA 和 MAPLC3 mRNA 在肺癌组织中的相对表达量均低于在癌旁组织、非癌组织中的相对表达量,与肺癌的病理类型及临床分期无明显关系。为了探究自噬在长春瑞滨诱导的肺癌细胞 A549 死亡中的作用,研究者利用长春瑞滨处理肺腺癌细胞可出现明显的自噬性变化,而在给药前阻断自噬可以使长春瑞滨对 A549 细胞的毒性作用增强,在给药后阻断则作用相反。这说明长春瑞滨不仅可以诱导肺癌 A549 细胞自噬,而且其给药浓度及作用时长影响自噬对肺癌细胞的作用。何聪等采用 CCK-8、Western blot 等方法检测姜黄素对肺癌 A549 细胞增殖的作用机制,以及微管相关蛋白轻链Ⅱ(microtubule-associated protein light chain 3 Ⅱ,LC3 Ⅱ)、微管相关蛋白轻链Ⅰ(LC3 Ⅰ)、mTOR 的表达量。他们发现

姜黄素不仅可以抑制 A549 细胞增殖、诱导 A549 细胞发生自噬,还可以明显抑制 mTOR 蛋白的表达水平,涉及机制可能与 mTOR 的信号通路有关。

在多数肺癌中,表皮生长因子受体(epidermal growth factor receptor,EGFR)呈现高表达,这通常可促进肿瘤的发生、发展。其各类病理分型不同,表达量也不同。例如,在鳞癌中 EGFR 表达率约为 85%,而腺癌和大细胞癌约为 65%。表皮生长因子受体激酶抑制剂(epidermal growth factor receptor-tyrosine kinase inhibitor,EGFR-TKI)是一类针对肿瘤细胞中表皮生长因子受体的异常活化而研发的肿瘤靶向药物,通过抑制 EGFR 突变阻碍肿瘤细胞的生长。然而先天性或是后天获得性耐药机制严重影响了 EGFR-TKI 的有效使用。多项研究已证实,EGFR 的激活可以调控自噬,EGFR-TKI 亦可以诱导自噬。Zou 等发现厄洛替尼在表达野生型 EGFR 的耐药非小细胞肺癌中可以诱导自噬,其与自噬抑制剂氯喹或羟氯喹联合使用可以明显加强肺癌细胞生长的抑制效果。深入分析可以看到肿瘤细胞的凋亡水平较前明显增强,而 EGFR 下游信号通路的活性较前相差甚微。同样研究厄洛替尼的还有 Lee 等和 Nihira 等。Lee 等提出厄洛替尼耐药非小细胞肺癌的自噬水平比 EGFR 敏感细胞的自噬水平更高,加用自噬抑制剂可以恢复耐药株对药物的敏感性,反之,自噬诱导剂的使用可以增强肿瘤细胞的耐药性。Nihira 等还发现肺腺癌患者 LC3A 的表达水平和 EGFR-TKI 治疗后的存活率呈明显负相关。

在肿瘤发生、发展的过程中,人们发现可以通过诱导自噬从而达到肿瘤治疗的目的。随着对肿瘤发生机制研究的不断深入,根据不同的"癌基因成瘾性"(oncogene addiction),可以对不同病理类型的肺癌进行进一步分型,从而针对性地进行靶向治疗。

1. 表皮生长因子受体(epidermal growth factor receptor,EGFR)　是一种跨膜蛋白,是表皮生长因子家族(EGF family)细胞外蛋白配体的受体。它是 ErbB 受体家族 EGFR(ErbB-1)、HER2/neu(ErbB-2)、Her 3(ErbB-3)和 Her 4(ErbB-4)的成员之一。在许多癌症类型中,

EGFR 表达或活性的突变都可能导致癌症的发生。尤其是在绝大多数非小细胞肺癌（non-small cell lung cancer，NSCLC）中，EGFR 的表达呈现高表达，并促进肿瘤细胞的增殖、存活、迁移和血管生成。因此，利用 EGFR 抑制剂阻断相关信号通路可达到治疗 NSCLC 的目的。EGFR 涉及的相关机制大致为 EGFR 与生长因子结合，激活 PI3K/AKT、MAPK、Jak/Stat 等多条信号通路。① PI3K/AKT 通路：PI3K-I 被 EGFR 磷酸化后激活 Akt1，通过 TSC2 依赖或非依赖的通路激活 mTORC1，同时磷酸化 Beclin-1、Vps34，造成 Vps34 活性下降和自噬抑制。活化的 PI3K-I 可以通过 AKT2-mTOR-p70S6K 通路，从而抑制线粒体自噬。② Ras/Raf/MAPK 通路：EGFR 通过 Ras/Raf/MAPK 途径，磷酸化激活 MAPK，磷酸化的 MAPK 进入细胞核内参与细胞的生长发育、分化增殖。过度活化的 MAPK 信号通路在促进细胞恶性转化及演进中发挥重要作用。③ JAK 和 STAT 通路：Leonard 等最先提出 JAK/STAT 信号通路的激活与肿瘤的发生、发展密切相关。其中有 3 种经典通路（JAK/STAT1、JAK/STAT3、JAK/STAT5）在肿瘤中发挥重要作用。研究表明，EGFR-TKI 治疗 EGFR 基因突变的 NSCLC 的早期，JAK/STAT 信号通路可以作为一种适应性应答被激活，联合应用 JAK 或 STAT3 抑制剂和 EGFR-TKI 可以产生更明显的治疗作用。常用的 EGFR 抑制剂有以下几种。①单克隆抗体类（monoclonal antibodies）：作用于 EGFR 所调节的下游信号通路，通过阻断配体与 EGFR 的结合，从而截断 EGFR 下游信号的转导；②受体酪氨酸激酶抑制剂类（tyrosine kinase inhibitor，TKI）：针对 EGFR 酪氨酸激酶区域的 ATP 结合位点，抑制剂与该位点结合，从而阻止下游信号转导。单克隆抗体以西妥昔单抗为代表，其可通过高亲和力与表皮生长因子受体结合，激活 Beclin-l/hVps34 复合物诱导肿瘤细胞的自噬，抑制肿瘤细胞的生长。TKI 的研发目前已更新到第四代，药物种类繁多，以厄洛替尼、阿法替尼等为代表，抑制 EGFR 的激活，促进肿瘤细胞自噬。然而，近期研究表明，在对厄洛替尼、阿法替尼耐药的 NSCLC 细胞系中检测到磷酸化 JAK2 及 STAT3 的高表达，总而言之，激活的 JAK/STAT3 信号通路可以降低 NSCLC 细胞对 EGFE 抑制剂的敏感性。那么，抑制 JAK/STAT3 信号通路是否可以增强肺癌细胞对 EGFE 抑制剂的敏感性？ Gao 等在体外试验中发现联合应用 JAK 抑制剂和 EGFR-TKI 可以恢复耐药肺腺癌细胞对 EGFR-TKI 的敏感性。Tavallai 等也提出使用 JAK 抑制剂鲁索替尼可以抑制 JAK/STAT3 信号通路，从而增强药物促进肿瘤细胞凋亡的作用。目前仍有多项有关 JAK 抑制联合 TKI 的临床试验正在进行，其在肿瘤复发、转移中的作用机制有待进一步验证。

2. Bcl-2 蛋白家族　1985 年首次在 B 淋巴瘤中发现 Bcl-2 蛋白，随后研究者们陆续发现了数十种与 Bcl-2 蛋白结构、功能类似的蛋白质，归为 Bcl-2 蛋白家族。Bcl-2 蛋白家族是一个进化相关的蛋白家族。这些蛋白质通过控制线粒体外膜的通透性（mitochondrial outer membrane permeabilization，MOMP），可以促进凋亡（Bax、Bak 和 Bok 等），也可以抑制凋亡（Bcl-2、Bcl-XL、Bcl-w、Mcl-1 等）。在内质网上，也可以通过调控 Ca 信号调控凋亡。凋亡和自噬有着共同的刺激因子和调节蛋白，而 Bcl-2 蛋白家族正是两者的关键枢纽。Beclin-l 是 Bcl-2 蛋白家族调控自噬的关键抑癌基因，也是 VPS34 复合物的主要组成成分。在营养丰富时，Bcl-2/Bcl-XL 与 Beclin-1 相结合，抑制 VPS34 复合物形成，从而抑制细胞自噬。营养匮乏或其他压力时，相关信号如 DAPK 信号使 Bcl-2/Bcl-XL 磷酸化，使 Beclin-l 释放出来，促进细胞自噬。目前 Bcl-2 抑制剂已研发出多种，仍处于临床试验阶段，包括 ATI01、ABT-737 等。AT101 是第一个被发现能抑制 Bcl-2、Bcl-XL 和 Mcl-1 的化合物。体外试验表明，ATI01 能够抑制 AML 细胞系 KGla 和 Kasumi-1 的增殖，促进肿瘤细胞凋亡。Oblimersen 可以通过抑制 Bcl-2mRNA 发挥作用。另一种 Bel-2 抑制剂 ABT-737 则通过竞争性拮抗 Bcl-2、Bcl-XL、Bcl-w 等抗凋亡家族，使 Bcl-2/Bcl-xL 从 Beclin-l 蛋白上脱离，激活线粒体依赖的凋亡途径。ABT-737 已被证实对小细胞肺癌具有明显疗效，如若与其他药物联合治疗可以增强肿瘤细胞对药物的敏感性。

3. p53　已成为基因治疗最主要和最成熟的实验基因之一。研究表明 p53 基因主要通过调节 mTOR 信号通路，从而诱导细胞自噬的发生。将外源野生型 p53 基因转至功能失活的肺癌细胞中，可抑制肿瘤细胞的恶性增殖。除了对野生型 p53 基因导入的肿瘤细胞具有杀伤作用，对没有野生

型 *p53* 基因的肿瘤细胞也有杀伤效应。体外试验和动物实验均证实 p53 突变可以增加肿瘤细胞对放疗的抵抗性，而 *Adp53* 基因转染会增强肿瘤的放射敏感效应。Adp53 瘤内注射明显缩小了局部肿瘤体积，也改善了患者的生存质量。多个研究结果证实，Adp53 联合化疗能逆转肿瘤细胞的化疗耐药性，不仅可以协助抗肿瘤，还可以减少化疗毒副作用。

4. 血管内皮生长因子　血管内皮生长因子（vascular endothelial growth factor，VEGF）是一种主要由肺泡 1 型细胞产生、对血管内皮细胞具有特异性的肝素结合生长因子，可在体内诱导血管新生。VEGF 是促进肿瘤血管形成的关键因子，因此抑制血管内皮细胞的生长分化对抑制肿瘤的生长发育、侵袭转移具有重要意义。Stefanoup 等检测了 88 例非小细胞肺癌中 VEGF 的表达，包括鳞癌 48 例，腺癌 30 例，大细胞癌 10 例，发现 77.3% 的患者 VEGF 呈现高表达。对于治疗效果较好的患者中，VEGF 水平降低至正常水平，而转移复发的患者的 VEGF 水平仍然较高。比起健康人及肺部良性疾病患者，NSCLC 的 VEGF 水平普遍较高。因此，竞争性抑制 VECF 与受体结合是抗血管生成、抑制肿瘤进展的重要手段。体内外实验结果显示，可溶性 VEGFR2 片段能有效抑制内皮细胞的生长和增殖。此外研究人员还发现了一种新的低分子量 VEGF 抗体 VGA1102，可阻断 VEGF 与受体的结合，从而抑制肿瘤血管的生成、肿瘤细胞的生长。近年来，一系列治疗肺癌的抗血管生成药物还在临床试验阶段，包括 SU5416、SU6668、CP-547、632 等，为抑制肺癌细胞的血管生存提供新的治疗可能。

二、细胞自噬与乳腺癌

乳腺癌是女性中最常见的癌症之一。常见的 3 种亚型分别为激素受体阳性 /ERBB2 阴性（HR$^+$/ERBB2$^-$）、ERBB2 阳性（ERBB2$^+$）和三阴性。根据标准化病理标准分型，最常见的是浸润性导管癌（占 50%～75%），其次是浸润性小叶癌（占 5%～15%），其他还有混合导管 / 小叶癌等。随着对乳腺癌发病机制的深入研究，目前有 2 个主要分子靶点被确定：一个是雌激素受体 α（estrogen receptor，ERα），约 70% 的浸润性乳腺癌中有 Erα 的表达；另一个是表皮生长因子 2（ERBB2、HER2 或 HER2/neu），约 20% 的乳腺癌中呈现扩增或过表达。Erα 是一种转录因子，当受雌激素激活可刺激乳腺癌细胞的生长发育。ERBB2 是表皮生长因子受体家族中一种跨膜受体酪氨酸激酶，与缺乏系统性治疗的不良预后相关。目前对于乳腺癌的治疗，针对不同的分期、分级，采取的主要治疗措施不同。非转移性乳腺癌的治疗主要包括手术切除和腋窝淋巴结切除，或联合术后放疗，以达到根除肿瘤，防止转移性复发的目的。全身治疗包括对所有 HR$^+$ 乳腺癌的内分泌治疗（根据情况选择化疗）、对所有的 ERBB2$^+$ 肿瘤采用基于曲妥珠单抗的 ERBB2 定向抗体治疗加化疗（HR$^+$ 加用内分泌治疗）、对三阴性乳腺癌的单独化疗。而对于转移性乳腺癌的患者，其治疗目标是延长生命和缓解症状。全身治疗与之前概述的相同，多为内分泌治疗、化疗等，局部的手术及放疗往往用于缓解转移性症状。

正如前文提及，Beclin-1（也称为 Becn-1）是一种自噬相关基因，是自噬阶段中很重要的基因。Beclin-1 的缺乏增强了肿瘤细胞对 HER2 靶向治疗的敏感性，这意味着抑制自噬和抑制 HER2 对抑制肿瘤细胞的进展至关重要。和这些结论类似，实验表明 ATG12 的敲除抑制肿瘤生长，也使得抗曲妥珠单抗异种移植物对曲妥珠单抗敏感。氯喹作为抑制自噬最广泛使用的药物，可以通过抑制溶酶体蛋白酶来阻断细胞自噬的能力。因此，将自噬抑制剂氯喹与基于曲妥珠单抗的方案相结合可能会改善自噬成瘾 HER2 阳性乳腺癌患者的预后。

齐亚莉等提出使用自噬抑制剂三甲基腺嘌呤（3-MA）可延缓人乳腺癌细胞 MCF-7 的凋亡，这反映了自噬性死亡是乳腺癌细胞凋亡的途径之一。其他文献中报道，自噬可能通过清除受损线粒体延迟凋亡，抑制自噬可能会提高细胞对凋亡信号敏感性。随着中医药研究的发展，采用中西医结合的综合治疗不失为乳腺癌患者的首选。例如，姜黄素是从中药姜黄、郁金、莪术等中草药中提取的具有抗肿瘤活性的天然成分，研究表明在乳腺癌治疗中有良好的增效减毒效果。陈健等采用 MTT 法、Western Blot 检测姜黄素对人乳腺癌 MCF-7、MDA-MB-231 细胞存活率的影响及自噬、内质网应激相关蛋白的表达，结果表明姜黄素对乳腺癌 MCF-7、MDA-MB-231 细胞具有明显增殖抑制的作用，并且随着姜黄素浓度增加抑制作用增强，呈现剂量依赖关系。Western Blot 结果表明姜黄素可以促进自噬蛋白 Beclin-l 的表达及 LC3B- Ⅰ向 LC3B- Ⅱ的转化。此外，在加用自噬抑制剂（氯喹 /CQ，3- 甲基腺嘌呤 /3-MA）预处理乳腺癌细胞中，姜黄素明显升高了 LC3- Ⅱ的水平。

KISS1 作为几种短肽的前体，是转移抑制蛋白之一，通常在各种转移性肿瘤中表达下调。*KISS1* 最初被鉴定为人类黑色素瘤转移的抑制基因，研究者将 KISS1 转染到转移性人黑色素瘤细胞系中发现 KISS1 可以抑制裸鼠的转移（50% ～ 95%）。KISS1 已被定位到染色体 1q32-q41，且在晚期人类乳腺癌中经常缺失。此外，在雌激素受体阳性肿瘤中发现的高水平的 KISS1 和 KISS1R/GRP54 表达，这与乳腺癌患者的不良预后相关。最近的研究表明，用特异性小肽拮抗剂（p234）阻断 KISS1 会损害转化生长因子介导的细胞侵袭和 MMP9 的诱导。为了确定在临床环境中应用抗癌药物的条件，对 KISS1 和 KISS1-诱导剂（如转化生长因子 TGF-β1、肿瘤坏死因子 TNF-α 等）进行进一步研究。

三、细胞自噬与胃癌

胃癌是全球第五大常见癌症，也是第三大常见癌症死亡原因。常见的危险因素包括幽门螺杆菌感染、年龄、高盐摄入和低水果蔬菜饮食。据报道，2018 年全球有 784 000 人因胃癌死亡。男性胃癌的发病率是女性的 2 倍。在过去的一个世纪里，胃癌的发病率和死亡率稳步下降，这考虑到可能与经济发展相关的生活条件的改善、减少幽门螺杆菌的感染相关。早期的胃癌主要依靠内镜下病灶切除。手术切除治疗的方式包括根治性切除和姑息性切除。围手术期化疗或辅助化疗可提高 1B 期或更高级别胃癌患者生存率。晚期胃癌采用连续的化疗方案进行治疗，包括含多西他赛、替吉奥、奥沙利铂等新药的化疗方案，中位生存期不到 1 年。已获准治疗胃癌的靶向药物包括曲妥珠单抗（HER2 阳性患者一线）、拉米鲁单抗（抗血管生成二线）和帕博利珠单抗（抗 PD-1 三线）。胃癌的相关治疗有诸多问题亟待解决，由于胃癌细胞对凋亡的耐受性，临床上采用的传统放疗、化疗等治疗方法难以取得更大进展。深入了解胃癌的发病机制，了解胃癌的自噬基因、信号通路等之间的相互作用可能为新的治疗方法提供思路。以下简单介绍有关胃癌细胞自噬的研究成果。

1. Beclin-1　作为酵母 Atg6 的同物，Beclin-1 是第一个通过与 Bcl-2 相互作用被鉴定的哺乳类动物自噬相关基因。随后有学者利用构建的哺乳类动物细胞模型证明了 Beclin-1 具有肿瘤抑制活性，其在自噬的形成中起到了关键的调控作用。Beclin-1 敲除小鼠模型帮助人们对 Beclin-1 和肿瘤抑制的关系有更深入的了解，Beclin-1 纯合子敲除小鼠是胚胎致死的，而 B 细胞淋巴瘤、肝癌和肺腺癌的发病率在杂合子敲除小鼠中明显增加。Beclin-l 与 11 型 PI3K 复合物来调节自噬活性，如果 Beclin-l 缺失位点 244 ～ 377，则不能与 PDK 结合，从而无法促进饥饿诱导的自噬作用。Ahn 等检测了 Beclin-1 在 60 例胃癌组织中的表达水平，其中 83% 的胃癌样本中检测到 Beclin-1 的高表达，相比肿瘤组织，在正常胃黏膜细胞中几乎没有检测到 Beclin-1 的表达。后有研究分析了不同分化程度的胃癌细胞系中 Belin-l 的表达情况，他们发现胃癌细胞的分化程度越低，Beclin-l 表达也越低，随着分化程度增高，Beclin-l 表达水平越高。此外，在胃癌组织中呈现 Beclin-l 低表达的患者，其总生存率和无进展生存期比胃癌组织呈现 Beclin-l 高表达的患者低，说明 Beclin-l 表达与胃癌细胞的分化程度相关。同时还有研究表明，在胃癌细胞呈现低表达的患者更容易发生远处转移，Beclin-l 高表达的患者预后更好，这与先前研究结果一致。

2. 幽门螺杆菌（Helicobacter pylori，Hp）有 2 种类型：Ⅰ 型分泌 VacA、CagA 和 Ⅱ 型不分泌 VacA、CagA。幽门螺杆菌毒素空泡化细胞毒素（VacA）促进胃定植，它的存在（VacA+）与更严重的疾病有关。在临床分离株中，CagA 和 VacA 与毒力增加密切相关，*CagA* 基因位于编码 iv 型分泌系统的 Cag 致病岛内。CagA 效应子通过 T4SS 传递到靶细胞的细胞质溶胶中，在那里它可以启动多种宿主反应。目前的证据支持幽门螺杆菌抑制的自噬促进了病原体的细胞内存活和持久性，同时也产生了有利于致癌的环境。研究显示急性 VacA 暴露的一个效应是诱导细胞自噬。VacA 蛋白可以诱导细胞自噬水平上升，细胞自降解 VacA 和 CagA 蛋白，减少对胃黏膜细胞的损伤。然而，长时间暴露于毒素会通过阻止自溶体的成熟而破坏自噬。CagA 降解也是依赖 VacA 诱导的自噬来进行的，如果 VacA 诱导的自噬水平降低，那么 CagA 对感染上皮的伤害也在逐渐加强。DEEPA 等研究了 VacA 对人胃上皮细胞和小鼠原代胃细胞自噬的影响，分别对两组受 Hp 感染和未受 Hp 感染的受试者进行 *ATG16L1* 基因分型，发现人胃上皮细胞和小鼠胃细胞长期暴露于 VacA，这些细胞的自噬体中缺乏组织蛋白酶 D，而自噬的丧失导致 p62 和活性氧的积累。此外，ATG16L1 克罗恩病风险变异体增加了幽门螺杆菌感染的易感性。在胃上皮细胞中，长时间的 VacA 处理导致有缺陷的自噬体在细胞内积聚。Yahiro 等的研究表明，VacA 和 AZ-521 胃上皮细胞系中低密度脂蛋白受体相关蛋白 1 相结合来调控 VacA 诱导的自噬。此外，越来越多的研究提出改变的微生物菌群可以促进炎症介导的致癌作用的观点。例如，在感染胃幽门螺杆菌后，小鼠模型中共生细菌的缺乏延迟了胃肠道上皮内瘤的形成。这提示幽门螺杆菌和共生微生物之间的相互作用可能与致癌作用有关。Zhan 等研究了紫杉醇及长春新碱（抗微管药物）对凋亡不敏感的胃癌细胞系 SCC7901、BGC823 的死亡机制，结果表明紫杉醇及长春新碱可以诱发胃癌细胞系自噬及自噬性细胞死亡，由紫杉醇诱导的细胞自噬高峰发生在给药后 3～6 小时，而长春新碱为在给药后 24 小时，自噬性细胞死亡可能是药物诱导的非凋亡性细胞死亡的主要形式。所以微管相关抗癌药物紫杉醇和长春新碱可以诱导凋亡不敏感胃癌细胞 SGC7901，BGC-823 自噬及自噬性细胞死亡，可为提高胃癌的化疗敏感性提供新的思路。目前研究表明，某些抗肿瘤治疗药物联合自噬抑制剂可以有效地提高胃癌治疗疗效。例如，单用顺铂会通过诱导胃癌 SCC7901 保护性自噬作用，降低对药物的敏感性，而联合使用自噬抑制剂，如氯喹可以增强敏感性，提高顺铂治疗效果。同样单用苦参碱与顺铂机制类似，所诱导的自噬功能会对胃癌细胞产生保护作用，而联合自噬抑制剂 3-MA 则会增强苦参碱对肿瘤细胞的毒力，促进肿瘤细胞的凋亡，抑制肿瘤细胞的生长发育。

总之，自噬与胃癌密不可分，其缺陷可能是胃癌发生、进展、转移的重要机制。抑制自噬的情况下使用化疗或靶向治疗也许是治疗胃癌的有效措施。对于内在的分子机制，人们尚未能完全了解，需要更多的研究进一步探讨胃癌与自噬的关系及胃癌治疗的新方法。

四、细胞自噬与结直肠癌

结直肠癌在诊断和治疗方面取得了进展，但仍然是全世界癌症患者死亡的主要原因之一。众所周知，恶性转化涉及多种风险因素，包括多种基因和环境影响。最近的研究提供了关于结肠直肠癌复杂机制的新数据。在这些机制中，自噬在从正常结肠直肠细胞向恶性结肠直肠细胞的转变中是重要的。近年来，关于癌症中涉及的自噬机制，已有多种假说。目前公认的假说是，自噬在癌症发生中具有双重和矛盾的作用，但是导致癌症中自噬的精确机制尚未完全确定，并且自噬的发生似乎取决于环境。自噬是正常细胞使用的一种监测机制，通过清除受损的细胞器和聚集的蛋白质，减少活性氧、线粒体异常和 DNA 损伤，保护它们免受向恶性肿瘤的转化。然而，自噬也通过促进对肿瘤细胞代谢和生长至关重要的营养物质的获取，以及通过抑制细胞死亡和增加耐药性来支持肿瘤的形成。结直肠癌中自噬的研究主要集中在几个分子上，如微管相关蛋白 1 轻链 3（LC3）、Beclin-1 和自噬相关蛋白 5（Atg5）。

LC3 基因包括 3 种亚型：LC3A、LC3B 和 LC3C，是酵母 Atg8 的哺乳类动物同源物。LC3 是第一个被提及参与人类结直肠癌细胞的自噬标志物。与正常组织相比，LC3 在结直肠癌，尤其是晚期结直肠癌中过度表达。Zheng 等的研究表明 LC3B 在肿瘤细胞中过表达，自噬的增强与结直肠癌的侵袭性相关。使用自噬抑制剂处理 DLD-1 和 SW480 结直肠癌衍生细胞系后检测到 LC3 蛋白水平增加。在与 PI3K 抑制剂 3 甲基腺嘌呤（3-MA）结合后可以阻断自噬体的形成，从而促进治疗后的结直肠癌细胞系的凋亡。与未经处理的细胞系相比，经 5- 氟尿嘧啶处理的结直肠癌细胞系刺激了自噬的活性。此外，结直肠癌组织外周区域 LC3B 的表达与肿瘤分化、肿瘤边缘生长方式、肿瘤分期，以及血管和神经丛的浸润有关。后期 Schonewolf 等的报道验证了上述结果，经 5- 氟尿嘧啶处理和放射处理的结直肠癌细胞系显示自噬增加。在加入氯喹治疗后，可以导致恶性细胞对凋亡的敏感性增加。LC3 低表达的患者通常预示着更好的预后及对治疗的敏感性。

关于 BECN1 的详细介绍见前文。Zhang 等报道在恶性结直肠组织中，BECN1 的表达水平高于正常结直肠黏膜，BECN1 的过度表达与晚期结直肠癌相关。Ahn 等发现，与正常的黏膜上皮组织相比，95% 的结直肠癌样本中 BECN1 表达增加，然而他们发现 BECN1 高表达与侵袭、转移或分期没有明显的关联。BECN1 高表达与ⅢB期结直肠癌患者的预后相关。Park 等研究发现结肠癌患者手术后接受 5- 氟尿嘧啶化疗 6 个月的晚期结肠癌患者中，随着 BECN1 表达水平的增加，其五年生存率更高。此外，一项研究表明 BECN1 的过度表达与结直肠癌患者的不良预后和转移有关。与 BECN1 表达水平升高的患者相比，BECN1 表达水平较低的直肠腺癌患者更有可能对放化疗产生良好的反应。此外，在一组人类肿瘤的研究中也证实了 BECN1 的表达水平在结直肠癌中降低。

Bcl-2（B-cell lymphoma 2）由 BCL2 基因编码，是 Bcl-2 调节蛋白家族的创始成员，通过抑制（抗凋亡）或诱导（促凋亡）细胞凋亡来调节细胞死亡。它是在任何生物体中发现的第一个凋亡调节因子。该蛋白通过直接结合 Beclin-1 的 BH3 结构域并阻断其活性来抑制自噬。孙念峰等报道结肠癌组织中有不同水平 bag-1 和 Bcl-2 蛋白的高表达，它们可作为结肠癌早期筛选的一项指标，并对疾病的预后有重要意义。另有报道提及，Bcl-2 与恶性细胞的迁移和侵袭以及细胞凋亡的预防有关。而结直肠癌中 Bcl-2 的过度表达与紫杉醇耐药性密切相关。对不同的癌细胞系中的 Bcl-2 表达进行了研究，发现 Bcl-2 阳性表达率在腺癌与腺瘤中基本相同，而阳性表达强度腺癌明显高于腺瘤，这些研究均证明了 Bcl-2 在结肠组织的恶性转化中起着重要作用。

自噬相关基因 5（ATG5）是一种位于 6 号染色体上的 ATG5 基因编码的蛋白质，它被 ATG7 激活，与 ATG12 和 ATG16L1 形成复合物。ATG5 是参与自噬小泡吞噬膜延伸的关键蛋白，也是作为一种靶向于线粒体的促凋亡分子。研究表明，ATG5、ATG12 基因的突变与胃癌和结直肠癌相关。在结直肠癌中 ATG5 基因突变和 ATG5 蛋白表达水平降低之间的联系已被证明。约有 95% 的结直肠癌患者的肿瘤细胞的 ATG5 表达下调。在结直肠癌小鼠模型中，熊果酸的治疗通过由 ATG5 介导的途径促进自噬细胞死亡。还有研究提出 ATG5 调控衰老的作用不依赖于自噬，而通过 p53/p21 通路调控结肠癌细胞衰老。

研究表明氯喹联用 5-FU 的治疗方案明显优于单独应用 5-FU 的治疗。在结肠癌异种移植模型中，自噬抑制剂 CQ 和伏立诺他的组合显示出显著抑制肿瘤生长和诱导细胞凋亡。值得注意的是，CQ 与塞卡替尼（Src 非受体酪氨酸激酶抑制剂）联合使用，与单独使用塞卡替尼相比，增强了凋亡细胞死亡效果，有 64% 的肿瘤生长受到抑制。而自噬抑制剂显示出与蛋白酶体抑制剂的协同作用，例如，在结肠癌异种移植模型中，同时使用硼替佐米和 CQ 比单独使用这两种药物更大程度地降低了肿瘤生长。西妥昔单抗（EGFR 抗体）产生自噬，目前用于治疗 K-Ras 突变阴性、EGFR 表达、转移性结直肠癌。姜黄素抑制人结肠癌细胞株 HT 29 和 HCT 15 的增殖，使细胞周期停滞在 G2/M 期，未检测到凋亡。姜黄素与 5- 氟尿嘧啶和奥沙利铂联合给药，可增强肿瘤细胞的生长抑制和促进肿瘤细胞的凋亡。Li 等提出已经加用自噬抑制剂可以排除 mTOR 抑制剂造成的替代恢复途径，并使恶性细胞对抗癌疗法敏感，以解决这一并发症。热疗利用正常细胞和肿瘤细胞对温度耐受能力的差异性，逐渐应用于肿瘤的治疗。有研究将结肠癌细胞系 HT-29 置于高温溶液中，实验结果发现结肠癌细胞系数目下降，其死亡细胞表现为自噬特征。研究表明热疗可能是通过诱导肿瘤细胞的自噬发挥治疗效果。综上所述，细胞自噬作用与结直肠癌的分级分期、所采取的不同治疗方法密切相关。掌握自噬在肿瘤中的机制，结合化疗、放疗、热疗、免疫治疗等方法可以有效地改善肿瘤患者的预后。

五、细胞自噬与妇科肿瘤疾病

自噬活性的异常与肿瘤的发生、发展密切相关。除了上述的肺癌、胃癌，妇科肿瘤也是当今研究的热点之一。

（一）卵巢癌

卵巢癌是妇科最常见三大肿瘤之一，早期病变发现不易，发现时多属于晚期。手术切除是目前治疗卵巢癌的主要手段，而基于顺铂的治疗也是包括卵巢癌在内的几种癌症的一线化疗方案，然而化疗药物的耐药性通常是复发和难治性卵巢癌的主要问题，但其中机制通常不太明确。研究表明自噬诱导在卵巢癌细胞化疗药物的耐药性方面有重要作用。

在过去的 10 年，更有效的靶向治疗的希望尚未实现，基于铂（如基于顺铂的）的化疗仍然是这种癌症类型的一线治疗。尽管基于顺铂的卵巢癌治疗有明显的益处，但几乎所有接受基于铂类化疗药物治疗的患者最终都会复发并因转移性疾病死亡。Wang 等提出顺铂耐药性与一组卵巢癌细胞中的自噬诱导相关，而与永生化的人卵巢表面上皮细胞无关。从机制上讲，顺铂可以通过激活 ERK 途径促进自噬。用 MEK 抑制剂抑制 ERK 激活或用 siRNA 敲除 ERK 表达均可减少或抑制顺铂诱导的自噬，使得卵巢癌细胞对顺铂诱导的凋亡敏感。在已经产生获得性顺铂耐药性的卵巢癌细胞中，ERK 激活和自噬功能都会增加。总之，研究数据表明 ERK 介导的自噬可以导致顺铂耐药性，并表明顺铂耐药性可以通过抑制卵巢癌细胞中的自噬来克服。

白藜芦醇是一种从坚果等中提取的天然植物抗毒素。研究发现白藜芦醇之所以可以抑制 5 种卵巢癌细胞株生长诱导细胞死亡，这与线粒体释放细胞色素 C、促进形成凋亡体、激活半胱天冬酶有关，而且使用显微镜观察到细胞株主要是自噬性死亡，而不是通过程序性凋亡。它作为可以通过自噬和凋亡 2 种途径诱导细胞死亡的药物，对于化疗药物耐药的患者也许是个不错的选择。Anthony 等在白藜芦醇诱导卵巢癌细胞自噬中提及，白藜芦醇可以限制癌细胞的存活和增殖，它对细胞氧化还原平衡有影响，对雌激素信号转导有抑制作用，以及具有抗血管生成的作用。白藜芦醇通过一种不同于凋亡的机制诱导卵巢癌细胞死亡，表明它可能为治疗基于无效凋亡的化疗耐药性卵巢癌提供杠杆作用。

（二）宫颈癌

宫颈癌是女性第二常见的癌症，也是女性死亡的主要原因之一，在发展中国家的影响尤其大。宫颈癌的主要风险因素是人类乳头瘤病毒（human papilloma virus，HPV）的感染。就其本身而言，虽然人乳头状瘤病毒感染在癌性疾病的发展中不是决定性因素，但它无疑是肿瘤产生的重要风险因素。迄今为止，已鉴定出约 100 种不同类型的人乳头状瘤病毒，至少有 40 种能够感染女性生殖道。有 13 种被归类为"高风险"病毒，即 HPV16、HPV18、HPV31、HPV33、HPV35、HPV39、HPV45、HPV51、HPV52、HPV56、HPV58、HPV59、HPV68，其中有 7 个子类型与更高的宫颈癌发生率相关（HPV26、HPV53、HPV66、HPV67、HPV70、HPV73、HPV82）。HPV18 主要与宫颈腺癌相关，HPV16 与鳞状细胞癌的发生有关。科学的进步使得宫颈癌早期检测手段应运而生。对于早期阶段的及时治疗大部分是有利的。然而，对于复发、转移、晚期的癌症患者，常需要更有效的治疗措施来提高患者的生存率和改善患者的生存质量。化疗、放疗、内分泌治疗、中药治疗等都是晚期宫颈癌患者的常用治疗方法，但预后通常不太令人满意。大多数肿瘤细胞对这种治疗产生耐药性，要么是通过遗传倾向，要么是通过获得过程。更糟糕的是，癌细胞产生的耐药性是高度动态的，可能针对具有不同作用机制的不同药物。这迫切需要寻找新的、更有效的治疗方法来控制癌细胞的增殖。

自噬作为一种细胞控制机制已在 C33A 宫颈癌细胞中得到证实，通过下调磷酸化 Akt/mTOR 途径，激活自噬。此外还有熊果酸和唑来膦酸被实验证明能诱导宫颈癌细胞自噬。siRNA 是抑制核糖核酸翻译、降低蛋白质表达的非编码核糖核酸的内源。例如，与自噬过程有关的 Beclin-1 通过 siRNA 在 HeLa 细胞中沉默，而这种沉默可诱导肿瘤细胞的增殖。而 Beclin-1 的过度表达诱导了对 HeLa 细胞增殖的抑制，表明细胞自噬在宫颈癌细胞中有重要意义。在 HeLa 细胞中，miRNA MIR155 的过度表达抑制了 mTORC1 和 AKTm 的激活，导致细胞数量减少。在这种情况下，已经表明在通过 siRNA 沉默 Beclin-1、Atg3、Atg4、Atg5 或 Atg12 的过程中，宫颈癌细胞对放疗更敏感，这有助于更成功的抗癌治疗。Chen 等研究发现 HPV16E6/E7 的下调抑制自噬，从而抑制细胞增殖并促进早期凋亡。此外，基因功能实验表明，HPV16E6/E7 下调抑制 Atg9B 和 LAMP1，Atg9B 和 LAMP1 过表达至少部分补偿了 HPV16E6/E7 敲除诱导的自噬阻断。除此之外，还需要进一步的研究来更好地理解肿瘤和自噬之间的关系，并为肿瘤的预后和治疗产生潜在的有效或增益试剂。

（三）子宫内膜癌

子宫内膜癌是女性生殖道最常见的恶性肿瘤，临床上早期的子宫内膜癌优先通过手术及放疗，但晚期子宫内膜癌预后较差，化疗是晚期和复发性难治性子宫内膜癌患者的主要治疗手段，对化疗药物耐药性降低的患者的生存率和预后有影响，因此可以通过提高子宫内膜癌细胞对化疗药物的敏感性来改善患者的生存率及预后。既往的研究表明紫杉醇可以在多种肿瘤细胞系中诱导自噬。

在妇科肿瘤中，相较于卵巢癌及宫颈癌，细胞自噬与子宫内膜癌的研究较少。早期研究表明，在某些类型的癌症中，多种化学损伤可以在体外和体内激活自噬。自噬可以促进化疗后的癌细胞存活，并且抑制自噬对抗肿瘤药物的致敏性，所以可以通过抑制细胞自噬途径提高肿瘤治疗方案的疗效，这在后续的研究中已被证实，即自噬抑制剂与化疗药物，如紫杉醇联合应用，可以获得更高的疗效。还有研究发现，部分细胞毒性药物也会引发自噬导致的细胞死亡，因此研究人员提出可以通过过度刺激细胞自噬诱导细胞死亡，从而达到治疗肿瘤的目的。

紫杉醇是一种有效的有丝分裂抑制剂和凋亡诱导剂。它与 β- 微管蛋白结合，可以抑制微管解聚，最终导致 G2/M 期细胞周期停滞和凋亡。Liu 等在研究自噬在紫杉醇诱导的子宫内膜癌细胞死亡中的作用时发现，在紫杉醇效果不敏感的 HEC-1A 和 JEC 细胞中出现诱导自噬，表现为微管相关蛋白 LC3-Ⅱ /LC3-Ⅰ 的比例增加，p62/SQSTM1 丰度降低。在使用自噬抑制剂氯喹（CQ）或针对自噬基因 *Beclin-1* 的 shRNA 预处理后，紫杉醇介导的肿瘤细胞死亡作用增强。此外，紫杉醇也可刺激活性氧的产生。紫杉醇抑制的自噬反应可以阻止子宫内膜癌细胞的最终死亡，这也表明加用自噬抑制剂抑或成为提高紫杉醇治疗子宫内膜癌疗效，改善肿瘤患者预后的有效方案。Dong 等研究显示激素依赖型子宫内膜癌的自噬信号转导通路处于高度激活状态，而这些信号通路的激活恰好促进癌细胞生长。林琼燕等在探讨顺铂对子宫内膜癌 Ishikawa 细胞自噬影响的研究中，检测 mTOR 通路中的 PI3K、AKT 及 mTOR 蛋白的表达，研究发现顺铂可以通过抑制 PI3K-Akt-mTOR 信号通路诱导子宫内膜癌 Ishikawa 细胞发生自噬。王焕等探讨 mTOR 抑制剂 RAD001 诱导细胞自噬增强紫杉醇杀伤子宫内膜癌细胞的作用机制，发现 RAD001 通过抑制 mTOR/p70S6K 信号通路，上调 ULK1 诱导自噬，可以提高子宫内膜癌细胞对紫杉醇药物的敏感性，从而增强紫杉醇的疗效。研究者检测到子宫内膜癌组织中的 Beclin-1 呈现高表达，其水平越高，肌层浸润程度越高，同时患者的五年生存率越低。还有研究检测了子宫内膜正常组织和增生组织，结果发现子宫内膜肿瘤组织中 Beclin-1 的表达与前者提出的观点相反，肿瘤组织的 Beclin-1 阳性率远低于正常子宫内膜癌组织，而且其表达与肌层浸润程度无关。这些研究结果还需要后续大量研究进一步证实，但是细胞自噬水平检测可以辅助人们了解子宫内膜组织的情况，对早发现、早诊治有重要意义。

六、细胞自噬与食管癌

迄今为止，世界各地的临床资料表明食管癌的发病率及病死率均居肿瘤的前位，食管鳞状细胞癌是食管癌最主要的病理类型（占食管癌总例数的80%），被列为最常见的癌症之一。食管癌的分布地区不平衡，大多分布在中国、南美及西欧。主要病因归因于环境因素（吸烟、饮酒）、遗传因素（如酶突变）、病毒因素（人乳头瘤病毒感染）或这些因素共存，其中酒精和烟草的摄入为主要诱因。研究表明食管癌的发展和进展机制通常以一系列表观遗传和遗传改变的积累为特征，最终导致细胞突变，出现异常的克隆增殖。

许多患者在确诊时已是疾病晚期，手术及放疗的治疗策略仍不能有效改善患者的预后（五年生存率低于10%）。深入研究食管癌的致癌因子、肿瘤生长和信号转导通路的机制可能会为食管癌的治疗提供潜在的新的备选方案。和其他分型的肿瘤类似，细胞自噬同样作用于食管癌的起始和进展过程中。自噬在不同细胞中所产生的作用不尽相同；在相同细胞中，也可因为不同外界因素所诱导的自噬作用而产生差异。对于肿瘤细胞生长的不同阶段，它可以随着肿瘤进展阶段的不同而发生很大变化。自噬是把双刃剑，既可以抑制肿瘤的发生，又可以促进肿瘤的进展。

表皮生长因子受体（EGFR）过度表达在食管癌中很常见。因此，EGFR 抑制剂，如口服酪氨酸激酶抑制剂（厄洛替尼和吉非替尼）和单克隆抗体（西妥昔单抗等），与化疗药物或放疗产生协同抗肿瘤作用。研究还证实了 Bcl-2、NF-κB、cyclooxygenase-2、血管内皮生长因子受体等也是针对食管癌的潜在靶点。Bcl-2 家族蛋白在调节细胞凋亡的过程中起重要作用，它由抗凋亡成员（如 Bcl-2）和促凋亡成员（如 Bax）组成。既往研究报道，食管癌通过抑制促凋亡蛋白和上调某些抗凋亡成员来逃避凋亡，促进肿瘤细胞增殖。靶向抗凋亡 Bcl-2 家族蛋白可以克服对化疗的耐药性。

为了利用 ARG 治疗食管癌，一些研究试图通过增强或抑制自噬来开发对食管癌有用的治疗方法。研究结果显示扁蒴藤素抑制食管癌的生长。既往研究显示人参皂苷 Rk3 和卟啉钠光动力疗法通过靶向自噬发挥作用，抑制食管癌细胞的存活。此外，还有研究表明，靶向自噬的治疗有助于增强基于化疗药物（如顺铂、5- 氟尿嘧啶）的抗肿瘤效果。

在一项有关食管癌与 PI3K-Akt-mTOR 信号通路的研究中使用蛋白酶抑制剂 MG-132 作用于食管癌细胞系，发现经 48 小时处理后肿瘤细胞促凋亡能力提升，自噬空泡的数量增加，WB 分析显示 Beclin-1 表达上调。用自噬抑制剂 3-MA 对食管癌细胞进行预处理，明显增加了 43- 介导的细胞凋亡率，表明细胞诱导自噬是一种细胞保护机制。此外，使用 PI3K/mTOR 抑制剂 BEZ235 联合 TSA 联合治疗后，WB 分析发现食管癌细胞的 mTOR 和 Akt 磷酸化活性明显增加，同时 Beclin-1 和 LC3- Ⅱ 的蛋白水平明显增加，这清楚地表明联合治疗可诱导细胞凋亡和自噬。

GX15-070 作为一种抗肿瘤药物，通过模拟 Bim/PUMA 型 BH3 抑制抗凋亡 Bcl-2 蛋白，从而促进癌细胞凋亡。GX15-070 通过将保护性 Bcl-2 蛋白从 BH3 结构域蛋白中分离，导致线粒体功能障碍。据报道，GX15-070 在体外诱导非小细胞肺癌、结直肠癌、前列腺癌和宫颈癌细胞系等多种肿瘤细胞的细胞死亡。Pan 等发现 GX15-070 与标准化疗药物（卡铂和 5- 氟尿嘧啶）在引起 EC9706 细胞系的生长抑制方面具有协同作用，它可以诱导人食管癌 EC9706 细胞的自噬。3- 甲基腺嘌呤和氯喹是具有不同机制的自噬抑制剂，均可增强 GX15-070 的细胞毒性。总而言之，GX15-070 可抑制食管癌细胞的生长。

有学者在食管癌研究中证明了 ATG5 参与细胞自噬的激活，此外，该研究认为 ATG5 的抑制有助于食管癌患者的治疗。抑制或敲除 ATG5 来消除细胞自噬不仅在食管癌中意义重大，而且在胃癌、结直肠癌、卵巢癌、膀胱癌、前列腺癌中也发挥重要作用。

（周亦一 周文丽）

参 考 文 献

陈健，2014. 中药活性成分姜黄素对乳腺癌细胞自噬和内质网应激通路的影响研究. 南京：南京中医药大学.

成军，2016. 现代细胞自噬分子生物学. 北京：科学出版社：3-8，603-614.

崔明花，付二花，林贞花，等，2021. 姜黄素抗肿瘤药理作用的研究进展. 中国临床药理学杂志，37(2):186-188，196.

李碧慧，2020. 白藜芦醇对甲状腺癌 SW579 细胞增殖影响及其机制研究. 现代中西医结合杂志，29(36):4002-4005，4019.

林晓英，沈阿灵，吴美珠，等，2020. 桦木酸通过调节 TGF- β /Smad 信号通路抑制结肠癌细胞转移的研究. 康复学报，30(1):58-63.

潘燕红，郭夏熠，陆茵，等，2016. 第二代 mTOR 抑制剂的抗肿瘤研究进展. 药学进展，40(11):858-864.

齐亚莉，张震宇，王洪艳，等，2009. 电离辐射诱导人乳腺癌细胞自噬与凋亡的关系. 吉林大学学报，35(6):1007-1010.

钱学茜，万小云，2008. 子宫内膜癌发生过程中自噬活性改变的初步探讨. 现代妇产科进展，17(7):517-519.

孙念峰，陈景波，王国斌，2007. 抗凋亡基因 Bag-1 和 Bcl-2 在结肠癌组织中的表达及其相互关系. 中国现代医学杂志，17(7):769-772.

万华丽，张家玉，2017. 自噬在乳腺癌发生、发展中的机制和研究进展. 海南医学，28(1):119-121.

王焕，李小毛，刘穗玲，等，2013. RAD001 通过诱导自噬提高人子宫内膜癌细胞对紫杉醇的敏感性. 中国病理生理杂志，29(11):1966-1971.

杨莉，肖凌，陈临溪，2012. 自噬与肺部疾病研究进展. 生物化学与生物物理进展，39(9):861-868.

杨昕，唐哲，张鹏，等，2019. JAK/STAT 信号通路在肺癌中的研究进展. 中国肺癌杂志，22(1):51-57.

张其程，徐克，2016. 自噬在 EGFR-TKI 类肿瘤靶向药物对肺癌的治疗和耐药中作用的研究进展. 中国肺癌杂志，19(9):607-614.

赵剑虹，万小云，谢幸，等，2006. Beclin1，PTEN 在子宫内膜癌组织中的表达及其意义. 癌症，25(6):753-757.

Acharya BR, Bhattacharyya S, Choudhury D, et al, 2011. The microtubule depolymerizing agent naphthazarin induces both apoptosis and autophagy in A549 lung cancer cells. Apoptosis, 16(9):924-939.

Adrienne G, Waks MD, Eric P, et al, 2019. Breast cancer treatment: A review. JAMA, 3213(3):316.

Ahn CH, Jeong EG, Lee JW, et al, 2007. Expression of beclin-1, an autophagy-related protein, in gastric and colorectal cancers. APMIS, 115(12): 1344-1349.

Antonia RJ, Castillo J, Herring LE, et al, 2019. TBK1 limits mTORC1 by promoting phosphorylation of raptor Ser877. Sci Rep, 9(1):13470.

Azmi AS, Mohammad RM, 2009. Non-peptidic small molecule inhibitors against Bcl-2 for cancer therapy. J Cell Physiol, 218(1):13-21.

Belzile JP, Sabalza M, Craig M, et al, 2015. Trehalose, an mTOR- independent inducer of autophagy, inhibits human cytomegalovirus infection in multiple cell types. J Virol, 90(3):1259-1277.

Boone BA, Bahary N, Zureikat A1, et al, 2015. Safety and biologic response of pre-operative autophagy inhibition in combination with gemcitabine in patients with pancreatic adenocarcinoma. Ann Surg Oncol, 22(13):4402-4410.

Brennand A, Gualdrón-López M, Coppens I, et al, 2011. Autophagy in parasitic protists: Unique features and drug targets. Mol Biochem Parasitol, 177(2):83-99.

Bristol ML, Di X, Beckman MJ, et al, 2012. Dual functions of autophagy in the response of breast tumor cells to radiation: cytoprotective autophagy with radiation alone and cytotoxic autophagy in radiosensitization by vitamin D3. Autophagy, 8(5):739-753.

Browning DJ, 2002. Hydroxychloroquine and chloroquine retinopathy: screening for drug toxicity. Am J Ophthalmol, 133(5):649-656.

Burada F, Nicoli ER, Ciurea ME, et al, 2015. Autophagy in colorectal cancer: An important switch from physiology to pathology. World J Gastrointest Oncol, 7(11): 271-284.

Campos-Salinas J, Gonzalez-Rey E, 2009. Autophagy and neuropeptides at the cross-road for parasites: to survive or to die?. Autophagy, 5(4):551-554.

Cao J, Huang W, 2016. Compensatory increase of transglutaminase 2 is responsible for resistance to mTOR inhibitor treatment. PLoS One, 11(2): e0149388.

Carew JS, Kelly KR, Nawrocki ST, 2012. Autophagy as a target for cancer therapy: new developments. Cancer Manag Res, 4:357-365.

Che J, Wang WS, Huang Y, et al, 2019. miR-20a inhibits hypoxia-induced autophagy by targeting ATG5/FIP200 in colorectal cancer. Mol Carcinog, 58(7):1234-1247.

Chen J, Zhao K N, Li R, et al, 2014. Activation of PI3K/Akt/mTOR pathway and dual inhibitors of PI3K and mTOR in endometrial cancer. Curr Med Chen, 21(26):3070-3080.

Chen MC, Lin YC, Liao YH, et al, 2019. MPT0G612, a novel HDAC6 inhibitor, induces apoptosis and suppresses IFN-gamma-induced programmed death-ligand 1 in human colorectal carcinoma cells. Cancers, 11(10):1617.

Chen TT, Yang SZ, Zhang SF, et al, 2019. Human papillomavirus 16E6/E7 activates autophagy via Atg9B and LAMP1 in cervical cancer cells. Cancer Med, 8(9):4404-4416.

Cheng CY, Liu JC, Wang JJ, et al, 2017. Autophagy inhibition increased the anti-tumor effect of cisplatin on drug-resistant esophageal cancer cells. J Biol Regul Homeost Agents, 31(3):645-652.

Chiu YH, Hsu SH, Hsu HW, et al, 2018. Human non-small cell lung cancer cells can be sensitized to camptothecin by modulating autophagy. Int J Oncol, 53(5):1967-1979.

Chuang HC, Tan TH, 2019. MAP4K3/GLK in autoimmune disease, cancer and aging. J Biomed Sci, 26(1):82.

Coppola D, Khalil F, Eschrich SA, et al, 2008. Down Regulation of Bax-Interacting Factor-1 (Bif-1)in Colon Cancer. Cancer, 113(10):2665-2670.

Dai Y, Grant S, 2007. Targeting multiple arms of the apoptotic regulatory machinery. Cancer Res, 67(7):2908-2911.

Del Poeta G, Venditti A, Del Principe MI, et al, 2003. Amount of spontaneous apoptosis detected by Bax/Bcl-2 ratio predicts outcome in acute myeloid leukemia (AML). Blood, 101(6):2125-2131.

Delgado M, Anderson P, Garcia-Salcedo JA, et al, 2009. Neuropeptides kill African trypanosomes by targeting intracellular compartments and inducing autophagic-like cell death. Cell Death Differ, 16(3):406-416.

Denizot M, Varbanov M, Espert L, et al, 2008. HIV-1 gp41 fusogenic function triggers autophagy in uninfected cells. Autophagy, 4(8):998-1008.

Diedrich CR, Flynn JL, 2011. HIV-1/mycobacterium tuberculosis coinfection immunology: how does HIV-1 exacerbate tuberculosis?. Infect Immun, 79(4):1407-1417.

Dienstmann R, Rodon J, Serra V, et al, 2014. Picking the point of inhibition: a comparative review of PI3K/AKT/mTOR pathway inhibitors. Mol Cancer Ther, 13(5): 1021-1031.

Dong PX, Kaneuchi M, Konno Y, et al, 2013. Emerging therapeutic biomarkers in endometrial cancer. Biomed Res Int:130362.

Dreier A, Barth S, Goswami A, et al, 2012. C cetuximab induces mitochondrial translocalization of EGFRvIII, but not EGFR: involvement of mitochondria in tumor drug resistance?. Tumour Biol, 33(1):85-94.

Escobar ML, 2018. Autophagy and Resistance Therapies in

Cervical Cancer. MedDocs Publishers LLC, 2018-05-18.

Espert L, Biard- Piechaczyk M, 2009. Autophagy and HIV-induced T cell death. Curr Top Microbiol Immunol, 335: 307-321.

Espert L, Codogno P, Biard-Piechaczyk M, 2008. What is the role of autophagy in HIV-1 infection. Autophagy, 4(3):273-275.

Espert L, Denizot M, Grimaldi M, et al, 2006. Autophagy is involved in T cell death after binding of HIV-1 envelope proteins to CXCR4. J Clin Invest, 116(8):2161-2172.

Falvey CM, O' Donovan TR, El-Mashed S, et al, 2017. UBE2L6/UBCH8 and ISG15 attenuate autophagy in esophageal cancer cells. Oncotarget, 8(14):23479-23491.

Feng Y, Gao YJ, Wang DY, et al, 2018. Autophagy inhibitor (LY294002)and 5-fluorouracil (5-FU)combination-based nanoliposome forenhanced efficacy against esophageal squamous cell carcinoma. Nanoscale Res Lett, 13(1):325.

Franco LH, Nair VR, Scharn CR, et al, 2011. The ubiquitin ligase Smurf1 functions in selective autophagy of Mycobacterium tuberculosis and anti-tuberculous host defense. Cell Host Microbe, 21(1):59-72.

Gao SP, Chang Q, Mao N, et al, 2016. JAK2 inhibition sensitizes resistant EGFR mutant lung adenocarcinoma to tyrosine kinase inhibitors. Sci Signal, 9(421):ra33.

Gewirtz DA, 2014. The four faces of autophagy: implications for cancer therapy. Cancer Res, 74(3):647-651.

Giatromanolaki A, Koukourakis MI, Koutsopoulos A, et al, 2011. High Beclin 1 expression defines a poor prognosis in endo metrial adenocarcinomas. Gynecol Oncol, 123(1):147-151.

Gomes LC, Dikic I, 2014. Autophagy in antimicrobial immunity. Mol Cell, 54(2):224-233.

Gozuacik D, Kimchi A, 2004. Autophagy as a cell death and tumor suppressor mechanism. Oncogene, 23(16):2891-2906.

Greenfield LK, Jones NL, 2013 Modulation of autophagy by Helicobacter pylori and its role in gastric carcinogenesis. Trends Microbiol, 21(11):602-612.

Gu X, Gao Y, Mu DG, et al, 2017. MiR-23a-5p modulates mycobacterial survival and autophagy during Mycobacterium tuberculosis infection through TLR2/MyD88/NF-κB pathway by targeting TLR2. Exp Cell Res, 354(2):71-77.

Halcrow PW, Geiger JD, Chen XS, et al, 2021. Overcoming chemoresistance: Altering pH of cellular compartments by chloroquine and hydroxychloroquine. Front Cell Dev Biol, 9:657639.

Han YY, Fan SJ, Qin T, et al, 2018. Role of autophagy in breast cancer and breast cancer stem cells. Int J Oncol, 52(4):1057-1070.

Harada D, Takigawa N, Ochi N, et al, 2012. JAK 2 related pathway induces acquired erlotinib resistance in lung cancer cells harboring an epidermal growth factor receptor-activating mutation. Cancer science, 103(10):1795-1802.

Harbeck N, Penault-Llorca F, Cortes J, et al, 2019. Breast cancer. Nature reviews, 5(1):66.

Hasima N, Ozpolat B, 2014. Regulation of autophagy by polyphenolic compounds as a potential therapeutic strategy for cancer. Cell Death Dis, 5(11):e1509.

Hippert MM, O'Toole PS, Thorburn A, 2006. Autophagy in cancer : good, bad, or both?. Cancer Res, 66(19):9349-9351.

Huang P, Sun LY, Zhang YQ, 2019. A hopeful natural product, pristimerin, induces apoptosis, cell cycle arrest, and autophagy in esophageal cancer cells. Anal Cell Pathol (Amst):6127169.

Jin M, Zhang Y, 2020. Autophagy and autoimmune diseases. Adv Exp Med Biol, 1207:405-408.

Kanzawa T, Kondo Y, Ito H, et al, 2003. Induction of autophagic cell death in malignant glioma cells by arsenic trioxide. Cancer Res, 63(9):2103-2108.

Kim SM, Kwon OJ, Hong YK, et al, 2012. Activation of IL-6R/JAK1/STAT3 signaling induces de novo resistance to irreversible EGFR inhibitors in non-small cell lung cancer with T790M resistance mutation. Mol Cancer Ther, 11(10):2254-2264.

Kim YS, Lee HM, Kim JK, et al, 2017. PPAR-alpha activation mediates innate host defense through induction of TFEB and lipid catabolism. J Immunol, 198(8):3283-3295.

Kuma A, Hatano M, Matsui M, et al, 2004. The role of autophagy during the early neonatal starvation period. Nature, 432(7020):1032-1036.

La Manna F, De Menna M, Patel N, et al, 2010. Dual-mTOR inhibitor rapalink-1 reduces prostate cancer patient-derived xenograft growth and alters tumor heterogeneity. Front Oncol, 10:1012.

Lee JS, Vo TT, Fruman DA, 2016. Targeting mTOR for the treatment of B cell malignancies. Br J Clin Pharmacol, 82(5):1213-1228.

Lee JG, Wu R, 2012. Combination erlotinib-cisplatin and Atg3-mediated autophagy in erlotinib resistant lung cancer. PLoS One, 7(10):e48532.

Li J, Hou N, Faried A, et al, 2009. Inhibition of autophagy by 3-MA enhances the effect of 5-FU-induced apoptosis in colon cancer cells. Ann Surg Oncol, 16(3):761-771.

Li J, Hou N, Faried A, et al, 2010. Inhibition of autophagy augments 5-fluorouracil chemotherapy in human colon cancer in vitro and in vivo model. Eur J Cancer, 46(10):1900-1909.

Li JH, Liu YH, Wang ZK, et al, 2011. Subversion of cellular autophagy machinery by hepatitis B virus for viral envelopment. J Virol, 85(13):6319-6333.

Li Q, Yuan DM, Ma LH, et al, 2016. Chloroquine inhibits tumor growth and angiogenesis in malignant pleural effusion. Tumour Biol, 37(12):16249-16258.

Li Y, Cao FJ, Li MX, et al, 2018. Hydroxychloroquine induced lung cancer suppression by enhancing chemo-sensitization and promoting the transition of M2-TAMs to M1-like macrophages. J Exp Clin Cancer Res, 37(1):259.

Li YY, Lam SK, Mak JC, et al, 2013. Erlotinib-induced autophagy in epidermal growth factor receptor mutated non-small cell lung cancer. Lung Cancer, 81(3):354-361.

Liu HH, Zhao JQ, Fu RZ, et al, 2019. The ginsenoside Rk3 exerts anti-esophageal cancer activity in vitro and in vivo by mediating apoptosis and autophagy through regulation of the PI3K/Akt/mTOR pathway. PLoS One, 14(5):e0216759.

Liu J, Wang XX, Zheng M, et al, 2018. Lipopolysaccharide from Porphyromonas gingivalispromotes autophagy of human gingival fibroblasts through the PI3K/Akt/mTOR signaling pathway. Life Sci, 211:133-139.

Liu S, Li X, 2015. Autophagy inhibition enhances sensitivity of endometrial carcinoma cells to paclitaxel. Int J Oncol, 46(6):2399-2408.

Liu S, Li X, 2015. Autophagy inhibition enhances sensitivity of endometrial carcinoma cells to paclitaxel. Int J Oncol, 46(6):2399-2408.

Matthews GM, Newbold A, Johnstone RW, 2012. Intrinsic and extrinsic apoptotic pathway signaling as determinants of histone deacetylase inhibitor antitumor activity. Adv Cancer Res, 116:165-197.

McCabe ML, Dlamini Z, 2005. The molecular mechanisms of oesophageal cancer. Int Immunopharmacol, 5(7-8):1113-1130.

Merino D, Kelly GL, Lessene G, et al, 2018. BH3-mimetic drugs: Blazing the trail for new cancer medicines. Cancer Cell, 34(6):879-891.

Morran DC, Wu JM, Jamieson NB, et al, 2014. Targeting mTOR dependency in pancreatic cancer. Gut, 63(9):1481-1489.

Muñoz N, 1993. Epidemiological aspects of oesophageal cancer. Endoscopy, 25(9):609-612.

Nardacci R, Ciccosanti F, Marsella C, et al, 2017. Role of autophagy in HIV infection and pathogenesis. J Intern Med, 281(5):422-432.

Nasery MM, Abadi B, Poormoghadam D, et al, 2020. Curcumin delivery mediated by bio-based nanoparticles: a review. Molecules, 25(3):689.

Natoni F, Diolordi L, Santoni C, et al, 2005. Sodium butyrate sensitises human pancreatic cancer cells to both the intrinsic and the extrinsic apoptotic pathways. Biochim Biophys Acta Rev Cancer, 1745(3):318-329.

Nguyen M, Marcellus RC, Roulston A, et al, 2007 Small molecule obatoclax (GX15-070)antagonizes MCL-1 and overcomes MCL-1-mediated resistance to apoptosis. Proc Natl Acad, 104(49):19512-19517.

Nihira K, Miki Y, Iida S, et al, 2014. An activation of LC3A-mediated autophagy contributes to de novo and acquired resistance to EGFR tyrosine kinase inhibitors in lung adenocarcinoma. J Pathol, 234(2):277-288.

Opipari AWJV, Tan L, Boitano AE, et al, 2004. Resveratrol-induced autophagocytosis in ovarian cancer cells. Cancer Res, 64(2):696-703.

Pan JX, Cheng C, Verstovsek S, et al, 2010. The BH3-mimetic GX15-070 induces autophagy, potentiates the cytotoxicity of carboplatin and 5-fluorouracil in esophageal carcinoma cells. Cancer Lett, 293(2):167-174.

Pande AU, Iyer RV, Rani A, et al, 2007. Epidermal growth factor receptor directed therapy in esophageal cancer. Oncology, 73(5-6):281-289.

Park JM, Huang S, Wu TT, et al, 2013. Prognostic impact of Beclin 1, p62/sequestosome 1 and LC3 protein expression in colon carcinomas from patients receiving 5-fluorouracil as adjuvant chemotherapy. Cancer Biol Ther, 14(2):100-107.

Pei GQ, Luo M, Ni XC, et al, 2018. Autophagy facilitates metadherin-induced chemotherapy resistance through the AMPK/ATG5 pathway in gastric cancer. Cell Physiol Biochem, 46(2):847-859.

Perfettini JL, Castedo M, Nardacci R, et al, 2005. Essential role of p53 phosphorylation by p38 MAPK in apoptosis induction by the HIV-1 envelope. J Exp Med, 201(2):279-289.

Perfettini JL, Castedo M, Roumier T, et al, 2015. Mechanisms of apoptosis induction by the HIV-1 envelope. Cell Death Differ, 12 Suppl 1:916-923.

Pickens A, Orringer MB, 2003. Geographical distribution and racial disparity in esophageal cancer. Ann Thorac Surg, 76:S1367-S1369.

Raju D, Hussey S, Ang M, et al, 2012. Vacuolating cytotoxin and variants in Atg16L1 that disrupt autophagy promote Helicobacter pylori infection in humans. Gastroenterology, 142(5):1160-1171.

Rangwala R, Chang YC, Hu J, et al, 2014. Combined MTOR and autophagy inhibition: phase I trial of hydroxychloroquine and temsirolimus in patients with advanced solid tumors and melanoma. Autophagy, 10(8):1391-1402.

Runkle KB, Meyerkord CL, Desai NV, et al, 2012. Bif-1 suppresses breast cancer cell migration by promoting EGFR endocytic degradation. Cancer Bio Ther, 13(10):956-966.

Saitoh T, Fujita N, Jang MH, et al, 2008. Loss of the autophagy protein Atg16L1 enhances endotoxin-induced IL-1beta production. Nature, 456(7219):264-268.

Sakuma Y, Matsukuma S, Nakamura Y, et al, 2013. Enhanced autophagy is required for survival in EGFR-independent EGFR-mutant lung adenocarcinoma cells. Lab Invest, 93(10):1137-1146.

Sanaei M, Kavoosi F, 2021. Effect of valproic acid on the class I histone deacetylase 1, 2 and 3, tumor suppressor genes p21WAF1/CIP1 and p53, and intrinsic mitochondrial apoptotic pathway, pro- (Bax, Bak, and Bim)and anti- (Bcl-2, Bcl-xL, and Mcl-1)apoptotic genes expression, cell viability, and apoptosis induction in hepatocellular carcinoma hepG2 cell line. Asian Pac J Cancer Prev, 22(S1):89-95.

Sanaei M, Kavoosi F, 2018. Comparative analysis of the effects of valproic acid and tamoxifen on proliferation, and apoptosis of human hepatocellular carcinoma WCH 17 celllin. Iran J Ped Hematol Oncol, 8:12-20.

Santi SA, Lee H, 2011. Ablation of Akt2 induces autophagy through cell cycle arrest, the downregulation of p70S6K, and the deregulation of mitochondria in MDA-MB231 cells. PLoS One, 6(1):e14614.

Sato K, Tsuchihara K, Fujii S, et al, 2007. Autophagy is activated in colorectal cancer cells and contributes to the tolerance to nutrient deprivation. Cancer Res, 67(20): 9677-9684.

Schonewolf CA, Mehta M, Schiff D, et al, 2014. Autophagy inhibition by chloroquine sensitizes HT -29 colorectal cancer cells to concurrent chemoradiation. World J Gastrointest Oncol, 6(3): 74-82.

Selvaraj S, Sun YY, Sukumaran P, et al, 2016. Resveratrol activates autophagic cell death in prostate cancer cells via downregulation of STIM1 and the mTOR pathway. MolCarcinog, 55(5):818-831.

Sharma K, Le N, Alotaibi M, et al, 2014. Cytotoxic autophagy in cancer therapy. Int J Mol Sci, 15(6):10034-10051.

Sharma V, Makhdoomi M, Singh L, et al, 2021. Trehalose limits opportunistic mycobacterial survival during HIV co-infection by reversing HIV-mediated autophagy block. Autophagy, 17(2):476-495.

Shaw RJ, Cantley LC, 2006. Ras, PI(3)K and mTOR signalling controls tumour cell growth. Nature, 441(7092):424-430.

Shi Y, Zhang BL, Feng XL, et al, 2018. Apoptosis and autophagy induced by DVDMs-PDT on human esophageal cancer Eca-109 cells. Photodiagn Photodyn Ther, 24:198-205.

Singh S, Gopinath K, Shahdad S, et al, 2007. Nontuberculous mycobacterial infections in Indian AIDS patients detected by a novel set of ESAT-6 polymerase chain reaction primers. Jpn J Infect Dis, 60(1):14-18.

Sivridis E, Giatromanolaki A, Liberis V, et al, 2011. Autophagy in endometrial carcinomas and prognostic relevance of 'stonelike' structures (SLS):what is destined for the atypical endometrial hyperplasia?. Autophagy, 7(1):74-82.

Smyth EC, Nilsson M, Grabsch HI, et al, 2020. Gastric cancer. Lancet, 396(10251):635-648.

Solitro AR, MacKeigan JP, 2016. Leaving the lysosome behind: novel developments in autophagy inhibition. Future Med Chem, 8(1):73-86.

Souers AJ, Leverson JD, Boghaert ER, et al, 2013. ABT-199, a potent and selective BCL-2 inhibitor, achieves antitumor activity while sparing platelets. Nat Med, 19(2):202-208.

Sui X, Chen R, Wang Z, et al, 2013. Autophagy and chemotherapy resistance: a promising therapeutic target for cancer treatment. Cell Death Dis, 4(10):e838.

Sun GP, Wan X, Xu SP, et al, 2008. Antiproliferation and apoptosis induction of paeonol in human esophageal cancer cell lines. Dis Esophagus, 21(8):723-729.

Tavallai M, Booth L, Roberts JL, et al, 2016. Rationally repurposing ruxolitinib as a solid tumor therapeutic. Front Oncol, 6:142.

Ueno T, Komatsu M, 2017. Autophagy in the liver: functions in health and disease. Nat Rev. Gastroenterol Hepatol, 14(3):170-184.

Ulasov IV, Borovjagin AV, Timashev P, et al, 2019. KISS1 in breast Cancer progression and autophagy. Cancer Metastasis Rev, 38(3):493-506.

Vargas-Toscano A, Nickel AC, Li GZ, et al, 2020. Rapalink-1 targets glioblastoma stem cells and acts synergistically with tumor treating fields to reduce resistance against temozolomide. Cancers (Basel), 12(12):3859.

Varisli L, Cen O, Vlahopoulos S, 2020. Dissecting pharmacological effects of chloroquine in cancer treatment: interference with inflammatory signaling pathways. Immunology, 159(3):257-278.

Viry E, Paggetti J, Baginska J, et al, 2014. Autophagy: an adaptive metabolic response to stress shaping the antitumor immunity. Biochem Pharmacol, 92 (1):31-42.

Vogl DT, Stadtmauer EA, Tan KS, et al, 2014. Combined autophagy and proteasome inhibition: a phase 1 trial of hydroxychloroquine and bortezomib in patients with relapsed/refractory myeloma. Autophagy, 10(8):1380-1390.

Vogt PK, Gymnopoulos M, Hart JR, 2009. PI3-kinase and cancer: changing accents. Curr Opin Genet Dev, 19(1):12-17.

Waldner M, Fantus D, Solari M, et al, 2016. New perspectives on mTOR inhibitors (rapamycin, rapalogs and TORKinibs)in transplantation. Br J Clin Pharmacol, 82(5): 1158-1170.

Wang HG, 2013. Autophagy and Cancer. New York: Springer: 113-120.

Wang J, Wu GS, 2014. Role of autophagy in cisplatin resistance in ovarian cancer cells. J Biol Chem, 289(24):17163-17173.

Wang RC, Wei Y, An Z, et al, 2012. Akt-mediated regulation of autophagy and tumori-genesis through Beclin-1 phosphorylation. Science, 338(6109):956-959.

Wei YJ, Zou ZJ, Becker N, et al, 2013. EGFR-mediated Beclin 1 phosphorylation in autophagy suppression, tumor progression, and tumor chemoresistance. Cell, 154(6):1269-1284.

Wilson EN, Bristol ML, Di X, et al, 2011. A switch between cytoprotective and cytotoxic autophagy in the radiosensitization of breast tumor cells by chloroquine and vitamin D. Horm Cancer, 2(5):272-285.

Wim E, Heinfried H, Nima R, et al, 2020. Autophagy and Bacterial Infection. Science Press:413-423.

Xie MJ, Yang ZG, Liu YN, et al, 2018. The role of HBV-induced autophagy in HBV replication and HBV related-HCC. Life Sci, 205:107-112.

Xie XQ, White EP, Mehnert JM, 2013. Coordinate autophagy and mTOR pathway inhibition enhances cell death in melanoma. PLoS One, 8(1):e55096.

Yang Z, Goronzy JJ, Weyand CM, 2015. Autophagy in autoimmune disease. J Mol Med (Berl), 93(7):707-717.

Yoshino T, Shiina H, Urakami S, et al, 2006. Bcl-2 expression as a predictive marker of hormone-refractory prostate cancer treated with taxane-based chemotherapy. Clin Cancer Res, 12(20 Pt 1):6116-6124.

Yu L, Gu CP, Zhong DS, et al, 2014. Induction of autophagy counteracts the anticancer effect of cisplatin in human esophageal cancer cells with acquired drug resistance. Cancer Lett, 355(1):34-45.

Zarzynska JM, 2014. The importance of autophagy regulation in breast cancer development and treatment. Biomed Res Int:710345.

Zhang MY, Gou WF, Zhao S, et al, 2014. Beclin 1 expression is closely linked to colorectal carcinogenesis and distant metastasis of colorectal carcinoma. Int J Mol Sci, 15(8): 14372-14385.

Zhang N, Li ZY, Bai FD, et al, 2019. PAX5-induced upregulation of IDH1-AS1 promotes tumor growth in prostate cancer by regulating ATG5-mediated autophagy. Cell Death Dis, 10(10):734.

Zheng HY, Zhang XY, Wang XF, et al, 2012. Autophagy enhances the aggressiveness of human colorectal cancer cells and their ability to adapt to apoptotic stimulus. Cancer Biol Med, 9(2):105-110.

Zheng K, Li Y, Wang SX, et al, 2016. Inhibition of autophagosome-lysosome fusion by ginsenoside Ro via the ESR2-NCF1-ROS pathway sensitizes esophageal cancer cells to 5-fluorouracil-induced cell death via the CHEK1-mediated DNA damage checkpoint. Autophagy, 12(9):1593-1613.

Zhi X, Zhong Q, 2015. Autophagy in cancer. F1000Prime Rep, 7:18.

Zhou HY, Luo Y, Huang SL, 2010. Updates of mTOR inhibitors. Anticancer Agent Med Chem, 10(7): 571-581.

Zhou TH, Jin M, Ding YS, et al, 2016. Hepatitis B virus dampens autophagy maturation via negative regulation of Rab7 expression. Biosci Trends, 10(4):244-250.

Zhou W, Wang H, Yang Y, et al, 2020. Chloroquine against malaria, cancers and viral diseases. Drug Discov Today, 25(11):2012-2022.

Zou YY, Ling YH, Sironi J, et al, 2013. The autophagy inhibitor chloroquine overcomes the innate resistance of wild-type EGFR non-small-cell lung cancer cells to erlotinib. J Thorac Oncol, 8(6):693-702.

Zumla A, Raviglione M, Hafner R, et al, 2013. Tuberculosis. N Engl J Med, 368(8):745-755.

近30年研究发现某些营养物质能够改善患者营养状况，调节机体免疫、代谢和炎性反应，称为免疫营养素。免疫营养素的基础研究阐明了其具体作用及作用机制，为其临床应用提供了坚实的研究基础；谷氨酰胺（glutamine，Gln）、n-3多不饱和脂肪酸（polyunsaturated fatty acid，PUFA）、核苷酸和益生菌等免疫营养素在胃肠道肿瘤、头颈部肿瘤、血液系统肿瘤等肿瘤中应用的临床试验表明，免疫营养素能缩短患者的住院时间，减少术后并发症，改善炎症和免疫指标等。本章将简述免疫营养素的概念、分类、功效、作用机制，以及其在肿瘤治疗中的应用。

第一节　免疫营养素的概念及分类

免疫营养素是指一些特定的、不仅能改善患者营养状况，还能调节机体免疫、代谢和炎性反应的营养物质。免疫营养素并不是新发现的物质，而是常见的营养素，因其具有针对性的营养作用而将此名词专门提出，故目前主要的分类方式仍沿用营养素的物质分类方式，可分为氨基酸、脂肪酸、维生素、矿物质、合生元、核苷酸等几大类（表3-27-1）。

表 3-27-1　免疫营养素的分类

类别	免疫营养素
氨基酸	支链氨基酸（缬氨酸、亮氨酸、异亮氨酸）、谷氨酰胺、精氨酸、牛磺酸
脂肪酸	n-3多不饱和脂肪酸、n-6多不饱和脂肪酸、n-9多不饱和脂肪酸、支链脂肪酸
维生素	维生素A、B族维生素、维生素C、维生素D、维生素E
矿物质	硒、锌、铁
合生元	益生菌、益生元
其他	核苷酸

一、氨基酸

氨基酸中研究较多的是谷氨酰胺、精氨酸（arginine，Arg）、牛磺酸及支链氨基酸（branched-chain amino acid，BCAA），BCAA包括缬氨酸、亮氨酸和异亮氨酸。Gln、Arg是免疫细胞的原料，Gln也是肠道上皮细胞的主要能量来源。不同比例的BCAA合用时效果也不同。

二、脂肪酸

脂肪酸中有n-33多不饱和脂肪酸、n-6多不饱和脂肪酸、n-9多不饱和脂肪酸及支链脂肪酸，其中研究较多的是n-3 PUFA，包括α亚麻酸、二十碳五烯酸和二十二碳六烯酸。n-3 PUFA是主要的抗炎物质，而n-6 PUFA的促炎作用明显，两者比例不同时对肿瘤患者的作用不尽相同。

三、维生素

维生素类中主要包括维生素A、B族维生素、维生素C、维生素D和维生素E。维生素A、B族维生素、维生素C和维生素E主要具有抗氧化作用，能发挥抗炎、抗肿瘤作用。

四、矿物质

矿物质主要有硒、锌、铁等。硒具有抗氧化、直接抗肿瘤作用，铁具有调节免疫的作用，锌与肿瘤的发生、发展相关，具有抗肿瘤作用。

五、合生元

Bengmark等于1998年首先总结了生态免疫营养的概念，即在免疫营养的基础上，增加以合生元(synbiotics)为主的制剂可改善肠道菌群环境,作用是抑制病原菌生长和提高营养支持效果。合生元包括益生元(prebiotics)和益生菌(probiotics)。益生菌是有益宿主健康的活体微生物,应用最广泛的主要是乳酸菌和双歧杆菌。益生元是益生菌繁殖所需的人体不能消化的食物成分,可以使少数有益于身体健康的细菌成为肠道优势菌。

六、核苷酸

核苷酸是维持机体正常免疫功能的必需营养成分,能促进抗体的产生,增强细胞免疫功能,帮助机体抵抗细菌和真菌等感染。

第二节 免疫营养素的功效及作用机制

肿瘤患者的炎症、代谢、免疫、营养等状态错综复杂,相互影响(图 3-27-1)。肿瘤的发生、发展过程是免疫系统失衡的过程;炎症贯穿肿瘤发生、发展的始终;肿瘤细胞通过代谢重编程营造出一个免疫抑制、慢性炎性的肿瘤微环境,进而进一步调节浸润的免疫细胞。炎症、免疫抑制、代谢改变伴随着肿瘤的发生、发展,三者你中有我,我中有你,不可分割,相互促进,形成恶性循环,影响患者的营养状态,导致肿瘤患者经常发生营养不良、恶病质及体重下降。因此,免疫营养治疗不应仅是一种单纯给予营养物质的技术,而是调节免疫、代谢和炎症过程的针对性营养治疗,它是一种"药物"的干预,可能为肿瘤治疗开启新的大门。

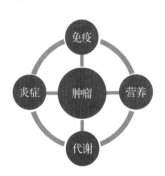

图 3-27-1 肿瘤、炎症、免疫、营养与代谢之间的关系

20 世纪 90 年代初免疫营养素因具有调节免疫和炎症反应的作用开始应用于肿瘤患者,当时人们认识到的"免疫营养素"种类较少,用于临床实践的一般仅限于 Gln、Arg 和鱼油,对其作用的认识也十分有限,主要涉及调节免疫和炎症反应方面,由于当时已有的随机临床试验设计存在缺陷、样本量小、异质性大,且对于免疫营养素作用的认识仅限于单一免疫营养素,无法确定其合用后对免疫状态的影响,故人们对免疫营养应用于肿瘤患者存有疑虑。随着对肿瘤发生、发

展机制、肿瘤预防和治疗探索的深入,研究范围从免疫营养素对肿瘤患者的作用扩展到对代谢的调节作用及直接抗肿瘤作用,免疫营养素的种类也不断丰富。

免疫营养素不仅能为机体提供能量和营养底物、维持机体氮平衡和组织器官结构及功能、参与机体正常代谢,还能调控炎性介质的产生和释放过程,具有抗氧化作用,能刺激免疫细胞、增强免疫应答能力、维持肠道屏障功能,调控应激状态下的机体代谢过程,预防和减轻抗肿瘤治疗相关的不良反应,还具有直接抗肿瘤作用,从而改善患者的临床结局(图 3-27-2)。

一、改善营养状态

免疫营养能够增加机体内氮潴留,减少肿瘤蛋白质的合成,增加机体蛋白质的合成,并通过减少胰岛素抵抗改善糖代谢,通过调节酸碱平衡、抗氧化应激、降低体内肿瘤相关细胞因子水平等机制来维持机体的稳态,维持细胞、组织与器官的代谢。同时能够增加肝血液灌注,减轻内毒素对门静脉系统的破坏,维持并改善肝的代谢功能,提高肝的杀菌能力。

二、调节局部及全身炎症反应

免疫营养素如不饱和脂肪酸与炎症的研究不断进展。核因子κB(nuclear factor kappa B,NF-κB)、环氧化酶(cyclooxygenase,COX)及脂氧合酶(lipoxygenase,LOX)3 条蛋白通路是慢性炎症无限循环发展的重要环节,也影响着肿瘤的发生、发展。n-3 PUFA 与 n-6PUFA 是 COX 和 LOX 的重要底物,n-3PUFA 经催化产生的物质,如血栓烷 A3 等具有抗炎作用,而 n-6PUFA 产生的物质则具有促炎作用。另外 n-3PUFA 能抑制 NF-κB 通路,进而抑制炎症因子、趋化因子等炎

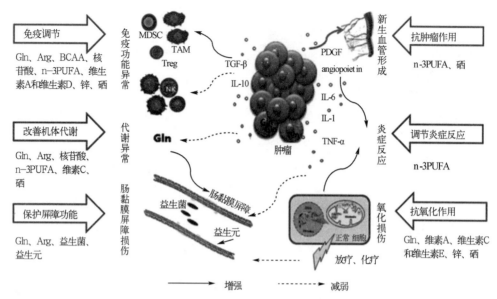

图 3-27-2　免疫营养素在肿瘤治疗中的作用机制

Gln. 谷氨酰胺；Arg. 精氨酸；BCAA. 支链氨基酸；n-3PUFA. n-3 不饱和脂肪酸；IL-1. 白介素 1；IL-6. 白介素 6；TNF-α. 肿瘤坏死因子 -α；MDSC. 髓系抑制性细胞；PDGF. 血小板衍生生长因子；TAM. 肿瘤相关巨噬细胞；TGF-β. 转化生长因子 β；Treg. 调节性 T 细胞

症介质的释放，从而抑制炎症的发生。高胆汁酸水平和 COX-2 是结肠炎和结肠癌的危险因素，法尼酯衍生物 X 受体通过维持肠道胆汁酸稳态来抗炎、抗肿瘤，动物模型表明，n-6PUFA 能通过上调法尼酯衍生物 X 受体的启动子 CpG 甲基化水平来下调法尼酯衍生物 X 受体的表达水平，进而支持其产物（如回肠胆汁酸结合蛋白）通过肠肝循环参与调节胆汁酸稳态；长期的 n-6PUFA 暴露又会造成 *Ptsg-2* 的激活和 *Apc* 的沉默，以及 *C-JUN* 和 *Ccnd1* 的积累，可能会增加结肠炎症和癌症的风险。氧化应激是炎症过程中的重要一环，Gln 能通过促进谷胱甘肽的合成改变机体氧化还原状态，进而影响全身炎症反应。

三、免疫代谢调节作用

许多免疫营养素是免疫细胞生长、活化过程中不可或缺的关键原料，如 Gln 是巨噬细胞、淋巴细胞的原料，Gln 分解代谢增强是免疫细胞活化的代谢重编程的重要部分之一；Arg 缺乏会影响免疫细胞的功能，尤其是淋巴细胞的功能；亮氨酸的代谢下调会抑制 Th1 和 Th17 效应 T 细胞的分化。维生素 C、维生素 E 及 B 族维生素主要通过抗氧化作用起非特异性免疫调节作用；微量元素，如硒、锌、铜等，通过参与机体抗氧化应激酶及蛋白质的合成，调节机体免疫功能。

免疫营养可以参与机体免疫反应的各个环节，调节炎症细胞及炎症因子的功能，并加速组织修复，增强机体免疫力。Arg 通过氧化氮合酶（NOS）催化生成一氧化氮（NO），参与组织血管扩张，维持血液通畅，改善微循环；还可以与 Gln 共同作用，使胸腺增大，淋巴细胞数量增多，自然杀伤细胞（NK）的数量增加，活性增强，并加强吞噬细胞和中性粒细胞的杀菌能力；两者还可以调节多种生长因子和细胞免疫因子的产生，如增强脾单核细胞 IL-2 的分泌及活性，控制体内 IL-1、IL-2、IL-6、TNF-α 等多种促炎因子的浓度，提高以 T 淋巴细胞间接反应为中介的免疫防御及免疫调节作用，抑制淋巴细胞和单核细胞黏附，降低抗原刺激的淋巴细胞反应，从而达到增强机体免疫能力的作用。免疫营养还可以参与尿素和多胺等物质代谢，在 DNA 复制、细胞周期调控等方面发挥重要作用。同时通过促进垂体生长激素和催乳激素的分泌，促进胰腺分泌胰岛素、生长抑素、胰多肽等，从而发挥间接的免疫调节作用。

益生菌的抗肿瘤作用与宿主免疫密切相关，一方面，可通过宿主免疫激活与增强，调动巨噬细胞、B 细胞、T 细胞等，同时促使 TNF-α、IFN-γ、IL-12、IgG 和 IgA 等抗体的产生和分泌；另一方面，可下调 Th17 细胞的表达，从而降低

IL-17 和 IL-23R 的激活；下调 TLR4，从而减少 MyD88 和 NF-κB 的激活等；最后，还可通过直接细胞吞噬、体液免疫、特异性免疫等多种综合调节方式，诱导肿瘤细胞凋亡，抑制其生长。肺部疾病与感染关系密切，益生菌通过调节机体免疫反应在肺部疾病预防方面的作用尤为重要。Mortaz 等研究表明，益生菌对感染性哮喘、过敏性哮喘等均有一定的防治作用。越来越多的证据表明，口服益生菌制剂能够调节呼吸系统的免疫反应，从而有效预防肺部恶性肿瘤的发生。

四、保护肠黏膜屏障功能

免疫营养成分具有保护肠黏膜屏障结构及其生物屏障、免疫功能，以及调节肠道微生态的作用。Gln 作为肠上皮细胞的主要能量来源，可修复肠上皮，维持肠道机械屏障功能，防止肠道细菌和毒素易位，减少肠源性感染；益生菌及益生元能调节细胞免疫和体液免疫，具有抗炎作用。如益生菌能调节肠道微生态，维持肠道正常菌群，避免细菌移位进入肠上皮，减少肠源性感染的发生，加强肠黏膜的生物屏障功能。益生元能增加肠道相关淋巴组织及外周血中淋巴细胞和（或）白细胞的数量，进而促进肠道相关淋巴组织对分泌型免疫球蛋白 A（sIgA）的分泌，加强肠道的免疫屏障作用，sIgA 又能增强腹膜内的巨噬细胞对细菌等的吞噬能力。此外，在宿主口腔、肠道、阴道等黏膜部位，益生菌可通过黏附位点竞争，阻止病原菌入侵和定植，形成有益的黏膜屏障；还可通过自身代谢产生酸性物质，形成不利于致病菌及致癌物质存留的生态环境。

五、直接抗肿瘤作用

免疫营养素能通过多种途径阻碍肿瘤的生长、侵袭、血管生成和转移。硒的抗肿瘤作用自 20 世纪 80 年代起就被广泛研究，尽管流行病学的结果不一致，但大多数结论为其具有抗肿瘤作用。体外试验和动物实验发现，无机形式及有机形式的硒，以及硒蛋白在许多类型的肿瘤中均有作用，如对于乳腺癌细胞，硒使上皮细胞间连接更加紧密，阻碍肿瘤细胞突破细胞连接发生转移，还能抑制血管内皮生长因子（vascular endothelial growth factor，VEGF）的产生，阻碍肿瘤细胞的血管生成；在作用突出的黑色素瘤细胞中，硒能降低 IL-18 的表达，进而减少低氧诱导因子 -1α（hypoxia inducible factor-1，HIF-1α）的表达，后者的减少又会导致 VEGF 的表达减少，进而阻碍肿瘤细胞的血管生成。补充外源性 Gln 可提高机体正常组织谷胱甘肽水平，降低肿瘤细胞谷胱甘肽水平，上调促凋亡基因 *BAX* 和凋亡蛋白酶 caspase-3 表达，下调凋亡抑制基因 *BCL2*，促进肿瘤细胞凋亡，抑制其增殖。同时，增多的谷胱甘肽能够清除氧自由基，抑制脂质过氧化反应及肿瘤细胞的生长信号转导，阻止自由基对癌细胞增殖的介导。谷胱甘肽也可以通过激活 NOS 途径或抑制肿瘤细胞存活的 PI3K/AKT 凋亡信号通路，抑制肿瘤细胞生长，损伤肿瘤细胞，最终导致细胞凋亡。

益生菌也可对肿瘤细胞产生直接杀伤作用，机制可能涉及：益生菌通过诱导 NO 合成，活化巨噬细胞的杀伤、吞噬功能；NO 可与 Fe-S 基结合形成铁 - 亚硝基复合物，促使肿瘤细胞关键代谢酶失活；NO 与氧结合后可形成强杀伤肿瘤细胞的羟自由基和二氧化氮；NO 可通过改变肿瘤细胞 DNA 酶的活性而抑制肿瘤细胞的增殖；此外，益生菌还可通过菌株本身产生丁酸盐、杆菌肽等，直接作用于肿瘤细胞，诱导其凋亡。

第三节　免疫营养素与肿瘤治疗

肿瘤患者尤其是胃肠肿瘤术后患者需要面对营养缺乏所带来的一系列问题，很多临床研究针对手术患者使用营养素进行了大量的探索。许多随机临床试验发现择期手术的胃肠道肿瘤患者术前和术后服用免疫营养饮食，术后感染率和住院时间均明显减少；另外，近期的临床研究选用指标从术后并发症发生率和住院时间等扩展到相关免疫、炎症指标及术后疼痛评分等，且对术后并发症的探索更加细化深入。Scarpa 等发表了一项关于食管癌患者术前应用免疫营养治疗对其免疫监视功能影响的研究，对比两组手术获取的健康食管黏膜样本，发现与无特殊营养补充组相比，免疫营养治疗组 CD80 及 CD86（抗原提呈细胞活化标志物）、MyD88（固有免疫标志物）及

CD69（细胞毒性淋巴细胞浸润和活化标志物）信使 RNA 水平明显升高，$CD8^+$ T 细胞及 $CD107^+$ 自然杀伤（natural killer，NK）细胞明显增多；Peker 等通过研究术前应用免疫营养治疗对胃癌组织肿瘤浸润 T 淋巴细胞和血管生成指标的影响，发现与标准营养组相比，免疫营养组 $CD4^+/CD8^+$ 比例下降（$P=0.000\ 1$），意味着免疫营养治疗能够调节 Th1 细胞与 Th2 细胞的平衡，延长生存期，但同时 CD105 表达升高（$P=0.01$），这可能与肿瘤转移和短生存相关，该研究还指出需更大样本量的研究来明确患者长期生存的情况。2020 年一项关于 n-3PUFA 对接受腹腔镜 Roux-en-Y 胃旁路手术患者影响的研究发现，虽然免疫营养治疗组和标准营养组患者死亡率和并发症发生率没有明显差异，但免疫营养组患者的视觉模拟疼痛评分明显减少 [（10.9 ± 4.4）mm vs.（25 ± 9.2）mm，$P=0.015$]。因此许多指南对免疫营养素在消化道肿瘤中的应用做出 A 级或强推荐，其中欧洲肠外肠内营养学会（European Society for Clinical Nutrition and Metabolism，ESPEN）相关指南更是在 2016 年的版本中指出，对于上消化道肿瘤患者，推荐在传统围术期应用口服 / 肠内免疫营养制剂（证据级别：高；推荐级别：强），该指南认为虽然单一免疫营养素的作用尚不清楚，但临床研究表明围术期应用免疫营养制剂能减少术后感染并发症，对于术后存在严重营养风险的上消化道肿瘤患者十分必要。

在其他类型的肿瘤中，如头颈部肿瘤和膀胱癌，免疫营养应用的证据尚不充足，2018 年一项回顾性分析共纳入 411 例头颈部鳞状细胞癌患者，术前应用免疫营养制剂 5 日，发现与对照组相比，试验组患者住院时间明显缩短（6 日 vs.8 日；$P<0.001$），局部感染率明显减少（7.4% vs. 15.3%；$P=0.006$）；2018 年 Hamilton-Reeves 等针对围术期免疫营养制剂应用对根治性膀胱切除术患者免疫和炎症指标的影响进行了研究，29 例男性患者中有 14 例在术前及术后各接受 5 日免疫营养治疗，免疫营养组的 Th1、Th2 平衡，即 TNF-α：IL-13 的比值在术中较基线水平升高 54.3%，而标准营养组降低 4.8%，差异具有统计学意义（$P<0.027$），术后 2 日免疫营养组外周血 IL-6 水平与标准营养组相比下降了 42.8%（$P=0.020$），免疫营养组术后 2 日血浆 Arg 仍维持在一定水平，而标准营养组与基线相比则下降

了 26.3%（$P=0.000\ 3$），故免疫营养能纠正 Th1、Th2 平衡，改善炎症反应，避免手术带来的 Arg 消耗。

放疗和化疗都会引起相应的毒性和并发症，诱导炎症和免疫抑制，由于免疫营养素可以在不损害免疫系统的条件下对抗肿瘤，同时又鉴于其在围术期的益处，因此越来越多的研究者开始着眼于利用免疫营养素提升患者的免疫状态，增强放疗、化疗的疗效，减少其不良反应。2017 年一项关于 Gln 增强型营养治疗，对围化疗期的进展期胃癌患者肠黏膜屏障功能及免疫功能影响的研究中发现，免疫增强组相较于对照组而言，其肠黏膜渗透程度指标更低 [尿中乳果糖 / 甘露醇比值（L/M），血中 D- 乳酸水平]，肠黏膜损害程度指标更低 [基质金属蛋白酶（MMP）-2、MMP-9]，免疫功能改善（$CD3^+$、$CD4^+$、$CD4^+/CD8^+$ 水平更高，$CD8^+$ 水平更低，抗体 IgG、IgM、IgA 水平更高），恶心呕吐、口腔黏膜炎、腹痛腹泻等化疗不良反应发生率更低，生活质量有所提高。在关于口服 Gln 对放疗 / 化疗的头颈部肿瘤患者黏膜炎和皮炎影响的双盲随机对照试验中发现，与安慰剂组相比，Gln 组黏膜炎发生率更低，但差异无统计学意义（$P=0.324$）；而其黏膜炎的发生率明显减少（$P=0.038$），严重程度也明显降低（$P=0.032$）。2017 年一项关于直肠癌患者术前放化疗过程中应用肠内 Gln 治疗对其炎症和激素反应影响的随机双盲安慰剂对照研究发现，Gln 组患者血浆 IL-6 水平更低 [（5.5 ± 3.8）ng/L vs.（11.1 ± 19.9）ng/L；$P=0.02$]，血浆皮质醇水平也更低 [（386 ± 168.4）nmol/L vs.（312.7 ± 111.7）nmol/L；$P=0.03$]，说明口服 Gln 有一定的抗炎作用，可减少放化疗期间的激素应激反应。同年一项针对口服 Gln 治疗儿童和青少年肿瘤患者长春新碱诱导的神经毒性的研究发现，补充 Gln 能改善感觉神经功能，但对运动神经功能没有改善作用。2020 年发表的一项关于免疫营养制剂在头颈部肿瘤患者辅助性放化疗中应用的Ⅲ期双盲临床试验表明，化疗完成 1 个月后两组黏膜炎发生率的差异无统计学意义，免疫营养在意向性分析和遵循研究方案分析（包括所有接受放疗≥1 次，1 个疗程化疗，以及 4 日的免疫营养或对照组治疗的患者）中并未明显提高患者预后，但在依从性≥75% 的患者中 3 年无进展生存率（73% vs. 36% vs. 63%，$P=0.012$）及总生存率（81% vs.

61%，*P*=0.034）均明显提升。对于益生菌在肿瘤放化疗领域的研究，2018 年一项关于口服益生菌治疗宫颈癌放疗导致的腹泻的随机双盲安慰剂对照试验表明，益生菌组患者腹泻率明显降低，2 级腹痛及腹痛时间明显减少。此外也有研究报道免疫营养素通过调节免疫细胞细胞膜上的受体密度（如 TCR、MHC）来提高机体的免疫水平，增加 T 细胞和 NK 细胞的杀伤能力。此外，益生菌可通过调节炎症反应，进而预防和治疗化疗或放疗所致的肠道毒性和心脏毒性，补充益生菌，使其丰度增加，对减轻患者炎症反应具有重要意义。益生菌鼠李氏乳杆菌（lactobacillus rhamnosus GG，LGG）可激活 TLR2，通过将表达 COX2 的细胞从绒毛转移到肠隐窝底部，诱导 ROS 激活核转录因子NF-E2相关因子2（NF-E2 related factor 2，Nrf-2）信号通路，从而保护肠黏膜免受化疗或放疗所致的毒性。FOLFOX 化疗方案（5- 氟尿嘧啶、亚叶酸钙和 OXA）可使 NF-κB 活化，导致促炎细胞因子 TNF、IL-1β 和 IL-6 的上调，进而导致黏膜损伤。研究显示，LGG（Lcr35）通过抑制 NF-κB 活性，改变机体促炎因子状态，进而改善 FOLFOX 方案诱导的黏膜炎。

补充益生菌调节肠道菌群可改善肿瘤免疫治疗的疗效，主要包括细胞过继治疗和针对免疫检查点的治疗，其作用机制可能是益生菌募集了更多地发挥免疫刺激作用的免疫细胞和免疫因子，从而发挥抗肿瘤作用。

对肿瘤的研究在不断发展，因此免疫营养素的作用也并非一成不变，目前认识到的免疫营养素的作用在不久的将来进行回顾时，也许仍是片面、粗浅的认识，相信随着人们对肿瘤发生、发展与治疗各个环节机制的探索，会发现更多免疫营养素作用环节，帮助我们更好地理解与应用免疫营养素。部分免疫营养素在体外试验和动物实验中表现出促进肿瘤生长和抗肿瘤的双重作用，如 Gln 的"氮陷阱"，尽管上述内容已提及抗肿瘤作用及具体机制，但许多早期体外试验表明肿瘤组织消耗大量 Gln，同时影响机体 Gln 代谢，导致机体 Gln 含量逐渐减低甚至枯竭。同样的，其他免疫营养素，如 Arg 也存在类似现象，虽然具有公认的免疫调节作用，其生物制剂也已证实并无毒性，对于术后或危重患者来说十分有益，但仍有学者认为其疗效并未得到一致的证实，尤其是对于脓毒症患者来说，常规使用免疫营养素（Gln、Arg、n-3 脂肪酸、硒等）仍存在很大的风险，并且营养制剂成本问题也需考虑其中。因此，免疫营养素可能是一把双刃剑，具体作用如何，还需要大量的基础与临床试验来探索。

第四节 小结与展望

肿瘤的发生、发展、治疗伴随着炎症、免疫、代谢、营养的改变，四者相互影响，彼此之间不能截然分开，因此形成恶性循环；免疫营养素的作用十分复杂，如不同比例的 BCAA 合用或不同比例的不饱和脂肪酸合用时效果不同；而同一免疫营养素可能表现出抗肿瘤与促进肿瘤发展的双重作用；不同免疫营养素又具有相同的作用。而免疫营养素混合应用时其整体作用及各免疫营养素的相互作用更是未知。免疫营养素的具体作用机制还在不断发展，随着肿瘤、免疫、营养、代谢等方面研究的向前迈进，免疫营养素的作用机制会更加清晰透彻地展现出来，也将会扩展到更多的未发现的领域，免疫营养素的种类也会不断地丰富。食物是免疫营养素的"天然混合配方"，近年来人们对食物与肿瘤关系的研究热度不减，流行病学研究及对食物中主要成分的研究均逐年增加，以期从肿瘤预防的角度为人们做出指导。目前大多数基础研究仍针对单一免疫营养素，仅有少数研究针对 2 种或 2 种以上免疫营养素的协同作用。临床研究的设计较之前完善，质量明显提升，但异质性仍较大，且样本量不足，应用较多的也为混合免疫营养制剂，其具体作用及机制，仍是需要攻克的难题，如何根据每种免疫营养素的特性及不同种间的交互作用做到免疫营养素的"精准治疗"，也是今后的一大探索方向；目前临床应用于肿瘤的手术、放疗、化疗、造血干细胞移植等多个领域的免疫营养素仍以商品化的混合制剂为主，现有指南对免疫营养的推荐比较受限，其具体的应用剂量、配方组成、应用人群、应用时机、应用持续时间等，需要更多的设计良好的临床试验来提供高质量的证据。

（刘玉迪　崔久嵬）

参 考 文 献

Aeberhard C, Mayer C, Meyer S, et al, 2018. Effect of preoperative immunonutrition on postoperative short-term outcomes of patients with head and neck squamous cell carcinoma. Head Neck, 40(5): 1057-1067.

Annetta MG, Pittiruti M, Vecchiarelli P, et al, 2016. Immunonutrients in critically ill patients: an analysis of the most recent literature. Minerva Anestesiol, 82(3): 320-331.

Arends J, Bachmann P, Baracos V, et al, 2017. ESPEN guidelines on nutrition in cancer patients. Clin Nutr, 36(1): 11-48.

Bengmark S, 1998. Ecoimmunonutrition: a challenge for the third millennium. Nutrition, 14(7-8): 563-572.

Biswas SK, 2015. Metabolic reprogramming of immune cells in cancer progression. Immunity, 43(3): 435-449.

Boisselier P, Kaminsky MC, Thézenas S, et al, 2020. A double-blind phase III trial of immunomodulating nutritional formula during adjuvant chemoradiotherapy in head and neck cancer patients: IMPATOX. Am J Clin Nutr, 112(6): 1523-1531.

Chang CW, Liu CY, Lee HC, et al, 2018. Lactobacillus casei variety rhamnosus probiotic preventively attenuates 5-fluorouracil/oxaliplatin-induced intestinal injury in a syngeneic colorectal cancer model. Front Microbiol, 9: 983.

Chen YC, Prabhu KS, Mastro AM, 2013. Is selenium a potential treatment for cancer metastasis?. Nutrients, 5(4): 1149-1168.

Choi DW, Jung SY, Kang J, et al, 2018. Immune-enhancing Eeffect of nanometric lactobacillus plantarum nF1 (nLp-nF1)in a mouse model of cyclophosphamide-induced Immunosuppression. J Microbiol Biotechnol, 28(2): 218-226.

Ciorba MA, Riehl TE, Rao MS, et al, 2012. Lactobacillus probiotic protects intestinal epithelium from radiation injury in a TLR-2/cyclo-oxygenase-2-dependent manner. Gut, 61(6): 829-838.

Dupertuis YM, Meguid MM, Pichard C, 2009. Advancing from immunonutrition to a pharmaconutrition: a gigantic challenge. Curr Opin Clin Nutr Metab Care, 12(4): 398-403.

Gerlach AT, Murphy C, 2011. An update on nutrition support in the critically ill. J Pharm Pract, 24(1): 70-77.

Hamilton-Reeves JM, Stanley A, Bechtel MD, et al, 2018. Perioperative immunonutrition modulates inflammatory response after radical cystectomy: results of a pilot randomized controlled clinical trial. J Urol, 200(2): 292-301.

Jones RM, Desai C, Darby TM, et al, 2015. Lactobacilli modulate epithelial cytoprotection through the Nrf2 pathway. Cell Rep, 12(8): 1217-1225.

Jones RM, Luo L, Ardita CS, et al, 2013. Symbiotic lactobacilli stimulate gut epithelial proliferation via Nox-mediated generation of reactive oxygen species. EMBO J, 32(23): 3017-3028.

Kozjek NR, Kompan L, Žagar T, et al, 2017. Influence of enteral glutamine on inflammatory and hormonal response in patients with rectal cancer during preoperative radiochemotherapy. Eur J Clin Nutr, 71(5): 671-673.

Linn YH, Thu KK, Win NHH, 2019. Effect of probiotics for the prevention of acute radiation-induced diarrhoea among cervical cancer patients: a randomized double-blind placebo-controlled study. Probiotics Antimicrob Proteins, 11(2):638-647.

Lopez-Vaquero D, Gutierrez-Bayard L, Rodriguez-Ruiz JA, et al, 2017. Double-blind randomized study of oral glutamine on the management of radio/chemotherapy-induced mucositis and dermatitis in head and neck cancer. Mol Clin Oncol, 6(6): 931-936.

Meng M, Chen S, Lao T, et al, 2010. Nitrogen anabolism underlies the importance of glutaminolysis in proliferating cells. Cell Cycle, 9(19): 3921-3932.

Meng YY, Li BL, Jin D, et al, 2018. Immunomodulatory activity of Lactobacillus plantarum KLDS1. 0318 in cyclophosphamide-treated mice. Food Nutr Res, 62.

Mortaz E, Adcock IM, Folkerts G, et al, 2013. Probiotics in the management of lung diseases. Mediators Inflamm: 751068.

Munn LL, 2016. Cancer and inflammation. Wiley Interdiscip Rev Syst Biol Med, 9(2):e1370.

Nagarsheth N, Wicha MS, Zou W, 2017. Chemokines in the cancer microenvironment and their relevance in cancer immunotherapy. Nat Rev Immunol, 17(9): 559-572.

Nébot-Vivinus M, Harkat C, Bzioueche H, et al, 2014. Multispecies probiotic protects gut barrier function in experimental models. World J Gastroenterol, 20(22): 6832-6843.

Pandey KR, Naik SR, Vakil BV, 2015. Probiotics, prebiotics and synbiotics- a review. J Food Sci Technol, 52(12): 7577-7587.

Patel CH, Powell JD, 2017. Targeting T cell metabolism to regulate T cell activation, differentiation and function in disease. Curr Opin Immunol, 46: 82-88.

Patterson WL, Georgel PT, 2014. Breaking the cycle:

the role of omega-3 polyunsaturated fatty acids in inflammation-driven cancers. Biochem Cell Biol, 92(5): 321-328.

Peker KD, Ozkanli SS, Akyuz C, et al, 2017. Preoperative immunonutrition regulates tumor infiltrative lymphocytes and increases tumor angiogenesis in gastric cancer patients. Arch Med Sci, 13(6): 1365-1372.

Peterson CT, Sharma V, Elmén L, et al, 2015. Immune homeostasis, dysbiosis and therapeutic modulation of the gut microbiota. Clin Exp Immunol, 179(3): 363-377.

Prieto I, Montemuiño S, Luna J, et al, 2017. The role of immunonutritional support in cancer treatment: current evidence. Clin Nutr, 36(6): 1457-1464.

Romagnolo DF, Donovan MG, Doetschman TC, et al, 2019. n-6 linoleic acid induces epigenetics alterations associated with colonic inflammation and cancer. Nutrients, 11(1):171.

Rosenthal MD, Carrott PW, Patel J, et al, 2016. Parenteral or enteral arginine supplementation safety and efficacy. J Nutr, 146(12): 2594S-2600S.

Roy S, Trinchieri G, 2017. Microbiota: a key orchestrator of cancer therapy. Nat Rev Cancer, 17(5): 271-285.

Ruiz-Tovar J, Blanca M, Garcia A, et al, 2019. Preoperative administration of Omega-3 fatty acids on postoperative pain and acute-phase reactants in patients undergoing Roux-en-Y gastric bypass: a randomized clinical trial. Clin Nutr, 38(4): 1588-1593.

Sands S, Ladas EJ, Kelly KM, et al, 2017. Glutamine for the treatment of vincristine-induced neuropathy in children and adolescents with cancer. Support Care Cancer, 25(3): 701-708.

Scarpa M, Kotsafti A, Fassan M, et al, 2017. Immunonutrition before esophagectomy: impact on immune surveillance mechanisms. Tumour Biol, 39(10): 1010428317728683.

Scher JU, Joshua V, Artacho A, et al, 2016. The lung microbiota in early rheumatoid arthritis and autoimmunity. Microbiome, 4(1): 60.

Scislo L, Pach R, Nowak A, et al, 2018. The impact of postoperative enteral immunonutrition on postoperative complications and survival in gastric cancer patients - randomized clinical trial. Nutr Cancer, 70(3): 453-459.

Skipworth RJ, Fearon KC, 2007. The scientific rationale for optimizing nutritional support in cancer. Eur J Gastroenterol Hepatol, 19(5): 371-377.

Uno H, Furukawa K, Suzuki D, et al, 2016. Immunonutrition suppresses acute inflammatory responses through modulation of resolvin E1 in patients undergoing major hepatobiliary resection. Surgery, 160(1): 228-236.

Wang J, Li YF, Qi YL, 2017. Effect of glutamine-enriched nutritional support on intestinal mucosal barrier function, MMP-2, MMP-9 and immune function in patients with advanced gastric cancer during perioperative chemotherapy. Oncol Lett, 14(3): 3606-3610.

Wasmer MH, Krebs P, 2017. The role of IL-33-dependent inflammation in the tumor microenvironment. Front Immunol, 7: 682.

微量元素是指一类生物体需求相对较少，但对维持机体正常生理功能具有重要作用的营养物质，主要包括维生素和微量矿物质元素，是构成人体的最基本的营养素。维生素是一类化合物的总称，一般无法由生物体自己生产，需要从外界获得；微量矿物质元素是指在生物体中含量低于0.01%的元素。两者在生物体内的含量虽少，却可以通过各种途径，密切地参与到人体代谢的方方面面，近些年的研究进一步揭示了微量元素和疾病，尤其是和肿瘤的关系。2008年美国的一项大型研究发现，约50%的居民会在日常饮食中选择额外摄入维生素或矿物质元素补充剂作为营养补充，而在肿瘤患者中，微量元素的补充比例高达64%～81%；近年来在我国，有关维生素抗肿瘤的报道亦在媒体和商家的宣扬下深入人心，表明公众对微量元素抗肿瘤作用的普遍期待。那么，微量元素是否真的具有所谓的抗肿瘤作用，日常补充维生素和微量矿物质元素是否有必要，如果有必要，那么应当如何补充，以及哪些人群适合补充维生素和微量矿物质元素呢？本章将对几种常见的维生素和微量矿物质的性质及特点进行介绍，综合现有的基础和临床研究证据，对其与肿瘤的关系进行分析，旨在为进一步的理论研究及临床推广提供新的思路。

第一节　维生素调节

一、维生素 A

维生素 A 也称类视黄醇，是具有视黄醇结构或生物活性的所有天然衍生物和合成化合物的总称，包括视黄醇、视黄醛、视黄酸、类胡萝卜素等（图 3-28-1）。维生素 A 在维持视觉功能、上皮细胞分化、骨骼生长、胚胎发育等方面具有非常重要的生理功能，是人体所必需的微量营养素。维生素 A 的摄取主要依靠食物供给，包括动物性食物（肝、鱼油等）和植物性食物（胡萝卜、红心红薯、番茄等）。富含维生素 A 的食物见表3-28-1。近年来，多项大型干预研究发现摄入维生素 A 可明显降低多种肿瘤的发病风险，某些类维生素 A 已经应用于肿瘤的临床治疗。然而，也有多项研究发现维生素 A 与肿瘤之间并无关联。此外，甚至有研究发现 β- 胡萝卜素的摄入可能会增加肺癌、前列腺癌等肿瘤的发病风险，尤其是对于吸烟者或石棉暴露工人这些高危人群。因此，维生素 A 在肿瘤中的作用需要进一步深入研究。

表 3-28-1　富含维生素 A 的食物

食物	每 100g 食物中的维生素 A 含量
鱼肝油	30 000
羊肝	20 972
鸡肝	8058
牛排	371.3
鹌鹑蛋	337
鸭蛋	261
鸡蛋	234
羊腰子	126
柿子椒	2081
枸杞子	1625
绿茶	967
西红柿	961
胡萝卜	688
芥蓝	575
菠菜	487
紫菜	403

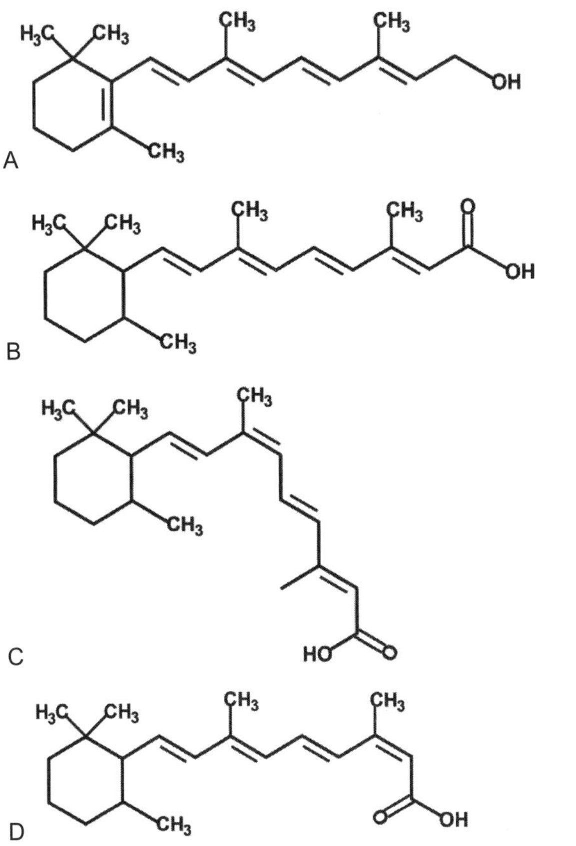

图 3-28-1　部分维生素 A 及其衍生物的化学结构

A. 视黄醇；B. 全反式视黄酸；C.9- 顺式视黄酸；D.13- 顺式视黄酸

（一）维生素 A 影响肿瘤发生发展的机制

1. **抑制肿瘤细胞增殖**　类视黄醇作用的经典机制是与相应的核受体结合，使核受体转录因子由被遏制状态转变为激活状态，继而调节下游靶基因的转录，并最终改变细胞状态。此外，视黄酸能引发蛋白酶体依赖的 D 型细胞周期蛋白降解，导致细胞周期阻滞，最终影响肿瘤细胞增殖。

2. **诱导肿瘤细胞分化**　急性早幼粒细胞白血病（APL）具有特征性的染色体易位 t（15；17），并因此产生 PML-RARα 融合蛋白（PML 为早幼粒细胞白血病基因，RARα 为视黄酸受体 α 基因）。此融合蛋白与参与髓样分化的基因结合，阻断其转录。实验证明，全反式维甲酸能与 PML-RARα 融合蛋白结合，诱导其构象变化，激活基因转录，继而发生细胞分化。同时，维甲酸也通过募集蛋白酶诱导 PML-RARα 蛋白降解。

3. **诱导肿瘤细胞凋亡**　有研究结果表明，视黄酸能通过上调 TRAIL（TNF 相关凋亡诱导配体）受体的表达，增强癌细胞对 TRAIL 诱导的细胞凋亡的敏感性。另外，人工合成的类视黄醇，如芬维 A 胺 [N-（4- 羟基苯基）视黄酰胺，4-HPR]、非环状类维生素 A（ACR）也被证明能在体内或体外诱导多种肿瘤细胞凋亡。

4. **对免疫系统的影响**　类视黄醇通过调节多种免疫细胞而表现出抗肿瘤作用。① 巨噬细胞：类视黄醇促进巨噬细胞的分化，抑制肿瘤相关巨噬细胞（TAM）的募集和活化，并抑制巨噬细胞的 M2 极化。② T 淋巴细胞：类视黄醇调节 Th1/Th2 免疫应答并抑制 Th17 应答反应；类视黄醇和 TGF-β 协同影响 Treg 细胞的产生和功能。③ 树突状细胞：类视黄醇促进树突状细胞的分化成熟并增强其功能。

（二）维生素 A 在肿瘤治疗中的应用

1. **急性早幼粒细胞白血病**　20 世纪 80 年代后期，我国学者发现，在大多数 APL 患者中，ATRA 能作为单一药物使患者达到完全缓解（CR）的治疗效果。此后这个结果在世界各地的多项随机临床试验中得到证实。在过去 20 年里，全反式视黄酸（ATRA）联合蒽环霉素化疗成为急性早幼粒细胞白血病（APL）的标准治疗方法。目前，随着三氧化二砷（As_2O_3）在 APL 治疗方面的作用得到认可，许多临床研究正致力于其与类维生素 A 等联合应用对传统 APL 治疗方案的改进作用。而 RARα 基因与 PML 融合重组致 APL 的发病机制的发现及类维生素 A 在 APL 治疗方面的应用也推动了类维生素 A 及其受体信号通路在肿瘤干细胞分化及实体肿瘤研究和治疗工作的开展。

2. **皮肤 T 细胞淋巴瘤**　多种类视黄醇已被用于局部或系统治疗皮肤 T 细胞淋巴瘤（CTCL）。贝沙罗汀是一种人工合成的、RXR 特异性的类视黄醇。有研究发现，贝沙罗汀对早期和晚期 CTCL 都有较好的治疗效果，长期使用也有良好的耐受性。目前，贝沙罗汀已被美国 FDA 批准用于治疗 CTCL。常见的不良反应是高三酰甘油血症和中枢性甲状腺功能减退症，骨髓抑制很少见。

3. **卡波西肉瘤**　艾滋病相关型卡波西肉瘤是一种侵袭性最强的卡波西肉瘤（KS）。多项临床试验共同证明了 9- 顺式 - 视黄酸（alitretinoin）在 HIV 相关性卡波西肉瘤治疗中的有效性，并且耐受性良好。自 21 世纪起，9- 顺式 - 视黄酸已被美国 FDA 批准用于局部治疗艾滋病相关型卡波西肉瘤。

4. **神经母细胞瘤**　高危神经母细胞瘤的高

复发率导致其预后不良。一项随机Ⅲ期临床试验表明，清髓性预处理伴随自体骨髓移植后，给予13-顺式维甲酸（异维甲酸）维持治疗能明显改善其5年总生存率，预防骨髓移植后复发。

5.肝癌　是最常见的恶性肿瘤之一，复发率和死亡率较高。在日本进行的一项双盲、安慰剂对照临床试验表明，在化疗后使用非环状类视黄醇Peretinoin，肝癌患者的复发率明显降低。Peretinoin治疗超过1年者可以改善无复发生存率和随访3年以上的总生存率。根据Ⅰ期药动学研究的结果，研究者认为300～600mg/d是安全的有效剂量，并用于随后的Ⅱ/Ⅲ期随机双盲安慰剂对照研究。此临床试验的结果表明，在丙型肝炎病毒相关的肝癌患者中，使用较高剂量Peretinoin治疗且肝功能稳定的患者可以提高五年生存率。

6.其他　关于维生素A在其他肿瘤中的研究还有很多。一项晚期肾癌Ⅲ期临床研究结果显示，13-顺式维甲酸联合干扰素治疗，比单独使用干扰素延长了患者的无进展生存期。大规模乳腺癌预防Ⅲ期研究表明，芬维甲胺（合成的维甲酸）治疗使40岁以下女性的乳腺癌复发率持久降低。近期一项晚期胰腺癌Ⅰ期临床研究结果表明，ATRA联合吉西他滨-紫杉醇治疗，能增强化疗剂量强度和减少某些不良事件的发生。然而，相比于在临床前和小规模短期功效试验中证明的维生素A广泛的抗癌特性相比，多个大规模临床试验未能显示出有意义的结果，还需要研究者进一步探索。

二、B族维生素

B族维生素是一类水溶性维生素，包括维生素 B_1（硫胺素）、维生素 B_2（核黄素）、维生素 B_3（尼克酸、烟酸）、维生素 B_5（泛酸）、维生素 B_6（吡哆醇、吡哆胺等）、维生素 B_7（生物素）、维生素 B_9（叶酸）、维生素 B_{12}（钴胺素）。B族维生素参与细胞新陈代谢，影响DNA合成、损伤修复、甲基化水平调控等重要生理过程，其在肿瘤的预防、治疗、预后评估等方面的作用日益受到重视。

维生素 B_1 又称为硫胺素（thiamin），主要来源于未精制的谷物，大豆、瘦肉中含量也较为丰富。其磷酸盐衍生物参与细胞的许多反应过程。其中焦磷酸硫胺素（TPP）是糖和氨基酸分解代谢辅酶。多项研究显示，提高硫胺素摄入量有助于降低肿

瘤，如膀胱癌、胃癌、宫颈癌、前列腺癌等的发生率。前瞻性研究显示，补充硫胺素可降低乳腺癌发病率。此外有研究指出，硫胺素对肿瘤的作用与剂量相关，低剂量可促进肿瘤增长，而高剂量则会抑制其增长。回顾性研究显示，硫胺素缺乏与肿瘤患者发生谵妄相关。

维生素 B_2 又称为核黄素（riboflavin），广泛存在于牛奶、肉类、蔬菜、水果、谷物中，谷物加工会影响其存留。核黄素参与大量营养素的代谢及体内氧化还原反应，具有抗氧化作用。研究证实补充核黄素能够降低食管癌发生率及肿瘤复发率，亦可预防结直肠癌的发生。核黄素在光照下具有抑癌活性，能够减轻顺铂所致的氧化、氮化应激反应，降低其不良反应，顺铂联合核黄素光疗法可起到更好地治疗肿瘤的作用。然而，高剂量的核黄素与肺癌细胞的增殖、侵袭与转移相关，但其衍生物lumichrome却能抑制肿瘤细胞的生长。

维生素 B_3 又称为烟酸、尼克酸（niacin），广泛存在于食物中，谷类加工对其含量影响大，玉米所含的烟酸不能为人体吸收。其生物活性分子是多数细胞氧化还原反应及重要的遗传、表观遗传调节剂的辅助因子。烟酸缺乏可损害基因稳定性，引起细胞分裂异常，从而导致肿瘤的发生。Park等研究显示，提高烟酸摄入量可降低皮肤鳞状细胞癌的发生率。对于结肠癌干细胞，高浓度烟酸（100～10 000μmol/L）可起到抑制其增殖的作用。

维生素 B_6 是2-甲基-3-羟基-5-羟甲基吡啶化合物家族的统称，存在于肉类、鱼类、蛋类、谷物淀粉类等食物中，食品加工过程，如烹饪和烘干会使其生物利用度受损。其中吡哆醛-5'-磷酸酶(PLP)是其主要的辅酶形式，参与包括氨基酸、葡萄糖、脂质和DNA代谢在内的100多种反应，能够影响DNA合成、损伤修复，调控基因甲基化水平，与肿瘤的发生、发展相关。Mocellin等研究表明摄入较多维生素 B_6 能够明显降低肺癌、胃肠道肿瘤等多种肿瘤的发病率，与结直肠癌患者生活质量呈正相关。维生素 B_6 可将暴露于顺铂的癌细胞的免疫沉默死亡转变为真正的免疫原性细胞死亡（ICD），可能对制定规避顺铂抗性的新的肿瘤治疗策略具有重要意义。维生素 B_6 还可用于治疗长春新碱所致的神经损害。

维生素 B_9 又称为叶酸（folate），广泛存在于

各种动植物性食物中，尤其在酵母、肝及绿叶蔬菜中含量较多。其作为DNA损伤与修复过程中影响甲基化水平的供体，在肿瘤发生的过程中尤为重要。既往研究证实，补充叶酸可降低多种肿瘤，如头颈部肿瘤、食管癌、胰腺癌、肺癌等的发生率。Mason等研究表明，摄入足够量的叶酸可使结直肠癌的患病风险降低20%～60%。高叶酸摄入量几乎在所有情况下都具有癌症保护作用，除了那些已经存在肿瘤性疾病并摄入大量维生素的患者，如结肠直肠腺瘤或前列腺发育不良结节等患者。此外，近期有研究证实将结合了抗癌药物的纳米粒子结合到叶酸可用于肿瘤靶向治疗。

维生素B_{12}又称钴胺素，主要源于动物性食品，其对神经功能的维持，红细胞生成和DNA合成至关重要。高维生素B_{12}水平（350～1200pmol/L）与恶性肿瘤有关。Arendt等研究显示血清维生素B_{12}水平升高与肿瘤生存率下降相关，维生素B_{12}可能是潜在的肿瘤预后标志。

作为人体必需维生素，B族维生素发挥着多种重要的生理功能，其在肿瘤预防、治疗中的作用日渐被肯定。B族维生素与肿瘤发生的相关性，即抑制肿瘤生长或促进肿瘤发生，与不同维生素类型、补充剂量、肿瘤类型、疾病分期、联合用药情况及个体状态（年龄、性别、是否吸烟、饮酒等）均相关。对于B族维生素的补充，应结合上述因素进行综合考量，并且需要对B族维生素在肿瘤防治中的作用、相关机制及应用策略进行更进一步的探索。B族维生素与新型生物分子联合，可提高肿瘤靶向治疗的效率，具有广阔的应用前景。

三、维生素C

（一）维生素C的生物学作用及来源

维生素C（vitamin C）又称抗坏血酸（ascorbic acid，AA），有L-型和D-型两种异构体。L-型具有生理功能，有还原型和氧化型之分，2种类型可以相互转化（图3-28-2）。维生素C的生物学功能与其作为电子供体的生化特性密切相关。维生素C在微摩尔浓度时可以作为抗氧化剂，然而在血浆浓度为毫摩尔时，维生素C可以作为促氧化剂发挥作用；除了氧化还原功能，维生素C可以通过增加铁蛋白合成、抑制铁蛋白降解、抑制铁外流和增强铁的肠道吸收来影响铁代谢。维生素C还可以作为许多酶的关键辅因子来影响酶

的活性。总的来说，维生素C不仅参与氧化还原反应、羟化过程，还具有解毒、清除自由基、预防癌症等功能。人类由于缺乏古洛糖酸内酯氧化酶，不能自身合成维生素C，必须通过食物、药物等摄取。维生素C的主要食物来源是新鲜蔬菜和水果。

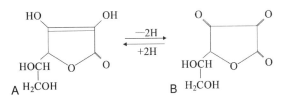

图3-28-2　抗坏血酸（维生素C）还原型和氧化型转化
A.L-抗坏血酸；B.脱氢抗坏血酸

（二）维生素C与肿瘤调节

1.维生素C抗肿瘤的作用机制

（1）作为促氧化剂，诱导肿瘤细胞损伤。维生素C依赖周围pH进行自氧化，尤其与微量催化金属（最常见的是金属铁）共同作用可加速生成细胞外H_2O_2。H_2O_2是一种细胞渗透剂，在药理剂量（mm/L）的维生素C存在的情况下，可以在细胞外和（或）细胞内形成大量H_2O_2活性氧，这些活性氧可以引起细胞DNA损伤，线粒体损伤和诱导肿瘤细胞凋亡。

（2）通过葡萄糖转运蛋白1（glucose transporter 1，GLUT1）增加脱氢抗坏血酸（dehydroascorbic acid，DHA）摄取。DHA是维生素C的可逆氧化形式。DHA可以通过肿瘤细胞过度表达的GLUT1转运到细胞内，进入肿瘤细胞后，DHA被还原成维生素C的过程需消耗大量的抗氧化剂，进而诱导氧化应激，使3-磷酸甘油醛脱氢酶（glyceraldehyde 3-phosphate dehydrogenase，GAPDH）失活，抑制糖酵解，引起肿瘤细胞的"能量危机"及肿瘤细胞的死亡。

（3）参与DNA去甲基化及表观遗传学调控。维生素C参与调节Fe^{2+}和α-酮戊二酸依赖性双加氧酶活性。TET蛋白家族（包括TET1、TET2和TET3）均属于Fe^{2+}和α-酮戊二酸依赖的双加氧酶，维生素C与TET蛋白相互作用调节DNA去甲基化和表观遗传标记。维生素C通过与TET介导的DNA去甲基化酶的催化域相结合，逆转致癌状态下触发的高甲基化水平，激活抑癌基因，使抗肿瘤作用变得活跃，增加化疗的敏感性。维

生素 C 缺乏可能会引起细胞重新编程缺陷，导致肿瘤细胞生长。维生素 C 也可通过参与存在异柠檬酸脱氢酶 1（isocitrate dehydrogenase 1，IDH1）突变肿瘤的表观遗传学调控，显著抑制 IDH1 突变的肿瘤细胞的增殖。

（4）参与调节缺氧诱导因子 -1（hypoxia-inducible factor-1，HIF-1）。HIF-1 被认为广泛参与肿瘤发生、发展的多个过程，在实体肿瘤中，HIF-1 通过糖酵解帮助肿瘤细胞从有氧代谢向厌氧代谢转变，维持能量的产生。维生素 C 作为辅酶可促使 HIF-1 中脯氨酸和天冬氨酸多个位点羟化，羟化后的 HIF-1 在泛素 - 蛋白酶体通路的作用下降解，导致肿瘤细胞代谢功能整体破坏，引发细胞死亡。

（5）其他作用机制。维生素 C 可以调节氮元素的代谢，通过减少胸腺嘧啶的合成来抑制肿瘤生长，还可以抑制致癌物 N- 亚硝基化合物的生成。维生素 C 也可诱导多种抑制增殖、促进凋亡的基因的表达，并激活相关通路，如诱导 *P53*、*P37* 抑癌基因表达，抑制 NF-κB 信号通路的激活，降低 BCL-2/BAX 比值等。此外，维生素 C 还参与调节免疫系统细胞对肿瘤微环境的浸润，以 T 细胞依赖的方式延缓肿瘤生长。

2. 维生素 C 与肿瘤治疗　维生素 C 早在 20 世纪 50 年代就被认为具有抗癌作用。Pauling 与 Cameron 在 20 世纪 70 年代最早尝试将维生素 C 用于癌症的治疗。然而，梅奥诊所随后进行的 2 项维生素 C 治疗肿瘤的随机、安慰剂对照试验并未获得阳性结果，维生素 C 抗肿瘤治疗的作用一度受到质疑。后来，人们发现静脉注射维生素 C，可以使维生素 C 绕过肠道系统的吸收，使其血浆浓度达到药理浓度（mm/L）来发挥抗肿瘤作用。再次引起人们对维生素 C 抗肿瘤作用的重视，引发一系列相关研究。

Ma 等开展的一项关于卵巢癌患者接受维生素 C 联合标准化疗与只接受标准化疗的随机对照研究显示：与单纯接受化疗的对照组相比，化疗联合维生素 C 治疗组的不良反应更小，联合组患者的无进展生存期增加了 8.75 个月，总生存期也有改善趋势。Schoenfeld 等进行一项放化疗联合静脉注射药理剂量维生素 C 治疗胶质母细胞瘤的 I 期研究，结果显示：这些胶质母细胞瘤患者无进展生存期和总生存期分别为 13.3 个月和 21.5 个月；Stupp 等曾开展一项对胶质瘤患者应用相似的放化疗手段，但并未联合应用维生素 C 进行治疗的研究，结果显示：该研究中的胶质母细胞瘤患者无进展生存期和总生存期分别为 7 个月和 14 个月。Schoenfeld 等开展一项针对晚期非小细胞肺癌患者进行化疗联合静脉应用维生素 C 治疗的 II 期研究，结果未发现与维生素 C 相关的 3 级或 4 级毒性反应。Alexander 等发现药理浓度的维生素 C 既可以减轻放疗对胰腺癌周围正常组织的放射损伤，又可以增强胰腺肿瘤细胞对放疗的敏感性。Hoffer 等报道了一项针对晚期癌症或血液系统恶性肿瘤患者静脉注射维生素 C 的 I 期临床试验，发现这部分患者对高剂量静脉注射维生素 C 具有良好的耐受性。一项关于乳腺癌患者的回顾性队列研究发现，与未接受维生素 C 治疗的乳腺癌患者相比，接受维生素 C 治疗的乳腺癌患者恶心、食欲缺乏、疲劳、头晕和出血倾向等不良反应明显降低。近年来的研究还发现维生素 C 对炎症反应和免疫细胞功能会产生影响，例如，有研究显示维生素 C 可以增强肿瘤对 PD-1 及 PD-L1 治疗的免疫应答，提示维生素 C 联合免疫治疗具有协同作用。

然而，维生素 C 抗肿瘤治疗尚存争议。Jacobs 等曾对口服及静脉注射维生素 C 治疗的癌症患者进行系统评价，共纳入 37 项研究，结果显示：无论是口服、静脉注射还是联合使用大剂量维生素 C，均没有一致性证据支持其对于癌症患者有近期疗效、生存期延长及生活质量明确改善。Kim 等报道了癌症患者注射大剂量维生素 C 后可通过促凝红细胞活化促进血栓形成。

（三）总结

综上所述，尽管维生素 C 与肿瘤调节治疗的关系错综复杂，尚无定论；但纵观目前的临床前和临床试验结果，无论是作为一个具有预测性的生物标志物，还是作为与抗肿瘤药物联合应用的一种辅助治疗手段，维生素 C 因耐受性良好以及经济成本低廉，是一种很有前途的抗肿瘤药物。当然这一结论还有待更多的大规模、高质量的随机对照试验进一步证实。

四、维生素 D

维生素 D 是一种脂溶性维生素，虽然被称作维生素，它的来源有食物获取和人体自身合成两部分，而且以后者为主。此外，维生素 D 的本质是一种激素的前体，通过上述途径吸收的维生素

D 需要在肝和肾进行生物转化，才能成为具有生物活性的骨化三醇，后者在机体的钙磷代谢中发挥重要的作用。近些年随着研究的不断深入，维生素 D 在免疫调节，肿瘤，心血管疾病等领域的作用也越来越多地引起人们的关注。

维生素 D 和肿瘤的渊源可以追溯到 20 世纪 80 年代，Garland 等发现，高纬度地区的大肠癌患病率高于低纬度及赤道附近的患病率，依据不同纬度地区紫外线辐射量不同，维生素 D 水平也存在差异的推论，猜测维生素 D 缺乏可能和高纬度地区较高的大肠癌发病率相关。此后，无数的生态学研究和观察性研究，以及涉及机制的基础研究纷纷涌现，支持维生素 D 在降低肿瘤发生率和肿瘤相关死亡率方面的作用。与此同时，仍有很多临床研究给出了阴性的结果，维生素 D 临床干预试验的结果也不一致。

通过各种途径吸收的维生素 D 需要在肝中被转化为 25 (OH) D_3，后者进入血液循环到达肾和其他组织，这是反映机体维生素 D 水平的主要指标。25 (OH) D_3 需要在肾中被 1α- 羟化酶进一步活化为 1, 25 (OH) $_2D_3$（骨化三醇）（图 3-28-3），后者是最具活性的维生素 D 代谢物。

编码 1α- 羟化酶的基因 *CYP27B1* 广泛表达于包括肾在内的人体组织中，在肿瘤细胞和肿瘤微环境相关细胞中也有表达，意味着肿瘤细胞可以自行合成具有多种代谢调节作用的骨化三醇，这也是维生素 D 在肿瘤中发挥作用的细胞学基础。骨化三醇发挥其生物学作用主要依赖于维生素 D 受体 VDR，后者在细胞中的水平是维生素 D 及骨化三醇发挥作用的必要条件。骨化三醇主要通过 VDR 介导的基因组效应发挥作用，在与 VDR 结合后，诱导其形成异二聚体，后者入核后可以和靶基因调控序列处的维生素 D 反应元件（vitamin D response element，VDRE）相结合，调控下游基因的转录；不依赖基因组效应的调控也存在，效应较为短效，且不依赖于蛋白质的合成。目前较公认的骨化三醇抗肿瘤的机制是：抑制肿瘤细胞增殖，诱导细胞凋亡，调节代谢，刺激分化，抑制炎症反应，抑制侵袭和转移，以及抑制血管生成。这些表现暗示维生素 D 在预防肿瘤发生、延缓肿瘤进展中可能发挥一定作用，然而进一步的证实有赖于临床研究。

与较一致的基础研究不同的是，围绕维生素 D 抗肿瘤作用的临床研究一直以来都未曾达成统一结论，维生素 D 和抗肿瘤之间始终未能建立充分的因果关系。临床研究主要分为两个方面，一类是研究血清 25 (OH) D_3 或 UVB 辐射量与肿瘤发病率或肿瘤临床结局之间相关性的观察性研究，另一类是维生素 D 干预的试验性研究。

目前，多数阳性结果来自观察性研究，如证

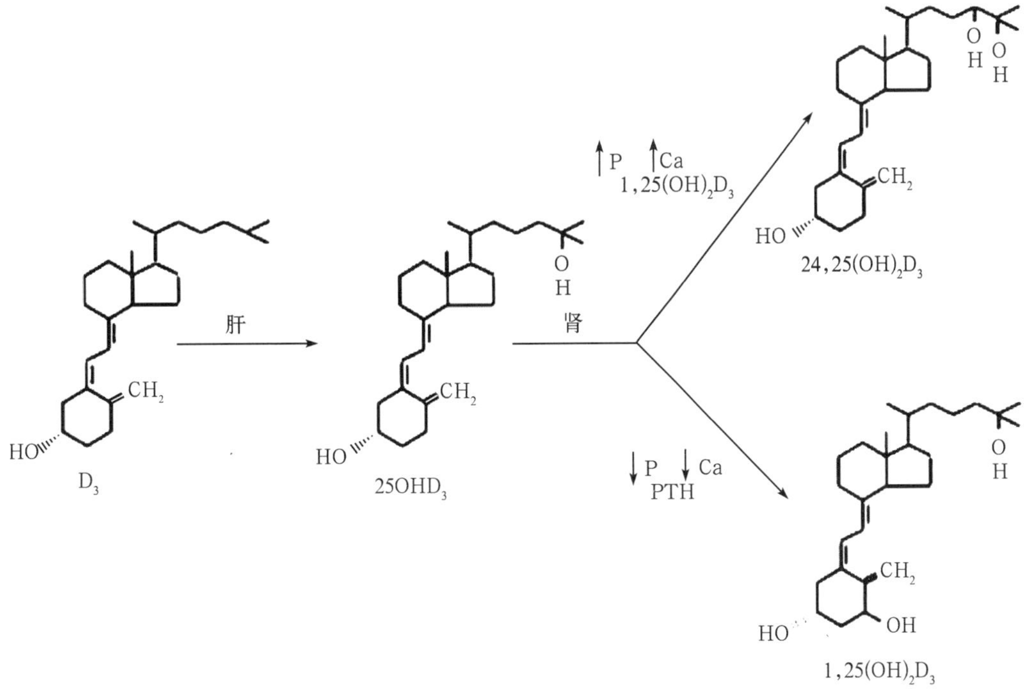

图 3-28-3　维生素 D 的生物转化

实高水平的血清 25（OH）D_3 和较低的肿瘤发病率相关。但是，尽管 25（OH）D_3 是反映机体维生素 D 暴露情况的良好指标，相关性研究仍有其重要的局限性。尤其是，低水平的 25（OH）D_3 常与肥胖（维生素 D 被滞留在脂肪组织中）、缺乏体力活动（与屋外活动时间减少和紫外线暴露相关）、饮食和膳食等影响肿瘤发病和疾病进程的其他因素间接或直接相关。再如身体状况本来就差的人户外活动时间缩短，紫外线照射不足导致维生素 D 水平降低，单纯通过相关性分析推断维生素 D 缺乏致使身体状况差就属于因果倒置。因而，不能简单通过相关性分析证明因果关系。例如，在一项研究中，研究人员去除了 BMI 和体力活动的影响后，发现血清 25（OH）D_3 水平和乳腺癌发病率无相关关系。尽管如此，仍有大量研究涌现，认为血清 25（OH）D_3 水平和维生素 D 摄入量可以影响包括乳腺癌、大肠癌、前列腺癌、卵巢癌在内的多种肿瘤的发病率。

相较之下，维生素 D 干预试验取得的结果让维生素 D 抗肿瘤的作用显得更加扑朔迷离。由于临床干预研究需要长期的随访和精密的设计，以往的研究存在诸多问题，如维生素 D 的摄入剂量过低（在 400～1100U/d）不能达到有效浓度，临床试验的主要终点并非肿瘤等，因而并不能提供太多有效信息。近几年的几项大型随机对照研究克服了以往的缺点，为我们理解补充维生素 D 是否能够降低肿瘤发生或改善肿瘤进展，提供了更新的思路。Lappe 等为了研究膳食补充维生素 D 和钙是否会降低老年女性的肿瘤发病率，进行了一项为期 4 年的涉及多地区多种族的双盲安慰剂随机对照试验。2303 名健康的绝经后妇女被随机分为安慰剂组和试验组，后者每日接受 2000U 维生素 D 和 1500mg 钙剂的补充，治疗时间持续 4 年，任何类型的肿瘤发生作为研究的主要终点事件。结果发现，在 4 年时间内，膳食补充维生素 D 不能降低绝经后女性的肿瘤发病率。这项研究中存在的一个问题是，研究人群的基础维生素 D 水平为 32.8ng/ml，远远高于机体维持正常钙磷平衡所需的维生素 D 含量（20ng/ml），尽管每日 2000U 的高剂量维生素 D 补充将试验组的平均水平升至 43.9ng/ml，这显然对原本已经有足够多的维生素 D 的人群来说并没有什么作用。因而我们推断存在这样的可能性，维生素 D 补充也许只有在维生素 D 缺乏的人群中，才能真正发挥到降

低肿瘤发病的作用。此外，这项研究只持续了 4 年，加上样本量过少，并不能够检验维生素 D 干预是否可以降低某种肿瘤单独发病率或者影响肿瘤结局等相关因素。*The New England Journal of Medicine* 不久前发表的一项研究，在 25 871 名志愿者中，证明了日常补充 2000U 维生素 D 不能降低侵袭性肿瘤发病率。然而，研究者在进行事后分析时发现，除去随访第一年的肿瘤发病后，每日补充高剂量的维生素 D 对降低肿瘤发病有潜在的作用。虽然属于二次分析，但笔者的推论有一定的临床依据，因为允许维生素 D 发挥抗肿瘤发生发展的作用确实需要一定的时间。

随机对照试验是评估药物疗效的金标准，基础领域里大放异彩的维生素 D 在临床试验中却节节败退的原因在哪里呢？首要的可能性是，维生素 D 不具有抗肿瘤作用，以往的研究只是将相关性当作因果关系；当然，基础研究的结果让我们更愿意相信第二种情况，即现有的研究还不够完善，可能仍存在被我们忽视的混杂因素、统计效能低，以及上文提到的纳入的实验对象本身的维生素 D 水平已经很高，补充量不足，或随访时间不够。再者，还有可能存在的原因是，维生素 D 的抗肿瘤作用并非简单的线性关系，它的真正"抗肿瘤"作用可能只存在于某个区间，只有补充的维生素 D 剂量刚好可以使实验对象的维生素 D 水平在这个区间内得到提升时，才能观察到抗肿瘤效果。截至目前，多数阳性结果来自二次分析，如事后分析，其论证效能虽不足，但也在一定程度上反映了维生素 D 的潜在作用，提示我们未来的临床试验需要更加严密的设计。

所以，关于膳食补充维生素 D 是否能够降低肿瘤发病率或改善肿瘤患者的生存状况和预后，我们仍然没有一个肯定的结论。尽管如此，美国 FDA 已将维生素 D 列入推荐补充的预防肿瘤的维生素之一。需要指出的是，目前的临床试验证明，高剂量的维生素 D 不会增加泌尿系结石，高钙血症等疾病的风险，这也在一定程度上，为膳食补充维生素 D 消除了推广路上的绊脚石。

五、维生素 E

维生素 E（vitamin E）是脂溶性维生素，是机体最重要的生物活性物质之一，人和动物不能合成维生素 E，需要通过膳食补充。作为最重要的抗氧化剂之一，医学上对维生素 E 能否预防癌

症发生的问题，探讨已久。虽然很多细胞水平以及动物实验证明，维生素 E 与肿瘤发生、发展呈负相关，但目前已经进行的随机对照试验、队列研究及病例结果，均没有令人信服的证据表明补充维生素 E 对肿瘤的预防或进展有保护性作用。即便如此，仍然有许多学者仍认为维生素 E 具有保护性作用，其需要更完善的试验及其他新的机制研究来进一步证实。

（一）维生素 E 的分类及来源

天然维生素 E（图 3-28-4）包括生育酚和生育三烯酚 2 类共 8 种化合物，即 α、β、γ、δ 生育酚和 α、β、γ、δ 生育三烯酚。它们均具有生物活性，α- 生育酚是自然界中分布最广泛含量最丰富活性最高的维生素 E 形式。β- 生育酚、γ- 生育酚、δ- 生育酚和 α- 生育三烯酚的生物活性仅为 α- 生育酚的 50%、10%、2% 和 30%；其他形式的生育三烯酚活性更小。通常以 α- 生育酚作为维生素 E 的代表进行研究。

在自然界中，植物及植物油均含有维生素 E。我们常见的食物，如杏仁、牛油果、榛子、胡桃、

向日葵籽等含有较多的 α- 生育酚。牛至、罂粟籽含有较多的 β- 生育酚，γ- 生育酚主要存在于山胡桃、开心果、芝麻及核桃中。δ- 生育酚主要存在于毛豆和树莓中。压榨植物油包括玉米、花生、核桃大豆油等，含有较高的 α- 生育酚和 γ- 生育酚。生育三烯酚在植物中含量较少，在单子叶植物的种子、双子叶植物的果实及橡胶树中含量相对较多。米糠油、棕榈油及红木种子中也可以见到较多的生育三烯酚，尤其是红木种子，只含有生育三烯酚（主要是 δ- 生育三烯酚），不含生育酚（表 3-28-2）。

（二）维生素 E 的代谢

维生素 E 在胆酸、胰液和脂肪中存在时，在脂肪酶的作用下形成混合微粒，在小肠上部主要经非饱和的被动弥散方式被肠上皮细胞吸收。维生素 E 及其酯的体内吸收率仅占摄入量的 20%～40%。各种形式的维生素 E 被吸收后大多由乳糜微粒携带经淋巴系统到达肝。肝中的维生素 E 通过乳糜微粒和极低密度脂蛋白（VLDL）的载体作用进入血浆。乳糜微粒在血循环的分解

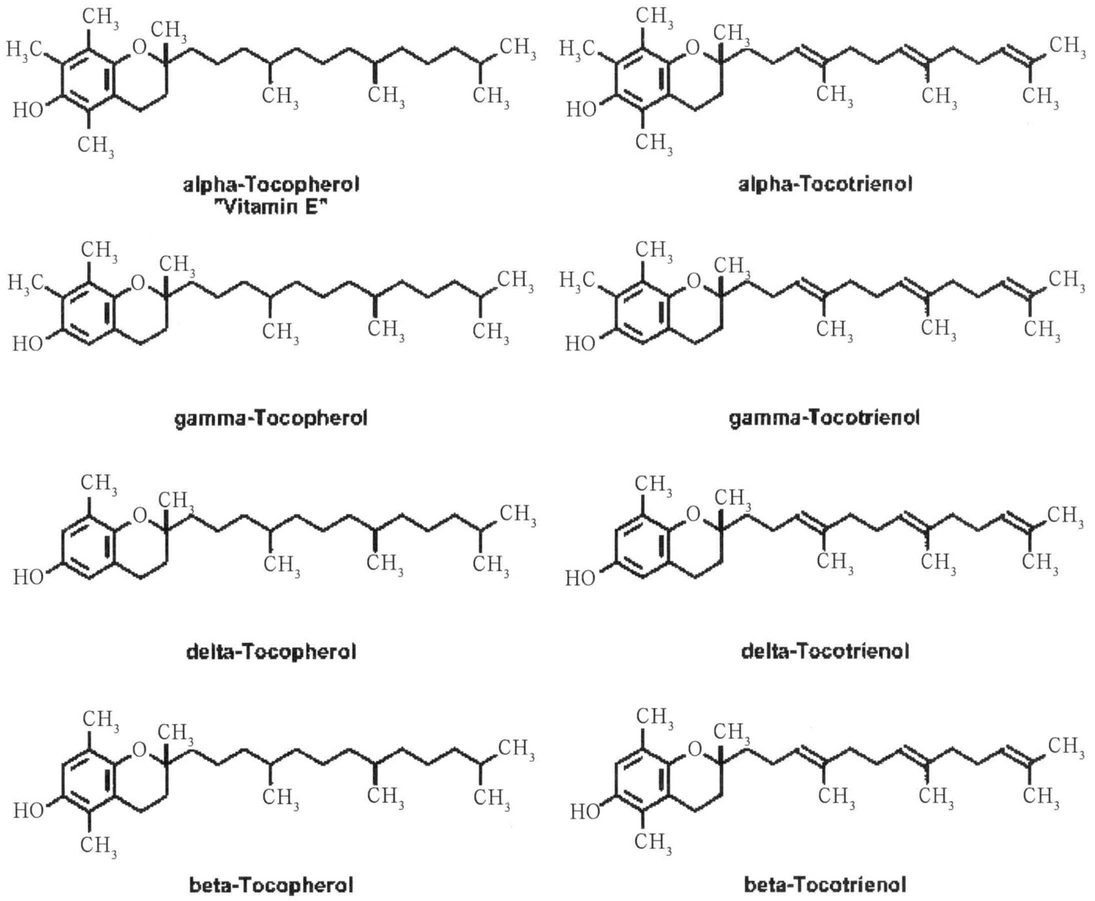

图 3-28-4　维生素 E 结构图

表 3-28-2　不同植物油中不同种类维生素 E 的含量

	维生素 E 含量（mg）/100g 油			
	α- 生育酚	β- 生育酚	γ- 生育酚	δ- 生育酚
椰子油	0.5	0	0.6	0.5
玉米油	11.2	60.2	1.8	0
棕榈油	25.6	31.6	7.0	14.3
橄榄油	5.1	微量	0	0
花生油	13.0	21.4	2.1	0
大豆油	10.1	59.3	26.4	0
小麦胚芽油	133.0	26.0	27.1	2.6
葵花籽油	48.7	5.1	0.8	0

过程中，将吸收的维生素 E 转移进入脂蛋白循环。在各种组织中，脂肪组织、肝及肌肉是维生素 E 最大的储存场所。当膳食中的维生素 E 缺乏时，机体先动用血浆和肝内的维生素 E，其次是骨骼肌和心肌内的维生素 E，脂肪组织中的维生素 E 消耗最慢。α- 生育酚的主要氧化产物是 α- 生育醌，脱去含氢的醛基生成葡糖醛酸。葡糖醛酸可通过胆汁排泄，或进一步在肾中被降解产生 α- 生育酸，并从尿酸中排泄。

（三）维生素 E 的生理作用

1. 抗氧化作用　维生素 E 是重要的抗氧化剂，可直接淬灭活性氧自由基及氮自由基，从而保护生物膜和脂蛋白中多种不饱和脂肪酸、细胞骨架及其蛋白质的巯基不受自由基和氧化剂的攻击；同时维生素 E 可诱导抗氧化酶的表达，从而保证细胞膜及细胞器膜结构和功能的完整性。

2. 抑制肿瘤细胞增殖，诱导肿瘤细胞凋亡　维生素 E 通过多种途径调控下游分子或信号转导通路，从而抑制肿瘤细胞增殖，或阻滞细胞周期、调节细胞周期调控蛋白和导致细胞凋亡。其作用机制如下。

（1）抑制丝氨酸／苏氨酸蛋白激酶（AKT／PKB），维生素 E 可富集 AKT 与 PHLPP1 到达细胞吸收维生素 E 的同一区域，从而使 PHLPP1 随后启动一系列化学反应使 AKT 失活，阻止细胞增殖信号向下游传递，从而导致肿瘤细胞凋亡。

（2）通过内质网应激诱导细胞凋亡。

（3）通过下调炎症因子的表达，抑制炎症反应，抑制肿瘤增殖。维生素 E 可通过阻止花生四烯酸的氧化反应，从而抑制前列腺素合成，同时也可通过下调 TNF-α、IL-1、IL-6、IL-8、COX-2

及 HIF-1 等炎性因子和促炎物质的表达，抑制肿瘤细胞的增殖。

（4）诱导抑癌基因的表达，抑制凋亡抑制蛋白的表达，维生素 E 可通过诱导 *p21*、*p27* 及 *p53* 等基因的表达，以及抑制 Bcl-2、Survivin 等凋亡抑制蛋白的表达，抑制肿瘤增殖，诱导肿瘤细胞凋亡。

（5）维生素 E 可刺激免疫系统，使 CD4$^+$T 细胞增加，同时诱导 NK 细胞的活性，从而发挥其抗肿瘤作用。

（6）作用于 β- 雌激素受体，从而阻止其信号转导，引起乳腺癌细胞凋亡。

（7）维生素 E 可通过诱导 caspase-7，以及激活 TGF-β/PERK/pIRE1α、PERK/p-eIF2α/ATF4/CHOP、ERK/MAPK 等细胞通路，阻止肿瘤增殖，诱导肿瘤细胞凋亡。亦有报道，维生素 E 可减少 wnt-1、cyclinD1、基质金属蛋白酶 -7 的表达，抑制脂氧合酶的活性，从而发挥其抗肿瘤作用。

（四）维生素 E 与肿瘤的关系

1. 生育酚（α- 生育酚）　维生素 E 作为最主要的抗氧化剂之一，大量的流行病学研究均提示维生素 E 与肿瘤的发生、发展存在一定的相关性。美国多个队列研究均提示膳食或血中生育酚浓度与结肠直肠癌、前列腺癌、乳腺癌及泌尿生殖系统肿瘤的发病呈负相关。大型队列研究"美国国家卫生所研究 - 美国退休者协会的膳食与健康研究"（National Institutes of Health-American Association of Retired Persons，NIH-AARP）（295 344 例志愿者）证实，维生素 E 补充剂的摄入对前列腺癌没有保护作用，但膳食来源的 γ- 生育酚（美国膳食中主要维生素 E）与前列腺癌的发病呈负相关，因此进行了多项大规模临床试验，以探讨应用维生素 E 能否降低肿瘤的发病率。然而，均未证明生育酚具有预防癌症的作用。其中较为著名的试验为硒和维生素 E 预防前列腺癌试验（SELECT），入组 35 533 名男性，该试验因服用 α- 生育酚的受试者前列腺癌发病率高于对照组，导致试验被提前终止。同时，在妇女基因健康（WGHS）和维生素 E、β- 胡萝卜素预防癌症研究（ATBC）等其他大型维生素 E 研究中，均未观察到维生素 E 有预防肿瘤的作用。

2. 生育三烯酚与肿瘤　随着研究的深入，进一步发现生育三烯酚比生育酚具有更强的抗肿瘤效应。生育三烯酚，尤其是 γ- 生育三烯酚和 δ-

生育三烯酚，已经被证实具有抑制多种肿瘤细胞增殖和诱导其凋亡的作用。其抗肿瘤生物效应远高于 α- 生育三烯酚和 β- 生育三烯酚。多个研究表明，在小鼠异种移植瘤模型中，给予小鼠 γ- 生育三烯酚和 δ- 生育三烯酚或生育三烯酚混合组，对肿瘤均有较好的抑制作用，其作用明显高于 α- 生育酚。

3. 基因多态性与维生素 E 抗肿瘤作用　2019年 1 月，哈佛大学 Kathryn T. Hall 博士及其团队发现，维生素 E 是否能降低癌症的发生风险，与儿茶酚 -O- 甲基转移酶（COMT）基因 rs4680（val158met）的多态性有关。该研究结果是基于妇女基因健康（WGHS）和维生素 E、β- 胡萝卜素预防癌症研究（ATBC）所得。WGHS 包括23 294 名年龄在 45 岁以上的女性志愿者，ATBC包括 29 133 名年龄在 50 ～ 69 岁的男性吸烟志愿者，志愿者们接受了一段时间的维生素 E 补充剂，在调整生活方式等影响因素后，以癌症发生为终点。结果显示，与安慰剂相比，若 COMT 为 met/met 纯合子，维生素 E 组总癌症的发生风险降低12%；若 COMT 为 val/val 纯合子，总癌症发生风险反而增加了 18%，若 COMT 为 val/met 杂合子，补充维生素 E 组与安慰剂组明显差别。该研究认为，

COMT 基因中，met 突变成 val，使其转移酶的活性降低了 3/4 ～ 2/3 倍，从而增加其肿瘤发生风险。同时，对于不同肿瘤类型的进一步分析，结果也与总癌症的发生风险相似。

（五）总结

维生素 E 是维持人体和动物健康所必需的维生素。维生素 E 在动物体内、体外试验和流行病学调查中显示，维生素 E 影响肿瘤发生、发展。但是目前大规模的流行病学调查及临床试验对维生素 E 的抗肿瘤作用尚未达成一致观点。主要原因如下。① 现有的大多数关于维生素 E 的研究，主要是对生育酚，尤其是 α- 生育酚的临床研究。虽然 α- 生育酚是血液和组织中维生素 E 的主要形式，但其不等同于维生素 E，尚缺乏其他种类生育酚和生育三烯酚的临床试验数据。② 基于目前基因组学研究进展，关于维生素代谢相关基因多态性研究结果显示，基因的多态性影响维生素 E 的抗肿瘤作用，针对某一基因型，维生素 E 能明显降低肿瘤的发生率。因此我们需要进一步证实，以及发现更多的基因水平标志物，从而能更精准的筛选维生素 E 受益人群。综上，维生素 E 不但具有预防肿瘤的作用，还具有潜在的抗肿瘤作用，有可能作为潜在的抗肿瘤治疗靶点。

第二节　矿物质调节

人体几乎含有自然界存在的所有元素，而且在种类和数量上与地球表层的组成基本一致。其中，除碳、氢、氧、氮主要以有机物的形式存在外，其他各种元素常以无机物的形式存在，故统称矿物质，又称无机盐。其中在人体中的含量大于人体体重的 0.01% 的各种元素，称为常量元素或宏量元素，如钙（Ca）、磷（P）、钠（Na）、钾（K）、氯（Cl）、镁（Mg）、硫（S）。而在机体中含量小于人体体重 0.01% 者称微量元素。人体微量元素可被分为 3 类：① 人体必需微量元素，包括碘（I）、锌（Zn）、硒（Se）、铜（Cu）、钼（Mo）、铬（Cr）、钴（Co）、铁（Fe）；② 人体可能必需的微量元素，包括锰（Mn）、硅（Si）、镍（Ni）、硼（B）、钒（V）；③ 具有潜在毒性，但在低剂量时，对人体可能具有必需功能的微量元素，包括氟（F）、铅（Pb）、镉（Cd）、汞（Hg）、砷（As）、铝（A）、锂（Li）、锡（Sn）。在营养素与肿瘤的相关性研

究中，矿物质与肿瘤发生、发展的关系一直备受关注。微量元素与恶性肿瘤密切相关，是肿瘤学、营养学以及流行病学的研究热点。本节拟就矿物质在肿瘤发生与治疗中的作用进行叙述。

矿物质是食物重要的营养成分之一，含量较低，正常成年人中仅含 2000g 左右，但对于维持人体健康具有重要作用。其含量最多的为钙和磷，约占矿物质总量的 3/4，其余含量从多至少依次为钾、硫、钠、氯、镁、铁、锰、铜、碘、氟、硅、钒、铬、钴、镍、钼和锡。在这些矿物质中，只有少数与癌症的形成或预防癌症有关系。有些微量元素如镉、铅摄入过多，可以致癌。而硒、锌、镁、碘等微量元素，对于癌症则有一定预防作用。

一、硒

在动物中观察到，硒的慢性毒性有 700 多年的历史，但是直到 20 世纪 30 年代才明确硒的积

极作用。硒是人体内许多酶分子的组成部分，是一种抗氧化剂，有助于清除体内产生的各种自由基。硒的主要生理功能是构成谷胱甘肽过氧化物酶，可催化还原型谷胱甘肽转化成为氧化型谷胱甘肽，防止过氧化氢及氧化脂质对细胞膜的损害。人们注意到，即使在一个国家，硒在土地、粮食作物和人体内的分布差异也很大。美国的研究人员收集了世界上 27 个国家和本国 19 个州的资料，发现食物中含硒量高和人体血硒水平高的地区，乳腺癌、结肠癌、直肠癌、前列腺癌及白血病等发病率均低。1965 年，香伯格及其同事对美国人和加拿大人进行调查，发现谷物中硒水平高的地区，癌症，尤其是胃肠道癌和泌尿生殖系统的癌症死亡率低。动物实验发现硒有明确的抗癌作用。上海环保所调查证实，人头发内硒含量过低者易患癌症。在我国肝癌高发区亦发现，肝癌死亡率同发病人群中的血硒含量呈负相关。在食管癌高发区林县，成年人每人每日服用硒酵母 50μg，维生素 E 30mg 和 β- 胡萝卜素 15mg，经过 6 年观察，证实可使各种癌死亡降低 13%，胃癌死亡降低 20%。

硒的抗癌作用机制可归为以下几个方面。

（1）硒是很好的抗氧化剂，能清除体内的自由基，保护细胞膜不受其破坏，维持细胞核和基因成分的完整。

（2）抑制致癌剂的代谢活化酶系统，激活解毒酶系统，加速致癌物的灭活。实验证实，硒能使大鼠体内葡萄糖醛酸转移酶活性提高 100%。在小鼠饮水中加入硒，结果发现乳腺癌、结肠癌的发病率降低。

（3）硒还具有抗金属毒物的作用，能清除环境或食物中由于汞、砷、铬等污染而产生的毒性。硒能将这些致癌物转化成惰性化合物，通过尿道排出体外。

（4）硒能提高机体的免疫功能，提高体液免疫能力，帮助白细胞和巨噬细胞消灭细菌和癌细胞。

人体获得的硒几乎都来自食物。食物中的含硒量，因各地区的土壤及水中的含硒量不同而有很大差异。粮食作物中以芝麻、大米和小麦胚芽中含量最为丰富，海产品一般比肉食含硒量多，如小红虾、大红虾。肉食中以肾、肝较多，肾的含量是肝的 4 倍，而肝又比其他肉食高 4 倍。蔬菜、水果一般含硒很少，例外的是大蒜和蘑菇，芦笋

中含量也较丰富。但每日摄入超过 2400μg 的硒也是有害的，可出现慢性中毒，导致消瘦和死亡。研究提示，人们每日应从食物中获得 50 ～ 200μg 的硒。表 3-28-3 是硒在食物中的含量分布，可作为合理营养时的选用参考。

表 3-28-3 硒在食物中含量分布

含量排序	食物名称	硒含量（μg/100g）
1	苋菜	436.2
2	鱿鱼	229.4
3	墨参	206.8
4	黄花菜	173.4
5	淡菜	166.9
6	羊肝	144.0
7	口蘑	113.3
8	黄玉参	93.2
9	海贝	86.5
10	海米	82.3
11	虾皮	82.0
12	海螃蟹	77.6
13	鲍鱼（干）	66.6
14	干贝	64.3
15	鸭肝	62.8
16	带鱼	52.4
17	松花蛋	44.1
18	猪肾	44.1
19	黄鱼	42

二、锌

锌是人体不可缺少的微量元素之一，成年人体内含锌 2000 ～ 3000mg。锌在体内的含量可以直接影响细胞的代谢过程，以及细胞分裂、繁殖及蛋白质合成等。锌与机体许多酶的活性有关，或作为酶的辅基，或作为酶的激活剂，所以锌的缺乏会影响酶活性，从而影响机体的代谢。锌还与机体免疫系统密切相关。机体缺锌可引起动物或人体免疫缺陷，表现为 T 淋巴细胞功能不全，淋巴结、脾和胸腺的重量减轻。锌能够维持胸腺健康发育，从而培育和繁殖足够数量和活力的 T 淋巴细胞。T 淋巴细胞是杀伤癌细胞最主要的

力量。

20 世纪 60 年代，美国发生了一次猪瘟，当时有大批猪出现了严重的应激症状，有些出现痉挛甚至死亡。后经科学家分析，在过量施用化肥的土壤中长出的玉米严重缺锌，用这种玉米来喂猪导致猪体内缺锌。另有研究证实用缺锌饲料喂养的猪群中，食管癌发病率比较高。科学家对在饲料中均加入致癌物的两组大鼠进行研究，只给其中一组补充适量锌。结果，缺锌组的大鼠 80% 患有恶性肿瘤，而含锌饲料喂养组仅有 30% 患有肿瘤。进一步证实了食物中补充适量的锌可以有效抑制动物癌症的发生。此外，锌对人的生长发育也至关重要。有研究发现癌症患者的血液和头发中，锌的含量也很低。缺锌不仅可因使用人工肥料所致，也可由食品加工产生。现代食品过于精细，如把小麦加工成精粉，其含锌量会丢失78%。饮酒、吃糖偏多也会消耗人体内的锌。有研究表明，胃癌的早期症状在中东、亚洲、南美等以谷类为主食的地区，缺锌现象相当普遍。包括27个国家的每人膳食摄入资料的统计结果发现，缺锌与白血病、前列腺癌、肠癌、乳腺癌等密切相关。在对中国香港人群的研究中发现，食管癌患者血清和病变组织中含锌量较其他癌症患者和正常人都低。动物实验证明，缺锌饲料喂养可抑制动物实验性肿瘤的生长，并可延长动物存活期。但也有实验显示缺锌可促进化学诱癌。但对于食管癌高发区的人群，补充锌制剂尚未看到明显的效果。因此，补充锌仍需谨慎，特别是当患者受到细菌感染时，要避免补充锌制剂，以免抑制吞噬细胞的功能。

动物肝脏、海鲜、青豆、酵母、面粉、菠菜、蘑菇等为富含锌的食物。谷类和蔬菜水果中含锌较少。尽管我们常吃上述食品，但喝酒和食用高纤维食物会影响锌的吸收，故建议成年人每日补充 25mg 锌补充剂为佳。虽说补充锌对预防癌症的作用还不十分肯定，但对人体健康来说是十分有益。表 3-28-4 是锌在食物中的含量分布，可作为合理营养时的选用参考。

表 3-28-4　锌在食物中含量分布

含量排序	食物名称	锌含量（mg/100g）
1	面筋（炸）	21.0
2	蛋酥卷	18.42

续表

含量排序	食物名称	锌含量（mg/100g）
3	面筋（煮）	15.6
4	米花糖	13.39
5	芝麻糖	10.26
6	酱牛肉	9.67
7	口蘑	9.04
8	蛋黄粉	6.66
9	蛋黄糕干粉	6.61
10	西瓜籽	6.47
11	奶糖	6.38
12	干贝	6.34
13	芝麻酱（纯）	6.24
14	全蛋粉	5.95
15	去皮葵花籽（炒）	5.91
16	花茶	5.62
17	去皮松籽（炒）	5.49
18	黑芝麻	5.0
19	鱿鱼	4.98
20	豌豆黄	4.9

三、镁

正常成年人体内含镁 20～30g，镁对于维持心肌的正常结构和功能至关重要。镁在体内多集中在细胞的线粒体中，对很多酶系统起重要作用。它参与体内的糖代谢、蛋白质合成及呼吸酶的活动，还与乙酰辅酶 A 的形成及脂肪酸的代谢有关。

研究人员发现，生活在饮用硬水地区的居民患心脏病的人数比饮用软水地区的居民要少得多。后来证实从饮用硬水更换成饮用软水的城镇居民，心脏病患病人数增长较快。众所周知，硬水中镁和钙的含量要比软水高。进一步研究发现，死于心脏病的人心脏中镁的含量比因其他原因死亡的人心脏中镁的含量低。更有趣的是，心脏病越严重，心脏中镁的含量越低。

美国加利福尼亚大学的分子生物学家研究发

现，镁对活细胞的正常功能起非常重要的作用。当供给活细胞的镁骤然减少时，活细胞的代谢功能便会骤然削减。研究者指出，镁是能影响通向活细胞的每一个通道的唯一物质。对于每个活的细胞来说，镁起着"按钮"的功能。关于这一点，镁在高血压、心脏病方面的治疗作用，已被临床所证实。

早在21世纪初，一位法国医生首先揭示了镁与人类癌症可能有联系。有研究发现尽管欧洲人群的营养条件较好，但埃及人群的癌症发病率仅为欧洲人群的1/10。进一步研究发现，由于土质条件及其他因素的影响，埃及人群膳食中摄入的镁是欧洲人群人均摄入量的5～6倍。后来在法国也观察到，土壤中含镁较丰富的地区居民癌症发病率偏低，反之则癌症发病率偏高。1968年蒙特利尔大学的博伊斯博士以缺镁的饲料饲养大鼠，2个月后大鼠诱发肿瘤。缺镁可引起染色体畸变，这种细胞突变可发展为肿瘤。其他研究人员用缺镁膳食喂养大鼠，8个月后便有10%的大鼠罹患与人类白血病类似的白血病。进一步实验还发现，分别喂养不同含镁量的膳食，同时在膳食中加入能诱发白血病和癌症的化合物，结果发现，摄入含镁量较多膳食的大鼠，白血病和癌症发生率较低。这些事实均提示我们，缺镁膳食会明显降低机体对癌细胞的抑制能力。镁离子的缺乏会使机体淋巴细胞活动能力减弱，相应地动物抗体产生减少，机体免疫能力下降。

许多食品中都含有丰富的镁，如蛋黄、小米、大麦、小麦、豆类、香蕉、辣椒及动物内脏，但食物中的镁很容易遭到破坏。例如，小麦中含有丰富的镁，但当把小麦加工成白面后，镁已丢失许多。一块白面包实际上已失去原有镁含量的85%。同样，精大米所含的镁还不到糙米的1/3。母乳镁含量很丰富，但牛奶则要差得多，消毒过的牛奶则更少。另外，镁与钙在体内是互相依存的，摄取的钙越多，需要的镁也就越多，所以长期喝牛奶的人如果不注意镁的摄入，很容易引起镁缺乏。另外，进食糖、肉类，以及饮酒都会消耗体内的镁，长期慢性腹泻也可引起镁过量排出，造成体内镁缺乏。对于这几种情况，应引起人们特别警惕，应注意多吃一些含镁丰富的食物，成年人每日的适宜量为200～300mg（表3-28-5）。

表 3-28-5　镁在食物中含量分布

含量排序	食物名称	镁含量（mg/100g）
1	黄玉参	1109
2	墨参	985
3	榛子（炒）	502
4	西瓜籽	450
5	芝麻酱（纯）	416
6	鲍鱼干	352
7	燕麦片	330
8	小茴香（干）	307
9	小米	285
10	苋菜	284
11	玉米糁	284
12	葵花籽（炒）	267
13	虾皮	254
14	砖茶	250
15	绿茶	247
16	花茶（干）	238
17	海蜇（带衣）	237
18	黄豆	233
19	落葵	229
20	黑芝麻	223

四、碘

在远离沿海的一些偏远山区，居民膳食中碘摄取不足，导致地方性甲状腺肿发病率明显上升。体内甲状腺激素水平下降，机体代谢减慢，体温较低，心跳较缓，智力低下，并出现全身水肿。如果妊娠妇女膳食中缺碘，则出生的孩子可能发生先天性呆小症，身体异常矮小，智力低下，性器官发育不良等。碘是人类膳食中必需的微量元素，主要功能是参与甲状腺素的合成。一般人体含碘20～50mg，其中20%存在于甲状腺中。

地方性甲状腺肿流行地区甲状腺癌发病率相对较高。女性乳腺癌、卵巢癌和子宫内膜癌的发生也与碘缺乏有关。已有实验证明，缺碘可使性成熟期大鼠的乳腺组织产生增生性变化，而雌激素可以加重这些变化，使之进展到癌前期甚至发生癌变。补充无机碘可使这些变化逆转，多数高度增生组织可以恢复正常。如对性成熟期之前的大鼠喂养缺碘饲料，则它们对化学致癌剂诱发乳腺癌更为敏感，可以较早地出现癌肿，表明碘的缺乏更容易诱发癌变。乳腺发育不良的女性补充适量的碘后，乳腺结节，囊肿及良性瘤等症状明显减轻，甚至完全消失。

碘主要存在于海生食物中，其中海带、紫菜、蛤蜊、海蜇等海产品含量丰富。远离海洋的内陆山区，其土壤和空气中含碘很少，除了食用加碘食盐，还要多吃一些海产品。

目前，市场上销售的食盐已人工添加碘，势必会增加氯化钠的摄入，而氯化钠对于高血压心脏病及癌症的发生也是极为不利的。所以最好的办法还是从富含碘的海产品中获取。一般说来，碘是无毒的。人们每日摄入量推荐为 60～600μg。表 3-28-6 是碘在食物中的含量分布序列，可作为合理营养时的选用参考。

表 3-28-6　碘在食物中含量分布

含量排序	食物名称	碘含量（μg/100g）
1	裙带菜（干）	15 878
2	紫菜（干）	4323
3	海带（鲜）	923
4	鸡精	766.5
5	海虹	346
6	虾皮	264.5
7	虾酱	166.6
8	虾米	82.5
9	可乐	68.4
10	叉烧肉	57.4
11	豆腐干	46.2
12	开心果	37.9
13	鹌鹑蛋	37.6
14	火鸡腿	33.6
15	牛肉辣瓣酱	32.5
16	鸡蛋	27.2
17	牛腱子肉	24.5
18	菠菜	24.0
19	黄酱	19.8
20	羊肝	19.1

（李　薇　孔　娟）

参 考 文 献

Abraham A, Kattoor AJ, Saldeen T, et al, 2019. Vitamin E and its anticancer effects. Crit Rev Food Sci Nutr, 59(17):2831-2838.

Agathocleous M, Meacham CE, Burgess RJ, et al, 2017. Ascorbate regulates haematopoietic stem cell function and leukaemogenesis. Nature, 549(7673):476-481.

Akutsu T, Kitamura H, Himeiwa S, et al, 2020. Vitamin D and cancer survival: does vitamin D supplementation improve the survival of patients with cancer?. Curr Oncol Rep, 22(6):62.

Allen NE, Travis RC, Appleby PN, et al, 2016. Selenium and prostate cancer: analysis of individual participant data from fifteen prospective studies. J Natl Cancer Inst, 108(11):djw153.

Ben S, Du M, Ma G, et al, 2019. Vitamin B2 intake reduces the risk for colorectal cancer: a dose-response analysis. Eur J Nutr, 58(4):1591-1602.

Cimmino L, Dolgalev I, Wang YB, et al, 2017. Restoration of TET2 function blocks aberrant self-renewal and leukemia progression. Cell, 170(6):1079-1095.

Constantinou C, Charalambous C, Kanakis D, 2020. Vitamin E and cancer: an update on the emerging role of gamma and delta tocotrienols. Eur J Nutr, 59(3):845-857.

Di Tano M, Raucci F, Vernieri C, et al, 2020. Synergistic effect of fasting-mimicking diet and vitamin C against KRAS mutated cancers. Nat Commun, 11(1):2332.

Feldman D, Krishnan AV, Swami S, et al, 2014. The role of vitamin D in reducing cancer risk and progression. Nat Rev Cancer, 14(5):342-357.

Guo Y, Lu YL, Jin HC, 2020. Appraising the role of circulating concentrations of micro-nutrients in epithelial ovarian cancer risk: a mendelian randomization analysis. Sci Rep, 10(1):7356.

Jiang Q, 2019. Natural forms of vitamin E and metabolites-regulation of cancer cell death and underlying mechanisms. IUBMB Life, 71(4):495-506.

Kim Y, Jeung HK, Cheong JW, et al, 2020. All-trans retinoic acid synergizes with enasidenib to induce differentiation of IDH2-mutant acute myeloid leukemia cells. Yonsei Med J, 61(9): 762-773.

Kocher HM, Basu B, Froeling FEM, et al, 2020. Phase I clinical trial repurposing all-trans retinoic acid as a stromal targeting agent for pancreatic cancer. Nat Commun, 11(1): 4841.

Liu X, Montissol S, Uber A, et al, 2018. The effects of thiamine on breast cancer cells. Molecules, 23(6):1464.

Liu XS, Liu Z, Gerarduzzi C, et al, 2016. Somatic human ZBTB7A zinc finger mutations promote cancer progression. Oncogene, 35(23):3071-3078.

Magrì A, Germano G, Lorenzato A, et al, 2020. High-dose Vitamin C enhances cancer immunotherapy. Sci Transl Med, 12(532): eaay8707.

Manson JE, Cook NR, Lee IM, et al, 2019. Vitamin D supplements and prevention of cancer and cardiovascular disease. N Engl J Med, 380(1):33-44.

Mason JB, Tang SY, 2017. Folate status and colorectal cancer risk:a 2016 update. Mol Aspects Med, 53:73-79.

Minisola S, Ferrone F, Danese V, et al, 2019. Controversies surrounding vitamin D: focus on supplementation and cancer. Int J Environ Res Public Health, 16(2):189.

Mocellin S, Briarava M, Pilati P, 2017. Vitamin B_6 and cancer risk: a field synopsis and meta-analysis. J Natl Cancer Inst, 109(3):1-9.

Murdolo G, Bartolini D, Tortoioli C, et al, 2017. Selenium and cancer stem cells.Adv Cancer Res, 136: 235-257.

Ngo B, Van Riper JM, Cantley LC, et al, 2019. Targeting cancer vulnerabilities with high-dose vitamin C. Nat Rev Cancer, 19(5):271-282.

Niki E, Traber MG, 2012. A history of vitamin E. Ann Nutr Metab, 61(3):207-212.

Park SM, Li T, Wu SW, et al, 2017. Niacin intake and risk of skin cancer in US women and men. Int J Cancer, 140(9):2023-2031.

Peterson CT, Rodionov DA, Osterman AL, et al, 2020. B vitamins and their role in immune regulation and cancer. Nutrients, 12(11): 3380.

Platzbecker U, Avvisati G, Cicconi L, et al, 2017. Improved outcomes with retinoic acid and arsenic trioxide compared with retinoic acid and chemotherapy in non-high-risk acute promyelocytic leukemia: final results of the randomized Italian-German APL0406 trial. J Clin Oncol, 35(6): 605-612.

Robinson-Cohen C, 2020. Genetic variants of mineral metabolism in health and disease. Curr Opin Nephrol Hypertens, 29(4):387-393

Sheeley MP, Andolino C, Kiesel VA, et al, 2021. Vitamin D regulation of energy metabolism in cancer. Br J Pharmacol.

Song XH, Zhong XV, Tang KJ, et al, 2018. Serum magnesium levels and lung cancer risk: a meta-analysis. World J Surg Oncol, 16(1): 137.

Swaminath S, Um CY, Prizment AE, et al, 2019. Combined mineral intakes and risk of colorectal cancer in postmenopausal women. Cancer Epidemiol Biomarkers Prev, 28(2):392-399.

Vinceti M, Filippini T, Cilloni S, et al, 2017. The epidemiology of selenium and human cancer. Adv Cancer Res, 136: 1-48.

Vinckier NK, Patel NA, Geusz RJ, et al, 2020. LSD1-mediated enhancer silencing attenuates retinoic acid signalling during pancreatic endocrine cell development. Nat Commun, 11(1): 2082.

Yang CS, Luo P, Zeng Z, et al, 2020. Vitamin E and cancer prevention: studies with different forms of tocopherols and tocotrienols. Mol Carcinog, 59(4):365-389.

Yue XJ, Rao A, 2020. TET-family dioxygenases and the TET activator Vitamin C in immune responses and cancer. Blood, 136(12):1394-1401.

Zgaga L, 2020. Heterogeneity of the effect of Vitamin D supplementation in randomized controlled trials on cancer prevention. JAMA Netw Open, 3(11):e2027176.

Zhang DX, Xu XV, Li JJ, et al, 2019. High iodine effects on the proliferation, apoptosis, and migration of papillary thyroid carcinoma cells as a result of autophagy induced by BRAF kinase. Biomed Pharmacother, 120:109476.

Zhou Q, Xian M, Xiang SF, et al, 2017. All-trans retinoic acid prevents osteosarcoma metastasis by inhibiting M2 polarization of tumor-associated macrophages. Cancer Immunol Res, 5(7): 547-559.

第 29 章 微生态制剂与肿瘤调节

肿瘤的治疗有多种方式，如手术治疗、化学治疗、放疗、靶向治疗、免疫治疗等。但是药物不良反应、疾病耐药和肿瘤复发是目前面临的难题。近年来，微生物与肿瘤相互作用的研究成为热点。越来越多的研究表明，可以通过调节微生态对抗肿瘤，提高肿瘤治疗的疗效，减少治疗的不良反应，从而进一步改善肿瘤患者的生活质量。

第一节 微生态制剂概述

一、肿瘤微生态与微生态制剂

微生态是指人、动物、植物体中的正常微生物群及其相互之间的关系。在一定的空间结构内，正常微生物群以宿主人类、动物、植物组织和细胞及其代谢产物为环境，在长期进化过程中形成能独立进行物质、能量及基因相互交流的统一生物系统，称为微生态系统。只有保持宿主的微生态平衡，宿主才能保持正常生长发育。对于肿瘤机体而言，肿瘤细胞具备普通细胞不具有的生物学特性，可以主动刺激，如骨髓来源的细胞（bone marrow derived cell，BMDC）的产生有利于肿瘤转移的微环境，肿瘤细胞和这个环境中的其他细胞及组分构成了一个微生态系统，称为肿瘤微生态。微生态制剂是在微生态理论指导下，利用对宿主有益无害的、活的正常微生物或正常微生物产生的促生长物质经过特殊工艺制成的制剂，以达到调整机体微生态平衡，实现对相关疾病的调节目的。目前已经在协同肿瘤的化疗、免疫治疗等过程中得到了应用（图 3-29-1）。

二、微生态制剂的分类

（一）益生菌

1974 年，Paker 将益生菌定义为对肠道微生物平衡有利的菌物。"益生菌"一词来源于希腊文 "forlife"，并一直沿用至今。随着近年来的深入研究，其定义也在不断更新、扩展。目前公认的定义是：益生菌是一类对宿主有益的活性微生物，是定植于人体肠道、生殖系统内，能产生确切健康功效，从而改善宿主微生态平衡，发挥有益作用的活性有益微生物的总称。益生菌来源广

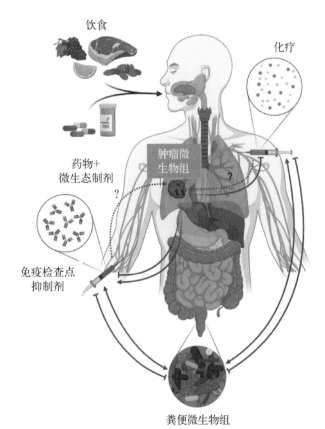

图 3-29-1　微生态制剂成为调节肿瘤的有力手段

引自：Sepich-Poore GD，Zitvogel L，Straussman R，2021. The microbiome and human cancer. Science，371（6536）：eabc4552.

351

泛，作用多样，其益生功能包括改善胃肠道作用、抗过敏、抗高血压、延缓衰老、降低血清胆固醇、改善口腔健康、治疗克罗恩病、缓解焦虑情绪、降低酒精性肝脏疾病风险等，尤其在免疫调节方面展现出重要功能。

（二）益生元

1995 年 Gibson 和 Roberfroid 指出：益生元是一种膳食补充剂，它可以选择性地刺激一种或几种细菌的生长与活性，从而对宿主产生有益影响，是一种不可被消化的食物成分。2004 年，Gibson 等进行了补充：益生元是一种可被选择性发酵而专一性改善肠道中有益于宿主健康的菌群组成和活性的食物配料，因为能促进双歧杆菌生长，又被称为双歧因子。膳食中的益生元与双歧杆菌或乳酸菌相互作用，产生短链脂肪酸作用于上皮细胞，从而降脂，减少脂肪合成，减轻体重，减少炎症发生，降血糖，以及增加胰高血糖素样肽 -1 (glucagon like peptide-1，GLP-1)、胰高血糖素样肽 -2 (glucagon like peptide-2，GLP-2)、酪酪肽 (peptide YY，PYY) 含量等，发挥各种有益健康的生理调节效应（图 3-29-2）。

（三）合生元

合生元 (synbiotics) 被广泛定义为"对宿主具有有益作用的益生菌和益生元"的混合物。这个词本身由希腊前缀"syn"和后缀"biotic"组成。前者的意思是"在一起"，后者的意思是"与生活有关"。然而，随着整个生物类别的扩展，后生物和药物生物等术语出现，对合生元的定义变得模棱两可。过去，人们认为益生菌和益生元的混合物就是合生元，是一类旨在增加益生菌的存活，保护益生菌在胃肠道定植，从而对宿主产生有益作用的膳食补充剂，通过选择性地刺激一种或有限数量的益生菌生长或激活其代谢，可以改善宿主的健康。为了使合生元的定义更加清晰和具有启发性，2019 年 5 月益生菌和益生元科学协会讨论了合生元的现状，其定义被更新为"由活性微生物和可以被宿主微生物选择性利用的底物组成的混合物，并且该混合物可以给宿主带来益生作用"。在这个定义中，宿主微生物包括天然的（寄生的或定居在宿主中的）微生物和外来的（外源的，如益生菌）微生物，它们中的任何一种都可以作为共生生物中底物的目标。目标宿主必须包括人类、哺乳类动物和农业物种或其亚组（如不同年龄或发育阶段，健康状况，性别或生活环境），以确认共生细菌对健康的有益影响；在同一项研究中，确定有益健康和选择性使用底物的证据是：鉴定为协同合生元的前提是证明其综合效果要好于每个成分分别评估的效果；该合生元可以应用于肠道或肠道外的微生物生态系统，并且可以制成一系列监管类别的产品（如食品、非食品、饲料、药品或营养补品）。目前，有关合生元的功能特性报道与益生菌、益生元相比较少，但目前已有

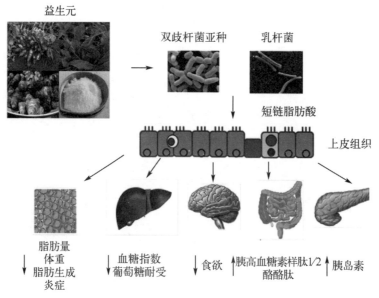

图 3-29-2　益生元的功能特性

引自：Delgado GTC，da Silve Cunha Tamashiro WM，2018. Role of prebiotics in regulation of microbiota and prevention of obesity. Food Res Int，113：183-188.

研究发现由益生元包裹益生菌而成的合生元能够通过短链脂肪酸途径缓解结肠癌（图 3-29-3）。

（四）后生元

近年来，越来越多的研究发现，除了活菌体，益生菌的代谢产物、裂解提取物、细胞壁组分甚至培养上清也都能表现出明显的益生作用，且不同组分的益生作用机制各不相同。随着越来越多的非益生活菌成分被证明有促进健康的功效，指代这些益生成分的新词陆续出现，如 postbiotics、paraprobiotics、metabiotics、non-viable probiotics、inactived probiotics 和 ghostprobiotic，是目前出现的这类益生物质的代称，其中 postbiotics 一词由 Tsilingiri 等提出，是目前应用最广泛的对这类益生物质的总称，中文名暂译为"后生元"，后生元的种类见图 3-29-4。后生元的益生功能包括但不限于抗菌、抗氧化、调节肠道屏障功能和免疫反应等。

三、微生态制剂对肿瘤的预防和治疗作用

益生菌、益生元、合生元、后生元调节肠道微生物群与抗癌治疗相结合，可以提高治疗效果，减轻药物不良反应，以上物质都是通过调节微生态来发挥作用的。

（一）微生态制剂在肿瘤预防中的作用

微生态制剂能改良肠道菌群的组成，减少由某些微生物产生的 β- 葡萄糖醛酸酶和硝基还原酶等，这些酶可将肠道中的致癌前体物转换为致癌物。动物实验证明，微生态制剂双歧杆菌（Bifidobacterium）能改变肠道微生物群的组成，通过上调 Toll 样受体 2（toll-like receptor 2，TLR-2）的表达，改善肠黏膜上皮屏障完整性和抑制凋亡及炎症，进一步降低结肠癌（cancer of colon，CRC）的发生率，缩小肿瘤体积，影响结肠癌的发展进程。微生物可以通过多种机制减少癌症的易感性和进展，如调节炎症，影响宿主细胞的基因组稳定性，产生丁酸盐等代谢产物。丁酸盐作为组蛋白脱乙酰酶抑制剂在表观遗传上调节宿主基因表达，丁酸盐也是某些与肿瘤抑制相关的 G 蛋白偶联受体的配体。纤维素益生元在微生物的作用下可形成丁酸，对结肠癌细胞系具有抑制功能，即纤维素以微生物和丁酸盐依赖的方式预防肿瘤的发生。

（二）微生态制剂在肿瘤治疗中的作用

微生态制剂已经被考虑用于抗肿瘤治疗。Chen 等测试了 7 种实验室乳杆菌菌株的细胞和上清液对人肠腺癌细胞系 HT-29 生长的抑制作用，证明乳杆菌 BCRC 17010 在体外试验中具有抑制肿瘤细胞 HT-29 生长的潜力。乳杆菌抑制肿瘤细胞系生长的机制是诱导 HT-29 细胞分泌 NO，抑制 Bax/Bcl-2 通路，使乳酸脱氢酶增多，进而对 HT-29 细胞造成损伤。Nouri 等证实了鼠李糖乳杆菌上清液（Lactobacillus rhamnosus supernatant，LRS）和卷曲乳杆菌上清液（Lactobacillus curli-

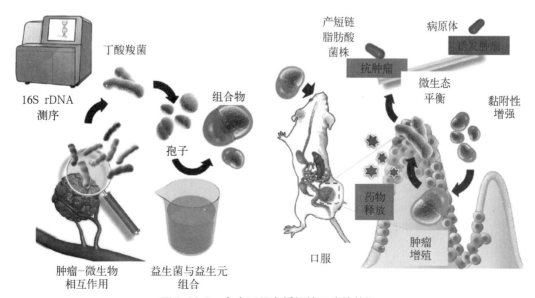

图 3-29-3　合生元具有缓解结肠癌的效果

引自：Zheng DW，Li RQ，An JX，et al，2020. Prebiotics-encapsulated probiotic spores regulate gut microbiota and suppress colon cancer. Adv Mater，32（45）：e2004529.

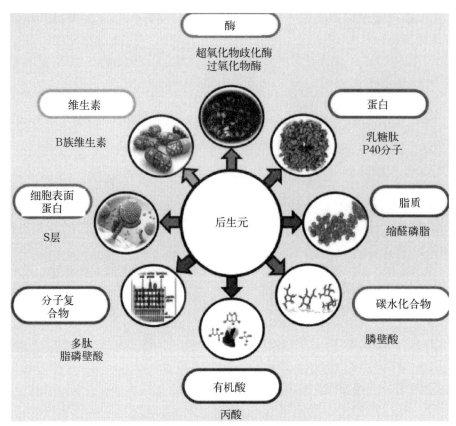

图 3-29-4　后生元及其种类分布

引自：Rad AH，Aghebati-Maleki L，Kafil HS，et al，2020. Molecular mechanisms of postbiotics in colorectal cancer prevention and treatment. Crit Rev Food Sci Nutr，61（11）：1787-1803.

cumcrispatus supernatant，LCS）对宫颈癌细胞系 HeLa 有细胞毒性作用，同时 LRS 对 HT-29 细胞有抑制效果。LRS 和 LCS 通过降低 MMP2（matrix metallopeptidase 2，MMP2）、MMP9（matrix metallopeptidase 9，MMP9）的表达和增加它们的抑制剂的表达来有效地预防 HeLa 细胞的转移能力。

第二节　益生菌与肿瘤调节

一、益生菌的分类

益生菌主要包括三大类：第一类是乳杆菌属（如嗜酸乳杆菌、干酪乳杆菌、詹氏乳杆菌、拉曼乳杆菌等）；第二类是双歧杆菌属（如长双歧杆菌、短双歧杆菌、卵形双歧杆菌、嗜热双歧杆菌等）；第三类是革兰阳性球菌属（如粪链球菌、乳球菌、中介链球菌等）。此外，益生菌还包括明串球菌属、丙酸杆菌属和芽孢杆菌属的部分菌株，以及一些真菌与酵母菌等。其中被深入研究的益生菌有嗜酸乳杆菌、干酪乳杆菌、双歧杆菌、酵母菌等。

二、益生菌对不同肿瘤的调节作用与机制

近年来，随着各项研究的不断开展，人们对于益生菌与肿瘤之间的紧密联系也得以不断地认知，由原来的单纯体外试验转为体内试验，同时由抗肠道肿瘤扩展为抗多肿瘤研究。

（一）益生菌对不同类型肿瘤的调节作用

1. 益生菌对胃肠道肿瘤的调节作用　胃肠道是肿瘤的高发部位，尤其以结直肠癌为代表，以往学者对此进行了大量的研究，对胃肠道益生菌的研究也由来已久。使用嗜酸乳杆菌（*Lactobacillus acidophilus*）ATCC 4356、干酪乳

杆菌干酪亚种（*Lactobacillus casei subsp. casei*）ATCC 39392 的代谢产物，加入 CaCo-2 细胞（结直肠癌肿瘤细胞）培养液中，通过分析 CaCo-2 细胞增殖活性、坏死、迁移、凋亡、侵袭性等指标，表明嗜酸乳杆菌和干酪乳杆菌干酪亚种的代谢产物在体外可有效抑制 CaCo-2 细胞的生长。梭菌（*Clostridium*）和枯草芽孢杆菌（*Bacillus subtilis*）的菌液分别对结直肠癌细胞（HCT116、SW1116）进行体外干预，对癌细胞的增殖、凋亡，Th1 细胞、Th2 细胞、Th17 细胞、4/CD8、TLR4、MyD88、NF-κB、细胞周期蛋白依赖性激酶抑制蛋白 P21 WAF1、IL-22、凋亡抑制蛋白 Survivin 的 mRNA 等指标发生变化；同时建立小鼠皮下肿瘤动物模型，经梭菌和枯草芽孢杆菌干预，可发现益生菌对肿瘤的发生率、数目和大小有影响。

2. 益生菌对乳腺癌的调节作用　乳腺癌作为全球女性普遍高发的恶性肿瘤，是人类健康的最大威胁之一。目前手术联合放疗、化疗仍是主要的治疗方式，同时也给患者带来一定的身体、心理和生活质量影响。因此，在以手术为主的前提下，寻求高效且不良反应小的化疗制剂来辅助手术能更好实现微创化。Hassan 等用人乳中分离的粪肠球菌（*Enterococcus faecalis*）和葡萄球菌（*Staphylococcus*）灭活菌株、活菌株及细胞质，对 MCF-7 细胞（乳腺癌细胞）进行体外干预，结果表明粪肠球菌和葡萄球菌对 MCF-7 细胞均具有诱导凋亡及体外生长抑制作用，因此灭活菌株是潜在的临床乳腺癌抑制剂。研究者通过建立小鼠乳腺癌模型，分别使用不同乳杆菌（如瑞士乳杆菌 R389）、含乳杆菌开菲尔牛奶进行干预，通过肿瘤发生率分析、瘤体大小测量、分子水平检测、免疫组织化学分析等方式，表明乳杆菌能有效抑制乳腺癌的发生。益生性乳杆菌对乳腺癌的发生有一定的抑制作用，这对日后更好地预防和诊治乳腺癌提供了新方式，有望给患者带来更高的生活质量。

3. 益生菌对肺癌的调节作用　目前，多数肺癌患者的治疗以顺铂化疗为主，但其耐药性、不良反应等给患者带来不必要的痛苦，因此寻找新的治疗药物也非常关键。Gui 等通过建立小鼠皮下肺癌模型，分别给予顺铂、顺铂-抗生素混合物、顺铂-乳杆菌、磷酸盐缓冲液等不同干预，每 5 日测量 1 次瘤体大小。处死小鼠后，对 CD8+T 细胞等进行分析，表明乳杆菌对肺癌具有抑制作用，

同时可增强顺铂抗肺癌细胞增长及诱导凋亡的作用。肺部疾病与感染关系密切，益生菌的预防作用也尤为重要。Mortaz 等的研究表明，益生菌对过敏性哮喘、感染性哮喘、慢性阻塞性肺病均有一定的防治作用。越来越多的证据表明，口服益生菌制剂能够调节呼吸系统的免疫反应，有效预防肺部肿瘤的发生。

2018 年，*Cell* 子刊发现抗生素和益生菌有望用于防治肺转移肿瘤（图 3-29-5），抗生素或益生菌雾化对肺部微生物群的调节可降低肺部肿瘤的生长。肺部菌群可促进肺部形成免疫耐受微环境；万古霉素 / 新霉素雾化治疗可减少小鼠肺部细菌数量，减少调节性 T 细胞，增强 T 效应细胞和 NK 细胞活性，抑制黑色素瘤的肺转移，对移植经抗生素治疗的肺部分离菌也有效；鼠李糖乳杆菌雾化治疗可促进小鼠肺部抗原提呈细胞成熟，减少耐受性微环境，从而增强肺部效应细胞的抗肿瘤免疫；两者都可增强化疗药物达卡巴嗪的疗效；益生菌或抗生素雾化吸入治疗用于防治肺转移肿瘤，有临床运用前景。

4. 益生菌对口腔癌的调节作用　口腔同样是人体天然菌库之一，其微生态环境极其重要，许多口腔疾病的发生与微生物息息相关，因此口腔癌治疗及防治极其重要。口腔癌作为常见恶性肿瘤之一，由于其存在部位特异性、颌面部致畸性、术后修复的困难性、放化疗带来不良反应（如放射性颌骨骨髓炎）等问题，从微生物角度探究益生菌作为新型制剂来预防和治疗口腔癌的新思路，有望成为较好的手术辅助手段。Zhang 等通过 4- 硝基喹啉 -1- 氧化物诱导建立小鼠口腔癌模型，在饮水中分别加入唾液乳杆菌（*Lactobacillus salivarius*）REN 及其代谢物，32 周后处死实验小鼠，经大体标本观察、组织学指标检测，表明唾液乳杆菌 REN 及其代谢物能有效抑制 4- 硝基喹啉 -1-氧化物诱导口腔癌的发生。此外，口腔益生菌还可预防其他口腔疾病，从而有效去除许多口腔危险因素，降低癌症的发生风险。

（二）益生菌调节肿瘤的共性机制

益生菌具有确切的抗肿瘤作用，但不同菌株针对不同肿瘤的作用机制有所不同，如微生物群和肠腔环境、肠屏障作用、免疫应答、神经功能及脑 - 肠轴等都是其机制的构成环节（图 3-29-6）。

1. 益生菌调节宿主免疫　免疫调节是指免疫系统中的免疫细胞和免疫分子之间，以及与其他

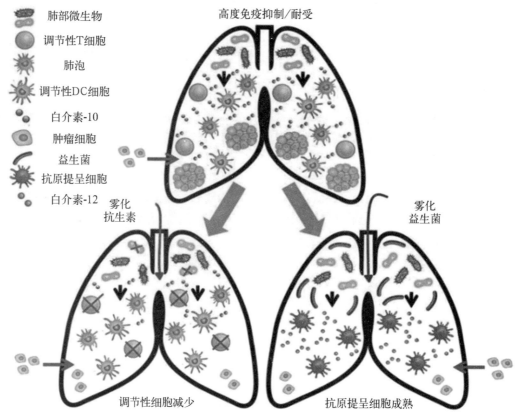

肺部微生物
调节性T细胞
肺泡
调节性DC细胞
白介素-10
肿瘤细胞
益生菌
抗原提呈细胞
白介素-12

高度免疫抑制/耐受

雾化抗生素　　　雾化益生菌

调节性细胞减少　　　抗原提呈细胞成熟

图3-29-5　抗生素与益生菌雾化对肺部微生物群的调节可降低肺部肿瘤生长

引自：Le Noci V，Guglielmetti S，Arioli S，et al，2018. Modulation of pulmonary microbiota by antibiotic or probiotic aerosol therapy：A strategy to promote immunosurveillance against lung metastases. Cell Rep，24（13）：3528-3538.

系统如神经内分泌系统之间的相互作用，使得免疫应答以最恰当的形式使机体维持在最适当的水平。免疫调节是依靠免疫系统来实现的。作为一种生理功能，无论是对自身成分的耐受现象，还是对"非己"抗原的排斥都是在机体的免疫调节机制的控制下进行的。免疫调节机制是维持机体内环境稳定的关键，如果免疫调节功能异常，对自身成分产生强烈的免疫攻击，造成细胞破坏，功能丧失，发生自身免疫病。如果对外界病原微生物感染不能产生适度的反应（反应过低可造成严重感染，反应过强则发生过敏反应），也会对机体造成伤害。因此，免疫调节机制不仅决定了免疫应答的发生，还决定了免疫应答的强弱。这一调节作用是精细的、复杂的，调节功能作用于免疫应答过程中的多个环节。益生菌抗肿瘤作用与宿主免疫密切相关，益生菌通过宿主免疫激活与增强，有效调动巨噬细胞、自然杀伤细胞、B细胞、T细胞，同时促使TNF-α、IFN-γ、IL-12、IgG和IgA等抗体的产生；下调Th17细胞的表达，从而降低IL-17和IL-23R的激活；下调TLR4的

表达，从而减少MyD88和NF-κB的激活等；通过直接细胞吞噬、体液免疫、特异性免疫综合作用，诱导肿瘤细胞凋亡，抑制肿瘤细胞的生长。目前，针对结直肠癌的研究发现，益生菌通过刺激活性单核细胞/巨噬细胞诱导IL-12产生，增加肿瘤中CD8的浸润程度，强化自然杀伤细胞的细胞活性（图3-29-7）。

多数益生菌的细胞壁都是由肽聚糖、多糖和脂磷壁酸组成的。细胞壁肽聚糖的主要组分是胞壁酰二肽（MDP），它可激活巨噬细胞释放IL-1和IL-6，诱导淋巴细胞产生IFN-γ，而且IL-1还可促进T细胞分泌IL-2，以及B细胞分泌抗体，能增强自然杀伤细胞的杀伤作用，NK细胞不需要抗原的刺激，也不依赖抗体的作用，既能杀伤多种肿瘤细胞，又在防止肿瘤的发生中有重要作用。IL-6可促进B细胞分化成熟，也可直接诱导T细胞增殖，并参与T细胞、NK细胞的活化，对乳腺癌细胞、结肠癌细胞、宫颈癌细胞等多种肿瘤具有抑制作用。巨噬细胞还是抵御细菌入侵和肿瘤发生的一道非特异性屏障。巨噬细胞可以

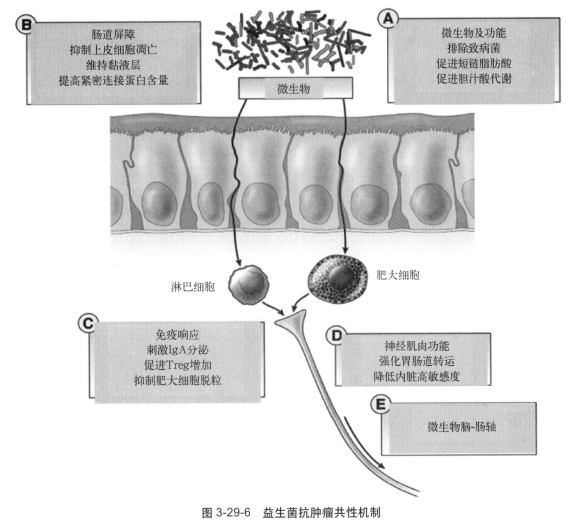

图 3-29-6 益生菌抗肿瘤共性机制
引自：Quigley EMM，2019. Prebiotics and probiotics in digestive health. Clin Gastroenterol Hepatol，17（2）：333-344.

通过产生 NO 和超氧化物等可溶性因子杀灭细菌和肿瘤细胞，巨噬细胞对细菌及其产物的反应与对肿瘤细胞的作用机制相似。因此，有研究者认为，益生菌的抗肿瘤作用是其促使巨噬细胞活性增强的结果。总之，益生菌中乳酸菌的抗肿瘤作用是通过其细胞壁中的胞壁酰二肽、脂磷壁酸来激活免疫系统中的巨噬细胞、NK 细胞及 B 细胞等免疫效应细胞，使之分泌具有杀瘤活性的细胞毒性效应分子，如 IL-1、IL-6、TNF-α、NO 及多种抗体。

2. 益生菌直接抑制或杀伤肿瘤细胞 益生菌对于肿瘤细胞有直接杀伤作用。目前发现的可能机制是：益生菌通过诱导 NO 合成，激发巨噬细胞杀伤活力，从而吞噬肿瘤细胞；由于 NO 可与 Fe-S 基结合形成铁 - 亚硝基复合物，使得肿瘤细胞关键代谢酶失活；NO 还可与氧结合，形成强杀伤肿瘤细胞的羟自由基和 NO₂；NO 通过改变

肿瘤细胞 DNA 酶的活性，抑制肿瘤细胞的增殖。此外，益生菌还可通过菌株本身产生杆菌肽、丁酸等，直接作用于肿瘤细胞，诱导凋亡。

3. 益生菌防止 DNA 氧化损伤 DNA 存储着生物体赖以生存和繁衍的遗传信息，因此维护 DNA 分子的完整性对细胞至关紧要。肿瘤微环境和肠道中的微生物等内部因素都经常会导致 DNA 分子的损伤或改变，继而影响肿瘤的发生、发展（图 3-29-8）。

与 RNA 及蛋白质可以在细胞内大量合成不同，一般在原核细胞中只有一条 DNA，在真核二倍体细胞中相同的 DNA 也只有一对，如果 DNA 的损伤或遗传信息的改变不能更正，就可能会影响体细胞功能或生存，通过生殖细胞影响到后代。所以在进化过程中生物细胞所获得的修复 DNA 损伤的能力就显得十分重要，这也是生物能保持遗传稳定性的原因所在。在细胞中能进行修复的生

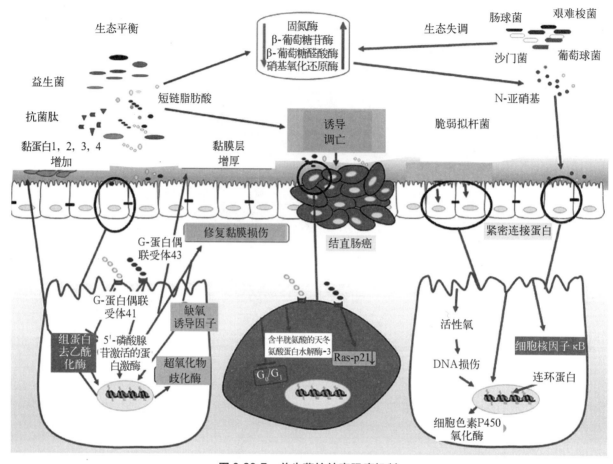

图 3-29-7　益生菌抗结直肠癌机制

引自：Eslami M，Yousefi B，Kokhaei P，et al，2019. Importance of probiotics in the prevention and treatment of colorectal cancer. J Cell Physiol，234（10）：17127-17143.

物大分子只有DNA,反映了DNA对生命的重要性。另外，在生物进化中突变又是与遗传对立统一而普遍存在的现象，DNA 分子的变化并不是全部都能被修复成原样的，正因为如此，生物才会有变异、有进化。环氧化酶（cyclooxygenase，COX）又称前列腺素内氧化酶还原酶，是一种双功能酶，具有环氧化酶和过氧化氢酶活性，可催化花生四烯酸转化为前列腺素的关键酶。目前发现环氧化酶有两种，分别为 COX-1 和 COX-2 同工酶。COX-1 同工酶为结构型，主要存在于血管、胃、肾等组织中，参与血管舒缩、血小板聚集、胃黏膜血流、胃黏液分泌及肾功能等的调节，其功能与保护胃肠黏膜、调节血小板聚集、调节外周血管的阻力和调节肾血流量分布有关。COX-2 同工酶为诱导型，各种损伤性化学、物理和生物因子激活磷脂酶 A2 水解细胞膜磷脂，生成花生四烯酸，后经 COX-2 催化加氧生成前列腺素。增殖细胞核抗原（proliferating cell nuclear antigen，PCNA）

由 Miyachi 等于 1978 年在 SLE（系统性红斑狼疮）患者的血清中首次被发现，因其只存在于正常增殖细胞及肿瘤细胞内而得名，以后的研究发现 PCNA 与细胞 DNA 合成关系密切，在细胞增殖的启动上起重要作用，是反映细胞增殖状态的良好指标，因此近年来掀起了对 PCNA 研究的热潮，尤其是在肿瘤方面。PCNA 是一种分子量为 36kDa 的蛋白质，在细胞核内合成，并存在于细胞核内，为 DNA 聚合酶 δ 的辅助蛋白。在细胞核内存在可溶性与不溶性两种 PCNA，可溶性PCNA 在细胞周期各期中均有表达，其量在 DNA 合成过程中不发生明显变化，易被去污剂提取、甲醇破坏；不溶性 PCNA 较稳定，不易被去污剂洗脱、甲醇破坏，这种 PCNA 在 G0 ～ G1 期细胞中无明显表达，G1 晚期表达大幅度增加，S 期达到高峰，G2 ～ M 期明显下降，其含量的变化与 DNA 合成一致，检测其在细胞中的表达，可作为评价细胞增殖状态的一个指标。抑制 COX-

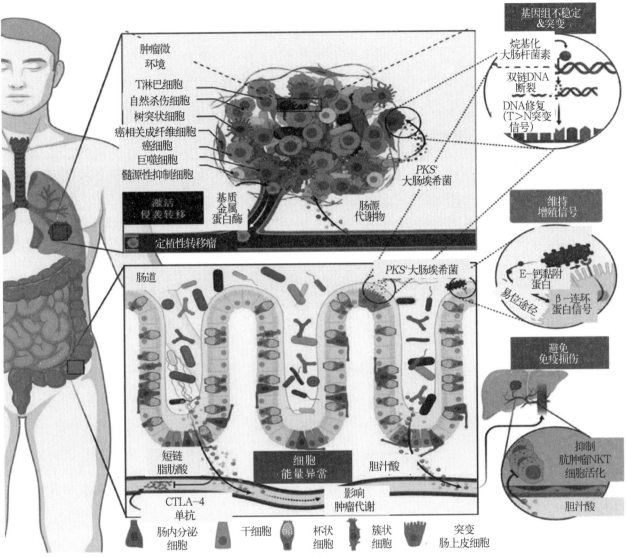

图 3-29-8　肿瘤微环境和肠道微生物共同影响 DNA 的结构稳定性

引自：Sepich-Poore GD，Zitvogel L，Straussman R，et al，2021. The microbiome and human cancer. Science，371（6536）：eabc4552.

2/PCNA 的 DNA 氧化损伤是许多致癌物质或微生物致病的途径之一。在 Zhang 等研究的小鼠口腔癌模型中，唾液乳杆菌 REN 一方面在体外分解 4-硝基喹啉 -1- 氧化物，使毒性物质降低；另一方面，在体内可以保护由 4- 硝基喹啉 -1- 氧化物诱导的 DNA 抗氧化损伤，明显地抑制 COX-2/PCNA 的表达，从而诱导癌细胞凋亡。

4. 益生菌屏障作用　黏附是微生物定植于宿主肠道上皮过程中的第一步。益生菌只有黏附于宿主肠道上皮细胞上，才能保证其在宿主肠道内长期发挥作用。细菌的黏附是一个复杂的过程，涉及许多因素，如菌株的差异、细胞壁表面组成和环境因素。有报道称细菌素对菌株在肠道内的定植及与肠道内其他菌株竞争有优势，而且 Bove

等也曾从基因表达方面证实了这一观点。细菌对细胞的黏附分为两个阶段，即可逆的非特异性黏附阶段和特异的黏附阶段。与此同时，微生物之间还会形成竞争作用，即微生物间在生活空间和营养物质的绝对量不足时，两种或多种微生物群体对同一资源的同时需求而发生的争夺现象。拮抗微生物也可以通过快速生长和繁殖等方式来夺取养分、占有空间、消耗氧气，削弱或排除同一生境中的某些病原物。一些细菌、酵母菌和丝状真菌能通过对养分和位点的竞争而抑制灰霉病菌的生长。一些拮抗菌在寄主体内可以产生足以直接抑制病菌的抑菌物质，这是一些拮抗菌具有防病作用的直接原因。放射农杆菌（*Agrobacterium radiobacter*）K84 菌系通过产生抗菌物质（农杆菌素 84）抑制根癌农杆菌（*Agrobacterium tumefaciens*）的致瘤作用。

5. 益生菌调节基因表达　基因表达是指在基因指导下的蛋白质合成过程。生物体生命活动中并不是所有的基因都同时表达，代谢过程中所需的各种酶和蛋白质的基因，以及构成细胞化学成分的各种编码基因，在正常情况下是表达量适中，而与生物发育过程有关的基因则要在特定的反应中表达。肿瘤细胞凋亡的发生是程序化的过程，是在一定的刺激下细胞主动死亡的反应。Caspase-3 作为各种凋亡刺激因子表达的关键酶，在益生菌诱导肿瘤细胞凋亡过程中，其表达率明显增高。尽管目前有研究表明益生菌可促进凋亡基因表达，但细胞凋亡作为一个复杂过程，还需更加深入的探究。

6. 益生菌诱导一氧化氮（NO）的产生　NO 在哺乳类动物机体的物质代谢、信息传递及防御疾病中发挥重要作用。在常温下 NO 为气体，具有脂溶性，这是它在人体内成为信使分子的可能因素之一。它不需要任何介质就可以快速扩散，将一个细胞产生的信息传递到它周围的细胞中，主要影响因素是它的生物半衰期。具有多种生物功能的特点在于它是自由基，极易参与与传递电子反应，加入机体的氧化还原过程中。分子的配位性又使它与血红素铁和非血红素铁具有很高的亲和力，以取代 O_2 和 CO_2 的位置。据报道，血红蛋白 -NO 可以失去它附近的碱基而变成自由的原血红素 -NO，这就意味着自由的碱基可以自由地参与催化反应，自由的蛋白质可以自由地改变构象，自由的血红素可以自由地从蛋白中扩散出去，这 3 种变化中的任何一个或它们的组合，都在鸟苷酸环化酶的活化过程中发挥重要作用。NO 的生物学作用和机制的研究方兴未艾，它的出现提示无机分子在医学领域研究的广阔前景。NO 具有信使分子的作用。当内皮要向肌肉发出放松指令以促进血液流通时，它就会产生一些 NO 分子，这些分子很小，很容易穿过细胞膜。血管周围的平滑肌细胞接收信号后舒张，使血管扩张。

目前，很多证据表明 NO 的诱导合成是活化的巨噬细胞杀伤肿瘤细胞的主要机制之一。Sekine 等用婴儿型双歧杆菌的完整肽聚糖和小鼠腹腔渗出细胞（其中主要含巨噬细胞）共同孵育，检测其上清液发现有大量的反应性氮中间产物，

且呈剂量依赖性，这表明经 WPG 活化的巨噬细胞产生了大量的 NO。Lonchamp 则从另一方面认证了双歧杆菌细胞壁的另一成分脂磷壁酸是一氧化氮合成酶的诱导剂。目前发现 NO 可通过以下 2 个可能机制杀伤肿瘤细胞：① NO 能与肿瘤细胞代谢关键酶活性部位的 Fe-S 基结合形成铁 - 亚硝基复合物，从而使酶失活，继而引起细胞毒性；② NO 能与氧结合，最终形成强有力的杀伤性羟自由基和 NO_2，因此双歧杆菌可诱导机体 NO 形成来杀伤肿瘤细胞。

7. 益生菌对肿瘤细胞凋亡的促进　细胞凋亡是细胞在各种死亡信号刺激后发生的一系列级联式的主动性细胞死亡的过程。BCL-2 蛋白家族在凋亡调控中占有重要的地位，其中成员 BCL-2、BCL-XL、BCL-w、MCL-1 和 Al 有抗凋亡的作用，而 BAX、BAK 和 BAD 具有促凋亡的作用。BAD 能和 BCL-XL 结合形成异源二聚体，逆转 BCL-XL 的抑制凋亡活性，对细胞程序性死亡的过程发挥启动作用。此外，细胞凋亡也是一个复杂的、由依赖天冬氨酸的半胱氨酸酶（Caspase）家庭成员介导的蛋白酶级联反应过程。一方面，Caspase-3 被认为是各种凋亡刺激因子激活 Caspase 家族中的关键蛋白酶，活化后能使多种细胞骨架蛋白发生裂解，导致细胞从所黏附的基质上脱落和细胞形态异常而出现凋亡。另一方面，活化的 Caspase-3 也可直接激活内源性核酸酶，最终使细胞发生凋亡。王立生等将荷瘤小鼠经过双歧杆菌作用后，发现大肠癌移植瘤组表达 BAD 和 Caspase-3 的基因表达率，以及阳性细胞密度明显增高，提示双歧杆菌增强凋亡促进基因 *BAD* 和 *Caspase* 基因的表达是其诱导肿瘤细胞凋亡的一个途径。在另一研究中，实验者以大肠癌裸鼠移植瘤为动物模型，用原位末端标记法、免疫组化法和电镜检测了青春双歧杆菌注射组和对照组移植瘤的凋亡细胞，以及 *bcl-2*、*bax* 基因的表达水平。结果发现，在电镜下双歧杆菌注射组中可见多个处于不同凋亡时期的癌细胞，呈灶状或弥散分布，而对照组凋亡细胞数量极少。青春双歧杆菌注射组和肿瘤对照组大肠癌移植瘤组织 BCL-2 蛋白表达率分别为 70% 和 90%，*bax* 基因的表达率分别为 100% 和 40%，说明青春型双歧杆菌可调节移植瘤 bcl-2 及 *bax* 基因的表达，下调 *bcl-2* 基因，增加 bax/bcl-2 的比例，最终诱导肿瘤细胞的凋亡。细胞核因子 κB 是一种能调节

多种基因表达的多功能蛋白质,能阻抑肿瘤细胞的凋亡,并与肿瘤的发生与发展有密切关联。实验表明,在大肠癌裸鼠移植瘤动物模型中,双歧杆菌注射组大肠癌移植瘤 NF-κB 的阳性细胞密度明显低于肿瘤对照组;而 IκBα 的表达则相反,双歧杆菌注射组大肠癌 IκBα 的平均荧光强度明显高于肿瘤对照组,说明双歧杆菌在体内能抑制大肠癌 IκBα 的降解,进而阻止 NF-κB 的活化促进肿瘤细胞凋亡。

8. 益生菌对端粒酶的抑制　端粒酶(telomerase)是在细胞中负责端粒延长的一种酶,是基本的核蛋白反转录酶,可将端粒 DNA 加至真核细胞染色体末端,把 DNA 复制损失的端粒填补起来,使端粒修复延长,可以让端粒不会因细胞分裂而有所损耗,使得细胞分裂的次数增加。端粒在不同物种细胞中对于保持染色体稳定性和细胞活性有重要作用,端粒酶能延长缩短的端粒(缩短的端粒其细胞复制能力受限),从而增强体外细胞的增殖能力。端粒酶在正常人体组织中的活性被抑制,在肿瘤中被重新激活,从而可能参与恶性转化。端粒酶在保持端粒稳定、基因组完整、细胞长期的活性和潜在的继续增殖能力等方面有重要作用。端粒酶的存在,就是把 DNA 复制的缺陷填补起来,即由把端粒修复延长,可以让端粒不会因细胞分裂而有所损耗,使得细胞分裂的次数增加。

但是,在正常人体细胞中,端粒酶的活性受到相当严密的调控,只有在造血细胞、干细胞和生殖细胞这些必须不断分裂的细胞之中,才可以检测到具有活性的端粒酶。当细胞分化成熟后,分化成熟的细胞各司其职,担负了身体中各种不同组织的需求,于是端粒酶的活性就会逐渐消失。对细胞来说,本身是否能持续分裂下去并不重要,而是分化成熟的细胞将背负更重大的使命,即让组织器官运作,使生命延续。王跃等采用 PCR-ELISA 法检测了经双歧杆菌表面分子脂磷壁酸(lipoteichoic acid,LTA)处理前后的人早幼粒细胞白血病细胞系 -60(human promyelocytic leukemia cell line-60,HL-60)白血病细胞株端粒酶活性的改变。发现经 LTA 处理后,HL-60 白血病细胞的生长受到抑制,端粒酶活性明显降低,说明双歧杆菌 LTA 对 HL-60 白血病细胞具有生长抑制作用,其抗肿瘤细胞的机制可能和抑制肿瘤细胞的端粒酶有关。

9. 益生菌对 ras-p21 诱癌蛋白的影响　Ras 基因首先在 Harvery 鼠肉瘤病毒(Ha-MSV)和 Kirsten 鼠肉瘤病毒(Ki-MSV)的子代基因中被发现。在这种子代病毒中发现含有来源于宿主细胞的基因组的新基因序列,人们将这种宿主细胞基因称为 Ras 基因。KRAS 基因突变与肺癌、胰腺癌和大肠癌的发生有着密切的关系,52% 的肺腺癌患者有 KRAS 基因的突变。中国台湾地区胰腺癌患者的研究结果显示,有高达 90% 的突变率。Ras 基因在进化中相当保守,广泛存在于各种真核生物,如哺乳类、果蝇、真菌、线虫及酵母中,提示它有重要的生理功能。哺乳类动物的 Ras 基因家族有 3 个成员,分别是 H-ras、K-ras 和 N-ras,其中 K-ras 的第四个外显子有 A、B 两种变异体。各种 Ras 基因具有相似的结构,均由 4 个外显子组成,分布于全长约 30kb 的 DNA 上。它们的编码产物为相对分子质量为 2.1 万的蛋白质,故称为 P21 蛋白。已证明,H-ras 位于人类 11 号染色体短臂上(11p15.1-p15.3),K-ras 位于 12 号染色体短臂上(12p1.1-pter),N-ras 位于 1 号染色体短臂上(1p22-p32),除了 K-ras 第四个外显子有变异,每个 Ras 基因编码 P21 的序列都平均分配在 4 个外显子上,而内含子的序列及大小相差很大,因而整个基因也相差很大,如人 K-ras 有 35kb 长,而 N-ras 长为 3kb。由于有 2 个第四个外显子,K-ras 可以有 2 种方式剪接,但编码 K-ras-B 的 mRNA 含量高。除 K-ras-B 含有 188 个氨基酸外,其他 2 种 Ras 蛋白均含有 189 个氨基酸。

从分子水平研究了结肠癌的起因,Fearon 等发现 Ras 早癌基因与其抑制基因的缺失或失活一起诱导了结肠细胞的恶性表型。Ras 早癌基因(cKi-ras、c-Ha-ras 和 N-ras)的组成是能够编码一个 21kb 蛋白质(ras-p21)的具有高度保守性的基因家庭,这个蛋白锚定在浆膜的细胞质面,结合三磷酸鸟苷(guanosine triphosphate,GTP)和二磷酸鸟苷(guanosine diphosphate,GDP),而且被认为能够传导控制细胞生长及分化的信号。Jagveer Singh 等在给处理组大鼠同时皮下注射氧化偶氮基甲烷(azoxymethane,AOM)及喂饲长杆双歧杆菌(Bifidobacterium longum)的冻干培养物后发现,与仅注射 AOM 不饲喂长杆双歧杆菌的对照组相比,处理组大鼠结肠癌的发生率、结肠肿瘤的体积及癌组织的多形性明显减少,并且 ras-p21 诱癌蛋白的表达受到了抑制。

三、益生菌对肿瘤调节作用的展望

益生菌已成为改善抗肿瘤免疫治疗效果和毒副反应的重要手段，但是目前仍存在诸多问题，如益生菌影响免疫治疗效果或毒副反应的深入分子机制尚不清晰；肠道菌群中的益生菌能否作为评估免疫治疗效果的生物标志物，其评估标准如何制定及验证；肿瘤患者个体肠道菌群差异较大，如何精准干预肠道菌群以达到预期治疗效果也有待解决；益生菌干预本身是否有相关的不良反应也需要更多的临床研究来明确。未来，通过调整饮食结构，补充个性化微生物制剂如益生菌或缺失的"有益"菌，靶向下调富集的"有害"菌，将成为肿瘤预防和治疗的有力手段。

第三节 益生元与肿瘤调节

一、益生元的分类

目前，常用的益生元主要分为成分和物质两大类。成分类益生元包括低聚糖益生元，如菊粉、低聚果糖、大豆低聚糖、低聚木糖、低聚半乳糖、低聚异麦芽糖、低聚乳果糖、水苏糖、棉子糖等；物质类益生元包括藻类益生元，如螺旋藻、节旋藻等，以及天然植物益生元，如蔬菜、中草药、野生植物等。益生元的功能特性是：①在胃肠道上部既不能被水解也不能被吸收；②能选择性地刺激有益菌生长繁殖、激活代谢；③能够改善并优化肠内有益菌的结构与数量；④有利于增强宿主机体健康，如抑制有害菌的滋生，减少内毒素的含量，预防肿瘤发生、发展等。

二、益生元对肿瘤调节作用

（一）甘露糖抗肿瘤作用

甘露糖（mannose）是一种六碳单糖，在代谢过程中在己糖激酶的作用下磷酸化形成甘露糖 -6- 磷酸，是目前唯一在临床上使用的糖质营养素，广泛分布于体液和组织中，尤其是在肠、神经、皮肤、睾丸、视网膜和肝等部位。可直接被利用合成糖蛋白，参与免疫调节，许多疾病正是由于缺乏甘露糖糖化作用中的酶而导致的。Pablo Sierra Gonzalez 等发表在 *Nature* 的研究证明，口服甘露糖有望改善癌症治疗。甘露糖可抑制多种肿瘤生长，增强化疗药物效果，肿瘤小鼠口服甘露糖也有同样的效果，且不影响小鼠体重和健康；甘露糖被癌细胞摄取后，以甘露糖 -6- 磷酸的形式积累，影响糖酵解、三羧酸循环、磷酸戊糖途径和聚糖合成，损害葡萄糖代谢；甘露糖与化疗药物联合使用，可降低抗细胞凋亡的 Bcl-2 家族的蛋白水平，从而促进肿瘤细胞死亡；肿瘤细胞对甘露糖的敏感性与磷酸甘露糖异构酶（phosphomannose isomerase，PMI）水平呈负相关，PMI 可作为对甘露糖敏感性的标志物。

（二）雷公藤甲素抗黑色素瘤作用

雷公藤甲素（triptolide，TPL）又称雷公藤内酯醇，是雷公藤的主要活性成分之一。雷公藤甲素是一个具有多种生物活性的天然产物，来源于中药雷公藤的根，研究表明它具有抗氧化、抗类风湿、抗老年性痴呆症、抗癌等功效。Tingtao Chen 等构建了工程化的鼠伤寒沙门菌菌株，并评估了 TPL 和工程菌对小鼠黑色素瘤的协同作用。发现 TPL 明显抑制肿瘤细胞生长迁移，增强 VNP20009 DNA 酶 I 的抗肿瘤作用，并增强肿瘤细胞的体外凋亡率；TPL 改善了工程菌在体内肿瘤部位的定植，并导致在黑色素瘤中形成大片坏死区域；联合治疗通过影响 B 淋巴细胞瘤 -2 基因（B-cell lymphoma-2，Bcl-2）/Bax 和含半胱氨酸的天冬氨酸蛋白水解酶（cysteinyl aspartate specific proteinase-3，Caspase-3）的表达，下调 TLR4/NF-κB 信号、p-AKT/AKT 的表达及促炎因子的产生，抑制肿瘤体积，延长小鼠寿命。

（三）薯蓣皂苷元抗黑色素瘤作用

薯蓣皂苷元是生产甾体激素类药物的重要基础原料。甾体激素具有很强的抗感染、抗过敏、抗病毒和抗休克的药理作用，是治疗风湿、心血管、淋巴白血病、细胞性脑炎、皮肤病、抗肿瘤和抢救危重患者的重要用药。研究发现在黑色素瘤小鼠中，薯蓣皂苷元可发挥抗黑色素瘤功效，抑制体外培养的 B16F10 黑色素瘤细胞，并改善肠道菌群的组成。在小鼠体内，薯蓣皂苷元调节肠道菌群，激活 T 细胞，上调 CD4、CD8 和 IFN-γ，抑制黑色素瘤。该功效更多地依赖于抗肿瘤免疫，而不是直接的肿瘤抑制活性；抗生素通过扰乱肠道菌群，减弱薯蓣皂苷元的治疗效果和其引起的免疫反应；PD-1 抗体与薯蓣皂苷元联合用药，可通过增强 T 细胞反应促进肿瘤坏死和凋亡；薯蓣皂苷元可作为微生态制剂，诱导抗肿瘤免疫，提高免疫检查点抗体的功效，使其更适合恶性肿瘤的治疗（图 3-29-9）。

（四）植物源多酚类化学物质靶向抗结直肠癌作用

多酚类化合物又称黄酮类，由 40 多种化学成分组成，具有抗氧化、强化血管壁、促进肠胃消化、降低血脂肪、增加身体抵抗力、防止动脉硬化、抗血栓形成的作用，还能利尿、降血压、抑制细菌与癌细胞生长，以及帮助消化。多酚类化合物对人体健康的重要性越来越受科学界的关注。葡萄酒中含有许多有益健康的非酒精成分，包括白藜芦醇和多种类黄酮成分，这些抗氧化物都属于多酚类化合物，对冠心病有良好的防治作用。多吃蔬菜、水果有益健康，而蔬果的抗氧化作用主要来自其内部所含的多酚类物质；另一类富含多酚物质的饮料是茶，多喝茶也有预防肿瘤和冠心病的作用；含有多酚物质的豆类食品则有防治乳癌和骨质疏松的作用。多酚物质的种类有很多，目前科学界已经分离鉴定出 8000 多种多酚类物质，按结构大致可分为类黄酮、芪、酚酸和木酚素，其生物利用率、抗氧化性及对人体的影响也有差异。多酚化合物的共同特点是具有良好的抗氧化活性，能与维生素 C、维生素 E 和胡萝卜素等其他抗氧化物在体内一起发挥抗氧化功效，清除有害人体健康的自由基。饮食植物源化学物质可以

通过靶向结直肠癌的不同发生、发展阶段来发挥不同的作用，影响其关键信号通路，实现益生元对癌症调节的可能性。

在研究最多的益生元中，膳食多酚是至关重要的，包括坚果、葡萄酒、茶、水果和蔬菜中发现的酚酸，类黄酮和木质素。其中一种重要的多酚是鞣花酸，一种具有抗癌特性的抗氧化剂，并被结肠微生物群代谢成尿石素，存在于某些坚果和浆果中。尿石素被认为是易得的，同时下调选择性 COX-2 抑制剂（selective COX-2 inhibitor，COX-2）介导的炎症，这使我们能够安全地指出其抗癌作用可能涉及多种途径。纯多酚和富含多酚的食物已被证明通过支持肠道友好型微生物群及传统食物来提供健康益处，多酚在肝癌中调节免疫表现出优良的化学预防作用。据报道，茶酚对肠道微生物群体产生积极影响并抑制病原菌，故它们可能在维持良好胃肠健康方面发挥作用。因此，茶多酚可作为化学预防和治疗 HCC 的有效替代方法。此外，坚果也富含多酚，如在核桃、树莓和草莓中的鞣花单宁和杏仁、开心果、榛子中的原花色素。原花色素是缩合单宁，属于多酚，存在于葡萄、红酒、绿茶、巧克力和其他水果蔬菜中，可改变肠道微生物群落，并增加健康的微生物菌群。姜黄素中的几个酚醛剂在各种 HCC 细胞系中下调多种转录因子和细胞因子，从而对细胞形成阻滞，抑制增殖和转移。另一种多酚是白藜芦醇，天然存在于葡萄中，也可以通过抑制 HCC 中的转移性侵袭和细胞迁移来预防和减少 HCC 的进展。米糠中的多酚也显示出益生元效

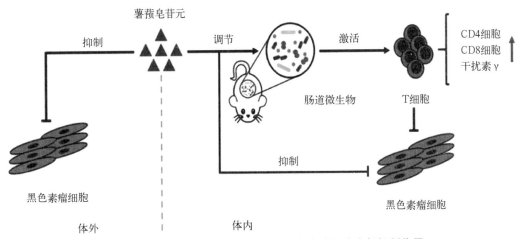

图 3-29-9 薯蓣皂苷元对 B16F10 黑色素瘤细胞发挥抑制作用

引自：Dong MX，Meng ZF，Kuerban K，et al，2018. Diosgenin promotes antitumor immunity and pd-1 antibody efficacy against melanoma by regulating intestinal microbiota. Cell Death Dis，9（10）：1039.

应。槲皮素是一种具有疾病预防特性的膳食类黄酮，通过下调肝细胞中活化的核因子 κB（nuclear factor κB，NF-κB）发挥作用。紫甘薯中的花青素类黄酮也具有一定的保肝作用，可预防肝损伤发展。

（五）植物多糖益生元抗肿瘤作用

多糖是生物体中广泛存在的物质，是一类由醛糖或酮糖通过糖苷键连接而成的天然高分子多聚物，它是生物体内重要的生物大分子，是维持生命活动正常运转的基本物质之一。植物多糖又称植物多聚糖，是植物细胞代谢产生的聚合度超过 10 的聚合糖。它们有利于支持像 Prevotella 和 Xylanibacter 这样的肠道友好型菌，增加 Bifdobacterium、梭菌簇 XIVa 和 Faecalibacterium prausnitzii 的种群丰度，并促使有害菌如厚壁菌和肠杆菌科的生存条件变得苛刻。衡量肠道健康和鉴定益生元的黄金标准之一是双歧杆菌和乳酸杆菌种群的急剧增加。一些传统的中国疗法包括使用牛樟芝和灵芝等作为能量增强剂；已知这种真菌的水菌丝体提取物用于高脂肪饮食小鼠时可降低 LPS 诱导的内毒素血症。如何提高化疗的疗效一直是重大的挑战，作为抗肿瘤药物及免疫药物的佐剂，来源丰富的植物多糖具有特别的意义。许多多糖缀合物和多糖类，如灵芝多糖、黄芪多糖、香菇多糖、灰树花多糖和云芝多糖，通过调节免疫系统的功能发挥抗肿瘤细胞的作用。一些从桑黄、茯苓、枸杞和白术中提取的多糖 - 肽复合物，可以延长肿瘤细胞的繁殖周期，并有助于细胞凋亡。

多糖免疫调节性质还包括刺激淋巴细胞和抗体产生的增强，以及促进两者的抗肿瘤效果。蘑菇多糖和灵芝破壁发芽孢子具有明显的抗肿瘤作用，特别是在预防癌细胞复苏或转移方面，同时也减轻了某些患者化疗和放疗的毒副作用。此外，从平菇子实体中分离的多糖也具有抗 Hela 肿瘤细胞的活性。这些多糖具有不同的化学组分，主要属于 β- 葡聚糖。葡聚糖的主链必须是由 β-（1/3）连接，具有额外的 β-（1/6）分支点。灵芝多糖的抗肿瘤活性主要在支链（1/3）-β-d- 葡聚糖部分。然而，抗肿瘤活性还取决于以下几个因素，如在水中的溶解度、分子的大小、支化率和存在形式。多糖的抗肿瘤活性和临床作用可以通过化学修饰来增强，如 Smith 降解（氧化 - 还原 - 水解）、羧甲基化。Cell Reports 上发表的一项最新研究报道了不同益生元（菊粉与黏蛋白）可诱导小鼠的抗肿瘤免疫应答，以抑制 BRAF 突变黑色素瘤的生长，且益生元的效应依赖于对肠道菌群的调节作用。在结直肠癌及 NRAS 突变黑色素瘤中，菊粉可起到抑制肿瘤生长的作用，而黏蛋白则无抑制效果。另外，菊粉与 MEK 抑制剂联用，可增强 MEK 抑制剂的疗效，并延缓耐药性的发生，从而实现肿瘤治疗中的强化。

（六）果聚糖益生元抗肿瘤作用

果聚糖（fructosan）是 β-D- 呋喃果糖的多聚体，是由果糖聚合而成的多糖总称。世界各国对果聚糖的研究可追溯到 1804 年，至今已有约 200 年的历史。早期的研究主要集中于果聚糖的生理学和生物化学特性，随着果聚糖代谢酶类的发现，研究的重点转向对果聚糖代谢过程和功能的认识。果聚糖具有多种重要生理功能，是最广泛使用的益生元。低聚果糖和菊粉通过刺激双歧杆菌的生长明显改变微生物群的体内组成。菊粉型果聚糖是降解的碳水化合物，当肝癌或乳腺肿瘤的小鼠口服后可以控制肿瘤尺寸。肠道微生物群通过改变其代谢组来影响 BaF3 细胞的进展。由于特异性靶向肝组织的肠道微生物群衍生的代谢物增加，用 ITF 喂养的大鼠门静脉中丙酸盐增加并发挥了保护作用。值得注意的是，肠道微生物群组成改变或食物摄入量下降通常会降低癌症中丁酸和丙酸含量。对 BaF3 细胞具有抗增殖作用的丙酸盐是 ITF 抗肿瘤作用最有效的介质。因此益生元的抗肿瘤原因可能在于促进肠道微生物产生丙酸盐。丁酸盐和其他短链脂肪酸通过抑制癌细胞增殖，诱导分化和细胞凋亡从而发挥其作用。与细胞增殖和死亡有关的胞内机制研究发现了 SCFA 受体的 2 种重要 G 蛋白偶联受体（g protein coupled receptor，GPR），即游离脂肪酸受体 2（free fatty acid receptor 2，FFA2）和游离脂肪酸受体 3（free fatty acid receptor 3，FFA3），也分别称为 GPR43 和 GPR41。对游离脂肪酸受体最有效的内源性激动剂是丙酸盐，FFA 受体 2 存在于不同类型的细胞中，如肠、脂肪细胞、内分泌细胞和免疫细胞等。乳果糖通过诱导氢产生，从而加速大鼠肝切除后的肝再生，这可能是由于抵消氧化应激和炎症反应引起的。口服乳果糖可以调节介入治疗后肝硬化和脾功能亢进的 HCC 患者中氧化系统和抗氧化系统之间的不平衡，减轻肝损伤，提高抗肿瘤免疫力。细胞免疫在肿瘤免疫中发挥重要作用。IFN-g 和 IL-4 分别是由 Th1 和 Th2 细胞产生的代表性细胞因子，给予患者乳果糖后自身的抗肿瘤免疫力明显增强。

（七）益生元的发酵产物抗肿瘤作用

由微生物群产生的益生元发酵产物中，研究最多的是短链脂肪酸（SCFA），主要由乙酸、丙酸和丁酸组成，许多其他代谢产物和气体是在微生物发酵益生元后产生的，可以作为通过结肠黏膜吸收的能量来源。其中，醋酸主要在肌肉、肾、心脏和大脑中代谢。丙酸在肝中经历代谢并产生新生血糖基质，其可以抑制胆固醇合成，并调节脂肪组织中的脂肪生成。相比之下，丁酸主要由结肠共生细菌代谢，且作为优先底物，通过不同机制调节细胞生长和分化。除能量来源外，SCFA还具有许多重要的生理功能，如维持管腔 pH，抑制病原体生长，影响肠道蠕动，以及通过刺激癌细胞凋亡缓解结肠癌。此外，SCFA 还可作为信号分子，通过 G 蛋白偶联受体（GPCR）减少促炎细胞因子的产生，增加大肠中调节性 T（Treg）细胞的数量。由于不同益生元在微生物发酵后产生 SCFA 和气体的差异，为了预防或治疗某些特定的疾病，必须根据其在结肠中的代谢情况选择不同的益生元。

三、益生元对肿瘤调节作用的展望

"益生元"对人类（和哺乳类动物）营养是必不可少的，可能比任何其他营养素或食物成分更多，因此应当充分考虑摄入量。每日少食益生元，不会引起其他不适，还可使组织特性更好。鉴于益生元的抗肿瘤特性，可以考虑益生元通过调节肠道菌群，成为预防慢性肝病发展为肝细胞癌（hepatocellular carcinoma，HCC）的新策略。然而，仍需要进一步研究来确认和澄清所涉及的可能机制，我们希望在不久的将来制订新的治疗策略以预防 HCC。益生元的健康益处超出了营养，并且越来越受到消费者的欢迎。总之，众多研究表明，益生元可能是更经济、更安全的抗肿瘤药物，伴随后续研究的不断开展，有关抗肿瘤益生元的开发将会成为今后的热点方向。

第四节　合生元与肿瘤调节

一、合生元的分类

合生元共有两类：互补型合生元和协同型合生元。互补型合生元是根据特定宿主选择的益生菌而单独选择的一种或多种益生元的组合。益生元可促进摄入的益生菌的生长和活性，而且每一种成分的剂量必须足以独立地提供健康效益。协同型合生元是指选择特定的宿主有益菌，并选择益生元组分以特异性地增强所选益生菌株的存活、生长和活性。

二、合生元与肿瘤调节作用

合生元可以通过激活机体免疫系统，特别是巨噬细胞、NK 细胞、B 淋巴细胞的活性，以及抑制细胞突变等方式，产生一些抑制肿瘤生长的代谢产物，如多糖、细菌素及乳酸等，抑制转化致癌物质的酶的产生，以及降低肠道内的 pH，刺激肠道蠕动，使肠道内的致病菌毒素和致癌物质排出体外，降低致癌的可能性。合生元的抗癌机制尚不明确，可能的机制如下。

（一）合生元促进对结肠中致癌物引起的 DNA 损伤的凋亡反应

各种内部和外部因素，如环境、饮食、遗传、免疫力和其他因素，都可能以协调或顺序的方式对细胞造成非致命 DNA 损伤，从而激活原癌基因和（或）抑制基因失活。凋亡调节基因和（或）DNA 修复基因的变化可引起细胞病理变化，从而促进癌症的发生和恶化。合生元可以减少结肠上皮细胞中诱导物诱导的 DNA 损伤或 DNA 加合物的形成。防止诱导剂诱导的肠细胞凋亡和肠屏障功能丧失。合生元还可以促进对由致癌物诱导的大鼠结肠直肠细胞 DNA 损伤的凋亡反应，并避免 DNA 损伤细胞的发生。合生元通过调节细胞信号级联反应可导致肿瘤坏死因子 -α 和 Caspase 依赖性凋亡。有研究发现，合生元可以影响直肠活检组织中 Ki-67 的表达（上皮细胞增殖的标志）和隐窝细胞的形成。此外，乳酸双歧杆菌和抗性淀粉的组合还可以通过减轻遗传毒性致癌物对结肠上皮细胞的急性凋亡反应来维持肠道上皮细胞的稳态。这表明乳杆菌和抗性淀粉及其合生元组合对肿瘤具有抑制作用。

（二）合生元增强益生菌的定植并刺激其生长和活性

益生菌是对机体有益的微生物，研究证明它们具有抗肿瘤作用。第一，益生菌可以与机体防御体系相互调节并帮助其更好发挥作用。益生菌的代谢产物可以减少化学诱变的机会，并降解粪便酶和亚硝胺等诱导致癌物的功能。第二，益生菌还可以吸收有害和有毒的物质，并通过多种方式处理这些有毒物质以降低其毒性。第三，益生菌可以帮助人体恢复肠道菌群的平衡，并消除肠道中的有害细菌。因为上述有害细菌可以分解致癌物，但也可以吸收无害物质，将其转变为致癌物。益生菌可以改善肠道环境，从而刺激人体免疫系统并抵抗癌细胞的扩散。补充益生菌可以预防和破解有毒物质对DNA的攻击，消除基因突变，并达到预防和治疗癌症的效果。合生元则可以有效地增强胃肠道中目的益生菌的存活和定植，并且可以选择性地刺激有益肠细菌的生长或增强其生物学活性，并增强宿主健康，由此产生了合生元逆转肿瘤微生态失衡的治疗策略（图3-29-10）。

由于存在选择性底物（益生元），益生菌在穿过胃和小肠成为主要菌群后，可以竞争并迅速生长并定植在大肠中。益生菌和益生元相互补充，共同为肠道建立良好的微生态环境，促进有

益细菌的生长和繁殖，抑制有害细菌的生长，提高免疫力，发挥益生菌的抗肿瘤功效。研究发现，富含橄榄油和冷冻干燥的水果和蔬菜的提取物与双歧杆菌混合的饮食可以明显降低小鼠的肠腺瘤发生率。合生元还可通过增加盲肠中双歧杆菌的含量，降低发生肿瘤的风险并降低肠道肿瘤的发生率。

（三）合生元可促进肠道短链脂肪酸的产生并发挥抗肿瘤活性

短链脂肪酸主要由膳食纤维、抗性淀粉、低聚糖等不易消化的糖类在结肠受乳酸菌、双歧杆菌等有益菌群酵解而产生。合生元中包含的许多难以消化的碳水化合物（低聚果糖、菊粉、乳果糖、低聚半乳糖等）作为短链脂肪酸的主要来源，可以弥补人体内的短链脂肪酸来源的不足。并且合生元制剂中的益生元能够促进益生菌的生长，在发挥其益生作用的同时，促进益生菌在胃肠道中的生长和在结肠的定植。两者合力可以增加肠道短链脂肪酸的产量，而短链脂肪酸是维持肠道健康，以及肠道形态和功能的关键代谢产物（图3-29-11）。

结肠内酵解产生短链脂肪酸，可以调节细胞凋亡，影响原癌基因表达，发挥促进正常细胞增殖、抑制肿瘤细胞生长的作用。常见的短链脂肪酸是乙酸、丙酸和丁酸。丁酸盐可以用作结肠细胞的能量来源并降低管腔的pH。在分子水平上，丁酸

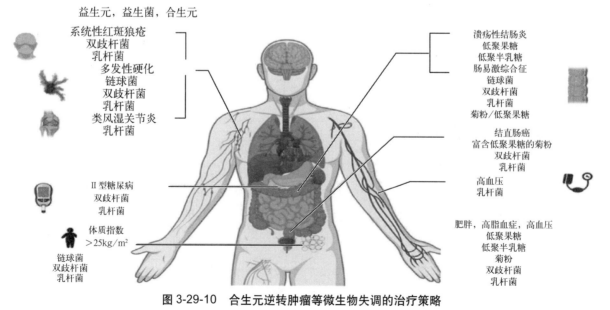

图 3-29-10　合生元逆转肿瘤等微生物失调的治疗策略

引自：Khor B，Snow M，Herrman E，et al，2021. Interconnections between the oral and gut microbiomes：Reversal of microbial dysbiosis and the balance between systemic health and disease. Microorganisms，9（3）：496.

充当组蛋白脱乙酰基酶抑制剂，促进组蛋白和非组蛋白的表观遗传超乙酰化（调节关键细胞周期调节剂的表达），改变 DNA 甲基化。丁酸还可诱导细胞分化，抑制增殖和增强细胞调亡，以消除DNA 损伤的细胞，否则这些细胞可能在体内和体外发展为恶性肿瘤。乳酸还可以改善肠道健康和肠道相关的免疫防御，并增加吸附表面积。丙酸酯和乙酸酯通过线粒体跨膜电位的丧失，减少氧化损伤，增加核染色质的浓度诱导大肠癌细胞系的凋亡。果聚糖与乳酸双歧杆菌和鼠李糖乳杆菌的合生元的组合可以通过增加短链脂肪酸的产生，减少肿瘤细胞的增殖活性，以及增加环氧合酶的表达来减少结直肠癌的发生和发展。短链脂肪酸还可以增加机体的 T 细胞分化能力，抑制肿瘤的发生。丁酸通过抑制固有层巨噬细胞促炎效应物和骨髓干细胞的树突状细胞分化，以促使免疫系统对肿瘤细胞反应增加。短链脂肪酸还可以通过调控 T 细胞中细胞因子的表达和调节性 T 细胞（Tregs）的产生，增加效应 T 细胞（Th1、Th2和 Th17 细胞）数量，从而对肿瘤细胞产生抑制作用。

（四）合生元免疫调节

合生元在免疫调节机制中也起着重要作用。合生元可以降低肠壁的通透性，有效防止病原体从肠道向肠系膜脂肪组织和血液的迁移，减少全身性炎症，调节宿主免疫反应。合生元对免疫系统的成熟和引发抗癌反应具有调节作用。树突状细胞、NK 细胞和 T 细胞是抵抗肿瘤细胞的关键因子。合生元通过与树突状细胞相互作用，继而引起 T 细胞和 NK 细胞反应。含有干酪乳杆菌或乳酸双歧杆菌的合生元制剂就可增强 NK 细胞活性，抑制肿瘤生长，而这一过程中，核因子 κB（nuclear factor-kappa B，NF-κB）信号通路被认为是免疫反应的重要中心。短链脂肪酸可以进入细胞，通过调节 NF-κB 信号通路，如肿瘤坏死因子 -α（tumor necrosis factor-α，TNF-α）、干扰素 -γ（interferon-γ，IFN-γ）来调节免疫稳态并抑制促炎因子的产生。其中，丁酸可抑制趋化因子的表达并抑制淋巴细胞免疫功能相关抗原。短链脂肪酸在维持肠屏障方面有重要作用。黏蛋白是维持肠上皮屏障功能的关键因素。短链脂肪酸（尤其是丁酸）可以调节黏蛋白 M 部分 UC2 的启动子并促进 MUC2 黏蛋白的合成。腺苷活化蛋白激酶（AMP-activated protein kinase，AMPK）与肠屏障功能密不可分，一些合生元可以刺激 AMPK 的激活，增加肠屏障功能的表达。合生元还调节上皮细胞屏障和屏障蛋白（Z0-1 和 Claudin-1）的基因表达，从而调节免疫稳态。此外，单一的益

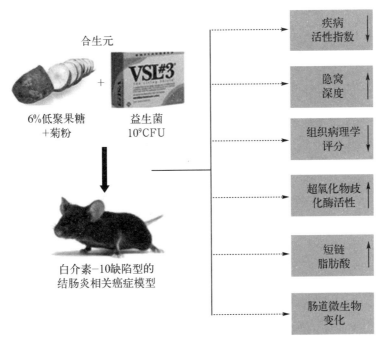

图 3-29-11　合生元促进肿瘤小鼠肠道短链脂肪酸的产生

引自：Bcdsc A，Lldc A，Tadom B，et al，2020. Use of the synbiotic vsl#3 and yacon-based concentrate attenuates intestinal damage and reduces the abundance of candidatus saccharimonas in a colitisassociated carcinogenesis model. Food Res Int，137：109721.

生元补充剂可以引起肠道的免疫调节。如果添加适当的益生菌补充剂作为合生元组分，则免疫调节作用将更为明显。研究发现，包含乳果糖、棉子糖和双歧杆菌的奶粉可以增加大肠淋巴结细胞中 CD4+ 细胞和 T 细胞的活力，调节肠道免疫力并抑制肿瘤发生。此外，富含低聚果糖的菊粉和鼠李糖乳杆菌的组合可通过免疫调节发挥抗肿瘤作用，并可增加外周血单核细胞（peripheral blood mononuclear cell，PBMC）和免疫因子的水平。此外，合生元和益生元补充剂组可以刺激 IL-10 的产生并减少 IFN-γ 的产生。在很大程度上，在用致癌物治疗的大鼠中补充合生元可以通过 IL-10 调节来调节机体的免疫功能，并减少结肠肿瘤的数量。

（五）维持肠道结构稳态，提高结肠和盲肠菌群的代谢酶活性

合生元可以通过维持肠道结构稳态，提高结肠和盲肠菌群的代谢酶活性，进而维持人类健康。微生物与宿主的物理屏障是它们共生的关键原则，中断微生物群和宿主之间的屏障被认为是包括癌症在内的疾病的主要驱动因素。肠道屏障包括肠上皮细胞、细胞紧密连接蛋白、免疫细胞、分泌性 IgA、杯状细胞、肠道黏液和抗菌肽。屏障破坏与肿瘤发生具有明显的关系，黏蛋白敲除的小鼠，它们不能产生肠黏液作为屏障，就会自发产生结直肠癌。同样，溃疡性结肠炎患者的屏障功能存在缺陷，导致患结直肠癌的风险增加。目前研究表明，合生元可上调上皮紧密连接形成和黏液分泌，增强肠道上皮的完整性，上调与紧密连接形成和黏液产生相关的基因，抑制肿瘤的发生。在肠道中，结肠上皮细胞的代谢主要以氧化磷酸化和脂肪酸氧化为主，导致上皮细胞耗氧量较高。低氧环境有助于维持专性厌氧细菌为主的微生物种群，专性厌氧细菌将膳食纤维转化为发酵产物，被宿主吸收。若结肠细胞代谢条件发生变化，肠上皮氧合作用增加，会导致结肠以兼性厌氧菌增殖为特征的菌群失调。因此，结肠细胞的代谢是肠道微生物组的控制开关，介导稳态和非生物组之间的转移。研究发现含有菊糖寡糖、鼠李糖乳杆菌 GG 和乳酸双歧杆菌 Bb12 的合生元可以通过维持结肠上皮细胞的代谢来降低结肠癌的风险。合生元还可以通过减少与遗传毒素的接触、增加双歧杆菌和乳酸杆菌的数量，以及减少产气荚膜梭菌的数量来预防结肠癌。这种干预还可以减少

结肠直肠癌细胞的增殖，抑制癌细胞诱导肠道细胞坏死的能力，并改善患者的肠道上皮屏障功能。外源性代谢酶是致癌性的指标，分为致癌物的活化和代谢的 I 相酶和 II 相酶。I 相酶包括细胞色素 b5、细胞色素 b5 还原酶、细胞色素 P450、细胞色素 P450 还原酶、细胞色素 P450 2E1，而 II 相酶包括谷胱甘肽 S- 转移酶、尿苷二磷酸 - 葡萄糖醛酸基转移酶和 DT- 黄递酶。单独使用益生菌或益生元可以部分调节 I 相和 II 相酶的活性。抗性淀粉可以诱导谷胱甘肽转移酶。如果抗性淀粉被代谢成短链脂肪酸，则其诱导谷胱甘肽转移酶的能力将明显提高。乳酸杆菌可以刺激结肠细胞中 NADPH 依赖性的血红蛋白还原酶活性（细胞色素 P450 还原酶）。补充合适的益生元后，乳杆菌的含量会明显增加，这对细胞色素 P450 还原酶有重要影响。益生菌与亚麻籽组合合生元可降低 β- 葡萄糖醛酸苷酶的活性，并增加 β- 半乳糖苷酶和 β- 葡萄糖苷酶的活性，并且肠道中的 β- 葡萄糖醛酸苷酶的活性降低，降低肠道中有毒氨的含量，从而降低患肿瘤的风险。阿拉伯糖低聚糖可以促进发酵的碳水化合物细菌的增殖，从而增加宿主粪便中氮的吸收和氨的排泄。低聚果糖和益生菌（乳酸杆菌和双歧杆菌）组成的合生元可下调了诱导型 NO 合酶和环氧合酶 2 的基因表达，从而抑制肿瘤的发生。

三、合生元对肿瘤调节作用的展望

合生元可能比单独的益生菌或益生元可更有效地预防和治疗肿瘤。人们越来越关注合生元的发展以替代合成药物以减少药物的使用和剂量。减少不良反应或副作用。在这种情况下，使用和开发合生元是预防和治疗肿瘤的有前途的策略。但是，是否可以在临床实践中使用合生元，还需要进一步验证。当前的研究问题为：①大多数研究都是在动物模型中进行的，应在确保安全性的前提下进一步探讨其在癌症患者中的应用；②关于在微生物群中使用合生元的问题，由于微生物的不可控性，如果将其用于临床，则需要验证其安全性，如感染的风险及其他潜在风险对免疫系统的影响；③抗生素的使用导致耐药性的发展，如果所用抗生素的选择性不高，则会非特异性地杀死益生菌，并引起相应的不良反应；④尽管有很多正面结果，但一些实验结果却是负面的；⑤微生物组成功的个体差异也是要

考虑的因素。近年来，通过合生元改善癌症治疗的实验研究取得了一定进展，今后有必要考虑在肿瘤治疗中应用合生元。但仍需要从合生元抗肿瘤机制的深入研究入手，探索每种化学疗法或免疫疗法药物与特定合生元联合应用的个体化调控策略。

第五节　后生元与肿瘤治疗

一、后生元的分类

目前发现许多种类的后生元，如短链脂肪酸、酶、多肽、内源或外源性聚糖、细胞表面蛋白、有机酸等，其益生功能包括但不限于抗菌、抗氧化、调节肠道屏障功能和免疫反应等。与益生菌体一样，现在对后生元的研究多集中于乳酸杆菌和双歧杆菌。总的来说，后生元具有益生菌无法比拟的优点，如明确的化学结构、安全的剂量参数和更长的保存期，可以以各种输送系统（功能性食品 / 药品）的形式提供给宿主。

二、后生元对肿瘤调节作用

（一）后生元通过维持肠道菌群稳定而抗肿瘤

肝硬化导致肿瘤患者肠道菌群紊乱，条件致病菌增加，这些细菌的移位是肝硬化患者发生并发症的关键。益生菌可以通过分泌一些抑菌性物质选择性地抑制致病菌的生长。目前研究最多的益生菌是乳杆菌和双歧杆菌，这些细菌大多能产生酸性物质，如乳酸、乙酸、丙酸和正丁酸等，它们可以降低肠道的 pH，抑制多种致病菌的生长和繁殖，对周围的益生菌却没有影响，协助肠道内建立以益生菌为主导地位的微生态环境。Kareem 等发现植物乳杆菌 RG11、RG14、RI11、UL4、TL1 和 RS5 株的酸性培养上清能有效抑制单核细胞增多性李斯特菌 L-MS、肠沙门菌 S-1000、大肠埃希菌 E-30 和万古霉素抗性肠球菌的生长，对于肿瘤患者有害菌的滋生具有良好的应用前景。此外，研究发现乳酸菌在代谢过程中能产生过氧化氢，催化化学反应产生氧化性中间产物，抑制病原菌的生长和繁殖。益生菌还能分泌另一类抑菌物质细菌素，如片球菌素、链球菌素等，具有广谱抑菌活性，能进入病原菌体内，破坏其遗传物质或重要的代谢途径，抑制细菌的生长和增殖。炎性肠病患者肠道内经常出现条件致病性肠杆菌的异常增殖，导致肠道菌群失调并引发严重的肠炎，Sassone-Corsi 等研究发现一种新的抑菌物质——由大肠埃希菌 Nissle1917 产生的 Microin，它能有效抑制条件致病性肠杆菌的异常生长，起到缓解肠炎的作用。Levy 等的研究发现，益生菌的代谢产物牛磺酸、组氨酸和精氨酸可以调节肠道免疫细胞的 NLRP6 炎症小体，促进 IL-18 分泌和下游的抗菌肽产生，继而抑制致病菌生长，调节肠道菌群微环境的平衡。此外，某些益生菌的后生元被证明可促进黏液素和免疫球蛋白 IgA 的产生，如鼠李糖乳杆菌 GG 株（*Lactobacillus rhamnosus GG*，LGG）的 p40，以及笔者所在实验室发现的一种 LGG 分泌蛋白。这些蛋白可能促进了肠道菌群的建立，因为在肠道菌群建立的过程中，黏液素起到很重要的作用，它不仅能为肠道共生菌提供黏附位点，还能被共生菌分解，为其提供营养来源。另外，肠道固有层可分泌免疫球蛋白 IgA，它是防止肠道致病菌入侵上皮屏障的重要因子。研究表明 IgA 可通过"免疫排斥"机制排除肠道中的致病菌，借此促进肠道微生物菌群的形成并维持其多样性。因此，具有促进黏液素和 IgA 表达特性的后生元，很可能也促进肠道菌群的形成和并保持其稳定性，从而为抗肿瘤提供可能。

（二）后生元保护肠道上皮屏障功能抗肿瘤

肠上皮细胞及覆盖其表面的黏液层组成了肠道上皮屏障，是肠黏膜阻止致病菌入侵的主要防线，对于肿瘤患者尤为重要。黏液层由杯状细胞分泌的黏液素形成，黏液是肠道蠕动的润滑剂，可促进肠道蠕动并裹挟致病菌排出体外。当致病菌突破黏液层入侵肠上皮细胞时，黏液素可向固有层的树突细胞传递识别的危险信号，激发黏膜免疫应答。肠道屏障中的潘氏细胞可分泌 β- 防御素，抑制致病菌生长和入侵。肠道屏障的通透性低，其重要原因是肠上皮细胞间形成的紧密连接。紧密连接是位于肠上皮细胞顶端侧面的多蛋白复合体，主要包括紧密连接蛋白 Zonula occludens、闭合蛋白 Claudins、闭锁蛋白 Occludins 和连接黏附分子等各类结构蛋白及连接分子，它们可维持肠道屏障的闭合性，有效阻断病原菌的入侵。许多研究证实了后生元具有增强肠道上皮屏障功能的作用，如大肠埃希菌 Nissle 1917，是一种常见的益生菌，可诱导 β-防御素的分泌，起保护肠上皮细胞的作用。鼠李糖乳杆菌 GG 株的分泌蛋白 p40 是研究较为深入的后生元，p40 被证明能抑制葡聚糖硫酸钠和噁唑酮诱导的肠上皮细胞损伤，该机制是通过结合并激活 EGF 受体，减少细胞因子表达及诱导肠上皮细胞凋亡；该结论同样在体内试验得到了证实。然而，有趣的是，LGG 活菌体并不具有这种预防或治疗作用。某些益生菌的代谢产物能有效抑制有害物质引起肠上皮细胞间紧密连接被破坏、肠道通透性增加和肠上皮细胞凋亡。Wang 等发现 LGG 的培养上清可降低酒精对 Caco-2 细胞的损伤，还可拮抗酒精下调小鼠肠道上皮细胞间紧密连接蛋白 claudin-1 表达的作用，同时抑制酒精对肝的损伤。Prisciandaro 等报道大肠埃希菌 Nissle 1917 和 LGG 的培养上清均能有效抑制 5-氟尿嘧啶激活肠上皮细胞的 Caspase 3 和 Caspase 7，阻止上皮细胞的异常凋亡，后生元对肠道上皮屏障保护功能对于肿瘤的调节具有重要作用。

（三）后生元通过免疫调节抗肿瘤

后生元的益生作用并不局限于肠上皮细胞，它还能调节树突状细胞、淋巴细胞等免疫细胞的免疫反应，实现对肿瘤免疫的调节。von Schillde 等发现乳酸菌（*Lactobacillus paracase*）分泌的一种丝氨酸蛋白酶 Lactocepin 可裂解和灭活淋巴细胞趋化因子 IP-10，减少小鼠肠炎模型中的炎症反应和淋巴细胞募集。后生元如 S 层蛋白和聚糖 A（polysaccharides，PSA）均可调节树突状细胞和 T 细胞的促炎和抑炎反应，保护肠上皮细胞免于致病菌定植和化学物质的损伤。Menard 等的研究发现，短双歧杆菌和嗜热链球菌分泌的代谢产物具有抗炎作用，体内研究证实，这两种细菌的混合培养上清可增强小鼠的肠道屏障功能，并调节 T 辅助细胞的功能。Fernandez 等的研究表明，唾液乳杆菌（*Lactobacillus salivarius*）来源的肽聚糖能保护小鼠免于 TNBS 引起的肠炎，具体机制为肽聚糖结合 NOD2 受体，增加炎症区域 IL-10 的表达，同时调节肠系膜淋巴结中树突状细胞（CD103[+]）和 T 细胞（CD4[+] Foxp3[+]）群体的免疫反应。Hoarau 等研究了短双歧杆菌 C50 分泌的胞外蛋白，发现它可以促进人树突状细胞的成熟和激活，该功效是通过 C50 与 TLR-2 结合，继而激活 MAPK、GSK3 和 PI3K 信号通路，诱导 IL-10、IL-12 的分泌，最终促进 LPS 刺激下人树突状细胞的成熟和激活。研究表明，鉴于后生元优良的免疫调节作用，后生元还被开发为抗癌佐剂，协同结直肠癌的免疫治疗，有效提高了常规结直肠癌的治疗效果，减少了结直肠癌患者的不良反应（图 3-29-12）。

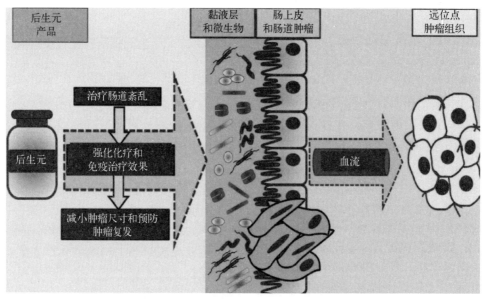

图 3-29-12　后生元作为抗癌佐剂协同结直肠癌的免疫治疗

引自：Rad AH，Aghebati-Maleki L，Kafil HS，et al，2020. Molecular mechanisms of postbiotics in colorectal cancer prevention and treatment. Crit Rev Food Sci Nutr，61（11）：1787-1803.

三、后生元对肿瘤调节作用的展望

后生元是一类具有类似益生菌益生功效的益生菌产物，在近几年受到越来越多的关注，具有维持肠道菌群、保护肠屏障功能、免疫调节等多种肿瘤调节作用。相比于活菌体，后生元最大的优点在于具有明确的化学结构、良好的吸收性和分布性。使用后生元能在发挥益生菌益生功效的同时，避免活菌体的诸多缺点，为肝硬化及其并发症的治疗指明了新的方向。然而，就目前而言，后生元指的是发挥益生菌功效的益生菌所有组分的统称，在概念上仍然难以界定和分类。在后生元获取与成分鉴定方面，还需要克服许多技术性的难题，以便系统、全面地得到所需后生元，并进行进一步研究。后生元的作用及机制多样，对分离鉴定出的后生元进行作用机制的探索，能帮助我们更好地了解肠道菌群与宿主之间的关系，为后生元临床肿瘤调节应用打好基础。就目前而言，对后生元的研究仍然处于起步阶段，还需克服许多理论和技术上的难题，需要对其活性、抗肿瘤作用机制等进行进一步的研究、分析和归纳。

（吕优优　张兰威）

参 考 文 献

高杰，何肖龙，曹虹，2018. 后生元（postbiotics）：调节肝硬化患者肠道菌群及疾病进程的新策略. 微生物学报，58（11）：64-75.

刘冬祺，陈润泽，王东霞，等，2018. 肠道菌群与肿瘤的相关性. 中国微生态学杂志，30(7)：128-131.

王志强，马丽娟，周海静，等，2017. 益生菌抗肿瘤作用及其机制的研究进展. 国际口腔医学杂志，44 (6)：636-641.

Bcdsc A, Lldc A, Tadom B, et al, 2020. Use of the synbiotic vsl#3 and yacon-based concentrate attenuates intestinal damage and reduces the abundance of candidatus saccharimonas in a colitis-associated carcinogenesis model. Food Res Int, 137: 109721.

Chattopadhyay I, Nandi D, Nag A, 2021. The pint- sized powerhouse: Illuminating the mighty role of the gut microbiome in improving the outcome of anti-cancer therapy. Semin Cancer Biol, 70: 98-111.

Chen ZY, Hsieh YM, Huang CC, et al, 2017. Inhibitory effects of probiotic lactobacillus on the growth of human colonic carcinoma cell line ht-29. Molecules, 22(1): 107.

Delgado GTC, da Slive Cunha Thmashiro WM, 2018. Role of prebiotics in regulation of microbiota and prevention of obesity. Food Res Int, 113: 183-188.

Dong MX, Meng ZF, Kuerban K, et al, 2018. Diosgenin promotes antitumor immunity and PD-1 antibody efficacy against melanoma by regulating intestinal microbiota. Cell Death Dis, 9(10): 1039.

Eslami M, Yousefi B, Kokhaei P, et al, 2019. Importance of probiotics in the prevention and treatment of colorectal cancer. J Cell Physiol, 234(10): 17127-17143.

Gurbatri CR, Lia I, Vincent R, et al, 2020. Engineered probiotics for local tumor delivery of checkpoint blockade nanobodies. Sci Transl Med, 12(530): eaax0876.

Kerry RG, Patra JK, Gouda S, et al, 2018. Benefaction of probiotics for human health: a review. J Food Drug Anal, 26(3): 927-939.

Khor B, Snow M, Herrman E, et al, 2021. Interconnections between the oral and gut microbiomes: reversal of microbial dysbiosis and the balance between systemic health and disease. Microorganisms, 9 (3): 496.

Laniewski P, Ilhan ZE, Herbst-Kralovetz MM, 2020. The microbiome and gynaecological cancer development, prevention and therapy. Nat Rev Urol, 17 (4): 232-250.

Le Noci V, Guglielmetti S, Arioli S, et al, 2018. Modulation of pulmonary microbiota by antibiotic or probiotic aerosol therapy: a strategy to promote immunosurveillance against lung metastases. Cell Rep, 24 (13): 3528-3538.

Li Y, Elmén L, Segota I, et al, 2020. Prebiotic-induced anti-tumor immunity attenuates tumor growth. Cell Rep, 30 (6): 1753-1766. e6.

Nouri Z, Karami F, Neyazi N, et al, 2016. Dual anti-metastatic and anti-proliferative activity assessment of two probiotics on hela and ht-29 cell lines. Cell J, 18(2): 127-134.

Quigley EMM, 2019. Prebiotics and probiotics in digestive health. Clin Gastroenterol Hepatol, 17 (2): 333-344.

Rad AH, Aghebati-Maleki L, Kafil HS, et al, 2020. Molecular mechanisms of postbiotics in colorectal cancer prevention and treatment. Crit Rev Food Sci Nutr, 61(11): 1787-1803.

Ran ZN, Liu JX, Wang F, et al, 2021. Pulmonary micro-ecological changes and potential microbial markers in lung cancer patients. Front Oncol, 10: 576855.

Sepich-Poore GD, Zitvogel L, Straussman R, et al, 2021. The microbiome and human cancer. Science, 371 (6536): eabc4552.

Si HF, Yang Q, Hu H, et al, 2021. Colorectal cancer occurrence and treatment based on changes in intestinal flora. Semin Cancer Biol, 70: 3-10.

Zheng DW, Li RQ, An JX, et al, 2020. Prebiotics-encapsulated probiotic spores regulate gut microbiota and suppress colon cancer. Adv Mater, 32(45):e2004529.

第30章 炎症与肿瘤调节治疗

炎症与肿瘤关系密切，其在肿瘤中扮演"双刃剑"的角色。例如，由 Coley 毒素诱发的急性炎症促进肉瘤的消退。而长期慢性的炎症刺激可诱导多种肿瘤。实际上，炎症贯穿肿瘤发生、发展和转移的各个阶段，由感染、物理、化学、代谢或自身免疫等触发的外源性炎症途径和由基因异常改变所触发的内源途径介导了多数多种肿瘤的发生。而在肿瘤发展和转移过程中，炎症通过影响肿瘤免疫逃逸、血管新生、代谢重编程、干性维持等方面决定患者预后。同时，活性氧（ROS）相关途径亦参与肿瘤的形成与发展。基于肿瘤的炎症理论，目前尝试使用和开发的多种抗炎治疗的药物，以非甾体抗炎药、类固醇类药物、抗炎营养调节剂等为代表的传统抗炎药物，以及靶向炎性细胞和炎症介质的新型生物制剂，都为肿瘤的治疗提供了新的方向和途径。

第一节 炎症与肿瘤的关系

炎症是具有血管系统的活体组织对损伤因子所产生的防御反应，具有修复组织损伤、清除致病原的作用，当这一生理功能完成后，炎症结束，组织稳态恢复。炎症按持续时间长短分为急性炎症和慢性炎症，急性炎症具有自限性，而慢性炎症具有迁延不愈的特点，能够引发一些细胞异常事件，促进细胞恶性转化和肿瘤形成，并参与癌症的发生、生长和转移的各个病理过程。

早在 19 世纪，就已经发现肿瘤和炎症存在某种关联：一方面，肿瘤常起源于慢性炎症部位，慢性炎症使个体更易罹患肿瘤，如慢性幽门螺杆菌感染增加胃癌和胃黏膜相关淋巴瘤的风险，炎性肠病增加结肠癌的风险。另一方面，肿瘤各阶段也可伴发炎症，如实体肿瘤中心供血不足、缺氧、坏死导致炎性介质释放等。故恶性肿瘤被称为"永不愈合的伤疤"，其发生、发展与长期慢性炎症密切相关。

随着人类进入工业社会，社会的、环境的、生活方式的众多因素导致机体更容易处于全身慢性炎症状态。除已知的感染、长期刺激和自身免疫性疾病等外源性炎症途径引发肿瘤外，由于体细胞基因改变而激活的内源性炎症途径也是引发肿瘤的重要机制。肿瘤患者在早期阶段和晚期恶病质状态均可表现出炎症相关的临床症状，肿瘤组织局部及外周血液循环中炎症相关标志物也与肿瘤的发生、发展及预后密切相关，如一项欧洲的病例对照研究发现，外周血白介素-10的水平越高，患者罹患甲状腺癌的概率越低；另外还有研究显示，传统或新型的抗炎生物制剂均表现出对肿瘤的预防和治疗作用；通过添加营养调节剂，改善肿瘤患者机体的抗炎和促炎状态平衡，也是目前肿瘤营养临床实践中重要的理论和方法。这些不同的抗炎治疗对于肿瘤治疗的意义进一步说明了肿瘤与炎症密切关联性。

一、炎症与肿瘤的发生

根据引起慢性炎症来源途径的差异，可分为炎症外源性途径和炎症内源性途径。按照病因的不同，外源途径慢性炎症可进一步分为病原体相关炎症和非病原体相关炎症，前者常包括细菌、病毒、寄生虫等病原体，后者包括免疫、代谢、物理、化学等因素。

（一）炎症外源性途径与肿瘤发生

外源性途径慢性炎症反应是由于感染、物理、化学、代谢或自身免疫相关因素长期刺激机体产生持续炎症状态。流行病学的数据显示，长期慢性炎症和罹患某些类型的肿瘤密切相关（表3-30-1）。其中，病原体相关慢性炎症是炎症外源性途径的主要组成部分。据 2012 年全球疾病负担报告数据显示，约 15.4% 的肿瘤与病原体感染相关，主要有幽门螺杆菌（5.5%）、人乳头瘤病毒（4.5%）、乙型和丙型肝炎病毒（4.2%）、EB 病毒（0.8%）、人免疫缺陷病毒伴随人疱疹病毒（0.3%）等。

表 3-30-1　常见与肿瘤形成有关的炎症刺激

肿瘤类型	炎症刺激
结直肠癌	炎性肠病（溃疡性结肠炎、克罗恩病）
胆管癌	肝吸虫、原发性硬化性胆管炎
胃癌	慢性胃炎（幽门螺杆菌感染）
肺癌	长期吸烟、慢性感染、石棉、硅
前列腺癌	大肠埃希菌感染
肝细胞肝癌	乙肝病毒、丙肝病毒感染
黑色素瘤	紫外线照射引起皮肤炎症
子宫内膜癌	子宫内膜炎
胆囊癌	胆囊结石相关的慢性胆囊炎
食管癌	Barrett 食管炎

1. 细菌感染　幽门螺杆菌感染是目前已知的与肿瘤发生关系最密切的病原微生物，与胃癌和淋巴瘤相关。流行病学数据显示，幽门螺杆菌感染导致胃癌的归因危险度高达 75%。而根治幽门螺杆菌不仅能够治疗慢性胃炎，还能降低胃癌风险，以及治疗淋巴瘤。我国一项针对幽门螺杆菌携带者人群前瞻、随机、安慰剂对照研究，对 1630 例携带者进行长达 7.5 年的随访，结果显示，对于没有癌前病变的幽门螺杆菌携带者，清除幽门螺杆菌能明显降低胃癌的发生风险。另外一项包括 6 例随机对照试验的分析研究也发现，根除无症状健康的亚洲人群中的幽门螺杆菌可能会降低胃癌的发病率。病理结果显示，幽门螺杆菌感染的胃黏膜上皮细胞先后经历慢性浅表性胃炎、萎缩性胃炎、肠上皮化生、不典型增生、胃腺癌阶段，最终导致恶性肿瘤发生。这一过程，伴随着持续的慢性胃炎，在胃癌发生前可长达数十年。其中，促炎细胞因子白介素 -1β（interleukin-1β，IL-1β）能够以髓样来源抑制细胞依赖的方式诱导慢性胃炎，与 TNF-α 介导的 β 链蛋白信号途径有关。幽门螺杆菌感染可驱动 T 细胞增殖，诱发淋巴瘤，而长达 10 年的随访研究显示，对于早期（低度限于胃黏膜）黏膜相关淋巴瘤来说，根除胃幽门螺杆菌治疗可使绝大多数肿瘤获得完全临床缓解。

2. 病毒感染　慢性乙型和丙型肝炎病毒感染是我国肝癌最主要的病因，肝炎病毒感染者发生肝癌的风险明显增高，抗病毒治疗能够降低肝纤维化和肝癌发生风险。病毒性肝炎发展到肝癌的过程中，病理上表现为肝细胞反复破坏与再生、纤维组织重塑、炎细胞和炎症因子浸润。同时，在慢性炎症反应过程中，大量淋巴细胞浸润，T 淋巴细胞、巨噬细胞、NK 细胞、NKT 细胞的数量和功能状态存在异常改变，这些改变的状态直接影响病毒清除、肝功能损害程度及肿瘤阶段的预后。此外，IL-6 等促炎细胞因子的表达均有不同程度的上调。持续的 HPV 感染及其相关的慢性炎症是导致宫颈癌的原因，HPV 的癌蛋白 E5、E6 和 E7 可激活 COX-PG 途径，上调环氧合酶（cyclooxygenase，COX）-2 和 E 型前列腺素（prostaglandin，PG），该途径的激活被认为是 HPV 诱导的炎症的主要原因。此外，有基于临床样本的研究提示 HPV 的感染与促炎细胞因子 IL-1、IL-6、IL-17、TGF-β、TNF-α 及 NF-κB 增加和乳腺癌的进展可能有关，这一有意思的现象值得我们进一步证实。

3. 寄生虫感染　与肿瘤关系最为密切的是长期慢性（常超过 10 年）肝吸虫感染，可引起肝胆管细胞癌。泰国是肝吸虫感染高发国家，在泰国不同地区肝吸虫的感染率与肝胆管细胞癌的发病率呈密切正相关。以泰国东北地区为例，该地区肝吸虫感染率世界最高，同时伴随着肝胆管细胞癌发病率最高。肝吸虫能够引起胆管上皮损伤，并诱发感染相关的免疫病理反应，表现为单个核细胞、M2 型巨噬细胞浸润和活性氧中间产物、IL-6 表达水平明显上调。肝吸虫的抗原能够诱导机体以 Toll 样受体识别，并以病原相关的分子模式发生反应，启动固有免疫应答，进一步产生获得性免疫应答和激活促炎细胞因子。以长期损伤修复及免疫激活为特征的炎症反应，可诱导肝胆管细胞癌的发生。

4. 自身免疫疾病　炎性肠病（inflammatory bowel disease，IBD）患者发生结直肠癌的终身患病风险为 18%，平均每年的发病率为 0.3%。通过比较 IBD 和非 IBD 人群癌症发病率的研究显示，无论是克罗恩病还是溃疡性结肠炎，结肠癌的发病率均增高，而直肠癌的发病风险仅在溃疡性肠炎患者中升高，小肠癌的发病风险仅在克罗恩病患者中升高。除了累及肠道，肝和胆管恶性肿瘤的发生率在这两种炎性肠病中均增高。此外，男性克罗恩病患者的淋巴瘤发病率也升高。这些远隔部位的肿瘤提示，炎症不仅在肠道局部，还能系统性的发挥促肿瘤效应。

5. 代谢异常 肥胖者存在不同程度的代谢异常，伴随着系统性低度炎症反应，大量的流行病学数据显示肥胖与多种不同类型肿瘤，如肝癌、胰腺癌、肠癌、乳腺癌等的发生和进展密切相关，据估计肥胖促进了高达 20% 的肿瘤相关死亡。在健康的体重状况（代谢稳态）下，脂肪组织微环境的血管形成良好，并富含抗炎细胞因子（如 IL-4、IL-10 和 IL-13），以及 M2 型巨噬细胞，固有淋巴细胞（innate lymphoid cells，ILC）亚群的 ILC2、Th2 细胞和能产生 IL-4 的嗜酸性粒细胞。而当体重增加或代谢性肥胖，脂肪细胞增生、肥大，由于血管供应的限制，脂肪细胞经历压力或死亡，在微环境中释放损伤相关的分子模式，从而触发先天免疫细胞（如树突状细胞、巨噬细胞和中性粒细胞）浸润和激活，最终引起一系列炎症因子表达和促炎免疫细胞表型改变。典型的例子是肥胖可引起非酒精性脂肪肝，进一步进展为肝癌，有 13% ~ 38.2% 的肝癌是非酒精性脂肪肝引起的。肥胖不仅增加了肝癌的发病风险，也与肝癌的预后不良密切相关。一项长达 12 年的纵向队列研究显示，肥胖者罹患肝癌的风险比为 1.39。BMI > 35kg/m^2 的男性肝癌患者与 BMI 正常者相比，死亡风险增加 4.5 倍。一项纳入 85 256 名女性的前瞻性队列研究发现，肥胖与女性结直肠癌的早发有关。有研究显示，绝经后雌激素受体阳性的患者乳腺癌发生率会随着肥胖而增加，可能的原因是女性绝经后占主导地位的雌酮具有促炎效应，而在人类乳腺脂肪细胞中，炎症细胞因子的表达随着肥胖、绝经的发生而升高。肥胖伴随着低度系统性炎症，脂肪细胞和多种免疫细胞能够分泌不同的促炎症因子，包括肿瘤坏死因子、IL-6、IL-1β、IL-8、IL-10、IL-18、IL-17，尤以肿瘤坏死因子、IL-6 在非酒精性脂肪肝进展到肝癌的作用最为明显，TNF-α 能够诱导 JNK 的活化，而 IL-6 能够活化 STAT3。

目前，肠道菌群与肿瘤的关系是研究热点，越来越多的证据提示肠道菌群与包括肠癌、肝细胞肝癌在内的多种肿瘤关系密切。在正常生理机制下，肠道细菌产生的酶代谢胆汁酸，该过程和

产物对于维持肠道菌群健康、脂质和碳水化合物代谢平衡、胰岛素敏感性，以及固有免疫非常重要。异常的胆汁酸代谢与 NF-κB 途径介导的 TNF、IL1-β 和 IL-6 等一系列促炎因子相关。除了炎症，有研究发现肠道微生物通过调节胆汁酸的代谢，影响肝窦内皮 CXCL16 的表达和肝内 NKT 免疫细胞的数目，最终决定抗肝癌免疫效果。

6. 物理和化学刺激 长期的物理和化学刺激也能促使肿瘤的发生。一项针对因脊髓损伤留置导尿管超过 8 年的患者的组织病理学分析显示，纳入的 37 例患者均存在活动性炎症，其中有 20 例出现鳞状上皮化生，3 例出现上皮不典型增生，1 例患癌。据统计，在这种情况下，膀胱癌发生风险增加了 16 ~ 28 倍。反流性食管炎是胃酸及其他胃内容物反流，长期化学物质刺激食管黏膜所致，其中 Barrett 食管与食管癌的发生密切相关。关于其机制，慢性组织损伤可能触发上皮细胞表观遗传开关，虽然这在组织修复中发挥重要作用，但也可导致炎性重编程，从而促进非增殖性的终末分化上皮细胞向原始细胞类型的转化，重编程产生了去分化细胞，这些细胞对 IL-6 和 TNF-α 等促肿瘤细胞因子反应更强。

（二）炎症内源性途径与肿瘤发生

内源途径是由于癌基因突变或过表达而引发促炎反应启动。而炎性微环境能诱导基因损伤和不稳定性，增加细胞突变的概率，促使某些炎症通路的活化和炎症相关分子表达上调，进一步增强促炎反应。某些炎症通路的异常，如 cGAS-STING 通路，在小鼠模型中发现它通过激活吲哚胺 2，3 双加氧酶促进肿瘤的进展，不仅如此，cGAS 下游的 cGAMP 蛋白在细胞间的移动也与肿瘤的转移相关。

活化的炎症细胞可产生活性氧（ROS）和活性氮（reactive nitrogen species，RNS）物质，进而诱导 DNA 损伤、灭活 DNA 修复酶，导致基因突变，引起抑癌基因失活、癌基因过表达，促进肿瘤的发生。另外，炎症细胞可分泌 TNF-α 等细胞因子，使 ROS 在邻近的上皮细胞积累。炎症诱发的突变还会抑制基因的错配修复，ROS 也会使错配修复的酶氧化失活，进而使错配修复系统失活，导致肿瘤的发生。

蛋白酪氨酸激酶 RET 所在的染色体重排（也被称为 RET/PTC 的重排）被认为是乳头状甲状腺癌（papillary thyroid carcinoma，PTC）的驱动

基因，研究显示该基因产物可促进多种炎性细胞因子，如趋化因子（CCL2、CCL20）、趋化因子受体（CXCR4～CXCL12）、黏附分子（L 选择素）、蛋白酶体（MMP7、MMP9、MMP10）、白介素 -6（IL-6）等表达上调，引起局部炎性微环境形成，细胞免疫失衡，介导炎症相关肿瘤发生。

RAS 家族成员是肿瘤患者中常见的突变原癌基因，突变后导致 RAS-RAF 信号通路激活，诱导促肿瘤的炎性细胞因子和趋化因子产生。癌基因 *MYC* 所编码的转录因子在多种肿瘤中过表达，诱导产生的趋化因子能够招募肥大细胞，这些肥大细胞进一步维持肿瘤新生血管形成和肿瘤生长。基于肿瘤转录组学数据的生物信息学分析显示，在 *P53* 基因突变的肿瘤患者中可观察到数十种与炎症反应有关的基因表达水平上调，且与不良预后相关。乳腺癌小鼠模型研究证实，*P53* 缺失会诱导 WNT 配体分泌，从而刺激肿瘤相关的巨噬细胞产生 IL-1β，驱动全身性炎症，最终促进肿瘤转移。然而在另一项研究中却发现，小鼠乳腺癌原发肿瘤引发的 IL-1β 高水平状态可抑制肿瘤远处转移，在淋巴结阳性乳腺癌患者中，高水平的 IL-1β 与更好的总体生存率和无远处转移生存率具有明显相关性。此外，抑癌基因也能调节炎性介质的产生。如低氧诱导因子 1α（hypoxia-inducible factor-1α，HIF-1α）能促进炎症趋化因子 CXCR4 表达，而抑癌基因 *VHL* 生理状态下能促进 HIF-1α 降解，当 *VHL* 发生突变时 CXCR4 表达增加，增强体内炎症水平。

肿瘤的发生是多因素、多步骤、多机制共同导致的结果，常有外源性和内源性炎症途径共同参与，如 cGAS-STING 通路的失活导致机体对病毒感染的易感性增加。在外源性途径和（或）内源性途径介导下，转录因子 NF-κB、STAT3、HIF-1α 被激活，各种不同的细胞因子、趋化因子、前列腺素等炎性介质大量产生，巨噬细胞、肥大细胞、中性粒细胞、髓系来源抑制细胞（myeloid-derived suppressor cell，MDSC）等各种炎性细胞被招募，进一步加重促炎反应，最后通过影响细胞的增殖、存活，促进血管新生，抑制抗肿瘤免疫反应，促进肿瘤细胞浸润及转移，最终介导肿瘤的发生、发展。

二、炎症与肿瘤的发展

肿瘤炎性微环境指在肿瘤发生、发展中所处的炎性内环境，主要由大量炎症细胞、炎性因子、细胞外基质成分及血管、淋巴系统组成。在肿瘤炎性微环境中，多种细胞成分、细胞因子等彼此间相互影响，共同促进肿瘤免疫逃逸、肿瘤细胞生长、干性维持和恶性肿瘤转移。同时，微环境间各成分相互影响，促进肿瘤的血管生成和代谢重编程。肿瘤在发展过程中所表现的一系列临床症状与荷瘤宿主的炎症状态密切相关，通过检测肿瘤微环境及外周循环血中炎症标志物的水平，能够为肿瘤的预后提供临床判断的依据。

（一）炎症诱导肿瘤免疫逃逸

炎性微环境形成之后，众多免疫细胞，如 T 细胞、MDSC、巨噬细胞、肥大细胞等趋化募集，同非免疫细胞如成纤维细胞等，共同构成肿瘤微环境的主要基质细胞；肿瘤微环境中的细胞外基质分子、多种酶如金属基质蛋白酶（matrix metalloproteinase，MMP）、多种细胞因子和趋化因子、其他蛋白因子如热激蛋白和高迁移率族蛋白 B_1（high mobility group box 1 protein，HMGB1），以及脂类介质等大量聚集，这些因素共同参与肿瘤与免疫系统的相互作用，包括细胞因子的负性免疫调节作用、抑制性免疫调节细胞 Treg、抑制性配体受体反应等，抑制机体的抗肿瘤免疫反应。

例如，长期肝炎症诱导 TGF-β、IL-10、IL-13 和 IL-4 的改变，促进肝细胞的恶性转化。由 MDSC、B 细胞和 Treg 细胞产生的 IL-10 下调 NK 细胞、CTL 细胞、Th1 细胞和 DC 细胞的抗肿瘤作用。TGF-β 水平升高能够通过直接促进 Treg 细胞的扩增，抑制效应 T 细胞、DC 细胞和 NK 细胞的产生和功能，以及调节巨噬细胞的表型，产生抑制性的免疫微环境。由 Th2 细胞产生的 IL-13 和 IL-4 进一步抑制 Th1 细胞，MDSC 通过 NKp30 和 PD-1 抑制 NK 细胞和 CTL 细胞活性。这些活动的协同作用，导致免疫敏感性降低和耐受性增加。

（二）炎症诱导肿瘤血管生成

血管生成为肿瘤细胞提供养分和氧，对肿瘤生长、浸润和转移均具有重要意义。当肿瘤直径长至 1～2mm 时，肿瘤组织会诱导血管生成以满足自身营养需求。越来越多的证据表明，肿瘤血管形成主要与血管生成促进因子和抑制因子间的平衡有关，这有赖于炎症微环境的调节。肿瘤细胞分泌的常见血管生成因子包括 VEGF、表皮生长因子（epidermal growth factor，EGF）、成纤维细胞生长因子（fibroblast growth factor，FGF），如 aFGF、bFGF，以及 TGF-α、TGF-β 及前列腺素 E_1/E_2 等。

肿瘤微环境中的一些免疫细胞可以间接促进肿瘤血管新生，如肿瘤相关巨噬细胞（tumor-associated macrophage，TAM）在肿瘤缺氧处聚集并被激活，可以产生 TGF-β、TNF-α、IL-1α 和花生四烯酸代谢产物，并进一步诱导分泌 IL-8、VEGF-A 来诱导肿瘤的血管形成，成为肿瘤微环境中的细胞因子、生长因子和蛋白酶的主要来源。炎性微环境中非免疫细胞对肿瘤血管的生成也有促进作用，如肿瘤微环境中的成纤维细胞又称肿瘤相关成纤维细胞（tumor-associated fibroblast，TAF），具有肌成纤维细胞样特征，高表达间质细胞衍生因子 -1（stromal cell-derived factor-1，SDF-1）/ 趋化因子 CXCL-12。TAF 产生的 SDF-1 不仅可以直接通过肿瘤细胞上的趋化因子受体 CXCR-4 促进肿瘤生长，还可以将大量内皮祖细胞募集到肿瘤中，从而促进血管形成。

TNF-α 表达水平的高低与血管的生成密切相关，高水平的 TNF-α 抑制新生血管形成，其抗血管形成作用与 αVβ3 和血管紧张素信号途径下调有关。低水平的 TNF-α 能够促进肿瘤生长，并诱导炎性细胞因子释放，引起干细胞分化为内皮细胞，促进新生血管形成。

缺氧状态下磷酸化的 STAT3 和 HIF 可协同上调 VEGF 的转录，IL-6 在血管生成过程中也发挥重要作用。研究表明 IL-6 在肠癌和胃癌中呈高水平表达，并与 VEGF 相关，此外，IL-6 能诱导胃癌细胞株 VEGF 的表达并且呈剂量依赖性。在宫颈癌中，IL-6 能通过激活 STAT3 途径促进新生血管形成。IL-6 的分泌和 STAT3 的磷酸化可上调参与新生血管形成的介质，如 VEGF、低氧诱导因子 -1α（hypoxia-inducible factor，HIF-1α）、VEGFR2 共受体和 neuropilin1（NRP1）。在卵巢癌移植瘤模型中，通过使用高亲和力抗 IL-6 抗体 Siltuximab，使肿瘤新生血管形成、TAM 浸润和细胞因子产生减少。体外研究发现，通过抑制 STAT3 表达可以抑制血管内皮生长因子表达，从而抑制肿瘤生长和血管生成。

TGF-β 在血管生成中也发挥重要作用。TGF-β 可以通过诱导肿瘤细胞产生促血管生成素 -4，影响血管内皮细胞与细胞之间的作用，从而降低肺毛细血管的完整性，促进肿瘤细胞 - 内皮细胞转运。研究表明，在前列腺癌中，高水平的 TGF-β 与新生血管形成有关。除此之外，在进展期胃癌中，TGF-β 水平与 VEGF 的表达有关，并且与患者预后相关。另有研究表明 TGF-β₁ 基因敲除小鼠血管生成缺陷，与上述结果相符。

除上述因子外，在多种肿瘤模型中抗炎因子 IL-10 扮演了抗新生血管生成的角色。有研究表明，在卵巢癌中产生 VEGF 的肿瘤细胞表达的 IL-10 能够抑制血管生成、肿瘤生长和腹腔种植。

（三）炎症与肿瘤代谢重编程

2019 年诺贝尔生理学或医学奖授予了发现细胞对缺氧的感知和反应分子机制的科学家。实体肿瘤组织中由于新生血管与营养需要的不均衡性，使肿瘤细胞常处于低氧、营养缺乏的应激环境之中。低氧反应的一个关键介质是转录因子 HIF-1α，HIF-1α 在低氧条件下稳定表达并转运到细胞核与低氧调节基因结合。这些基因促进细胞代谢适应，特别是无氧糖酵解，并编码血管内皮生长因子和红细胞生成素等，炎症、肿瘤、贫血等多种疾病都存在缺氧状态。即使处于有氧环境下，肿瘤细胞依然优先选择糖酵解途径获取 ATP 等能量。HIF-1α 和糖酵解途径代谢产物通常被认为通过诱导 IL-1β 等途径促进炎症。研究表明，肿瘤细胞代谢主要表现为糖酵解增强、葡萄糖摄取和消耗增加、乳酸产生增加等。肿瘤细胞代谢重编程引起细胞内代谢异常，是为满足其快速增殖需求而主动发生的过程，同时改变了营养物质在代谢网络中的流向和流量。通过糖酵解途径，肿瘤细胞产生大量的乳酸、CO_2 等代谢产物，这些产物抑制效应 T 细胞等免疫细胞成熟与活化，以及抗肿瘤效应。进一步研究发现，肿瘤微环境中肿瘤细胞与 T 细胞竞争葡萄糖的代谢能够抑制 T 细胞 mTOR 信号通路的活化，减少 IFN-γ 等细胞因子的分泌，导致 T 细胞活性抑制，该抑制状态能被细胞程序化死亡配体 1（programmed death-ligand 1，PD-L1）抑制剂有效缓解，但具体机制有待进一步深入研究。同时慢性炎症也能通过诱导肿瘤发生代谢重编程，进而促进肿瘤的发生、发展。

为了适应低氧、营养缺乏的肿瘤微环境，肿瘤细胞可启动未折叠蛋白反应（unfolded protein response，UPR）、细胞自噬及代谢转变以满足营养需要。UPR 反应能抑制、降解内质网应激反应产生的错误蛋白，缓解内质网应激反应，并生成 X 盒结合蛋白 -1（X box-binding protein-1，XBP-1），促进 UPR 的保护性分子重链结合蛋白高表达，使得 UPR 以正反馈方式持续发生。另外，HIF-1α/AMPK 信号通路活化、*PTEN* 基因所致 Akt/PKB 信号通路抑制均能诱导细胞自噬，产生的氨基酸等营养分子能促进肿瘤细胞生长。细胞本身自噬相关蛋白活性转录因子 4（activating transcriptional factor 4，ATF 4）亦能参与糖代谢途径，促进肿瘤细胞的生长。

肿瘤微环境中的脂肪细胞能导致趋化因子 CCL2、IL-6、TNF 等分泌失调，并分泌脂联素、瘦素等因子，进而激活 PI3K/Akt、MAPK、STAT3、mTOR 等信号通路，加速肿瘤的发展及恶化。同时，炎性微环境中高浓度的花生四烯酸、前列腺素、白三烯、环氧二十碳烯酸（EET）、羟化环氧二十碳三烯酸（HETE）等脂质分子或不饱和脂肪酸能够促进肿瘤血管生成，HET 可通过激活 PI3K/Akt 和 MEK/ERK Ⅰ/Ⅱ 信号通路，促进内皮祖细胞的招募。

在急性炎症和慢性炎症的模型中发现，炎症信号可以诱导代谢重编程。但是，在急性炎症与慢性炎症模型中略有差异。在急性炎症的早期阶段，糖酵解过程中开始几步的代谢酶变化较后几步明显，而在慢性炎症中则是更多的代谢关键酶持续高表达，提示长期的炎症信号的持续刺激有可能导致代谢重编程。而对于其机制的探究有待进一步挖掘。基于炎症诱发的代谢特征性改变的探究，有望成为炎症相关性肿瘤早期诊断的标志物和潜在的治疗靶点。

炎症微环境及肿瘤细胞代谢异常通过多种调节因子，共同促进肿瘤细胞恶性转化，并导致患者出现恶病质，在肿瘤营养治疗的基础上提出肿瘤代谢调节疗法（cancer metabolism regulation therapy，CMRT），通过各种手段干预肿瘤细胞代谢或剥夺肿瘤细胞营养，已取得明显的抗肿瘤治疗疗效。此外，肿瘤代谢重编程能够影响多种免疫细胞的分化和功能。例如，黑色素瘤细胞中糖酵解代谢的增加与对过继性 T 细胞疗法和免疫检查点的抗性相关；谷氨酰胺代谢，可以促进免疫反应，并使肿瘤获得对免疫检查点抑制剂的敏感性；通过免疫检查点的阻断可以抑制肿瘤细胞的糖酵解，恢复肿瘤微环境中的葡萄糖，并允许 T 细胞糖酵解和细胞因子的产生。这就为通过调节肿瘤微环境的代谢，从而达到抗肿瘤的作用提供了思路。

（四）炎症促进肿瘤细胞干性维持

肿瘤干细胞（cancer stem cell，CSC）是肿瘤发生、发展与耐药性的关键因素，其所表达的分子标记尚不明确。炎症可以促进 CSC 的产生，损伤、感染或功能性紊乱（如在恶性转化过程中）可导致炎症反应被激活，可以驱动干细胞池的扩增和增殖，该过程正常情况下是以正常化上皮及恢复其屏障功能为主要目的，但如果干细胞已经具有致癌突变，甚至是肿瘤干细胞，则干细胞库的扩增会导致转移能力和治疗耐药性增强。此外，CSC 特异性的维持也需要特殊环境的维持。

在肿瘤微环境中，炎症刺激（Toll 样受体激动剂、TNF-α、IL-1、NF-κB 等）通过激活多个促炎基因的转录，链接癌症相关炎症与致癌过程，包括肿瘤细胞的干性维持。同时，外源性和内在因子激活 Toll 样受体信号转导可进一步驱动癌细胞中炎症和干性之间的积极的相互作用。另有研究表明，肠道慢性炎症可增加高达 5 倍的结肠癌风险，发现名为 miR-34a 的 microRNA 分子与癌症干细胞不对称分裂的能力相关，能够帮助癌症干细胞维持，同时产生不同类型的癌细胞，可能与结肠癌的发展存在内在联系。此外，许多人类癌症是由干细胞特性的细胞亚群驱动。这些 CSC 与肿瘤微环境中的细胞相互作用并受其调节。这些相互作用涉及炎性细胞因子，如 IL-1、IL-6 和 IL-8，其反过来激活肿瘤和基质细胞中的 Stat3 / NF-κB 途径。这些途径的激活刺激进一步的细胞因子产生，产生正反馈回路，进而驱动 CSC 自我更新。也可能有助于肿瘤转移和治疗抵抗。最近也有研究发现，癌症相关成纤维细胞（carcinoma-associated fibroblast，CAF）是 CSC 干性维持环境的重要成员，CD10$^+$GPR77$^+$ 成纤维细胞亚群通过 IL-6 与 IL-8 维持肿瘤干细胞干性，导致肿瘤化疗耐药。IL-6 和 IL-8 的分泌由持续激活的 NF-κB 信号调控，而肿瘤微环境中的 C5a 作用于其受体 GPR77 介导了 NF-κB 信号的持续激活。因此，微环境中补体分子对炎症转录因子转录后修饰的调控作用在促进肿瘤细胞干性维持中也发挥重要作用。

（五）炎症促进肿瘤转移

肿瘤的转移主要分为以下 3 个步骤：①肿瘤细胞的上皮间质转化（epithelial-mesenchymal

transition，EMT）：主要特征为上皮细胞表型的缺失和间质细胞表型的获得。其重要的标志就是钙黏蛋白（E-cadherin）表达缺失，多个转录因子对钙黏蛋白的转录抑制，如锌指蛋白 Snail、Slug、Twist、ZEB1、ZEB2 和 E12/E47。肿瘤微环境的炎性因子能够活化调控 EMT 的关键转录因子，从而启动 EMT，使上皮细胞相互紧密连接的形态发生改变，并伴有上皮细胞的标志性分子钙黏蛋白、紧密连接蛋白 -1（zona occludens-1，ZO-1）等表达降低或丧失，而神经钙黏蛋白（neural cadherin，N-cadherin）、波形蛋白、纤维连接蛋白等表达则明显增强。②肿瘤细胞进入血液或淋巴循环系统：炎性微环境中的炎性因子及组胺能增强血管壁及淋巴管壁的通透性，使肿瘤细胞亚群跨膜进入血管或淋巴管，随血流到达靶组织，黏附于血管内壁，在血管内壁增殖生长并形成血管内肿瘤。肿瘤细胞也可跨越内皮性血管进入结缔组织的细胞外基质。③肿瘤细胞进入靶组织的转移位点，肿瘤细胞表面的整合蛋白介导肿瘤细胞与管壁接触、种植，并进入新的增殖阶段。

促炎性细胞因子也可诱导 EMT 的发生。TGF-β 是促进 EMT 形成过程中的重要炎症介质，而 EMT 的形成有助于肿瘤的转移和化疗耐药。SMAD2、SMAD3 和 SMAD4 通过 TGF-β 信号通路促进 EMT 过程。研究表明 *SMAD3* 基因敲除的小鼠 EMT 过程受到明显抑制；另有体外研究证实，缺乏 SMAD2、SMAD3 和 SMAD4，EMT 过程也受到明显抑制。在 48% 的人类结肠炎相关肠癌标本中观察到 SMAD4 蛋白丢失，小鼠模型提示 SMAD4 缺失会增加未转化的结肠上皮细胞中炎症介质的表达。TNF-α/IL-6/TGF-β 信号途径有协同促进 EMT 过程的作用，可通过促进 NF-κB 活化，调节 EMT 相关转录因子 Snail1、Snail2、Twist、ZEB1、ZEB2 的表达，进而作用于 EMT 过程。此外，在头颈部肿瘤中，IL-6 能通过 JAK/STAT3/Snail 信号途径上调波形蛋白的表达，同时下调钙黏蛋白的表达，诱导 EMT 的发生，增强肿瘤细胞的侵袭性。ROS 的产生也可促进 EMT 过程，有研究表明将肾上皮细胞暴露于 ROS 中能够诱导 TGF-β 的表达，通过激活 SMAD 信号途径促进 EMT 过程的发生，而应用抗氧化剂后能够抑制此过程。TAM 还能分泌基质金属蛋白酶（matrix metallopeptidase，MMP），其可通过降解胞外基质成分促进肿瘤细胞转移。TNF-α 也可诱导上皮细胞向间充质细胞转变，促进肿瘤的转移。

除此以外，研究证实 NF-κB 水平增高可诱导原癌基因 *Bcl-2* 的表达，从而促进上皮细胞向间质细胞转变，另外 NF-κB 能激活端粒酶反转录酶，增加端粒末端转移酶的活性，在致癌过程中发挥作用。iNOS 是肿瘤转移过程中的一个重要酶，此酶也受 NF-κB 的调控。研究表明 NF-κB 的激活过程中伴有许多因子的活化，如 MMP、血管内皮生长因子（vascular endothelial growth factor，VEGF）、细胞间黏附分子和内皮细胞选择素，这些因子均参与肿瘤的浸润与转移。

（六）炎症促进肿瘤增殖

炎性细胞因子主要包括 IL-6、TNF-α，以及激活转录因子（如 NF-κB、STAT3、AP-1）、转化生长因子（TGF）-β 等，它们不仅可以引起血管增生，趋化炎症细胞迁移至病灶部位，放大炎症效应，还可以活化与细胞增殖及存活相关基因，刺激肿瘤细胞生长。例如，肿瘤细胞分泌促炎因子激活 M2 型 TAM，该型细胞表达的精氨酸酶 -1（arginase-1，Arg-1）、环氧化酶 -2（cyclooxygenase-2，COX-2）及诱导性一氧化氮合酶（inducible nitric oxide synthase，iNOS）明显升高，促进肿瘤细胞增殖和分化。肠道菌群紊乱时，细菌可通过 Toll 样受体（Toll-like receptor，TLR）与 MyD88 通路使肠道上皮细胞表达白介素 -17C（interleukin17C，IL-17C）水平上调，进而促进抗凋亡分子 Bcl-2 和 Bcl-xL 高表达，抑制肠道上皮细胞凋亡。

STAT3 是一种重要的核转录蛋白，是转录信号转导子与激活子家族 STATS 的重要成员，能介导多种细胞因子和生长因子的信号向细胞核转导，影响靶基因的转录。持续活化的 STAT3 可导致细胞异常增殖和恶性转化，在肿瘤的发生中发挥重要作用。研究表明，在多种肿瘤细胞中过度激活 STAT3 不仅能促进抗凋亡基因的表达，如促进细胞增殖的 *c-myc* 基因的表达，还可抑制抑癌基因 *p53* 的表达。

（七）小结与展望

炎症与肿瘤的发生、发展和转移密切相关，是导致肿瘤发生和进展的确切因素之一。肿瘤的发生不仅取决于遗传改变，也受基质、血管、浸润炎症细胞等局部炎性微环境的调控。持续性的炎性微环境也能通过触发基因突变，从而导致肿瘤发生。

炎性微环境中炎症细胞持续产生的 ROS 和 NO 可导致 DNA 损伤和基因突变的积累，进而通过复杂的调控网络及炎性因子作用，影响细胞的凋亡、增殖、免疫逃逸、转移及血管新生，存在于肿瘤发生、发展、转移的各个阶段。近年来，随着肿瘤微环境研究的深入，炎症微环境在肿瘤发生、转移、治疗中的作用机制被逐步揭示，并为肿瘤治疗提供了新的治疗靶点。

但并非所有的慢性炎症均会导致肿瘤发生，炎症导致肿瘤发生的机制、炎症对于肿瘤的双面性调节等问题仍需进一步研究阐明。随着科学技术的发展，对肿瘤微环境中的免疫与慢性炎症反应、血管新生及营养与代谢特点等的研究将为肿瘤治疗提供新策略。

第二节　抗炎治疗与抗肿瘤

慢性炎症在肿瘤发生、发展过程中都发挥重要作用，同时肿瘤通过机械损害、分泌促炎因子等维持炎性肿瘤微环境。因此通过调节炎症反应，能实现预防或治疗肿瘤的目的。目前的抗炎治疗主要有以非甾体抗炎药、类固醇类药物为代表的传统抗炎药物，以各种炎症因子单克隆抗体、靶向肿瘤相关巨噬细胞的药物为代表的新型抗炎生物制剂，以及以抗炎营养调节剂等几大类。

一、非甾体抗炎药

非甾体抗炎药（nonsteroidal anti-inflammatory drugs，NSAID），如阿司匹林、保泰松、塞来昔布等，具有抗炎、解热、镇痛的作用，临床上被广泛应用于治疗风湿性疾病、炎性疾病、疼痛、发热、组织损伤等疾病。COX 是前列腺素合成的关键酶，分为 COX-1 和 COX-2，花生四烯酸（arachidonic acid，AA）在 COX 作用下生成前列腺素（prostaglandin，PG）和血栓素（thromboxane，TXA2），PG 是炎症反应中一个重要的炎症因子，具有扩张小血管、增加微血管通透性、抑制血小板聚集等作用，NSAID 的解热、镇痛、抗炎作用主要是通过抑制 COX 的活性及抑制 AA 合成前列腺素完成的。

根据化学结构的不同，将 NSAID 分为以下几类。①水杨酸类：也称甲酸类，代表药物为阿司匹林，又名乙酰水杨酸，是最常见的非甾体抗炎药。②乙酸类：以双氯芬酸、吲哚美辛最为常用。③丙酸类：代表药物为布洛芬、萘普生等。④昔布类：如塞来昔布、罗非昔布等。⑤昔康类：如美洛昔康、氯诺昔康等，因其不良反应较大，现临床已很少使用。⑥吡唑酮类：代表药物有保泰松等，因其毒性较大，现临床已很少使用。⑦其他：

尼美舒利等。根据 NSAID 对 COX-1 和 COX-2 选择性的不同，NSAID 可分为选择性 NSAID 和非选择性 NSAID，详见表 3-30-2。

表 3-30-2　NSAID 分类

分类	代表药物
非选择性 COX 抑制剂	吲哚美辛、双氯芬酸
选择性 COX-1 抑制剂	小剂量阿司匹林
选择性 COX-2 抑制剂	塞来昔布
特异性 COX-2 抑制剂	罗非昔布、艾瑞昔布

（一）非甾体抗炎药抗肿瘤的机制

近年来研究显示，NSAID 可以通过控制炎症反应影响肿瘤的发生、发展，从而用于肿瘤的预防及治疗，以达到降低肿瘤的发生率、延缓进展、抑制侵袭转移，从而改善患者预后的目的。NSAID 抗肿瘤的机制可分为 COX 依赖性和非 COX 依赖性。

选择性 NSAID 主要是通过不可逆的乙酰化及竞争性抑制作用来抑制 COX-2 发挥肿瘤防治作用，因此这类 NSAID 抗肿瘤的机制主要是通过 COX 依赖途径发挥抗炎作用。研究表明，COX-2 的表达受细胞内外许多刺激因素的影响，在正常细胞组织中不表达或表达活性极低，而在结直肠癌、肺癌、卵巢癌等多种肿瘤组织中高表达，在结直肠癌中 COX-2 的阳性率可高达 90%。NSAID 可通过下调 COX-2 水平，抑制肿瘤细胞生长，促进肿瘤细胞凋亡。选择性 NSAID 抑制了因 COX-2 高表达引起的 PG 合成增加，特别是 PGE2 的合成，从而通过调节细胞增殖抑制肿瘤的生长转移。与此同时，PG 合成减少可使 AA

的积累增加，而 AA 是一个诱导细胞凋亡的信号因子，从而进一步促进细胞凋亡。COX-2 高表达可以通过上调 VEGF、碱性成纤维细胞生长因子（basic fibroblast growth factor，bFGF）和血小板衍生生长因子（platelet derived growth factor，PDGF）等血管生成因子的表达来促进血管生成，故 NSAID 可以通过选择性抑制 COX-2 的合成，使上述促血管生成因子表达下调，进而抑制肿瘤血管的生成。另外，研究发现抑制 COX-2 能够使肿瘤血管内皮细胞的葡萄糖摄取正常化，从而使肿瘤血管正常化，抑制肿瘤发展。

有些肿瘤细胞如非小细胞肺癌不表达 COX，NSAID 对这类肿瘤的防治作用主要通过作用于凋亡相关蛋白 Bax、Bcl-2 等诱导肿瘤细胞凋亡，故称非 COX 依赖性机制。如 NSAID 可通过抑制蛋白激酶（protein kinase B，PKB）使肿瘤细胞停滞在细胞周期的 G1 期，抑制肿瘤细胞的生长；NSAID 还能在 mRNA 和蛋白质水平影响 VEGF 表达，从而影响肿瘤血管生成，进一步抑制肿瘤的发展。如阿司匹林既可以通过 COX 依赖性机制抗肿瘤，也可以通过激活蛋白激酶 p38 引起细胞凋亡，抑制核转录因子与 DNA 的结合等机制抗肿瘤。NSAID 还能直接作用于肿瘤细胞的基因，诱导肿瘤细胞表达 NAG-1（NSAID activity Gene-1，NAG-1），*NAG-1* 基因具有促进细胞凋亡、抑制细胞增殖的作用。近年来也有研究表明 NSAID 诱导 *RECK* 基因的表达，抑制金属蛋白酶，从而抑制肿瘤血管的生长及对抗肿瘤的转移。

（二）非甾体抗炎药在肿瘤防治中的应用

大量临床研究表明，NSAID 对上皮来源性肿瘤有预防和治疗的作用，目前在消化系统、呼吸系统、泌尿系统、头颈部等肿瘤中的应用均显示出一定的防治作用。

1. 在肿瘤预防中的作用 结直肠癌的形成是一个漫长的过程，平均需要十几年的时间，Chan 等对年龄在 40～75 岁的 47 363 位健康男性就阿司匹林服用剂量、时间及用药依从性进行 18 年的随访，得出结论：持续规律服用阿司匹林达 6 年者，结直肠癌发病的危险性较不规律用药者降低 21%。另外，Tan 等对 904 例胰腺癌患者与 1224 例健康人进行统计分析，得出结论：每月至少服用 1 次阿司匹林者的胰腺癌发生率明显低于不服用及服用时间少于每月 1 次者。Cook 等、Kho 等的研究也得出相似的结论。而 Pandeya 等的最新

队列研究则表明阿司匹林及 NSAID 的应用与角化细胞癌（包括基底细胞癌和鳞状细胞癌）的患病风险无关。

2. 在肿瘤治疗中的作用 主要体现为以下几方面。①抑制肿瘤的发展、浸润和转移：研究表明，COX-2/PGE2 通路通过多种机制负向调控抗肿瘤免疫反应，包括直接抑制效应淋巴细胞的细胞毒性作用，诱导产生耐受性 DC，增强 Treg 细胞和 MDSC 的免疫抑制活性，以及促进肿瘤血管的形成。NSAID 可以通过抑制 COX-2 解除免疫抑制状态。一项前瞻性观察研究中，使用 NSAID 治疗Ⅲ期结肠癌的患者的无病生存期和整体生存率明显提高。Hedberg 等发现 *PIK3CA* 基因突变的头颈部肿瘤患者 PEG2 产生增加，NSAID 能明显提高疾病特异性生存期和总生存期，应用 NSAID 与不应用 NSAID 的患者预期 5 年疾病特异性生存率分别为 72% 和 25%，NSAID 规律应用和不规律应用者的预期 5 年总生存率分别为 78% 和 45%。Bigioni 等的研究表明，NSAID 可以通过抑制肿瘤耐药性相关蛋白质的活性，增强肿瘤对抗肿瘤药物的敏感性，实现抗肿瘤作用。目前，关于阿司匹林对各种癌症复发和生存的长期影响的Ⅲ期临床试验正在进行，Zelenay 等在临床前模型中发现，NSAID 通过抑制 COX-2 所驱动的促癌炎症环境来提高抗 PD-1 治疗的疗效，尽管目前尚不清楚这种效果能否在患者身上实现。②解热、镇痛作用：肿瘤性发热及癌性疼痛是临床上肿瘤患者常见的症状。非甾体抗炎药通过抑制 COX 减少前列腺素的合成，具有解热、镇痛的作用，临床上常用阿司匹林、吲哚美辛栓等药物治疗肿瘤患者的体温升高及急、慢性疼痛。NSAID 与阿片类镇痛药联合使用，既可以减少阿片类药物用量，延缓耐药性的产生，又可以增强镇痛效果。③预防血栓：众所周知，肿瘤患者易发生深静脉血栓，严重者可以导致肺栓塞，危及生命。这是因为肿瘤患者血液黏稠、淤滞，处于高凝状态，血小板易聚集。肿瘤细胞在生长过程中可以释放多种因子，其中组织因子具有促凝作用，可以作用于外源性凝血途径，引起血液中纤维蛋白、纤维蛋白原及其降解产物含量增加，从而导致血液黏稠及高凝状态。有研究证实，肿瘤患者连续口服阿司匹林可以有效预防血栓形成。

关于非甾体抗炎药物与肿瘤预防和治疗研究报道较多，在本书之后的章节将会更详细介绍相

关的研究现状。

二、其他类型抗炎药

（一）类固醇类药物

类固醇类激素的使用与肿瘤发生风险的关系存在争议，Lee 等通过纳入 1 125 691 例患者随访超过 11 年的队列研究发现 COPD 患者患肺癌的风险升高，但吸入糖皮质激素能降低患者肺癌发病风险；而与此相反，Jian 等发现 COPD 患者应用类固醇类药物不能降低患肺鳞状细胞癌的风险，且近期类固醇类药物用量的增加与高肺鳞状细胞癌风险相关。另外，此类药物对肿瘤相关并发症如癌痛的治疗效果尚可，疼痛缓解率达 30% ～ 70%，但多为中度缓解，其能明显减少放疗导致的爆发痛。

（二）抗炎营养调节剂

n-3 多不饱和脂肪酸能够抑制促炎转录因子 NF-κB 活化而发挥抗炎作用，其主要的生物学效应表现为降低白细胞趋化能力、黏附分子表达水平，以及白细胞和内皮细胞黏附作用；调节花生四烯酸的产生，降低前列腺素和白三烯水平；抑制促炎细胞因子水平。n-3 PUFA 对肿瘤的抑制作用与炎症调节功能密切相关。综合目前临床及流行病学证据，n-3 PUFA 对直肠癌、前列腺癌、乳腺癌的预防和治疗具有一定的作用。饮食中 n-6 PUFA / n-3 PUFA 的比例常在 15 ： 1，临床肿瘤患者营养支持治疗主张添加 n-3 PUFA，将这一比例降至（2 ～ 3）： 1 时能明显抑制炎症反应，降低肿瘤进展风险。此外，植物鞘脂是新发现的具有抗炎作用的营养调节剂。而在小鼠肠炎所致肠癌的模型中，经口补充植物鞘脂能够使得 STAT3 活化信号和炎症细胞因子水平被抑制，最终抑制肿瘤的形成。各种不同食物中富含不同的抗炎营养物质，如芹菜素、姜黄素、鞣花酸、大黄素、白藜芦醇、水飞蓟宾等，通过特定营养制剂的补充对于炎症相关的肿瘤和其他相关疾病具有潜在益处。

除了传统的非甾体抗炎药、类固醇类药物、抗炎营养调节剂，新型的靶向炎性免疫细胞、炎症细胞因子及趋化因子的药物目前也在探索阶段。

三、小结与展望

肿瘤与炎症息息相关，持续性炎性微环境也能通过触发某些基因突变导致肿瘤发生，而肿瘤相关的炎症能够通过促进血管新生和转移，同时

分泌各种炎症因子，进一步维持肿瘤微环境中的炎性状态。近年来，随着炎症与肿瘤发生、发展及侵袭转移领域的研究日益丰富，从细胞和分子层面揭示了慢性炎症性疾病及炎症反应失调调控癌症的发病机制，如揭示了免疫系统对抗癌症的关键作用，靶向炎症细胞因子的抗肿瘤药物研发，以及临床研究已成为肿瘤转化医学的一大热点。此外，传统抗炎药物也被发现在肿瘤防治领域的新应用，如 NSAID 可明显降低癌症的发病率，其他抗炎药物，如糖皮质激素、维生素 D_3 受体激动剂、新型抗炎药物等也逐渐应用于临床肿瘤的预防和肿瘤辅助治疗。

大多数抗炎药物作为单一药或联合化疗的临床疗效有限，因此多种激酶抑制剂或多种炎症因子共同阻断可能会带来更深远的临床效果。实验证据表明炎症治疗可以增加肿瘤细胞对于免疫检查点阻断剂的敏感性，同时抗炎药物可以调节免疫抑制性微环境和免疫抑制性细胞，因此联合免疫疗法与抗炎药物可以作为新型策略，同时需考虑给药的时间、剂量及顺序，避免不良反应的发生。此外，由于患者肿瘤微环境的多样性，选择合适的生物标志物进行个性化治疗也将是未来肿瘤精准治疗的趋势。此外，抗炎治疗确切疗效及作用机制还需深入研究，且部分药物如 NSAID、激素等在临床应用中的不良反应也较常见，未来仍需不断探索新型药物。随着对炎症、免疫、肿瘤等多学科研究的不断深入，将会涌现更多有效的靶向炎症因子等炎症过程的肿瘤治疗策略。

除通过抗炎的策略实现抗肿瘤治疗效果，通过促进特定"有益"的炎症反应，激发机体抗肿瘤免疫，也是肿瘤炎症调节的重要手段。例如，临床上尝试给予 IL-2、干扰素、TNF 等，对治疗肺癌、黑色素瘤、肾癌等肿瘤具有一定的效果，但是存在发热、血管渗漏综合征等严重不良反应，限制了其临床应用，为了进一步提高疗效和降低毒副反应，尝试使用抗体偶联炎症细胞因子，这也是未来的探索方向，抗体特异性识别特异或高表达的肿瘤抗原，从而使得偶联的炎症细胞因子在肿瘤微环境在肿瘤组织中聚集，发挥促进抗肿瘤免疫作用，同时也降低了全身系统作用所致的毒副反应，目前已经有多个药物进行了 I 期和 II 期临床试验。

第三节　塞来昔布应用

塞来昔布(celecoxib)是一种选择性环氧化酶-2（COX-2）抑制剂，它由美国 Searl Pharmacia 公司于 1999 年首先推广上市。作为一种新的非甾体抗炎药（non-steroidal antiinflammatory drug，NSAID），它相比于非选择性环氧化酶抑制剂，具有抗炎镇痛效果确切、胃肠道不良反应相对较轻等优点，目前广泛应用于临床。近年来，与阿司匹林相似，塞来昔布的抗肿瘤作用同样不容忽视，越来越多的研究表明塞来昔布可通过多种途径发挥抗肿瘤作用。

一、塞来昔布的抗肿瘤机制

（一）基于 COX-2 相关的抗肿瘤机制

环氧化酶（COX）是一种具有过氧化氢酶及环氧化酶双重活性的蛋白质，可催化花生四烯酸转化为前列腺素（prostaglandin，PG），其催化产物至少有 5 种：前列腺素 E2、前列腺素 D2、前列腺素 F2a、前列腺素 I2 及血栓素 A2。其中前列腺素 E2（PGE2）为主要代谢产物，发挥多种生理功能。环氧化酶有 2 种同工酶，分别为 COX-1 和 COX-2。其中 COX-1 固有表达于正常组织细胞（如血管、胃、肾）中，对维持、稳定细胞功能发挥重要作用，COX-2 通常在细胞受到各种物理、化学、生物损伤因子的作用下诱导表达，其催化产物 PGE2 具有明显的促炎、致痛作用（表 3-30-3）。

表 3-30-3　COX-1 与 COX-2 的比较

	COX-1	COX-2
表达部位	内质网	核膜
存在方式	固有的，存在于正常组织器官中（如肾、胃、血小板、血管等）	在损伤因子的作用下，于受损组织中诱导产生
功能	参与调节肾、胃黏膜的血流，调节血小板聚集及血管平滑肌收缩。稳定细胞生理功能	参与并促进多种炎症反应，致痛，促进肿瘤的形成与进展
被抑制后	消化道损伤、血小板功能抑制等	抗炎、镇痛、抑制肿瘤发展

近年来，人们发现 COX-2 在肿瘤的发生、发展过程中也发挥关键作用，许多肿瘤细胞内存在 COX-2 过表达（表 3-30-4），其可参与肿瘤新生血管形成、抑制细胞凋亡、促进细胞增殖、改变肿瘤内环境稳态、负性免疫调节等多个环节，因此塞来昔布作为 COX-2 抑制剂，可通过上述多种途径抑制肿瘤的形成与发展。

表 3-30-4　不同肿瘤中 COX-2 的表达情况

肿瘤类型	过表达率（%）
结直肠癌	$60 \sim 80$
胃癌	$6 \sim 75$
非小细胞肺癌	$30 \sim 95$
肝细胞癌	$33 \sim 100$
膀胱癌	$31 \sim 75$
乳腺癌	$29 \sim 89$
宫颈癌	$28 \sim 100$

1. 塞来昔布抑制肿瘤血管生成的相关机制　目前的研究表明 COX-2 可促进血管内皮细胞及成纤维细胞合成血管内皮生长因子（VEGF）和碱性成纤维细胞生长因子（bFGF），从而促进新生血管的形成，同时还可通过 NF-κB 途径激活基质金属蛋白酶（MMP），该酶可在血栓素的作用下促进血管内皮细胞的迁移。另外，COX-2 的过表达也可促进肿瘤微环境中的巨噬细胞、肿瘤内皮细胞等合成、释放多种促血管生成因子。作为 COX-2 抑制剂，塞来昔布可通过多种机制，抑制肿瘤新生血管形成，且作用较为确切。Fife 等的研究已经证实塞来昔布可有效降低活体血清中 VEGF 浓度及肿瘤组织中的微血管密度，抑制肿瘤的生长，并且这一作用与前列腺素 E 受体 EP4 的作用密切相关。

2. 塞来昔布促进肿瘤细胞凋亡、抑制细胞增殖的相关机制　细胞凋亡是一种由基因控制的保守、系统、有序的自我死亡模式，对维持内环境稳定有重要意义，同时也是肿瘤放化疗作用的理论基础。目前有学者认为塞来昔布的抗肿瘤作用主要是通过促进肿瘤细胞凋亡，而不是抑制其增殖。一些研究表明 COX-2 的过表达，可下调细胞内的 Bax 分子（具有促凋亡作用）的表达，同时也可上调某些抗凋亡信号分子的表达（如 Bcl-2、Bcl-xL 等），这一作用可能与 COX-2 的催化产物前列腺素 E2 的作用有关。在一些过表达 COX-2 的体外细胞系中应用 COX-2 特异性 siRNA 沉默 COX-2 的表达后，细胞内 Bcl-2、Bcl-xL 的表达水平明显下降，并在塞来昔布诱导后出现明显凋亡，说明 COX-2 与 Bcl-2、Bcl-xL 等分子之间的相互作用对细胞凋亡发挥重要作用。另外，塞来昔布可降低肿瘤细胞中存活素（survivin）的表达。存活素是一种抗凋亡蛋白，参与细胞的有丝分裂过程，可以通过抑制凋亡蛋白（caspases）活性发挥抗凋亡作用。一些活体实验研究也表明，塞来昔布对肿瘤细胞中存活素的抑制水平将直接影响其抗肿瘤效力。并且这一作用是通过抑制 COX-2 的代谢产物——前列腺素来实现的。在非小细胞肺癌中，人们还发现塞来昔布联合阿司匹林可通过激活 caspase9/caspase3 通路而控制细胞周期，同时抑制 ERK-MAPK 通路活性而发挥抗肿瘤作用。另外，塞来昔布对 PDK-1、Akt、Mcl-1 等分子的作用也参与了其对肿瘤细胞凋亡的控制过程。

塞来昔布抑制细胞增殖的分子机制也不尽相同。在对胰腺癌细胞的体外研究中，人们发现塞来昔布可抑制 L1 细胞黏附分子（L1CAM）的活性，从而抑制 STAT/NF-κB 信号通路，抑制胰腺癌细胞的增殖与转移。在肝癌细胞中，COX-2 通过 EP2 及 WNT/β-Catenin 通路的介导促进 YAP 的转录，反过来 YAP 也可增强 COX-2 的表达，形成一种正反馈机制，促进肝癌细胞的增殖。抑制 COX-2 的表达后，可在一定程度上抑制肝癌细胞的增殖，并且同时抑制 COX-2 和 YAP 具有协同效应。塞来昔布还可通过 WNT 途径靶向某些肿瘤干细胞，抑制其生成、转移。这都为塞来昔布应用于抗肿瘤治疗提供了理论依据。

3. 塞来昔布对肿瘤微环境的调节作用机制　目前已经明确，肿瘤微环境内存在多种细胞（如肿瘤细胞、肿瘤血管内皮细胞、肿瘤相关免疫细胞等）和大量肿瘤活性因子（MMP、TIMP-1、IL-10、TGF-β、VEGF、相关趋化因子、细胞因子等），它们相互作用，使得肿瘤微环境成为肿瘤细胞形成、发展、转移的温床。同时肿瘤的发生、发展过程与慢性炎症的病理生理机制密切相关。一些细胞调控因子，如 ROS、NF-κB、iNOS 可存在于肿瘤微环境中，对肿瘤的形成与进展发挥重要

作用。作为非甾体抗炎类药物，塞来昔布可通过多种途径调节肿瘤微环境。以往研究显示，在某些促癌因子（如尼古丁、紫外线照射、苯类化合物、慢性感染、乏氧等）的作用下，细胞 NF-κB 被激活，使得 iNOS mRNA 水平升高，合成 NO，进一步激活 COX-2，促进细胞癌变。塞来昔布可有效抑制肿瘤细胞中 NF-κB（p52、p65）通路活性及 COX-2 的表达，发挥抗肿瘤作用。另外塞来昔布还可增加肿瘤细胞内 TIMP-1 的表达，从而抑制 MMP-9 活性，抑制肿瘤发展，并且呈现出剂量依赖性。在对乳腺癌的研究中，人们发现 COX-2 的持续表达可激活肿瘤细胞芳香化酶基因（CYP-19），并可诱导肿瘤组织周围的脂肪细胞合成分泌雌激素，雌激素进入肿瘤微环境中与过表达的 COX-2 发生相互作用，进一步促进肿瘤的进展。在一些肿瘤动物模型中，经塞来昔布处理的荷瘤动物可观察到肿瘤组织内的成纤维细胞明显减少，肿瘤纤维连接蛋白束断裂，肿瘤内部血管组织结构正常化、肿瘤组织的血液灌注分布趋于正常。因此，塞来昔布作为 COX-2 的特异性抑制剂，可通过多种机制，调节肿瘤微环境，抑制肿瘤的发展。

4. 塞来昔布对于肿瘤免疫的调节作用机制　在肿瘤形成的初期，肿瘤组织可募集大量免疫细胞（如巨噬细胞、树突状细胞、NK 细胞、CD8⁺T 细胞）进入组织内部，但随着肿瘤的发展，肿瘤组织内存在的大量负性免疫调节因子作用于免疫细胞，使得这些关键的肿瘤杀伤细胞逐渐丧失其正常功能，反而促进肿瘤的发展。COX-2 在以上过程中发挥重要作用。COX-2 的催化产物前列腺素 E2，可明显抑制树突状细胞、NK 细胞、T 淋巴细胞、B 淋巴细胞的活性，抑制其 TNF-α 的合成，同时还可增强 IL-10 对这些细胞的免疫抑制效应。一些研究证实，某些肿瘤内部的滤泡淋巴间质细胞可大量分泌前列腺素 E2，经塞来昔布处理后可明显抑制其列腺素 E2 的释放，并在一定程度上抑制肿瘤的进展。在对乳腺癌的研究中，人们发现在肿瘤组织内部的肿瘤相关巨噬细胞（tumor-associated macrophages，TAM）常存在 COX-2 的高表达，并且与乳腺癌的预后密切相关。在胃癌中也发现了相似的现象。COX-2 的高表达使得肿瘤细胞与 TAM 之间的相互作用形成一种恶性循环，促进肿瘤进展。塞来昔布可有效阻断这种恶性循环，抑制肿瘤的发展。同时，塞来昔布的这种对 COX-2 的抑制作用还可促进肿瘤

内免疫细胞的表型转化，使其重新获得肿瘤杀伤功能。肿瘤的免疫治疗是一种有广阔应用前景的治疗方式，塞来昔布的这种免疫调节作用无疑为肿瘤免疫治疗提供了新的方向。

（二）基于非COX-2相关的抗肿瘤机制

1. 塞来昔布对 PDK1、JNK 的作用　塞来昔布除对 COX-2 存在抑制作用外，还可与细胞内的 PDK-1（磷酸肌醇依赖性蛋白激酶 -1）结合，抑制其功能。PDK-1 是 PI3K/PDK1/Akt 信号通路的关键蛋白，该信号通路缓慢活化，可促进肿瘤细胞的增殖，同时也与肿瘤耐药关系密切。该通路受到肿瘤抑制因子 PTEN 的负向调控。在多种肿瘤细胞中，特别是 PTEN 低表达的细胞中，PI3K/PDK1/Akt 通路明显活化。这一现象可以很好地解释塞来昔布的非 COX-2 相关的抗肿瘤作用。在对肺癌的研究中，人们还发现塞来昔布可作用于肿瘤细胞内的 JNK 蛋白，从而影响 JNK/PI3K 通路活性，上调肿瘤细胞 ULBP-1 的表达，增强 NK 细胞对肿瘤细胞的杀伤作用。

2. 塞来昔布对内质网 - 钙离子 -ATP 酶（SERCA）的作用　SERCA 是一种内质网跨膜蛋白，可以维持内质网内部及细胞质中的钙离子的浓度梯度，当这种跨膜蛋白功能被抑制后，可导致内质网内部的钙离子大量流向细胞液中，从而触发内质网应激反应（ER stress response，ESR）。这种应激反应能在一定程度上缓解钙离子外流所致的内质网功能紊乱，并有助于维持内质网内环境的稳态，但是持续或过度的内质网应激反应最终会导致细胞凋亡。有研究表明，当体外培养的细胞接受塞来昔布处理后，细胞内可出现持续而强烈的内质网应激反应，从而诱导细胞凋亡。并且在动物活体实验中人们也观测到了同样的效应。同时，塞来昔布还可通过上调 GRP78、CHOP/GADD153 等蛋白的表达促进内质网应激所致的细胞凋亡。

3. 塞来昔布对线粒体的作用　研究发现，发生转移的肿瘤细胞的代谢状态与原代肿瘤细胞有很大不同。转移肿瘤细胞中存在较为明显的氧化应激状态（主要表现为低氧、低糖），在核呼吸因子 -2（NRF-2）及缺氧诱导因子（HIF）的启动下，出现明显的线粒体生成效应。塞来昔布通过抑制线粒体呼吸链中电子的传递，从而生成大量超氧代谢产物，最终在 ROS 通路的介导下，出现转移肿瘤细胞的线粒体凋亡过程。

4. 塞来昔布对细胞周期的影响　塞来昔布可下调多种细胞周期素相关蛋白的表达，这些蛋白是细胞周期素依赖性激酶（cyclin-dependent kinase，CDK）的重要亚单位。CDK 是保证细胞周期有序、正常进行的关键蛋白，当其合成受到抑制，其下游蛋白去磷酸化，最终使细胞周期停滞于 G1 期。

通过对塞来昔布以上机制的研究，有学者认为塞来昔布对 PDK1 的抑制作用、对 SERCA 的抑制作用，以及对细胞周期的影响三者之间可能存在内部联系，这有待于进一步的研究证实。但是，塞来昔布的这些非 COX-2 相关抗肿瘤机制同样可以为肿瘤的治疗提供新的选择。

二、塞来昔布在肿瘤治疗中的应用

塞来昔布可通过多种途径抑制肿瘤的生长，因此与塞来昔布相关的肿瘤治疗模式越来越引起人们的关注。其与化疗、放疗、生物靶向治疗等的联合治疗模式在大量实验研究中显示出明显优势。

（一）塞来昔布与化疗的联合应用

一些研究表明，塞来昔布可增强化疗药物对肿瘤的杀伤作用。目前相对明确的抗耐药机制为：塞来昔布可抑制多药抗性蛋白 -1（multidrug resistance protein 1，MDR1）的活化，该蛋白对介导肿瘤细胞耐药发挥关键作用，并且在 COX-2 的作用下可以表达上调。塞来昔布能够有效抑制 COX-2 的表达，从而抑制某些肿瘤细胞的耐药性。在一些临床研究中，塞来昔布与 5- 氟尿嘧啶、多柔比星等传统化疗药物的联合应用相比于单药治疗，临床获益明显提高。在几项有关转移性乳腺癌的临床研究中，卡培他滨联合塞来昔布治疗的获益率可达 42.1% ～ 47.5%，并且不良反应较单药治疗也出现一定程度的下降。但是，塞来昔布的化疗增敏作用在某些肿瘤的治疗中却并不理想。例如有研究表明在 her-2 阴性的乳腺患者中，化疗联合塞来昔布治疗虽然可以促进肿瘤体积的缩小，但是患者的无病生存期并没有延长。以上研究结果提示，塞来昔布的化疗增敏作用机制是多途径的，并且对肿瘤细胞的表型、种类具有限制性。塞来昔布联合化疗的治疗机制及治疗效果有待进一步的研究、评估。

（二）塞来昔布与放疗的联合应用

一些实验证明塞来昔布也可使放疗的肿瘤杀伤作用增强。以肺腺癌为例，塞来昔布除了表现出放疗增敏效应，同时也可降低放疗对正常肺组织的损害。在以往的一些研究中，人们发现，放疗可使肿瘤细胞中的 VEGF、COX-2 表达上调，促进肿瘤新生血管的形成，进而影响疗效。塞来昔布通过抑制 COX-2 的表达，阻断肿瘤细胞的"自救"效应，使得放疗的治疗效果增强。同时，塞来昔布的应用并未明显提高放疗对正常组织的破坏。另有研究显示，塞来昔布通过抑制 COX-2 的表达和抑制 AKT/mTOR 信号通路活性增强了放疗对非小细胞肺癌细胞凋亡的促进作用。塞来昔布还可通过非 COX-2 途径增强放疗敏感性。如在结肠癌细胞中，塞来昔布可通过抑制 PDK-1 活性，下调 Akt 信号通路的表达，而达到放疗增敏作用。可见，塞来昔布对不同类型的肿瘤细胞的放疗增敏机制亦不尽相同。

（三）塞来昔布与其他肿瘤治疗方式的联合应用

除了传统放疗、化疗，塞来昔布与免疫治疗及特殊肿瘤的内分泌治疗等模式联合后，其临床效果也获得一定的提高。

1. 塞来昔布联合肿瘤内分泌治疗　以乳腺癌为例，COX-2 的催化产物前列腺素 E2 可通过 cAMP 信号通路控制芳香化酶 CYP19 的表达，进而控制雌激素的合成。已经证实，COX-2 与 CYP19 的功能呈现线性正相关。另外，塞来昔布本身具有抗血管生成、促进肿瘤细胞凋亡、调节肿瘤微环境等多种功能，当与芳香化酶抑制剂同时应用时，其治疗作用可能被加强。例如，他莫昔芬是一种广泛用于乳腺癌内分泌治疗的药物，以往认为该药可降低乳腺癌术后的复发风险。但是长期应用会使患者体内 VEGF 水平升高，从而促进肿瘤新生血管形成、肿瘤进展。Kumar 等的研究发现他莫昔芬联合塞来昔布治疗后，肿瘤的新生血管作用被明显抑制。该作用是塞来昔布通过抑制 ROS 相关 VEGF/VEGFR2 通路实现的。塞来昔布联合他莫昔芬在乳腺癌，特别是在 VEGF/VEGFR2 过表达的乳腺癌中，其治疗优势尤为明显。

2. 塞来昔布联合肿瘤免疫治疗　DC（树突状细胞）疫苗是目前被人们广泛关注的肿瘤免疫治疗手段，人们通过从患者体内分离出来的 DC 细胞在体外与肿瘤抗原共培养，促进其分化、成熟，然后再将这类肿瘤特异性 DC 回输入患者体内，发挥抗肿瘤作用。但是，肿瘤微环境中存在大量的负性免疫调节因子（如 IL-10、IL-6、ROX 等），与 DC 作用后，使其活化免疫效应细胞的功能下降。针对这一弊端，有学者将 DC 疫苗与塞来昔布及粒细胞 - 巨噬细胞集落刺激因子（GM-CSF）联合应用，并观察其抗肿瘤效应，发现 DC 疫苗与塞来昔布及 GM-CS 联合应用后肿瘤组织内 CD4$^+$T 细胞所分泌的 IFN-γ、IL-4 等正性免疫调节因子明显升高，同时肿瘤组织内募集的 CD4$^+$T 细胞、CD8$^+$T 细胞数量明显升高。同时有研究表明，DC 疫苗与塞来昔布联合应用后，DC 表面的 IDO（一种能抑制 T 细胞活化的负性免疫分子）表达水平明显下降。

塞来昔布与程序性死亡受体 -1（PD-1）单克隆抗体的联合应用也是研究的热点。塞来昔布联合应用 PD-1 单克隆抗体可使肿瘤组织内部 CD4$^+$ IFN-γ$^+$/CD8$^+$ IFN-γ$^+$ T 细胞的数量明显升高。同时，人们还发现肿瘤内 CXCL9 和 CXCL10（2 种促进肿瘤新生血管形成的细胞因子）的表达水平下降，提示塞来昔布与 PD-1 单克隆抗体的联合应用同样可抑制肿瘤新生血管的形成，进一步发挥抗肿瘤效应。

（四）塞来昔布对癌痛的干预作用

在癌痛治疗的三阶梯原则中，非甾体抗炎药物为第一阶梯中的主要药物，可用于缓解肿瘤初期疼痛。此类药物存在最大有效剂量（即"天花板效应"），对于中晚期癌痛，其程度较为剧烈，单用镇痛效果欠佳，需联合弱阿片类或强阿片类药物使用。例如，在转移性骨肿瘤的疼痛治疗中，塞来昔布联合双氯酚酸钠 + 硫酸吗啡可明显降低患者的 VAS 评分及爆发痛的发生率。同时还可减少硫酸吗啡的使用量。在选择癌痛治疗方案时，需结合患者疼痛程度，综合评估多方案的镇痛效果及可能出现的不良反应，予以个体化治疗。

三、塞来昔布的使用安全性

塞来昔布是美国唯一批准的 COX-2 特异性抑制剂，虽然相对于第一代非甾体抗炎药，它的胃肠道反应较轻，耐受性相对良好，但它的副作用仍不容忽视。一般塞来昔布的剂量范围为 200 ～ 400mg/d，对急性痛风的短期治疗量可达单次 800mg。但是长期高剂量（800mg/d）应用，发生心血管不良事件（如心肌梗死等，为塞来昔布的主要不良反应）的风险会增加。其心血管系统不良反应主要是塞来昔布通过抑制 COX-2 活性，使其多种促血小板聚集及抗血小板聚集的代谢产物之间的平衡出现紊乱。同时，长期应用塞来昔布可能对骨骼功能产生影响。另外，过敏、贫血、肝损伤、胃肠道不良反应也有相应报道。在临床治疗中，需根据患者的具体情况，结合塞来昔布疗效的相关研究结果，评估患者接受塞来昔布治疗的获益程度与发生不良反应的危险系数，从而制订个体化的用药剂量和方案（图 3-30-1）。

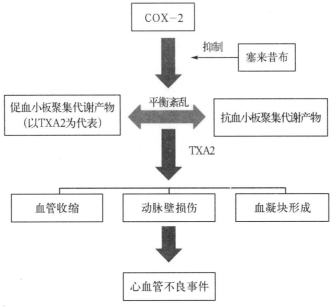

图 3-30-1　塞来昔布所致心血管不良事件机制

第四节　抗氧化调节

一、概述

氧化还原反应是人体重要的生物学反应，氧化还原稳态的调节也是维持细胞正常功能及保证细胞能够正常存活的基础。一旦氧化还原系统失衡，细胞氧化还原稳态被破坏，出现氧化应激状态，从而导致功能异常，甚至导致相关疾病，如动脉硬化、糖尿病、肿瘤等，均与氧化还原系统的失衡可能有关。

活性氧（reactive oxygen species，ROS）是机体氧化应激时产生的主要分子，是具有活性的含氧化学物质的统称，包括超氧自由基（$\cdot O_2^-$）、羟基自由基（$\cdot OH$）及非自由基分子，如过氧化氢（H_2O_2），这些分子主要来源于细胞内各种代谢反应中消耗的氧气，主要的发生场所有线粒体、过氧化物酶体及内质网，其中线粒体电子传递链是 ROS 的主要来源。ROS 是机体正常生命活动中许多重要反应必不可少的物质，而 ROS 对生物大分子的氧化损伤被认为是肿瘤发生、发展的重要因素。抗氧化调节，或者说 ROS 水平的调节，近年来也成为抗肿瘤治疗的一个重要方向。

二、氧化与肿瘤

（一）ROS 的来源

ROS 在包括线粒体、过氧化物酶体及内质网在内的细胞器内产生（图 3-30-2），其中线粒体是 ROS 的主要产生场所。线粒体电子传递链是 ROS 的主要来源，通过它可以产生超氧化物形式的 mROS，并可以将其进一步转化为 H_2O_2。在肿瘤细胞中，多种因素可导致 ROS 的产生增多，导致细胞内 ROS 较正常细胞高，包括细胞代谢活动异常、信号转导通路异常活化、致癌基因活化、多种相关酶活性增加及免疫细胞浸润等。多种生长因子和细胞因子均能导致 ROS 水平升高，进而在肿瘤细胞中产生各种生物学效应。此外有研究表明，一些炎症相关细胞可能刺激或诱导肿瘤细胞内 ROS 的产生，如巨噬细胞可通过分泌肿瘤坏死因子 -α（tumor necrosis factor-α，TNF-α）诱导 ROS 的产生。

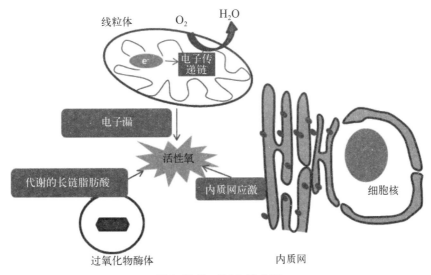

图 3-30-2　ROS 的来源

（二）ROS 与细胞代谢

较高水平的 ROS 会对细胞内的多种物质代谢，如 DNA、蛋白质及脂类等产生不同程度的非特异性损伤。一些 ROS（如 H_2O_2）对 DNA 会产生一定程度的损伤，但这种损伤大部分是羟自由基产生的。羟自由基由于其高扩散性而迅速攻击 DNA，从而导致 DNA 损伤，如 DNA 碱基的氧化、DNA 单链和双链断裂。在某些特殊情况下，具有 DNA 突变的细胞会成功逃脱程序性细胞死亡，并很大可能会发展为恶性肿瘤细胞。ROS 对蛋白质的氧化修饰与各种疾病和疾病的病因或进展有关。ROS 对蛋白质的主要损害是对氨基酸残基的修饰，进而导致功能改变。某些 ROS 诱导的修饰还增加了蛋白质的羰基化、酪氨酸和苯丙氨酸残基的硝化、蛋白质的降解或交联的糖基化蛋白质的形成。蛋白质氨基酸残基氧化可影响其信号转导机制的能力。酶的氧化也会影响 DNA 修复效率及 DNA 聚合酶的保真度，这与癌症的发生密切相关。ROS 还能对脂类的代谢产生一定影响。ROS 与多不饱和脂肪酸反应，引发脂质过氧化。脂质氧化产生大量遗传毒性分子，ROS 诱导的脂质过氧化可以作为肿瘤标志物。

（三）ROS 与肿瘤发生发展

在正常细胞内，氧化与抗氧化系统维持在相对平衡的状态，促氧化水平升高或抗氧化能力减弱都会导致机体内 ROS 含量升高，从而引起一系列病理生理变化。肿瘤细胞内 ROS 水平较正常细胞高，所以肿瘤细胞处于氧化应激状态，肿瘤细胞对 ROS 的敏感度较正常细胞也高。

线粒体 DNA（mitochondrial DNA，mtDNA）的突变可以导致 ROS 产生增加。mtDNA 突变可以导致线粒体氧化磷酸化能力出现异常，并可以导致线粒体有氧糖酵解增加（图 3-30-3），同时，这些还能导致肿瘤的发生甚至进一步发展。ROS 与线粒体膜电位等一起在调节线粒体介导的细胞凋亡诱导中起关键作用。有动物研究发现，在 K-Ras 驱动的肺癌小鼠模型中，线粒体转录因子 A 是维持线粒体 DNA 稳定的必需的，当维持线粒体 DNA 稳定性的线粒体转录因子 A 完全缺失后，小鼠肿瘤的生长受到抑制，这表明一定水平的 mROS 是肿瘤发展的影响因素。有研究发现，老年前列腺癌患者的 mtDNA 缺失发生率要高于年轻的前列腺癌患者，这表明随着时间的推移，氧化应激损伤的增加导致 mtDNA 突变的积累。研究还报道了在前列腺癌患者中，细胞内氧化应激介导的 mtDNA 点突变和不稳定性的发生率很高。前列腺癌癌细胞中 mtDNA 突变导致电子传输链受损，柠檬酸产生减少，从而导致 ROS 的产生增加。

在许多类型的肿瘤细胞中，ROS 敏感的信号通路持续活化，这些通路参与细胞的生长、增殖、分化、蛋白质合成、葡萄糖代谢，以及细胞存活和炎症反应。ROS，特别是 H_2O_2，可以作为细胞信号转导的第二信使。H_2O_2 通过可逆性氧化多种酶类或转录因子来调节蛋白质活性，包括蛋白质酪氨酸磷酸酶、蛋白质酪氨酸激酶、受体酪氨酸激酶和转录因子。ROS 对丝裂原活化蛋白（MAP）激酶 /Erk 级联，磷酸肌醇 -3- 激酶（PI3K）/Akt

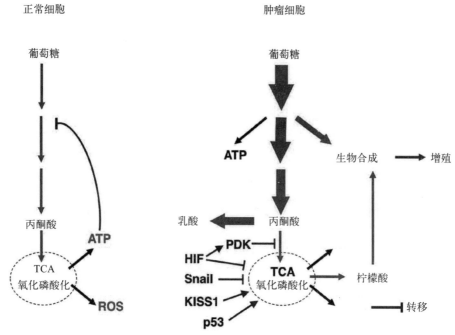

图 3-30-3　正常情况下正常细胞与肿瘤细胞葡萄糖代谢

TCA. 三羧酸循环

调控的信号级联及 IκB 激酶（IKK）的调控 / 核因子 κB（NF-κB）激活途径等信号通路均能产生不同程度的活化或增强。

据报道，氧化应激对细胞信号转导通路的影响会对肿瘤细胞的所有生物行为产生一定的影响。例如，肿瘤细胞中的 ROS 参与细胞周期进程与增殖、细胞存活和凋亡、能量代谢、细胞形态、细胞间黏附、细胞运动，以及血管生成和肿瘤干细胞的维持等。

有研究发现，ROS 能刺激多种类型癌细胞的增殖。ROS 可以上调细胞周期蛋白的 mRNA 水平，以促进细胞由 G1 期向 S 期转变，包括细胞周期蛋白 B2、细胞周期蛋白 D3、细胞周期蛋白 E1 和细胞周期蛋白 E2。在正常的 MCF-10A 细胞株中，如果细胞周期的氧化还原失控，可能会导致异常细胞增殖。用抗氧化剂 NAC 处理 MCF-10A 细胞会延迟细胞周期从 G1 期进入 S 期，同时导致细胞周期蛋白 D1 水平降低。此外，亚砷酸钠能够刺激乳腺癌细胞中 ROS 的产生，并加速 S 期进程及后续的细胞增殖。相反，有研究发现，抗氧化剂的应用可能会抑制肿瘤细胞的增殖。例如，与正常细胞相比，胰腺癌细胞株通常显示出高水平的内源性氧化应激水平。ROS 水平升高在一定程度上与细胞增殖增加相关。高活性抗氧化酶 MnSOD 的异位稳定表达能够降低胰腺肿瘤细胞的细胞生长速度。而且，在不同的胰腺癌细胞株中，内源性 MnSOD、Cu/ZnSOD、过氧化氢酶和谷胱甘肽过氧化物酶的活性及表达水平与细胞的倍增时间呈负相关。总之，这些都表明 ROS 通过调节细胞周期进程中的关键蛋白而成为肿瘤细胞增殖的正调节剂。

较高水平的 ROS 还能增加癌细胞的转移能力和侵袭性。有研究发现，在乳腺癌的细胞株中，内源性 ROS 水平升高能够增加癌细胞的转移能力，且转移性乳腺癌和高侵袭性胰腺癌细胞呈较低水平、抗氧化酶 MnSOD 被激活。这说明细胞内氧化还原状态是影响癌细胞转移的重要因素之一。ROS 通过活化或调节不同酶类的活性，如 SHP-2 和 FAK、磷脂 LMW-PTP、金属蛋白酶（metalloproteinase，MMP）等，进而对整联蛋白与细胞外基质产生影响，不仅会增加肿瘤的生长，还能导致肿瘤细胞侵袭性增加，有助于癌细胞扩散、细胞迁移。ROS 还可以通过增加血管通透性来促进肿瘤细胞的转移。ROS 可以增加 Rac-1 的活性，以及激活 p38，进而破坏内皮细胞的完整性，以及促进血管内皮细胞肌动蛋白动力学的改变，从而允许癌细胞浸润及侵袭。

血管生成是肿瘤发生、发展过程另一个重要的影响因素。肿瘤血管生成是通过如血管上皮生长因子（vesicular epithelial growth factor，

VEGF）等生长因子介导的。VEGF 的表达可以通过营养缺乏及缺氧来调节，两者均可导致细胞内 ROS 水平的升高。通过抑制线粒体功能或谷胱甘肽过氧化物氧化酶的活性，导致内源性 ROS 水平降低，能够降低癌细胞内 VEGF 的表达。ROS 可通过诱导肿瘤细胞分泌基质金属蛋白酶（如 MMP-1）促进肿瘤微环境中血管的生长。此外，在毛细血管样结构形成过程中，MMP-1、MMP-2 和 MMP-9 的表达与 ROS 的增加有关，也提示 MMP 介导的血管生成与 ROS 升高有关。ROS 还可以通过激活血红素加氧酶 -1 来触发血管舒张，从而增加肿瘤的血液供应。

（四）ROS 与肿瘤细胞凋亡

细胞内 ROS 的异常升高可以诱导癌细胞周期停滞，以及细胞的衰老和凋亡。化疗药物导致的细胞内 ROS 的增加可导致肿瘤细胞死亡，进而达到抗肿瘤的作用。线粒体氧化应激增强可以导致细胞色素 C 的释放，进而导致细胞不可逆性死亡。此外，通过 Rac-1/NADPH 氧化酶途径产生的超氧化物也可以诱导凋亡信号。

高水平的 ROS 能够通过 c-Jun N 端激酶（JNK）及 p38（MAPK 家族成员）介导细胞凋亡信号转导，JNK 和 p38 都是由凋亡信号调节激酶 -1 激活，其活性受到氧化还原蛋白硫氧还原蛋白的调节，此外还有其他很多信号蛋白分子参与 ROS 介导的细胞凋亡。另有研究发现，死亡受体，如 TNF 受体 I，可通过多种方式诱导细胞内 ROS 的升高，从而导致凋亡相关蛋白的活化及细胞的凋亡。在肿瘤细胞中，由 ROS 激活的另一种抗凋亡蛋白是 Akt，是一种丝氨酸 / 苏氨酸激酶，可通过其使促凋亡底物磷酸化和失活来促进细胞存活。

高水平的 ROS 能够促进细胞凋亡。反之，近年来有研究发现，低水平的 ROS 能够在一定程度上促进细胞存活信号转导。这种 ROS 介导的途径受蛋白激酶 D1（protein kinase D1, PKD1）的调节。细胞内线粒体 ROS 水平一定程度内的升高能够激活 PKD1，进而激活 NF-κB，导致抗氧化蛋白（如 MnSOD）和抗凋亡蛋白（如 A20 和 cIAP）上调。抑制此条途径可使肿瘤细胞对氧化应激较为敏感，并增加其对 ROS 介导的细胞凋亡的敏感性。

（五）ROS 与肿瘤干细胞

肿瘤经过化疗或放疗等手段治疗后，一小

部分癌细胞能够存活，并可引起肿瘤复发及进展，这类细胞称为癌症干细胞（cancer stem cell, CSC）。这些细胞能够表达干细胞的一些标志物，并且具有高度耐药性。CSC 较强的存活能力及对治疗的耐受性也是利用氧化还原调节机制来实现的。与癌细胞较高水平的 ROS 相反，CSC 具有更高的抗氧化能力，能够使细胞内 ROS 保持在适宜水平，并介导耐药。Diehn 等发现，人和鼠的乳腺癌干细胞较正常上皮细胞所含的 ROS 浓度更低，特别是超氧化物浓度。进一步研究发现，低水平的 ROS 对于维持干细胞功能至关重要。与正常肿瘤细胞相比，CSC 内多种有助于氧自由基清除的酶的表达增加。ROS 是放射疗法发挥抗肿瘤作用的关键介质之一，CSC 中抗氧化活性物质的表达能够防止 DNA 的损伤，保护 CSC 免受放射疗法诱导的细胞死亡，CSC 甚至可降低以氧化还原为杀伤细胞机制的化疗方案的效果。

三、抗氧化调节与肿瘤治疗

（一）抗氧化与肿瘤治疗

细胞内 ROS 水平的升高与肿瘤的发生、发展有关，因此通过使用抗氧化剂来消除 ROS 诱导的细胞信号通路等变化，进而可能达到治疗肿瘤甚至预防肿瘤发生的效果，目前已有一些基础研究及临床试验方面的证据，主要是肿瘤预防方面，支持抗氧化剂的抗肿瘤作用。

早在 1993 年，就有一项在我国林县开展的大型、随机、双盲研究，旨在通过摄取硒、维生素 E 和 β- 胡萝卜素补充剂的混合物来评估其预防肿瘤的作用。研究发现通过补充上述抗氧化剂能够明显降低总死亡率、总癌症死亡率及胃癌死亡率。而且，停用这些抗氧化剂 10 年后仍有明显的效果。另一项在我国开展的大型流行病学研究表明，通过摄入膳食维生素 E 或维生素 E 补充剂，能够降低肝癌的发生风险。但是也有研究得出相反的结果，如有研究发现补充 β- 胡萝卜素和维生素 A 或维生素 E，能够增加肺癌的发生风险。来自欧美的一项大型临床研究发现，无论是补充硒，还是维生素 E，都不能降低健康男性前列腺癌的发生风险。而且，进一步研究发现，长期服用维生素 E 还能明显增加健康男性前列腺癌的发生风险。近年来还有一些研究证据支持抗氧化剂在肿瘤预防方面的作用，但多数都是集中在体外试验或动物实验中，基于人体的研究相对较少。抗氧化剂在癌症预防中的作用较为复杂，需要进一步研究评估。

（二）促氧化与肿瘤治疗

细胞内较高水平的 ROS 能够通过多种机制促进肿瘤细胞的死亡，虽然肿瘤细胞内 ROS 水平较高，但同时，肿瘤细胞具有较强的抗氧化能力，可避免 ROS 介导的肿瘤细胞的衰老或死亡。基于上述理论，似乎可以通过进一步增加肿瘤细胞内 ROS 水平，或抑制细胞内抗氧化物质活性的能力来达到"致死"肿瘤细胞的作用，从而达到抗肿瘤治疗的目的。

1. 化学药物治疗 许多化疗方案是通过提高细胞内 ROS 的水平使肿瘤细胞发生不可修复的损伤，进而导致肿瘤细胞的死亡。目前发现有多种化疗药物会诱导细胞内高强度的氧化应激。接受这些药物治疗患者，其血浆中有 ROS 诱导的脂质过氧化的表现，且维生素 C、维生素 E 及 β- 胡萝卜素水平降低，组织中谷胱甘肽水平也呈现降低。例如，紫杉类药物、长春碱及抗代谢类药物能够促进线粒体细胞色素 C 的释放，诱导细胞凋亡，并能干扰线粒体电子传输链，导致产生超氧自由基。铂类和蒽环类化疗药物同样会诱导产生极高的 ROS。多柔比星能够穿透心肌线粒体内膜，并在电子传输链中与辅酶 Q10 竞争，从而诱导产生超氧自由基。三氧化二砷也能够通过诱导 ROS 的产生导致癌细胞的死亡。5- 氟尿嘧啶通过 p53 依赖途径导致线粒体产生 ROS 增加。PARP 抑制剂与铂类的联合应用可能会导致癌细胞抗氧化能力下降，其联合应用的疗效也在一些临床试验中得到了验证。

2. 放疗 会引起细胞内 ROS 水平的大幅增加。放疗可以使 NADPH 氧化酶激活，这也是细胞内 ROS 的一个重要来源，导致持续的氧化应激，从而导致肿瘤细胞的死亡。

3. 其他 还有很多其他药物能够引起细胞内 ROS 的水平升高，增强肿瘤细胞氧化应激水平，具有潜在的抗肿瘤效果。硼替佐米是蛋白酶体抑制剂，能够导致细胞内凋亡蛋白的积累、氧化损伤和线粒体功能障碍，能够导致细胞内氧化应激，从而达到一定的抗肿瘤治疗的作用。有研究发现，舒林酸，是一种非甾体抗炎药，能够提高细胞内 ROS 的水平，并使结肠癌和肺癌细胞对 H_2O_2 诱导的细胞凋亡更加敏感。另外，研究发现氨黄酮能够诱导 MCF-7 和 MDA-MD-468 癌细胞株的死亡，但是对非恶性的 MCF-10A 乳腺上皮细胞系没有毒性效果。这些肿瘤细胞经过氨基黄酮处理后，细胞内 ROS 水平提升，并且细胞内半胱氨酸天冬氨酸蛋白酶 3 活性升高，进而导致肿瘤细胞死亡。

总之，虽然 ROS 影响肿瘤细胞发生、发展的多个环节，有一定的证据支持抗氧化剂的应用作为预防肿瘤发生的措施，但也有不少研究得出相反的结论，仍需更多的基于人群的研究来验证。许多肿瘤的治疗药物或手段，其抗肿瘤作用或多或少有氧化调节参与其中，仍有许多能够调节氧化应激的药物和联合治疗具有潜在的抗肿瘤作用，仍需进一步的研究。

四、总结

氧化应激是肿瘤细胞发生、发展的重要影响因素之一，较正常细胞高的 ROS 水平不仅与肿瘤的发生有关，甚至进一步影响肿瘤的发展，同时异常增高的 ROS 水平还能够导致肿瘤细胞的凋亡。氧化应激对于肿瘤发生、发展及肿瘤细胞凋亡的机制仍需深入的研究，有助于我们找到更好的办法来防治肿瘤。抗氧化剂预防肿瘤发生的作用仍有待更多的研究证据来支持，通过化疗、放疗等手段使得肿瘤细胞"过氧化"，从而能够获得抗肿瘤的效果，也有很多其他药物或手段通过进一步提升细胞内氧化应激的水平而具有潜在的抗肿瘤的作用，或可通过抑制肿瘤细胞抗氧化能力来达到抗肿瘤作用，这些都是未来值得探索的方向，可为肿瘤的治疗寻找一条新的道路。

第五节 肿瘤炎症调节——免疫调节

早在 19 世纪，德国病理学家鲁道夫·魏尔啸观察到肿瘤组织存在白细胞浸润，就假设慢性炎症部位是肿瘤的起源。在 2009 年，肿瘤相关的炎症被认为是肿瘤第七大特征之一。2011 年，著名生物学专家 Weinberg 在 Cell 上发表综述，强调促肿瘤炎症作为肿瘤十大生物学特征之一，可以作为"开关"影响肿瘤其他生物学特性的启动和发展。

就病因而言，人类 20% 的肿瘤与慢性感染、长期刺激和自身免疫性疾病所导致的慢性炎症有关。无论内外源炎症途径介导，肿瘤或癌前病变一旦发生，均表现出炎症反应的特点：免疫炎性细胞浸润、炎性介质累积、组织结构重塑和新生血管形成。肿瘤炎症微环境主要包括各种先天性和获得性免疫炎性细胞，以及细胞因子、趋化因子、炎性介质。这些不同的组分广泛联系，构成复杂的炎症调控网络，共同决定肿瘤的发生、发展（图 3-30-4）。通过调节参与肿瘤炎症的关键性免疫细胞和细胞因子（炎症因子），改善肿瘤微环境局部和全身抗肿瘤与促肿瘤炎症反应平衡，是肿瘤治疗研究新的重要方向。

一、调节炎症相关的免疫细胞

肿瘤微环境中存在多种免疫细胞浸润，与炎症密切相关的免疫细胞主要包括中性粒细胞、肿瘤相关的巨噬细胞（tumour-associated macrophages，TAM）、B 淋巴细胞、髓系来源的抑制性细胞等，通过调节这些与炎症关系密切的免疫细胞，显示出良好的治疗前景。

（一）中性粒细胞

新近研究发现，中性粒细胞在肿瘤、自身免疫疾病等多种炎症相关性疾病中扮演重要角色，与肿瘤预后不良相关。中性粒细胞表型和功能具有异质性，在肿瘤微环境中复杂的因素影响下，可分化为不同的表型，即 N1（抗肿瘤中性粒细胞）型和 N2（促肿瘤中性粒细胞）型。在 G-CSF 或 TGF-β 等调节下可转化为 N2 型，其特征是诱导免疫抑制的促肿瘤因子高表达；N1 型中性粒细胞具有免疫活化相关的趋化因子和细胞因子高表达。不同文献报道称，中性粒细胞显示抗肿瘤和促肿瘤具有矛盾性的结论，可能在肿瘤发生、发展过程中，由抗肿瘤表型转变为促肿瘤表型。

中性粒细胞能够释放的活性氧，导致 DNA 损伤，促进肿瘤发生和进展，并产生有利于肿瘤的慢性炎症和免疫抑制；中性粒细胞可产生多种细胞因子和趋化因子，如 IL-6、IL-17、TGF-β、CCL4、CXCL8 等，加重肿瘤微环境炎症状态，介导免疫抑制及促肿瘤生长；中性粒细胞胞外陷阱（NET）作为一种独特杀伤机制，其特征是向细胞外释放解聚的染色质和颗粒成分，新近研究发现 NET 作用于肿瘤细胞膜 DNA 感受器 CCDC25，该 DNA 感受器通过识别胞外 NET-DNA 介导肿瘤远处转移。

通过调节中性粒细胞是一种潜在的抗肿瘤方

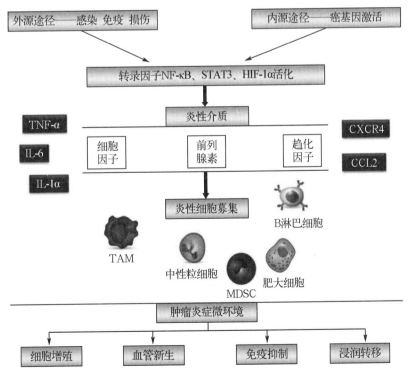

图 3-30-4　内外源途径激活炎症相关信号通路，通过炎性细胞、细胞因子、趋化因子、炎性介质塑造肿瘤炎症微环境，通过促进肿瘤细胞增殖、促进血管新生、介导免疫抑制和促进浸润转移等效应介导肿瘤发生、发展

案，参与中性粒细胞募集的最关键的趋化因子受体是 CXCR1 和 CXCR2，两者在功能上有重叠，CXCR2 是主要的中性粒细胞趋化因子受体，对于中性粒细胞从骨髓迁移很重要。通过抑制 CXCR2 能够调节中性粒细胞，获得抗肿瘤的效果。

AZD5069 是一种选择性阻断 CXCR2 受体的药物，可明显抑制肿瘤相关中性粒细胞在肿瘤周围区域的募集。在小鼠模型中，AZD5069 联合放疗能增加 *PTEN* 基因缺陷的前列腺癌对放疗的敏感性。

此外，被招募到肿瘤微环境的中性粒细胞，可重编程为具有促肿瘤表型的髓系来源的抑制细胞（MDSC），进一步削弱肿瘤浸润淋巴细胞的抗肿瘤活性。SX-682 是一种中性粒细胞 /MDSC 表达的 CXCR1/2 的口服抑制剂，可降低 CXCR1/2$^+$ CD15$^+$ 多形核细胞 MDSC 和 CD14$^+$ 单核细胞来源的 MDSC，潜在增强过继 NK 细胞治疗效果，在小鼠模型中与 PD-1 单抗联合治疗可能提高 T 淋巴细胞的数量和效能。SX-682 目前在进行转移性黑色素瘤的临床试验，2021 年完成患者招募（NCT03161431）。

（二）肿瘤相关的巨噬细胞

肿瘤相关性巨噬细胞是促肿瘤炎症的关键驱动因素，为肿瘤微环境中浸润的白细胞主要成分之一，认为 TAM 为肿瘤相关性炎症的最终共同通路。TAM 具有较强的可塑性，其表型和功能状态与所处微环境相关，可分为 M1 型巨噬细胞和 M2 型巨噬细胞。M1 型具有产生高水平 IL-12、IL-23 和低水平 IL-10 的特征，促进免疫杀伤作用；M2 型具有产生低水平 IL-12、IL-23 和高水平 IL-10 的特征，降低抗原提呈和免疫杀伤能力，此外，还产生炎症诱导的血管新生和组织结构重塑，以及介导化疗和放疗耐药等作用，最终促进肿瘤生长和远处转移。

CCL2-CCR2 趋化因子轴能够招募 TAM，通过阻断两者之间的相互作用，在理论上具有治疗肿瘤的效果。用特异性抗体抑制 CCL2，降低了前列腺癌、黑色素瘤、乳腺癌、肺癌、肝癌等不同实验模型中的肿瘤生长和播散；当与化疗联合给药时，抗 CCL2 抗体提高了治疗效果。

针对 CCL2 的选择性抗体已进入 I 期和 II 期临床试验，Carlumab 是 CCL2 的单抗，在晚期肿瘤患者中显示出初步的抗肿瘤活性，耐受性良好。然而，在去势抵抗性前列腺癌的 II 期研究中没有观察到反应。在 I b 期临床试验中，对于不适合手术的局部晚期胰腺癌患者，将一种新型 CCR2 拮抗剂（PF-04136309）与常规化疗联合。联合治疗组的毒性未发现增加，并且在 33 例可评估的患者中，49%（16 例）患者获得肿瘤客观反应，而对照组中 5 例患者均没有获得客观反应。

巨噬细胞克隆刺激因子（macrophage colony-stimulating factor，CSF-1）参与 TAM 的募集和存活，CSF-1 受体（CSF-1R）仅由单核细胞谱系表达，是直接或间接作用于 TAM 前体细胞的靶点。CSF-1R 也是酪氨酸激酶受体，CSF1R 的拮抗剂和抗体已经开发出来，并在临床前模型中进行了测试。在以 CSF1R 过度表达为特征的腱鞘巨细胞瘤，CSF-1R 的单克隆抗体在 26/28 的患者达到临床客观反应。PLX3397 是一种口服的 CSF-1R 的抑制剂，能够穿透血脑屏障，复发性胶质母细胞瘤的 II 期临床试验显示，该药物耐受性良好，治疗后能够降低外周血 CD14dim/CD16$^+$ 单核细胞，然而，37 名患者中仅 8% 的患者达到 6 个月无进展生存期的主要终点指标。

TAM 表达 CD40 分子，CD40 的激动剂可逆转 TAM 的免疫抑制作用，促使其向 M1 型转化。目前，多种 CD40 分子激动性单抗对于不同晚期肿瘤的治疗处于 I / II 期临床试验中，CD40 不仅表达在巨噬细胞表面，也表达在 B 细胞和 DC 表面，需警惕广泛激活后严重毒副反应为细胞因子释放综合征，该药在各种不同肿瘤中初步显示疾病控制率达 20% ～ 50%。

CD163 仅在单核细胞（低表达）和巨噬细胞（高表达）中表达，虽然 M2 亚群中仅有一部分细胞表达该分子，但 CD163 常被用作 M2 标记，炎症和肿瘤发生的微环境富含 CD163$^+$ 巨噬细胞，CD163 表达 TAM 的水平与肿瘤的不良预后、总生存期差和远处转移有关。在肿瘤和其他直接炎症相关的疾病中，通过使用靶向 CD163 的抗体药物偶联物（如偶联糖皮质激素或多柔比星）通过抑制 CD163$^+$ 巨噬细胞功能或清除该类细胞，显示出良好的治疗前景。

（三）B 淋巴细胞

较多的研究显示 B 淋巴细胞在肿瘤中扮演负面角色。B 淋巴细胞具有免疫调节功能，通过分泌一些负性炎性因子，如 IL-10、TGF-β，表达负性免疫调节配体 PD-L1，抑制抗肿瘤免疫反应。

此外，B 淋巴细胞可能通过招募炎性细胞，上调促血管形成基因，直接促进肿瘤形成。肿瘤微环境的改变诱使 B 淋巴细胞产生针对微环境中某些特有组分的抗体，致瘤部位基质中沉积的抗体能进一步招募先天免疫细胞(巨噬细胞、中性粒细胞、肥大细胞)，这些聚集的细胞释放多种炎性因子，启动并维持有害的炎症反应，持续促进肿瘤形成和进展。先天免疫和获得性免疫在肿瘤相关的炎症中交互作用，B 淋巴细胞在介导两者相互作用中扮演一定角色。

因此，理论上可通过抑制 B 淋巴细胞功能或减少其数量来发挥抗肿瘤作用。一项针对多线耐药晚期黑色素瘤的小样本、前瞻性、探索性临床研究显示，使用抗 CD20 单抗 Ofatumumab 旨在清除肿瘤相关 B 淋巴细胞，10 例患者中有 8 例显示出抗肿瘤活性（RECIST 标准和 PET-CT 活性改变），5 例患者疾病稳定，1 例患者获得部分缓解。新近的研究发现，肿瘤相关的 B 细胞在黑色素相关的炎症中发挥重要作用，黑色素瘤诱导 B 细胞分泌促炎和抗炎因子，并分化为浆母细胞样细胞，该群细胞表达 T 细胞募集的趋化因子 CCL3、CCL4、CCL5，通过抗 CD20 单抗减少 B 细胞则减弱了肿瘤相关的炎症和 CD8$^+$T 细胞数量。因此，肿瘤相关的 B 细胞可以协调并维持黑色素瘤的炎症，可能与免疫检查点治疗反应相关。

非选择性 B 淋巴细胞清除有导致体液免疫缺陷带来的风险，将来有必要鉴定出调节性 B 淋巴细胞亚群，并将其作为治疗靶点进行研究。调节性 B 细胞是 B 细胞的一个亚群，在调节炎症、自身免疫和肿瘤免疫反应中起关键作用，可通过分泌抗炎介质（如 IL-10）来抑制 T 细胞在内的多种抗肿瘤免疫细胞功能，有可能成为进一步药物靶点。

二、调节炎性细胞因子

炎性细胞因子可通过直接作用于肿瘤、肿瘤基质和免疫细胞发挥促肿瘤增殖、抗凋亡、促血管形成、免疫逃逸和促肿瘤炎症的作用。以下重点探讨炎性细胞因子 INF-α、IL-6、IL-1 在肿瘤形成过程中的机制和免疫调节治疗策略。

（一）TNF-α

TNF-α 广泛参与慢性炎症反应、自身免疫性疾病和肿瘤的发生、发展。其在肿瘤中的效应报道不一，有提示其抗肿瘤作用，也有提示其促

肿瘤形成。目前认为，高剂量存在时具有抗肿瘤作用，持续低剂量时可诱导肿瘤形成。体外研究表明，TNF-α 与其受体结合后通过 NF-κB 途径刺激间充质细胞产生 CCL2 等趋化因子，介导单核细胞向肿瘤部位迁移，产生致瘤性慢性炎症过程。

早期探索抗肿瘤策略主要是给予瘤内注射 TNF-α，但效果有限，毒性明显。考虑 TNF-α 在肿瘤相关慢性炎症中具有重要作用，研究者对 TNF-α 抑制剂的抗肿瘤效果进行探索。英夫利西单抗（TNF-α 单抗）和依那西普（可溶性受体融合蛋白）在黑色素瘤、肾细胞癌、卵巢癌、乳腺癌、胰腺癌等中开展早期临床研究，药物安全性良好，显示出有限的抗肿瘤活性，目前的趋势是联合免疫调节点阻断剂。例如，在一项针对肾细胞癌的 II 期临床研究中，采用英夫利西单抗可使 61% 的患者获得部分缓解或疾病稳定超过 3 个月。

（二）IL-6

IL-6 是典型的促炎细胞因子，具有明显的促肿瘤形成效应。已发现在多发性骨髓瘤、Castleman 病、肝癌、卵巢癌等多种肿瘤中，IL-6 表达水平明显上调，且与预后不良有关。

IL-6 与其受体结合，活化 JAK/STAT 信号通路，STAT 是多种癌基因信号途径的汇聚点，其中 STAT3 通过抗凋亡作用，使肿瘤细胞在具有毒性的炎症环境和抗肿瘤治疗药物中保持存活状态。在 *K-ras* 突变的肺癌模型中，抑制 IL-6 能降低肿瘤细胞 STAT3 活性，抑制肿瘤细胞增殖和新生血管形成。此外，抑制 IL-6 还能降低 M2 型巨噬细胞及 MDSC 的数量。因此，拮抗 IL-6 可能发挥抗肿瘤作用。抑制 IL-6 的药物有 siltuximab 和托珠单抗，前者是人 IL-6 单克隆抗体，后者是 IL-6 受体单克隆抗体。

目前有多项 I/II 期临床试验通过阻断 IL-6 作用治疗前列腺癌、肺癌、乳腺癌、多发性骨髓瘤和癌症恶病质，但治疗效果有限。例如，在对顺铂耐药的卵巢癌 II 期临床研究显示，单药 siltuximab 虽然没有客观缓解症状，但是该药能抑制 IL-6 依赖的炎性介质（CCL2、CXCL12）产生，以及肿瘤新生血管生成和 TAM 浸润。应用较为成功的是 Castleman 病，它是一种非典型的淋巴异常增殖性疾病，患者血清中存在高水平 IL-6，siltuximab 已经在 2014 年被美国 FDA 批准用于该病的治疗。此外，通过靶向 IL-6 或其受体的药

物在挽救 CART 治疗白血病、淋巴瘤等导致的细胞因子风暴中显示出明显的疗效。

（三）IL-1

IL-1 被认为是细胞因子级联反应的上游，在驱动肿瘤慢炎症、肿瘤血管生成、IL-17 途径活化、MDSC 诱导和巨噬细胞招募中发挥作用。其中，IL-1α 具有驱动早期炎症的作用，它在血小板、单核细胞和肿瘤细胞表面均有表达，可通过活化血管内皮细胞，引起炎性细胞浸润，尤其是 TAM 和 MDSC，在肿瘤慢性炎症中发挥促瘤作用，与肿瘤的低分化和侵袭性相关。免疫细胞和内皮细胞等多种细胞可分泌 IL-1β，与其受体结合，最终激活大量炎症相关转录因子，如 NF-κB，促进肿瘤生长、转移和侵袭。

目前临床研究中靶向 IL-1 的策略主要有 IL-1 受体拮抗剂（阿那白滞素）、IL-1α 单抗和 IL-1β 单抗。例如，初步的研究显示阿那白滞素抑制冒烟型骨髓瘤的发展；IL-1α 抗体能降低系统炎症水平，改善癌症恶病质；一种通过靶向 IL-1β 的药物卡那单抗，旨在降低冠状动脉粥样硬化性炎症，却发现能明显降低肺癌的发病率和死亡率。基于此发现，2019 年 ESMO 大会公布了卡那单抗用于肺癌一线治疗的研究设计方案。

3MABp1 是抗 IL-1α 的单克隆抗体，在对晚期结直肠癌的随机对照Ⅲ期临床试验中发现，对患者的症状改善明显（包括生活质量、疼痛、疲劳和厌食等指标），但似乎没有直接抗肿瘤作用，该药物具有高水平的安全性和耐受性。

三、小结与展望

慢性炎症贯穿肿瘤发生发展全过程，肿瘤微环境中存在各种不同的炎症相关细胞，如巨噬细胞、中性粒细胞、B 淋巴细胞、MDSC 等，以及炎症细胞因子，如 TNF、IL-6、IL-1。复杂的炎症网络通过影响细胞的增殖、存活，血管生成，肿瘤细胞迁移、浸润及转移，抑制获得性抗肿瘤免疫应答反应，最终介导肿瘤的侵袭发展。

针对上述炎症促肿瘤过程的一些关键环节，选择合适的靶点开发药物，是转化研究的重点。目前的抗炎抗肿瘤药物多数处在Ⅰ/Ⅱ期临床研究阶段，效果有限，如何将传统针对肿瘤本身的治疗与肿瘤微环境的抗炎治疗有机结合，发挥协同增效作用，是未来临床应用要解决的重要问题。

第六节　阿司匹林抗肿瘤作用

阿司匹林（aspirin），又名乙酰水杨酸（acetylsalicylic acid，ASA），是一种非甾体抗炎药（nonsteroidal anti-inflammatory drug，NSAID）。由德国化学家 Felix Hoffmann 于 1899 年发明，用于解热、镇痛、抗炎，同时也是一种抗血栓药物，能够抑制血栓素 A2（TXA2）的促血小板凝集作用，从而发挥抗血栓功能。在人体中，阿司匹林发挥的作用与服用剂量密切相关。有研究表明，阿司匹林长期使用的最低有效剂量为 75～150mg/d，在此剂量范围内不仅疗效佳且不良反应少。2019 年，美国心脏病学会发布了新的心血管疾病一级预防新指南，将阿司匹林的作用降级，但仍然无法撼动阿司匹林在心脑血管疾病方面的预防作用。随着研究越来越深入，有学者发现阿司匹林不仅在心脑血管疾病的预防和治疗方面发挥不可或缺的作用，在肿瘤方面也能发挥一定的预防和治疗作用。大量的体内、体外研究提示，阿司匹林能抑制多种癌细胞的生长，降低患者的死亡率。文献报道阿司匹林可以延长结直肠癌患者的生存期，

且建议结直肠癌高发病风险人群接受阿司匹林治疗。另有研究显示每日接受阿司匹林治疗可有效降低乙型和丙型肝炎病毒携带者及感染者发展为肝细胞癌的风险。除此以外，越来越多的数据证明阿司匹林对机体多个肿瘤，如乳腺癌、子宫内膜癌、卵巢癌、胰腺癌、胆管癌等均发挥一定程度的预防和治疗作用。

一、阿司匹林抗肿瘤作用机制

（一）环氧化酶（COX）途径

环氧化酶（cyclooxygenase，COX）又称前列腺素内氧化还原酶，是一种双功能酶，具有环氧化酶和过氧化酶活性，是催化花生四烯酸（arachidonic acid，AA）转化为前列腺素类物质（prostaglandins，PG）的关键酶。环氧化酶包括 2 种同工酶，即 COX-1 和 COX-2。COX-1 主要存在于血管、胃、肾等组织中，参与血管舒缩、血小板聚集、血流、胃黏液分泌及肾功能等的调节，其功能与保护胃肠黏膜、调节血小板聚集、

调节外周血管的阻力和调节分布有关。COX-1 在许多正常组织中以接近恒定的水平和活性进行组成性表达，以维持细胞，组织和器官生理功能的稳定。COX-2 在正常组织中通常检测不到，在机体受到损伤或其他因子的刺激下，COX-2 可被快速诱导表达，调节机体炎性反应和其他病理性应答反应，COX-2 是触发后续炎症反应的关键环节。过度表达的 COX-2 在肿瘤组织中可促进 AA 合成前列腺素 E2 (PGE2)，而 PGE2 可通过激活靶细胞的各种膜受体促进多种恶性肿瘤的发生、发展过程。PGE2 的过度产生可以减少肿瘤细胞凋亡，促进肿瘤细胞增殖、侵袭、转移。阿司匹林可以抑制 COX 的活性，使 COX-1 和 COX-2 同时发生乙酰化，乙酰化后的 COX-2 失去了催化功能，从而阻止 AA 合成 PGE2，减少炎性因子的释放，发挥抗炎、抗肿瘤的作用（图 3-30-5）。有研究证实阿司匹林可以降低缺氧诱导下的 COX-2 蛋白表达水平，还可以降低非小细胞肺癌 A549 细胞的增殖、血管生成及迁移等能力。针对食管鳞状细胞癌 TE-13 细胞系，阿司匹林也被证实可通过降

低肿瘤细胞内 COX-2 mRNA 及 COX-2 蛋白的水平，诱导 TE-13 细胞凋亡，并抑制细胞增殖。对于 ER 突变阳性和三阴型乳腺癌患者，阿司匹林也可以通过抑制 COX-2 途径，降低乳腺癌细胞的活性和侵袭能力。随着研究的深入，实验室研究成果逐渐过渡到临床上，研究显示长期低剂量口服阿司匹林可以降低包括食管癌、结肠癌、卵巢癌、乳腺癌、子宫内膜癌等在内的多种恶性肿瘤的发生率和死亡率，同时阿司匹林低剂量治疗给高危患者带来的获益远超过其出血风险。

（二）抑制 NF-κB 活性

核因子活化 B 细胞 κ 轻链增强子（nuclear factor kappa-light-chain-enhancer of activated B cell，NF-κB）是一种控制 DNA 转录的蛋白复合体，参与机体天然性和获得性免疫过程，也被认为是炎症反应的中心介质。NF-κB 的激活在肿瘤中也很普遍，其在癌细胞中的表达激活主要由肿瘤内的炎性细胞因子来驱动肿瘤微环境，进而改变细胞的正常信号转导，促进细胞增殖，启动癌基因的转录，最终导致细胞发生癌变。研究发现，

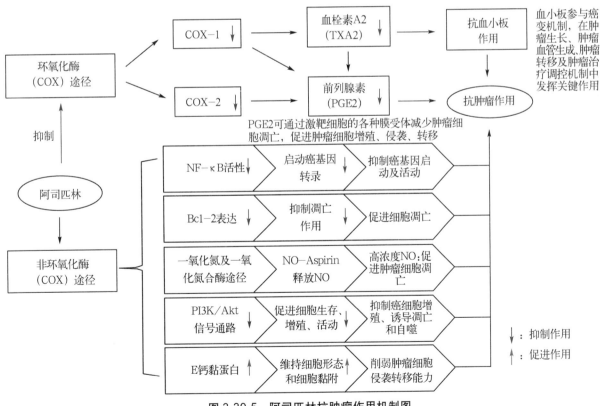

图 3-30-5 阿司匹林抗肿瘤作用机制图

阿司匹林通过抑制环氧化酶途径和其他非环氧化酶途径发挥抗肿瘤作用。其中环氧化酶途径主要通过抑制 COX-2 合成前列腺素类物质发挥抗肿瘤作用。非环氧化酶途径主要包括抑制 NF-κB 活性、抑制 Bcl-2 表达、抑制 PI3K/Akt 信号通路、促进 E 钙黏蛋白合成，以及一氧化氮及一氧化氮合酶途径等

NF-κB 也是阿司匹林抗癌作用的主要靶目标之一。研究证实阿司匹林等非甾体抗炎药可抑制 NF-κB 的活性，防止 NF-κB 参与癌基因启动及活化。体外试验明确了阿司匹林可以通过抑制 NF-κB 的磷酸化来抑制肿瘤血管及淋巴管的生成，在蛋白质和 mRNA 水平上降低了血管细胞黏附分子 1 (vascular cell adhesion molecule 1，VCAM-1) 的表达，减少了肿瘤新生血管的形成，降低了细胞的黏附和迁移能力，达到抗肿瘤的作用。研究证实阿司匹林可通过抑制 NF-κB 信号通路来抑制黑色素瘤 A375 细胞的增殖、迁移和侵袭。另有研究表明阿司匹林也可以通过靶向抑制 NF-κB，调控相关胶原酶的转录，抑制肝癌细胞胶原蛋白在小鼠体内的沉积，从而抑制肿瘤的生长。

（三）调节 Bcl-2 的表达

B 淋巴细胞瘤 -2 (B-cell lymphoma/leukemia-2，Bcl-2) 基因是一种与细胞凋亡相关的癌基因。在目前已经发现的 Bcl-2 蛋白家族中，按其功能可分为两大类，一类具有抑制凋亡的作用，如 Bcl-2、Bcl-XL、Bcl-W、A1、Mcl-1、Bfl-1 等；另一类则具有促进凋亡的作用，如 Bax、Bcl-Xs、Bad、Bak、Bim、Hrk 等。两者在细胞内按照一定比例存在，从而稳定调节机体细胞的凋亡过程。当 Bcl-2 表达增加时，细胞免于凋亡；当 Bax 表达增加时，细胞则更容易在各种诱导因素的作用下发生凋亡。在一项对人脑胶质细胞瘤的研究中发现，阿司匹林可调节包括 Bcl-2 在内的众多凋亡因子的表达，可通过降低 Bcl-2 蛋白的表达水平，使凋亡抑制信号减弱，促进细胞凋亡过程，从而发挥抗肿瘤作用，并且这种作用与阿司匹林给药剂量成正相关。还有学者对类风湿关节炎成纤维细胞样滑膜细胞进行研究，发现相关凋亡因子 Bax 的表达随着阿司匹林的刺激而增加，同时 Bcl-2 的表达下降，进而得出结论：阿司匹林以浓度相关的方式促进凋亡，抑制增殖。此外，实验室研究进一步证明鼻咽癌 CNE2R/CNE2 细胞经阿司匹林作用后，癌细胞内 Bcl-2 蛋白水平降低，Bax 蛋白表达水平增高，促进凋亡程序，这种改变呈现出阿司匹林剂量依赖性，这项研究认为阿司匹林的抗肿瘤作用与 Bcl-2/Bax 蛋白水平密切相关。阿司匹林还可被用于对宫颈癌的抑制，文献报道宫颈癌裸鼠移植瘤经阿司匹林作用后，裸鼠体内瘤体体积明显缩小，在瘤体组织中发现 Bax 蛋白表达上调，通过促进凋亡机制达到抑瘤的作用。有研究显示在多发性骨髓瘤细胞的异种移植模型中，阿司匹林可以通过上调 Bax，下调 Bcl-2 来改变 Bax/Bcl-2 比值，进而抑制肿瘤细胞增殖和促进凋亡。此外，我国有研究表明双乙基去甲精胺与小剂量阿司匹林联合使用，可以使宫颈癌细胞电泳结果出现 Ladder 现象，当阿司匹林作用于宫颈癌 Caski 细胞后，可调控 Bcl-2 家族基因的表达，促进 Bax 基因合成，抑制 Bcl-2 基因表达，加速癌细胞的凋亡。

（四）一氧化氮及一氧化氮合酶途径

一氧化氮 (nitric oxide，NO) 是一种无色无味的脂溶性气体，化学性质非常活泼，能够以自由扩散的方式任意穿过细胞膜，在多种生物信号的转导及在肿瘤细胞微环境中起特定作用，与肿瘤的发生、发展密切相关。不同浓度的 NO 在肿瘤的发生过程中具有双向性，它既参与癌症的发生和发展，也限制了癌症的扩散和侵袭。低浓度的 NO 参与癌症的发生和发展，起到促进肿瘤细胞增殖的作用，而相对高浓度的 NO 则参与肿瘤细胞的凋亡过程，抑制肿瘤细胞的生长，并有助于肿瘤免疫反应。NO 在细胞内的合成需要一氧化氮合酶 (NO isoenzyme，NOS) 的参与。有研究表明 NO 可通过关键蛋白的 S- 亚硝化作用激活 mTOR 促有丝分裂途径，从而促进人黑色素瘤细胞的增殖。另有研究显示 NO 也可以通过 Wnt/β-catenin 途径激活 Wnt 靶基因，使 NOS 过度表达，进而促进结肠癌和乳腺癌细胞增殖与转移。阿司匹林通过对 NO 及 NOS 的影响而起到抗肿瘤的作用已得到了广泛的研究。基于 NO 在肿瘤细胞内作用的双向性，研究人员研制出一种由传统阿司匹林和 NO 释放部分结合在一起的新药：释放一氧化氮型阿司匹林 (nitric oxide-donating aspirin，NO-Aspirin)。体外试验发现 NO-Aspirin 能够抑制非小细胞肺癌细胞系的增殖和存活，进一步体内研究证实 NO-Aspirin 可以明显减少非小细胞肺癌瘤体数量和体积，机制研究提示 NO-Aspirin 可以通过降低非小细胞肺癌 EGFR 及炎性因子的表达，从而发挥抗肿瘤作用。

（五）PI3K/AKT 信号通路

磷脂酰肌醇 3- 激酶 (phosphatidylinositol 3-kinase，PI3K) 是一种胞内磷脂酰肌醇激酶，是生长因子受体酪氨酸激酶下游的主要信号成分，能够在细胞膜上催化各类蛋白酶，如丝氨酸 - 三甲氨酸蛋白激酶 (AKT) 等。PI3K/AKT 信号通路参与调节细胞生存、增殖及细胞活动，这些过程对肿瘤的发生和发展至关重要。PIK3CA突变在侵袭性肿瘤中的发生概率明显高于前体息肉，因此通常认为 PIK3CA 突变可致 PI3K 信号通路激活，使 PIP2 持续转化成 PIP3 而诱导mTOR等下游信号，抑制该信号通路可促进肿瘤细胞自噬，阻止肿瘤进一步生长。例如，在体外培养的口腔癌细胞中应用 PI3K 抑制剂后，发现癌细胞发生凋亡，细胞周期停滞，癌细胞的侵袭能力明显下降。PI3K 抑制剂可能被开发为有效治疗及与活化 PI3K/AKT 途径相关的口腔鳞状细胞癌的潜在治疗方法。另有研究表明通过激活 PI3K/AKT 信号通路，可以使基质金属蛋白酶（matrixmetalloproteinase，MMP）表达水平增加，从而增强肺腺癌细胞的侵袭能力。基于 PI3K/AKT 通路与肿瘤发展呈正相关，对 PIK3CA 突变型结肠癌细胞进行体外研究，结果发现阿司匹林可以通过下调 PI3K/AKT 通路使 PI3K 的磷酸化降低，进而使 AKT 的表达随之降低，从而抑制癌细胞的增殖，诱导凋亡和自噬的发生，故该研究认为阿司匹林可通过抑制 PI3K/AKT 途径对PIK3CA 突变型结肠癌肿瘤细胞起抑制作用。乳腺癌的相关研究发现，阿司匹林与 PI3K 抑制剂具有协同作用，对基因变异型乳腺癌细胞生长发挥抑制作用。另有研究提示阿司匹林可以通过抑制 PI3K/AKT/mTOR 信号通路，诱导胰腺癌细胞发生自噬，这提示阿司匹林可能对胰腺癌的预防和治疗也能起到一定作用。

（六）对血小板的抑制作用

血小板是血液的主要组成部分，是骨髓中成熟的巨核细胞的细胞质脱落而形成的，主要功能是结合各种凝血因子对血管受损、出血的部位进行反应，形成血凝块，促进伤口愈合。1949年有学者提出血小板是隐性癌症的一个特征，现在有越来越多的证据表明，血小板参与了癌变的机制，并在肿瘤的生长、肿瘤血管的生成、肿瘤的转移及肿瘤治疗调控机制中发挥关键作用，同时血小板也是导致癌症患者高凝状态的主要原因。阿司匹林的抗血小板作用主要是通过 COX-1 的抑制作用实现的。通过 COX 依赖途径，不可逆的乙酰化导致 COX-1 失活，抑制了 PG 的合成，进而导致血栓素 A2（TXA2）生成减少，最终影响血小板的释放和聚集。实验室研究将结肠癌 TH29 细胞先暴露在血小板中，而后将细胞悬液注射至免

疫缺陷小鼠体内，发现实验组的肺转移率明显高于未使用血小板处理的对照组，而将低剂量阿司匹林加入体外培养的 TH29 细胞中，无论细胞是否暴露于血小板中，小鼠体内的肺转移均得到了抑制。在一项回顾性病例分析中，研究人员发现，那些曾经使用过阿司匹林或其他抗血小板药物的Ⅱ期至Ⅲ期乳腺癌患者，具有更低的远处转移发生率（distant metastasesrate，DMR）及更长的无病生存时间（disease-free survival，DFS）。另外，阿司匹林可通过抑制血小板聚集来减缓癌细胞的转移扩散，提高胆管癌存活率。近期美国国家癌症研究所的一项观察性研究表明，阿司匹林可通过抑制 COX 的促炎症作用和血小板凝集来延缓肿瘤的生长，一定程度上可以使胆道恶性肿瘤患者的生存期延长。在 10 年随访期间，使用阿司匹林的患者，胆囊癌患者的死亡风险降低了37%，胆管癌患者的死亡风险降低了29%，壶腹癌患者的死亡风险降低了56%，具有重叠病变的患者死亡风险降低了32%。此外，来自俄勒冈高校的研究人员发现阿司匹林可以通过抑制血小板的活化和功能来阻碍结肠癌和胰腺癌细胞的增殖和转移。

（七）上调 E 钙黏蛋白

上调 E 钙黏蛋白普遍存在于各类上皮细胞中，在维持细胞形态和细胞黏附上发挥重要作用，却在肿瘤细胞中表达下调，使肿瘤侵袭力增强。研究发现 ASA 可以通过上调 E 钙黏蛋白（E-cadherin）表达水平，抑制结肠癌细胞上皮间质转化（epithelial-mesenchymal transition，EMT）的发生，进而削弱肿瘤细胞的侵袭转移能力。此外，也有研究证实肝癌组织经阿司匹林治疗后，上调 E 钙黏蛋白表达明显增加，肺转移结节数明显减少，提示阿司匹林可以通过此途径抑制肿瘤的进展。

二、阿司匹林抗肿瘤临床应用

阿司匹林在肿瘤方面的作用体现在预防和治疗两方面。研究报道相比于从不使用阿司匹林的受试者，每月使用阿司匹林的频率在 16 次以上的健康受试者，其食管癌、胃癌、结肠癌、直肠癌、前列腺癌、肺癌等的发病风险下降，且随着使用频率的增加，死亡率也呈下降趋势。除预防作用外，阿司匹林可通过上述抗肿瘤作用机制发挥明显且重要的抗肿瘤治疗作用，如阿司匹林可

以抑制肥胖相关的炎症，改善胰岛素抵抗，在子宫内膜癌治疗中发挥一定作用，提高了子宫内膜癌患者的生存率；结肠癌患者经过 5 年以上系统规律的阿司匹林治疗后癌症病死率明显下降，且随着治疗年限的延长，这种有益效应增加；前列腺癌患者在诊断后便开始服用阿司匹林，能够降低癌症的恶性程度，提高总体生存率。阿司匹林在临床上应用剂量常推荐 75 ～ 300mg/d，但需要根据不同的个体情况及耐受情况给予适当的调整。治疗过程中可将阿司匹林与化疗、靶向药物等其他治疗方式联合应用，以期达到更为有效的治疗目的。

（一）阿司匹林与化疗联合应用

化疗可作为恶性肿瘤患者抗肿瘤治疗的基石，而顺铂通常是各种化疗方案的核心药物，很多癌症在治疗初期对顺铂反应良好，有效率比较明显，而当肿瘤复发或进展后常会产生耐药性。近年来研究表明，阿司匹林能对顺铂起到一定的化疗增敏效果，如阿司匹林与顺铂联合应用能增强耐药性非小细胞肺癌的顺铂敏感性，提高化疗

药物抗肿瘤作用。具体机制考虑为：阿司匹林与顺铂联合应用可通过减少 COX-2 介导的前列腺素 E2 合成并减弱下游 PI3K/AKT、RAF-MEK-ERK 和 NF-κB/COX-2 信号转导活性来增强对细胞增殖、迁移和侵袭的抑制作用。同时，阿司匹林和顺铂联用也可通过触发细胞色素 C 释放而诱导更多的细胞凋亡（图 3-30-6）。另外，阿司匹林联合 5- 氟尿嘧啶时，阿司匹林可通过下调 COX-2 及 Bcl-2 的表达，增加细胞色素 C 的释放及 caspase-9 的活性来诱导肿瘤细胞凋亡，增加化疗疗效。应用阿司匹林联合多柔比星时，小剂量阿司匹林就能阻滞细胞周期，促进凋亡，同时阿司匹林还能调节 miR-491/ABCG2 信号通路，增强肿瘤细胞对多柔比星的敏感性。将阿司匹林与喜树碱联合应用于乳腺癌患者，可以降低患者体内 P21CIPI 蛋白水平，并促进 P53 蛋白产生乙酰化反应，使乳腺癌患者对化疗的敏感性明显增加，进一步提升化疗药物的疗效。此外，阿司匹林通过 COX-2 的依赖性机制可以对肿瘤细胞周期抑制蛋白 P21、P27 产生抑制作用，进而

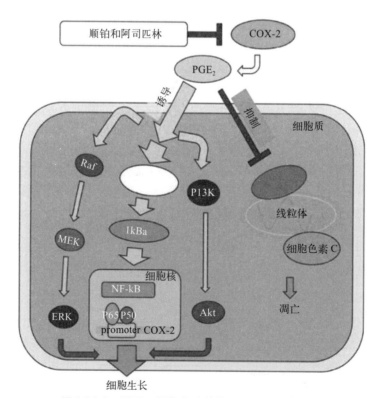

图 3-30-6 阿司匹林与化疗的协同抗肿瘤作用机制

阿司匹林与化疗联合可以通过减少 COX-2 介导的前列腺素 E2 合成并减弱下游 PI3K/AKT、RAF-MEK-ERK、NF-κB 和 Bcl-2 信号传导活性，以增强对细胞增殖、迁移和侵袭的抑制作用。同时，与阿司匹林和顺铂联用可通过触发细胞色素 C 释放，进而诱导更多的细胞凋亡

可以对硼替佐米抑制骨髓瘤细胞的生长起到协同作用。

（二）阿司匹林与靶向药物联合应用

除与化疗联合外，阿司匹林与靶向药物联合亦能增加抗肿瘤效果。例如，索拉非尼是目前治疗肝癌的代表性分子靶向药物，主要通过抑制血管内皮生长因子受体、血小板源性生长因子受体，阻断肿瘤血管生成，以及阻断 Raf/MEK/ERK 信号转导通路，抑制肿瘤细胞增殖。阿司匹林与其联用，可通过抑制 mTORC1 信号和 PI3K/AKT、MAPK/ERK 途径发挥协同增效作用。另外，阿司匹林还能抑制 6- 磷酸果糖 -2 激酶 / 果糖 -2，6- 二磷酸酶 3 （PFKFB3）的过度表达，减轻索拉非尼治疗肝癌中的抵抗效应，提高治疗敏感性。我国有临床研究发现阿司匹林可以降低恶性肿瘤患者的血液高凝状态，提高肿瘤治疗的有效率，延长生存期。在对肺癌的研究中提示小剂量阿司匹林联合易瑞沙比单用易瑞沙治疗非小细胞肺癌具有更好的临床疗效。此外，阿司匹林联合奥希替尼也可以有效促进奥希替尼耐药细胞的凋亡水平，增强其杀伤效应，并在动物实验中得到证实。若能进一步在临床研究中证实阿司匹林除抗凝作用外，还具有克服奥希替尼耐药的效应，将对晚期非小细胞肺癌患者的治疗产生重大影响。

（三）阿司匹林联合其他

与二甲双胍联用时，阿司匹林能促进其抑制肝癌 HepG2 细胞中 AMPK 的活化（磷酸化 AMPK 蛋白表达）和 mTOR 蛋白的表达，阻滞细胞 G2/M 期细胞周期，诱导 Caspase 依赖性凋亡，增强 β- 连环蛋白的细胞膜定位，增加 HepG2 细胞的同型黏附力，降低转移潜能。最近韩国研究团队发现阿司匹林、二甲双胍和他汀类药物联合使用，在肺癌发生及癌症相关死亡方面表现出更强的保护性，而且这种保护性表现出剂量依赖性。

总而言之，阿司匹林对多种癌症的预防和治疗作用受到越来越广泛的认识。多项体内外研究发现阿司匹林能够通过抑制癌细胞的增殖，促进凋亡，抑制癌细胞的迁移和侵袭能力，减少肿瘤血管的形成，从而发挥重要的抗肿瘤作用，并且将阿司匹林与传统抗癌药物联合应用还具有增敏的效果，可提高治疗有效率及生存期。但是这些结果大多处于试验阶段，学者们对于阿司匹林抗肿瘤的机制仍未完全清楚，尤其是长期服用阿司匹林有增加消化性溃疡和出血的风险。因此，我们在临床应用时仍然面临着诸多挑战，如阿司匹林的具体用量及使用疗程，如何联合应用才能发挥最大的治疗效能，以及如何克服及解决长期应用所致的不良反应的问题。相信经过不断地摸索，针对阿司匹林抗肿瘤作用的研究将不断呈现出新的数据，并在肿瘤防治领域取得突破性进展。

（钱　磊　崔久嵬　李　薇　吴晨曦）

参 考 文 献

Armstrong CWD, Coulter JA, Ong CW, et al, 2020. Clinical and functional characterization of CXCR1/CXCR2 biology in the relapse and radiotherapy resistance of primary PTEN-deficient prostate carcinoma. NAR Cancer, 2(3):zcaa012.

Batlle E, Massagué J, 2019. Transforming growth factor-β signaling in immunity and cancer. Immunity, 50(4):924-940.

Castaño Z, San Juan BP, Spiegel A, et al, 2018. IL-1β inflammatory response driven by primary breast cancer prevents metastasis-initiating cell colonization. Nat Cell Biol, 20(9):1084-1097.

Cervantes-Villagrana RD, Albores-García D, Cervantes-Villagrana AR, et al, 2020. Tumor-induced neurogenesis and immune evasion as targets of innovative anti-cancer therapies. Signal Transduct Target Ther, 5(1):99.

Chen ZH, Wang C, Dong H, et al, 2020. Aspirin has a better effect on PIK3CAmutant colorectal cancer cells by PI3K/Akt/Raptor pathway. Mol Med, 26(1): 14.

Furman D, Campisi J, Verdin E, et al, 2019. Chronic inflammation in the etiology of disease across the life span. Nat Med, 25(12):1822-1832.

Greene S, Robbins Y, Mydlarz WK, et al, 2020. Inhibition of MDSC trafficking with SX-682, a CXCR1/2 inhibitor, enhances NK-cell immunotherapy in head and neck cancer models. Clin Cancer Res, 26(6):1420-1431.

Greten FR, Grivennikov SI, 2019. Inflammation and cancer: Triggers, mechanisms, and consequences. Immunity, 51(1):27-41.

Griss J, Bauer W, Wagner C, et al, 2019. B cells sustain inflammation and predict response to immune checkpoint blockade in human melanoma. Nat Commun, 10(1):4186.

Hao Y, Baker D, Ten Dijke P, 2019. TGF-β -mediated epithelial-mesenchymal transition and cancer metastasis.

Int J Mol Sci, 20(11):2767.

Harris IS, DeNicola GM, 2020. The complex interplay between antioxidants and ROS in cancer. Trends Cell Biol, 30(6):440-451.

Hedberg ML, Peyser ND, Bauman JE, et al, 2019. Use of nonsteroidal anti-inflammatory drugs predicts improved patient survival for PIK3CA-altered head and neck cancer. J Exp Med, 216(2):419-427.

Hemmat N, Bannazadeh Baghi H, 2019. Association of human papillomavirus infection and inflammation in cervical cancer. Pathog Dis, 77(5):ftz048.

Ivashkiv LB, 2020. The hypoxia-lactate axis tempers inflammation. Nat Rev Immunol, 20(2):85-86.

Kargl J, Zhu XD, Zhang HJ, et al, 2019. Neutrophil content predicts lymphocyte depletion and anti-PD1 treatment failure in NSCLC. JCI Insight, 4(24):e130850.

Khodabandehlou N, Mostafaei S, Etemadi A, et al, 2019. Human papilloma virus and breast cancer: the role of inflammation and viral expressed proteins. BMC Cancer, 19(1):61.

Khoshakhlagh M, Soleimani A, Binabaj MM, et al, 2019. Therapeutic potential of pharmacological TGF-β signaling pathway inhibitors in the pathogenesis of breast cancer. Biochem Pharmacol, 164:17-22.

Lee TY, Hsu YC, Tseng HC, et al, 2019. Association of daily aspirin therapy with risk of hepatocellular carcinoma in patients with chronic hepatitis. JAMA Intern Med, 179(5):633-640.

Leone RD, Powell JD, 2020. Metabolism of immune cells in cancer. Nat Rev Cancer, 20(9):516-531.

Li DK, Wang W, 2020. Characteristics and clinical trial results of agonistic anti-CD40 antibodies in the treatment of malignancies. Oncol Lett, 20(5):176.

Liao YH, Hsu WL, Wang TH, et al, 2020. Aspirin decreases hepatocellular carcinoma risk in hepatitis C virus carriers: a nationwide cohort study. BMC Gastroenterol, 20(1): 6.

Liu PH, Wu K, Ng K, et al, 2019. Association of obesity with risk of early-onset colorectal cancer among women. JAMA Oncol, 5(1):37-44.

Ma C, Han M, Heinrich B, et al, 2018. Gut microbiome-mediated bile acid metabolism regulates liver cancer via NKT cells. Science, 360(6391):eaan5931.

Montfort A, Colacios C, Levade T, et al, 2019 The TNF paradox in cancer progression and immunotherapy. Front Immunol, 10:1818.

Murer P, Neri D, 2019. Antibody-cytokine fusion proteins: a novel class of biopharmaceuticals for the therapy of cancer and of chronic inflammation. N Biotechnol, 52:42-53.

Németh T, Sperandio M, Mócsai A, 2020. Neutrophils as emerging therapeutic targets. Nat Rev Drug Discov, 19(4):253-275.

Ng LG, Ostuni R, Hidalgo A, 2019. Heterogeneity of neutrophils. Nat Rev Immunol, 19(4):255-265.

Patel CH, Leone RD, Horton MR, et al, 2019. Targeting metabolism to regulate immune responses in autoimmunity and cancer. Nat Rev Drug Discov, 18(9):669-688.

Plummer M, de Martel C, Vignat J, et al, 2016. Global burden of cancers attributable to infections in 2012: a synthetic analysis. Lancet Glob Health, 4(9): e609-e616.

Quail DF, Dannenberg AJ, 2019. The obese adipose tissue microenvironment in cancer development and progression. Nat Rev Endocrinol, 15(3):139-154.

Ralph SJ, Nozuhur S, Moreno-Sánchez R, et al, 2018. NSAID celecoxib: a potent mitochondrial pro-oxidant cytotoxic agent sensitizing metastatic cancers and cancer stem cells to chemotherapy. JCMT, 4(9):49.

Ruberte AC, González-Gaitano G, Sharma AK, et al, 2020. New formulation of a methylseleno-aspirin analog with anticancer activity towards colon cancer. Int J Mol Sci, 21(23):9017.

Saikolappan S, Kumar B, Shishodia G, et al, 2019. Reactive oxygen species and cancer: a complex interaction. Cancer Lett, 452:132-143.

Skytthe MK, Graversen JH, Moestrup SK, 2020. Targeting of CD163(+) macrophages in inflammatory and malignant diseases. Int J Mol Sci, 21(15):5497.

Sody S, Uddin M, Grüneboom A, et al, 2019. Distinct spatio-temporal dynamics of tumor-associated neutrophils in small tumor lesions. Front Immunol, 10:1419.

Souza RF, 2017. Reflux esophagitis and its role in the pathogenesis of Barrett's metaplasia. J Gastroentero, 52(7):767-776.

Srinivas US, Tan BWQ, Vellayappan BA, et al, 2019. ROS and the DNA damage response in cancer. Redox Biol, 25:101084.

Todoric J, Karin M, 2019. The fire within: cell-autonomous mechanisms in inflammation-driven cancer. Cancer Cell, 35(5):714-720.

Wellenstein MD, Coffelt SB, Duits DEM, et al, 2019. Loss of p53 triggers WNT-dependent systemic inflammation to drive breast cancer metastasis. Nature, 572(7770):538-542.

Wong CC, Kang W, Xu JY, et al, 2019. Prostaglandin E2 induces DNA hypermethylation in gastric cancer in vitro and in vivo. Theranostics, 9(21):6256-6268.

Xu J, Yu YJ, He XJ, et al, 2019. Tumor-associated

macrophages induce invasion and poor prognosis in human gastric cancer in a cyclooxygenase-2/MMP9-dependent manner. Am J Transl Res, 11(9): 6040-6054.

Yang L, Liu Q, Zhang X, et al, 2020. DNA of neutrophil extracellular traps promotes cancer metastasis via CCDC25. Nature, 583(7814):133-138.

Zhang YX, Lv CS, Dong Y, et al, 2020. Aspirin-targeted PD-L1 in lung cancer growth inhibition. Thorac Cancer, 11(6):1587-1593.

Zheng L, Lv W, Zhou Y, et al, 2021. Progress on the mechanism for aspirin's Anti-tumor effects. Curr Drug Targets, 22(1):105-111.

第31章 肿瘤代谢与抗肿瘤药物耐药性

代谢异常与肿瘤的关系是近些年兴起的研究热点和前沿科学问题，人们更关注代谢异常驱动肿瘤起始，癌症是一种代谢病的观念也慢慢被接受。为了维持肿瘤间庞大的合成代谢需求，肿瘤采用了与普通体细胞不同的代谢机制。癌症的代谢具有异质性，癌细胞可以参与各种代谢程序以满足生长和增殖的需求，针对肿瘤异常代谢产生了一些防控肿瘤的新策略。本章主要阐述肿瘤代谢异常造成化疗药物耐药性的具体机制和相关的耐药干预方法。

化疗是治疗癌症的主要手段之一，然而伴随着化疗药物的广泛使用，患者的肿瘤组织逐渐产生了耐药性，并且对多种结构、靶点不同和作用机制不同的其他抗肿瘤药物也产生了耐药，即所谓的多药耐药（MDR）。多药耐药是导致化疗失败、治愈率低下和患者生存率降低的重要原因之一。肿瘤细胞多药耐药性的出现是一个复杂的多步骤、多因素及多基因参与的过程，与使用的化疗药物、肿瘤细胞的状态及所处的环境密切相关。近年来发现肿瘤细胞与正常细胞相比在代谢上的重编程与肿瘤细胞产生多药耐药密切相关。本章主要讨论肿瘤细胞代谢重编程与多药耐药产生的关系，以及干预方法。

一、肿瘤细胞多药耐药的机制

肿瘤细胞的多药耐药比较复杂，有多种机制参与多药耐药，目前比较清楚的机制主要有细胞膜抑制药物转运，促进药物外排，细胞质内药物靶酶或代谢酶活性的改变，细胞核内 DNA 修复功能增强，细胞内与凋亡和自噬的相关分子发生变化等。

（一）转运蛋白介导的肿瘤细胞多药耐药

细胞膜、核膜上存在能借助 ATP 水解释放能量将化疗药物泵出细胞外的一类跨膜蛋白质，使肿瘤细胞产生多药耐药。目前研究较多的与 MDR 有关的蛋白主要有 P- 糖蛋白（P-gp）/ABCB1，多药耐药相关蛋白 1（MRP1）/ABCC1，乳腺癌耐药蛋白（BCRP）/ABCC2 等。此外还有肺耐药蛋白（lung resistance protein，LRP），它以囊泡的方式将药物及有害毒物包裹，阻断药物与细胞核作用靶点结合，从而介导肿瘤细胞产生 MDR。跨膜蛋白超家族在血液系统和实体肿瘤中广泛分布，其介导耐药的途径相对简单，作用机制比较明确，是目前最受关注的逆转多药耐药的作用靶点，主要通过降低跨膜蛋白表达、抑制跨膜蛋白转运功能，达到逆转 MDR 的作用。

（二）体内酶系统介导的 MDR

拓扑异构酶 Ⅱ（Topoisomerase Ⅱ，Topo Ⅱ）在正常细胞中主要负责催化 DNA 双链断开与结合，而在肿瘤细胞中，它的含量远高于正常细胞，是恶性肿瘤无限增殖的机制之一。Topo Ⅱ 还参与合成具有外排功能的膜蛋白，使化疗药物治疗失败，最终产生耐药性。通过抑制 Topo Ⅱ 活性可降低耐药株化学抵制，介导人肿瘤细胞凋亡。

谷胱甘肽转移酶（glutathione S-transferase，GST）是一种二聚体酶，参与细胞抗损伤、抗癌变等过程。GST 可通过直接与药物结合，增加药物排泄，以及清除某些药物产生的自由基来减轻其对细胞的损伤，阻断脂质过氧化等途径来降低药物的作用。具体表现为催化谷胱甘肽（GSH）与亲电子药物，如各种烷化剂结合，增加其水溶性，加速其排泄，使药效降低，清除蒽环类药物等产生的自由基，减轻药物自由基对细胞的损伤，通过直接与药物结合的形式降低药物活性，还可以将有毒的过氧化物转变为低毒的醇类物，阻断脂质过氧化物的作用。GST 在多种肿瘤中高表达，目前抑制 GST 的药物主要有利尿酸，可逆转烷化剂的耐药。

蛋白激酶 C（protein kinase C，PKC）参与多种细胞信号转导，PKC 的活化能增加跨膜转运蛋白基因表达,而 P-gp 又能作为 PKC 的作用底物,磷酸化后发挥外排药物的生物学功能,PKC 的活性升高与肿瘤细胞 MDR 密切相关。葡萄糖神经酰胺合成酶(glucosylceramide synthase,GCS)可催化尿苷二磷酸葡萄糖上的葡萄糖基与神经酰胺结合,能够介导细胞凋亡的神经酰胺转化成无细胞毒性的葡萄糖神经酰胺,同时上调抗凋亡蛋白的表达,GCS 在多种肿瘤细胞中高表达,参与肿瘤多药耐药。

(三)肿瘤细胞凋亡和自噬异常介导的多药耐药

化疗药物通过各种途径诱导肿瘤细胞凋亡,在对肿瘤治疗的过程中细胞凋亡发挥了重要作用。多种肿瘤细胞可以通过抑制细胞凋亡而产生获得性或原发性耐药,使肿瘤细胞对多种化疗药物产生耐药作用。Bcl-2 是抗凋亡蛋白,人骨肉瘤的耐药株中的 Bcl-2 含量远高于敏感株。而凋亡相关蛋白 Bax、Fax、Bak 等在一些耐药肿瘤细胞中明显下调。与凋亡相关的死亡受体在许多耐药细胞中表达及功能都发生了异常变化,如 Fas 基因的突变能导致多药耐药。

自噬又称程序性细胞死亡,与肿瘤密切相关。肿瘤细胞接触化疗药物,会产生大量功能障碍的细胞器和错误折叠的蛋白质,而激发的自噬能通过非特异性降解有害物质,并且回收重新利用营养和能量,为受损 DNA 争取收复时间和条件,有助于肿瘤细胞逃逸凋亡,进而产生耐药。

(四)肿瘤微环境介导的多药耐药

肿瘤微环境已成为肿瘤发生、发展、转移不可缺少的重要因素,肿瘤多药耐药的形成与肿瘤所处的微环境密切相关。肿瘤微环境是一个复杂的体系,包含除肿瘤细胞以外的各种其他细胞,如成纤维细胞、内皮细胞、免疫细胞、脂肪细胞等,还包含各类生物因子、微血管和细胞外基质。同时肿瘤局部微环境具有缺氧、微酸、较高的肿瘤组织间隙液压等特点,在肿瘤耐药的发生过程中它们相互交叉地共同改变肿瘤内环境,最终导致肿瘤耐药的形成。

二、肿瘤能量代谢重编程与多药耐药产生的关系

肿瘤细胞在能量代谢上与正常细胞相比有明显不同,包括有氧糖酵解增加、氧化磷酸化降低、谷氨酰胺分解加强、脂肪酸从头合成增强等,而肿瘤细胞在代谢上的重编程与其对化疗药物容易产生多药耐药密切相关。

(一)肿瘤细胞糖代谢变化与多药耐药产生的关系

肿瘤细胞的一个重要代谢变化是有氧糖酵解加强,增强的糖酵解可以生成更多的 ATP 和 NADPH,而 NADPH 是一个重要的抗氧化剂,可抑制化疗药物诱导的氧化损伤,从而产生肿瘤耐药。另外高 ATP 水平可以激活 ABC 转运蛋白,从而增加药物外排。同时高 ATP 水平还可上调低氧诱导因子 -1(hypoxia inducible factor-1,HIF-1)信号,诱导低氧相关的药物耐药。其信号途径包含增强糖酵解过程中关键酶的活性,促进代谢由氧化磷酸化向糖酵解转变,降低活性氧(ROS)生成,防止 DNA 损伤,激活 DNA 修复途径,抑制肿瘤细胞凋亡。HIF-1 还可促进细胞膜碳酸酐酶的表达,使细胞外环境酸化,引起细胞内外 pH 差值增加,减少化疗药物的被动吸收,促进外排,从而产生耐药。

调节肿瘤细胞糖酵解的基因,如 HK2、PFK1、PKM2、GLUT 和 LDHA 等也与耐药有关。PKM2 作为糖酵解途径的关键酶之一,为满足肿瘤细胞生长对物质及能量的需求,在肿瘤细胞中普遍高表达,触发了肿瘤细胞有氧酵解,促进肿瘤细胞的增殖。FFJ-5 可通过 EGFR 通路下调 PKM2 表达,抑制人乳腺癌 MCF7 细胞生长,并可诱导其凋亡。同时 FFJ-5 还可增强 DOX 在耐药肿瘤细胞中的敏感性,逆转肿瘤的耐药性。

肿瘤细胞线粒体氧化磷酸化降低也与耐药有关,人 F1-F0 ATP 合成酶 β 亚基普遍存在于细胞线粒体内膜,F1 亚单位的 β 亚基(ATP5b)是该酶的催化亚基,催化氧化磷酸化最后的 ATP 生成,是线粒体 ATP 合成最关键的酶。近年来发现在不少实体瘤细胞 ATP5b 表达下调与化疗耐药存在关联性。

(二)肿瘤细胞谷氨酰胺代谢增强与耐药的关系

谷氨酰胺在缺氧条件下能通过三羧酸循环进入氧化磷酸化途径产生能量,这是肿瘤细胞维持自身活性所必需的重要代谢方式。恶性程度较高的肿瘤患者血浆谷氨酰胺水平也较高,谷氨酰胺在谷氨酰胺酶的作用下可以转变成谷氨酸盐,供脂肪酸和谷胱甘肽合成,抗氧化剂谷胱甘肽能维持肿瘤细胞中氧化还原反应的平衡及清除 ROS,

维持肿瘤细胞活性，同时可以在 GST 的作用下与亲电子药物结合，增加其水溶性，加快药物排泄，增强肿瘤细胞对化疗药物的耐药性。

（三）个别氨基酸代谢与肿瘤耐药的关系

最近哈佛医学院的科学家发现亮氨酸与 ER+ 乳腺癌细胞对他莫昔芬的耐药性密切相关，降低亮氨酸水平可以抑制 ER+ 乳腺癌细胞的分裂。表面蛋白 SLC7A5 是细胞将亮氨酸运到细胞内所必需的，在对他莫昔芬耐药的 ER+ 乳腺癌细胞中，这种蛋白表达水平较高，SLC7A5 可以使细胞吸收更多的亮氨酸，足以使乳腺癌细胞对他莫昔芬耐药。SLC7A5 抑制剂能够使小鼠 ER+ 肿瘤缩小，逆转 ER+ 乳腺癌细胞对他莫昔芬的耐药性。低亮氨酸饮食可能对 ER+ 乳腺癌患者有益。

最近的一项研究还表明天冬酰胺是防止三阴性乳腺癌扩散的关键，而天冬酰胺可以由细胞中天冬酰胺合成酶催化合成，癌细胞中天冬酰胺合成酶活性增加可以促进癌症扩散，利用化疗药物抑制天冬酰胺合成酶合成，从而癌症转移受到了极大的限制。

（四）肿瘤细胞脂类物质代谢异常与化疗耐药的关系

在肿瘤细胞中，脂肪酸从头合成增加，脂肪酸参与肿瘤细胞的多个生物学过程，包括细胞膜形成、能量存储、信号分子产生等，目的是维持肿瘤细胞的发生、发展。脂肪酸合成酶是脂肪酸合成的关键酶，在乳腺癌、非小细胞肺癌、卵巢癌、胰腺癌、膀胱癌等多种肿瘤细胞中高表达，其高表达与预后差、进展快、生存期短密切相关。脂肪酸合成酶除参与肿瘤细胞增殖存活外，还参与细胞黏附、迁移、浸润、伪促形成及血管生成，在肿瘤细胞对化疗药物产生耐药的过程中发挥了重要作用。脂肪细胞增多会导致抗肿瘤血管生成的靶向药物产生耐药，脂肪酸代谢，如 FAS 的增多会导致乳腺癌的多重耐药，尤其是 HER-2 阳性乳腺癌中 FAS 可对拉帕替尼等药物产生耐药，但这也为乳腺癌的预防及乳腺癌耐药的逆转提供了新的思路。维持细胞脂代谢平衡对预防乳腺癌有益，调节脂肪酸代谢、抑制 FAS 合成可能为乳腺癌耐药提供一种新的逆转策略。

肿瘤细胞中除脂肪酸代谢发生变化外，鞘脂代谢也存在异常。鞘脂是一类以鞘氨醇为基本骨架的复杂化合物，分为鞘磷脂、鞘糖脂和神经酰胺等，主要分子有鞘氨醇（sphingolipid）、鞘氨醇 -1- 磷酸（SIP）、神经酰胺（ceramide）、三磷酸肌醇（inositol triphosphate）等，在肿瘤细胞中，鞘氨醇激酶 1（sphingosine kinase 1，SPHK1）、SPHK2 和神经酰胺酶（ceramidase）高表达，神经酰胺产生减少，而 SIP 产生增加。维甲酸类药物对多种癌症有效，主要通过调节维甲酸受体，如维甲酸受体（retinoic acid receptoy，RAR）和维甲酸 X 受体（rexinoid X receptor，RXR）的表达而诱导肿瘤细胞凋亡，抑制生长，促进分化等。鞘脂代谢异常和维甲酸受体表达缺失密切相关，导致肿瘤细胞对维甲酸类药物产生耐药性。肿瘤细胞 SPHK 活性增强，代谢平衡向着产生 SIP 的方向发展，促进 SIP 增多，而神经酰减少，神经酰胺激活的凋亡信号被抑制，而 SIP 能拮抗维甲酸类药物及其他核受体激动剂对于靶基因的转录活性，进而维甲酸受体表达缺失，导致癌细胞对维甲酸类药物不再敏感而产生耐药性。

（五）肿瘤微环境与化疗药物耐药的关系

恶性肿瘤由于快速增殖，造成局部组织严重缺氧，从而形成肿瘤的缺氧微环境，缺氧可以通过上调 PI3K/AKT、AMPK 和 ERK 信号通路，促进缺氧诱导因子 HIF-1 的表达。HIF-1 是一类核转录因子，是由 α 亚基和 β 亚基构成的异源二聚体，α 亚基主要存在于细胞质中，其活性随氧浓度的变化而改变。HIF-1α 作为活性亚基和功能亚基，通过转录调控低氧反应基因及其下游靶基因的表达，包括糖酵解进程中关键酶，如己糖激酶、丙酮酸脱氢酶激酶等基因的表达，同时 HIF-1α 还能增强葡萄糖转运体的表达。因此 HIF-1α 能促进肿瘤细胞对化疗药物的抵抗，增强对化疗药物的耐药性，针对肿瘤微环境的药物能部分逆转化疗的耐药性。

三、抗肿瘤药物通过影响肿瘤细胞代谢而产生耐药性

肿瘤细胞除自身在代谢上发生重编程外，一些抗肿瘤药物在长期使用以后，也会使肿瘤细胞的代谢发生变化，而这些代谢的变化常与肿瘤细胞产生耐药性有关。

（一）细胞毒类药物对肿瘤细胞代谢的影响及与耐药的关系

ADR 的抗癌作用机制是直接嵌入 DNA 核碱基对之间，或破坏拓扑异构酶，从而干扰核酸的合成。ADR 作用后肿瘤细胞蛋白质、嘌呤、嘧

啶和谷胱甘肽生物合成被明显抑制，甘油代谢和糖酵解增强。ADR 长期给药还抑制了肿瘤细胞中胱氨酸（GSH 的来源）的流入和 SLC7A11 转运蛋白（负责胱氨酸摄取）的活性。SLC7A11 的下调 / 沉默或胱氨酸的缺失，均明显增加了肿瘤细胞中 P-gp 的表达和耐药性。顺铂主要通过产生核仁 DNA 加合物，使 DNA 结构变形，使其复制转录出现障碍，进而发挥抗癌作用。顺铂可以增加卵巢癌细胞 A2780 中 HIF-1α 的降解作用，但对耐药细胞 A2780/CP 中的 HIF-1α 没有下调作用。Ara-C 化疗后可诱导肿瘤代谢从糖酵解向 OXPHOS 转变，残留的细胞还表现出脂肪酸氧化增加，CD36 表达上调的特征。另外，在利用半乳糖作为唯一碳源诱导人白血病 U937 细胞转向高 OXPHOS 代谢后，明显抑制了 Ara-C 导致的细胞凋亡。替加环素处理的高 OXPHOS 的 MOLM14 细胞显示出电子传递链复合物蛋白质翻译水平明显降低，线粒体质量和膜电位及氧耗率降低，并且 Ara-C 的抗白血病作用明显增强。

紫杉醇类药物通过稳定微管蛋白阻碍细胞周期的进程。MDA-MB-435 紫杉醇耐药的乳腺癌细胞中，LDHA 的表达和活性明显高于紫杉醇敏感细胞。应用 siRNA 下调 LDH-A 明显增加了紫杉醇耐药细胞对紫杉醇的敏感性。此外，紫杉醇耐药细胞显示对特异性 LDH 抑制剂草氨酸有更高敏感性。这些结果表明经紫杉醇治疗后肿瘤细胞乳酸代谢发生了变化，并与耐药的形成有密切的关系。

5-FU 耐药的结肠癌细胞与敏感结肠癌细胞相比，miR-122 明显下调，Glut-1、PKM2 和 LDHA 明显上调。单独转染 miR-122 进入 HCT116 细胞降低了 PKM2 的表达，并使耐药 HCT116 对 5-FU 敏感。同时转染 miR-122 和 PKM2，使 HCT116 耐药。这些结果表明 PKM2 在调节 HCT116 对 5-FU 耐药中发挥了重要作用。通过直接抑制 PKM2 的表达可以克服结肠癌细胞对 5-FU 的抗性。

（二）酪氨酸激酶抑制剂对肿瘤细胞代谢的影响及与耐药的关系

抗肿瘤血管生成的酪氨酸激酶抑制剂具有高效、抑瘤谱广、无明显毒副作用等优势，但长期使用仍会出现耐药，导致肿瘤复发或转移。抗肿瘤血管生成药物引起的肿瘤代谢变化主要归因于缺氧和营养供应不足。Sounni 等研究了 sunitinib 诱导的肿瘤代谢紊乱。通过蛋白质组学和转录组学分析发现，撤药后脂肪酸、丙酮酸和氨基酸代谢增加，而葡萄糖代谢和碳水化合物分解代谢则下降。这种代谢变化与肿瘤快速生长和侵袭性增加相关。在脂肪组织附近生长的癌症，包括乳腺癌、前列腺癌、胰腺癌和肝细胞癌，常表现出对抗血管生成治疗的耐药性，而阻断脂质合成可以抑制肿瘤转移及耐药性的产生。在 sunitinib 或 sorafenib 治疗期间，肿瘤生长受到抑制。然而，治疗停止后血管恢复生长，脂质合成增强，肿瘤再生。使用 orlistat 或 shRNA 下调 FASN，可以抑制 sunitinib 治疗中断后的肿瘤再生和转移。

（三）抗体类药物耐药后的肿瘤代谢变化

研究发现乳腺癌细胞对靶向 HER-2 的曲妥珠单抗的耐药性与糖酵解通路增强相关。耐药肿瘤呈现热休克因子 1 和 LDHA 上调的趋势。曲妥珠单抗与糖酵解抑制剂联合应用可在体外和体内协同抑制曲妥珠单抗耐药的乳腺癌。Bensaad 等发现靶向 VEGF 的贝伐单抗治疗后的肿瘤中脂肪酸摄取和代谢上调，包括 FATBP3 和 FATBP7 的表达增加，以及肿瘤细胞中脂滴的积累。Keunen 等通过磁共振波谱学研究了用贝伐单抗治疗胶质母细胞瘤异种移植物的代谢特征，发现乳酸和丙氨酸代谢物增加，以及 HIF-1α 和 PI3K/AKT 途径激活。通过透射电子显微镜观察发现，用贝伐单抗治疗的 GBM 异种移植瘤中线粒体数量明显减少。此外，将结肠癌细胞接种到脂肪变性或正常肝脏组织中，发现植入脂肪肝组织的肿瘤血管密度较高。抗血管生成药物贝伐单抗治疗后诱导肿瘤缺氧，启动 FAO 代谢重编程，增加游离脂肪酸的摄取，刺激肿瘤细胞再增殖。而 Etomoxir 通过抑制 CPT1 而显著抑制游离脂肪酸诱导的细胞增殖，使贝伐单抗对脂肪肝中生长的肿瘤疗效增强。

四、与肿瘤细胞代谢相关的耐药干预方法

由于肿瘤细胞在代谢上重编程，使得一些关键代谢酶活性的变化与肿瘤耐药密切相关，如乳酸脱氢酶 A 与乳腺癌的紫杉醇 / 曲妥珠单抗耐药相关，脂肪酸合成酶与乳腺癌的多西紫杉醇 / 曲妥珠单抗 / 多柔比星耐药相关，谷氨酰胺酶与胃癌的顺铂耐药相关等。因此针对这些与肿瘤细胞耐药相关的代谢途径的干预方法，可以克服或降低肿瘤对化疗药物的耐药性。

（一）针对肿瘤细胞糖代谢的耐药干预方法

肿瘤细胞在糖代谢上重编程，特别是有氧糖

酵解明显增加，与肿瘤产生耐药性密切相关。研究表明，肿瘤糖酵解过程中一些关键酶活性的变化与耐药的产生密不可分，因此针对糖酵解过程中一些关键酶的干预方法可以部分克服肿瘤细胞的耐药性。例如，己糖激酶的抑制剂2-脱氧葡萄糖能降低人黑色素瘤细胞对顺铂的耐药性，胃癌对5-氟尿嘧啶的耐药性，以及乳腺癌对多柔比星的耐药性等。丙酮酸脱氢酶激酶过表达明显增加了肿瘤细胞对顺铂或紫杉醇的耐药，二氧乙酸是丙酮酸脱氢酶激酶的一种抑制剂，可使丙酮酸脱氢酶激酶失活，能够逆转纤维肉瘤对他莫昔芬的耐药性。乳酸脱氢酶（LDH）是一种关键的糖酵解酶，其可将丙酮酸转化为乳酸，乳酸是肿瘤细胞代谢的重要物质。通常从细胞中输出以去除多余的碳并维持细胞NADPH储存。研究表明，乳酸作为缺氧条件下的信号转导物质可以激活肿瘤细胞存活的相关信号通路，除促进细胞存活外，肿瘤衍生的乳酸可以有效降低机体对肿瘤细胞的免疫反应，靶向乳酸生成是克服肿瘤药物抗性的可能策略之一。已有研究表明，通过siRNA或草胺酸盐抑制LDH活性可以克服肿瘤细胞对紫杉醇和曲妥珠单抗的耐药性。

葡萄糖转运体（GLUT）是葡萄糖代谢的第一限速步骤，利用GLUT1不可逆抑制剂WZB117处理A549肺癌细胞表现出GLUT1表达和葡萄糖摄取水平下降，同时具有与顺铂和紫杉醇协同抑制肺癌细胞生长的作用。GLUT4的特异性抑制剂利托那韦可抑制骨髓癌细胞对多柔比星的耐药性，多项研究表明靶向葡萄糖转运可能是克服肿瘤耐药的有效策略。

（二）针对谷氨酰胺代谢的耐药干预方法

谷氨酰胺可以在谷氨酰胺酶的作用下分解，从而激活哺乳类动物雷帕霉素靶蛋白复合物（MTORC1）信号，触发细胞分裂和抑制自噬。MTORC1信号参与胃癌对顺铂的耐药，提示增强的谷氨酰胺代谢与顺铂耐药有关。谷氨酰胺酶抑制剂可以逆转脑胶质瘤细胞对化疗药物的耐药性。MTORC1抑制剂西罗莫司可逆转T细胞淋巴细胞白血病对环磷酰胺、糖皮苷及地塞米松等化疗药物的耐药性。依维莫司是一种新型的MTORC1口服抑制剂，可以抑制胰腺神经内分泌瘤对化疗药物的耐药性。

（三）针对脂肪酸代谢的耐药干预方法

肿瘤细胞中脂肪酸从头合成明显上调，脂肪酸合成酶是肿瘤细胞脂肪酸合成的关键酶，其高表达与肿瘤的耐药性密切相关。在胰腺导管癌（pancreatic ductal adenocarcinoma，PDAC）中，脂肪酸合成酶的表达明显上调并与吉西他滨固有耐药性有关，利用siRNA或FASN抑制剂奥利司他抑制FASN活性，可以降低PDAC对吉西他滨的耐药性，而FASN过表达可导致对吉西他滨的固有耐药性。在胃癌中，FASN通过激活mTORC1信号转导，促进顺铂类药物的耐药性，FASN抑制剂如G28UCM，能有效缩小异种移植物的体积。在体外试验中，G28UCM与厄洛替尼、吉非替尼、曲妥珠单抗及拉帕替尼具有协同作用；曲妥珠单抗（AU565TR）或拉帕替尼（AU565LR）抗性细胞恢复敏感性。这为克服肿瘤耐药提供了潜在的替代方案。除了脂肪酸合成代谢，脂肪酸氧化也被证明与化疗耐药有关。除了葡萄糖代谢，脂肪酸氧化是细胞能量的重要来源。此外，脂肪酸氧化中间产物乙酰辅酶A等是物质合成的重要前体。耐药肿瘤细胞表现出对脂肪酸氧化的依赖性，抑制脂肪酸氧化过程能够提高肿瘤细胞对药物的敏感性。脂肪酸氧化过程的第一个限速酶肉毒碱棕榈酰转移酶1（carnitine palmitoyltransferase1，CPT1）催化长链脂肪酸从细胞质运输到线粒体中。CPT1抑制剂Etomoxir可提高紫杉醇耐药细胞对紫杉醇的敏感性。

肿瘤耐药是目前肿瘤治疗中最重要和棘手的问题之一，了解肿瘤耐药机制对克服肿瘤药物耐药性及探索新的治疗策略至关重要。代谢重编程是肿瘤及肿瘤耐药的重要特征，通过发现耐药肿瘤细胞中失调的代谢过程，可更深入地了解耐药相关的分子机制。靶向失控的代谢过程已被证明可以克服肿瘤细胞对药物的抗性。代谢酶相关抑制剂2-DG、奥利司他、Etomoxir等在逆转肿瘤耐药性方面具有明显效果，其中多个药物已经进入Ⅰ期临床试验阶段。此外，对耐药肿瘤细胞异常代谢的研究使我们发现与耐药相关的分子标志物，进而可以对肿瘤的耐药、转移及预后进行更精准的预测。代谢组学的兴起使研究者可以更高效、更系统地研究耐药肿瘤细胞代谢网络的重编程。目前，对于代谢重编程在肿瘤耐药发生过程中扮演的角色尚存争议，随着人们对耐药细胞代谢重编程问题研究的深入，有望探索出更安全有效的抗肿瘤治疗策略。

（黄才国）

参 考 文 献

Agostini M, Almeida LY, Bostors DC, et al, 2014. The fatty acid synthase inhibitor orlistat reduces the growth and metastasis of orthotopic tongue oral squamous cell carcinomas. Mol Cancer Ther, 13(3):585-595.

Chen LL, Xiong Y, 2020. Tumour metabolites hinder DNA repair. Nature, 582(7813):492-494.

Conradi LC, Brajic A, Cantelmo AR, et al, 2017. Tumor vessel disintegration by maximum tolerable PFKFB3 blockade. Angiogenesis, 20(4):599-613.

Currie E, Schulze A, Zechner R, et al, 2013. Cellular fatty acid metabolism and cancer. Cell Metab, 18(2):153-161.

Deng D, Xu C, Sun P, et al, 2014. crystal structure of the human glucose transporter GLUT1. Nature, 510(7503):121-125.

Elia I, Rossi M, Stegen S, et al, 2019. Breast cancer cells rely on environmental pyruvate to shape the metastatic niche. Nature, 568(7750):117-121.

Feng YM, Pathria G, Heynen-Genel S, et al, 2021. Identification and characterization of IMD-0354 as a glutamine carrier protein inhibitor in melanoma. Mol Cancer Ther, 20(5):816-832.

Gross MI, Demo SD, Dennison JB, et al, 2014. Antitumor activity of the glutaminase inhibitor CB-839 in triple-negative breast cancer. Mol Cancer Ther, 13(4):890-901.

Hernlund E, Hjerpe E, Avall-LundgDist E, et al, 2009. Ovarian carcinoma cells with low levels of beta-F1-ATPase are sensitive to combined platinum and 2-deoxy-D-glacose treatment. Mol Cancer Ther, 8(7):1916-1923.

Jump DB, Torres-Gonzalez M, Lson LK, et al, 2011. Soraphen A, an inhibitor of acetyl CoA carboxylase activity, interferes with fatty acid elongation. Biochem Pharmacol, 81(5):649-660.

Le A, Cooper CR, Gouw AM, et al, 2010. Inhibitiou of lactate dehydrogenase A induces oxidative stress and inhibits tumor progression. Proc Nat Acad USA, 107(5):2037-2042.

Liu RL, Li WF, Tao BB, et al, 2019. Tyrosine phosphorylation activates 6-phosphogluconate dehydrogenase and promotes tumor growth and radiation resistance. Nat Commun, 10(1):991.

Lu HQ, Li XQ, Luo ZG, et al, 2013. Cetuximab reverses the Warburg effect by inhibiting HIF-1-regulated LDH-A. Mol Cancer Ther, 12(10):2187-2199.

Luengo A, Abbott KL, Davidson SM, et al, 2019. Reactive metabolite production is a targetable liability of glycolytic metabolism in lung cancer. Nat Commun, 10(1):5604.

Lv H, Lv G, Chen C, et al, 2021. NAD$^+$ metabolism maintains inducible PD-L1 expression to drive tumor immune evasion. Cell Metab, 33(1):110-127. e5.

Lyshchink A, Higashi T, Hara T, et al, 2007. Expression of glucose transport hexokinase II , proliferating cell nuclear antigen and survival of patients with pancreatic cancer. Cancer Invest, 25(3):154-162.

Melstrom LG, Salabat MR, Ding XZ, et al, 2008. Apigenin inhibits the GLUT-1 glucose transporter and the phosphoinositide 3-kinase/AKT pathway in human pancreatic cells. Pancreas, 37(4):426-431.

Mullen AR, Wheaton WW, Jin ES, et al, 2011. Reductive carboxylation supports growth in tumour cells with defective mitochondria. Nature, 481(7381):385-388.

Murnin M, Kumar A, Li GD, et al, 2000. Effects of glutamine isomers on human(Caco-2)intestinal epithelial proliferation strain-responsiveness, and differentiation. J Gastrointest Surg, 4(4):435-442.

Muthusamy T, Cordes T, Handzlik MK, et al, 2020. Serine restriction alters sphingolipid diversity to constrain tumour growth. Nature, 586(7831):790-795.

Nuruzzaman M, Zhang R, Cao HZ, et al, 2014. Plant pleiotropic drug resistance transporters: transport mechanism, gene expression, and function. J Integr Plant Biol, 56(8):729-740.

Pacold ME, Brimacombe KR, Chan SH, et al, 2016. A PHGDH inhibitor reveals coordination of serine synthesis and 1-carbon unit fate. Nat Chem Biol, 12(6):452-458.

Pearce NJ, Yates JW, Berkhout TA, et al, 1998. The role of ATP citrate-lyase in the metabolic regulation of plasma lipids. Hypolipidaemie effects of SB-204990, a lactone prodrug of the potent ATP citrate-lyase inhibitor SB-201076. Biochem J, 334(Pt 1):113-119.

Scafoglio C, Hirayama BA, kepe V, et al, 2015. Functional expression of sodium-glucose transporters in cancer. Proc Natl Acad Sci USA, 112(30):E4111-E4119.

Schoors S, Bruning U, Missiaen R, et al, 2015. Fatty acid carbon is essential for dNTP synthesis in endothelial cells. Natare, 520(7546):192-197.

Seyfried TN, Shelton LM, 2010. Cancer as a metabolic disease. Nutr Metab, 7(1):7.

Sharma PK, Dnarakanath BS, Varshney R, 2012. Radiosensitization by α-deoxy-D-glucose and 6-aminonicotinamide involves activation of redox sensitive ASK1-JNK/P38MAPK signaling in head and neck cancer cells. Free Rad Boil Med, 53(7):1500-1513.

Sullivan EJ, Kurtoglu M, Brenneman R, et al, 2014. Targeting cisplatin-resistant human tumor cells with metabolic inhibitors. Cancer Chemother Pharmacol, 73(2):417-427.

Wang Q, Beaumont KA, Otte NJ, et al, 2014. Targeting glutamine transport to suppress melanoma cell growth. Int J Cancer, 135(5):1060-1071.

Wood TE, Dalili S, Simpson CD, et al, 2008. A novel inhibitor of glucose uptake sensitizes cells to FAS -induced cell death. Mol Cancer Therap, 7(11):3546-3555.

Xie H, Hanai JJ, Ren JG, et al, 2014. Targeting lactate dehydrogenase-a inhibits tumorigenesis and tumor progression in mouse models of lung cancer and impacts tumor-initiating cells. Cell Metab, 19(5):795-809.

Zhao HK, Yan GF, Zheng L, et al, 2020. STIM1 is a metabolic checkpoint regulating the invasion and metastasis of hepatocellular carcinoma. Theranostics, 10(14): 6483-6499.

Zhao YH, Liu H, Liu ZX, et al, 2011. Overcoming trastuzumab resistance in breast cancer by targeting dysregulated glucose metabolism. Cancer Res, 71(13):4585-4597.

Zhou WB, Han WF, Landree LE, et al, 2007. Fatty acid synthase inhibition activates AMP-activated protein kinase in SKOV3 human ovarian cancer cells. Cancer Res, 67(7):2964-2971.

第32章 特殊医学用途配方食品和中医药膳

恶性肿瘤是人类死亡的主要原因之一，已成为严重危害人类生命健康的主要因素。研究发现恶性肿瘤患者的营养不良发生率极高，且常合并多种类型的代谢紊乱。因此，有效的营养治疗是防止肿瘤患者营养不良的关键。特殊医学用途配方食品（food for special medical purpose，FSMP）及中医膳食作为口服营养补充的重要干预方式，是肿瘤患者营养治疗的主要手段之一。

因此，对营养不良的恶性肿瘤患者及时、合理的口服 FSMP 及施膳用药，不仅能有效的改善肿瘤患者营养状况，增强患者对抗肿瘤治疗的敏感性及耐受性，同时对患者的代谢紊乱起到调节作用，改善患者的生活质量，甚至延长患者的生存时间。因此，积极的 FMSP 口服补充及中医药膳干预对改善肿瘤患者的生存质量和预后具有重要意义。

第一节 特殊医学用途配方食品

一、背景

2015 年中国肿瘤登记年报显示，全国共有新发恶性肿瘤病例 429 万例，死亡恶性肿瘤病例 281 万例，相当于每小时有 490 人被诊断为恶性肿瘤，321 人死于恶性肿瘤。与历史数据相比，癌症负担呈持续上升态势，近 10 多年来，恶性肿瘤发病率和死亡率均在升高。WHO 预计在未来 20 年，全世界新发肿瘤病例会增加 70%，有近 50% 出现在亚洲，其中大部分出现在中国，中国新增肿瘤病例高居全球第一位，占全世界肿瘤死亡患者的 24%。恶性肿瘤已经成为我国名副其实的常见疾病，并成为我国居民第一死亡原因。

肿瘤患者营养不良和恶病质发生率极高。中国抗癌协会肿瘤营养与支持治疗专业委员会《常见恶性肿瘤营养状况与临床结局相关性研究，INSCOC》认为：我国 58% 住院肿瘤患者存在中、重度营养不良，20% 的肿瘤患者直接死于营养不良。营养不良不仅导致患者治疗耐受力下降、治疗效果下降、生活质量下降、生存时间缩短、并发症增加，而且给患者家庭、单位、社会带来了巨大的社会经济负担。鉴于营养不良在肿瘤患者中的普遍性，以及营养不良的严重后果，肿瘤营养治疗应该成为与手术、化疗、放疗、靶向治疗、

免疫治疗等肿瘤基本治疗方法并重的另外一种治疗方法，贯穿于肿瘤治疗的全过程，融汇于其他治疗方法之中。

二、特殊医学用途配方食品的定义

特殊医学用途配方食品（FSMP）是指为了满足进食受限、消化吸收障碍、代谢紊乱或特定疾病状态的人群对营养素或膳食的特殊需要而专门加工配制而成的配方食品。该类产品必须在医师或临床营养师的指导下，单独食用或与其他食品配合食用，对于维持、保障疾病状态的人群的生理功能、身体康复具有重要作用。在疾病状况下，无法进食普通膳食或无法用日常膳食满足目标人群的营养需求时，可使用 FSMP 提供营养支持。此类食品不但能改善患者的营养状况，提高患者的整体健康水平，还能为疾病的治疗和健康的恢复提供良好的基础。无论是在用途方面还是在成分方面，均不同于药品、保健品及普通食品，具体差异详见表 3-32-1。

三、特殊医学用途配方食品的分类

根据《食品安全国家标准特殊医学用途配方食品通则》（GB29922—2013），1 岁以上人群的

表 3-32-1　特殊医学用途配方食品与其他食（药）品的区别

产品类别	用途	成分	形态	用法用量	管理方式
药品	用于临床上治疗及预防疾病	富含药物活性成分，允许在规定用量下有一定毒副作用	具有特定剂型，如片剂、胶囊、针剂等	多种给药途径，有规定用量，须遵医嘱	注册
特殊医学用途配方食品	针对目标人群提供特殊营养支持	富含特殊营养成分，目标人群使用无毒副作用	多为粉剂、溶液	无规定用量，但应在医师或临床营养师指导下食用	注册
保健品	主要用于特定人群调节机体功能	富含活性成分，在规定的用量下无毒副作用	部分普通食品的形态，部分片剂、胶囊等特定剂型	食用、饮用有规定用量	注册 / 备案
普通食品	提供营养维持人体正常新陈代谢	富含普通营养成分，无毒副作用	无特定形态	无规定用量	备案

FSMP 可分为三大类，分别是全营养配方食品、特定全营养配方食品和非全营养配方食品。

1. 全营养配方食品　可作为单一营养来源来满足目标人群营养需求的 FSMP。适用于需要对营养素进行全面补充且对特定营养素没有特别要求的人群。患者应在医师或临床营养师的指导下选择使用全营养配方食品。

2. 特定全营养配方食品　可作为单一营养来源来满足目标人群在特定疾病或医学状况下营养需求的 FSMP。特定全营养配方食品是在相应年龄段全营养配方食品的基础上，依据特定疾病的病理生理变化而对部分营养素进行适当调整的一类食品，单独食用时即可满足目标人群的营养需求。符合特定全营养配方食品技术要求的产品可有针对性的适应不同疾病的特异性代谢状态，可更好地起到营养支持作用。适用于特定疾病或医学状况下需对营养素进行全面补充的人群，并可满足人群对部分营养素的特殊需求。即在特定疾病状况下，全营养配方食品无法适应疾病的特异性代谢变化，不能满足目标人群的特定营养需求，需要对其中的某些营养素进行调整。对于伴随其他疾病或并发症的患者，均应由医师或临床营养师根据患者情况决定是否可以选用此类食品。

3. 非全营养配方食品　可满足目标人群部分营养需求的 FSMP，不适用于作为单一营养来源。该类产品应在医师或临床营养师的指导下，按照患者个体的特殊医学状况，与其他特殊医学用途配方食品或普通食品配合使用。

四、肿瘤全营养配方食品

肿瘤全营养配方食品是指可作为单一营养来源、能够满足肿瘤患者营养需求，符合肿瘤患者高分解代谢特点及肿瘤细胞瓦博格效应的特殊医学用途配方食品，是肿瘤患者营养治疗的重要手段。FSMP 适用于围抗肿瘤治疗（手术、放疗、化疗等）期及家居期间的恶性肿瘤患者。

由于肿瘤本身和抗肿瘤治疗的影响，导致或加重了肿瘤患者的营养不良，主要临床表现为体重丢失、厌食、骨骼肌丢失、疲乏、无力、贫血、低蛋白血症等。肿瘤全营养配方食品的设计中，首先要考虑适合肿瘤患者代谢特点，调节肿瘤细胞的异常代谢，恢复宿主的正常代谢，靶向或精准进行营养干预，改善机体的营养状况，选择性的"饿死"肿瘤细胞，抑制肿瘤的生长。

1. 充足能量　某些肿瘤，特别是肺、胰腺、肝及卵巢肿瘤患者体重丢失前，静息能量消耗（resting energy expenditure，REE）升高，抗肿瘤治疗，如手术、放疗、化疗等应激因素存在，肿瘤患者的实际能量需求常超过普通健康人，为改善肿瘤患者的营养状况，一个主要目标是增加能量和蛋白质的摄入。高能量密度配方可减少摄入容量，从而保证患者有较好的依从性。肿瘤全营养配方食品每 100ml（液态产品或可冲调为液体的产品在即食状态下）或每 100g（直接食用的非液态产品）所含有的能量应不低于 502kJ（120 kcal）。

2. 优质蛋白　肿瘤患者的蛋白质需要量应该满足机体 100% 的需求，推荐范围最少为 1g/

(kg·d)，到目标需要量 1.2 ～ 2.0g/ (kg·d)。为补偿糖异生、增加骨骼肌水解，以及为蛋白质合成提供原料，肿瘤患者应提高蛋白质的摄入，高蛋白饮食对肿瘤患者有益。肿瘤全营养配方食品所含蛋白质的含量应不低于 1.0g/100kJ (4.2g/100kcal)，蛋白质原料应为全优质蛋白。

3. 调整脂肪、碳水化合物的供能比例 肿瘤细胞主要通过葡萄糖来满足能量需求，而对脂肪酸和酮体的利用率很低。基于这样的原理，为适应肿瘤患者的代谢改变，可以调整脂肪和碳水化合物的供能比。Bozetti 等报道，脂肪供能 30% ～ 50% 的营养方案是可以接受的。适当高脂饮食可维持体重及细胞质量。胃肠道肿瘤化疗患者的研究显示，接受常规饮食的患者体重减轻，而接受适当高脂饮食，尤其是以单不饱和脂肪酸为主要能源的患者，在整个研究过程中体重增加且身体细胞质量维持稳定。肿瘤全营养配方食品所含脂肪的含量应不低于 0.8g/100kJ (3.3g/100kcal)。

4. ω-3 多不饱和脂肪酸 主要以二十二碳六烯酸 (DHA) 和二十碳五烯酸 (EPA) 的形式存在。它的代谢产物为三烯酸环氧化物和五烯酸酯氧化物，这些物质通过竞争性抑制方式影响花生四烯酸代谢，减轻细胞炎性反应，调节机体免疫功能。ω-3 多不饱和脂肪酸会影响很多恶病质的调节递质，能够抑制肿瘤细胞增殖，阻止肿瘤患者恶病质进程，减缓体重丢失，增加瘦体重，改善生活质量。ω-3 多不饱和脂肪酸是有效的免疫营养素，在肿瘤 FSMP 配方中的供能比应为 1% ～ 6%，亚油酸和 α- 亚麻酸供能比无限量要求。

5. 精氨酸 属于非必需氨基酸，在创伤、饥饿、应激状态下能够转化成必需氨基酸，故又称半必需氨基酸。精氨酸是组织蛋白合成的底物，可促进血氨进入尿素循环，防止氨中毒，同时精氨酸能增加伤口内羟脯氨酸含量,促进伤口愈合。此外，精氨酸还参与淋巴细胞内的代谢过程，可有效提高细胞及体液的免疫功能。精氨酸在体内能够抑制肿瘤细胞的生长，在肿瘤患者的营养治疗时可适量添加。临床研究表明，0.5g/100kcal 精氨酸即能起到增强患者免疫功能、减少术后感染的作用。如果添加精氨酸，其在肿瘤 FSMP 产品中的含量应不低于 0.5g/100kcal。

6. 谷氨酰胺 是合成核酸、类脂和其他氨基酸的前体。谷氨酰胺是体内快速增殖细胞的能源物质，肿瘤及应激消耗导致机体谷氨酰胺处于缺乏状态，补充外源性谷氨酰胺可改善应激状态下的免疫功能抑制。此外，谷氨酰胺还能减轻大剂量化疗导致的黏膜损伤，维护肠黏膜屏障功能及肠道免疫功能。如果添加谷氨酰胺，其在肿瘤 FSMP 产品中的含量应为 0.15 ～ 2.22g/100kcal。

7. 亮氨酸 能够竞争性抑制大脑摄取芳香族氨基酸，减少假性神经递质产生，改善肿瘤患者食欲，同时亮氨酸可以改善机体氮平衡，刺激蛋白质合成，抑制恶病质肌肉分解，其在体内的活性代谢产物 HMB (β- 羟基 -β- 甲基丁酸) 在促进肌肉合成的效果明显，能缓解肿瘤患者瘦体重的丢失。如果添加亮氨酸，其在肿瘤 FSMP 产品中的含量应不低于 0.13g/100kcal。

8. 足量的抗氧化剂 对于肿瘤患者，微量营养素，尤其是抗氧化剂的补充非常重要，其作用是多方面的：改善肿瘤相关厌食状况，减少治疗相关不良反应，提高治疗效果及生活质量。预防肿瘤复发。因此，在肿瘤治疗前、中、后阶段使用高达 1 ～ 3 倍每日推荐摄入量的抗氧化剂 (如维生素 C、维生素 E 和硒等)。

9. 补充膳食纤维 由于放化疗对肠道功能的影响，肿瘤患者使用含有膳食纤维的肿瘤特定全营养配方可以获益。

10. 免疫营养素 面对严重营养不良和明显恶病质的情况，为了防止患者进一步衰弱恶化，营养治疗至关重要。但是，存在全身性炎症时，机体很难实现蛋白质合成，标准营养方案也不能扭转代谢异常或满足机体需要，因此添加具有免疫调节作用的营养素，如精氨酸、谷氨酰胺、核苷酸、亮氨酸等，能够改善肿瘤患者的营养状况，减缓低重丢失，增加瘦体重，减少感染发生率，改善肠道功能，缩短住院时间，改善生活质量，节约治疗费用，具有较高的成本 - 效益优势。

五、肿瘤患者特殊医学用途配方食品营养治疗适应证

肿瘤患者在抗肿瘤治疗过程中并不常规推荐营养治疗，但各国指南均明确强调在进行积极的抗肿瘤治疗的患者中，存在营养风险或有严重营养不良时，营养治疗是必需的和正确的。营养筛查和营养评估有助于及时、早期发现营养风险或营养不良。目前临床上对肿瘤患者进行营养不良

筛查或评估的量表有很多，如 PG-SGA、SGA、NRS 2002、MUST、MST 等，其中 PG-SGA 是肿瘤患者特异性营养状况评估工具，是美国营养师协会（ADA）、美国营养与膳食学院（AND）等机构的首选推荐，中国抗癌协会肿瘤营养专业委员会 4 万多例肿瘤患者的临床应用验证了 PG-SGA 在中国肿瘤患者营养状况评估的有效性和可行性，PG-SGA ≥ 4 分认为存在营养不良。病情复杂的患者还可以通过病史询问、体格体能检查、实验室检查、器械检查，如人体成分分析等综合判断营养不良及其严重程度。

　　严重营养不良（体重丢失 ≥ 20%，或经口摄食不足需要量 60% 达 1 周以上，或 PG-SGA ≥ 9 分）的非终末期患者是营养治疗的绝对适应证；而轻、中度营养不良或放化疗患者出现 3 ～ 4 级不良反应是营养治疗的相对指征，是否实施营养治疗，主要取决于抗肿瘤治疗对机体可能产生的影响；存在营养风险并接受放化疗及手术等任何可能加重营养风险的患者应进行营养治疗；因胃肠道功能障碍或其他代谢、药物、放疗等不良反应预期摄入不足超过 1 周者应给予营养治疗；仅存在营养风险、轻 / 中度营养不良而无进一步抗肿瘤治疗的患者，只需要制订营养治疗计划或提供饮食指导。

　　营养不良的规范治疗应该遵循五阶梯治疗原则（图 3-32-1）。首先选择营养教育，包括饮食指导、饮食调整与饮食咨询，对于即便强化营养教育也无法经口摄入足够营养时，鼓励口服营养补充（oral nutritional supplement，ONS）；ONS 仍不足或不能时，建议完全肠内营养（total enteral nutrition，TEN），包括口服及管饲补充；仍然不能满足营养需求时，应加用部分肠外营养（partial parenteral nutrition，PPN），以补充肠内营养的不足；当完全不能肠内营养时，选用全肠外营养（total parenteral nutrition，TPN）。由于肿瘤患者经常面临经口摄入饮食不足的情况，ONS 是肿瘤患者的首选营养补充方式，每日通过 ONS 提供大于 400kcal 的能量才能更好地发挥 ONS 的作用。

六、不同条件下肿瘤患者的特殊医学用途配方食品营养治疗

（一）非终末期手术患者

肿瘤患者围术期营养治疗的适应证可参照非

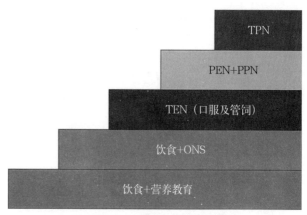

图 3-32-1　营养治疗五阶梯疗法
TPN. 全肠外营养；TEN. 全肠内营养；PPN. 部分肠外营养；PEN. 部分肠内营养；ONS. 口服营养补充；营养教育，包括饮食指导、饮食调整与饮食咨询

肿瘤患者围术期的营养治疗。营养治疗不是接受外科大手术治疗的肿瘤患者的常规措施。中度营养不良计划实施大手术患者或重度营养不良患者建议在手术前接受营养治疗 1 ～ 2 周，即使手术延迟也是值得的。预期术后 7 日以上仍然无法通过正常饮食来满足营养需求的患者，以及经口摄食不能满足 60% 需要量 1 周以上的患者，应给予术后营养治疗。开腹大手术患者，无论营养状况如何，均推荐手术前使用免疫营养 5 ～ 7 日，并持续到术后 7 日，或患者经口摄食 > 60% 需要量时为止。免疫增强型肠内营养应同时包含 ω-3 多不饱和脂肪酸、精氨酸、核苷酸、支链氨基酸及谷氨酰胺五类营养物，单独添加以上五类营养物中的任何一种或两种，其作用需要进一步研究。在任何情况下，只要肠内途径可用，应优先使用肠内营养。手术后应尽早（24 小时内）开始肠内营养。

（二）非终末期放化疗患者

放化疗及联合放化疗患者不常规推荐营养治疗，放化疗伴有明显不良反应的患者，如已有明显营养不良则应在放化疗的同时进行营养治疗；放化疗严重影响摄食并预期持续时间大于 1 周，而放化疗不能中止，或中止后较长时间仍然不能恢复足够饮食者，应给予营养治疗。肿瘤放疗和（或）化疗致摄入减少及体重丢失时，强化营养教育可使大多数患者摄入量增多，体重增加，肠内营养可以改善患者营养状况。头颈部肿瘤、吞咽困难、口腔黏膜炎患者管饲比口服更有效。肠内营养时使用普通标准营养剂，ω-3 多不饱和脂

肪酸强化型肠内营养配方对改善恶病质可能有效，但对一般情况及营养状态的作用有待进一步研究。无证据表明营养治疗促进肿瘤生长，在临床实际工作中不必考虑这个理论问题。

（三）终末期患者

个体化评估，制订合理方案，选择合适的配方与途径。营养治疗可提高部分终末期肿瘤患者的生活质量。患者接近生命终点时，已不需要给予任何形式的营养治疗，仅需提供适当的水和食物，以减少饥饿感。终末期肿瘤患者的营养治疗是一个复杂问题，涉及面广。考虑到疾病无法逆转且患者不能从中获益，而营养治疗可能会带来相关并发症，因而国外相关指南不推荐使用营养治疗。但是我国人民受传统观念与文化的影响，终末期肿瘤患者的营养治疗在很大程度上可能不再是循证医学或卫生资源的问题，而是一个复杂的伦理、情感问题，常被患者家属的要求所左右。

七、总结

肿瘤患者营养不良发生率很高，并且经常合并多种类型的代谢紊乱，因此对其进行合理的营养干预非常有必要。相关指南建议一旦饮食指导不能达到推荐的饮食摄入量最低标准，就应给予人工营养，人工营养首选口服 FSMP。国内外关于肿瘤患者营养治疗的研究结果显示，对营养不良的肿瘤患者使用 FSMP 是安全、有效和可行的，合理应用 FSMP 在改善肿瘤患者营养状况，以及增强患者对抗肿瘤治疗的敏感性和耐受性、促进患者康复、缩短住院时间、节省医疗费用等方面发挥了巨大的作用，但是我们还需要更多的数据来证实肿瘤专用型 FSMP 能否改善患者的远期预后。

第二节　中医药膳

中医药膳是中医学的一个重要组成部分，是中华民族历经数千年不断探索、积累而逐渐形成的独具特色的一门临床实用学科。中医药膳是指在中医理论指导下，运用药食同源的基本思想，将药食同源中药与食物相配伍，经传统或现代技术加工而成的，具有调养、康复、保健作用的一类膳食。当前恶性肿瘤的治疗手段主要包括手术切除、化学治疗及放疗，此外还包括生物靶向及免疫治疗等。这些治疗均能有效控制肿瘤的发生、发展，延长患者的生存时间，但在一定程度上也给患者带来了诸多不良反应，如消化道反应（食欲缺乏、恶心、呕吐、厌食、腹胀、腹泻、便秘）、骨髓抑制（白细胞减少、贫血）、肝肾功能异常及神经毒性等，还可导致机体代谢紊乱，出现营养不良，甚至导致恶病质的发生、发展，严重影响患者的生活质量。目前，大量循证医学证实中医药在常规抗肿瘤的基础上，不仅能有效提高抗肿瘤治疗的疗效，同时能明显减轻相关不良反应，提高患者的生活质量。中医药膳作为传统中医药治疗的重要组成部分，在现代抗肿瘤治疗中发挥有效的补充作用，已越来越受到临床肿瘤医师的重视。中医药膳通过调节机体代谢，提高机体免疫能力，改善患者的营养状况，可有效缓解抗肿瘤治疗的不良反应，提高患者的生活质量，延长患者的生存时间。

一、用膳原则

中医药膳调理应以平衡阴阳、扶正祛邪为总原则，具体主要遵循虚则补、实则泻、寒则热、热则寒，以及三因制宜等原则。此外，在药膳配伍过程中，应遵循"君、臣、佐、使"的配伍准则及中药药性的归经理论，同时还应时刻谨记传统中医药膳学的配伍禁忌。

众所周知，恶性肿瘤是一种消耗性疾病，中医学认为恶性肿瘤患者以五脏皆虚，瘀痰水湿邪毒内生为主要特点。因此，施膳原则以扶正补益为主，同时辅以清热解毒、活血化瘀、软坚散结、利水祛痰等，尤其针对晚期恶病质肿瘤患者，更应强调扶正补益的重要作用。在具体施膳的过程中，应兼顾辨病施膳和辨证施膳相结合，做到"一人一膳"的个体化治疗，提倡辨证用药。辨病施膳是指根据不同恶性肿瘤患者，选择相应的药材与食物进行配伍。如肺癌患者，建议多选用润肺止咳类药膳，如参枣百合粥、冰糖杏仁糊等；胃癌患者，多选用健脾益气类药膳，如淮山蒸排骨、黄芪白及粥等。辨证施膳是依据中医临床核心理论"辨证论治"原则衍变而来。中医学认为，即使同一类恶性肿瘤患者，由于其个体差异及环境因素等，会出现不同的中医临床病证。因此，在中医药膳的配伍过程中，应综合考虑分析，如肠癌患者在临床中可表现为脾肾阳虚、脾虚湿盛、痰瘀毒聚及气血亏虚等证候。因此，对于脾虚湿盛的肠癌患者多选用健脾利湿抑癌之品，如山药薏仁粥；而对于气血亏虚的肠癌患者应选用当归黄芪粥、参枣地黄粥等。总而言之，在中医药膳的配伍过程中，应做到辨病与辨证相结合，即"以病为本，以证为纲，病证结合"，从而提高临床疗效（图3-32-2）。

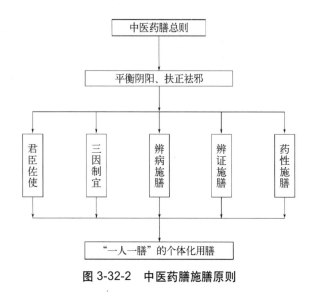

图3-32-2　中医药膳施膳原则

二、中医药膳临床应用

中医药膳是我国传统医学的重要组成部分，具有坚实的中医理论和千百年积累的实践基础。历代医家在疾病防治中，将中医药膳调护放在非常重要的地位，力求通过饮食调理来达到机体的阴阳平衡。近年来，随着临床医师及科研工作者对中医药膳在肿瘤防治中的作用研究不断地深入，

发现中医药膳能明显改善患者生活质量，延长患者的生存时间（图3-32-3）。因此，中医药膳的应用越来越受到临床肿瘤医师的重视。

（一）中医药膳在围术期的作用

手术切除是目前治疗恶性肿瘤最有效的方法之一。手术可通过直接切除肿瘤达到治疗的目的，但术后存在恢复缓慢、术后易复发、并发症多等问题，在一定程度上影响肿瘤患者的生活质量。研究证实围术期由于患者饮食限制、摄入减少及手术本身等因素，易致机体出现代谢紊乱，发生营养不良、精神萎靡、免疫功能低下等临床表现。美国癌症协会制定的癌症患者饮食营养指南提到合理的饮食可改善癌症患者的营养状况。因此，基于"药食同源"的理论，中医药膳的应用在改善患者机体营养状态方面具有明显的优势。《黄帝内经》提出"五谷为养、五果为助、五畜为益、五菜为充，气味合而服之，以补精益气"均衡食疗的观点，强调了均衡饮食的重要性。中医学认为，患者术后失血过多，耗气伤阴，术后患者多以正气虚弱为主。因此，针对围术期肿瘤患者，通过使用补益药材与食物的搭配进行食疗，改善患者营养状况，提高患者的免疫力，从而提高肿瘤患者对手术治疗的耐受性，减少或避免手术相关并发症，促进术后伤口的愈合。

对于乳腺癌术后患者，大量的研究证实益气养阴的方药能明显改善患者术后的免疫状态。蔡骏等提出术后患者早期服用健脾益气中药汤剂结合肠内营养，能进一步改善和优化术后机体的免疫功能及营养状况，为患者提供足够的能量，促进术后患者的恢复并减少相关并发症。此外，有研究证实芋头药用时可治中气不足，长期使用可

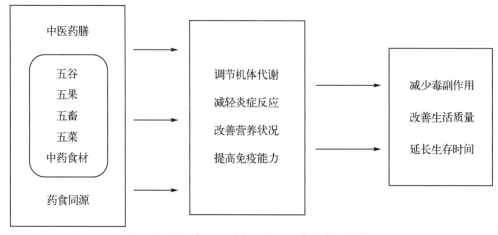

图3-32-3　中医药膳在恶性肿瘤患者中的作用

以滋补肝肾、补益中气、填精益髓，可用于肿瘤术后的补虚健脾。因此，该阶段中医药膳主要以扶助正气、补益脾胃为主，调节机体的代谢，改善患者的营养状态。

（二）中医药膳在化疗期间的作用

化疗是通过使用化学治疗药物杀灭癌细胞达到治疗目的。与手术治疗不同的是，化疗是一种全身治疗的手段，可有效地控制肿瘤的发生发展，但其不良反应较多。在化疗期间，临床上最常见的不良反应是消化道反应和骨髓抑制，主要表现为恶心、呕吐、食欲缺乏、腹泻、白细胞减少及贫血等。中医学认为，化疗可导致患者胃肠功能下降，食欲缺乏，食则腹胀，脾胃受病，脾气运化不畅，气血不生。因此，中医药膳治疗应以理气和胃、降逆止呕、健脾益气、补髓生精为主。

韩冬梅等对胃癌术后化疗患者给予特制莲肉膏（莲肉、粳米、茯苓）药膳饮食治疗，发现中医药膳可改善患者餐后腹胀、胃灼热等症状，增进患者进食量，提高其生活质量。杨宏辉等在胃术后化疗患者的常规饮食基础上，加以赤小豆、龙眼肉、黄芪、当归、阿胶为主的中医药膳，发现患者的血红蛋白及血清白蛋白水平明显得到提升，机体的营养状况可得到明显的改善，从而提高其生活质量。倪军等在中药外敷配合中药食疗（山楂、麦芽、陈皮、薏苡仁、胡萝卜、玉米）治疗肿瘤患者化疗所致消化道反应的疗效观察中，发现中医食疗能改善化疗引起的食欲缺乏、腹胀、疼痛、大便干结等症状，促进营养的吸收。此外，临床中化疗常会导致患者出现白细胞减少等骨髓抑制的临床表现，杨淑艳、唐欣等运用黄芪鳝鱼汤药膳可有效防治化疗所致的白细胞减少症，提高患者的机体免疫力，保证化疗的顺利进行。在一项关于中医药膳干预肿瘤化疗后不良反应的文献回顾性研究共纳入20篇研究，用于研究中医药膳对于化疗后所致的胃肠道反应、骨髓抑制及整体状况的情况。研究数据证实，中医药膳疗法虽不能取代肿瘤的常规治疗，但在预防和减轻肿瘤化疗后的不良反应方面具有良好的优势。

（三）中医药膳在放疗期间的作用

肿瘤放疗是利用放射线治疗肿瘤的一种局部治疗方法，约70%的癌症患者在治疗过程中需要用放疗，已成为抗肿瘤治疗的主要手段之一。中医学认为放射性属于"热毒"范畴，易损伤人体阴津，肿瘤患者在放疗期间常出现口干、咽痛、恶心、厌食、鼻咽干燥、尿黄尿少等症状，尤其是颌面部或咽部恶性肿瘤患者，除上述放疗反应较重外，还易引起口腔、咽喉、食管等处放射性炎症。因此，应用中医药膳进行治疗时，宜采取养阴清热法进行干预。

韦少雪等观察中医药膳对鼻咽癌患者放化疗后营养状况的影响，发现药膳（党参、黄芪、玉竹、沙参、麦冬、金银花等）联合放疗组患者的体重、红细胞、血红蛋白、白蛋白改善情况均优于单纯放疗组。赵翠等在鼻咽癌患者放疗期间给予地黄粥（生地黄、党参、黄精、扁豆、黄芪），坚持服用6个月后患者的体重、肱三头肌、皮皱厚度、血清白蛋白、转铁蛋白等相关营养指标明显高于单纯放疗组。以上均表明养阴清热的中医药膳能有效改善放疗患者的营养不良状况。王慧杰等研究了中药扶正培本清化汤（散）配合药膳（如百银薏枣饮、首乌鲫鱼汤等）调理中晚期胸部恶性肿瘤放化疗患者，坚持服用4个月后，发现治疗组在近期疗效、毒副反应、生存率、体重变化方面均优于对照组，具有统计学差异。因此，在放疗期间，中医药膳不仅可减轻放疗所致的不良反应，同时还能改善患者的营养状态，提高机体的免疫能力，延长患者的生存时间。

（四）中医药膳的居家应用

2006年WHO把恶性肿瘤明确定义为一种慢性病，认为恶性肿瘤是一种病理变化缓慢、病程长、短期内不能治愈或终身不能治愈的疾病。因此，肿瘤患者的科学全程管理至关重要。此外，现研究认为恶性肿瘤不仅是一种基因性疾病，也是一种代谢性疾病。目前多数肿瘤患者更多的时间是在家中度过，如何科学饮食是肿瘤患者抗肿瘤治疗的关键。中医药膳作为我国传统的饮食和中医食疗文化，是在中医学、烹饪学和营养学理论指导下，严格按药膳配方，将中药与某些具有药用价值的食物相配，采用独特的饮食烹调技术和现代科学方法制作而成的具有一定色、香、味、形的美味兼具药用价值的膳食，体现了多种食物彼此配伍、互相补充的饮食平衡，通过药物饮食来调整人体阴阳的偏盛偏衰，达到干预治疗疾病目的。因此，基于中医药膳理论指导肿瘤患者的居家饮食，不仅能调节机体代谢紊乱，改善患者的营养状态，还能起到抗肿瘤的作用。

居家期间，患者应根据中医药膳理论原则，合理的选择相应的食材进行制作，做到"营养化、多样化、均衡化"。针对恶性肿瘤患者临床常见证候，根据食物的属性分类，选择合适的食材，具体如下。

(1) 气虚型患者，临床表现为形体消瘦，少气懒言，语声低怯，动则汗出，体倦健忘，舌淡苔白，脉虚弱等。宜选用补气的食材，多选小米、粳米、糯米、山药、大枣、香菇、薯类、桂圆、鸡肉、牛肉、人参、党参、黄芪、白术等。常用肿瘤食疗方有珠玉二宝粥、补虚正气粥、山药清汤等。

(2) 血虚型患者，临床表现为面色淡白或萎黄，唇甲色淡，神疲乏力，眩晕，心悸，失眠，脉虚细等。多选用养血生血的食材，如黑米、紫米、红豆、花生、动物肝脏、乌鸡、黄鱼、鳝鱼、枸杞子、桑椹、鱼鳔、阿胶、何首乌、当归、牛/羊奶、熟地黄、白芍、龙眼肉等。常用肿瘤食疗方有当归生姜羊肉汤、西红柿花生粥、鹅血汤、知母当归炖蛋等。

(3) 阴虚型患者，临床表现为手足心热，午后潮热，盗汗，口燥咽干，头晕耳鸣，舌红少苔，脉细数无力等。多选用养阴生津润燥食材，如银耳、甲鱼、鸭肉、芦笋、豆腐、甘蔗、绿豆、冬瓜、沙参、百合、麦冬、石斛、玉竹、黄精、枸杞子、桑椹、羊乳、牛乳等。常用肿瘤食疗方有瓜皮炖排骨、笋干老鸭煲、猪肺海带汤、木耳甲鱼汤等。

(4) 阳虚型患者，临床表现为畏寒肢冷，面色苍白，少气乏力，食欲缺乏，腰膝酸软，大便溏薄，小便清长，舌淡胖、苔白滑，脉沉细微等。宜选用温补脾肾的食材，如葱、丁香、淫羊藿、杜仲、肉苁蓉、韭菜子、冬虫夏草、核桃、桂圆、栗子等。常用肿瘤食疗方有大蒜生姜饮、皂角猪心肺汤、附子粥等。

(5) 脾胃虚弱型患者，临床表现为纳呆食少，神疲乏力，大便稀溏，食后腹胀，面色萎黄，形体瘦弱，舌质淡，苔薄白等。宜选健脾和胃的食材，如小米、粳米、藕（熟）、芡实、莲子、白扁豆、蘑菇、香菇、土豆、胡萝卜、山药等；健胃消食的食材，如大枣、麦芽、鸡内金、神曲、山楂、荞麦等。常用肿瘤食疗方有莲子芡实粥、山药薏仁粥、山楂麦芽粥、八宝粥等。

(6) 热毒型患者，临床表现为发热，咽喉干燥，尿黄，便秘，烦躁谵语，舌红，苔黄，脉数等。多选用清热解毒的食材，如绿豆、赤小豆、苦瓜、枇杷、冬瓜、荸荠、白萝卜、萝卜子、山慈菇、罗汉果、马齿苋、山豆根、栀子、败酱草、白花蛇舌草等。常用肿瘤食疗方有小蓟齿苋粥、石上柏汤、鲫鱼山慈膏等。

(7) 气滞型患者，临床表现为胃脘胀满，嗳气，胸胁胀痛，易怒，大便不调，舌色暗，脉弦等。宜选用理气疏肝的食材，如山楂、杏仁、白萝卜、柑橘、玫瑰花、菊花、生姜、陈皮、桂皮、丁香等。常用肿瘤食疗方有茶叶鹌鹑皮蛋、橘皮粥、红花玫瑰炙羊心等。

(8) 痰凝阻滞型患者，临床表现常见咳吐痰涎，胸闷，食欲缺乏，心悸眩晕，便溏，舌苔厚腻，脉滑等。宜选用化痰、祛湿的食材，选用海带、冬瓜、白萝卜、白扁豆、薏苡仁、茯苓、香椿、大头菜、芦笋、蘑菇、川贝母、海藻、竹茹、海蛤等。常用肿瘤食疗方有文蛤饼、海带薏仁汤、黄药蛋等。

(9) 血瘀型患者，临床表现常见疼痛固定不移，痛有定处而拒按，疼痛如针刺，夜间加剧，面色暗黑，肌肤甲错，舌质紫暗或见瘀斑，脉象细涩等。多选用活血化瘀的食材，如藕（生）、刺儿菜、香菜、马齿苋、油菜、茄子、苋菜、山楂、柚子、桃仁、山楂、黑木耳、田七、鸡血藤、卷柏等。常用肿瘤食疗方有黑木耳细粉饮、田七炖鸡、桃仁粥等。

三、总结

中医药膳是恶性肿瘤治疗过程中不可忽视的一部分，尤其是在肿瘤康复过程中至关重要。2002 年 WHO 曾说，根治癌症最有希望的国家是中国，食疗中医药膳大有潜力，表明中医药膳在肿瘤治疗中的地位。因此，对恶性肿瘤患者进行准确的施膳用药，选择合适的食（药）材，不仅可以减轻抗肿瘤治疗带来的毒副作用，改善患者的生活质量，同时还可以调节机体代谢，改善患者的营养不良状态，延长患者的生存时间。总而言之，中医药膳，应在尊重个人饮食习惯的前提下，纠正不良饮食嗜好，同时遵循施膳原则，并兼顾膳食的色、香、味、形，采用汤、羹、粥、汁饮等形式进行搭配制作，改善食材口感，提高肿瘤患者食欲。在整个制作过程中，应保证食物种类

和膳食结构的合理性及形式多样性。当满足上述制膳条件的情况下，才能让肿瘤患者长期坚持服

用药膳，有利于患者的家居康复和身心健康。

（陆　怡　姚庆华）

参 考 文 献

邴原，杨杰，2019. 中医食疗在恶性肿瘤患者化疗护理中的应用. 中国中医药现代远程教育，17（18）：123-125.

陈娇娇，周浩，顾伟，2015. 中医食疗在肿瘤康复治疗中的作用、地位和存在的问题. 中医药导报，21（4）：38-41.

董玉福，安艳红，2018. 浅析恶性肿瘤的中医膳食干预疗法. 世界最新医学信息文摘，18（57）：195.

段文倩，孙河龙，金书情，等，2018. 芋头对癌症术后康复的食疗研究. 临床医药文献电子杂志，5（85）：145-155.

范娟宁，王利英，朱茜，等，2020. 中医食疗结合安宁疗护提高终末期肿瘤老年患者生活质量的应用. 成都医学院学报，15（5）：619-621.

韩冬梅，岳利群，王玉珠，2010. 胃癌患者术后化疗期间采用药膳辅佐饮食治疗的效果研究. 护理实践与研究，7（9）：1-3.

何文婷，张彤，杨宇飞，等，2018. 中医药治疗结直肠癌临床疗效 Meta 分析及证型分析. 中医杂志，59（22）：1929-1936.

黄惠勇，谢梦洲，张水寒，等，2017.《药食同源药膳标准通则》的研究制定与推广应用. 2017 第十九届中国科协年会论文集.

蒋朱明，2009. 临床诊疗指南：肠外肠内营养学分册（2008 版）. 北京：人民卫生出版社：29.

李奇，刘杰，林洪生，等，2017. 基于中医理论的结直肠癌患者食疗营养建议. 中医杂志，58（20）：1746-1749.

李增宁，陈伟，齐玉梅，等，2016. 肿瘤患者特殊医学用途配方食品应用专家共识. 肿瘤代谢与营养电子杂志，3（2）：95-99.

孟鑫鑫，陆云，陈珊，等，2019. 辨证施膳对胃癌术后化疗期患者营养状况的影响. 中西医结合护理（中英文），5（3）：60-62.

潘玲玲，江萍，2020. 中医药膳饮食改善胃癌术后气虚血亏证患者胃肠功能和营养状况临床研究. 新中医，52（12）：73-75.

庞博，姜晓晨，刘福栋，等，2020. 胰腺癌中医药防治研究述评. 北京中医药，39（8）：795-799.

石汉平，许红霞，李苏宜，等，2015. 营养不良的五阶梯治疗. 肿瘤代谢与营养电子杂志，2（1）：29-33.

宋丹，高宏，邢向荣，2021. 中医药治疗肿瘤相关性厌食研究进展. 实用中医内科杂志，35（2）：7-10.

唐欣，黄裴，2016. 黄芪鳝鱼汤防治气血亏虚型乳腺癌患者化疗后白细胞减少症临床观察. 亚太传统医药，12（7）：140-141.

汪玉洁，谭景予，陈锦秀，2013. 中医药膳干预对肿瘤化疗后不良反应的文献研究. 护士进修杂志，28（23）：2133-2136.

吴万垠，2020. 中医药在现代肿瘤治疗中的补充作用. 中国中西医结合杂志，40（11）：1291-1293.

杨淑艳，吴茂林，吴昕，2020. 二仙升白汤联合黄芪鳝鱼汤治疗化疗后白细胞减少症及对免疫功能的调节作用. 中国实验方剂学杂志，26（16）：125-130.

赵晶晶，谢梦洲，贺佐梅，等，2020. 中医药膳在结直肠癌化疗后的应用概况. 湖南中医杂志，36（1）：159-160.

朱文莉，许宽勤，施慧，等，2019. 药食两用中药抗肿瘤作用及辨证施食规律分析. 护理研究，33（3）：511-513.

Arends J，Baracos V，Bertz H，et al，2017. ESPEN expert group recommendations for action against cancer-related malnutrition. Clin Nutr，36（5）：1187-1196.

Chen W，Zheng R，Baade PD，et al，2016. Cancer statistics in China，2015. CA Cancer J Clin，66（2）：115-132.

Garla P，Waitzberg DL，Tesser A，2018. Nutritional therapy in gastrointestinal cancers. Gastroenterol Clin North Am，47（1）：231-242.

Kroschinsky F，Stölzel F，von Bonin S，et al，2017. New drugs，new toxicities：severe side effects of modern targeted and immunotherapy of cancer and their management. Crit Care，21（1）：89.

Meng QY，Tan SJ，Jiang Y，et al，2021. Post-discharge oral nutritional supplements with dietary advice in patients at nutritional risk after surgery for gastric cancer：A randomized clinical trial.Clin Nutr，40（1）：40-46.

Miyauchi Y，Furukawa K，Suzuki D，et al，2019. Additional effect of perioperative，compared with preoperative，immunonutrition after pancreaticoduodenectomy：a randomized，controlled trial. Int J Surg，61：69-75.

Mochamat，Cuhls H，Marinova M，et al，2017. A systematic review on the role of vitamins，minerals，proteins，and other supplements for the treatment of cachexia in cancer：a European Palliative Care Research Centre cachexia project. J Cachexia Sarcopenia Muscle，8（1）：25-39.

Muscaritoli M，Arends J，Aapro M，2019. From guidelines to clinical practice：a roadmap for oncologists for nutrition therapy for cancer patients. Ther Adv Med Oncol, 11：758835919880084.

Torres-Adorno AM, Vitrac H, Qi Y, et al, 2019. Eicosapentaenoic acid in combination with EPHA2 inhibition shows efficacy in preclinical models of triple-negative breast cancer by disrupting cellular cholesterol efflux. Oncogene, 38 (12)：2135-2150.

Troesch B, Eggersdorfer M, Laviano A, et al, 2020. Expert opinion on benefits of long-chain Omega-3 fatty acids (DHA and EPA) in aging and clinical nutrition. Nutrients, 12 (9)：2555.

Weimann A, Braga M, Carli F, et al, 2017. ESPEN guideline：Clinical nutrition in surgery. Clin Nutr, 36 (3)：623-650.

第33章 癌症患者的运动疗法

运动是良医。越来越多的证据证明运动对于癌症的预防、治疗、康复都能发挥明显的作用。欧美发达国家已经将运动疗法和运动处方作为癌症标准治疗方案中不可或缺的一种辅助治疗手段。而我国关于癌症患者运动疗法的研究不多，尚未形成专门针对癌症患者的标准运动指南。

运动可能通过直接影响肿瘤的内在因素（生长速率、转移、肿瘤代谢和肿瘤的免疫原性）来控制癌症的进展。肿瘤内的信号网络受到许多外部因素的调节。运动能产生物理效应（即血流增加、血管床上的剪切应力、pH调节、热量产生和交感神经激活），也能产生内分泌效应（即应激素、肌激肽等），这些生理因素可调节肿瘤的生长动力学、转移潜能、肿瘤代谢及肿瘤的免疫性。运动抑制肿瘤生长率的幅度可能高达67%。本章主要涉及癌细胞的代谢相关机制，以及不同运动形式对于各种癌症的治疗效果及注意事项，包括有氧运动、抗阻运动及其他多种不同形式的运动。

第一节　运动疗法概述

历史上，人们通常认为癌症患者不需要运动或体育活动，医师也常告诫患者需要节省精力，进行足够的休息和放松。虽然从20世纪80年代开始流行病学研究表明，适当的体力活动具有保护作用，有可能减少癌症发病率，并有利于癌症患者的治疗效果，但患者仍然受到这一告诫。随着越来越多的研究证明体育锻炼可以降低癌症复发的风险及死亡率，2006年美国癌症学会发布了癌症患者身体活动指南。2007年美国癌症学会与美国运动医学学会邀请了10位运动科学家和癌症专家共同开发了针对癌症患者健身指导的认证考试。发布的癌症患者身体活动指南及开发的认证考试促使更多的医师为癌症患者推荐运动方案及有越来越多的有资质的健身从业人员。而欧洲甚至比美国更早地将体育锻炼纳入癌症治疗方案。澳大利亚也发表了类似的癌症患者运动指南，并明确提出：①运动应作为癌症治疗标准方案的一部分，是抵消癌症治疗不良反应的一种辅助疗法；②癌症治疗多学科团队的所有成员都应该推广身体活动，并帮助患者坚持遵循运动指南的指导；③最佳的癌症治疗团队应该包括推荐一位有癌症治疗经验的，且经认证的运动生理学家或物理治疗学家。

综上所述，欧美发达国家已经将运动疗法和运动处方作为癌症标准治疗方案中不可或缺的一种辅助治疗手段。而我国关于癌症患者运动疗法的研究不多，尚未形成专门针对癌症患者的标准运动指南。本章将基于国际最新的研究成果，综述运动疗法防治癌症的效果、机制，并介绍运动疗法中主要的运动方式，如有氧运动、抗阻运动及柔韧性运动，以及如何制订个性化的运动处方。

第二节　运动疗法在癌症预防与治疗中的功能及机制

"运动是良医"作为一种健康促进理念，是建立在前人大量研究成果之上，在2007年由美国运动医学学会和美国医学会正式提出后，逐步被我国学者接受。大量研究证明，运动具有以下作用：①提高心肺能力；②降低冠状动脉疾病危险因素，延缓动脉粥样硬化的发展；③延缓和阻止糖尿病的发生；④防止超重和肥胖；⑤缓解焦虑与抑郁情绪，促进心理健康；⑥预防或缓解老年人的功

419

能受限,提高许多老年人慢性病的治疗疗效。总之,运动是延缓衰老、预防慢性疾病不可缺少的一部分,是一种有效的低成本干预方式。而癌症通常来说是一种老年病,癌症患者通常还有多种老年慢性病。从这个角度来说,运动对于癌症患者的重要性是不言而喻的。更为重要的是,除了这些整体性的锻炼效果,越来越多的研究证明运动对某些癌症具有直接的内在抑制作用,具有明确的预防效果,也对消除癌因性疲劳,减少癌症复发风险有一定的效果。与之相关的机制也有部分被揭示(图 3-33-1)。

德国癌症研究所的科学家们对过去 30 多年 200 多个流行病学研究回顾分析,发现身体活动水平的增加与患结肠癌、乳腺癌和子宫内膜癌的风险的降低具有强有力的、一致性的证据,而与患肺癌和前列腺癌的风险的降低的证据力度稍有减弱。对于胃癌、卵巢癌和肾癌,身体活动对癌症发病率的有利影响的证据不足。对于其他的癌症,没有足够的证据表明癌症的发病率与身体活动有关,主要原因是对这些癌症的研究太少,无法进行任何全面的评估。

最新的一项由欧美多国科研人员合作,144万受试者参与的大型前瞻性队列研究,历经 11 年,鉴定了 186 932 例癌症,发现高水平体力活动(第 90 百分位)与低水平体力活动(第 10 百分位)

相比,有 7 种癌症(食管腺癌、肝癌、肺癌、肾癌、贲门胃癌、子宫内膜癌和髓系白血病)的患病风险降低 20% 以上,6 种癌症(骨髓瘤、结肠癌、头颈部癌度、直肠癌、膀胱癌和乳腺癌)降低 10% ~ 20%。

大多数关于身体活动和癌症预防的研究是在过去 20 年中出现的,而且许多研究目前正在进行,并且这一研究领域将在今后几十年继续发展。另有研究表明,一方面,运动可以降低乳腺癌、结肠癌和前列腺癌患者的复发风险。另一方面,与体力活动不足相关的癌症病例,单单在欧洲,2008 年就高达 30 万例。研究也表明,不同人群对运动的敏感性不同。例如,流行病学证据表明,对于运动降低癌症风险的敏感性,绝经后激素敏感型乳腺癌患者较绝经前激素不敏感型乳腺癌患者高很多。

有关运动抗癌的通路及机制,目前的文献存在一些假说和争议。例如,有学者认为身体活动主要是通过降低体重来降低癌症风险,但 Moore 等研究发现剔除了 BMI 的影响后,身体活动与癌症风险的相关性对于某些癌症来说有所降低,但 13 种癌症中依然有 10 种具备统计学上的显著性。这说明,运动及身体活动和大多数类型癌症之间的相关性不依赖于 BMI。这点对肥胖患者尤其重要,即使运动不足以使他们的 BMI 下降,但运动

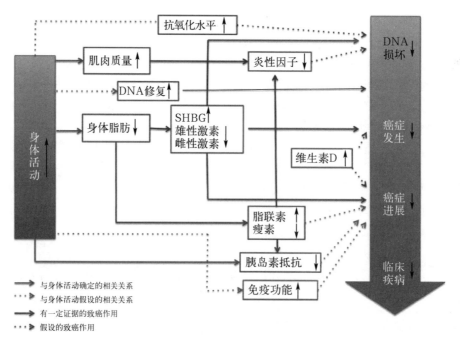

图 3-33-1 身体活动与癌变的生物学可能机制

引自:Strasser B,Steindorf K,Wiskemann J,et al,2013. Impact of resistance training in cancer survivors:A meta-analysis. Med Sci Sports Exerc,45(11):2080-2090.

依然与较低的癌症风险相关。这有助于鼓励肥胖患者积极参加运动。

运动可能通过直接影响肿瘤的内在因素（生长速率、转移、肿瘤代谢和肿瘤的免疫原性）来控制癌症的进展。肿瘤内的信号网络受到许多外部因素的调节。运动能产生物理效应(即血流增加、血管床上的剪切应力、pH 调节、热量产生和交感神经激活）也能产生内分泌效应（即应激素、肌激肽等），这些生理因素可调节肿瘤的生长动力学、转移潜能、肿瘤代谢及肿瘤的免疫性。在调查运动对癌症影响的研究中，最常见的结果是肿瘤增长率下降，这种抑制作用在大多数被调查的癌症组织中都很明显，而抑制肿瘤生长率的幅度可能高达 67%。但是到目前为止，还没有任何临床前研究表明，运动干预能够消除或明显减少已经形成的肿瘤。

一、代谢相关的机制

肿瘤细胞即使在氧气充足的环境下，还是趋向于将葡萄糖酵解生成乳酸作为主要的供能方式，这种特殊代谢方式称为有氧糖酵解。肿瘤细胞选择有氧糖酵解这种特殊代谢方式支持高能量周转和快速细胞增殖。运动是一种消耗能量的活动，它可引起全身和细胞内代谢的明显变化。由于肿瘤并不是孤立的实体，可与身体的其他部分分离，所以在运动过程中，肿瘤内的代谢会受到影响。研究表明，具有固有的高代谢的肿瘤更容易受到运动引起的能量代谢压力的影响。简单地说，这可能被解释为能量物质从需要能量的肿瘤转移到相互竞争的代谢活性组织，使肿瘤由于缺乏能量传递而变得脆弱。此外，运动还可调节很多代谢信号通路。

与肿瘤形成有关的通路是河马信号通路。最近的研究表明，运动和儿茶酚胺使这一途径受到下调。与儿茶酚胺水平增加相关的强度锻炼通过调节河马信号通路可以降低癌细胞在远处组织中形成肿瘤的能力。运动对肿瘤生长影响的证据表明，与直接控制癌细胞活力相比，运动对癌细胞转移的潜能影响可能更大。

总之，在运动中，肿瘤内的代谢无疑是受调节的，但这是如何影响肿瘤生长和转移率的，目前还不是很清楚。

（一）免疫能力

免疫识别和清除是抗癌的重要内在武器，肿瘤患者肿瘤中高水平的 NK 细胞和 T 细胞浸润与更好的预后相关。为了避免免疫细胞驱动被根除，肿瘤细胞表达抑制受体配体（PD-L1、B7.1 等）或分泌 TGF-β 等免疫抑制因子，以此调节免疫细胞功能。

运动广泛地被证明可以调节细胞免疫系统，因为细胞毒性免疫细胞在运动过程中通过涉及血流诱导的剪应力和肾上腺素信号的机制被动员到循环系统中，导致中性粒白细胞、淋巴细胞、自然杀伤细胞和 CD4$^+$ T 细胞等单核细胞浓度增加，最终提高免疫系统监管癌症细胞的能力，有助于将免疫细胞重定向到肿瘤，进而提高攻击癌细胞和抑制肿瘤生长的能力。

肿瘤细胞代谢所产生的高水平的乳酸在肿瘤内积累，可能会抑制包括 T 细胞在内的细胞毒性免疫细胞的功能。然而，这种抑制可通过运动得到缓解，因为运动已被证明可降低肿瘤内的乳酸水平，这一效应与调节乳酸脱氢酶水平有关。肿瘤中高水平的 LDH 与不良预后相关。更重要的是，研究表明运动过程中免疫细胞动员是一种普遍的现象，与年龄、性别或发病率无关。

此外，运动引起的物理变化也有助于发挥免疫细胞的作用。例如，体温升高会增加瘤内血管的直径，从而增强免疫细胞的转运。体温升高还会改变肿瘤的血管结构，使细胞毒性 T 细胞能更容易进入肿瘤。

（二）肌细胞因子

骨骼肌不仅为人的运动提供动力，同时也是重要的内分泌器官。骨骼肌在肌肉收缩时释放肽。目前，预测估计有 600 种潜在的肌细胞因子（myokines），如 IL-6。在人类，IL-6 含量随运动呈指数级增加，这种增加的幅度取决于运动的持续时间、强度和肌肉质量。IL-6 参与了运动中促进肿瘤内免疫细胞的浸润。虽然目前关于肌细胞因子在抗癌中的作用的证据仍然有限，但是已有研究发现肌源性肿瘤抑制蛋白 M 和鸢尾素在体外抑制乳腺癌细胞的存活，肌细胞因子 SPARC 已被证明能减少鼠结肠肿瘤的发生。

运动诱导的肌细胞因子还可通过释放免疫调节性细胞因子来影响免疫细胞的活动。这些运动诱导的免疫调节细胞因子包括 IL-6、IL-7 和 IL-15。许多研究都证明 IL-15 在促进 NK 和 T 细胞增殖、分化和成熟方面的重要性。

（三）代谢类激素

胰岛素样生长因子（insulin-like growth factor，IGF-1）能促进癌细胞的生长。运动可以降低 IGF-1 的含量。另有学者认为身体活动降低了脂肪的含量，增加了骨骼肌的功能，进而降低了胰岛素、IGF-1、雌激素和瘦素的含量，最终达到降低乳腺癌风险的效果。

（四）抗氧化水平

运动后抗氧化水平提升是一重要的抗癌通路。运动，尤其是高强度运动后，ROS（活性氧自由基）增加，机体产生氧化应激反应，上调抗氧化基因，导致抗氧化酶（如超氧化物歧化酶、谷胱甘肽和过氧化氢酶）含量增加，最终减缓肿瘤发展和转移的进程。

（五）炎性因子

炎症标志物与癌症风险呈正相关关系。运动锻炼具有抗炎症作用。运动后 NK 细胞和 T 细胞数量、活性都会上升，血液中 CRP、IL-2、IL-6 和 TNF-α 等炎症标志物含量降低，同时运动可能通过抑制促炎性巨噬细胞和 CD8$^+$T 细胞侵入，从而降低脂肪组织中炎症因子含量，最终达到抗癌的作用。

还有研究表明，高胰岛素血症、高血糖症和胰岛素抵抗与癌症风险、癌症复发风险相关。运动可以降低血清中胰岛素含量，降低胰岛素抵抗，改善胰岛素代谢，进而降低癌症风险。

综上所述，在运动过程中，多种全身因素（如儿茶酚胺、肌细胞因子、炎性因子、抗氧化酶）的释放、能量代谢的提升、交感神经的激活、血流的增加、剪切力的增加和温度的升高对肿瘤的代谢和内稳态产生了直接的影响。经过长期的训练，这些急性效应会导致肿瘤内血流灌注的改善、免疫的增强和新陈代谢的调整，从而减缓肿瘤的进展。

二、运动对癌症治疗中不良反应的影响

目前大部分肿瘤治疗方法主要采用以手术为主，术后放化疗为辅的综合治疗方法。化疗虽然在很大程度上扼杀了肿瘤细胞，但其副作用对患者的生理和心理造成了诸多不良影响，严重影响患者的生活质量和睡眠质量，患者还易产生癌因性疲乏（cancer-related fatigue，CRF）。CRF 是一种痛苦、持久、主观的躯体、情感和认知疲倦的感觉，且不能通过休息或睡眠缓解，在恶性肿瘤患者中发生率高达 70% ～ 80%。CRF 不但会降低患者的生活质量和日常生活能力，影响患者的功能状态和情绪状态，还会导致治疗终止，病情加重，并发症增加，死亡率升高。CRF 的发病机制迄今尚不完全清楚，临床上尚无特效的治疗、护理与康复方法。目前大部分癌症患者应对 CRF 等不良反应都是以休息、增加营养为主，很少提及运动方式。国际上多个随机对照试验证实，运动干预对改善 CRF、睡眠质量和生活质量有明显的效果。美国肿瘤护理学会循证医学小组指出运动疗法对于 CRF 是安全的，循证等级达到 I 级的有效干预措施。

有相关研究报道运动干预过程中的不良事件发生率为 0% ～ 2.65%，与运动直接相关的不良事件主要有头晕、疼痛、僵硬、胸痛、恶心、肌腱炎、背部损伤等，后两者主要发生在负荷过大的抗阻训练中，完全可以避免。

肌肉减少症或恶病质是与肿瘤相关的严重并发症，表现为骨骼肌损耗、全身脏器不同程度损害，以及糖类、脂肪和蛋白质代谢异常等。蛋白质过度降解和蛋白质合成降低，导致骨骼肌损耗。肿瘤恶病质是一种无法通过营养支持逆转的疾病，可出现典型的能量平衡失调。肌肉质量的损失可能是由肿瘤衍生因子引起的，也可能是由抗癌治疗引起的。各种化疗方案可能引起厌食和身体不活动，并直接诱导肌肉蛋白降解，进而导致明显的肌肉萎缩。研究表明，自主跑轮运动能够完全消除肿瘤导致的小鼠肌肉质量和功能的丢失，并且与肿瘤的大小无关。研究还证明自主跑轮运动可防止顺铂引起的肌肉萎缩。抗阻训练能明显增加接受雄性激素阻断治疗（ADT）的前列腺癌患者的肌肉质量和功能。大量研究表明抗阻运动引起的肌肉增长可以发生在任何年龄，甚至是 90 多岁的老年人。运动本身虽然会引起骨骼肌蛋白质分解，但进行运动干预时反而会抑制肿瘤恶病质导致的骨骼肌消耗，其原因可能是运动应激引起的骨骼肌蛋白质合成效应大于肿瘤恶病质导致的骨骼肌消耗效应，肿瘤与其他组织争夺葡萄糖等能源物质，导致机体处于轻度低血糖状态，此时加以运动干预可能激发机体保护机制，防止骨骼肌蛋白质过度分解。

此外，运动还可恢复正常的食物摄入水平，这与依赖于运动的食欲调节激素有关。

三、运动对传统癌症疗法效果的影响

很多研究表明运动有可能增强传统癌症疗法的功效。放疗需要将足够的氧气输送到肿瘤，这对于促进反应性氧化物的生成，进而促进治疗效果是必不可少的。同样，化疗和免疫治疗的疗效都依赖于足够的瘤内血液灌注，以便将细胞毒性药物和免疫细胞运送到肿瘤的内部。运动中的血液循环由交感神经系统控制，驱动心率和血压升高，调节血管张力。这些生物物理适应有可能增加肿瘤的灌注，提高癌症疗法的效果。

手术是大部分癌症的首选治疗方法。运动已开始成为一种有力的术前支持策略，以提高患者，特别是体弱多病患者的体能，从而降低手术后的发病率和住院时间。最近的研究表明，手术过程中旁分泌、内分泌和免疫相关因素的不适反应是肿瘤进展和转移的长期风险的关键决定因素。而急慢性运动对这些过程的调节作用包括对肿瘤转移和免疫功能的调节，以及对激素和代谢应激的耐受性提高，最终可降低术后并发症的风险。尽管已经对癌症患者进行了 100 多项临床运动干预研究，证明了运动疗法的安全性、可行性和有效性，即使在最脆弱和晚期癌症患者中也是如此，但目前运动在临床中的作用非常有限。这可能是由于人们缺乏运动对癌症的积极影响的认识。

然而，一个更大的挑战是，目前缺乏明确的组织设置，以便在临床上执行运动干预。运动应该成为癌症治疗的一个组成部分，运动疗法应该由医师在常规抗癌治疗的同时进行。运动疗法应由受过训练的运动治疗师进行，特别是在针对脆弱患者时，需要医师和运动治疗师在互相沟通的基础上制订具体方案。

总之，虽然运动疗法在大型流行病学研究和实验室研究中已显示出积极的效果，但目前还未阐明运动在治疗特定癌症和特定疾病阶段中的作用。虽然当今的科学文献关于身体活动和癌症风险的研究结果还有不一致的地方，但是有充分的证据表明运动可以减少癌症的发病率，降低复发的风险，抑制肿瘤的生长，跨越肿瘤组织学和肿瘤发展的各个阶段，并确保患者更好的生活质量。但是针对特定癌症类型及患者个人个性化的最佳运动方式、剂量、时间及很多机制还待进一步的研究。在未来，分子机制的知识将有助于我们找到个性化的抗癌运动疗法的最佳剂量、强度和运动的模式。

第三节　癌症患者运动疗法的形式

一、有氧运动

20 世纪 80 年代，美国医学博士库珀（Kenneth H. Cooper）出版的《有氧代谢运动》成为全世界的健康经典。有氧运动是以糖和脂肪的有氧代谢方式提供运动时所需的能量。它使各种生理功能的惰性得到克服，呼吸、循环功能得到提高，运动中需氧量和吸氧量之间达到动态平衡，体内不发生乳酸堆积，消耗大量热量，增进心肺、血管功能。长期有氧运动可以引起机体心肌结构的变化，增加心肌的力量，提高心脏每搏输出量和射血效率，改善运动系统，提高主要肌群交换氧和利用氧的能力，并在生理和心理水平上产生诸多益处，如改善有氧能力、生活质量、疲劳、焦虑、身体成分和体型。但并不是所有以有氧代谢供能的身体活动都属于有氧运动的范围。有氧运动需要符合以下几个条件。

（1）全身主要大肌群参与，能提高心率到中等强度的有氧区，并保持 20 分钟以上。

（2）形式简单易行，有利于锻炼者在较长时间内坚持，最好是可以终身从事的运动形式。

（3）受条件限制少，能在绝大多数场合与气候条件下进行。

以下是几种常见的有氧运动及各自的优缺点。

（1）步行：适合老年人，快速走甚至比速度慢的跑步效果更好。步行动作柔和，不易受伤。缺点是费时间，需要跑步的时间 2 倍才能达到相同的效果。

（2）跑步：有氧代谢运动之王，全身运动，效果好，不需要特别学习技术，场地要求低。缺点是下肢受力大，容易受伤。

（3）游泳：全身运动，全面提高心血管功能及体质，水的浮力减少了受力，对超重老年患者

或有关节病变的患者特别合适。缺点是场地要求高，不易长年坚持。

（4）骑车：下肢运动大肌肉群参与运动，关节承重小。缺点是对腰背不利，前列腺病患者无法参与。

（5）健身操：节奏感强，集体操练，容易坚持。缺点是缺乏统一标准，不易达到锻炼的效果。

（6）太极拳、太极剑等传统养生运动：虽然也有很多健康益处，但对于提高心血管功能来说，运动强度可能太低，严格意义上不是有氧运动。

越来越多的证据表明运动对癌症患者安全有益，因此美国运动医学学会（ACSM）为癌症患者制定了运动指南，建议每周进行中等强度150分钟的有氧运动，或是较高强度每周75分钟的有氧运动。医师和教练可以使用心肺运动试验（CPET）的各种数据确定不同强度等级的处方。例如，中等强度被归类为最大心率（HR_{max}）的64%～76%。如果无法测量HR_{max}，通常应用年龄预测的最大心率（$APHR_{max}$，即220－年龄）。进一步的选择是使用最大摄氧量（VO_{2max}）或心率储备（HRR，即静息心率与HR_{max}之差）的百分比。

心率储备计算强度区间公式如下：

（HR_{max}－HR_{REST}）×0.5+HR_{REST}=有氧运动区的低端

（HR_{max}－HR_{REST}）×0.65+HR_{REST}=有氧运动区的高端

需要强调的是目前缺乏大量癌症患者的数据，针对癌症患者的指南还是在ACSM针对健康成年人的锻炼建议基础上改编的，癌症患者的锻炼计划可能需要根据患者的健康状况和接受的治疗方案进行修改。研究发现化疗和放疗可能会影响心脏、肺和血管系统，以及血红蛋白浓度和骨骼肌氧化能力。例如，如果患者正在服用β受体阻滞剂，就不应该使用这个心率方程去控制强度。原因是β受体阻滞剂的主要作用是通过抑制肾上腺素能受体，减慢心率，减弱心肌收缩力，降低血压，减少心肌耗氧量，防止儿茶酚胺对心脏的损害，改善左心室和血管的重构及功能。研究发现，50%的乳腺癌存活者在治疗后20个月内出现静息性窦性心动过速，因此按HR的百分比计算的运动强度比预期的强度要大得多。同样，与健康个体相比，乳腺癌患者的VO_{2max}也明显降低，而根据VO_{2max}百分比计算的强度可能略低于预期强度。如果患者刚开始一项锻炼计划或正在

经受很多癌症治疗的不良反应，那应从较低的强度（30%～40%）开始。此外，区别于一般针对心血管系统的有氧运动，在针对肿瘤内在因素时，中等至高强度耐力运动优于轻度耐力运动。这源于交感神经激活，儿茶酚胺信号传导，以及通过高强度耐力训练动员细胞毒性免疫细胞的作用。以下是ACSM对几种癌症患者进行有氧练习的特别注意事项。

1. *乳腺癌* 注意骨折风险。

2. *前列腺* 要注意骨折的可能性。

3. *结肠癌* 建议需进行造口手术的患者在参与有身体接触的运动之前获得医师的许可。

4. *成年人血液肿瘤（造血干细胞移植）* 由于剧烈运动的免疫效果，应注意避免过度训练。

5. *妇科肿瘤* 如果存在周围神经病变，固定式自行车可能比负重运动更适合。

总之，针对健康成年人的运动强度处方不应完全用于癌症患者。未来的研究应考虑在癌症患者中使用通气或血乳酸阈值，以及运动抗癌的最佳强度区域进行运动强度控制，以便针对不同类型的癌症患者和在癌症发展的不同阶段提出的个性化的运动强度控制方法。

二、抗阻运动

肌肉是产生人体自主运动的动力源泉。而肌肉运动，特别是抗阻运动对肌肉又产生很多生理生化的变化。抗阻运动又称力量训练（strength training），是指肌肉主动收缩对抗阻力的一种运动形式，通常负荷远高于肌肉在有氧状态下的能力，具有强度大、持续时间短、力竭性等特征。

通常在30岁以后，人体每10年减少5%的瘦肌肉，50岁以后每10年减少6%～7%的瘦肌肉，这相当于一年瘦肌肉减少0.5磅（约226.8g）。相应地，人体的力量表现通常在20～30岁达到峰值，在随后的20年里保持稳定或有轻微的下降。在50岁以后会出现快速的下降，并且女性的下降幅度会更大。长期的追踪研究显示50岁后和60岁后每10年力量下降约15%，而70岁后每10年力量下降达30%。力量下降必然引起一些基本功能的下降和丧失，如行走、坐下、站起等，而摔倒的风险也急剧上升。大量研究表明，抗阻练习可以减缓各个年龄普通人肌肉减少及力量下降的速度，甚至对90岁老年人也是有效的。

癌症治疗中通常伴随许多不良反应，如肌肉

萎缩、身体功能减退、身体成分的不利变化，以及抑郁和疲劳。这些不良反应叠加衰老过程中的肌肉损失，从而加剧肌肉消耗，导致全身力量的损失。肌肉力量的丧失使得人们很难进行简单的日常活动，从而严重影响癌症患者的生活质量，并导致死亡率的增加。大量的研究表明，抗阻运动可以抑制癌症治疗中的许多不良反应，如肌肉力量的提升、肌肉的增长、身体功能的改善、疲劳的减少，以及生活质量的提升。

近期的 Meta 分析表明，在 12 周至 1 年的时间内，9 名癌症患者通过抗阻练习，下肢肌力平均增加 14.6kg，上肢肌力增加 6.9kg。相关研究表明，死亡率与下肢和上肢肌肉力量有关，即使在调整了瘦体重之后，这种相关性仍然明显。相关纵向研究指出，稍高水平的肌肉力量（腿部蹬伸提高 10.7kg，卧推提高 7.7kg）可以使男性癌症死亡率降低 35%。因此，肌肉力量的明显增长可能会极大延长癌症患者的预期寿命。

肌肉力量增长主要是抗阻练习导致的肌肉肥大和质量增加。抗阻训练能增加肌纤维的容量、细胞质的密度、肌质网及 T 小管的密度，以及钠-钾三磷腺苷酶的活性。这些变化及肌肉肥大增强了肌肉功能，增大了肌肉力量。癌症患者通过每周 2 次的抗阻练习能够在 6 个月内增加肌肉质量 1～2kg，这足以弥补衰老引起的肌肉减少。抗阻运动中的应力负荷导致了细胞间一系列的变化，调节了基因表达及蛋白合成。抗阻训练能影响 70 多个基因的活动。其中研究最多的是肌生长抑制素（myostatin），它与激活素 II 型受体的成员结合可以抑制卫星细胞的激活及蛋白的合成，阻止肌肉的生长。卵泡抑素（FLRG）蛋白可以适度地抑制肌生长抑制素，而运动能增加卵泡抑制蛋白 FLRG 的分泌。除了卵泡抑素蛋白，卵泡抑素样 3 蛋白能强烈地抑制肌生长抑制素，而抗阻运动能增加这种蛋白在肌肉中的表达。抗阻运动中肌纤维的损坏也刺激了肌肉的生长。肌纤维修复的过程涉及多个调节机制与个体运动状态，以及可获取蛋白的交互作用。抗阻运动中慢肌纤维（I型）与快肌纤维（II 型）都会被激活，也都会肥大，但肥大的程度并不相同。通常快肌纤维比慢肌纤维肥大程度大。

同时，抗阻运动也可以减少身体脂肪含量，甚至有研究发现抗阻运动减少脂肪含量的效果与有氧运动相似。肌肉间脂肪浸润是近年来发现的

导致肌肉减少症的机制之一。身体脂肪的减少可能影响癌症的预后，因为有一些证据表明，身体脂肪与癌症相关死亡率或复发的增加之间存在正相关关系。

（一）影响因素

除了对肌肉增长及肌力增长的提升，抗阻运动还对骨密度、能量代谢、血压等也产生了很大的影响。以下相关的数据虽然来源于健康人，但也适用于癌症患者。

1. **骨密度**　肌肉减少症常伴随骨质流失（osteopenia），这能部分解释在美国有高达 4500 万人患有骨质流失的原因。不从事抗阻运动的女性骨密度每年下降 1%～3%。渐进式的抗阻运动能明显增加骨密度 1%～3%，无论是绝经前还是绝经后，抗阻运动同样有效。但停止抗阻运动会使以前获得的骨密度重新下降。

2. **能量代谢**　安静时，没有参与过抗阻训练的每磅肌肉每日需要 5～6kcal 用于蛋白质的分解与合成，而参与抗阻训练的每磅肌肉每日需要约 9kcal 用于蛋白质的分解和合成。大运动量的抗阻训练（8 组 8 个练习）能在运动后 72 小时提高 8%～9% 的能量代谢。抗阻运动在增加瘦肌肉的同时，也减少了脂肪在体内的堆积。无论男女，抗阻运动都可以减少腹内部的脂肪。每周 3 次，每次 20 分钟的抗阻运动能减少脂肪 1.5 磅/月（约 0.68kg/月）。因此抗阻运动被推荐作为预防和治疗肥胖症的方法。

3. **血糖**　很多研究显示抗阻运动能明显提高胰岛素的敏感性及血糖的控制能力。因此抗阻是预防 2 型糖尿病的有效手段。有证据表明抗阻运动比有氧运动更能改善胰岛素的敏感性及降低糖化血红蛋白，而大运动量高强度的抗阻训练比低强度低运动量效果更好。美国糖尿病协会推荐每周 3 次，每次进行主要大肌群的抗阻 3 组，每组 8～10 次。

4. **血压**　进行 2 个月以上的抗阻训练能降低安静时的血压。受试者参加 10 周的训练，每周进行 3 次，每次 20 分钟抗阻运动，结合 20 分钟的有氧耐力运动，收缩压降低了 4.6mmHg。另有 Meta 分析证实了抗阻运动能有效降低安静时血压，效果与有氧运动相似，收缩压平均降低 6.0mmHg，舒张压平均降低 4.7mmHg。

（二）训练因素

抗阻训练的效果很大程度上是由训练因素决

定的。训练因素包括以下几个方面。

1. 训练强度 是指举起的重量，以最大一次完成重量的百分比来表示，是决定神经肌肉系统适应性变化的关键因素。训练强度与力量的增长呈正相关，训练强度分为低强度（< 60% 1RM）、中低强度（60% ～ 69% 1RM）、中高强度（70% ～ 79%1RM）及高强度（> 80% 1RM）4 个级别，每升高一个级别，力量增长平均提高 5.3%。很多研究都证实了老年人可以承受 80%1RM 的高强度。ACSM 建议癌症患者抗阻练习采用 60% ～ 70%1RM，这种强度肌肉力量增长也是明显的，而且可以降低受伤的风险，也是经很多研究验证对癌症患者安全有效的强度。

2. 训练频率 是指一周中训练的次数。美国运动医学学会推荐 2 ～ 3 日 / 周的抗阻练习。以肌肉增长为目的的，文献中大部分采用每周 2 ～ 4 次，隔日练习。癌症患者刚开始进行抗阻训练时可以采用全身练习的方式（即每次训练把全身主要大肌群都练习一遍），每周训练 2 ～ 3 次。随着训练水平的提高，有经验的患者可以采用交替训练法训练相关肌群，每周 1 ～ 2 次，如周一训练胸、后背、大腿，周二训练手臂、肩部、小腿；周四重复周一的内容，周五重复周二的内容。

3. 持续时间 是指一次训练的时间。通常，一次训练应该在 30 ～ 60 分钟。组间休息时间对训练的总时间影响很大。以肌肉肥大为目的的训练，美国运动医学学会为健康的新手及中低级别的练习者推荐的组间休息时间是 1 ～ 2 分钟。这同样适用于癌症患者。

4. 练习形式 可以分为单关节练习和多关节练习。例如，肱二头肌弯曲，只有肘关节做屈伸运动，是单关节运动。蹲起参与的关节有髋、膝、踝 3 个关节，是多关节运动。由于多关节运动通常与功能性动作有关，如行走，所以鼓励癌症患者多进行多关节运动。癌症患者刚开始训练时也应该更多地使用抗阻机，而不是杠铃、哑铃这些自由重量，因为训练机限制运动的轨迹，能更好地保护练习者。经过一段时间的训练，训练水平、运动技巧有所提高后，可以逐渐采用自由重量。老年患者刚参加抗阻训练时，重点放在大肌肉组织，需要练习全身的主要大肌群，如胸、背、手臂、肩部、髋（臀大肌）、大腿（股四头肌、股后肌群）、小腿等。

5. 练习组数 ACSM 推荐的练习组数是 1 ～ 3 组。刚开始抗阻训练时，需要 1 ～ 2 周的熟悉阶段，每个练习做一组，重点强调安全性和正确的动作技术。在此基础上可以将组数增加到 3 组。进阶到中高级后，可以适当增加练习的组数和练习的形式，以增加总的训练量，这是肌肉肥大的关键。组间的休息要足够，避免过度疲劳，以保证随后的练习顺利完成，动作正确。当然，过长的组间休息也是要避免的。

6. 重复次数 与负荷强度呈负相关。新手用 60% 的强度做练习时，使用自由重量可以重复 18 ～ 32 次，用 80% 的强度做练习时，可以重复 8 ～ 15 次。如果使用抗阻机，重复的次数会稍微提高。因为自由重量练习需要更多的肌肉稳定关节，而抗阻机提供固定的轨迹，难度要小一些。在实际训练中，我们常以可重复的次数来推算大致的训练强度。例如，可以用 70% ～ 80% 的强度重复 10 ～ 15 次。

7. 进阶控制 进阶是指训练的负荷逐渐增加，对机体的刺激逐渐加强。经过 9 周的负重训练，练习者举起特定的负荷所需募集的肌纤维变少。人体只有对增加的外部阻力（训练强度）或增加的组数重复次数（训练量）产生反应，才能达到超量恢复的效果。训练效果很大程度上取决于训练方案的进阶，渐进式是抗阻训练的关键。

进阶的方式有很多，主要是围绕训练强度和训练量，具体可以表现在训练负荷、训练频率、持续时间、练习形式、组数、重复次数等训练因素的增加（改变）。对于癌症患者，如何在训练量和训练强度上进阶，还有待更多的研究来揭示最佳方案。但进阶中首先必须充分考虑患者的身体局限性，进阶的方式应该是基于个体情况的训练因素进行调整。实际训练中，必须根据设备场地的实际情况及患者的适应性，对训练方案进行调整。

（三）注意事项

由于大量研究证实了运动对癌症患者的益处，许多国际机构发表了若干立场声明，主张在这一人群中开展体育活动。这些建议为癌症患者制订安全有效的运动计划提供了有益的指导。然而，癌症患者对运动反应可能会因癌症类型、治疗方案及个人身体状态不同而有所不同。因此，将一般抗阻训练处方应用于不同的癌症患者群体，可能会使抗阻训练潜在的功能难以完全发挥。但由于癌症患者抗阻训练的剂量 - 反应关系尚未明确，因此我们缺乏对癌症患者最佳的抗阻训练的明确建议。对于大部分老年癌症患者，抗阻运动的训练量、训练强度及训练进度参照同年龄的抗阻运动建议。以下是癌症患者开始抗阻训练需要特别注意的事项。

1. 乳腺癌 锻炼手臂和肩膀，以非常低的训练强度开始练习，严格限定训练强度和训练量的增加。鉴于乳腺癌幸存者的手臂和肩部发病率高，鼓励采取积极主动的伤害预防方法。患有淋巴水肿的女性在运动时应穿合身的紧身衣。但是相反地，乳腺癌患者的下肢力量训练却鼓励进行最大力量训练。研究表明，对进行辅助治疗的乳腺癌患者进行 3 个月的下肢最大力量训练可以使下肢最大肌力、步行能力和身体活动能力大幅度增加，并且能够保持肌肉数量。

2. 前列腺癌 在接受激素治疗、诊断骨质疏松或骨转移的患者中，要注意骨折的风险。对于接受根治性前列腺切除术的患者应该增加盆底肌肉力量。

3. 结肠癌 基本建议参照同龄人的抗阻训练指南。对于有造口的患者，先从低阻力开始，然后缓慢前进，以避免在造口处出现疝气。

4. 成年人白血病 在骨髓移植患者中，阻力训练可能比有氧运动更重要。

5. 妇科癌症 在妇科癌症并发下肢淋巴水肿的患者中，目前没有相关抗阻训练安全性的数据。这种情况管理起来非常复杂。如果患者接受了淋巴结切除或腹股沟淋巴结放疗，则要谨慎行事。

三、其他力量训练方法

目前针对老年人肌肉减少症，理论界及实践界都提出了一些新的力量训练方法。虽然有些方法还未在癌症患者中使用，但 ACSM 推荐癌症患者根据同龄人的身体活动指南进行抗阻训练，因此以下的训练方法也适用于一般的癌症患者，但需注意癌症患者的禁忌证。

（一）慢速极低强度训练法

传统的抗阻训练虽然训练效果非常好，但是训练强度要求较高，一般在 80%1RM 以上，最低不能低于 65%1RM。否则训练效果会大打折扣。但是高强度也可能给老年人带来一些风险，如血压急剧升高。即使强度低至 60%1RM，老年人的收缩压也可以高达 180mmHg。

日本学者发明了一种极低强度训练法，即 3 秒离心收缩，3 秒向心收缩，两者中间间隔 1 秒等长收缩的方式。这种方式可以采用低至 30%1RM 的强度。经过每周 2 次，共 12 周的训练，股四头肌横断面增加了 5%（$P < 0.001$），等长收缩力量增长了 15.3%，等动力量增加了 8.6%，效果优于传统的抗阻训练。但由于动作速率慢，对肌肉功率的提升及功能性动作的效果可能不明显，需要增加一些快速动作的练习。另有学者通过一种变换负荷的极低强度法（1 组 60 次 20%1RM 的练习，紧接着 1 组 10 ～ 20 次 40%1RM 的练习）也取得了与高强度（80%1RM）相同的肌肉肥大与肌力提升的效果，但功能性表现（30 秒椅子站坐测试，6 分钟步行测试）的进步不如高强度组。目前极低强度训练法虽然还不能完全代替传统的抗阻训练，但是否可以通过变换训练频率、训练强度、训练量、动作形式，以达到更好的训练效果呢？目前国内外对极低强度训练法研究较少，这个领域值得更多学者的关注。

（二）自身体重训练法

抗阻训练是公认的最有效的增长肌肉，提升肌力的方法，也是研究人员普遍采用的干预手段。但是抗阻训练需要特殊的设备、练习场所和监护人员，这些因素都妨碍了这种方法的推广。极低强度训练法的成功促成了力量训练的革新——自身体重训练法，自身体重足以提供 30%1RM 的训练强度。另外，极低训练法对于功能性运动能力（如走路、爬楼梯等）的提升效果不明显，也需要增加一些利用自身体重的功能性动作练习。研究者发现自身体重训练法训练 16 周，即使每个练习（表）只做一组也能很好地提升行走、坐姿、站起等功能，但是对于肌肉肥大效果不明显。如何利用自身体重训练，达到更好的肌肉肥大效果，是增加练习组数，增大个别动作难度，还是结合一些传统的抗阻运动，这些问题还需要更多的研究。

（三）橡皮带训练法

抗阻训练常用的器械有健身机器或自由重物，但老年患者通常对这样的抗阻训练比较抗拒，难以坚持，有超过 50% 的人第一年就会退出。橡皮带拉长后能产生一定的阻力，因此利用橡皮带进行力量训练是代替传统抗阻训练的另一种形式。由于橡皮带易于携带，随处可用，花费低廉，老年患者更易于接受。对橡皮带训练效果的 Meta 分析显示橡皮带训练能有效改善老年患者的力量，对健康的老年患者效果最佳，对有功能障碍的患者效果稍差。

橡皮带训练的缺点主要是关节活动范围内负荷不均匀，这点和传统的抗阻训练差异较大。橡皮带造成的阻力是与它被拉长的长度成正比，在整个关节活动范围中，越接近关节活动范围，阻力越大，常造成部分活动范围训练强度不够。因此橡皮带无法完全代替抗阻训练。

（四）离心收缩练习

传统的抗阻训练应用广泛，适合大部分老年患者参与，但是因为强度较大，不仅对骨骼肌系统要求高，对心血管系统要求也较高，少部分老年患者无法进行抗阻训练，如慢性阻塞性肺疾病患者、冠心病患者等。传统的抗阻训练主要是向心收缩，虽然也有离心收缩阶段，但是强度很低，不是典型的离心收缩练习。离心收缩能产生的力比向心收缩大很多，而老年患者离心力量的衰减比向心收缩要小，因此老年患者非常适合离心收缩训练。相较于向心收缩，离心收缩有以下几点优势：①产生更大的力量，对于增长肌肉力量与体积都是很好的刺激；②产生相同大小的力，离心收缩所需的能耗是向心收缩的 25%，因心血管问题无法承受传统抗阻训练的老年患者都可以参与"高力值，低能耗"离心收缩训练；③离心训练比传统的抗阻训练能更有效地提高平衡能力，提高下行楼梯的速度，减少摔倒的风险，特别是下行楼梯时摔倒的风险。离心练习的主要缺点是对肌肉组织的损伤较大，会引发较严重的肌肉酸痛（delayed onset muscle soreness，DOMS），老年患者需要从非常低的离心负荷训练开始，需非常谨慎地逐步增加负荷。

离心训练机是专门为离心训练设计的（图 3-33-2）。该机器由一个 3 匹的马达驱动踏板反向转动（顺时针），这个驱动力超过练习者施加于踏板的力，踏板仍然反向转动，股四头肌虽然用力，但是仍然被拉长，也就是离心收缩。练习者通过电脑屏幕观察自己用力与目标值的差距。前 3 周目标值的增加非常缓慢，以避免肌肉酸痛。3 周之后目标值增加速率加快，使练习者处于稍有些吃力的程度。

楼梯下行时股四头肌也是离心收缩，也可以作为离心训练。该训练既能提高股四头肌的离心收缩能力，又直接锻炼了走楼梯这个功能动作。但老年患者在下台阶时有较高的摔倒风险，因此练习中需要有保护措施，具体保护措施根据练习者的个人情况而定。特别虚弱者练习时需要特殊的台阶训练器（图 3-33-3）。下坡跑也是一个常用的离心训练方式。为了便于控制速度与坡度，一般采用跑步机。普通老年患者可以采用倾斜角 - 10%，跑步机的速度控制在使练习者运动强度达到 60% VO_{2max}，持续 40 分钟的慢跑。这几个参数都因根据练习者个人身体状态进行调整。

（五）超等长训练法

超等长训练（plyometric training）起源于苏联，曾经作为秘密武器使苏联及东欧国家在田径运动中快速崛起，如今这种训练方法在竞技体育界广泛使用。超等长可以定义为利用反向动作，进行快速爆发式的动作，其中肌肉经历了拉长 - 收缩周期（stretch-shortening cycle，SSC）。肌肉的拉长 - 收缩周期是指肌肉离心收缩紧接着向心收缩。肌肉经历拉长 - 收缩周期，关节运动表现为先屈后伸，如跳跃运动，肌肉能产生超出最大等长收缩力量 50% ～ 100% 的肌力，超出等动收缩 6 倍的功率，是提高爆发力及最大输出功率的最有效手段。超等长动作能输出如此高的功率主要机制是弹性能的存储与利用、牵张反射，以及神经肌肉控制的优化（如肌肉预激活，即股四头肌及小

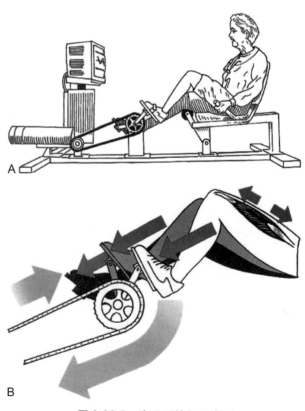

图 3-33-2 离心训练机示意图

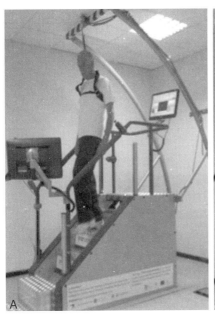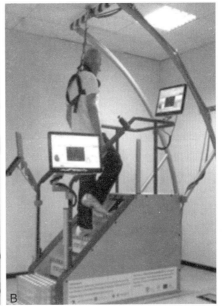

图 3-33-3　带保护装置的台阶训练器
A. 下行；B. 上行

腿三头肌在落地前被激活，落地后离心收缩就可以迅速完成）。SSC 受到衰老的影响。以体重标准化后的腿蹬伸的最大 SSC 功率在男性中比在女性高。但是随着衰老，男性 SSC 的下降速率要比女性快 50%。因此老年男性较老年女性更需要超等长的训练。经过超等长训练的锻炼者能经受较大地面冲击力，并能将制动控制在很小的范围（如屈膝的范围很小），这些机制对于预防老年患者摔倒有重大意义。超等长训练还有助于提高最大力量、增加骨质等。但由于超等长练习，肌肉经历很大的负荷，对肌肉的损伤也远大于其他训练形式，只适合运动水平很高，有较长训练年限的老年患者。但小强度的超等长训练也适合普通老年患者，自身体重训练法中就有一些小强度的超等长训练。近年来，超等长练习的方法有了很大的进展，出现了一些新颖的、强度较小的超等长练习方法，如在沙地上、草地上、水中进行连续纵跳等超等长练习，以及一些轻量实心球的练习。这些新式超等长训练的效果在青少年中得到了验证，但老年患者参与这些练习的训练效果及损伤风险还需要更多的研究。

（六）等动训练法

传统的抗阻训练外部负荷是恒定的，但是由于关节活动范围内，肌肉的动力臂和外部负荷造成的阻力臂长度都会改变，肌肉在整个关节活动范围内受到的负荷还是略有不同。等动训练是一种在特殊设备上进行练习的方式。该仪器提供一个角速度不变的阻力矩，无论练习者怎么用力，阻力矩与肌肉产生的动力矩大小一样。角速度较慢且恒定，又可以在整个关节活动范围提供最大的阻力负荷，因此等动训练法是一种安全的负荷自适应的力量练习，可在康复领域广泛使用，也是重要的力量测试手段。除了需要昂贵的设备，这个训练方法大部分练习都是单关节的运动，而且所允许的角速度较慢，对于提升功能，并不比其他力量训练方法有优势。但是这种训练方法因为安全系数高，负荷自适应性，所以特别适合非常虚弱的老年患者或受伤后的患者进行训练。

（七）电刺激训练法

肌肉电刺激法（electromyostimulation，EMS）最早起源于苏联，主要作为运动员力量训练的辅助方法。近年来这种方法也在康复界得到应用，特别是对无法行动的患者。这种方法是利用一个特殊的仪器发出电脉冲模仿中枢神经系统发出的动作电位，促使肌肉进行收缩。

区别于最初单块肌肉的电刺激法，最近几年才出现的全身电刺激法（whole-body electromyostimulation，WB-EMS）能对全身 8 ～ 12 个肌肉群（双侧大腿、双侧上臂、臀部、腹部、胸部、下腰部、上腰部、背阔肌，外加 4 个自由选择的部位）进行肌肉电刺激（图 3-33-4）。在肌肉接受电刺激的同时，练习者可做一些强度很低的动作，如浅蹲状态下（大腿屈＜35°）手臂伸直维持6秒；浅蹲位慢慢蹲起手臂弯曲；浅蹲状态下上肢做胸前直推。一次训练做10～14个这样的动作，每个动作1组，每组8次重复，约18分钟内完成。研究者募集了46名老年患者分为实验组和对照组进行了12个月的实验，实验组进行电刺激训练，2周训练3次，对照组只做相同的动作不进行电刺激。实验结果显示实验组肌肉增加了0.5%±2.0%，腹部脂肪减少了1.2%±5.9%；而对照组的肌肉减少了0.8%±2.0%，腹部脂肪增加了2.4%±5.8%。此外，电刺激也增加了肌肉力量，维持了骨密度。对于不愿意或不能参加力量训练的老年患者，肌肉电刺激训练法是一个非常好的选择。

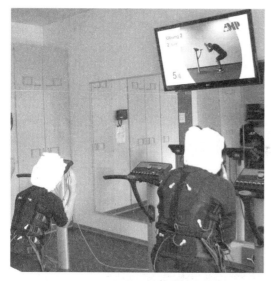

图3-33-4　全身电刺激训练示意图

引自：Kemmler W，Von Stengel S，2013. Whole-body electromyostimulation as a means to impact muscle mass and abdominal body fat in lean，sedentary，older female adults: Subanalysis of the TEST-III trial. Clin interv Aging，8，1353-1364.

（八）振动训练法

机械振动作为一种按摩的方法已经有上百年的历史，但是作为一种力量训练方法，历史并不长。最近几年，这种方法在老年康复界的应用越来越普遍。全身振动训练（whole-body vibration，WBV）被很多研究证实对老年患者的平衡及行动能力有改善的作用，这主要归因于振动训练对力量增长的作用。而力量的增长主要归因于振动训练对肌肉动员水平的影响。影响振动训练效果的参数主要有振动的强度（强度用振动的加速度来衡量，$a=w^2x$，w 是振动频率，x 是振动幅度），以及振动时做的练习、振动持续时间等。老年患者参加振动训练一般采用低强度（30Hz或40Hz，振动幅度0.6mm或0.9mm），持续时间为10秒，每次训练总共振动次数在15 000次左右，在振动板上站立或半蹲等低强度的动作。有研究对肌肉减少症的患者进行了实验研究，患者一周3次，持续12周的训练使等动收缩最大力矩最多增长75%，但是对肌肉横断面没有影响。由于影响振动训练效果的参数较多，目前还很难找到最佳训练方案，这种训练法还需要更多的研究。

老年患者在参加力量训练前必须通过严格的筛查，特别是符合以下风险因子中的2个，且必须得到医师同意：①年龄（男性大于45岁，女性大于55岁）；②家庭心脏病史；③吸烟；④长久静坐；⑤肥胖（体重指数大于30kg/m²）；⑥高血压（收缩压≥140mmHg、舒张压≥90mmHg）；⑦血脂异常（低密度胆固醇≥130mmol/L，高密度胆固醇≤40mmol/L）；⑧糖尿病。具体的训练方案也需要医师与有经验的力量训练人员协商制订。

1. 训练时需要有经验的力量训练专业人员进行指导，监护。

2. 每次训练前必须热身5～10分钟，然后进行5～10分钟的慢速拉伸。热身的通常方式是低-中等强度的有氧练习加徒手健身操。每个练习前需要专门的热身活动，以徒手无负荷的一组相同练习作为热身。力量训练结束后进行拉伸。

3. 控制负荷增长的速率，避免超大负荷，避免1RM的测试。

4. 练习中保持自然的呼吸节奏，避免憋气。

5. 两次训练间隔需要48～72小时。

6. 所有的练习只能在关节无痛范围内进行。

7. 时刻注意动作技术的正确性，练习者出现动作变形时，要立即停止，不能再来一次。

8. 加强关节肌周围弱侧肌肉的力量，如肩关节下斜方肌和外旋肌的力量，改变关节肌力的不平衡。

9. 新手使用抗阻训练的器械，不能使用自由重量。尽量采用闭合链的动作，做开放链的动作时，要减轻负荷。

10. 避免对关节造成巨大负荷容易受伤的动作，如颈后推拉，会造成肩前部组织的过度拉伸与不稳定，极易造成肩关节的受伤。

（九）训练的恢复

训练的恢复是训练效果能否实现非常重要的一步，对老年患者来说尤其重要。训练中造成的组织损伤需要在恢复期得到修补。由于衰老的缘故，一次大运动量训练后，老年患者通常需要更长的时间恢复。因为老年患者细胞中的水分减少，身体中激素水平的下降，肌肉和结缔组织修补都需要更长时间。肌肉活检的研究显示一次常规的力量训练后，7% ～ 10% 的肌纤维会受到损害。更剧烈的训练后，这个数值还会升高，其中超等长训练后的肌肉损伤是最严重的。因此即使是中青年人 2 次超等长训练必须间隔 72 小时以上，对于运动能力较强的老年患者一周可以安排一次中等强度的超等长训练，如原地纵跳。而最大负荷的抗阻训练，即使是有几年的训练经验的老年患者，也只能每 2 周安排 1 次。

肌肉损伤会造成延迟的肌肉酸痛。减缓消除肌肉酸痛一般采用冰敷、超声波、非类固醇类抗炎药物、口服镇痛药镇静、按摩、小电流电刺激等。布洛芬在训练前后服用可以明显缓解痛感，并且可明显降低离心训练 24 ～ 48 小时后的肌力下降程度。对于老年患者，按摩是帮助康复的有效手段。按摩能增加淋巴的循环，同时减少肌肉的张力。

总体来说，抗阻训练及其他力量训练方式是安全的，损伤率远比其他球类活动低很多。但是老年患者的肌肉刚度增大，结缔组织的弹性变小，某些运动损伤比较容易发生，如肩袖与肱二头肌肌腱炎、髌股关节炎、大转子滑囊炎、股四头肌肌腱炎与撕裂、小腿三头肌撕裂、骨裂、椎间盘源性下腰痛等。预防受伤最重要的是负荷增长的渐进性与动作的正确性。负荷增长的渐进性在本章第二节已经有论述。动作的正确与否对机体组织的受力影响很大。提拉 50kg 的杠铃，圆背技术（不正确）使椎间盘受到 630kg 的力，而直背技术（正确）只使椎间盘受到 380kg 的力。

四、柔韧性运动

（一）柔韧性

柔韧性即关节运动幅度，通常以关节活动的角度表示。

衰老不仅表现为肌肉力量的衰减，有氧能力的下降，柔韧性也发生明显下降。71 岁以后，男性柔韧性下降速度呈加速状态，肩部外展与屈髋的活动范围下降分别达到每年 0.8°和 1.16°，

而女性在 63 岁后加速下降，分别达到每年 0.74°和 0.66°。癌症患者由于手术放疗等治疗手段可能导致瘢痕、软组织创伤及活动量减少等，这些因素叠加，会进一步降低柔韧性。

（二）柔韧性的重要性

柔韧性练习的首要功能是提供运动所必需的关节运动幅度。大量实验证明了柔韧性能明显提高老年患者的关节活动范围。此外，放松肌肉也是非常重要的功能。抗阻训练后，肌肉常维持高张力。不必要的肌肉高张力有很多不良反应，如降低感受器的敏感度，升高血压，浪费能量。肌肉高张力最终会产生疼痛—高张力—疼痛的循环。长期的肌肉高张力不仅缩短了肌肉，还会降低肌肉的延展性，限制运动幅度，并降低了吸收冲击力的能力。消除肌肉高张力最好的方法是放松肌肉，并立即进行拉伸。此外，柔韧性训练还可能具有缓解压力、减缓肌肉酸痛、预防肌肉痉挛、预防运动损伤等功能。但这些功能还没有完全得到科学研究的证实，或还有争议。

柔韧性通常作为有氧练习及力量练习的补充。综合有氧、抗阻、柔韧性的运动方案（锻炼时间是 60 分钟，每周 3 次，持续 12 周至 1 年）能有效提高心血管功能、肌肉力量、平衡、关节活动范围、灵敏度等。最近有学者发现单独的静态拉伸能有效降低 2 型糖尿病患者的血糖水平。另有研究发现采用拉伸屈髋肌群与伸髋肌群训练老年人 4 周，步长与步速，以及其他步态参数都有明显改善。另有一些研究表明瑜伽对改善癌症相关疲乏也有帮助。但是目前文献中针对癌症患者相关的单一柔韧性练习的研究较少，因此有关柔韧性对运动功能、代谢、平衡等方面的作用还有待更多的研究。ACSM 对癌症患者进行柔韧性练习的推荐一般参照同龄人的柔韧性练习指南。

（三）柔韧性的训练方法

提高柔韧性的主要方法是各种拉伸练习。比较常见的适合老年患者柔韧性练习的方法主要有静态拉伸和动态拉伸。

1. 静态拉伸　静态拉伸时肌肉慢慢被拉长，以减小牵张反射的发生，在适宜的范围保持 15 ～ 30 秒。保持过程中感觉到拉伸感减小后，再继续缓慢向更深的位置拉伸，然后再次保持住。静态拉伸可以是主动的，也可以是被动的。专业的拉伸治疗师及很多学者都推荐"无痛拉伸"，也就是只拉伸到产生不舒服感觉的位置（point of

discomfort，POD）。如果拉伸到感觉痛的位置，机体可能会产生应激，软组织对拉伸产生更大的抵抗，反而会影响拉伸的效果。

2. 动态拉伸　通常作为运动前热身活动的一部分。动态拉伸是慢慢地将某一肢体拉伸到最大关节活动范围，然后保持几秒。这种动态运动重复多次后，拉伸的速度会加快，从而关节活动范围加大。

3. 训练前后的拉伸　如果每日拉伸 2 次，可以在准备活动后拉伸一次，在运动结束后再拉伸一次。准备活动后，人体温度上升，拉伸的效果就更佳。通常在准备活动后进行动态拉伸，在运动后进行静态或 PNF 拉伸。如果不能每日拉伸 2 次，可以只进行运动后拉伸，主要原因包括：①软组织的温度升高了；②整个身体可以得到放松；③运动后有充足的时间进行全身拉伸，而准备活动后进行长时间的拉伸会影响热身的效果；④有助于肌细胞修复，合成各种能量代谢酶。

推荐运动后进行拉伸，并不排除在运动间隙进行拉伸。当锻炼过程中感觉某些肌肉发紧，影响运动时，应进行拉伸。

4. PNF　是一种通过刺激本体感受器来提升肌肉神经机制的方法。PNF 强调在整个运动幅度内进行抗阻运动，其结合了等长收缩、向心收缩、离心收缩及被动动作。PNF 拉伸促进了主动肌兴奋，同时抑制了拮抗肌（被拉伸的肌肉）。拮抗肌的运动神经元被抑制后，肌肉将变得更加松弛，主动动作的阻力也就减少了。

PNF 的缺点是需要同伴的帮助及监控。某些 PNF 比静态拉伸疼痛感强，也比静态拉伸更危险，但有学者认为运用螺旋与对角方式的 PNF 比静态拉伸在改善关节三维运动幅度方面具有明显的优势。此外，明显的副作用是可能产生瓦尔萨尔瓦现象，收缩压会升高，这对高血压患者具有明显的影响。因此老年患者采用 PNF 时必须非常谨慎。

5. 其他方法　除了传统的拉伸练习能提高柔韧性，其他的外部刺激，如震动训练、电刺激、热包、泡沫棒滚轴、离心收缩训练都能有效提高柔韧性。

第四节　如何设计运动处方

不管是针对癌症患者，还是针对其他慢性病患者，运动处方在本质上没有区别，一般都包括 4 个步骤：需求分析、制订方案、执行方案、评估效果。而针对癌症患者的运动处方，需要更多地考虑癌症患者进行运动疗法的禁忌证，在保证安全的前提下追求更好的干预效果。需求分析前需要进行严格的健康筛查，如癌症病史、病史和家族史、危险因素分析、生活方式评价、疲劳量表分析、抑郁问卷、生活质量指数和饮食记录。还应该进行全面的体检和营养评估，因为癌症治疗相关的毒性影响整个身体。体检应包括心肺耐力、肺功能、脉搏血氧饱和度、肌力力量和耐力、平衡、身体成分和周长测量、灵活性和活动范围，以及饮食分析和咨询。体检最好包括运动心电图测试，至少要进行普通心电图检查。库博有氧代谢中心 30 多年来几乎没有出过任何安全问题，其重要的措施之一就是进行运动心电图测试。

个体化或个性化的运动处方应以患者的需求分析为基础，确定锻炼计划的目标。对于一个年轻的运动者来说，在癌症治疗期间和之后，避免有氧耐力的丧失和防止长期的心脏毒性可能是锻炼计划的主要重点。对于有多种健康问题的老年患者，保持功能活动以便独立生活可能是重点。事实上癌症侵袭了许多年龄层的人。

1. 癌症患者运动处方的目的与目标　包括以下几方面。

（1）恢复和提高身体机能、有氧能力、力量和柔韧性。

（2）改善身体形象和生活质量。

（3）改善身体成分。

（4）改善心肺内分泌神经肌肉。

（5）可能减少或延迟复发或第二原发癌。

（6）提高身体和心理承受能力，消除或减缓对复发或第二原发癌的持续焦虑。

（7）减轻癌症治疗的长期的负面影响。

（8）提高生理和心理能力，以承受任何当前或未来的癌症治疗。

运动需要全身多个系统的协同配合，包括肌肉骨骼系统、神经系统、心血管系统、呼吸系统、代谢系统和内分泌激素系统。各种癌症的治疗方法都可以改变这些系统的功能。其他身体系统也因运动训练而发生改变，包括细胞信号通路、免疫系统和生殖激素系统。运动处方需要适应每个幸存者的现状、能力和兴趣，但安全必须是制订运动处方首要考虑的重要因素。

2. 制订癌症患者运动方案时必须考虑的一般禁忌证

（1）手术后留出足够的时间愈合，手术恢复所需的周数可能高达 8 周。

（2）在更多的研究完成之前，患者不应在治疗的当日或次日进行治疗。

（3）不要让那些正在经历极度疲劳、贫血或共济失调的患者进行运动。

（4）遵循 ACSM 运动处方指南关于开始运动计划的心血管和肺的禁忌证。但是，考虑到放疗和化疗的毒性，以及癌症手术的长期及远期效应，癌症存活者的不良心肺事件可能比同年龄人高。

3. 制订癌症患者运动方案时必须考虑的特异性禁忌证

（1）乳腺癌：因乳腺癌治疗而直接出现手臂或肩部问题的女性应在进行上半身运动训练之前寻求医疗照顾，以解决这些问题。

（2）结肠癌：在参与有身体接触的运动和抗阻训练之前，建议进行造口手术的患者获得医师许可。

（3）妇科癌症：腹部、腹股沟或下肢肿胀或发炎的女性应在进行下肢运动训练之前寻求医疗护理，以解决这些问题。

ACSM 针对普通人群立即停止运动的建议仍然适用于癌症人群。

4. 常见的一般伤害风险

（1）骨转移患者骨折的可能大，在强度、持续时间和模式方面给予更高的风险警示。

（2）目前正在接受化放疗或治疗后免疫功能受损的患者感染的风险更高。应注意减少癌症幸存者经常去的健身中心的感染风险。

（3）心脏病患者（无论是否继发于癌症）能需要加强对安全性的监督。

（4）对于有造口的结肠癌患者，最好避免腹腔内压力过大。

（5）成年人血液学（无造血干细胞移植）：多发性骨髓瘤患者应被视为骨质疏松患者。

此外，在化疗和放疗期间，能量水平将会降低。这些治疗方法通过杀死快速分裂的细胞起作

用。尽管治疗方法越来越多地针对肿瘤细胞本身，但化疗和放疗仍普遍导致健康人体细胞类型的系统性改变。而且，这些治疗方法可以导致对炎症反应的细胞数量增加（即细胞因子）。癌症患者的血液中细胞因子水平升高，他们可能会感到疼痛。

另一个与术后运动处方指南相关的问题是淋巴结切除。这是为了避免癌症扩散到淋巴系统，或因为癌症已经被确定扩散到淋巴系统。当淋巴结去除后，这些淋巴结对感染、损伤、炎症和创伤的反应将不复存在。这会导致一种常见的持续性不良反应，即淋巴水肿。

此外，那些被诊断为癌症的患者似乎经历了功能老化的加速。然而，一位健康的 70 岁老年患者被诊断为早期癌症，只需要最小的创伤手术，不需要化疗，在治疗 3 个月后，他就可以加入一个跑步俱乐部。相比之下，一位久坐、超重的 40 岁糖尿病患者被诊断为Ⅲ期结肠癌，需要广泛的手术切除、外部造口和长时间的化疗，可能需要物理治疗才能恢复功能活动和独立生活，然后才能开始一个基本的步行和重量训练计划。

系统性地进行癌症治疗，如化疗和放疗，可以杀死快速分裂的细胞，其中可能包括健康细胞和癌细胞。因为红细胞是快速分裂的细胞之一，所以在化疗和放疗期间红细胞计数会减少。在设计运动处方时要考虑到这一点，因为红细胞携带氧气，而且白细胞计数低（如血小板减少、白细胞减少或中性粒细胞减少）导致全身感染发热的风险增加。

在给癌症幸存者设计运动处方时，健身专业人员应该知道他们目前是否正在接受或最近是否接受了任何会改变红细胞计数的治疗，如化疗或放疗。如果是的话，家庭练习可能比在公共场合练习可行性更高。经常洗手和确保运动器械经常被清洁也是很重要的。健身专业人士也应该注意。

5. 运动与免疫功能的关系　高强度、长时间有氧运动有可能抑制免疫功能。中等强度运动的人比不活动的人具有更好的免疫功能。已经受到免疫损害的幸存者应该避免高强度的活动。

在完成化疗、放疗或两者兼有的几周或几个月内感到疲劳的幸存者，可能会出现贫血或白细胞数量减少。这需要由肿瘤学临床医师来评估。它是一种被称为癌症相关疲劳的疾病，不同于贫血，运动是它的主要非药物干预。然而，对于大

多数癌症幸存者，在辅助治疗期间经历的能量水平下降，首要治疗方法是应用造血生长因子的药物，刺激骨髓产生更多的红细胞。促红细胞生成素被用于改善癌症患者运输和使用氧气的能力，增加红细胞体积和白细胞计数。一项研究表明，在化疗期间进行有氧运动可能导致需要对这些血液制品药物所需的剂量进行更多的监测，因为有氧运动训练也会增加红细胞计数。

长时间的剧烈运动可能会降低免疫系统的有效性，增加感染和损伤的风险，这一点已经得到了充分的证实。为癌症患者工作的健身专业人员，尤其是那些正在接受积极治疗的人，应该监测是否存在过度训练的迹象，包括以下几点：①疲劳加剧；②失眠；③易怒加剧；④在一定运动强度下心率加快；⑤运动成绩差；⑥体重减轻；⑦过度训练的心理影响（如抑郁、丧失热情）；⑧过度肌肉酸痛；⑨伤害；⑩头痛、脱水或两者兼有。

如果出现这些情况，应立即减少运动量。如果这些情况在减少运动量后不能逆转，患者应寻求医学评估，并停止运动。显示以下症状时，需要立即停止运动并寻求医师的帮助：①异常疲倦或异常虚弱；②发热或感染；③难以保持体重、严重腹泻或呕吐；④腿部疼痛或抽筋，不寻常的关节疼痛或瘀伤；⑤运动中突然出现恶心；⑥心跳不规律、心悸或胸痛；⑦淋巴水肿症状加剧；⑧癌症部位外观或感觉的变化；⑨乳房或腹股沟肿块，皮肤颜色或质地改变；⑩协调、视觉和听觉方面的重大变化。

6. 热身和冷身 是任何锻炼计划的重要组成部分。如果患者不习惯运动，或有心脏问题，或年龄 > 55 岁，热身和冷身就更加重要。热身运动可帮助你的身体做好准备，减缓你的心率，提高身体及肌肉的温度，防止受伤。热身的形式可以是以轻松的步伐慢走 5 ~ 10 分钟或以轻松的速度慢骑 5 ~ 10 分钟。在运动结束后，患者需要冷却心脏、体温和肌肉。患者应该慢慢走 5 分钟才能停止运动。如果有心脏病，这个过程要求超过 5 分钟。

7. 运动建议 ①患者开始健身前需要与医师营养师咨询。②做一些有趣快乐的事情。③找个搭档。④和有其他癌症的患者谈谈锻炼心得。⑤锻炼时听音乐。⑥做不同类型的运动。⑦找一位了解癌症的运动专家。

8. 运动处方样本 如前所述，虽然针对癌症患者的运动疗法已经有不少研究，但未知领域还很多，目前还无法基于患者个性化的身体状况给出最佳的运动处方。但运动处方的制订还需要尽可能根据患者的个人身体状况、生活习惯、健身目标，以及运动的形式、强度、时间做相应的调整。以下是 ACSM 提供的一个癌症患者的运动处方样本。虽然单个运动处方样本并不能为不同癌症部位、治疗和病史组合提供程序说明，但还是提供了如何处理患者的个性化信息的范例，具有参考意义。

（1）患者描述：该患者是一名乳腺癌幸存者，3 年前被诊断患有乳腺癌，总体上是健康的，目前 65 岁，超重，久坐不动，但没有其他合并症。卡铂治疗导致持续性周围神经病变。左臂有淋巴水肿，淋巴结切除。在治疗过程中没有其他持续的不良反应。她服用曲妥珠单抗（赫赛汀）。她的健康评估显示，肌肉力量低，心肺耐力差，左臂无法抬高到高于肩膀的位置。平衡、敏捷性和协调结果是在年龄匹配的规范范围内。

（2）健身目标：她的健身目标是重新骑马。她已经 20 年没有骑过马了，近 10 年来也没有参加过任何常规的运动项目。骑马需要有耐力、敏捷性、协调性、灵活性和平衡性，尤其是肌肉力量和耐力。因此，健身计划应该包括活动，以提高这些健身领域的每一个指标。骑马的强度水平估计为 4MET，也可能更高，应视情况而定。

肌肉力量、心肺耐力（耐力）和上身柔韧性是健身的首要任务。

（3）安全问题：该患者当前是久坐不动。为该患者设计运动处方的主要顾虑可能是她的淋巴水肿；化疗（铂类化疗）引起周围神经病变，可能会改变她保持平衡的能力、跌倒的可能性（如果神经病变在她的脚上），以及她对有氧运动的心肺反应。

该患者的初始处方如下。

（1）心肺运动：每周 3 次，每次 20 分钟，以舒适的速度开始。有氧活动的方式可以从有体重支撑帮助的有氧活动到游泳、骑自行车。

每相隔几周交替增加强度和持续时间，每周增加不超过 10%，直到患者达到美国 DHHS 剧烈运动指南的运动强度，或增加每周的训练的次数，以满足美国卫生局（DHHS）中等强度运动的指南的训练次数。

（2）力量训练：每周 2 次，每个主要肌群进行一组抗阻训练。每次训练 8 ～ 10 个抗阻练习。两次训练间隔至少 48 小时。

（3）拉伸练习：在每次运动结束后需要拉伸所有主要肌肉群。特别注意将更多的拉伸时间集中在逐渐增加左臂和肩部的运动范围上。

（4）注意事项

1）至关重要的是，这项计划实施的头几个月必须严格监控，保证客户在力量训练中淋巴水肿处于稳定的状态。此外，患者应在训练期间穿很合身的紧身衣。应该选择运行轨迹固定的可变阻力机器，而不是像哑铃这类的自由重量。下肢运动可以像其他患者一样进行，除非有其他周围神经病变。如果存在其他周围神经病变，应该对上半身和下半身的运动方案进行同样的修改。对于上半身，患者应该从最轻的重量开始，并且在她进行 2 个最小重量，并且训练 2 ～ 4 组后，淋巴水肿症状没有变化，才能以最小可能重量增量，提高负荷。在选择练习时，应考虑到左肩的有限运动范围。如果患者出现淋巴水肿症状的任何变化，应停止上身力量训练，并咨询淋巴水肿治疗师。在淋巴水肿治疗师解决患者的淋巴水肿后，力量训练才能重新开始。

2）患者的上半身训练应在有监督的环境中进行，以确保患者学会正确的动作。我们的目标是避免炎症和损伤的增加，因为不恰当的运动形式可能加剧淋巴水肿。因此，阻力的增量应该尽可能的小，并应注意避免过度使用较小的肌肉来替代针对大肌肉的运动。例如，患者不应该通过弯曲手腕来完成一排坐姿划船（用于加强背部的肌肉），手腕的小肌肉超负荷工作可导致伤害或炎症反应，会加剧淋巴水肿。

3）定期的负重训练（每周 2 次或 3 次）是必要的，以确保这种锻炼模式的有效性和安全性。如果患者因故不能定期参加负重训练，则不应将渐进式力量训练包括在她的运动处方中。例如，如果她一个月每周锻炼 2 次，但她不得不离开几周，然后再回来 3 周（每周锻炼 2 次），然后出差 1 周，再接着每周 2 次的训练，2 周后再休假 2 周，那她不应该增加负重的负荷。相反，她应该继续使用尽可能轻的重量。只有那些能够保证在一个多月的时间里定期参加训练的患者才能增加负重的负荷。所有患者在生病期间和其他生活事件不允许参与时应停止进行运动锻炼。然而，这位淋巴水肿的患者，当她在一周或更长时间的运动表现中出现间隙时，应该放弃抗阻训练，以避免淋巴水肿可能加剧的炎症反应。

虽然尚未有充分的研究表明运动疗法可以减少或消除肿瘤，但是已有的研究充分表明，运动疗法对于癌症的预防及癌症患者的术后康复是至关重要的。但是关于不同类型的癌症患者在不同的阶段应该安排何种训练，运动量及运动强度应该如何安排还缺乏足够的研究，这是未来研究需要攻克的难点和重点。

（阮棉芳）

参 考 文 献

李华, 2017. 运动疗法对癌症化疗患者干预效果的 Meta 分析. 齐鲁护理杂志, 23(7): 36-40.

刘春雪, 张静, 2017. 癌症患者症状群非药物干预方法研究进展. 中国护理管理, 17(11): 1563-1566.

孙景权, 上官若男, 郭辉, 等, 2017. 体力活动与多种类型癌症发生风险相关性及其可能机制研究进展. 体育科学, 37(9): 74-86.

Edbrooke L, Aranda S, Granger CL, et al, 2017. Benefits of home-based multidisciplinary exercise and supportive care in inoperable non-small cell lung cancer-protocol for a phase II randomised controlled trial. Bmc Cancer, 17(1):663.

Fairman CM, Hyde PN, Focht BC, 2017. Resistance training interventions across the cancer control continuum: a systematic review of the implementation of resistance training principles. Br J Sports Med, 51(8): 677-685.

Hather BM, Tesch PA, Buchanan P, et al, 1991. Influence of eccentric actions on skeletal muscle adaptations to resistance. Acta physiol Scand, 143(2):177-185.

Hojman P, Gehl J, Christensen JF, et al, 2018. Molecular mechanisms linking exercise to cancer prevention and treatment. Cell metab, 27(1): 10-21.

Huang S, Signal V, Sarfati D, et al, 2018. Physical activity and risk of testicular cancer: a systematic review. Bmc Cancer, 18(1):189.

Hurley BF, Roth SM, 2000. Strength training in the elderly: effects on risk factors for age-related diseases. Sports Med, 30(4): 249-268.

Keilani M, Hasenoehrl T, Neubauer M, et al, 2016. Resistance exercise and secondary lymphedema in breast cancer survivors-a systematic review. Support Care Cancer, 24(4): 1907-1916.

Kemmler W, Von Stengel S, 2013. Whole-body electromyostimulation as a means to impact muscle mass and abdominal body fat in lean, sedentary, older female adults: subanalysis of the TEST-III trial. Clin Interv Aging, 8:1353-1364.

Lavin-Perez AM, Collado-Mateo D, Mayo X, et al, 2021. High-intensity exercise to improve cardiorespiratory fitness in cancer patients and survivors: a systematic review and meta-analysis. Scand J Med Sci Sports, 31(2): 265-294.

Law TD, Clark LA, Clark BC, 2016. Resistance exercise to prevent and manage sarcopenia and dynapenia. Annual review of gerontology and geriatric: 205-228.

Leal LG, Lopes MA, Peres SB, et al, 2020. Exercise training as therapeutic approach in cancer cachexia: a review of potential anti-inflammatory effect on muscle wasting. Front Physiol, 11:570170.

Lopez P, Taaffe DR, Newton RU, et al, 2020. What is the minimal dose for resistance exercise effectiveness in prostate cancer patients? Systematic review and meta-analysis on patient-reported outcomes. Prostate Cancer Prostatic Dis, 24(2):465-481

Meneses-Echávez JF, González-Jiménez E, Ramírez-Vélez R, 2015. Supervised exercise reduces cancer-related fatigue: a systematic review. J Physiother, 61(1): 3-9.

Peterson MD, Sen A, Gordon PM, 2011. Influence of resistance exercise on lean body mass in aging adults: a meta-analysis. Med Sci Sports Exerc, 43(2): 249-258.

Strasser B, Steindorf K, Wiskemann J, et al, 2013. Impact of resistance training in cancer survivors: a meta-snalysis. Med Sci Sports Exerc, 45(11): 2080-2090.

Watanabe Y, Madarame H, Ogasawara R, et al, 2014. Effect of very low-intensity resistance training with slow movement on muscle size and strength in healthy older adults. Clin Physiol Funct Imaging, 34(6): 463-470.

Westcott WL, 2009. Strength training for frail older adults. J Active Aging, 8(4): 52-59.

Zatsiorsky VM, Kraemer WJ, 2006. Science and practice of strength traning. 2th ed. Champaign: Human Kinetics.

第 34 章　肿瘤患者精神心理调节

心理社会肿瘤学（psychosocial oncology）是一门交叉学科，既涉及肿瘤学内容，又涉及心理学、社会学及伦理学内容。它主要研究肿瘤患者及其家属在疾病发展的各个阶段所承受的压力和他们出现的心理反应，以及心理、行为因素在恶性肿瘤的发生、发展和转归中的作用。心理社会肿瘤学的出现为恶性肿瘤的临床治疗和研究开阔了视野，人们越来越重视心理社会因素在癌症发生、发展及转归过程中的作用，相关的研究和临床工作也相继发展。

随着治疗手段的日益精进，恶性肿瘤患者的生存期越来越长，从某种意义上来说，恶性肿瘤既是一种慢性病，也是一种与心理因素密不可分的心身疾病。人格特点、应对方式、生活事件、负性情绪、社会经济地位和社会支持状况可以通过身体内环境、神经系统、免疫系统、内分泌系统的改变，进而促进肿瘤细胞的发生、增殖和转移。从分子层面来说，目前的研究认为精神心理因素可与其他物理、化学、生物、射线等因素一同起作用，引起原癌基因或抗癌基因的改变，以及癌细胞表型的变化。从个体生存方面来看，焦虑和抑郁情绪几乎与所有癌症的死亡风险增加有关，其中对抑郁的影响更为重要，最近也有研究发现焦虑可增加男性癌症患者的死亡风险，但去除抑郁因素后，焦虑与女性死亡风险呈负相关。同时，精神心理干预、营养干预等康复治疗可以与抗癌治疗一起改善患者的生活质量、情绪健康，延长生存期。虽然目前尚无明确的证据揭示精神心理调节影响肿瘤预后的分子机制，但临床研究已经取得了确凿的证据，对患者开展精神心理方面的调节可以使患者受益。

除此之外，心理社会肿瘤学还是生物 - 心理 - 社会医学模式的重要体现，它要求将患者作为一个完整的人来看，而不能仅从生物学角度去关注肿瘤的大小或有无，甚至还应将患者的家庭、所处的社会和文化背景等纳入其中。因此，本章内容将简要介绍心理社会因素对人体产生影响的相关生物学和心理学机制，重点介绍在肿瘤患者中开展心理痛苦筛查、提供精神心理药物干预和非药物干预的重要性和具体方法，从精神心理方面对心身进行调节，以期从全人的角度改善肿瘤患者预后。

第一节　心理社会因素与肿瘤概述

随着生物 - 心理 - 社会医学模式的不断发展，以及医学人文、心身一体化理念的不断深入，关注患者的心理社会痛苦和精神心理症状等问题，将癌症患者作为一个完整的人来看待已经成为趋势。心理社会因素在疾病发生、发展中的作用也得到了更多的研究支持，尤其以应激、中枢神经系统（神经递质）、自主神经系统、下丘脑 - 垂体 - 肾上腺（hypothalamic-pituitary-adrenal axis，HPA）轴、交感 - 肾上腺髓质系统（sympathicoadrenal system，SAS）为重点的与生物 - 心理 - 社会模型相关的研究已取得许多进展。心理、精神、社会、心灵方面的因素对中枢神经系统、自主神经系统、内分泌系统和免疫系统的影响非常明显，如不良的认知习惯会诱发焦虑或抑郁的情绪或行为，不良的行为习惯有可能引发神经内分泌系统的改变，长期的内环境变化会导致身体出现继发的病理生理变化，继而影响疾病，包括恶性肿瘤的发生、发展、转归和预后（图 3-34-1）。

如果心理社会因素（如悲观情绪和社会支持状况）确实影响癌症的进程，那么我们就可以设想通过心理社会因素干预可调节这一进程。一项

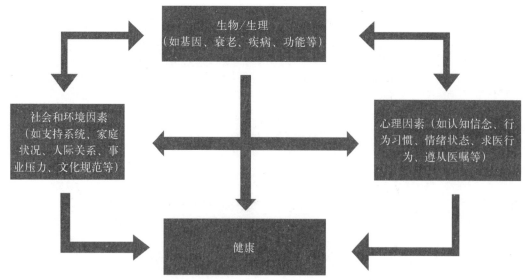

图 3-34-1　健康的生物心理社会取向的组成部分

重要的研究为这一设想提供了证据支持。同样是乳腺癌患者，除了相同的常规护理，一组患者每周参加支持小组活动，另一组患者则不参加。支持小组的活动内容主要是学习如何面对死亡和如何更好地度过余生。研究者的主要观察目标是患者的生活质量。4 年之后，参加支持小组活动的女性有 1/3 仍然存活，另一组女性已经全部去世，她们的平均生存时间分别是 40 个月和 19 个月。这一差异产生的原因最终被定为支持小组的心理社会因素干扰。研究者认为支持小组减轻了这些女性的应激和精神痛苦，因而降低了皮质醇的分泌，对肿瘤生长有促进作用。除此之外，良好的社会支持更有利于患者的治疗依从性；应对行为也会影响癌症的进展，如积极寻求社会支持的女性免疫系统更活跃，这可能会影响肿瘤的进程。

一些后续研究也发现，减轻应激可以改善癌症患者的健康状况，恶性黑色素瘤患者每周学习 1 次应激管理、放松和应对疾病方法的治疗课程，持续 6 周后，免疫系统功能要优于只接受常规医疗护理（控制组）的患者，5 年复发率也更低，死亡率也明显低于控制组。10 年后随访，虽然两组人的复发率没有差异，但将其他高危因素纳入分析后，接受学习的一组生存率仍高于另一组。尽管后来的一些研究也报道了心理社会因素对癌症进程影响的阴性结果，但心理社会干预可以改善患者生活质量的事实已经被广泛认可。

本节主要简述肿瘤患者面对应激/压力、抑郁的心理过程及其发生相关生理基础和调节、失调机制。

一、应激/压力

每当面对应激源时，人体就会产生一系列的反应，这一反应称为战斗/逃跑反应（fight-or-flight response）。这些反应包括躯体反应、情绪反应、认知反应和行为反应。躯体反应主要有肌肉紧张、心率加快、呼吸变化、瞳孔放大、出汗增加、肾上腺素分泌增加、胃酸抑制、唾液减少、膀胱松弛等；情绪反应主要有恐惧感、惊恐、烦躁不安、易怒等；认知反应有对伤害的预感、夸大危险、注意力出现问题（如注意范围变窄、无法集中注意力等）、高度警觉、忧心忡忡、害怕失控、害怕死亡、不真实感等；行为反应主要有逃跑、回避、攻击、呆立等。在正常情况下，即使是很轻微的应激源也会发出战斗/逃跑反应，但在消除应激后，人们的身体和心理都会恢复正常，这是一种稳态应变。但如果应激源是长期的，这就意味着人无法从战斗中逃离，那么它导致的生理唤醒水平就会持续存在，身体也会受到持续伤害，这种情况就称为非稳态负荷。持久的不可控和不可预测的应激会产生非稳态负荷，许多严重的慢性疾病如恶性肿瘤也会给人带来这种改变。图 3-34-2 列出了生物因素、心理因素和社会环境因素与身体健康的相关关系，图 3-34-3 旨在描述压力事件或应激事件与机体神经免疫内分泌系统及抑郁、抗癌治疗等过程的相互作用。

战斗/逃跑反应是人体一组生理和心理控制下的两个系统激活的结果，其一是自主神经系统，其二是肾上腺皮质系统。一方面，下丘脑激活自

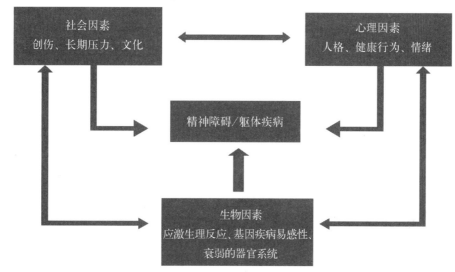

图 3-34-2　应激相关障碍中心理、社会和生物因素的相互作用

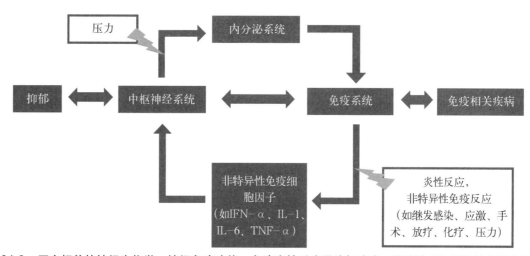

图 3-34-3　压力相关的神经生物学、神经免疫功能、免疫炎性反应通路与癌症、抗癌治疗和抑郁的相互作用

主神经系统的交感神经部分，交感神经直接作用于平滑肌和内脏而产生一些躯体变化，如肝释放糖原补充血糖，身体代谢速度加快，心率、血压、呼吸频率上升，肌肉紧张；血管收缩减少出血量，分泌内啡肽用于镇痛；而一些不太重要的活动减弱，如唾液黏液分泌减少以保障呼吸效率。另一方面，下丘脑通过释放促肾上腺皮质激素释放激素(CRF)促使垂体分泌促肾上腺皮质激素(ACTH，人体主要的应激激素)，进而激活肾上腺皮质系统，肾上腺则会分泌 30 多种激素，最主要的成分是皮质醇。通过检测血样或尿样中的皮质醇含量可以反映应激水平。正常情况下，威胁性刺激消除后，激素会反馈到大脑，尤其是边缘系统的海马(海马负责调解情绪)，进而马上停止激烈的生理变化。但许多焦虑障碍患者的反馈回路出现异常，战斗/逃跑反应失调，即使在应激刺激撤除以后，

生理反应可能还在持续。

慢性应激可以引起中枢神经系统的器质性和功能性改变，尤其是海马结构，其神经元形态发生改变且大量丢失，神经受损，神经树突萎缩，突触点减少，脑组织中的神经递质含量也发生改变。慢性应激还可以持续兴奋交感神经，HPA 轴和 SAS 被持续激活，引起体内糖皮质激素、儿茶酚胺持续分泌过多，DA 和 5-HT 分泌异常降低，引起一系列分泌紊乱。慢性心理应激还会降低自然杀伤细胞的活性，减少淋巴细胞的数量，最终导致免疫功能下降，进而增加疾病易感性。

当然，除了上述生理反应，还会有许多情绪、认知和行为反应伴随应激事件出现。情绪上，我们体验到的是恐惧、害怕，常急躁易怒、坐立不安。认知上，我们警惕危险。行为上，我们试图应对或逃离威胁。在焦虑障碍中，上述反应可能

在威胁解除后仍持续存在。需要注意的是，焦虑通常不单独出现，如多数重度抑郁患者都伴有焦虑。战斗/逃跑反应失调进一步加重时，还可能会发展为惊恐障碍或特定恐惧症。慢性心理应激引起的情绪障碍、记忆能力、认知功能改变也可能会影响恶性肿瘤患者在疾病治疗相关决策制订和医疗依从性，进一步可能会影响生存结局。

上述反应机制，大多由大脑边缘系统进行控制，如海马、前额叶、杏仁核、隔区、下丘脑、背侧丘脑的前核和中脑被盖的一些结构。慢性应激过程中，这些结构被不同程度的重塑，尤其是突触结构的改变，这些结构的改变又可以使慢性应激带来的神经-内分泌-免疫系统改变得以延续，对精神疾病或躯体疾病的产生和发展有重要作用。

二、抑郁障碍

（一）生物学相关理论

抑郁障碍是研究最多的心理障碍之一，也是肿瘤临床中研究最多的情绪障碍之一。其发病机制涉及生物学、行为、认知、人际和社会文化多方面理论，与肿瘤的关系也较为复杂，涉及神经内分泌机制、炎症反应机制等。

家族史研究发现，具有抑郁障碍的人，其一级亲属比不具有该障碍的人及亲属罹患抑郁症的可能性高 2～3 倍。抑郁症的双生子研究表明，同卵双生子的同病率高于异卵双生子；生命早期开始的抑郁症比成年后才开始出现的抑郁症有更强的遗传基础。抑郁可能是多种基因异常导致的，其中 5-羟色胺转运基因可能起到了重要作用。

抑郁障碍研究中关注最多的神经递质是单胺类物质，如去甲肾上腺素、5-羟色胺和多巴胺。而这些神经递质在大脑边缘系统的浓度很高，而这一部位主要与睡眠调节、食欲、情绪加工有关。早期的理论认为，抑郁症是神经元突触之间的去甲肾上腺素或 5-羟色胺的浓度下降所致。随着研究的深入，抑郁的神经递质理论也更加复杂，研究者发现单胺物质的合成过程异常也可能引起神经元突触的神经递质浓度减少，或突触后神经元的受体不敏感也会导致功能失调，从而引发抑郁（图 3-34-4）。

除了神经递质，神经成像研究发现，抑郁者至少有 4 个脑区持续异常，分别是前额叶皮质、前扣带回、海马和杏仁核。

前额叶皮质的主要功能是注意、短时记忆、计划和解决新问题。很多研究已经显示，重度抑郁者的前额叶皮质，尤其是左侧前额叶皮质的新陈代谢活动水平降低，且灰质体积缩小。此外，脑电图研究表明，与非抑郁者相比，抑郁者的左侧前额叶皮质脑波活动较低。左侧前额叶皮质更多地与动机及目标导向有关，抑郁表现出的动机缺乏很可能与这一区域的功能不活跃有关。抗抑郁药物对抑郁障碍的成功治疗很可能与左侧前额叶皮质的新陈代谢增加及脑波活动有关。

前扣带回是前额叶皮质的一个分区，在应激反应、情绪表达、社交行为方面有重要作用。研究发现，抑郁者前扣带回的活动水平与非抑郁者的活动水平存在差异。这个区域的活动水平改变可能与注意、计划和应对，以及抑郁者的兴趣快感缺乏有关。抗抑郁治疗后，该区域的功能可恢复正常。

海马的重要功能可以体现在记忆和恐惧的学习过程中。神经成像显示抑郁者的海马体积较小，新陈代谢活动水平低。海马损伤可能是身体对应激反应慢性唤起的结果。抑郁者皮质醇水平长期偏高，尤其是应激状态下，也表明抑郁者的身体对应激产生过度反应，并且其皮质醇水平恢复正常的速度也比非抑郁者更慢。海马中有大量皮质醇受体，长期偏高的皮质醇水平可能杀死新神经元或抑制其发育。而抗抑郁药物或电休克治疗可以使大鼠的海马生长出新的细胞。

杏仁核结构和功能异常也与抑郁存在相关性。杏仁核的主要功能是帮助人们将注意力集中在对个体意义重大的刺激上，或能够引起明显情绪变化的刺激。研究发现，心境障碍（主要包括抑郁、心境恶劣等）的人，其杏仁核增大且活动水平增加，在抑郁得到成功治疗的人身上则观察到杏仁核的活动降至正常值。如果杏仁核活动水平过高，可能会使人们的情绪更偏向于负性或唤起负性记忆。

神经内分泌因素在抑郁的发生、发展，以及与其他疾病相互作用中都扮演了非常重要的角色。神经内分泌系统涉及众多激素，这些激素调节或影响人体的基本功能，如睡眠、食欲、性欲、快感体验等。同时，这些激素也会帮助我们适应刺激和环境改变。

神经内分泌系统中的三个重要组成部分是下丘脑、垂体和肾上腺皮质（简称 HPA 轴）。HPA

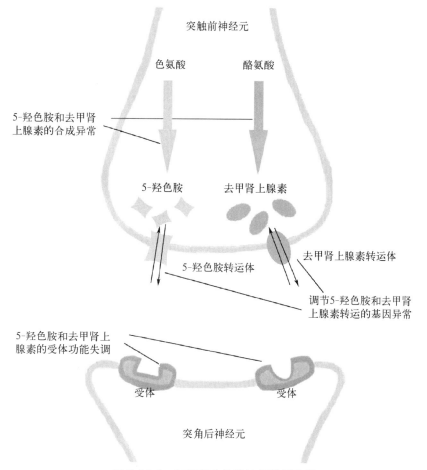

突触前神经元

色氨酸　　　　酪氨酸

5-羟色胺和去甲肾
上腺素的合成异常

5-羟色胺　　　去甲肾上腺素

去甲肾上腺素转运体

5-羟色胺转运体

调节5-羟色胺和去甲肾
上腺素转运的基因异常

5-羟色胺和去甲肾上
腺素的受体功能失调

受体　　　　　受体

突角后神经元

图 3-34-4　与抑郁有关的神经递质异常

轴的工作与杏仁核、海马、大脑皮质都有密切的联系，并且存在非常精密的生物反馈系统。当我们在面对应激源时，下丘脑会释放促肾上腺皮质激素释放激素（CRH）到垂体前叶的受体，垂体接受这一刺激后，会释放促肾上腺皮质激素（ACTH）进入血液，肾上腺皮质接受血浆中ACTH的变化刺激，释放皮质醇进入血液。血浆中的皮质醇水平升高时，会通过负反馈机制，刺激垂体和下丘脑的相关受体，抑制垂体释放ACTH的过程，同时也抑制下丘脑释放CRH的过程。在生物反馈回路的帮助下，HPA轴会帮助身体适应应激，并在应激消失后平静下来。

抑郁障碍的个体大多数会存在HPA轴持续活跃，以及皮质醇水平和CRH水平持续偏高的状况，并且在应激源刺激撤除后难以回到正常功能水平。HPA轴高度活跃产生的过量激素可能对单胺类神经递质受体具有抑制作用。现在比较认可的抑郁模型是，长期处于应激状态的人可能发展出调节不良的神经内分泌系统，这类系统会使人在面对

微小刺激时反应过度，难以平复。过度反应导致大脑中单胺类神经递质功能的变化，抑郁发作也可能随之发生。此外，长期暴露在过高浓度的皮质醇中也是造成抑郁者多个脑区体积缩小的原因之一。

除了HPA轴的相关激素，一些女性激素也与抑郁的产生有关，如卵巢激素、雌激素和黄体酮的变化会影响5-羟色胺和去甲肾上腺素神经递质系统。妊娠期的女性也会因雌激素、黄体酮水平的变化也可能增加抑郁心境的发生风险。还有研究发现，女孩在13～15岁后，抑郁发病率升高。当然，有关女性激素、月经周期等与抑郁的关系还不是非常清晰，还需要更多的研究来证实。

（二）心理社会因素相关理论

在抑郁的发生、发展中，心理社会因素的作用也是至关重要的，不同心理学派对抑郁的成因有不同的解释。行为学派关注无法控制的应激源对诱发抑郁的作用；认知学者提出了诱发和维持抑郁的思维方式。人际关系学派考虑的是人际关

系在诱发和维持抑郁状态方面起到的作用；社会文化理论学家则关注不同社会群体之间抑郁发病率的差异。下面对上述几个理论进行简述。

1. 行为理论 当前的理论认为，抑郁是对压力负性事件的反应，压力事件包括分离或丧失相关的关系破裂、爱人去世、失业，或有严重的躯体疾病等。绝大部分患有抑郁的人都说自己在抑郁起病前经历了负性的生活事件。与非抑郁的人相比，抑郁者更可能在生活中经历慢性的应激源，如经济困难或婚姻家庭问题。抑郁者中有一部分人会经历创伤性事件，尤其是与丧失有关的事件。

抑郁的行为理论认为生活压力会导致抑郁，因为压力会减少生活中的正性强化物。人会变得退缩，导致正性强化物减少，进而导致退缩，形成一个恶性循环。例如，一个人在婚姻关系中互动较少，导致婚姻关系无法产生正性强化作用，导致互动减少，进而导致正性强化减少，进一步导致退缩，形成一个恶性循环。此外，抑郁者可能会引发他人的同情和关注，这些反应可能会使抑郁进一步强化。另一个行为理论是习得性无助，这一理论由 Seligman 提出，他认为最有可能导致抑郁障碍的应激事件是无法控制的负性事件，这类事件如果频繁出现或长期存在的话，会使人们认为自己无力控制所处环境中的重要结果，这种无助的信念使人丧失动机，减少对环境中可控部分的行动，并使它们不能学会如何控制那些可控的局面。这些习得性无助缺陷，如低动机、被动、犹豫不决与抑郁的症状类似。例如，经常遭受殴打的妇女可能会逐渐认为自己对所受的殴打及生活中的其他方面都无能为力，这可能解释了她们抑郁发病率较高，以及倾向于维持受虐关系的原因。

2. 认知理论 艾伦·贝克提出了负性认知三联征（negative cognitive triad），以此来理解抑郁者的世界：他们对自己、世界和未来的看法都很消极。在此基础之上，贝克发展出了最广泛并且最成功的抑郁障碍治疗方法之一——认知行为治疗（cognitive behavior therapy，CBT）。认知理论与行为理论结合后，习得性无助理论将认知因素在个体经历负性事件后变得无助和抑郁考虑在内。根据这一理论，习惯用内在的、稳定的和整体的原因来解释负性事件的人会因为发生负性事件而责备自己，并预期负性事件在今后还会发生，且

预期自己在生活诸多方面都会发生负性事件，这些过程会使他们体验到持续的无助体验，丧失自信、自尊。

抑郁发作的另外一个重要解释是归因理论。当人们对生活中最重要的事件做出悲观的归因，且认为自己无法应对其后果时，会发展为无望感，这是抑郁的重要表现。一项研究对 2 所大学的一年级学生进行访谈，将其分为无望归因风格和乐观归因风格，然后对其进行 2 年的追踪。结果发现，无望归因组的学生首次出现重性抑郁发作的可能性（17%）远大于乐观归因组的学生（1%）。并且，有抑郁病史同时具有无望归因风格的学生出现抑郁复发的可能性也远大于有抑郁病史但具有乐观归因风格的学生。此外，思维反刍反应风格关注的是思考的过程，而非思考的内容，它认为思考的过程是导致抑郁发生的原因，如一些人在悲伤时专注于自身感受，沉湎其中，不试图做任何事情来消除可能的原因。抑郁的患者在注意和记忆方面也会表现出特殊的倾向，如更消极、过度概括化等。

3. 其他理论 人际理论指出许多抑郁者都有人际关系困难，这是最常见的应激源，这些关系涉及家庭、朋友、同事等各个方面。抑郁者常有"拒绝敏感性"，特别害怕或感觉到别人的拒绝，需要焦虑地反复确认。社会文化理论关注家族中的世代效应（cohort effect）和性别差异、种族差异等因素对抑郁发生发展的影响。

（三）脑 - 肠 - 微生物群轴与情绪

另一个与情绪相关的因素是脑-肠-微生物轴。近年来，许多重要的研究让我们对脑 - 肠轴在抑郁、肥胖、自闭谱系障碍中的作用的认识更加清晰。内脏 - 脑轴功能的调节与应激行为的改变及动物模型 / 人类的行为有关。并且，压力相关的精神症状，如焦虑和肠易激综合征共病的概率较高，这一事实为研究脑 - 肠轴的影响提供了重要推动作用。超过 50% 的肠易激综合征患者同时伴有焦虑或抑郁。因此，调节肠道微生物来治疗疾病已经成为抑郁、焦虑、肥胖和神经发育障碍的重要研究方向。

微生物可通过多种作用参与脑 - 肠轴的作用。肠道微生物可以产生生物活性的肽段，如神经递质、转化次级胆汁酸、产生短链脂肪酸（SCFA）、分支氨基酸和肠道激素。其中 SCFA 包括乙酸、丁酸、丙酸、乳酸，可以进入循环系统，并通过

循环系统向大脑传递信号。微生物还可以参与色氨酸代谢，调控 5- 羟色胺的水平。神经递质如多巴胺、去甲肾上腺素、GABA 和乙酰胆碱可以由微生物合成。肠神经系统负责调控肠壁的蠕动，也是微生物合成神经递质和 SCFA 的主要作用对象。微生物本身也可以被肠神经系统中的免疫受体识别，通过免疫信号影响脑 - 肠轴。肠道含有大量的免疫细胞，作为肠道黏液层等物理屏障后的第二道防线。免疫细胞在感知微生物后，会释放一系列促炎和抗炎因子，在循环系统中向大脑发出信号。肠道屏障的完整性也会受到精神压力的影响。

迷走神经是微生物 - 脑 - 肠轴的重要组成部分，也是肠道和大脑交流的关键节点。迷走神经阻断术曾被普遍用于治疗胃溃疡，被发现可以降低帕金森病的发病率。相反地，鼠李糖乳酸杆菌的很多益生作用在迷走神经阻断之后会消失，刺激迷走神经也用于治疗抑郁。还有报道很好地阐释了光遗传学刺激会使脑 - 肠轴通过迷走神经向中枢神经的奖赏神经元传递信号。内分泌细胞分泌的谷氨酸可以激活这些迷走神经的通路，5- 羟色胺也广泛参与这些过程。

肠道微生物通过免疫、神经内分泌和神经通路与宿主相连，这些通路是脑 - 肠轴的重要组成部分，并且有证据表明，肠道微生物可以通过这些通路对大脑的发育、功能，甚至行为进行双向调节。已有初步研究表明，抑郁患者的肠道微生物群与健康人不同。一项来自中国的纳入了 58 名重度抑郁患者和 63 名健康人的研究发现，抑郁患者的粪便微生物群出现了明显变化，其主要类型是厚壁菌类、放线菌门、拟杆菌门。而抑郁的表型可以通过微生物转运到无菌小鼠。然而，无菌小鼠存在免疫系统发育异常和脑异常（如 5- 羟色胺和脑源性神经营养因子水平降低、杏仁核神经元形态改变、成年海马神经发生增加和前额皮质髓鞘增多）。所以，假设无菌小鼠的免疫功能和大脑发育正常，那么从患有抑郁症的人身上移植微生物还会产生类似的效应吗？

为了回答上述问题，Kelly 等招募了 34 名重度抑郁患者和 33 名匹配年龄及性别的健康个体。采用 ELISA 法测定血浆细胞因子、C 反应蛋白、唾液皮质醇和血浆脂多糖结合蛋白水平，以及血浆色氨酸、犬尿氨酸水平及粪便微生物群组成。结果显示，两组人群与抑郁症相关的炎性因子水平有所不同。此外，研究者将取自抑郁患者和健康个体的粪便微生物通过口服的方式转移到缺乏菌群的大鼠体内（这些大鼠免疫功能和大脑发育正常，并且被给予混合抗生素来消除肠道微生物群）。结果显示，目标大鼠的抑郁表现包括快感缺乏、类似焦虑的行为，以及体内色氨酸代谢发生改变。另有证据证明，大脑功能和行为受到微生物代谢物的影响，丁酸盐、丙酸盐、乙酸盐等短链脂肪酸是肠道微生物群的关键产物。虽然目前没有证据支持这些产物直接通过血液流入大脑，但其间接作用得到了部分证实。

（四）抑郁与肿瘤相互影响的机制

在恶性肿瘤中，抑郁是常见的共存疾病，但这不仅仅是由于患有威胁生命疾病所带来的情绪困扰，失调的免疫机制、炎症反应等都可能是抑郁与肿瘤共病的重要机制，已有研究支持这一点，尤其是炎症引起的色氨酸降解的 kynurenine 通路的激活可能在这两种疾病的发展和持续中发挥关键作用。

研究发现，长期慢性抑郁的人与从未患抑郁的人患癌风险大致相同，而新近发现的抑郁症状可能会增加 9 年内罹患肿瘤的风险；当遭遇恶性肿瘤这一严重的应激事件时，恶性肿瘤患者出现抑郁症状的风险是普通人的 3 ～ 5 倍。目前已有的研究认为，肿瘤患者抑郁风险增高的原因可能涉及神经、内分泌、免疫系统等多个方面，并且认为心理社会因素是增加癌症发病风险的重要因素。有研究阐述了肿瘤和抗肿瘤治疗共同引起的炎性反应及细胞因子的产生可能与抑郁的发生相关；而长期的抑郁可对下丘脑 - 垂体 - 肾上腺素（HPA）轴产生慢性刺激，引起皮质醇和肾上腺素分泌紊乱、免疫功能紊乱及细胞因子释放增加，在此基础上可能会增加肿瘤进展的风险。

除 HPA 相关激素外，性激素或某些分泌情绪相关神经递质的肿瘤也可影响抑郁情绪的发生。另外，抗肿瘤治疗（化疗、脑部放疗或手术）可能损伤海马旁回，进而引起认知功能损伤和抑郁。导致抑郁的常见化疗药物有甲氨蝶呤、长春新碱、天冬酰胺酶、盐酸丙卡巴肼，以及 IL-2、类固醇激素、干扰素等。使用 2 种以上化疗方案的患者抑郁发生率也较高。

另有研究证实，精准放疗联合检查点抑制剂治疗，达到了控制肿瘤生长的目的。然而，接受联合治疗的 BALB/c 小鼠表现出焦虑水平的变化，无论肿瘤状态如何。除联合治疗外，C57BL/6J 肿瘤小鼠焦虑加重。无瘤 C57BL/6J 小鼠经综合治疗后物体识别记忆受损。除单纯接受放疗的小鼠外，所有患肿瘤的小鼠都表现出物体识别能力受损。患有肿瘤的小鼠表现出杏仁核依赖的线索恐惧记忆受损，而海马依赖的情境恐惧记忆则保持不变。最后，根据肿瘤状态，促炎细胞因子(IFN-γ、IL-6、IL-5、IL-2、IL-10) 和生长因子（碱性成纤维生长因子）有明显变化，提示尽管联合治疗控制了肿瘤的生长，但它影响大脑，并导致焦虑、认知障碍和神经炎症的测量发生变化。

　　除此之外，不同癌症类型的抑郁发生率也可能不同。加拿大一项调查研究认为抑郁发生率由高到低的顺序是肺癌、肝癌、妇科癌症、神经内分泌肿瘤，并且还发现皮肤癌患者和前列腺癌患者的发生率低于癌症患者抑郁发生率的平均水平。我国的恶性肿瘤抑郁发生率排序是肺癌、食管癌、宫颈癌、肝癌、胃癌、头颈部肿瘤、乳腺癌、结直肠癌。

　　肿瘤分期、躯体症状、性别、年龄等因素也会影响抑郁的发生率，研究发现进展期肿瘤患者更容易发生抑郁，使用替代疗法的乳腺癌患者抑郁发生率更高，这可能与肿瘤分期较晚有关。肿瘤或治疗引起的体象破坏、躯体不适和功能障碍也可诱发抑郁情绪。国外大样本研究中还提到女性患者的抑郁发生率要比男性高 2 ～ 3 倍，年轻患者较年长患者更易出现抑郁，但在肺癌中并无此年龄差异。社会剥夺、缺少社会支持、经济负担、受教育程度低（也有研究结论不支持这一观点）的患者肿瘤相关抑郁发生率也较高，不良的应对方式也可能导致肿瘤相关抑郁的出现。

　　总之，肿瘤和精神障碍都各自具有复杂的发生机制，两者之间存在涉及生物、心理等多个层面的相互作用。了解精神障碍或心理问题对于全面改善肿瘤患者的生理和心理状态至关重要，涉及身体、心理、社会、心灵四个方面的全人照护将带给肿瘤患者最大获益。本章将介绍一些肿瘤临床中常用的心理和心理调节方法。

第二节　心理痛苦筛查

美国国立综合癌症网（National Comprehensive Cancer Network，NCCN）痛苦管理指南将痛苦（distress）定义为：痛苦是由多种因素影响下的不愉快的情绪体验，包括心理（认知／行为／情绪）、社会和（或）灵性层面的不适，这种体验可以影响患者对癌症、躯体症状的应对，甚至影响临床治疗的依从性和效果。痛苦症状是一个连续谱系，轻者可表现为正常的悲伤／恐惧，重者可表现为精神障碍，如焦虑、抑郁、惊恐发作、社会孤立感，以及生存和灵性的危机。痛苦的产生对于患者躯体功能、社会功能、家庭生活及职业和经济造成的严重负面影响。另外，严重痛苦或达到诊断标准的精神障碍可严重影响患者应对疾病的能力，降低患者对临床治疗的依从性，从而影响患者最终的健康结局。心理痛苦与疼痛等症状类似，主要通过患者主观感受进行报告，作为患者报告结局（patient-reported outcome，PRO）的重要内容，是影响患者生存质量和生存时间的重要因素。总之，对心理痛苦进行筛查，进而进行管理是恶性肿瘤治疗和康复过程中的重要内容。

一、第六大生命体征——痛苦

在 2010 年中国深圳举行的世界抗癌联盟（Union for International Cancer Control，UICC）大会上，与会代表投票通过了国际心理社会肿瘤协会（International Psycho-Oncology Society，IPOS）提议的治疗标准，其中包括建议将痛苦定为第六大生命体征，认识癌症患者的痛苦可以在世界范围内提高癌症患者的治疗结局，提高癌症治疗系统的有效性。目前多个国家已经将痛苦筛查纳入肿瘤治疗的相关指南与政府管理规范中，如英国国家卫生与临床优化研究所（National Institute for Health and Clinical Excellence，NIHCE）将痛苦筛查纳入医疗机构诊疗规范，作为评估医疗机构是否合格的重要标准。该规范明确指出，为癌症患者提供照顾的人，包括行政人员和医疗服务人员，都应该保证所有的癌症患者在病程中的关键时刻能够接受系统的心理评估，并且能够获得合理的心理支持。NCCN 痛苦管理指南强调痛苦筛查在患者首次就诊时就应该完成，并且间隔一定时间后要及时重新筛查，尤其是当疾病状况发生变化时应再次评估痛苦（如疾病复发、进展或出现治疗相关的反应时）。美国医学研究所（Institute of Medicine，IOM）建议关注肿瘤患者的精神心理需求，对痛苦进行常规筛查、转诊和治疗。美国外科医师协会肿瘤委员会（American College of Surgeons' Commission on Cancer）自 2015 年起将痛苦筛查作为考核肿瘤中心的一项指标，其肿瘤治疗规范指出所有肿瘤患者在疾病的关键时间点就诊时至少应接受一次痛苦筛查。加拿大安大略省的省级姑息治疗整合项目（Provincial Palliative Care Integration Project，PPCIP）项目将综合痛苦评估纳入其中，建议患者门诊进行症状和心理痛苦筛查，筛查同时给予积极应答并转诊和治疗。

　　肿瘤临床有关痛苦筛查的效果由于严格的、高质量的随机对照临床试验较少，因此对于痛苦筛查，国外学者还存在一定争议。2004 年 Velikova 等发表的一篇 RCT 研究纳入 28 名肿瘤科医师、286 名癌症患者，对比在肿瘤临床常规筛查包括焦虑抑郁在内的生活质量筛查，能够提高医患沟通水平及患者的整体状态。2010 年 Carlson 等发表的一篇对肺癌及乳腺癌患者进行痛苦筛查的 RCT 研究显示，接受全面痛苦筛查及分级的肺癌组患者比其他组患者在随访时高痛苦水平的比例较低，接受全面痛苦筛查及分级的乳腺癌患者比简单痛苦筛查组痛苦水平较低，在筛查过程中患者焦虑、抑郁降低的预测因素是接受心理社会服务转诊。因此推荐在专科肿瘤医院或肿瘤中心进行常规痛苦筛查，以帮助患者降低痛苦水平。系统回顾显示患者报告结局（patient reported outcome，PRO）的评估可以明显增强医患沟通及患者对治疗的满意度，同时可以提高患者对临床治疗反应的监测，以及有助于察觉未被发现的问题；对 PRO 的评估可以提高沟通过程中对疾病症状的讨论；痛苦相关的问题（如躯体、心理、社会及实际问题等）是肿瘤患者报告结局中的重要内容。Carlson 等在 2012 年发表于 *Journal of Clinical Oncology* 的一篇综述指出，痛苦筛查可以提高患者和临床医师的沟通，进而提高转诊率；尽管还没有直接证据显示筛查能够提高患者的生活质量，但是通过筛查可以提高患者与临床医师讨论生活质量相关问题的次数，因此建议对一线临床医师及相关人员进行培训，从而有效实施痛苦筛查。肿瘤患者的痛苦引

起越来越多人的注意，它是认识肿瘤患者心理社会问题的窗口，临床工作人员对于痛苦的识别缺少专业培训，而识别率低是导致患者不能得到有效、合理干预并给予支持的最主要阻碍因素。痛苦筛查能够为临床工作人员提供简单、快捷的识别工具，从而及时将患者转诊到心理社会服务部门。另外，痛苦筛查给临床带来的获益需要从众多方面考虑，而不仅仅是患者的生活质量，也应该包含对临床工作人员的获益。痛苦筛查的具体实施方法也是需要考虑的一项内容，必须考虑到患者的需求、工作人员的负担及对筛查效果的影响。Velikova 等将电脑触屏问卷与纸版问卷进行对比，结果显示电脑触屏问卷更容易被癌症患者接受，而且数据质量及信度更好。筛查之后对患者所显示情况给予合理应答是系统筛查工作必不可少的一项内容，Mitchell 指出痛苦筛查成功的关键在于患者在筛查过后是否获得了妥善的帮助。综上所述，尽管痛苦筛查效果的研究结论并非完全一致，但呈现积极效果的研究占据多数，我们有理由提出患者未能满足的需求及患者报告结局仍然值得引起专业人员的关注；给予系统的筛查、评估及后续的合理应答是保证痛苦筛查成功的关键。

二、症状痛苦筛查的工具和方法

　　很多重要的研究报道了关于痛苦筛查工具的使用情况，综合考虑将目前的筛查工具分为三大类：①症状筛查；②心理社会问题筛查；③痛苦来源筛查。IOM 建议痛苦筛查工具应该能够综合识别引起痛苦的各种问题和担忧。所选筛查工具应该有效、稳定，并且对临床工作人员来说简便易行，可以通过临界值来判断患者是否存在痛苦。所选筛查工具应该能够同时评估患者是否存在躯体症状 / 情绪负担 / 社会问题等，且能评估患者上述症状的严重程度，这样能够动员其他专业的人员有效地对患者的痛苦状况做出应答，如将痛苦且有心理社会支持需求的患者转诊给专业的心理治疗师、精神科医师、社工等。

（一）躯体症状痛苦筛查的工具及方法

　　M.D. Anderson 症状量表（M.D. Anderson symptom inventory，MDASI）由 Cleeland 等于 2000 年制定，是针对患者报告结局的多维度筛查工具。MDASI 包含 13 个条目，每个条目分成 0～10 分 11 个评分等级，同时还将症状对患

者日常生活造成的影响纳入筛查条目，适用于不同癌症类型患者的筛查。目前该评估量表已经被翻译为多国语言，且其测量学的信度和效度均已得到证实。Aktas 等对比了 46 个关于癌症患者症状筛查的工具，发现原始的 MDASI 具有非常好的信度和效度，与其他症状量表相比，在测量学上具有一定的优势。2004 年 Wang 等完成中文版 MDASI 的翻译，测量学研究提示中文版 MDASI 在中国癌症患者症状筛查中应用有效且评估结果稳定可信，其中每个条目 5～6 分为中度，7 分及以上为重度。

纪念斯隆凯瑟琳癌症中心症状评估量表（Memorial symptom assessment scale，MSAS）由 Portenoy RK 在 1994 年制定，包含 32 个躯体及心理症状，其中 24 条症状需评估症状的频率、严重程度和引起痛苦的程度，另外 8 条症状仅需评估严重程度和引起痛苦的程度；首先要评估每一条症状是否存在，如果存在，使用 1～4 分分级标准评估患者症状出现的频率和严重程度，引起痛苦的程度使用 0～4 分的 5 级评分标准。2009 年 Karis 等将 MSAS 翻译为中文并在中国香港的癌症患者中应用，测量学结果显示中文版 MSAS 具有较好的信度和效度，可以用于中国癌症患者的症状筛查。但由于该量表条目较多，完成量表所需时间较长，对于临床工作带来一定的工作负担，目前在中国大陆使用较少。

埃德蒙顿症状评估系统（Edmonton symptom assessment system，ESAS）于 1991 年由 Bruera 等制定，采用 0～10 分 11 级评分标准，得分越高代表症状越严重。ESAS 已经广泛用于肿瘤患者的症状评估，被翻译成 30 多个国家的语言，信度和效度等也得到验证；其在临床应用的优势在于可以短时间内对患者的躯体及情绪症状进行多维度评估。根据研究报道呈现出的 ESAS 的问题，Edmonton 姑息治疗项目组再次将 ESAS 进行修订，即为 ESAS-r：其中指导语中评估时间限定为"目前"；对于容易引起困惑的症状给予了简短的解释。2015 年 Dong Jr. Y 等首次对 ESAS 中文版在中国患者中应用的效度和效度进行研究，结果显示 ESAS 中文版有较好的内部一致性、重测信度及共时效度。

（二）心理社会痛苦筛查的工具及方法

NCCN 推荐的痛苦温度计（distress thermometer，DT）是一个单条目的痛苦自评工具。0 分代表没有痛苦，10 分代表极度痛苦；得分 ≥ 4 分显示患者存在中度至重度痛苦，需要进一步专科评估。Akizuki 等将 DT 与综合医院焦虑与抑郁量表（HADS）和贝克抑郁量表进行比较，结果显示 DT 相较于 HADS 和贝克抑郁量表，对心理痛苦的敏感度和特异度更高。近年来不断有对心理痛苦温度计效度研究的报道，唐丽丽等将 DT 进行了中文版修订，与综合医院焦虑抑郁量表（hospital anxiety and depression scale，HADS）和 90 条症状清单（symptom checklist-90，SCL-90）进行比较，使用工作者特征曲线（receiver operating characteristics，ROC）得到曲线下面积分别为 0.803 和 0.834，临界值为 4 分时，能得到最优的敏感度和特异度。

医院焦虑抑郁量表（hospital anxiety depression scale，HADS）由 Zigmond 与 Snaith 于 1983 年制定。目前此量表广泛应用于综合医院患者焦虑和抑郁情绪的筛查，以及心身疾病的研究，其信度和效度也已经得到验证。按原作者的推荐标准，0～7 分为无表现；8～10 分属可疑；11～21 分属有反应。国内常用的中文版医院焦虑抑郁量表是由叶维菲、徐俊冕于 1993 年翻译并校对的。HADS 包括两部分，共 14 个条目，其中焦虑亚量表 7 个条目，抑郁亚量表 7 个条目，每条分 4 级计分（0 分、1 分、2 分、3 分）。叶维菲等翻译的中文版 HADS 在我国综合医院患者中开始应用，以 9 分为分界点时，焦虑和抑郁分量表敏感度均为 100%，特异度分别为 90% 和 100%，郑磊磊等的研究与上述结果基本吻合。Mitchell 等于 2010 年发表的一篇综述对 45 个短或超短评估工具进行分析，结果显示在繁忙的肿瘤临床中使用 HADS 既能保证结果的有效性，也能确保临床应用的可接受性。

广泛性焦虑自评量表（general anxiety disorder-7，GAD-7）和 9 条目患者健康问卷（9-item patients health questionnaire，PHQ-9）是对患者精神障碍的初级自我评估，广泛用于初级医疗机构对精神健康状况的筛查。PHQ-9 是根据美国精神障碍诊断与统计手册（第 IV 版）有关抑郁症状的条目设计的 9 个条目的自评量表，每个条目评分 0～3 分。量表制定者建议其轻度、中度及重度的临界值分别为 ≤ 5 分、≤ 10 分和 ≤ 15 分。一项大样本的门诊癌症患者研究显示，将 10 分设定为临界值能得到最优的敏感度和特异度。我国对

PHQ-9 的研究分别在中医内科、老年人群及综合医院人群中应用证实有较好的信度和效度,但所得出的临界值存在差异,中医内科及综合医院患者研究推荐以 10 分为临界值,而老年人群研究结果显示 15 分为临界值;因此 PHQ-9 在肿瘤患者中应用的测量学数据有待进一步证实。GAD-7 常与 PHQ-9 联合使用,包含 7 个条目,每个条目评分为 0 ～ 3 分;制定者推荐≤ 5 分、≤ 10 分和≤ 15 分分别代表轻度、中度和重度焦虑。我国综合医院门诊患者研究推荐 10 分为临界值有,但仍然缺乏在我国肿瘤患者中应用的测量学检验数据。PHQ-9 中条目 9"您是否有不如死掉或用某种方式伤害自己的念头?"可以用于对患者自杀观念的筛查。肿瘤患者的自杀观念与心理痛苦、持续的疼痛及年龄较大相关。自杀筛查和评估是发现患者自杀观念最直接的方式,可以有助于降低患者自杀的比例和带来的后续负面影响。最近的研究支持将 PHQ-9 的前 2 个条目(PHQ-2)单独作为筛查工具,超过标准的受试者再接受进一步评估。

(三)痛苦来源的筛查

NCCN 推荐使用的 DT 中包含的问题列表(problem list,PL)包括围绕肿瘤患者出现的 5 个主要方面的问题:实际问题(经济、照顾家庭、交通等);交往问题(与家属、朋友、邻居、医护人员的沟通);情绪问题(悲伤、注意力不集中、失眠等);躯体问题(便秘、恶心、呕吐等常见临床症状);宗教信仰问题。研究显示 PL 与 DT 得分密切相关,是 DT 在筛查痛苦程度之外的有效补充,且 PL 对于中重度痛苦患者转诊起到了重要的指导作用。

加拿大问题列表(Canadian problem checklist,CPC)包含 6 个方面内容:情绪问题(害怕／担心),实际问题(工作／经济),信息问题(了解疾病／治疗决策),灵性问题(生活意义／信念),家庭问题(孤独／担心成为负担等),躯体问题(记忆／睡眠／体重等)。该量表是在 PL 基础上根据加拿大临床实际情况修订而成,可以作为症状量表的有效补充,并探索引起患者痛苦的具体因素。

近年来,研究者多倾向于通过多维度的方式对痛苦进行常规筛查,如加拿大玛嘉烈公主癌症中心制定了痛苦评估及应答工具(distress assessment and response tool,DART),它是一个电子版的多维度综合评估工具,包括问卷 ESAS、PHQ-9、GAD-7、社会困难问卷(the social difficulties inventory,SDI-21)及加拿大问题列表(Canadian problem checklist,CPC)的信息和灵性量表部分。该评估系统已被纳入医院的日常诊疗体系,肿瘤患者每次就诊均进行 ESAS 评估,每 2 ～ 3 个月复诊时进行全套的 DART 评估,有助于临床工作中及时发现患者的痛苦症状及自杀观念并进行转诊。

社会困难是指对一个人的社会世界造成困扰的事件或问题,包括在生活中、工作中、娱乐活动中及与他人的关系中出现的问题。所有人都会遇到社会困难。癌症患者的社会困难涉及癌症患者本人、癌症疾病本身及治疗相关因素,以及致残的程度、患者本人的当前状况、癌症治疗中所有人的情绪反应及对于患者来说可行的支持网络等。社会困境在严重的情况下可加重患者的心理痛苦,降低患者整体生存状况。Wright 等于 2005 年制定了社会困难问卷(thesocial difficulties inventory-21,SDI-21),此问卷共 21 个条目,每个条目分别从"0 分,无困难"到"3 分,非常困难"进行评分,包括 3 个经过效度检验的分量表:日常生活、经济问题、自我及周围其他人,总分≥ 10 分提示明显社会困难。Leung 等应用 SDI-21 对癌症患者进行筛查,结果显示社会困难中的日常生活出现困难与患者的自杀企图密切相关,因此对癌症患者社会困难的评估更应该引起临床工作人员的关注。

监测患者在整个病程中痛苦变化的情况,对于存在明显痛苦的患者,需给予及时应答,如肿瘤临床工作人员的积极心理社会支持,以及转诊给专业的心理治疗师及精神科医师。临床工作人员或参与筛查的工作人员在得到患者的筛查结果后应尽快给予回复并讨论转诊事宜。推荐使用四级评估及应答模型(表 3-34-1)。

三、转诊

明显的心理痛苦或精神症状会对癌症患者的生活质量造成影响,需要对其进行干预。然而,目前临床中对患者的焦虑抑郁情绪等心理痛苦识别率较低,其中能够接受恰当干预的患者数量更少。其原因一方面在于临床医师对于心理及精神症状方面知识的缺失,另一方面是由于医师和患者倾向于回避情感问题的揭露。因此,建立一个

表 3-34-1 痛苦评估及应答流程

痛苦水平	负责人员	评估	应答
无或轻度（所有筛查量表按推荐标准评分均为无/轻度）	所有的临床工作者和社会工作者；或在其他专业人员的帮助下完成	认识到患者的心理社会需求	有效提供医疗信息；富有同理心地沟通；普通心理支持；心理技术支持，如聚焦于解决问题的技术
中度（筛查量表按推荐标准评分，其中1项及以上为中度，所有量表均未达到重度）	接受过训练，并且得到认可的专业人员	心理痛苦评估，并对某些精神病理现象给予诊断	心理咨询和具体的心理干预，如焦虑控制和关注解决问题的心理治疗，在一个清晰的理论框架下为患者提供治疗
重度（筛查量表按推荐标准评分，有1项以上为重度）	精神卫生专业人员	精神病理现象的诊断	专业的心理干预和精神科干预，如心理治疗、认知行为治疗

最优化的转诊方式是肿瘤患者症状管理工作中非常重要的环节。所有的临床及心理社会肿瘤学医师都应该建立自己的转诊体系，来为他们的患者提供心理支持和关怀。一个较为全面的治疗团队一般需要包括精神科医师、临床心理师、心理咨询师、志愿者、社会工作者等。大多数肿瘤科拥有具有丰富专业知识和经验的社工，能够为患者提供咨询服务，同时也有越来越多的肿瘤中心开始聘请专业的心理治疗师，使患者能够便捷地接受适当的干预，而精神科医师则能为肿瘤患者诊治过程中出现的精神症状提供及时治疗。筛查转诊过程中主要有以下几个关键因素。

（一）转诊对象

有证据表明，使用快速筛查工具识别患者是否存在明显的心理痛苦及患者心理支持需求是确定转诊对象的重要方法。NCCN 指南推荐每一位患者都应在就诊前使用心理痛苦温度计来帮助临床医师发现其心理痛苦程度。我国学者亦对心理痛苦温度计在中国的适用性进行了研究，证实其能有效应用于我国肿瘤患者。研究认为对于 DT 得分 ≥ 4 分或存在明显中度至重度心理痛苦的患者，临床医师或护士应对其进行进一步的评估，并在必要时向专业的精神心理机构转诊。而对于 DT 得分 < 4 分或存在轻度心理痛苦的患者，可由肿瘤临床医护人员继续观察，并努力发掘患者身边可利用的支持性资源，如亲人、朋友等，帮助他们缓解痛苦。研究发现，某些经调查显示存在心理支持需求的患者并不存在心理痛苦，而一些被评估为明显心理痛苦的患者也不存在未满足的心理需求，因此，若仅对患者的心理痛苦进行筛查，可能会遗漏部分真正需要得到心理干预的患者。患者是否存在心理痛苦，以及心理需求的程度是患者是否需接受心理转诊的重要影响因素。

（二）转诊方式

患者向精神心理服务转诊的主要方式为医护人员建议转诊和患者自行转诊。患者一般会通过直接和间接两种方式给出他们的情绪线索，直接的情绪线索是指患者口头陈述他们内心的担忧，而间接的情绪线索则是通过一些非语言的途径来表达，对于一些没有经过培训的临床医师来说，要识别这些间接的线索并不容易，需要医师敏锐地从患者的姿势、动作等躯体语言，以及语气、语调等中捕捉更多的信息。同时，良好的医患关系也尤为重要，临床医师应该得到更多沟通技巧方面的培训，这能使他们在会谈中对患者的情绪和感受投以更多的关注，也为患者营造一个安全的、让他们能够无顾忌地表达内心感受的环境。研究指出，对医护人员进行培训，帮助他们识别患者在就诊过程中的情绪问题，能够有效提高转诊率。主动倾听、开放性地提问，对患者的情绪线索做出适当回应都有助于精神心理症状的识别，更有助于为患者提供有效的心理社会干预。但尚无高质量随机对照研究表明精神心理及医患沟通培训对转诊的积极作用。

同时，患者可以基于自己的意愿接受电子化的心理痛苦筛查，得到自动生成的评估报告，经过相关培训的肿瘤科医师根据评估结果在诊中决定是否为患者提供转诊建议，有转诊、不转诊、延迟决定 3 种选择。相关研究结果显示，在达到指南推荐的标准、需要接受转诊的患者中，仅有 18.2% 得到了转诊，且心理痛苦水平与患者接受转诊的意愿呈显著正相关。考虑到研究中肿瘤科医师转诊是唯一的转诊方式，而转诊工作或许会给本已超负荷的肿瘤科医师增加更多工作量，所以为患者建立便捷通道，使有需要的患者能够自行进行转诊尤为重要。

国外一项肿瘤患者精神心理服务转诊模式的研究对 361 名接受转诊的患者进行调查，其中 48% 的患者由医护人员提供转诊，42% 的患者为自行转诊而来，另有 4% 的患者来自社会工作者的转诊。我国亦有部分医院已经开始进行社工制度的探索，但目前尚不成熟，在未来，若社会工作者制度逐步健全，也可提高肿瘤患者的精神心理服务转诊率。

（三）接受心理社会干预 / 服务的依从性

有证据指出，接受心理社会干预或服务依从性是影响患者转诊后干预效果的重要因素。在一项澳大利亚的研究中，研究者希望了解为肿瘤患者提供有针对性的心理社会干预能否降低患者需求，提高患者生活质量和对医疗服务的满意度。在完成电子化的问卷后，450 名患者被随机分为干预组和实验组，志愿者能够看到干预组患者的评估结果，并为患者提供支持和转诊服务，在 2 个月和 6 个月后进行第二次和第三次评估，但两组患者并未显示差异。研究者认为，这一结果的原因在于患者并未接受志愿者的建议，接受转诊

治疗。遗憾的是，本结论仅来源于推测，尚无研究直接印证依从性对于干预效果的影响。而一项 Meta 分析的结果提示，在电话咨询的干预形式中，患者对干预的依从性要好于面对面咨询，患者对由护士提供的心理干预的依从性，要优于由心理治疗师提供的干预，这一现象的主要原因是心理治疗师进行干预通常容易使患者产生病耻感。然而，由护士提供的心理干预在具有较好依从性同时也存在一定的风险，证据表明，心理治疗师提供的心理干预，在治疗效果上要明显好于由护士提供的干预。有研究报告提出了一种转诊模式，即由受过精神心理专业训练的护士为有心理支持需求的患者提供简单的心理干预，为存在持续性心理痛苦和复杂性心理支持需求的患者提供转诊，研究者认为此种模式的效果及依从性都将好于直接向心理治疗师和精神科医师转诊。

四、小结

肿瘤患者的心理痛苦筛查和转诊是对其进行干预的重要前提，调查研究支持了筛查工作对转诊和改善患者生活质量方面的重要作用。因此，笔者推荐对肿瘤患者进行常规的、规范的筛查，并建立快捷有效的转诊机制，力求使患者得到最大获益。

第三节　精神药物治疗

在恶性肿瘤的治疗过程中，症状管理是非常重要的内容。许多精神科药物在症状管理方面起到了非常重要的作用。本节将介绍几种肿瘤患者中常见的精神症状，以及精神科常用药物。

一、焦虑障碍

恶性肿瘤是一个重大的负性事件和应激事件，患者不得不面对恶性肿瘤给自己生活带来的巨大变化，有一部分患者在面对恶性肿瘤时会伴有精神障碍。在面对威胁生命的疾病时，焦虑是一种正常的反应，通常在 2 周内逐渐消失。若焦虑症状持续存在，则会发展为焦虑障碍。焦虑与患者的治疗状况相关，如在肿瘤诊断、治疗、复查等阶段时，患者的焦虑水平也会升高。国外研究发现，恶性肿瘤患者焦虑障碍的患病率远高于健康人群，Linden 等调查了 10 153 名不同类型的恶性肿瘤

患者，结果显示，19% 的患者存在有临床意义的焦虑症状，22.6% 存在亚临床焦虑，其中妇科肿瘤、白血病及肺部肿瘤患者焦虑水平较高，皮肤肿瘤和前列腺肿瘤患者焦虑水平较低。我国一项对 283 例肺部肿瘤术后患者焦虑的调查研究显示，53.4% 的患者存在焦虑症状；我国另一项对 301 例恶性肿瘤患者的调查研究显示，性肿瘤患者焦虑发生率为 21.6%，其中轻度焦虑占 19.3%，中度焦虑占 2.0%，重度焦虑占 0.3%。通过国内外的调查研究显示，焦虑障碍在恶性肿瘤患者中发生率较高，需要医护人员的重视和识别。

诱发焦虑的因素有很多，其中心理社会因素有受刺激的经历、不良情绪、应对方式等。癌症的诊断、治疗的不良反应及家庭和经济上的压力都能引起患者的焦虑情绪，导致心理痛苦水平增高。疼痛和食欲下降是焦虑障碍的重要促进因素，

如放疗和化疗的不良反应，如恶心、呕吐、头晕、乏力等，常加重患者的焦虑情绪。还有一些疾病因素，如充血性心力衰竭、肺水肿、肺栓塞和心肌梗死，可以出现焦虑症状；内分泌系统疾病，如甲状腺功能亢进、高钙血症、肾上腺功能亢进也能够引起焦虑；电解质紊乱，如低钠血症，特别是伴有中枢神经系统损害的患者可以引起焦虑；神经内分泌肿瘤，如嗜铬细胞瘤、小细胞肺癌、甲状腺癌，也可引起焦虑。诱发焦虑的药物因素也有许多，如干扰素可以导致焦虑和惊恐发作；类固醇激素短期应用可以引起情绪不稳和躁动不安；某些镇吐药物（如异丙嗪和甲氧氯普胺）、抗精神病药物（如氟哌啶醇、氯丙嗪、利培酮）可引起静坐不能；精神兴奋药（如哌甲酯）、免疫抑制剂（如环孢素）、支气管扩张剂（如沙丁胺醇气雾剂）等可引起焦虑症状。周期性化疗会出现预期性焦虑、恶心或呕吐。此外，突然停用大剂量酒精、麻醉性镇痛药、镇静催眠药，也会导致焦虑。

恶性肿瘤患者慢性焦虑常伴有生活状态的改变，不确定感、不安全感、恐惧感会影响工作及其生活质量，甚至干扰治疗。国内外的研究发现，乳腺癌患者的焦虑得分与生活质量各功能领域及总体健康状况的得分均呈负相关。焦虑情绪越重，患者的总体健康状况也越差。

一般而言，根据患者焦虑症状的严重程度来决定是否使用药物来治疗焦虑。轻度焦虑患者使用支持性治疗或行为治疗，症状就可以得到改善，但对于持续恐惧和焦虑的患者则需要药物治疗，药物治疗疗效明显，且起效较快。苯二氮䓬类药物常用于治疗肿瘤患者的焦虑，特别是惊恐发作，也用于治疗恶心和失眠。应用抗焦虑药时需考虑抗焦虑药物和恶性肿瘤治疗药物之间可能存在的相互作用，药物从小剂量开始服用，如果耐受良好再逐渐增加剂量。由于恶性肿瘤患者的代谢状态发生了改变，药物维持剂量要比健康个体低，需要根据患者的实际情况调整用药剂量和给药方式。下面简要介绍几类常用的抗焦虑药物（表3-34-2）。

1. 苯二氮䓬类药物（benzodiazepine drug）是治疗焦虑障碍的主要药物。一般而言，这些药物安全有效，但有肺功能损害的患者和使用中枢神经系统抑制剂的患者可能会引发呼吸抑制。苯二氮䓬类药物有抗焦虑、镇静催眠、抗惊厥和松弛骨骼肌的作用，需要注意跌倒风险。对危重患者应用这类药物时应谨慎，因为与其他药物合用会增加镇静作用，对癌症进展期或有中枢神经系统损害的患者也应慎重，可增加患者发生谵妄的危险。长期应用可产生依赖，如精神依赖和躯体依赖，骤然停药可引起戒断症状，半衰期短的苯二氮䓬类药物更易出现戒断症状。对有物质依赖史者慎用，需短期间断用药，不应长期用药和骤然停药。长期使用苯二氮䓬类药物的患者在停药时一般都采用剂量递减法，也可先让患者改服半衰期长的苯二氮䓬类药物，如地西泮及氯硝西泮，然后逐步缓慢地减量，采取每2～3日递减总量的10%，从而降低戒断症状的发生率。

短效苯二氮䓬类药物，如劳拉西泮和阿普唑仑，起效快，但作用时间短，对间断发作性焦虑或惊恐发作有效。劳拉西泮的用法为每8～12小时0.5～1.0mg，口服、肌内注射、静脉推注、静脉滴注均可；阿普唑仑的用法为每8小时口服0.25～0.5mg。对于有重度焦虑障碍的患者，劳拉西泮、奥沙西泮代谢不活跃，对肝肾功能损害的患者是良好的选择。

长效苯二氮䓬类药物，如地西泮和氯硝西泮，对慢性焦虑障碍有治疗作用，作用时间较长，这些药物不易产生耐受性。氯硝西泮的用法为每6～8小时0.5～1.0mg；地西泮的用法为每6～24小时2～10mg，通常需要剂量较大。这些药物有多种活性代谢物，对老年人及肝肾功能损害的患者可能会产生不良反应，最好从小剂量开始服用，缓慢停药。

2. 抗抑郁药物　对于需要长期治疗的焦虑患者，抗抑郁药被广泛用于焦虑谱系障碍的治疗。新一代抗抑郁药选择性5-羟色胺再摄取抑制剂（selective serotonin re-uptake inhibitor，SSRI）和5-羟色胺去甲肾上腺素再摄取抑制剂（serotonin-norepinephrine reuptake inhibitor，SNRI）是一线药物。米氮平也经常被用于治疗焦虑，特别是伴有失眠和厌食的患者，这得益于它的镇静和增加体重的作用。抗抑郁药可以作为治疗慢性焦虑的维持药物，长期应用耐受性好，应用这类药物可以避免苯二氮䓬类药物的不良反应和依赖性。这类药物产生抗焦虑作用需要2～4周，且需要应用短效苯二氮䓬类药物作为辅助药物，直到抗抑郁药物起效。

常用抗抑郁药的剂量为：帕罗西汀，20～

40mg/d；艾司西酞普兰，10～20mg/d；文拉法辛，75～225mg/d；曲唑酮，50～100mg/d。癌症患者起始剂量宜偏低，从半量或 1/4 量开始，酌情缓慢加量。我国国家食品药品监督管理总局（China Food and Drug Administration，CFDA）批准帕罗西汀、艾司西酞普兰治疗惊恐障碍，文拉法辛治疗广泛性焦虑障碍，帕罗西汀治疗社交恐惧，曲唑酮治疗伴有抑郁症状的焦虑障碍。但在临床实践中，医师可能会根据患者的临床表现选择一些未在中国批准该适应证的抗抑郁药物，如美国FDA 批准舍曲林治疗惊恐障碍、社交恐惧，度洛西汀治疗广泛性焦虑障碍。

3. **抗精神病药物**　如奥氮平、喹硫平适用于苯二氮䓬类药物不良反应敏感、存在认知损害、有药物依赖史的患者。

4. **抗焦虑药**　丁螺环酮、坦度螺酮属于无镇静作用的非苯二氮䓬类的抗焦虑药物，对广泛焦虑症或惊恐障碍均有效，但是起效时间需要 2～3 周。

5. **抗惊厥药**　有研究显示，加巴喷丁可用于改善患者焦虑症状。

6. **阿片类药物**　如麻醉性镇痛药，主要的适应证是控制疼痛，其他一些用途包括改善心肺系统导致的呼吸困难及相关焦虑；持续的静脉输注用于滴定和控制呼吸窘迫、焦虑、疼痛和激越。当呼吸窘迫不是最主要的问题时，阿片类药物应该只作为镇痛药物使用，应加用抗焦虑药（如苯二氮䓬类药物）来控制伴随的焦虑。

二、抑郁障碍

抑郁在晚期肿瘤患者中非常普遍，但经常被忽略，以至于得不到有效的治疗。造成这种现象的常见原因之一是医疗人员认为悲伤是晚期患者正常的情绪反应。然而，我们必须要认识到，抑郁是晚期肿瘤患者生存质量差的一项独立预测因素。

抑郁的概念包括从日常生活中某种持续的情绪状态到精神病学定义的抑郁性障碍。癌症患者的抑郁障碍有时是由癌症诊断、治疗及其并发症等导致患者失去个人精神常态的病理性情绪反应，除此之外还有一种情况就是癌症与抑郁共病，即患者发现癌症之前就已经出现抑郁的症状。这两种情况的发病机制有区别，但临床表现并无很大差异，主要表现为情绪低落、快感缺失、兴趣缺乏、疲乏、睡眠障碍等，在治疗方面也基本相似。

2019 年公布的数据显示，中国成年人心境障

表 3-34-2　推荐用于肿瘤患者的抗焦虑药

药物	常用剂量范围	注意事项（使用建议；常见不良反应）
苯二氮䓬类		
劳拉西泮	0.25～2.0mg，PO，q4～12h	无代谢方面不良反应，可用于肝部肿瘤或转移瘤，减轻恶心和呕吐程度
奥沙西泮	7.5～15mg，PO，q8～24h	无代谢方面不良反应
地西泮	2～10mg，PO/IM，q6～24h	对慢性持续焦虑有效
氯硝西泮	0.5～2.0mg/d，PO	对慢性持续焦虑、发作性焦虑或有冲动行为有效；从小剂量开始，逐渐增加至有效剂量，老年人使用时需预防跌倒
抗抑郁药		
帕罗西汀	20～40mg/d，PO	可用于治疗惊恐障碍；镇静作用较强、恶心
艾司西酞普兰	10～20mg/d，PO	可用于治疗惊恐障碍；恶心、疲乏
文拉法辛	75～225mg/d，PO	治疗广泛性焦虑障碍；恶心
曲唑酮	50～100mg/d，PO	治疗伴有抑郁症状的焦虑障碍；头晕、恶心
抗精神病药		
奥氮平	2.5～10mg/d，PO	镇静作用较强
喹硫平	25～50mg/d，PO	镇静作用较强

注：PO. 口服；IM. 肌内注射。

碍（主要为抑郁）的终身患病率约为 7.4%，过去的研究也基本认为患癌人群的抑郁发病率更高。中国台湾地区的一项调查显示，62.1% 的癌症患者有抑郁，其中适应障碍占 23.8%，重度抑郁占 21.5%。韩磊等使用诊断性访谈报道中国大陆癌症患者抑郁发生率和重度抑郁发生率分别为 25.9%（21.9%～29.9%）、12.6%（9.6%～15.6%）。其他学者调查统计中国大陆癌症患者的抑郁发生率（患者自评量表）有 54.90%、66.72% 等。

不同癌症类型的抑郁发生率也有所不同。加拿大的一项调查研究给出的抑郁发生率排序是肺癌最高，然后依次是肝癌、妇科癌症、神经内分泌肿瘤，并且还发现皮肤癌患者和前列腺癌患者的发生率低于癌症患者抑郁发生率的平均水平。Walker 等在一项有关重度抑郁的数据显示，肺癌（13.1%）患者最易出现重度抑郁，其次是妇科癌症（10.9%）、乳腺癌（9.3%）、结直肠癌（7.0%）、泌尿系癌症（5.6%）。我国的数据排序分别是肺癌（77.19%）、食管癌（75.81%）、宫颈癌（71.13%）、肝癌（68.42%）、胃癌（63.40%）、头颈部肿瘤（60.62%）、乳腺癌（57.9%）、结直肠癌（54.37%）。不同地区的肿瘤类型分布有所不同，也可能会影响抑郁发生率的计算，如上海市的一项调查研究显示抑郁的高发肿瘤是胰腺癌、骨肉瘤和食管癌。

此外，相对于早期肿瘤，进展期的肿瘤患者更容易发生抑郁。有研究称，使用替代疗法的乳腺癌患者有更高的抑郁发生率，这可能与肿瘤分期较晚有关。国外大样本研究中还提到女性患者的抑郁发生率要比男性高 2～3 倍（16.4% vs. 8.6%），年轻患者较年长患者更易出现抑郁，但在肺癌中并无此年龄差异，可见肺癌患者合并抑郁的情况比其他肿瘤更为突出。文献还提示，D型性格（又称忧伤型人格，包括消极情感和社交抑制两个维度）也是抑郁发生的预测因素之一。D型性格影响肿瘤患者的情绪功能、社会功能和生活质量。在伴有焦虑或抑郁的肿瘤患者中，抑郁与焦虑共病的患者占很大一部分，并且焦虑可以作为肿瘤相关抑郁发生的独立影响因素。除此之外，还有许多心理社会因素也与肿瘤相关抑郁相关，如社会剥夺、缺少社会支持、经济负担、受教育程度低（也有研究结论不支持这一观点）的患者肿瘤相关抑郁发生率也较高，不良的应对方式也可能导致肿瘤相关抑郁的出现。

抑郁可增加患者心理痛苦，降低生活质量，降低抗肿瘤治疗依从性，增加自杀风险，增加家属的心理负担，延长住院时间，并发抑郁的肿瘤患者死亡风险也成倍增加。既往有情绪问题或身体功能受限的肿瘤患者在诊断恶性肿瘤之后的 19 个月内，面临死亡的风险是其他人的 2.6 倍，而既往有情绪问题同时伴有身体功能受限的患者这一风险将为其他人的 7.6 倍。如果膀胱癌患者的端粒长度较短，且同时出现抑郁症状，那么他的死亡风险是其他人的 4 倍，无病生存期也明显缩短。挪威的一项前瞻性研究发现，达到诊断级别的抑郁症患者患癌后死亡风险增加 33%。另外一项大样本的队列研究显示，1/10 的恶性肿瘤患者在得到诊断时正在使用抗抑郁药物治疗，这些人的死亡率要高于其他患者，并且开始使用抗抑郁药物到得到恶性肿瘤诊断的时间越短，死亡率越高，这一趋势与恶性肿瘤的种类并无确切相关。在新近诊断为乳腺癌的患者中，年轻（≤ 45 岁）并伴有抑郁的患者死亡率明显高于其他患者。另有明确的证据显示，抑郁可以增加疼痛敏感性，加重不良反应，抑制机体免疫功能，降低生活质量，加重营养不良，甚至影响患者生存。另外，肿瘤伴发抑郁的患者治疗依从性下降，自杀风险增加（多发生在治疗早期，多与治疗带来的痛苦和经济负担相关）。

抑郁障碍的药物治疗的治疗原则及常用药物如下。

1.治疗原则 在选用抗抑郁药物时，建议选择安全、耐受性好、疗效肯定、价廉、方便，并且与其他治疗无明显相互作用和严重不良反应的药物。根据患者身体情况和抗肿瘤用药情况选择药物，并从小剂量开始，逐步滴定至合适剂量，缓慢增加剂量，停药时逐渐减少剂量。如果应用一种抗抑郁药足量足疗程治疗无效的患者，可换用其他作用机制的抗抑郁药，仍然有 30%～50% 的可能获效。应当在药物治疗的过程中与患者进行充分的沟通，提供心理支持。

2.常用药物 抗抑郁药物的种类有很多，如单胺氧化酶抑制剂（monoamine oxidase，MAO/MAOI）、三环类抗抑郁药（tricyclic anti-depressive agent，TCA）在肿瘤临床中很少用于治疗抑郁，下面仅对常用的药物及使用注意事项进行介绍。

（1）选择性 5- 羟色胺再摄取抑制剂（SSRI）：

因其良好的耐受性，是目前肿瘤患者抗抑郁治疗的一线药物。SSRI 虽然有多种药物，但不良反应类似，如胃肠功能紊乱、头痛、乏力、失眠、性功能障碍，以及治疗开始阶段短暂的焦虑，但不同药物对抗肿瘤治疗的影响有所不同，需谨慎选择。半衰期长并且对 P450 酶有强烈作用的药物，如氟西汀，应用时应避免与其他涉及 P450 酶代谢的抗肿瘤药物同时使用，如他莫昔芬。同样地，帕罗西汀也有明显的 P450 酶抑制作用和抗胆碱能作用，使用时应避免药物相互作用。舍曲林、西酞普兰和艾司西酞普兰与抗肿瘤药物的相互作用最小，可以考虑一线应用。这些药物虽然耐受性比较好，但是使用时应注意大剂量应用时有 QT 间期延长风险，以及 SSRI 的抗血小板不良反应可能增加使用阿司匹林、非甾体抗炎药、华法林、肝素等药物的患者的出血风险。

（2）5- 羟色胺去甲肾上腺素再摄取抑制剂 (serotonin and noradrenaline reuptake inhibitor, SNRI)：代表药物有文拉法辛、度洛西汀和米那普仑。低剂量的文拉法辛作为 SSRI 使用，剂量≥ 150mg 时可作为 SNRI 药物。去甲文拉法辛因不涉及 CYP450 酶，所以药物的相互作用相对较小。度洛西汀高剂量应用时会有很小的概率出现高血压和肝毒性风险。米那普仑的抗抑郁作用和不良反应与其他 SSRI 药物和 SNRI 药物类似。

（3）去甲肾上腺素多巴胺再摄取抑制剂：丁胺苯丙酮（安非他酮）是双通道抗抑郁药，可以帮助肿瘤患者改善疲劳和注意力下降的症状。可能会有体重降低，但不会引起性功能障碍。肿瘤患者合并恶病质时，应慎用；合并焦虑的患者禁用，因为去甲肾上腺素多巴胺再摄取抑制剂可能会增加激动性，合并癫痫、颅内肿瘤、进食障碍和酒精戒断反应的患者也应禁用，因为日常剂量超过 450mg 时可能降低癫痫的发作阈值。

（4）米氮平：是一种去甲肾上腺素能和特异性 5- 羟色胺能抗抑郁药，除有抗抑郁作用外，还具有抗焦虑、睡眠诱导、镇吐和刺激食欲的作用。

（5）5- 羟色胺拮抗和再摄取抑制剂：曲唑酮和奈法唑酮具有抗抑郁和抗焦虑的作用，因其不具有成瘾性，可以被应用于睡眠障碍患者和晚期肿瘤患者。该类药物有潜在的直立性低血压风险，用于老年患者和虚弱患者时容易出现头晕、跌倒等不良反应；还有罕见报道称该类药物可能会导致持续性阴茎勃起障碍，但不会导致其他性功能

问题。另外有报道称奈法唑酮的不良反应明显，甚至可能会增加肝衰竭的风险（1/250 000 人年），因此肝功能不全的患者应慎用。

（6）褪黑素受体激动剂：阿戈美拉汀可以激动褪黑素 M1/M2 受体，并且可以拮抗 5- 羟色胺 2C 受体，可以改善睡眠，并且不良反应较少。但应慎用于肝肾功能不全的患者，在应用该类药物前后，应注意监测肝功能。但是，目前还缺乏在肿瘤临床中应用阿戈美拉汀的研究。

（7）其他药物：氯胺酮是一种麻醉科常用药物，其抗抑郁效果已经得到验证，并且起效快，尽管目前只用于严重抑郁和难治性抑郁患者。有一些非对照研究证明氯胺酮可以在晚期肿瘤患者中应用，以及用于刚被确诊为恶性肿瘤的患者出现的急性抑郁症状和自杀意念。但尚无指南或更好的研究来分析其风险。

肿瘤患者使用抗抑郁药时，应考虑以下因素。①精神病史及治疗过程（如评估过去抗抑郁药物治疗的积极反应）；②目前使用的药物（如评估可能的药物相互作用）；③躯体化症状情况（如有明显惊恐障碍的患者选择有镇静作用的抗抑郁药；能增加体重的抗抑郁药物会对恶病质患者有帮助）；④考虑双重获益（如度洛西汀可改善神经病理性疼痛，文拉法辛可改善潮热）；⑤肿瘤种类（如避免给颅内肿瘤患者使用安非他酮，因为可能增加癫痫风险）；⑥并发症（如避免给有心脏疾病的患者使用具有精神兴奋作用的抗抑郁药物或三环类抗抑郁药物）；⑦肿瘤预后（如对于终末期的患者，应选择起效快的药物，如氯胺酮）；⑧联合应用药物时，应注意 5- 羟色胺综合征（一种中毒性 5- 羟色胺亢进状态，主要表现为精神状态的改变、意识模糊、轻躁狂、激越、肌阵挛、反射亢进、出汗、寒战、震颤、腹泻、运动失调及发热等）。

肿瘤患者常用抗抑郁药物的用法用量及注意事项可以参考表 3-34-3。

三、谵妄

谵妄是癌症患者常见的一组神经精神综合征，并且与死亡率密切相关。同时还会导致一系列负性结局，如医疗花费增加、住院时间延长、认知功能下降，以及增加患者、家属及医疗人员的心理痛苦和负担。此外，谵妄的体征与症状变化很大，并常被误认为是其他精神障碍，如情绪或焦虑障

表 3-34-3　肿瘤患者常用的抗抑郁药物

药物	起始剂量	维持剂量	临床应用特点	主要不良反应和预警
选择性 5-HT 再摄取抑制剂（SSRI）				
舍曲林（Sertraline）	25～50mg 早餐	50～150mg/d	可改善焦虑、潮热；几乎没有药物间相互作用	• 胃肠道不良反应，如恶心 • 镇静作用较强
氟西汀（Fluoxetine）	10～20mg 早餐	20～60mg/d	可改善潮热，半衰期长，停药综合征风险小	• 可导致头痛、胃肠功能紊乱、性功能障碍、失眠、坐立不安和减少血小板聚集 • 与低钠血症相关 • 可发生 5- 羟色胺综合征 • 抑制他莫昔芬转化为活性代谢物 • 药物间相互作用潜在可能性高
帕罗西汀（Paroxetine）	20mg 早餐后	20～60mg/d	可用于潮热，但临床不推荐	• 药物间相互作用潜在可能性高（通过 CYP450 酶发生） • 因半衰期短，停药综合征风险高 • 体重增加 • 抗胆碱能特性
西酞普兰（Citalopram）	20mg 早餐后	20～60mg/d	可改善焦虑、潮热；几乎没有药物间相互作用	• 胃肠道不良反应，如恶心 • 疲劳 • QT 间期延长的风险
艾司西酞普兰（Escitalopram）	10mg 早餐后	10～20mg/d	西酞普兰的 S- 异构体，作用同西酞普兰；副作用较小；儿乎没有药物间相互作用	• 胃肠道不良反应，如恶心 • 疲劳 • 镇静作用
三环类抗抑郁药（TCA）				
阿米替林（amitriptyline）	6.25～12.5mg 睡前	12.5～25mg/d	低剂量时可治疗神经病理性疼痛	• 抗胆碱能不良反应在肿瘤患者中主要表现为便秘（与阿片类药物会产生交互作用）、口干（黏膜炎风险），以及抗胆碱能毒性（如谵妄） • 直立性低血压和心律失常的风险 • 体重增加和镇静作用
其他药物				
文拉法辛（Venlafaxine）	18.75～37.5mg	75～225mg/d	用于治疗神经病理性疼痛和潮热；最不可能影响他莫昔芬代谢	• 在高剂量时升高血压 • 停药综合征风险高 • 恶心、腹泻、失眠、性功能障碍和头痛

续表

药物	起始剂量	维持剂量	临床应用特点	主要不良反应和预警
度洛西汀 (Duloxetine)	20～30mg	60～120mg/d	用于神经病理性疼痛和潮热	● 肝毒性风险，检测肝功能 ● 尿潴留
米氮平 (Mirtazapine)	15mg	15～45mg/d	有助于失眠和刺激食欲；镇吐作用；用于潮热；最不可能影响他莫昔芬代谢；对性功能影响最低；有口腔崩解片剂型	● 少见粒细胞缺乏症（检测白细胞数量和中性粒细胞绝对值） ● 增加脂肪 ● 苯丙酮尿症禁用
曲唑酮 (Trazodone)	25～50mg	50～400mg/d	作为抗抑郁药使用通常镇静作用大，适用于非习惯性的催眠、抗焦虑作用，对性功能影响最小	● 罕见不良反应阴茎持续勃起症 ● 避免心肌梗死后使用
安非他酮 (Bupropion)	50～75mg	150～450mg/d	对性功能影响最小，可用于戒烟患者；不会降低血小板的聚集作用，中枢神经系统兴奋作用	● 降低癫痫阈值 ● 抑制他莫昔芬转化为活性代谢产物 ● 失眠和头痛
氟哌噻吨/美利曲辛 (Flupentixol/Melitracen)	通常早晨及中午各服1片，严重病例早晨的剂量可加至2片；老年患者：服1片即可	1片/日，早晨口服	复方合剂，小剂量用药时具有抗焦虑和抗抑郁作用；美利曲辛小剂量应用时具有兴奋作用；适用于轻/中度抑郁症，尤其是心因性抑郁、躯体疾病办法抑郁、围绝经期抑郁、酒精依赖及药瘾伴发的抑郁，以及焦虑症的患者，耐受性好，不良反应相对较轻	● 可能出现轻微口干，大剂量时少见不安或轻微震颤 ● 心肌梗死的恢复早期，束支传导阻滞，未经治疗的闭角型青光眼，急性酒精、巴比妥类药物及阿片中毒；兴奋或活动过多的患者不宜使用 ● 若患者已预先使用了具有镇静作用的安定剂，应逐渐减量停用，在与镇静药同时使用的过程中，睡前使用本药，睡前服镇静药 ● 与 MAOI 之间需有 2 周的停药间隔 ● 停药时应缓慢减药，较少戒断反应
阿戈美拉汀 (Agomelatine)	25mg/d，睡前口服2周后若如症状没有改善，可加至50mg/d	25～50mg/d	能在 1～2 日对抑郁相关的睡眠有改善作用；停药时不需要逐步递减剂量	● 最常见的不良反应为恶心和头晕 ● 乙型肝炎或丙型肝炎病毒携带者、患者，肝功能损害患者禁用 ● 18 岁以下，伴有痴呆的老年患者不应使用，有躁狂症或轻躁症发作史、伴有肾功能不全、过量饮酒的患者慎用 ● 用药期间应戒酒

碍。肿瘤临床工作人员必须准确识别谵妄，评估谵妄病因，以及理解药物和非药物干预的收益与风险。

国外研究表明，癌症住院患者的谵妄发生率为10%～30%，而在生命终末期癌症患者可达85%。谵妄是由明显的生理障碍导致的，癌症患者通常由多种原因，如感染、器官衰竭及药物不良反应所致。对于癌症患者，谵妄一方面源自癌症对于中枢神经系统的直接作用（如转移性脑损害），另一方面由于疾病或治疗对中枢神经系统的间接作用（如药物、电解质紊乱、脱水、重要器官衰竭、感染、血管并发症、副癌综合征等）。此外，癌症治疗药物，如化疗和免疫治疗药物（如长春新碱、皮质类固醇和干扰素等）及在癌症支持治疗中使用的药物（如阿片类药物、镇吐药及苯二氮䓬类药物）可能加速癌症患者的谵妄进程。其中阿片类药物、认知功能下降、肝肾功能损害被认为是晚期癌症患者谵妄的主要危险因素。尽管谵妄的病因有很多，但是其核心症状通常是固定的。

在癌症患者中，谵妄十分常见，病因通常是多样的，但仍有近50%的患者无法明确病因。一般谵妄被认为与很多危险因素有关，如年龄超过80岁，既往有痴呆病史，患有严重的疾病，尤其是癌症晚期，感染，术后，特别是心包切开或股骨颈骨折修复后，应用精神活性药物或镇痛麻醉药，视觉损害，氮质血症，脱水，高热或体温过低等。

药物治疗时，首先应尽可能纠正谵妄的病因，如抗感染治疗、纠正代谢紊乱、调整抗癌治疗方案等，对酒精戒断导致的谵妄可给予氯硝西泮治疗，疼痛引起的可用阿片类药物治疗。但是，阿片类药物和苯二氮䓬类药物通过降低警觉性也可引起谵妄，如果怀疑是阿片类药物或苯二氮䓬类药物引起的谵妄，应逐步停用阿片类药物和苯二氮䓬类药物，突然停用药物，可引起过度警觉，也可导致谵妄。

下面对常用于治疗谵妄的药物进行简述（表3-34-4）。

1. 抗精神病药物　当患者过度激越、精神症状突出或对自身及他人有潜在危险时，应予以药物治疗。氟哌啶醇是最常用的抗精神病药物，有报道表明，新型抗精神病药物利培酮、奥氮平等对谵妄亦有效。

（1）氟哌啶醇：起始剂量多为每次1～2mg，每日2次，必要时可以每隔4小时重复给药1次，给药形式可以是口服（PO）、肌内注射（IM）或静脉注射（IV），静脉注射途径是口服途径药物作用的2倍。氟哌啶醇耐受性较好，但有静坐不能及锥体外系的不良反应，这些不良反应可用苯二氮䓬类及其他药物治疗。静脉注射可减少锥体外系反应的发生率，但会增加心血管不良反应的危险。老年患者应从小剂量开始，推荐起始剂量为0.25～1mg，每日2次，必要时可以每隔4小时重复给药1次。

（2）氯丙嗪：较氟哌啶醇的精神抑制作用更强，给药方式与氟哌啶醇相同。通常，氯丙嗪给药剂量为每6～12小时口服或静脉注射25～50mg。用于激越患者快速镇静时，予以50～100mg肌内注射或静脉注射。氯丙嗪有显著的精神抑制及α-肾上腺素拮抗作用，可用于严重患者或老年易患高血压的患者。

表3-34-4　癌症患者谵妄的常用药物

药物	剂量范围	优缺点
抗精神病药物		
氟哌啶醇	0.5～2.0mg，PO，q4～12h；5mg，IM，q12h；5～20mg，IV/q12h	IV途径剂量是PO途径的2倍，不良反应较少，对严重的激越患者可予以2～5mg静脉注射或持续静脉滴注
氯丙嗪	25～100mg，PO或IM或IV，q12h	强镇静作用；可持续静脉滴注，监测血压
利培酮	0.5～2.0mg，PO，q12～24h	对老年患者有效，对严重激越患者无效
奥氮平	2.5～5.0mg，PO，q12～24h	对癌症患者有效，镇静作用较强
喹硫平	12.5～100mg，PO，q12h	合并用药安全，过度镇静
苯二氮䓬类		
劳拉西泮	0.5～4.0mg　PO　q4～12h	与抗精神病药一起应用时最有效，单药可能加重谵妄

（3）利培酮：优点为有多种剂型（如口服液、片剂和针剂）可供临床选择，对治疗轻度谵妄有效，特别是对老年患者，比口服氟哌啶醇的不良反应少，利培酮不用于急性激越患者。但由于其有锥体外系反应等不良反应，有学者认为其在治疗谵妄的临床应用方面推广价值可能不大。利培酮起始剂量为 0.5mg/d，平均治疗剂量为 1～2mg/d，加量需谨慎，因为不良反应与剂量相关。

（4）奥氮平：镇静作用较强，耐受性好于氟哌啶醇，但对淡漠型谵妄效果差。其优点在于其具有多受体作用，可能会改善患者焦虑、失眠等症状，并可有一定程度的镇痛功能，对于治疗癌症患者所发生的谵妄具有特别意义与效果，但缺点是治疗老年患者时效果不佳，特别是年龄＞70岁的患者。奥氮平起始剂量为 2.5mg，可酌情加量至 5mg/d。

（5）喹硫平：患者若同时服用其他多种药物，合用喹硫平安全性较高。另外，利培酮、氟哌啶醇治疗效果不佳时可尝试换用经不同代谢通道代谢的喹硫平。其不良反应较少，主要为过度镇静，与剂量相关。喹硫平起始剂量为 12.5mg，可酌情加量至 50mg/d。

2.苯二氮䓬类药物　主要作用为镇静、抗焦虑、肌肉松弛、顺行遗忘、抗惊厥。最常出现的不良反应包括过度镇静、嗜睡、共济失调、跌倒、虚弱、恶心、注意力不集中、运动不协调及顺行性遗忘，并且随着使用时间的延长，可能出现戒断、躯体依赖及心理依赖的风险。关于苯二氮䓬类药物对治疗谵妄的作用，目前仍有争议。一些学者认为，对于轻中度患者，可以给予低剂量的苯二氮䓬类药物；对于重度患者，可予以苯二氮䓬类药物和抗精神病药物合并治疗。另有一些学者则认为，苯二氮䓬类药物会加重认知损害，可能会使谵妄变得更重，这些学者认为苯二氮䓬类药物只能用于酒精或药物戒断所致的谵妄患者。麻醉药所致谵妄的癌症终末期患者可使用苯二氮䓬类药物诱导睡眠。此时，使患者舒适是首要的目标。苯二氮䓬类药物多用于控制过度活动的谵妄，是治疗酒精戒断所致谵妄的常用药。劳拉西泮与氟哌啶醇同时服用可快速控制急性激越患者，可每30分钟调整劳拉西泮及氟哌啶醇的剂量直到患者镇静。如果单独服用苯二氮䓬类药物，将加重谵妄患者的认知损害，严重时还会出现逆转兴奋的作用，即激越型谵妄患者使用苯二氮䓬类药物，不但不能起到镇静的作用，反而会出现更加兴奋、激越的症状，临床中需要特别注意。

四、失眠

癌症及其治疗，以及伴随而来的生理、心理、社会、灵性等多个层面的改变都可能会给睡眠带来影响。睡眠障碍常表现为入睡困难、睡眠维持困难（易醒）、早醒、嗜睡等。无论是何种表现，癌症患者失眠的治疗首先是针对病因治疗。在抗癌治疗的同时，对失眠症状给予必要的处理，针对不同的病因采取不同的措施，以达到缓解症状、恢复社会功能、提高生活质量、减少或消除与失眠相关的躯体疾病治疗目标。无论失眠的病因是什么，积极的治疗可能会改善躯体疾病。癌性疼痛是晚期癌症患者失眠的重要原因，应掌握患者疼痛的部位、程度、时间等，对疼痛做出正确评估，积极治疗患者的疼痛。

（一）药物治疗原则

目前，癌症患者的失眠治疗大多基于普通人群失眠的治疗经验，结合癌症患者的特殊身体情况、治疗特点及合并用药情况进行。药物治疗的原则是在病因治疗和非药物治疗措施的基础上酌情给予相应的镇静催眠药物。遵循按需、间断、足量的给药原则，即根据患者白天的工作情况和夜间的睡眠需求考虑使用半衰期较短的镇静催眠药物，也可根据情况选择在症状出现的晚上使用，待症状稳定后不推荐每日晚上均使用（间歇性或非连续）。

（二）常用药物

主要对常用药物进行分类描述及作用机制，具体使用方法可参考表 3-34-2 和表 3-34-3。

1.镇静催眠药物　失眠相关指南或专家共识推荐选择非苯二氮䓬类药物作为治疗失眠的一线药物。治疗的前几周一般采用持续治疗，在随访过程中根据患者的睡眠改善状况适当采用间歇治疗。当患者感觉睡眠情况稳定后，可考虑逐渐停药，停药要缓慢，一般需要数周至数月。常用的减量方法为逐步减少夜间用药量，在持续治疗停止后，可按需间歇用药一段时间，避免因突然停药而出现戒断综合征。

（1）非苯二氮䓬类药物：新型苯二氮䓬类受体激动剂（BZRA）主要包括唑吡坦、佐匹克隆、右佐匹克隆、扎来普隆等药物。为选择性拮抗 γ-氨基丁酸 - 苯二氮䓬（GABA-BZDA）复合受体，主要发挥催眠作用，增加总睡眠时间，无镇静、肌肉松弛和抗惊厥作用。该类药物由于半衰期短，起效迅速，不产生蓄积，相对后遗作用少，对白天影响微弱，基本不改变正常的生理睡眠结构，并可改善患者的睡眠结构，不易产生耐受性、依赖性，一般不产生失眠反弹和戒断综合征等优点，为治疗失眠的一线药物。近年来，食欲素受体拮抗剂，如 suvorexant 和 lemborexant，在改善睡眠方面的作用也逐渐得到了认可，可以帮助患者改善入睡困难和睡眠维持困难。

（2）苯二氮䓬类药物：为非选择性拮抗 GABA-BZDA（γ-氨基丁酸-苯二氮䓬）复合受体，具有诱导入睡、镇静、抗焦虑、肌肉松弛和抗惊厥的作用。通过改变睡眠结构，延长总体睡眠时间，缩短睡眠潜伏期。该类药物的不良反应及并发症较明确，包括日间困倦、认知和精神运动损害、失眠反弹及戒断综合征等，长期大量使用会产生耐受性和依赖性。根据药物的半衰期，分为短效药物（半衰期＜6小时）、中效药物（半衰期6～20小时）和长效药物（半衰期＞20小时）。根据患者失眠的不同情况选用不同的药物，入睡困难及醒后难以入睡者，选择起效快、作用时间短的短效药物，以避免晨醒后药物的持续效应，如咪达唑仑、奥沙西泮等。易醒、入睡困难、早醒兼而有之者，可选用艾司唑仑、阿普唑仑、劳拉西泮等中效药物。睡眠维持障碍或入睡困难者可服用起效缓慢、作用时间持久的长效药物，如地西泮、氯硝西泮、氟硝西泮等，但起效慢、容易诱发次日头晕、乏力，且容易产生积蓄。老年癌症患者常存在睡眠呼吸暂停症状，使用时需慎重；肺癌患者及肺功能差的患者使用时也要慎重，以免抑制呼吸；焦虑是癌症患者常见的症状，容易影响睡眠，也常用苯二氮䓬类药物，如劳拉西泮、氯硝西泮等。需要注意的是，由于苯二氮䓬类药物长期大量使用会产生耐受性和依赖性，因此服用此类药物时应在医师的指导下进行，避免长期大剂量使用。若需要长期服用改善睡眠的药物，可选择非苯二氮䓬类药物或其他药物，如抗抑郁药物或新型抗精神病药物等。

2. **抗抑郁药物** 某些抗抑郁药物兼具催眠作用，也可以作为治疗失眠的药物，用于治疗抑郁或焦虑患者伴发的失眠，如米氮平、曲唑酮、阿米替林等。小剂量米氮平能缓解抑郁患者的失眠症状，并能起到改善食欲的作用。曲唑酮的抗抑郁作用较弱，但催眠作用较强，可以治疗失眠，也可用于停用催眠药物后的失眠反弹。阿米替林是三环类抗抑郁剂，具有较强的镇静作用，临床上常用于改善癌症患者的神经病理性疼痛，同时也可以改善癌症患者的失眠。此外，褪黑素受体激动剂也可改善患者的入睡困难等症状，阿戈美拉汀既是褪黑素受体激动剂，也是5-羟色胺受体拮抗剂，具有抗抑郁和改善睡眠的双重作用。

3. **其他药物** 新型抗精神病药物如喹硫平、奥氮平等也有较强的镇静催眠作用，小剂量使用可以改善癌症患者入睡困难的症状，延长睡眠时间。

五、疼痛

尽管阿片类药物和非阿片类药物是管理癌痛的主要药物，但是精神科药物在癌痛的管理中也有重要的应用。联合应用精神科药物通常可以提高阿片类药物的疗效，改善引起疼痛的并发症状。某些药物具有独立的镇痛作用。某些药物可以在三阶梯镇痛方案的各个阶段都发挥作用。常用于癌性疼痛治疗的精神类药物包括抗抑郁药、抗癫痫药、精神兴奋剂、抗精神病药物等，其中多数药物是针对神经病理性疼痛的治疗（表3-34-5）。

肿瘤临床中常用的精神类镇痛药物有以下几种。

1. **抗抑郁药物** 目前的研究证据支持抗抑郁药作为一种镇痛联合用药来管理疼痛，包括癌痛。抗抑郁药通过一系列机制包括抗抑郁作用、增强阿片类镇痛药作用及直接的镇痛作用等机制来达到镇痛作用。抗抑郁药具有直接的抑制神经痛与非神经痛的作用，临床上通常与阿片类药物联合使用用于处理中重度癌痛。其最主要的作用途径是在5-羟色胺能与去甲肾上腺素能通路上发挥作用。另一个可能的机制包括肾上腺与5-羟色胺能受体效应，抗组胺作用及直接的神经作用，如直接抑制神经元阵发性放电，以及减少神经元上的肾上腺受体敏感度。有证据表明，三环类抗抑郁药具有特定的镇痛作用，被用于管理慢性神经痛及非神经病理性疼痛综合征。阿米替林是研究最多的用于疼痛综合征的三环类抗抑郁药，包括神经病理性疼痛、癌痛及纤维肌痛。其他具有镇痛作用的三环类抗抑郁药还包括丙米嗪、地昔帕明、去甲替林、多塞平等。此外，目前的SNRI类抗抑郁药文拉法辛、度洛西汀等均是有效的联合镇

表 3-34-5　精神科药物治疗神经病理性疼痛

药物分类	药物名称	起始剂量	常用剂量
三环类抗抑郁药（改善烧灼样痛）	阿米替林	12.5～25mg，qn	12.5～25mg，qn
	多塞平	12.5～25mg，qn	12.5～25mg，qn
5-羟色胺和去甲肾上腺素再摄取抑制剂（改善痛觉过敏）	文拉法辛	37.5～75mg/d	75～300mg/d
	度洛西汀	20mg/d	20～60mg/d
抗惊厥剂（改善惊厥样痛）	卡马西平	50～100mg bid	50～1200mg/d
	加巴喷丁	100～300mg，tid	300～3600mg/d
	普瑞巴林	75mg，睡前使用	75～150mg/d

痛药物。

2. 抗癫痫药物　可以治疗针刺样、痛觉敏感等特征的神经病理性疼痛。目前使用最广泛的抗癫痫药物为加巴喷丁，其安全性相对较高，药物交互作用小，并且不经过肝代谢。加巴喷丁起始剂量为300mg/d，并且逐渐加至900～3600mg/d，分3次服用。

3. 精神兴奋剂　常用的药物有右旋苯丙胺、哌甲酯和匹莫林。精神兴奋剂同样可以提高阿片类药物的镇痛作用。同样，可以减轻阿片类镇痛药镇静的不良反应，成为潜在的镇痛联合药物。有研究表明，每日早晨给予10mg哌甲酯，中午给予5mg哌甲酯可以明显改善过度镇静状态。哌甲酯同样具有改善神经认知功能，如注意力、记忆力的作用。右旋苯丙胺与吗啡联合使用具有镇痛增效作用。小剂量的神经兴奋药可以促进食欲、让患者感受变好，以及改善癌症患者的虚弱感和疲劳感。

4. 神经阻滞类药物　如氟哌啶醇、奥氮平等也具有联合镇痛的作用。但使用这类药物进行辅助镇痛时，必须注意评估患者的状态和不良反应等因素，以及权衡阿片类药物的使用剂量。

六、疲乏

癌症相关疲乏（cancer related fatigue，CRF）是一种常见的且容易被忽略的症状，肿瘤患者无论是在早期、进展期、终末期，还是在恶性肿瘤被确诊之前就会出现疲乏的表现。疲乏也是肿瘤常规治疗过程中最常见的不良反应之一，如手术、化疗、放疗、免疫治疗等。癌症相关疲乏常不能通过常规的休息和睡眠得以缓解，增加了患者在疾病过程的症状负担，患者的总体生活质量明显降低。由肿瘤治疗引起的疲乏有可能会随着治疗

结束而逐步改善，但部分达到一定程度的疲乏症状会持续几个月或长期存在。虽然大多数研究数据显示，疲乏在肿瘤患者中的发生率最高，且贯穿疾病始末。目前对疲乏处理仍处于相对不足的状态，最主要的阻碍来自各方面对疲乏症状的认识或重视不足。患者认为疲乏必然会出现，从临床角度看疲乏虽引起患者生活质量下降，但不至于导致临床急症。目前肿瘤相关疲乏的发生机制仍未完全清晰，且尚未有循证医学验证得出结论哪种治疗措施能够对改善疲乏起到立竿见影的效果。然而，研究显示，如果对患者的疲乏进行全程管理，该症状能够获得有效改善，为临床治疗带来积极的效果。目前有多部肿瘤相关指南特别对疲乏的管理进行了详细的描述，如由加拿大抗癌联盟（Canadian Partnership Against Cancer，APAC）联合加拿大心理社会肿瘤学协会（Canadian Association of Psychosocial Oncology，CAPO）推出的关于成年人癌症相关疲乏管理指南、美国国立综合癌症网（National Comprehensive Cancer Network，NCCN）疲乏管理指南、美国临床肿瘤协会（American Society of Clinical Oncology，ASCO）成年癌症生存者疲乏临床实践指南是目前参考较多的指南，对临床工作有重要的指导意义。

NCCN 将疲乏定义为一种痛苦而持续的主观感受，为肿瘤本身或抗肿瘤治疗所致的躯体、情感和（或）认知上的疲乏或耗竭感，且与近期的活动量不符，并影响患者的日常功能。与健康人出现的疲乏相比，肿瘤相关疲乏表现更加严重，带来的痛苦更加深刻，且通过常规的休息和睡眠并不能得到有效缓解。疲乏是患者的一种主观感受，因此临床实践中应重视患者的主诉或患者对疲乏的描述，而不能仅仅通过医务人员对患

者外部表现的观察。另外，还要考虑到疲乏对日常功能带来的影响，以及给患者带来的心理社会痛苦。

疲乏是肿瘤临床最常见的症状之一。不同文献报道，癌症相关疲乏的发生率在29%～100%，且女性、年轻、失业，以及伴有焦虑和（或）抑郁明显的患者疲乏更加严重。一项多中心调查显示，中重度疲乏在无症状生存者中的发生率为29%，接受积极治疗的患者为45%，身体状况较差或体重下降明显的患者疲乏较重。近期美国的一项针对大量门诊患者（n=3106）进行核心症状的调查结果显示，在所有13条核心症状（疲乏、睡眠紊乱、疼痛、口干、痛苦、麻木感、气短、食欲缺乏、悲伤、便秘、腹泻、恶心、呕吐）中，无论是对于乳腺癌、结肠癌、前列腺癌、肺癌患者，还是疾病发展处于哪个阶段，或对抗肿瘤治疗反应如何，疲乏发生率均居首位，且接受积极抗肿瘤治疗的患者比未接受治疗患者疲乏发生率高；与无症状生存及对治疗完全应答相比，在疾病进展、患者对治疗反应较差的情况下，疲乏发生率明显增加。疲乏存在会对患者的日常生活的各个方面造成严重的影响，大部分患者反应"正常"生活受阻，日常安排需要重新调整，参加社会活动出现困难，甚至工作岗位需要调整，增加了家属的照顾负担，且对患者的总体生活质量带来了严重的负面影响。

癌症相关的疲乏的发病机制目前尚未完全清晰，不同系统的失调，包括生物医学方面和躯体因素都会引起疲乏，也有学者将这些因素分为中枢机制和外周机制。中枢性疲乏源于中枢神经系统功能改变，运动神经元兴奋性传导失败；而外周性疲乏源于肌肉和相关组织的协调性下降。Hampson 等认为持续的疲乏与大脑通路改变有关，包括大脑前额叶皮质、运动前区默认模式通路（default mode network，DMN）联结加强及前额叶灰质量双侧减少等。大部分学者认为疲乏由多种因素引起，与细胞因子失调、下丘脑-垂体-肾上腺轴（hypothalamic-pituitary-adrenal，HPA）功能紊乱、5-羟色胺（5-HT）神经递质失调、昼夜节律被打乱、腺苷三磷酸（adenosine Ttriphosphate，ATP）变化、骨骼肌萎缩、迷走神经传入激活等因素有关，但对于上述理论尚需更多循证医学研究证实。一项关于疲乏药物治疗的 Cochrane 系统回顾纳入了31项随机对照研究

（n=7104），分析了中枢兴奋剂（哌甲酯、莫达非尼）、造血生长因子、抗抑郁药与安慰剂、常规治疗或非药物治疗方法的不同。结果显示，哌甲酯在一部分小样本和一项大样本的 RCT 研究中与安慰剂对照显示获益，但大样本研究显示，哌甲酯仅具有较小的治疗效果，特别是对于进展期癌症患者。因此并不推荐广泛使用哌甲酯，且将来尚需更多大样本 RCT 研究给予证实。而莫达非尼也因为会引起明显的不良反应（如眩晕、恶心、呕吐）与安慰剂对比仅显示出微弱的治疗优势；同样造血生长因子也由于明显的不良反应而未被相关指南列入常规治疗癌症相关疲乏的药物中。近期的一项系统回顾纳入5项 RCT 研究（n=498），显示在延长哌甲酯治疗时间的情况下患者可以得到更好的治疗效果，倾向于中枢兴奋剂对疲乏的积极作用。由于当前现存关于癌症相关疲乏的文献存在较大异质性，尚不能为临床工作提供有力的循证医学数据。以下简要介绍几种治疗疲乏的药物。

1. 哌甲酯 是一种拟交感中枢神经兴奋剂或精神兴奋剂，可以提高精神活动，可以改善抑郁症状。目前国内用药适应证为儿童注意缺陷多动障碍（attention deficit heperactivity disorder，ADHD）、发作性睡病、遗传性过敏反应等。用于抗抑郁治疗较为少见，并且目前国内尚没有应用于癌症相关疲乏治疗的文献报道。2010年 Moraska 研究显示，对于长期接受哌甲酯治疗（54mg/d，连续4周）未能改善患者癌症相关疲乏，但对于病情严重的患者该药治疗效果较好。近期国外2项 RCT 研究评估了与安慰剂对照哌甲酯对癌症相关疲乏的干预效果。Escalante 等纳入了38例乳腺癌患者，进行为期4周的干预，结果显示，低剂量哌甲酯未改善癌症相关的疲乏。Bruera 等的研究纳入141例进展期癌症患者，与安慰剂对照，哌甲酯也未显示出有明显的治疗差异。该药物的使用需考虑平衡预期的不良反应和尚未严格证实的获益。治疗决策的确定需要考虑患者的身体状况，以及治疗目的和维持时间等。

2. 莫达非尼 是一种神经精神兴奋剂，主要用于发作性睡病、阻塞性呼吸睡眠暂停引起的睡眠过多、ADHA、抑郁障碍和多发性硬化患者的疲乏。Jean-Pierre 等的研究纳入867例化疗期间的癌症患者，随机分为莫达非尼干预组（200mg/d）和安慰剂组，结果显示，莫达非尼对于严重疲乏

有明显的改善作用，而对轻度或中度疲乏治疗作用较小。而另外 2 项安慰剂对照双盲 RCT 研究显示，莫达非尼对于癌症相关疲乏无明显治疗效果，因此鉴于该药物的研究数量较少且结果尚存异质性，该药物未被相关指南纳入常规治疗药物。

3. 激素 盐皮质激素醋酸阿比特龙联合泼尼松本身是治疗前列腺癌的一种方法，一项 RCT 显示，两者结合与安慰剂对照可以明显改善前列腺癌患者疲乏的水平，但该结果尚不能完全归因于两药联合对疲乏的治疗，因为治疗获益可能来自药物对肿瘤本身的作用。糖皮质激素类药物具有抗炎和抗毒的作用，可减少过敏反应，也是肿瘤临床常用的辅助用药。其在人体的分泌受到下丘脑 - 腺垂体系统的调节，对该系统具有反馈作用。一项 RCT 研究纳入 84 例进展期癌症患者出现多种疲乏相关的症状且严重程度达中度到重度，随机接受地塞米松 4mg，每日 2 次，治疗 14 日的干预组癌症相关疲乏明显改善，与第 8 日评估结果相比，第 15 日的评估结果更明显，且不良反应与对照组无差异，鉴于此类药物长期使用的毒性问题，相关指南建议此类药物仅限于疾病晚期存在疲乏和厌食症的患者，或头部及骨转移引起疼痛的患者。

4. 抗抑郁药 疲乏患者会伴发抑郁，且当患者出现抑郁时也会存在精力下降的表现，推荐在疲乏伴随抑郁出现时需积极按抑郁障碍诊疗标准改善抑郁。但目前多数研究结果显示，典型的抗抑郁药（如 5- 羟色胺再摄取抑制剂）可以有效改善抑郁，但并不能缓解癌症相关的疲乏，在疲乏患者伴有抑郁可考虑使用。安非他酮通过阻断去甲肾上腺素和多巴胺再摄取来达到抗抑郁的效果，对于低动力抑郁症患者有独特的优势，可以起到精神兴奋性作用，考虑其可能在癌症相关疲乏中有治疗作用，但目前的研究数量有限且多为开放实验，得出的获益效果较弱，所以临床应用尚需更多设计严谨的 RCT 研究提供证据。

5. 补品或替代药物 有研究提到一些补品或替代药物（如人参、维生素 D 等）可以改善CRF。Barton 等研究显示，西洋参持续 8 周治疗可以改善患者的疲乏症状，Xu 等对中医传统方剂研究显示，人参养荣汤对改善非贫血性疲乏症状。但目前关于此类药物的治疗效果尚缺乏高质量的一致性研究证据。

上述药物使用注意事项详见表 3-34-6，表内药物仅供参考，具体在使用过程中需多学科详细评估、考虑药物利弊后开具处方。

七、恶心呕吐

导致癌症患者恶心呕吐的治疗相关原因包括使用化疗药物和其他药物（如阿片类药物、抗生素等），或接受放疗。疾病相关的原因包括代谢因素（如高钙血症、尿毒症）、颅内压升高（可能由颅内肿瘤所致）、胃肠道因素（如胃排空障碍、肠梗阻），以及精神心理因素（如焦虑、恐惧）。

化疗所致呕吐的病理生理机制目前已经得到了许多研究和理论的解释，呕吐中枢和化学感受器触发区（chemoreceptor trigger zone，CTZ）可能是产生恶心和呕吐的中枢机制。除了 CTZ 的传入信号，化疗药物还可以通过刺激胃和近段小肠黏膜，引起肠嗜铬细胞释放神经递质刺激肠壁上的迷走神经和内脏神经传入纤维，进而将信号传入到脑干直接刺激呕吐中枢的神经核，或间接通过 CTZ 启动呕吐反射。来自中枢神经系统的直接刺激时，前庭系统的传入信号也可以诱导呕吐。神经递质及其受体在呕吐形成中也发挥着重要作用。与化疗所致恶心呕吐（chemotherapy induced nausea and vomiting，CINV）关系最密切的神经递质为 5- 羟色胺（5-hydroxytryptamine，5-HT）、P 物质和大麻素，其他还包括多巴胺、乙酰胆碱和组胺等。近年来认为 5-HT 是在 CINV，特别是急性呕吐中发挥重要作用的递质，在迷走神经传入纤维、CTZ 及孤束核中均有多种 5-HT 受体。P 物质属于激肽家族的调节多肽，能够结合神经激肽（Neurokinin，NK）受体，在急性和延迟性呕吐中产生重要作用。不同的神经递质在不同的呕吐类型中的作用和重要性存在差别。例如，顺铂化疗后 8 ～ 12 小时的 CINV 主要由 5-HT 起介导作用，延迟性 CINV 则以 P 物质起主导作用。化疗导致的细胞损伤及炎症因子的释放，在延迟性 CINV 中也起重要作用，故临床上常利用糖皮质激素的强大抗炎效应来防治延迟性 CINV。恶心的机制可能与呕吐不完全一样，可能有不同的神经通路，但确切的机制仍不清楚。

预期性恶心呕吐（anticipatory nausea and vomiting，ANV）的发生机制又有其特殊性，目前最为认可的是条件反射假说，一些人口统计学因素、心理社会因素也会对预期性恶心呕吐的发生有影响。ANV 定义是：患者已经历 2 个周期以

表 3-34-6　常用于治疗癌因性疲乏的药物

药物分类	药物名称	用法与用量	主要不良反应	注意事项	备注
神经兴奋剂	哌甲酯和哌醋甲酯	5 ～ 20mg/d，早晨口服	失眠、眩晕、头晕、头痛、恶心、厌食、心悸等	青光眼、激动性抑郁、过度兴奋者、对本品过敏者禁用；癫痫、高血压及运动员慎用；可产生依赖性	建议进展期癌症患者或接受积极的抗肿瘤治疗过程中的患者考虑使用
	莫达非尼	50 ～ 200mg/d，早晨口服	恶心、神经过敏和焦虑，若药量增加过快，服药后可出现轻至中度头痛	严重肝损害的患者剂量减半，肾功能不全和老年患者服用剂量要酌减，左心室肥大、有缺血性心电图改变、胸痛、心律失常或有临床表现的二尖瓣脱垂的患者及近期发生心肌梗死、不稳定型心绞痛或有精神病史者禁用或慎用	NCCN 相关指南认为证据不足，尚未纳入推荐药物。有文献建议重度疲乏患者可考虑使用
类固醇激素类药物	地塞米松	0.75 ～ 8mg/d	长期使用可出现物质代谢和水盐代谢紊乱、消化道溃疡、骨质疏松、并发感染等；精神症状：欣快、激动、烦躁、失眠、谵妄等	对本品及肾上腺皮质激素类药物有过敏史患者禁用；高血压、胃十二指肠溃疡、精神病、电解质代谢异常、心肌梗死、内脏手术、青光眼等患者一般不宜使用。并发感染、糖尿病、骨质疏松症、肝硬化、肾功能不全、甲状腺功能减退症的患者慎用	因该类药物长期使用产生的严重副作用，对于疲乏的治疗建议在进展期或晚期患者中使用
	甲泼尼龙	2 ～ 32mg/d	长期使用可出现物质代谢和水盐代谢紊乱、消化道溃疡、骨质疏松、并发感染等；精神症状：欣快、激动、烦躁、失眠、谵妄等	对本品及肾上腺皮质激素类药物有过敏史患者禁用；高血压、胃十二指肠溃疡、精神病、电解质代谢异常、心肌梗死、内脏手术、青光眼等患者一般不宜使用。并发感染、糖尿病、骨质疏松症、肝硬化、肾功能不全、甲状腺功能减退症的患者慎用	
抗抑郁药	安非他酮	75 ～ 450mg/d	临床常见的不良事件有激越、口干、失眠、头痛/偏头痛、恶心/呕吐、便秘和震颤	癫痫、易怒及失眠、心肌损伤及心脏疾病、肝损伤、肾功能障碍、对本品过敏患者慎用或禁用	尚缺乏高质量循证医学证据，建议在疲乏同时合并存在抑郁的情况下考虑使用该类药物

上的化疗，在下一次化疗药物使用前即开始发生的恶心、呕吐。ANV 的特点是会被一些与化疗相关的环境因素诱发，如闻到医院的味道，看到装有化疗药物的治疗车，听到化疗药物的名称，甚至看到化疗期间为自己输液的护理人员都会出现恶心呕吐的反应。

管理恶心呕吐的药物除了 5-HT$_3$ 受体拮抗剂（如昂丹司琼、格雷司琼）、糖皮质激素（如地塞米松）、NK-1 受体拮抗剂（如阿瑞匹坦）、多巴胺受体阻滞剂（如甲氧氯普胺），还包括一些精神科药物。精神类药物可考虑用于不能耐受阿瑞匹坦、5-HT$_3$ 受体拮抗剂和地塞米松或呕吐控制不佳的患者。尤其是当发生 ANV 时，快速起效、短效的苯二氮䓬类药物有助于控制恶心呕吐的症状。

Razavi 等对 57 例正在进行辅助化疗的早期乳腺癌患者所做的双盲安慰剂对照研究发现，心理支持（包括渐进性放松训练）联合阿普唑仑（0.5 ～ 2mg/d）组，在第二次及第三次化疗前预期性恶心的发生率要低于单纯心理支持组（0% vs.18%，P=0.038），同时发现单纯心理支持组在睡眠药物的使用率上也高于联合阿普唑仑组（19% vs. 0%，P=0.05）。但在之后的 2 次评估（第 4 次化疗前和第 4 次化疗后）中，两组预期性恶心的发生率差异并没有统计学意义。因此研究提出假设，预期性恶心的发生可能存在多重机制，苯二氮䓬类药物可能是通过降低患者的恐惧 - 唤醒反应，减慢条件反射的建立过程，以及提高患者发生预期性恶心的敏感性阈值而延缓了预期性恶心的发生。因为该研究所纳入的患者在基线测评时的焦虑评分都比较低，且焦虑评分在 4 次测试中组间差异均无统计学意义，因此无法证明阿普唑仑是否能够通过抗焦虑的作用来预防预期性恶心的发生。临床实践也证明，在化疗前 1 ～ 2 日，给予患者阿普唑仑 0.25 ～ 0.5mg，每日 3 ～ 4 次，能够有效减少 ANV 的发生。《肿瘤治疗相关呕吐防治指南》（2014 版）也推荐苯二氮䓬类可以降低预期性恶心和呕吐的发生，可用药物有阿普唑仑和劳拉西泮等，同时指出，其有效性随化疗的持续而倾向于下降。

近些年来，许多研究和指南都支持将第二代抗精神病药物奥氮平作为应对化疗相关恶心呕吐的管理用药，奥氮平能够有效缓解其他常规镇吐药无法控制的化疗引起的恶心呕吐，从而有效预防预期性恶心呕吐的发生。《肿瘤治疗相关呕吐防治指南》（2014 版）中提到奥氮平可用于化疗所致恶心呕吐的解救性治疗，口服 2.5 ～ 5mg，每日 2 次。大样本（n=380）随机双盲安慰剂对照研究显示，对于接受高致吐性化疗药物治疗的患者，首次化疗第 1 ～ 4 日给予患者奥氮平，每日 10mg，能够明显降低恶心的发生率，且没有患者因为不耐受奥氮平的不良反应而退出研究。最近发表的 2 篇系统综述显示，奥氮平在预防化疗引起的恶心呕吐方面要优于其他镇吐药物，在剂量方面每日 5mg 与每日 10mg 未显示出明显的效果差异，而为了降低药物不良反应，推荐使用 5mg。

临床实践发现，精神科药物治疗有助于预防预期性恶心呕吐的发生及缓解预期性恶心呕吐的程度，如果患者只是预期性恶心呕吐，特别是伴有焦虑的患者，只用苯二氮䓬类药物（阿普唑仑 / 劳拉西泮）就有可能缓解；如果患者预期性恶心呕吐情况比较严重，阿普唑仑 / 劳拉西泮单药效果不好，也可以选用阿普唑仑 / 劳拉西泮、氟哌啶醇二联法或阿普唑仑 / 劳拉西泮、氟哌啶醇、苯海拉明三联法。在临床工作中发现，奥氮平也可以缓解预期性恶心呕吐，口服 2.5 ～ 5mg，每日 1 次，晚睡前服用，1 周左右即可停药，但这只限于临床经验。目前在我国还缺少大样本的随机双盲对照研究来评价各种药物治疗方案的优劣，以及最佳剂量和用药时长，这也是未来重要的研究方向之一。肿瘤临床中常用于应对恶心呕吐的精神科药物可以参考表 3-34-7。

表 3-34-7　治疗恶心呕吐的常用精神科药物

药物名称	作用机制及用法	备注
丁酰苯类抗精神药		
氟哌啶醇	阻断脑内多巴胺受体发挥作用；用于化疗所致恶心呕吐的解救治疗。口服 1 ～ 2mg，每 12 ～ 24 小时 1 次	主要不良反应为锥体外系反应
非典型抗精神病药		
奥氮平	对多种受体，如 5-HT$_2$ 受体、5-HT$_3$ 受体、5-HT$_6$ 受体、多巴胺受体（D$_1$、D$_2$、D$_3$、D$_4$、D$_5$、D$_6$）、肾上腺素和组胺 H$_1$ 受体有亲和力；用于化疗所致恶心呕吐的解救性治疗。口服 2.5 ～ 5mg，每日 2 次	镇静作用较强
苯二氮䓬类药物		
劳拉西泮	预防低中高度催吐化疗药物所致呕吐及解救性治疗；预防预期性恶心呕吐。0.5 ～ 2mg 口服，或静脉用药，或每 4 ～ 6 小时舌下含服	镇静作用较强；无代谢方面不良反应，可用于肝脏肿瘤或转移瘤

续表

药物名称	作用机制及用法	备注
抗抑郁药物		
米氮平	有镇吐作用；可改善食欲。15～30mg，晚上睡前	镇静作用较强；粒细胞缺乏症少见（检测白细胞数量和中性粒细胞绝对值）；体重增加；苯丙酮尿症禁用

第四节　认知行为治疗

认知行为治疗（cognitive behavior therapy，CBT）或认知治疗（cognitive therapy，CT）是通过帮助患者识别自身不合理信念和负性自动思维（negative automatic thought，NAT），并用他们自己或他人的实际行为来挑战这些歪曲信念和负性自动思维，以改善情绪并减少抑郁症状的心理治疗方法。目前有许多证据支持慢性疾病合并抑郁的患者首选 CBT，并且在癌症患者中同样适用，可以全面改善癌症患者的情绪、心理和社会功能，因为它对治疗抑郁、焦虑、恐惧、创伤后应激障碍（post traumatic stress disorder，PTSD）和创伤后应激综合征（post traumatic stress syndrome，PTSS）、疲乏、疼痛等症状有效。目前研究已经证实，认知行为治疗与精神药物同样有效，甚至优于药物治疗，尤其是在抗抑郁的治疗中。

治疗师对患者的特点进行评估，根据患者的担心和类型不同，选择使用认知技术或行为技术，制订治疗计划。采用认知技术进行干预时，应考虑"元认知"的作用（思维中的最重要主题）和核心信念的重要性，可以通过思维日记的方式记录和整理思想和行为过程，也可借助"错误思维"的小册子帮助识别负性自动思维和错误思维，典型的错误思维有"全或无思维""选择性注意""应该或应当""负性预测"等。采用行为技术时，不需要患者进行深度的内省和思考，通常可以较快速缓解症状。行为技术中较常用的有使用日记表来制订活动，并与治疗师商讨如何回归正常生活，另一种方法是转移和分散注意力，学习如何注意到情绪的变化，进一步学习和控制不舒服的想法和行为。另外，总结和家庭作业的方法也适用于部分患者。虽然，认知技术和行为技术有所不同，但在实际应用中经常是联合使用的，如澳大利亚学者 Phyllis Butow 等提出的应对恐惧癌症复发（fear of cancer recurrence，FCR）的 Conquer Fear 治疗中就包括元认知治疗、注意力集中训练、正念治疗等。

一、癌症相关的认知行为治疗

在处理癌症患者的问题时，将早期认知治疗和认知行为治疗考虑在内是十分重要的事情。因为恐怖性焦虑和强迫性思维及行为会成为相当一部分患者的严重问题，如因先前习得的疼痛或威胁可能是童年不愉快的医疗经历，也可能是早期模仿、社会学习，可能原因是其父母可能对针或血存在恐惧，进而出现习得性的"非理性恐惧"（对针、血、医疗设备等相关威胁存在夸大评估）。这些恐惧可能的结果是患者回避任何可能使他们回想起甚至是下意识想起来的这些事情，导致患者采取预防措施来确保他们绝对不会遇到任何会导致提醒的线索或扳机点。这样会产生过多的反复思考（担忧将会发生什么事情）或进行仪式性（强迫性）行为，来保证他们自己永远不会遇到任何威胁。针对癌症患者的医疗恐惧进行的系统性脱敏治疗就是一种行为干预，这类干预对于患者接受重要的治疗措施非常关键。

在某些情况下，在接受药物或手术治疗前进行心理干预可能会挽救患者的生命，因为如果没有心理干预，患者可能会拒绝接受真正可以挽救或延长生命的治疗。癌症的某些治疗会让患者对治疗产生厌恶的感受，如化疗引起的恶心呕吐可能会让患者在想到化疗或听到化疗这两个字时就条件反射性的出现恶心，甚至明显的呕吐反应，我们称之为预期性恶心呕吐，这时进行认知行为干预就非常有必要。认知行为治疗是思想、感受和行为之间复杂的相互作用，治疗师可以就癌症患者正在经历的问题为他们提供动态的规划。通过对思想、感受和行为这三个过程的临床相关数据进行收集和反馈，来决定认知行为干预在何时聚焦于何处最为有效。例如，是更多地聚焦于认知方面还是行为方面，并在治疗过程中根据获得的数据反馈来改变治疗方向。

认知行为治疗的一个重要贡献就是全面改善癌症患者的情绪、心理和社会功能，因为它对抑郁、焦虑、创伤后应激障碍和创伤后应激综合征有效，对癌症早期患者尤其有用，对一些进展期或晚期患者也有效。对于严重抑郁的患者，首先考虑抗抑郁药物治疗是至关重要的，并且在治疗过程中需要定期评估患者的获益情况和需求，当患者表示渴望解决问题时，不需要等到抗抑郁药物起效就可以进行认知行为治疗。另外，有许多患者因为担心抗抑郁药物与抗肿瘤药物冲突，或想减少用药，就不愿意使用抗抑郁药进行治疗，这时使用认知行为治疗就很有必要。认知行为治疗对长期具有心理症状和问题的患者也有效。认知行为治疗在癌症患者中开展时多聚焦于解决问题，因为此时解决问题是最迫切的需求。具有良好自省、内省能力的人可以接受认知技术干预；行为技术可以直接控制患者的症状。

认知行为治疗还可以帮助患者解决许多问题，如诊断、复发、转移、治疗、不良反应等带来的焦虑，创伤后应激障碍等；也可帮助患者进行疼痛、疲乏的管理；也能帮助患者改善伴侣及家庭关系、适应角色转变等。

二、认知行为治疗的实施

同其他心理治疗一样，在认知行为治疗的开始阶段，需要为患者提供一个充分宣泄情绪的环境，以利于建立信任的治疗关系。同时能让治疗师和患者在宣泄过程中逐渐清楚地看到感受或情绪、想法或信念与实际行为后果之间的关系。明白自身的应对方式后，帮助患者意识到自己可以改变的方面，以及改变不良应对方式的意义。当然，在初始阶段，治疗师需要对患者进行评估，包括情绪状态、个人信念、疾病和治疗决策能力、决策干扰因素等。选择治疗方法时，需要明确患者的个人特点和认知技术与行为技术的联系与影响。例如，家庭作业就是一种可以使用的技术，向患者介绍这一观念，通过日常生活实践，详细记录每日所做的事情和努力地有效性，从而获得更新、更好的应对技能。患者的进步在很大程度上取决于认知行为治疗中共同商定的内容与日常生活的

整合。使用认知技术时，治疗师需要持续关注患者，给予积极的关注和热情，减少阻抗的发生。治疗师在会谈中为患者提供反思、回顾和改变的机会。有时治疗师也会使用更多教导式的技术引导患者向更为积极有效地方向去改变。以下主要介绍几种认知技术和行为技术。

1. **认知技术**　在认知治疗中，治疗师通常会与患者讨论思维是如何影响行为的，向患者介绍应对技巧模型，包括识别负性自动思维和错误思维，列出典型的错误思维（如全或无思维、选择性注意、应当/应当、负性预测、夸大思维、灾难化思维等）。一个记录错误思维或不合理信念的小册子可以帮助患者明白想法与情绪的关系，并监测这些负性思维的变化。此外，治疗师也应注意让患者明白一点，元认知或核心信念对我们来说的确难以改变，但我们仍然可以与其相处，而非一定要改变它们。

（1）思维日记：举例如下。

环境：看电视，有关于癌症的节目。

思维：①"如果癌症复发了怎么办？"②"我怎么总是无法摆脱这种负面想法，真没用！"

感受：①焦虑，强度 8/10；②悲伤难过，强度 5/10。

行为：想睡觉来逃避，却无法入睡，或睡着了很快就醒来，然后再也无法入睡。

（2）错误思维，举例如下。

黑或白："我的家人从来就没理解过我。"

夸大："我总是遇到最坏的事情，我是最倒霉的人。"

灾难化："虽然医生说预后很好，但这个病肯定会让我很快死去。"

自责："得了癌症就是我的错，我没处理好压力导致了疾病。"

2. **行为技术**　通常能快速缓解症状，并且不需太深入的反思和内省。常用的方法有活动日记和分散注意力，这两种方法都可以让患者从疾病相关的焦虑、抑郁等情绪中暂时抽离出来。

活动日记本身也是治疗的一部分，记录日程活动的内容也可以帮助患者整理被癌症打乱的生活。与患者一起商讨哪些活动是可以实现的，帮助其回归到现实生活中。与患者讨论哪些行为或活动可以帮助其"停止思维"，可以通过强化这一过程来让患者学会自行调节情绪状态。

第五节　放松疗法与正念干预

一、放松疗法

Herbert Benson 等在超冥想原理的基础上，提出了"放松反应"的概念，他们认为各种形式的冥想需要将注意力集中在一个重复的字、声音、短语或图像上，当注意力发生偏离时，需要被动地重新集中到注意物上，在此过程中，可以导致中枢神经系统内部和外部发生可测的生理变化，促使人感觉平静，这一现象称为"放松反应"。而放松疗法就是通过学习不同的方法来减少身体的压力反应，诱导"放松反应"。可测的生理反应包括降低心率、扩张外周血管、促进腹式呼吸、增加大脑 α 波活动、降低肌肉张力等。放松疗法可以帮助癌症患者提高心理健康应对能力、预防心理痛苦的发生、提高对治疗不良反应（如呕吐、疼痛、疲乏）的应对技巧，也可以用于干预继发性的痛苦（如与扫描检查相关的幽闭恐惧症、与化疗相关的恐惧和焦虑等），还可以与其他治疗方法一起使用。

最常用的放松技巧之一是渐进式肌肉放松（progressive muscle relaxation，PMR），它的创始人 Edmund Jacobson 推测，因为肌肉紧张伴随着焦虑，所以减少这种紧张会降低焦虑。通过按顺序地收紧和放松主要的肌肉群（如手臂、腿部、面部、腹部和胸部等），每组肌肉需要保持 10 秒紧张和 20 秒放松，每组肌肉逐步放松，直到所有肌肉完全放松，在过程中需要集中注意力去感受紧张和放松时的区别。结合深呼吸训练有助于进行 PMR。经过持续练习后，患者可以自主放松肌肉。放松也可以在语言引导下完成，通过教会患者使用关键词来放松，如"1，2，3，放松"，通过训练，将这一关键词作为放松的扳机点，让人快速进入放松状态。引导想象可以提升人们在压力状态下平静和幸福的感觉。它是一个认知技术的过程，帮助身体放松，以及在某种程度上达到维护和促进健康的目的。随着放松，患者的心率、血压、呼吸频率、耗氧量、脑电波、体温、激素平衡都有所变化。

放松技术是在癌症照护中使用最为广泛的心理社会干预之一。放松和引导想象技术能够改善患者的情绪功能、心理应对能力及生活质量。因此，这些技术被证实可以帮助患者缓解心理痛苦和症状明显的心理障碍，帮助患者应对癌症，促进心理健康。放松技术可以帮助控制和改善化疗及某些放疗引起的恶心呕吐等症状，提高对疼痛和疲乏的控制能力。对于有过针头恐惧、幽闭恐惧经历的患者来说，放松技术也是非常值得推荐的方法。患者在进行想象和放松时，还增加了自身在治疗环境中的控制感，这一点非常重要，甚至影响到其治疗依从性。研究表明，接受放疗的早期乳腺癌患者、结直肠癌造瘘患者、接受近距离放疗的妇科恶性肿瘤患者和乳腺癌患者及非化疗的各种癌症患者，都能从干预中获益。Luebbert 等对应用放松干预方法的随机对照试验进行了一项 Meta 分析，结果显示放松方法对于肿瘤临床治疗引起的疼痛恶心、血液及脉搏变化等的作用效果在 0.45 ～ 0.55，对情绪调节变量如一般情绪、紧张、焦虑和抑郁的影响效果在 0.44 ～ 0.54，甚至能够提高治疗效果，因此他建议将放松训练纳入常规癌症诊疗。

提供放松干预前，有必要对患者阐明其原理并做好解释工作，以减轻患者由于对干预方法的陌生而产生的恐惧和焦虑。对于积极参与渐进式肌肉放松或引导想象疗法的患者，在他们放松之前对操作技术进行解释，可以帮助患者理解过程，增加控制感。放松通常由专业治疗师实施，一般包括治疗师现场指导和患者积极参与，并提供放松练习录音，使患者在家也可完成操作。通常情况下，放松训练需要 2 ～ 3 次现场指导练习，并在家中完成每日一次的练习。如果在某些情境下需要尽快看到治疗效果，如磁共振检查或放疗前的幽闭恐惧，可以将练习频率增加，但应与患者的个人想法保持一致。在放松的过程中，患者需要将练习记录下来，以评估放松程度，同时也有利于回顾放松过程和讨论在放松过程中遇到的问题。开始放松时，让患者感觉舒适和自在；从基本的渐进式肌肉放松法开始，逐渐让患者学会在视觉引导下放松，这样有助于患者学会身体放松，进而让患者学会在暗示控制下的自然地放松。根据患者不同的情况，设定不同频率的指导。

肿瘤心理学中放松技术的潜在适用证有支持、促进患者在治疗期间及以后的心理健康应对能力；

预防心理痛苦的发生；提高癌症患者在治疗和长期随访过程中的个人控制和掌握局面的能力；提高患者对治疗相关副作用的应对技巧，如呕吐、疼痛、疲乏等；对继发性的心理痛苦进行干预，如注射恐惧症、幽闭恐惧症、化疗相关的恐惧焦虑等；作为其他心理干预方法的辅助措施，如认知行为训练等。尽管如此，放松技术也有禁忌证，使用前要详细评估其精神病史和精神状态，其中也包括有明显抑郁的患者，避免引起患者的失败感等体验。

二、正念干预

正念的方法来自于教的禅修，经 Jon Kabat-Zinn 的发展，将其作为一种心理干预方法。正念（mindfulness）是指自我调整注意力到即刻的体验中，更好地觉察当下的精神活动，并对当下的体验保持好奇的、开放的和接纳的态度。这种集中意念的方式是"有目的的、关注当下时刻的、不加评判的"。由于正念治疗师和患者都曾体验过诸多生活痛苦和创伤，他们的相似之处多于不同点，因此这种治疗关系不存在其他心理治疗关系中典型的力量差异，而是一种更加平等的关系；其次在传递正念练习方法的同时，治疗师和患者都能从中获益。近年来，正念在癌症患者中的应用得到了快速发展，并取得了大量的研究数据支持其效果。

下面简要介绍正念训练作用机制理论中的一种——监测和接受理论（MAT）。MAT 首先关注的是注意力，监测和接受是基本的正念和正念训练效果的潜在机制。具体来说，学习注意力监控的技巧足以改善认知结果（如选择性注意力、持续注意力、任务切换、工作记忆、洞察力），并提高对情感信息的关注（可能会加剧消极和积极的反应）。对注意力监测和接受进行培训，可以改善情绪功能（如执行功能任务平衡注意力和影响监管，减少抑郁和焦虑症状），降低压力反应性（如主观和生理压力），以及改善身体健康问题（如与压力有关的免疫和疾病）。注意力监测被定义为持续地意识到当前时刻的感觉和感知体验（如环境中的声音，特定的身体感觉，心理对话和图像）。这种监测瞬间体验的能力依赖于选择性和执行注意力网络。专注于这些注意力训练实践的冥想训练计划被证明可以提高选择性、执行注意力和工作记忆。注意力监测训练可以激活注意定

向相关的额叶和顶叶大脑区域（如额叶视区、背外侧前额叶皮质、下部和上部顶叶小叶），以及冲突监测相关的执行网络（如扣带前回、前岛叶、基底神经节）。在这个证据基础上，MAT 提出这种监测实践是一种关键机制，可在情感中立的环境中改善认知功能结果。目前对接受的神经动力学知之甚少，但自接受以来的情绪改变最容易被察觉。除了正念疗法，接纳承诺疗法、认知行为疗法、系统脱敏疗法和暴露疗法也涉及监测困难的意愿有接受立场的经历。

癌症患者的正念干预（Mindfullness-Based Cognitive Therapy for Cancer，MBCT）是在正念减压训练和抑郁症患者的正念干预基础上发展而来的。通常采用团体形式进行，为期 8 周，每周 1 次，每次 2 ～ 2.5 小时。并在第 6 周后安排一个正念日。这个团体可以容纳数十人，因为在这个团体中不需要太多交流。在小组活动中，尽可能接受正念的信息，学习和使用正念技能，促进正念与日常生活的融合；在日常生活中，坚持正念练习是干预获得最见效果的至关重要的保障。小组活动内容包括引入正念、身体扫描、正念冥想、正念瑜伽、正念呼吸、非正式正念、日常正念等。在正念干预的过程中，治疗师向参与者介绍正念技能，帮助他们把技能整合到日常生活中，并强调家庭练习的重要性，同时处理参与者在学习和练习这些技能时遇到的困难。尽管治疗师或小组领导者热衷于这些技能，但参与者反映这些技能无聊的情况也不少见，或者表示没有时间练习。大多数患者经过持续地练习会收到积极的效果，所以在干预的初始阶段设定目标时，一定要包括鼓励患者坚持练习。

正念减压训练已经是一项比较成熟的治疗方法，能够帮助患者缓解压力。患者需要做的就是自我体验和从认知上完全接纳自己，所以这种治疗几乎适用于所有的癌症类型和分期的患者。重点关注癌症患者的压力反应和不确定感引起的系列反应，通过训练，使患者能够采用正念的方式来处理压力事件，从而减轻因为不良应对产生的焦虑、抑郁、恐惧、失志、过度敏感、疲乏、睡眠障碍、疼痛、生活质量下降等生理、心理社会等症状。

近年来，许多研究都证实正念干预在癌症患者中的作用，它可以有效地减少不确定感（uncertainty），改善心理状态，缓解心理痛苦，

舒缓压力、减轻疲乏，增强积极应对，增强免疫力，提高生活质量。而来自澳大利亚的 Suzanne Chambers 等在一项针对晚期前列腺癌患者的正念干预研究中发现，这部分患者从干预中获益并不明显，可能原因是与性别和年龄有关，男性和年龄大的人群对这一干预的反应性会更差。所以，虽然正念干预在癌症患者中的有效性已经获得了大量证据支持，但是在使用的时候仍然需要考虑患者的自身特点。此外，正念干预针对不同问题和特点人群会有不同的变化形式，比如正念艺术治疗，抑郁患者的正念干预等。

1. 葡萄干训练　是一个引导性体验，这种体验可通过日常活动实现，如进食。个体或团体治疗都可以应用葡萄干训练。训练过程中用到的技能有：①练习每时每刻都保持觉知（关掉自动导航），并尽可能地从毫无想象空间的事件中获得体验；②注意观看对生活事件的评判趋势（好或坏）；③用一种更独特的方式观察内心的工作，就是平心静气地，不带感情地观察内部。这种训练通常需要一个葡萄干，但如果有人不喜欢葡萄干，一小块巧克力同样可以达到目的。下面一段话提到一些给领导者的建议，包括括号内的部分。

"我会给你一样东西，你可以想象一下，这件东西是你从未见过的，也可能是你从外星球来到这里时发现的。把它拿在手里，开始探索它，对它感兴趣，对它好奇。它看起来什么样子？你会用什么词语描述它的外观（鼓励参与者发言）？它有没有纹路？放在手里是什么感觉，你能捏得动吗（鼓励参与者对葡萄干进行触觉上的探索）？它有什么味道？它能发出声响吗（鼓励参与者把葡萄干放在耳边挤压）？现在，把葡萄干放进口中，但不要咬它。你能否注意到口中正在发生什么事情（大多数人会说他们正在流口水）？你的口腔知道它可以对葡萄干做什么，是不是很有趣啊？注意观察你的舌头如何处理你口中的这个物体。现在，咬一下它，只是一下。你注意到了什么？（参与者可能注意到一阵香味或其他体验），关注你口中的这种体验。注意观察在葡萄干逐渐改变并消失的过程中会出现什么感觉（然后，请参与者描述这种体验）。你以前有没有如此近距离的关注过一粒葡萄干（或巧克力）？通常情况下，我们一把一把的吃葡萄干，而不会去关注它。"（请参与者描述整个过程，记录参与者联系到的日常

生活中给予关注或缺少关注的经历，如欧美文化里不费心思地大量饮食的现象）。

2. 身体扫描训练　是正念减压训练中一项基础技能，常作为第一个正式讲授的正念技能。大多参与者发现这是正念技能中最容易接受的一项，可能是因为关注身体的不同部分时可以让参与者的体验停留在当下的时刻。传统的形式是参与者仰卧在垫子或地板上，但如果参与者在身体扫描时容易犯困，采取坐位可能会更好。练习身体扫描的技能有：①对身体不同部分进行反复地再关注，借此加强注意力；②意识到内心的"颤动"是如何影响情绪的。这部分练习关注身体的每一部分，也可以用于身体某个部分存在特殊问题的患者（如乳房切除术后的女性比较难以集中注意力在手术部位上）。比较有效的做法是邀请参与者对这一部分身体进行关注，观察有何种情绪出现，当出现不舒服的感觉时，转移注意力到呼吸上，直到身体扫描到一个更舒服的部分。这一练习可以进行 20～45 分钟。身体扫描练习中，治疗者通常需要维持一种平衡，既让患者在集中注意力时感觉到舒服，又要避免节奏太慢以至于参与者太放松而睡着。听一下资深从业者引导身体扫描的录音，可以帮助掌握节奏和时间。

3. 正念冥想　正念的第二个基础技能就是静坐冥想。专注冥想要求参与者关注视觉或听觉上的刺激（如可以看见的物体或者世界），而静坐冥想需要保持的关注范围更加开放。初学阶段，需要将注意力保持在呼吸上，随着技能的熟练，可以尝试让注意力游离一下，观察它去了哪里，但记得把呼吸看作一个船锚。换句话说，当注意力离开了原来的地方（多数人都会发生），就要提醒患者把它带回到呼吸上。下面是传授冥想中关注呼吸时的一段话，正念冥想的目标包括：①增加对身体的觉知；②不断地把注意力带回到下一次的呼吸，通过这样的方法锻炼注意力的收放；③更能注意到流过自己内心的那些心声，并且有机会去记录它们，"我不是我的想法"（"I am not my thoughts."）。在心理治疗的最初阶段，这种体验在每个单元中应持续 10 分钟，或许还可以就此展开一段讨论。治疗师们想要保持客观，就应讨论参与者在体验中好奇的和观察到的内容，而不是讨论"你喜欢什么或者你不喜欢什么？"这种做法可以打消参与者的顾虑，让他们知道走神是一种普遍现象，而不是某种精神失常的表现。

最初，治疗师建议参与者的家庭练习从 10 分钟开始，逐渐地鼓励他们尝试 20 分钟、30 分钟，甚至更长时间。

4. 日常正念　正念冥想的正式练习包括静坐冥想和身体扫描，而非正式的练习就是把觉知转移到每一天的活动中，称日常正念。葡萄干训练示范了如何把正念延伸到普通人的日常活动中。患者按照这种方法在日常生活中找到一项需重复操作的活动，并且带着觉知去完成这项活动。例如，正念地吃饭、刷牙、沐浴、遛狗，或者某一项缺少关注的活动，因为我们在进行这些活动时通常关注其他想法而非活动本身的体验。这一技能的有两个目标：第一个是明显减轻心理活动和内心的震颤，第二个是给正念的日常练习提供了简便的机会，以便于让正念走出静坐冥想的条框，真正地融入每一项活动中。

5. 正念呼吸　由正念认知治疗中"专注呼吸"的冥想衍变而来，其目的是在患者处于不舒服的情境或有不舒服的感受时提供一个现成的工具，每次正念呼吸需要约 3 分钟。这个练习分为三个部分，首先让患者明白他们的处境，即承认当下存在情绪或身体状态；然后把他们带到更特定的呼吸上，并最终把他们的觉知带回到身体和所处的环境中。它的作用是让患者脱离目前的自动化思维（对生活事件的不够正念的反应），转而集中注意力在当下的体验上。

第一步（开始觉知）："体面地坐着或者竖直站着，如果可能的话，可以闭上你的眼睛。感受当下时刻你的身体有什么样的体验。然后把你的觉知带到你身体正在发生的事情上，你的想法，你的躯体感觉。注意那些不舒服的身体部位，注意有没有评判或驱散这些体验的趋势，尽你所能去注意你自己，'这就是当下的我。'保持这种探索几分钟。"

第二步（集中）："现在开始，集中你的注意力，并把它带到你的呼吸上。带着好奇心去观察呼吸，观察哪个部位的呼吸感觉最明显？鼻子？胸部？还是腹部？注意观察空气在吸进来和呼出去的时候带来的感觉。就这样保持几分钟。"

第三步（扩展）："现在，把你的注意力从呼吸带到整个身体，扫描全身，注意它当下时刻是什么样子的。你不需要评判，只需要观察它就好。就这样保持几分钟。"

总之，正念干预提供了一种可以改善心理状态和减轻心身痛苦的方法，同时它也能缩短应对时间，提高应对能力。正念有恢复性和预防性干预，这与目前医学上对于预防的作用的理解相吻合，并不单纯强调治疗。目前有许多正式的团体干预（正念减压训练）可以有效地提供这些技能，正念的观点和技能也可以很好地融入标准的心理治疗中。如果治疗师有自己独特的理解并进行了技能练习，正念干预一定会非常有效。

第六节　生物反馈

生物反馈（biofeedback）是借助专门的工具将人体固有的生理变化过程产生的各种信息转换成可以显示的信号，通过音频、视频等易于被理解的信号，在专业人员的指导下进行训练，使患者学会利用自身经过处理的信号，有意识地控制和调节各种生理、病理生理过程，促进技能恢复，从而达到治疗疾病、改善症状的目的。

20 世纪 60 年代，生物反馈研究的发起人之一 J.V.Basmajian 认为，生物反馈是运用仪器，通过视觉或听觉信号，揭示人体内部正常或异常活动的方法。其目的在于，通过操纵那些在其他情况下意识不到或感觉不到的生理活动，以达到控制机体内部活动的目的。这一类研究既有理论意义，也有使用价值。它首先打破了传统观念，开辟了"内脏学习"新领域，通过生物反馈训练，改变过去认为不能进行学习和随意控制的自主神经系统，包括机体内环境、循环、呼吸、消化等系统的功能状态。在 20 世纪 70 年代，生物反馈研究者对受试者的脑电图信号实时进行测试，提取感兴趣的参数，以视觉或听觉形式呈现此信息，旨在通过调制实现行为修改，使用"自愿控制"概念进行大脑活动。生物反馈研究涉及的领域非常广泛，包括脑电波和感觉运动节律反馈、心率反馈、血液反馈、皮温反馈、皮电反馈、肌电反馈等。生物反馈与自主训练相比较，由于有信号的支持，简便易行，易于掌握，已经用于治疗多种疾病。目前，包括神经反馈和脑电生物反馈在内的生物反馈技术成为替代医学的重要研究方向，也取得了重大的临床治疗意义，在训练的过程中，不仅有大脑学习的过程，更有自我监管技巧的学习，这样的训练可以帮助提高自我效能和应对技巧。

Prinsloo 等也将神经反馈视为癌症患者治疗中的无创工具。他们认为，在癌症患者中，疼痛可能由肿瘤等多种原因引起，如肿瘤进展、侵入性治疗、感染和疲乏等。这些包括各种炎症、神经病理性、缺血性及压迫机制，而神经反馈是一种潜在有效的、无创的、经济的工具，通过调节神经通路来减轻癌症相关的损伤。他们的研究结果显示，相对于对照组患者，接受神经反馈调节的患者随着治疗进行表现出更多获益，这种获益在治疗结束后 1 个月时仍然明显存在。除了疼痛，神经反馈还可以帮助缓解化疗引起的许多症状，如麻木、周围神经病变（chemotherapy-induced peripheral neuropathy, CIPN）、疲乏等，也可以提高化疗后的生活质量。Alvarez 等的研究也支持生物反馈可以改善乳腺癌幸存者在治疗结束后出现的认知功能受损和疲乏状态（自我报告）。经过 20 个单元的训练后，参与者的认知功能测评差异不再具有统计学意义，并且在疲乏、睡眠和一些心理学指标（如躯体化症状、抑郁、焦虑等）方面都出现了比较明显的积极变化，这些变化在随访测评时仍然存在。Nelson 和 Esty 报道的个案中，研究者使用的脑电图神经反馈系统涉及一种可以调整脑电波功能的微小电子脉冲。一名 45 岁的乳腺癌患者接受每周 1 次的训练，共计 10 次。治疗结束后，这名患者的癌因性疲乏、认知模糊、睡眠障碍、疼痛和消极情绪得到缓解，并且这种作用在 6 个月随访时依然明显。Prinsloo 等报道的一名 60 岁女性乳腺癌患者的案例也说明了类似的情况。我国的一些研究也支持生物反馈放松训练（肌电生物反馈疗法）在改善肿瘤患者化疗期间的焦虑、抑郁、睡眠障碍、躯体症状等方面有积极作用，纳入生物反馈放松训练的综合治疗可以帮助患者更好地应对治疗。

还有一类生物反馈应用也很广泛，就是心率变异率生物反馈（heart ratevariability biofeedback, HRVB）。心率变异性（heart rate variability, HRV）是指每次心跳之间的微小差异或 RR 间期长短的变化情况。虽然这种细微的波动变化对自主神经系统，即交感神经及副交感神经的确切作用机制还存在争议，但心率变异性的时域指标及频域指标已被证实可以反映健康及疾病个体的自主神经功能。在 20 世纪 90 年代，有学者对心肺干预模

式进行了实验，随后该模式被称作 HRVB、呼吸性窦性心律不齐（respiratory sinus arrhythmia, RSA）反馈或共振频率反馈（resonant frequency feedback, RFF）。反馈过程要求在深慢呼吸期间使心跳与呼吸保持同步，形成具有波峰与波谷的正弦曲线，使 RSA 与心率模式相匹配，心率随着呼吸的波动而发生的同步变化称为 RSA。近年来 HRV 相关研究关注呼吸相位对迷走神经兴奋性的影响，自主神经系统与压力反馈回路活性调节、化学感受器及血管舒缩活性等。

HRVB 主要涉及两个重要概念，一是呼吸性窦性心律不齐，二是压力反射。在正常情况下，呼吸频率在 0.15 ～ 0.4Hz 或呼吸次数在 9 ～ 24 次 / 分，呼吸对窦房结的影响形成呼吸性窦性心律不齐。这一现象可以反映机体的自主神经功能，它完全受到迷走神经的控制。虽然 RSA 受到呼吸的驱使，但在中枢神经系统中也受呼吸起搏器振荡的影响，因此偶尔会与实际的呼吸有所不同，这些过程可能受到外界因素的影响，如突然的运动、压力、叹息等，这时起搏器及实际的呼吸都会产生心率震荡，这些情况有时会以不同的频率及形式出现，如在机械通气中会显示 RSA 与呼吸的分离。在平静呼吸下，呼吸与心率也不是完全同步的，在吸气时迷走神经的活性被抑制而使心率增加，在呼气时这种抑制又被解除而使心率减慢。当呼吸与心率模式相匹配时，就会使机体形成被迫呼吸，从图像上看是两条几乎相互重合的正弦波形曲线，呼吸频率同时影响 RSA 与 HRV 的低频波段，当呼吸频率达到 0.1Hz 时，HRV 达到最大。呼吸对 HRV 的调节机制涉及肺牵张感受器的迷走神经反馈，以及呼吸和心脏神经元之间的中枢偶联及动脉压力诱导的反射活动等。

压力反射是受主动脉及颈动脉中的压力传感器调节的一种反射，可以反射性调节心率的快慢，实现血压的调节。压力反射通过位于脑干的孤束核及与情绪相关的杏仁核等部位实现调节。许多研究都证实 HRVB 对焦虑情绪和抑郁情绪的缓解作用，迷走神经通路对大脑的影响体现在多个功能区域，包括与监管和情绪密切相关的蓝斑、眶额叶皮质、岛叶、海马、杏仁核等，通过深慢呼吸技术，特别是刺激中隔膜通路可以激活这些相同的通路，可能会对改善抑郁和焦虑症状有一定的作用。HRVB 还可以用于一些创伤后应激障碍和惊恐障碍患者，其原理是调节其过高的基础心

脏交感神经活动性。

既往的研究支持癌症患者从生物反馈训练中可以获得疼痛、疲劳、低生活质量、认知障碍、睡眠障碍、心理压力方面的改善，因此应该更大程度地使用这种技术。此外，科技的不断进步也使得生物反馈设备越来越便捷和高效，相关的训练也更容易操作和被学习。目前研究多数集中于乳腺癌患者，可以考虑推广到其他病种的患者中。因此，尽管相关的随机对照实验数据仍较少，但基本可以认为生物反馈技术是一项无创性、经济、有效的替代治疗方案。

第七节　音乐治疗

一、音乐治疗概述

1944 年，音乐治疗在美国密歇根州立大学正式成为独立学科。经过半个多世纪的发展，音乐治疗已成为一门成熟完整的边缘学科，已经确立的临床治疗方法多达上百种，并形成了众多的理论流派。在美国有近 80 多所大学设有音乐治疗专业，培养学士、硕士和博士学生。目前美国有 4000 多个国家注册的音乐治疗师在精神病医院、综合医院、老年病医院、儿童医院、特殊教育学校和各种心理诊所工作。从 20 世纪 70 年开始，音乐治疗传入亚洲。中国现在也有一些音乐治疗师在医院、特殊学校、康复机构开展音乐治疗。

"音乐治疗是一个系统的干预过程，在这个过程中，治疗师利用音乐体验的各种形式，以及在治疗过程中发展起来的、作为治疗动力的治疗关系来帮助被治疗者达到健康的目的。"这是 1989 年 Temple 大学教授 Bruscia 在 *Defining Music Therapy* 中对音乐治疗给出的定义，也是音乐治疗界最广泛使用的一个定义。在这个定义中，有几点是非常重要的。

1. 音乐治疗是一个系统的干预过程　整个干预过程一般包括初次面谈、评估（初次及贯穿治疗始终）、每一次的治疗（session），以及治疗的结束（closure）和评价（evaluation）。在治疗过程中，音乐治疗师会通过对来访者（患者）生理、情绪、认知、语言、沟通、社交、心理等各个方面的评估结果，制订来访者（患者）的治疗目标及治疗方案，根据治疗目标及治疗方案，选择适当的音乐治疗技术来实施音乐治疗。在这个治疗过程中包括各种不同的方法和流派理论的应用，而不是简单、单一的疗法。在治疗将要结束的时候，治疗师会与来访者一起完成治疗的结束，也就是通常所说的告别，如何去做告别也是根据治疗目标来选择的。音乐治疗的评价通常是治疗结束后对治疗进行总结和评价，判断是否需要继续接受音乐治疗，以及需要注意的事项等。

2. 音乐、音乐治疗师和来访者是音乐治疗的必要三元素　音乐治疗必须包括音乐、被治疗者和经过专门训练的音乐治疗师这三个因素，缺少任何一个因素都不能称其为音乐治疗。在治疗过程中，音乐治疗师与来访者的治疗关系非常重要，是音乐治疗的动力。在音乐治疗中，音乐治疗师与来访者的关系是不尽相同的，这与治疗进程有关，也与音乐治疗师在治疗中的理论流派取向有关。但无论有什么差异，治疗关系是围绕来访者的治疗目标来建立和发展的，并不断推动治疗进程朝着治疗目标的方向前进。由此也可以看到，曾经流行一时的"音乐处方"并不是我们这里谈论的音乐治疗，因为"音乐处方"缺少音乐治疗师这一关键因素。

3. 音乐治疗的技术和方法多种多样　音乐治疗将一切与音乐有关的活动或体验形式作为手段，如听、唱、器乐演奏、音乐创作、歌词创作、即兴演奏、舞蹈、美术等各种活动，在音乐治疗中，音乐治疗师会充分利用音乐的各个元素，如节奏、音高、音色等来为来访者的治疗目标服务。全世界的音乐治疗师常用的音乐治疗技术有 100 多种。通常分为三大类的音乐治疗方法：接受式音乐治疗方法、再创造式音乐治疗方法和即兴式音乐治疗方法。通俗来说，在音乐治疗中，音乐治疗师可能会和来访者一起聆听歌曲、讨论歌曲、一起演唱歌曲、创作歌曲，也可以和来访者一起进行音乐想象、音乐绘画，也可以与来访者一起即兴玩音乐，也可能只是引导来访者跟着节拍器做一些肢体的康复和练习等，但无论选择何种音乐治疗技术，都是为治疗目标服务的。

二、音乐治疗的作用机制

音乐治疗师一般会在精神病医院、综合医院、老年病医院、儿童医院、特殊教育学校、各种心理诊所工作和各康复研究中心等处工作，也有一些音乐治疗师会开设自己的工作室。但是，不管音乐治疗师们在哪个领域工作，或在什么样的机构从事音乐治疗，他们都会根据不同的治疗目标来使用他们的音乐。下面我列举几种音乐治疗发挥作用的方式，以供大家理解，但音乐治疗发挥作用的方式远不止以下这几种。

（一）音乐可以为治疗提供设置

特别是当来访者是特殊儿童的时候，我们在治疗中通常会播放你好歌和再见歌，这是用音乐的方式给来访者一个设置，让来访者知道治疗开始了或治疗结束了，并用音乐把来访者带入或带出治疗的场景，如把注意力集中在此时此刻，或帮助来访者回顾治疗过程等。对于个体成年人的治疗，也许不会使用明确的你好歌和再见歌，音乐治疗师会视来访者情况采用不同的设置，如会准备好需要的乐器或设备，并可能会问一些带入性的问题，例如，"上周的歌曲你还有印象吗？""回去后有想起我们上次在这里演唱的歌曲吗？""现在还能感受到上周我们在这里体会到的音乐吗？"结束时，治疗师也会帮助来访者回顾今天做了些什么，以及他提到他今天有过什么样的体验，或最后唱一遍歌曲，帮助他回顾或强化这种感受，并在心理做好准备——"今天的治疗结束了，我马上就要离开了。"

（二）音乐可以成为治疗的强化物

为什么音乐能当作强化物使用呢？最重要的一个原因就是，音乐有无数种可能性，能够满足绝大多数人的需要，并能够让他们享受其中。同样也有各种各样的音乐活动可以满足人们个性化的需要。另外一个重要原因是，当音乐被当作强化物使用时，这种强化是立刻发生的。也就是说，当人们去演奏音乐的那一刻，人们就能感受到音乐带来的正/负的强化，这时候，音乐的强化效果又会得到加强。

当音乐被用作强化物的时候，音乐治疗师们更倾向于使用现场演奏的音乐。例如，一个4岁半的女孩在接受治疗时，治疗师使用音乐作为强化物。女孩在其他的治疗中经常会离开座位，或要开门出去，并且不能被语言唤回，这严重影响了她上其他康复课程的效果。在音乐治疗中，当她离开做治疗的垫子时，治疗师的音乐就会停下（负强化）。当她回到治疗的垫子上时，治疗师的音乐就会继续，并会邀请她拨动治疗师的吉他（正强化）。但是当治疗师使用音乐强化物的时候，女孩慢慢建立了规则感，这一行为也逐渐泛化到别的课程中，可有效提高其康复效果。

（三）音乐可以被用来增进社会交往

音乐是一种社会性非语言交流的艺术形式，音乐活动（包括歌唱、乐器演奏、创作等）本身就是一种社会交往活动。社会信息和社会交往方面的不足会严重影响人的心理健康，而患有精神疾病、心理疾病、儿童孤独症和包括老年痴呆症在内的各种老年疾病的患者，以及长期住院的各种慢性病患者，都存在不同程度的人际交往功能障碍或不足。

在团体音乐治疗中，音乐治疗师可以通过组织各种音乐活动，如合唱、乐器合奏、舞蹈等，为来访者创造一个安全愉快的人际交往环境，让他们逐渐恢复和保持自己的社会交往能力。在音乐活动中学习和提高他们的人际能力、语言能力，形成正确的社会行为，提高冲动控制，增进与他人的合作，提高自信心和自我评价。

这个过程通常在团体心理治疗中也会发生，但是音乐治疗在促进社交这方面有着独特的优势。人们惯用的互动交流方式是语言，《小王子》中提到：语言是误解的源头，就笔者的经验来说，使用语言比使用音乐更容易引起人们的阻抗心理。相较于语言，音乐是一种更直接、更不容易引起阻抗的交流工具。同时，对于那些真正被诊断为语言障碍或缄默症的人来说，音乐治疗师通常比语言治疗师更加关注他们没有表达意愿背后的原因，也能在增强表达意愿这方面做更多的工作。

（四）音乐对情绪的影响

音乐对于人的情绪的影响力是巨大的，因此音乐成了音乐治疗师手中的有力武器，音乐治疗师认为情绪可以影响人的认知体系。在现实生活中，我们发现，当一个人的情绪好的时候，通常可看到事物的积极方面，把坏事看作好事，而情绪不好的时候，通常看到事物的消极方面，把好事看作坏事。笔者在治疗中也常遇到，很多来访者非常清楚他们应该怎么想，应该怎么做，但是他们就是没办法这样去做，这时候通常阻碍他们的就是情绪。音乐治疗师正是利用音乐对情绪的巨大影响力，通过音乐来改变人们的情绪，从而改变人们的认知。

在治疗中，音乐治疗师并不是简单地给来访者播放一些轻松美妙的音乐，以期这样就能缓解他们痛苦的情绪，而是遵循同步原则，会根据治疗的进程，使用大量抑郁、悲伤、痛苦、愤怒和充满矛盾情感的音乐来激发他的各种情绪体验，一方面帮助他与自己的消极情绪进行联结，把自己的情绪发泄、表达出来，由于是在音乐中去做这件事，来访者通常更能够意识到和接纳自己的情绪；另一方面用音乐与他的情绪进行同步，然后逐步用音乐带领他的情绪从消极走向平静，通过支持和强化来访者内心积极的情绪力量，并把消极力量内化成为生命的能量的方法，帮助他摆脱痛苦的困境，对于来访者来说，这个过程是一个重新面对和体验自己内心情感世界，重新认识自己并走向成熟的过程。来访者在音乐的激发下重新面对自己的消极情绪时，在音乐的美的感染下，痛苦的情感体验和生活经历逐渐会转化为一种悲剧式的审美体验，从而得到升华，最终成为自己人生的精神财富，在人格上更加成熟，并获得一种在精神上新生的体验。

三、音乐治疗在癌症患者中的应用

癌症患者和他的家人通常会承受巨大的压力，癌症不仅仅带给他身体上的病痛，还会影响社交、生理、情绪等各个方面，这会让癌症患者产生一

系列的消极情绪，如愤怒、恐惧、悲伤、自责、自罪感等。在这个过程中，患者还会感受到死亡的威胁，以及个人关系变化和经济方面的压力。而在癌症的治疗过程中，手术、住院、化疗、放疗的不良反应又会给患者带来强烈的不适感，这也会给他们带来很多的问题。音乐治疗不仅能够帮助患者处理他们的消极情绪，而且可以通过音乐这种艺术形式来影响他们的情绪、社交和生理等方面。

音乐治疗可以被用来缓解化疗带来的预期性症状，也可以被用来缓解疼痛，还可以被用来缓解抑郁焦虑情绪。音乐治疗本身不会对癌症本身有任何的影响，但是音乐治疗可以通过影响患者的情绪，来改变患者看待癌症的态度和与癌症相处的方式。文献显示，在临床中，音乐治疗主要被用于帮助患者进行放松、减少焦虑和压力、减少不适感、减少疼痛感、减少不良反应等，帮助他们适应被癌症改变的生活，提高生活质量。

一项纳入了 19 篇在儿童和青少年癌症患者中开展音乐治疗的研究，共纳入 596 名患者。患者共接收了 3 种不同类型的音乐疗法，分别是接受式音乐治疗方法、再创造式音乐治疗方法和即兴式音乐治疗。这些研究表明患者在接受音乐治疗后，心理压力明显减少，但对主观疼痛和其他生理指标的影响并不一致。研究指出，音乐治疗有良好的可行性，对身心健康有积极的影响，但干预的异质性和研究设计可能影响了研究结果的一致性，需要更多研究支持。

第八节　临终关怀与灵性照顾

一、临终关怀

人类从诞生起一直在与各种疾病抗争，癌症是威胁人类健康与生命的严重疾病。晚期癌症患者的预后差，不仅身体遭受严重的摧残，而且心理、精神也承受着巨大的痛苦。医务社会工作对肿瘤疾病治疗、康复的介入有着重要功能和角色作用，对顺利实现治疗康复目标、缓解生理痛苦、提供心理支持、延长生命或提高生活质量有着不可替代的促进作用。临终关怀是指为临终患者及其家属提供全面的照护，包括医疗、护理、心理、精神等方面，以使临终患者的生命受到尊重、症状得到控制、心理得以安慰、生命质量得到提高，

同时也使患者家属的身心健康得到维护。临终关怀服务对象主要是在目前医学条件下尚无救治希望的晚期癌症临终患者，对临终者家属提供包括居丧期在内的生理、心理慰藉和支持也是临终关怀的特色服务。提供临终关怀服务的团队成员包括肿瘤科的医务人员、护理人员、精神科医师、心理师、营养师、康复师、宁养工作者、社工、志愿者、牧师等宗教人员等人员。

癌症或其他慢性疾病患者的过渡性治疗和临终关怀成本的差异与疾病的改善或患者的表现无关。但调查研究表明，65 岁以上的癌症患者越来越多地采用过渡性治疗，其中最高的费用发生在生命的末期，超过 1/4 的医疗保险资源被用于生

命的最后一年的医疗。临终关怀旨在帮助那些预期寿命有限的患者，并通常提供给那些没有可治愈性治疗方案、预期寿命较短的晚期癌症患者。

临终关怀的使用有可能减少住院次数、生命末期不必要的治疗、重症监护病房的入院次数、住院患者的留宿时间及急诊次数，进而降低癌症患者的护理成本。美国的调查数据显示，尽管近30年来，临终关怀服务已被纳入医疗保险覆盖范围，美国临终关怀患者的比例明显增加，但大多数绝症患者宁愿死在家中。然而，较晚登记临终关怀（即登记后3日内死亡）的患者比例也在继续增加。不过临终关怀的使用在不同的人口、地理和经济的患者亚群中仍然存在差异。识别和引入临终关怀（或安宁疗护、缓和医疗），可以减少无效治疗、降低护理水平、节省资源、降低医疗费用等。

研究报告指出癌症患者接受临终关怀的几个重要预测因素包括保险类型、婚姻状况、教育水平、收入水平、种族/民族、性别、年龄和地理位置。存活不到6个月的患者更少接受临终关怀，或即使他们接受了临终关怀，也更有可能在比较晚（死亡前3日内）才接受。其原因可能是这些患者和他们的家人尚未预料到疾病预期，或刚刚知道疾病预期就死于疾病，因此他们可能会来不及接受临终关怀，或只有最后几日接受临终关怀。相比之下，高龄和诊断时已经处于转移阶段的患者，使用临终关怀的概率会增加，这可能是由于患者和医师对治愈或长期生存的预期有所降低。社会经济和教育水平与临终关怀的总体使用率也有相关性，大都市地区的患者倾向于增加临终关怀的使用，但晚期登记的比例明显更高；较低的经济水平和教育水平地区临终关怀使用率更低，但这与临终关怀的较晚登记无关。总之，通过识别隐匿性转移性疾病，得知真实的预期，有可能将治疗目标从治愈性转移到缓和医疗或临终关怀。

二、灵性照顾

临终关怀阶段的医疗服务除了躯体症状和精神心理症状的管理，还有一项重要内容，就是灵性照顾。

灵性通常是患者在思考超越物质的存在意义、生命价值的过程。近代护理的鼻祖南丁格尔说："灵性是每个人本身具有的内在，是每个人潜在的能力。"当患者面临死亡恐惧、缺少正确人生观与价

值体系、不舍离开等情境时容易出现灵性方面的困扰。灵性照顾（spiritual care）是安宁疗护/缓和医疗全面照顾的一部分，是临终关怀服务必不可少的内容之一，旨在缓解患者在灵性方面的困扰，包括帮助患者在病痛中寻求生命的意义、自我实现、希望与创造、信念与信任、平静与舒适、祈祷、给予爱与宽恕等。现代医学模式要求关注患者的身心社灵，"以人为本"，"以患者为中心"。WHO对"健康"的定义中也强调了健康不仅为疾病和赢弱之消除，而是体格、精神、灵性与社会之完全健康状态。维护健康需要关注这四个方面，医护人员也应评估患者的全人需求，提供全人照顾。

灵性痛苦在晚期疾病中很常见，包括无意义和绝望。灵性照顾是缓和医疗的核心组成部分，但由于缺乏指导实践的有力证据，医疗人员经常忽略了这一点。WHO医学研究所和国家临终关怀和姑息治疗组织建议将精神护理作为缓和医疗措施。然而，即使是发达国家，也有约67%的临终关怀患者在没有任何精神治疗的情况下死亡。据报道，缺乏时间是实施灵性照顾的主要障碍。此外，对于谁应该成为精神护理的提供者仍然存在模糊之处。除了宗教因素，焦虑和抑郁是灵性健康最主要的预测因素，其中抑郁是最强的负性预测因素。为无宗教的患者提供灵性照顾是一项重要工作。

为了调查灵性照顾需求，一些国外的研究者进行了在线调查。结果共收到来自87个国家的971份答复，其中包括来自缓和医疗/姑息治疗医师的293份，来自护士的有112份，来自牧师的有111份。受试者平均年龄为48.5岁，64%为女性，65%为基督徒。53%的人表示他们的工作"主要是临床"，不到2.5%的人表示不需要进一步的研究。整合定量和定性数据表明了3个优先研究领域：①对话模型的发展和评估，克服员工态度中的灵性照顾障碍；②筛选和评估；③灵性照顾干预的发展和评估，以及确定有效的灵性关怀。

尽管"以证据为基础的精神关怀"这一概念仍在发展，但也在进行越来越多的研究，以便为精神关怀的实践提供证据基础。大多数以患者为中心的研究都集中在接受缓和医疗的肿瘤患者身上。但由于对灵性的定义不清晰，很可能会导致难以确定提供灵性关怀的从业者。将灵性关怀作为自己角色或工作的一部分，并对自己的灵性进行探

索，可以有助于提供精神心理灵性方面的关怀。

我国的灵性照顾工作中有很重要的一部分是借鉴我国台湾地区安宁疗护经验，另一部分依托于各地宁养院的工作。但是，灵性照顾并没有固定的方式，需要根据不同的情况灵活应对。20 世纪 90 年代，我国开始引入灵性评估工具，并进行文化调适。目前常用的量表有中文版患者对护士提供灵性照护的需求量表、中文版慢性疾病治疗功能评估 - 灵性量表、中文版灵性需求问卷等，评估工作多由护理人员负责。中国虽然灵性照顾工作起步较晚，但国家层面出台的相关政策已经开始重点建立安宁疗护相关的规范，许多机构已经在晚期癌症患者的综合照顾中加入全人照顾、宁养疗护、肿瘤心理、缓和医疗等内容，而且越来越多的医务人员、心理师、心灵关怀师、音乐治疗师、医院管理者、社会力量加入其中。

三、临终关怀和灵性照顾实践

晚期癌症患者灵性困扰的主要问题有对死亡的恐惧；对亲人的挂念；感觉自己是家人的拖累；对自身疾病的敏感与自卑；宗教信仰的需要与冲突；寻找生命的完整和意义。灵性照顾的措施主要体现在几个方面，如症状管理、心理照顾、辞世教育、居丧关怀等，并且实行全人、全家、全程、全队、全社区的照顾模式。通过症状管理和心理照顾可以有效缓解晚期癌症患者不同程度的焦虑、恐惧、痛苦及悲伤，提高生活质量。临终关怀和辞世教育的主要目标是实现优逝，引导人们改变传统观念，了解死亡相关的知识，经常采用的方式有"生命回顾""旅行笔记""道爱、道谢、道歉、道别"等。在临终患者中开展灵性干预可以帮助患者缓解死亡恐惧心理，提供情感支持，改善人际关系等。可以借鉴的方法有人生回顾、陪伴与共同面对、完成心愿、人际关系重构、尊重患者的信仰等。在提供灵性干预的时候，也要注意关系的建立、时机的选择和话题的敏感性等。

目前，有一些灵性照顾模式可以借鉴，如 MATCH 原则和 Bhaktivedanta 医院灵性照顾的原则。

1. MATCH 原则

（1）M 即 Mercy（仁慈）。原则上不会促进对无辜动物的暴力屠杀，但需要我们在这个宇宙中存在，对其他生物和环境的暴力最小。我们劝告受试者及其亲属遵循素食，并避免非素食饮食。因为非素食饮食含有更多致癌物质，并被证明与许多癌症有关。素食也含有更多的抗氧化剂，有助于细胞组织。

（2）A 即 Austerity（苦行）。紧缩我们建议受试者和亲属接受疾病的现实，并通过精神实践积极思考，而不是要求他们暂时戒烟、戒酒等。

（3）T 即 Truthfulness（真诚）。我们建议受试者及其亲属与每个人直接交往并避免压力。

（4）C 即 Cleanliness（洁净）。我们建议受试者和亲属保持良好的卫生习惯以避免感染。

（5）H 即 Holy name（圣名）。我们建议患者和亲属祈祷并默想上帝的圣名（保持他们对宗教的信仰）。

2. Bhaktivedanta 医院灵性照顾的原则

（1）不得基于宗教、性别、年龄或对上帝的信仰进行歧视。

（2）接受所有主要宗教的共同广泛原则。

（3）通过素食、健康食品、精神感应和情感关怀等环境来体现关怀。

除了国外的模式，我国的文化中也有丰富的灵性资源，先秦思想家在许多论著中都有描述，介绍了多种多样的灵性理念和灵性生活模式，如超然物外、天人合一等。我国也是佛学文化的发扬之地，佛学理念也对灵性做出了非常好的解释，对我国的生死教育和灵性关怀有很大作用。此外，我国的文化中有许多美德，如同情、宽恕、谦逊和正义感、信念等都可以加入灵性照顾的内容中，形成适合我国人群的灵性照顾方式。

第九节　照护者关怀

当前，肿瘤患者的照顾者的身心健康和心理负担日益受到重视。除了聘请照顾者之外，家庭照护者是最常见的模式，为患者提供无偿照顾。家庭照护者通常是妇女，通常是接受照护者的女儿或配偶，他们的平均年龄是 49 岁。1/3 的家庭照护者已提供 5 年以上的照护，其中大多数家庭照护者每周提供 20 ～ 39 小时的无薪照护。最近的一项估计表明，加拿大 150 万～ 200 万家庭照顾者每年提供价值 250 亿～260 亿美元的护理，并且每年需要支付 8000 万美元的现金支出。照护所爱的人有很多好处，如个人成就感和帮助他人减轻痛苦带来的满足感。有研究表明，接受缓和医疗的患者及其家人都受到疾病挑战和治疗期间所遇到的不良事件的深刻影响。Kim 和 Given 对 1996～2007 年发表的研究文献进行系统评价，重申了这样一个事实：不仅是患者，他们的照护者也受到癌症负担的影响。绝症患者照护者的知识匮乏问题也很普遍，需要持续和定期的咨询。研究评估了照护者的生活质量相关的因素，发现其心理状态严重受损，而不是身体的生活质量。Vrettos 等还发现，约 80% 的患者亲属患有中度或重度焦虑或抑郁，值得注意的是，照护者的压力水平在癌症的各个阶段之间没有差异。

与照顾相关的压力源通常是持续的、无法控制的和不可预测的，1/3 的照护者会感受到很高的照护负担。负担最重的照护者通常受教育程度较低，与接受照护者生活在一起，并认为他们必须要承担照护责任。大多数照护者表示，他们与家人和朋友在一起的时间更少；情绪压力增加；忽视自我保健，如健康的睡眠、锻炼和饮食习惯。照护者面临的最大风险之一就是自己生病，他们出现失眠和抑郁情绪的发生率增加，患严重疾病的风险增加，而且难以采取预防健康措施。1/2 的照护者至少患有一种慢性病，1/5 的照护者认为自己的健康状况一般或较差，17% 的照护者认为自己的健康状况因提供护理而恶化，尤其是那些已提供照护 5 年或 5 年以上或已从轻工转为重体力劳动的照护者。据报道，如果配偶两人都是主要照护者，且压力过大，其患卒中的风险比没有照护者的人高 23%，而且全因死亡率也在增加（4 年内高达 63%）。有 1/2 的照护者认为他们自身健康状况的下降损害了他们为接受照护者提供照护的能力。

不仅患者的身体压力会给他们的照护者带来麻烦，由于化疗费用引起的经济困难也是非常重要的困扰。许多照护者调整他们的工作时间表，请假，或由于照顾责任而减少工作时间，但大多数人表示自己会花自己的钱来照顾接受护理的人。经济损失除了治疗费用，还包括工资和福利的损失、晋升和培训机会的损失，以及退休储蓄和社会保障福利的减少。这些可能会加重家庭的经济困难，以及患者、照护者的心理负担。

大多数照护者（81%）认为自己的技能训练不足，从未接受过任何正规的护理教育。照护者最大的未被满足的需求包括保证护理对象在家的安全，控制情绪和身体上的压力，找到与患者一起做的简单活动，以及有足够的时间独处。大多数照护者需要更多关于支持服务的信息（77%），他们的信息来源主要是互联网（29%）和他们的医师（28%）。因此，初级保健医师在鉴别、支持和治疗照护者方面具有独特的地位。

2005 年，国外研究者制定的一套指导原则和实践指南，已得到许多国家组织的推广，并作为慢性病护理提供的关键组成部分纳入指导护理模式。照护者负担评估访谈内容见表 3-34-8。

初级保健医师可以通过提供照护者评估，帮助识别、支持和治疗照护者；当照护者的人选或照护者的状态发生变化时，可以考虑重复评估。应向护理人员寻求适当的资源以获得支持，包括民政局、社区、福利机构等组织机构，网站资源和临时护理人员/机构。并且对照护者进行心理教育，提供技能培训和治疗咨询干预。

鼓励照护者适当休息，关注自己的健康，保持健康的饮食，坚持锻炼及预防保健，加入支持小组等措施都可以帮助照护者获得支持。某些应对策略也可以帮助照护者，如祈祷，与朋友和家人交谈，以及从书籍或网站获取额外信息。国家、医院、社会组织可以开展教育活动向信息需要未得到满足的照护者提供适当的资源。对患者和照护者的额外支持和预期指导在护理过渡期间和患者的临终期间特别有用，可以减少护理人员负担，提高护理人员生活质量，缓解照护者压力、抑郁和不利于健康结果的决策等。

有证据表明，当患者和照护者同时接受治疗时，两者的状态都得到了改善。最近的研究已经确定了一些成功的护理干预模式。在对 78 项针对老年人照护者的干预措施的 Meta 分析中，心理教育和心理治疗干预措施对所有结果指标的影响最为一致。2010 年的一项包括 29 项旨在支持癌症患者照护者的干预措施的随机对照试验的 Meta 分析发现，心理教育、技能培训和治疗咨询干预措施减少了照护者的负担，提高了照护者的自我效能感、生活质量和应对技能，效应值较小或中等，然而这些干预措施并没有减少照护者的抑郁。此外，通过自我管理、决策支持、信息系统等方面的学习，照护者的照护质量得到了改进；高科技

表 3-34-8 照护者负担评估：改编版 Zarit 访谈

问题	在每一个问题后面，圈出最符合您照顾情况的选项					
	从不	很少	有时	经常	总是	得分
你感觉没有太多属于自己的时间，因为你花了很多时间照顾患者？	0分	1分	2分	3分	4分	
您是否感觉同时忙于照顾患者和其他事务（工作、家庭）会压力很大？	0分	1分	2分	3分	4分	
当您和患者一起时，会感到生气吗？	0分	1分	2分	3分	4分	
您是否感觉到患者已经对您同家庭成员或朋友的关系产生了不好的影响？	0分	1分	2分	3分	4分	
当您和患者一起时，会感到紧张吗？	0分	1分	2分	3分	4分	
您是否感觉自己的健康因为照顾患者而受到了伤害？	0分	1分	2分	3分	4分	
您是否感觉自己因为照顾患者而没有足够的个人空间？	0分	1分	2分	3分	4分	
您是否感觉到自己的社会生活因为照顾患者而受到影响？	0分	1分	2分	3分	4分	
您是否感觉到自从患者生病，自己的生活就失去了控制？	0分	1分	2分	3分	4分	
您是否会因为不知道该为患者做什么而感到不确定？	0分	1分	2分	3分	4分	
您是否觉得自己有应该为患者做更多的事？	0分	1分	2分	3分	4分	
您是否觉得自己可以把患者照顾的更好？	0分	1分	2分	3分	4分	

总分：_____

12 个条目得分相加为总分（0～48 分），分数越高提示负担水平越高。

注：英文版权归属 Bédard M，Molloy DW，Squire L，et al，2001. The Zarit Burden Interview：a new short version andscreening version. Gerontologist，41（5）：652-657. 本表内容仅由笔者翻译而成，未经过信效度检验，仅供参考。

的手段也可以用于改善患者和照护者的生活质量，这些利用高科技的解决方案可增加向家庭护理人员提供信息的机会，减少抑郁症，增强社会支持感。类似工具包括家庭远程医疗、远程健康和疾病监测系统，这些系统可以将健康状况的数据传输到基站。

由于医疗资源、报销政策、经济状况、文化传统、信仰习俗等原因的综合影响，现在大部分癌症治疗，尤其是康复治疗都是在家里进行的。

超过 50% 的癌症患者照护者为正在接受治疗晚期患者提供护理，但这些照护者几乎没有接受过正式的培训。31 名癌症患者的家庭护理人员报告说，他们的抑郁程度很高，常高于患者。许多研究证实，应对技能干预明显改善了患者的生活质量，降低了护理人员的负担。但由于无薪照顾者的责任很高，而且很少接受护理培训，因此需要进行更多的研究来实施这些以证据为基础的干预措施。

第十节 居丧关怀

癌症并不一定在患者死亡后就离开这个家庭，有许多人会继续承受它带来的痛苦。丧亲之后的家人很可能会出现过度的哀伤（延迟性、复杂性），甚至抑郁，严重影响一个家庭的正常运转，因此对逝者家属的居丧关怀和哀伤辅导也非常重要。但在临床工作中，我们通常会过于关注前来求助的人或问题表现最突出的人，难免会忽略家族中的其他哀伤者。哀伤过程受到许多因素的影响，应对哀伤也需要根据不同的传统、信仰、文化和

伦理规范来进行。探索一种方便易行的评估工具，提供一种可以实行的干预模式，将会帮助医师、护士、患者家属更好地应对死亡与哀伤。

Kissane 等通过近 20 年的家庭治疗研究试验，证明家庭关系指数（family relationships index）是一种具有良好效度的筛查工具，通过 12 个条目获取家庭的凝聚力（cohesion）、沟通（communication）和冲突（conflict）的程度来识别存在适应障碍风险的家庭。临床医师同样可以

通过直接询问每个家庭的团队协作、分享感受的开放性及对不同观点的包容性来评估这三个领域（3C）。这三个功能关系模式的任何缺陷均会导致家庭陷入危险之中。当三者形成合力时将促进家庭的适应性；反之，当任何一个功能关系模式缺失的时候，将在治愈哀伤的道路发展中形成障碍。正是由于这三个过程在家庭功能中的核心地位，有针对性的治疗将带来获益。

本节主要介绍居丧家庭的哀伤治疗，包括家庭治疗的 4 个主要任务。Worden 的 4 个抚慰任务已被家庭治疗师采用，通过引导一系列针对性的行为措施，使悲伤家庭能够更快适应失去亲人后的生活。医疗人员可以通过这些来评估当前这个特定家庭团体需要得到成长的某些方面。

任务一：共同分享死亡或其他创伤性丧失事件相关的知识

（1）拒绝与接受现实：家庭必须意识到，医学诊断或丧失是决定性的和不可逆的。一定程度的否认可能有助于缓慢地接受现实；然而，目标的设定是让家庭成员分享他们关于丧失的切身感受。缓和医疗 / 安宁疗护和居丧服务人员与家庭成员一起进行家庭会议，讨论传统仪式带来的好处，包括葬礼、纪念品、祷告服务、苏醒、坐湿婆、观察、介入和火葬仪式，尽可能地为他们提供帮助。虽然家庭成员不一定完全同意，但合理的规划可能会有所帮助。

（2）促进对晚期病症诊断的认识：对于此类家庭，护理者可以通过询问以下问题来核实、澄清或概括患者当前的医疗信息：“您对医疗状况的理解是什么？”“医生或护士关于病症的具体说明？”“你需要医务人员做相关解释吗？”“你认为哪些人对你的诊断最有帮助？”“你和你的家人讨论过您当下做出的决定吗？”。需要注意的一点是，必须对患者和家庭不断进行评估，以确认他们是否做好了接受更多信息的准备。

（3）促进家庭接受死亡的现实：由于家庭成员可能有不同的理解，问一些问题来弄清楚他们知道发生了什么是很有必要的。因此，可以问“你是怎么理解死亡的？”“那是怎么一回事？”“谁安排了葬礼？”“有什么看法吗？”“她去世的时候你陪着他吗”“你能说再见吗？”“他看起来怎么样？”

（4）支持仪式和其他有助于确认现实的策略：提出关于死亡仪式的问题有助于确认死亡现实。包括：“葬礼是什么样的？”“它在哪里举行？”“由谁主持？”“你能记得这些悼词吗？”“都有谁致辞了？”“你说什么了吗？”“在坟墓边？”“埋葬过程对你来说是什么？”在适当的时候，考虑以下任务：①确认医师的报告、死亡证明或新闻报道。②查看留言簿，吊牌卡或纪念品。③如果错过葬礼，则需举行另一次仪式，策划好从头到尾的细节。④通过引导想象训练，回忆丧失事件，丧礼，值得纪念的事情或葬礼。

（5）识别生活中的变化：为了帮助悲伤的家庭成员了解丧失带来的变化，请用婉转的方式问以下问题：“你现在的生活有什么不同？”“你失去了什么？”“什么时候是你最难熬的时候？”“现在你的身体有何异常感觉？”“你对未来的担心是什么？”“你现在有什么打算？”

（6）家庭内部封闭的 / 开放的沟通：家庭之间的交流越容易且越开放，越有助于成员之间进行必要的分享。创造性纪念仪式和传统仪式，以及其他联合的家庭活动可以帮助家庭成员更加开放地讨论和接受失去的现实。

（7）家庭活动：虽然个人难免有悲伤的时候，但通常可以在家庭联合活动中得到有效的治愈。有效的措施包括宗教服务、接待访客、寄送感谢卡片、发布公告并告知他们社交圈子里其他人有关疾病或死亡的消息。家人通常会对节日、生日和周年纪念日等特别敏感，因此这些时刻非常有用，可以为所爱之人举行仪式、聚餐及其他纪念活动，可以用蜡烛、祝福、照片、喜欢的食物、美酒、音乐和花等。再次强调，家庭和文化传统在促进接受现实方面发挥着重要作用。

（8）家庭以外封闭的 / 开放的沟通：与大家庭、朋友、宗教团体成员、支持服务工作者和同事的密切联系可以为家庭提供倾诉痛苦和获得支持的机会。询问他们：“你们都向谁寻求过帮助？”

任务二：分享痛苦和悲伤

（1）倾诉：当家庭成员在生活关系网中与彼此及大家庭成员、朋友和其他人倾诉时，会一起分享很多痛苦和悲伤。悲伤的人通常需要反复倾诉，描述爱的人的特征、医疗情况和最近的状况，描述死亡情节，并思考他们将失去什么和未来生活会有什么不同。循环提问给予证实是有帮助的：“现在有什么感觉？”“现在对于每个人来说，所爱之的人逝去后还能留下些什么？”“我们希望自己还能对她（或他）说些什么？”

明白死亡的意义和发掘所爱之人去世后新的

生存意义对于恢复生活功能是必要的。很多时候，我们听到人们问"为什么？""为什么会发生？""为什么是现在？""为什么发生在我们家？"人们可以自己寻找答案，也可以在别人的帮助下渡过难关。

（2）沉默的雷区：然而在某些家庭中，可能有一个沉默的雷区，家庭成员默认达成共识"我们不想谈及这个问题"。其他家庭可能会淡淡地说"我们都很好，谢谢你。"这种家庭通常不愿分享他们的需求，因此可能限制来自家庭外部资源的支持。这可能是一种否认的防御机制或文化或家庭习俗在起作用。

（3）情感表达：表达失望、无助、缓解、内疚、愤怒、焦虑、恐慌的情绪，或者需要冷静的时间，都是对于丧失可能做出的反应，分享这些情感可以帮助其他家庭成员明白并给予理解。悲伤家庭中的老年人可能会觉得向他人表达情绪不太合适，不会表现出太多悲伤。内疚和愤怒常很难向家人表达，但一旦他发现其他家庭成员也有类似的感觉，悲伤的情绪会得到很大程度的缓解。家庭深入交流中允许表达那些经常不被接受的情绪，但是必须尊重那些限制公开表达感情的民族文化。

任务三：重组家庭系统

（1）重新调整和重新分配：关系的重新调整和角色的重新分配，可以从准备葬礼和其他死亡相关的活动开始。由谁来确定送葬者的人选？我们应该设置一个开放的棺材吗？这些决定有助于个人承担新的角色责任。照顾者必须在讨论未来安排的家庭会议上提出重要问题，如日常生活、财务和新的责任。这些问题经常都会落到逝者配偶的肩上。如果家庭不能或不愿意讨论他们对未来的需求，照顾者可以通过策划一个着眼于近期的规划来改变这种局面。

（2）采用新的家庭组织结构：处于悲伤中的家庭可以抛弃旧的家庭模式，并采用新的模式和功能结构，尤其是如果死者生前在家中发挥着主导作用。每当发生重大变化时，正是对旧的模式进行讨论并寻求新的途径和解决方法之时，如开展娱乐活动，家人一起用餐，计划并实施一项预算支出，与其他非核心家庭成员联络。

（3）更换伴侣的担忧：失去配偶或生活伴侣后，可能会出现更换伴侣的问题。社会的约定俗成和家庭的抗拒可能决定了一个悲伤的长者何时应该恢复他自己的社会生活。直系家属可能会对寡妇或鳏夫寻找新的伴侣施加压力，或对此事保持长期的沉默。照顾者可以让家庭针对特定主题进行开放的讨论，如对生活关系的担忧。支持团体也可以提供帮助，团体中其他人可以分享他们如何应对困难或尴尬的情况。

任务四：创建新的路线、关系和目标

（1）从悲伤中走出来：家人可以逐渐认识到，他们既可以继续怀念所爱的亲人，同时也可以改变并适应他们当下的生活。这一点通常会随着时间缓慢实现。技术性干预也可以帮助家人控制悲伤，有一种技术称为控制回避，可帮助个体制定一个悲伤开关并选择何时扳动焦点开关，可以赋予居丧者对悲伤的控制感；同时帮助家人认识到，悲伤是适应过程的重要组成部分，并赋予其合理性，同时决定在每个关注阶段分配多少时间及何时参与。

居丧者可以通过灵性纽带与失去的亲人保持联系，不要求他们在现实生活中存在，也不妨碍失去亲人后的生活。仪式包括一个与已故亲人保持联系的系统。精神上的联系可以通过祈祷、祝福、纪念、捐赠、种植树木和园林，以及举行其他典礼来实现。同样，在节日、毕业、婚礼或婴儿命名的时刻家人一起保持一段时间静默既可以庆祝失去亲人后的生活，也可以再次确认逝者已逝。

（2）创建新的传统：有时，对死者、过去的传统和惯例过度理想化可能会阻止人们提出新的想法，更充分地满足家庭当前的需求。许多家庭成员会一直保持某些传统和习惯，因为爸爸或奶奶总是这样做。这些家庭风俗中的某些内容可以看作是家庭成员对死者的爱，而其他内容应该被新的和更令人满意的做事方式所取代。

（3）居丧家庭的悲伤治疗策略：在所有能够辅助临床的、有价值的治疗策略中，可供选择的治疗策略包括：①外化；②创造意义；③保持联结；④心理教育；⑤正常化。

1）外化。许多家庭希望找到一个在安全的地方表达痛苦的机会。他们可能已经在彼此面前哭泣过，并且在哭泣之后能够感到宽慰。治疗师可以鼓励这种释放的方式，并表明在这里、此时此刻如此表达是很正常的。有用的技巧包括一个方便拿到的纸巾盒和支持声明，如"这就是我们要在这里做的"。

家人也要学习忍受哭泣并支持表达悲伤的人。居丧的来访者知道他们可以在心理治疗过程中表达悲伤，并且只要时间允许，他们可以和其他家人一起在心理治疗中表达悲伤。

2）意义重建——目标和干预。当患者的生命结束时，患者需要感受到生命的意义，这可以通过做一个"生命回顾"或做一个对过去生活（包括家庭）的口述来实现。作为居丧者，我们不仅要对丧失赋予意义，而且也找到未来陌生的新生活的意义。我们可以尝试对丧失赋予意义，在这次经历中找寻一些积极的意义，意义重建会带来非常多的益处。在对丧失赋予意义时，我们鼓励家人回顾临终时的情况，尽可能包括死亡当时。如果家人对死亡原因的看法差异很大，可以请医疗人员来帮忙。在适当的时候，宗教和灵性意义或支持团体也可以为家庭提供一些安慰。

3）保持联结：与逝去的亲人保持联系。如果

是老者逝去，居丧者对亡人的回忆和想象更可能是积极的。逝者的遗产和精神遗产都会与居丧者产生联系，这是印证家庭成员与逝者关系的一种方法，也是家人将逝者期望的某些特质、价值观和信仰内化并将其带入未来生活的一种方式。

4）心理教育干预。人在悲伤的时候常会缺乏控制力，并伴随着无助感。因此，通过心理咨询或治疗获得悲伤相关的过程和知识，可以帮助应对这段时期。阅读一些悲伤的基础知识也会起到作用。

5）使悲伤正常化。正常化在治疗师对家庭成员进行悲伤模式和期望的教育时非常有帮助。居丧者感到自己的反应是正常现象，自己并不是一个人处在悲伤之中。这样的感觉可以缓解居丧者内心的矛盾和痛苦。

第十一节　小　　结

研究已经证实，精神心理调节可以明显改善肿瘤患者的生活质量和情绪状态，并且可以联合抗肿瘤治疗延长患者的生存期。为此，本章围绕肿瘤患者中常见的精神心理问题及其与肿瘤的关系，介绍了心理痛苦筛查、精神心理问题的药物干预、非药物干预方法，期待能为肿瘤患者提供更全面的帮助。医学发展至今，越来越多的人相信肿瘤的治疗和康复不仅仅需要从生物学角度进

行研究和干预，更应当从更全面的、更人本的角度进行，关注患者的一切，包括精神心理状态、家庭背景、社会文化背景等因素，因为这些因素也是影响肿瘤患者预后或生命状态的重要因素。人文医学与精准医学共同发展，才能为肿瘤患者提供最优质、最全面的帮助。

（唐丽丽　李金江　王索娅）

参 考 文 献

高天，2008. 音乐治疗导论. 北京：世界图书出版公司北京公司.

唐丽丽，2018. 癌症症状的精神科管理. 北京：人民卫生出版社.

中国抗癌协会肿瘤心理学专业委员会，2020. 中国肿瘤心理临床实践指南 2020. 北京：人民卫生出版社.

David W. Kissane DW, Parne F, 2018. 家庭居丧期关怀. 唐丽丽，译. 北京：北京大学医学出版社.

Bédard M, Molloy DW, Squire L, et al, 2001. The zarit burden interview: a new short version and screening version. Gerontologist, 41(5):652-657.

Collins L G, Swartz K, 2011. Caregiver care. Am Fam Physician, 83(11):1309-1317.

Dinan MA, Curtis LH, Setoguchi S, et al, 2018. Advanced imaging and hospice use in end-of-life cancer care. Support Care Cancer, 26(5):1-7.

Facchini M, Ruini C, 2021. The role of music therapy in the treatment of children with cancer: a systematic review of literature. Complement Ther Clin Pract, 42:101289.

Harju E, Michel G, Roser K, 2019. A systematic review on the use of the emotion thermometer in individuals diagnosed with cancer. Psychooncology, 28(9):1803-1818.

Hetkamp M, Bender J, Rheindorf N, et al, 2019. A systematic review of the effect of neurofeedback in cancer patients. Integr Cancer Ther, 18:1534735419832361.

Hoeksema SN, 2017. 变态心理学. 6 版. 邹丹，等，译. 北京：人民邮电出版社.

Holland JC., Bultz BD, 2007. The NCCN guideline for distress management: a case for making distress the sixth vital sign. J Natl Canc Netw, 5(1):3-7.

Huang Y, Wang Y, Wang H, et al, 2019. Prevalence of mental disorders in China: a cross-sectional epidemiological study. Lancet Psychiatry, 6(3):211-224.

Johannsen M, O'Connor M, O'Toole MS, et al, 2016.

Efficacy of mindfulness-based Cognitive therapy on late post-treatment pain in women treated for primary breast cancer: A randomized controlled trial. J Clin Oncol, 34(28): 3390-3399.

Kalish N, 2012. Evidence-based spiritual care: a literature review. Curr Opin Support Palliat Care, 6(2):242-246.

Kelly JR, Borre Y, O'Brien C, et al, 2016. Transferring the blues: depression-associated gut microbiota induces neurobehavioural changes in the rat. J Psychiatr Res, 82:109-118.

Lavergne F, Jay TM, 2020. Antidepressants promote and prevent cancers. Cancer Invest, 38(10):572-598.

Lengacher CA, Reich RR, Paterson CL, et al, 2016. Examination of broad symptom improvement resulting from mindfulness-based stress reduction in breast cancer survivors: a randomized controlled trial. J Clin Oncol, 34(24): 2827-2834.

Levis B, Sun Y, He C, et al, 2020. Accuracy of the PHQ-2 alone and in combination with the PHQ-9 for screening to detect major depression: systematic review and meta-analysis. JAMA, 323(22):2290-2300.

Li X, Du G, Liu W, et al, 2020. Music intervention improves the physical and mental status for patients with breast cancer: a protocol of randomized controlled trial. Medicine (Baltimore), 99(49):e23461.

Lu ZH, Fang Y, Liu C, et al, 2021. Early interdisciplinary supportive care in patients with previously untreated metastatic esophagogastric cancer: a phase III randomized controlled trial. J Clin Oncol, 39(7):748-756.

Mcfarland DC, Holland JC, 2016. The management of psychological issues in oncology. Clin Adv Hematol Oncol, 14(12):999-1009.

Turke KC, Canonaco JS, Artioli T, et al, 2020. Depression, anxiety and spirituality in oncology patients. Rev Assoc Med Bras (1992), 66(7):960-965.

Walker J, Magill N, Mulick A, et al, 2020. Different independent associations of depression and anxiety with survival in patients with cancer. J Psychosom Res, 138:110218.

Watson M, Kissane DW, 2016. 癌症患者的心理治疗手册. 唐丽丽, 译. 北京: 北京大学医学出版社.

Zheng P, Zeng B, Zhou C, et al, 2016. Gut microbiome remodeling induces depressive-like behaviors through a pathway mediatedby the host's metabolism. Mol Psychiatry, 21(6):786-796.

第35章 肿瘤代谢及化疗相关常见症状治疗

20世纪70年代前，恶性肿瘤被认为是一种代谢性疾病，基于瓦博格效应的发现，1950～1960年研发的抗肿瘤药都被称为"抗代谢药"，如氟尿嘧啶、甲氨蝶呤、阿糖胞苷等。随着代谢组学的不断发展，人们对恶性肿瘤作为一种代谢性疾病有了新的认识，如2-羟基戊二酸盐（2-hydroxyglutarate）作为肿瘤代谢产物，可间接改变组蛋白甲基化方式，最终诱导肿瘤发生且维持肿瘤生长与转移。肿瘤代谢产物都与有氧糖酵解、谷氨酰胺分解、一碳代谢、磷酸戊糖通路及脂肪酸从头合成等代谢通路相关。

恶性肿瘤不仅自身分泌各种代谢产物，而且利用和消耗葡萄糖、蛋白质、脂肪酸等人体正常代谢通路的营养元素，维持肿瘤细胞快速生长与增殖需要。在进行肿瘤的化学治疗时，由于肿瘤自身分解代谢和化疗药物引起人体代谢状态的改变，导致一系列临床症状和不良反应的发生，严重的化疗相关不良反应会影响肿瘤患者的进食，导致患者营养不良、脱水、肾排泄药物的能力降低、代谢紊乱，还会引起患者焦虑、治疗意愿下降等。有时不得不降低化疗药物强度或延迟治疗，最终导致治疗效果不佳。本章着重介绍肿瘤代谢与化疗常见相关症状，如厌食、恶心呕吐、便秘、腹泻、疼痛、水肿、高钙血症、贫血、乏力、高尿酸血症、恶病质等，从定义、病因与发病机制、评估和治疗等方面阐述相关理论知识和实践操作，为临床医学生及相关专业人员提供指导和借鉴。

第一节 厌 食

一、定义

厌食（anorexia）是晚期肿瘤患者经历的一种常见症状，特别是在某些胃肠道肿瘤，如胃癌、结肠癌、直肠癌、胰腺癌中多见，甚至可能是一些早期肿瘤患者的唯一症状。厌食是指食欲缺乏，虽然常见于肿瘤患者，但容易被忽视，其位居晚期肿瘤常见症状的第四位，新诊断肿瘤患者中发生率为50%，晚期肿瘤患者的发生率为26.8%～57.9%。厌食导致患者进食量下降和伴随恶病质，从而出现肌肉萎缩和体重下降，最终导致生活质量下降和病死率提高，所以厌食是影响生活质量和预后不良的独立因素。

二、常见原因

导致肿瘤性厌食的病因很多，可以将其分为外周性病因和中枢性病因。

（一）外周性病因

1. 肿瘤引起的吞咽困难或肿瘤直接导致胃肠

功能紊乱。

2. 肿瘤产生的影响进食的物质，如乳酸、色氨酸、甲状旁腺激素相关肽等。

3. 肿瘤导致的营养素缺乏，如缺乏微量元素锌。

4. 肿瘤引起的炎症，导致细胞因子的释放。

5. 抗肿瘤治疗，如化疗和放疗也会影响食欲。

（二）中枢性病因

肿瘤相关心理危机如无助感和忧虑情绪也会导致厌食的产生。家人与患者对于进食欲望和能力的认识差异，导致患者情绪低落，同时患者不良情绪对家人或护理者情绪的负性影响反馈性加剧患者不良情绪。

三、发病机制

肿瘤相关性厌食的发病机制是复杂的。根据已有动物实验结果，认为肿瘤导致的厌食症状是由控制食欲的中枢神经和外周神经信号改变引起的。

肿瘤性厌食与下丘脑功能改变有关。肿瘤与宿主之间复杂的慢性系统性炎症反应，伴随着多种炎症介质及细胞因子的释放，导致下丘脑中控制饱腹感的神经元（如促阿片 - 黑素细胞皮质素原神经元）和食欲相关神经元（如 NPY 神经元）生理功能破坏，进而导致促阿片 - 黑素细胞皮质素原神经元的慢性持续性过渡激活和 NPY 神经元的慢性活性受抑制。有趣的是，这一功能性改变也会影响肌肉丢失和胃排空。Molfino 等的研究发现在肿瘤患者中，对比于对照组，厌食患者的下丘脑功能下降。

食物的视觉刺激与进食息息相关。Muto 等学者利用时时追踪扫描神经元活动的影像技术，发现顶前盖区的神经元接受食物的视觉刺激后，可以投射到下丘脑的进食中枢。顶前盖区 - 下丘脑通路在传导视觉信号到进食中枢这一过程中起到重要的作用。Sanchez -Lara 等学者研究对比了肺癌厌食症患者和非厌食症患者的头部 MRI，结果显示，食物的视觉刺激并不能活化下丘脑的进食中枢。

胃肠道内分泌细胞产生多肽类短效作用信号，通过血液循环或迷走神经将饱腹感信号传导至中枢神经，产生饱腹感，从而减少食物的摄取。降钙素基因相关肽（calcitonin gene-related peptide，CGRP）神经元是肿瘤相关厌食的神经元之一，抑制 CGRP 神经元可预防厌食及瘦体组织的丢失，同时能逆转已经发生的厌食症状。下丘脑弓形核接收和整合上述信号，调节人体能量摄取行为。

此外，还有多种活性物质，如神经肽 Y、肾上腺皮质激素释放激素、胰高血糖素、胆囊收缩素、白介素 -6、C 反应蛋白、5- 羟色胺等起抑制或刺激进食的作用。

四、评估诊断

准确诊断和评估厌食，无论是对科研还是临床管理都极为重要，科学、准确、有效的食欲评价方法和技术不仅是营养及临床工作者客观评价食欲的手段，也是进一步认识和预测肿瘤患者发生营养不良的基础。但遗憾的是，目前缺乏诊断肿瘤患者厌食的国际统一的金标准，且对于不同类型肿瘤及不同疾病阶段患者的评估工具选择无明确证据支持。目前临床常用的评估工具如下。

1. 基于临床提问　过去 1 个月内，你是否出现食欲缺乏。结果为是或者否。临床上医务工作者常通过询问患者是否食欲缺乏来判断其是否存在厌食，也可以作为对厌食的定性评价。

2. 欧洲肿瘤研究与治疗组织生存质量问卷（EORTC QLQ-C30）　是目前国际上应用最为普遍的评价肿瘤患者生活质量的量表。该量表由 30 个问题构成，分别从 5 种功能（生理、日常生活、认知、情感和社会功能）、3 种症状（疲劳、疼痛、恶心呕吐）及整体健康状况、整体生活质量和其他单独的 6 项（睡眠质量、食欲、腹泻、便秘、呼吸困难和经济状况）指标对患者生活质量进行评估。该问卷中有一项评估食欲的内容：你有食欲缺乏吗？结果分为没有（1 分）、有一点（2 分）、很多（3 分）、非常（4 分）。

3. 视觉模拟测量（visual analog scale，VAS）常被认为是疼痛评价的金标准，之后 VAS 也被用于评价食欲的主观感受。VAS 是一条长度为 100mm 或 150mm 的线段，线段的两端分别指向"我一点也没有食欲"和"我的食欲非常好"。受试者根据他们的感受程度在线段上做标记。通过测量从线段的左边到标记点的距离来定量评价食欲。该方法的结果同食物摄入量呈正相关，且具有较好的敏感性和重复性。目前研究认为，大于 50mm 或 70mm 可判定厌食症。

4. 厌食 / 恶病质治疗的功能评估（functional assessment of anorexia/cachexia therapy，FAACT）　是在肿瘤普适性量表基础上针对厌食 / 恶病质所制定的量表，其中包括 18 个关于食欲的问题。每一条目对应得分为 0 ～ 4 分，满分 72 分。在此基础上 Ribaudo 等将其缩至 12 个问题，即 A/CS-12（anorexia/cachexia subscale-12），且对其信度及效度进行验证，但目前该量表使用时的截断值（cut-off）并没有达成一致。考虑到 A/CS-12 仍然较为烦琐，Davis 等在其基础上制定了简单厌食量表，该量表通过将两个问题得分相加来得出结论。问题 1 得分范围为 0 ～ 10 分，问题 2 中食欲缺乏的程度为轻微、中等或严重，分别被计分 1 ～ 3 分。量表总分为 0 ～ 13 分，0 ～ 3 分判定为食欲差，4 ～ 7 分为中等食欲，8 ～ 13 分为食欲良好。该量表与 A/CS-12 有较好的相关性，但评价厌食的敏感度会下降。

5. 营养食欲问卷（council on nutrition appetite questionnaire，CNAQ）的改进版　即肿瘤患者

食欲症状问卷（cancer appetite and symptom questionnaire，CASQ）。该问卷包括 12 个问题，评估了食欲、早饱感、口味、情绪等方面的变化。

6. 日本科学家针对接受放疗的头颈部肿瘤患者开发了主要包括口腔问题的食欲评估表格 该表格包括味觉障碍、口腔唾液分泌异常及水分丢失、口腔疼痛 3 个因素组成的 14 个条目。该表格可用于评价头颈部肿瘤患者的食欲。

五、临床治疗

肿瘤相关厌食促进恶病质的发生。因此尽管两者概念不同，但在治疗方面存在很多交叉点。两者的区别在于即便患者没有厌食的症状，炎症因子和肿瘤衍生因子的异常分泌也可导致恶病质。

各种病因导致的体重下降都会影响患者的生存，去脂体重下降对生存的影响更为突出。厌食/恶病质在初治肿瘤和晚期肿瘤，以及其他非肿瘤性疾病，如 AIDS、COPD、CHF、晚期肾病都与预后密切相关。所以，临床医师应该重视对厌食这一症状的处理，改善患者的生存质量及治疗效果。

厌食的治疗是一个多模式、多学科合作的长期治疗过程，包括初始评估及治疗中的反复再评估，药物及非药物治疗，心理治疗干预，以及社会关怀等。

（一）治疗前评估

厌食症和体重下降的初始症状可能只是不知不觉地食欲缺乏，体重轻微减轻，可伴随任何疾病。随着病情的发展和疾病并发症的出现，厌食和营养不良的情况也日益恶化，呈现一个相互加强的过程。因此，对患者的营养状态及症状的评估是需要反复进行，不断反馈的。

初始评估内容包括患者体重下降的程度及相关症状，同时向家属介绍患者的状况，并讨论各种治疗选择的利弊。评估指标包括食欲、营养摄入及基础营养状态。食欲的改变也可以通过计算所摄入的热量来量化评估。评价患者营养状态的量表很多，如主观整体营养评估（SGA）系统。实验室检查项目，如血清白蛋白、电解质、微量元素也可以提示患者的营养状态，而且这些指标也与疾病的预后密切相关。

治疗目标是进行治疗前评估最重要的内容。制订治疗计划前应该确定疾病分期、治疗目标、评价厌食对患者的身体及心理的影响程度、治疗

的效费比，以及相关治疗是否能够改善患者的生存质量。

另外初始评估还应该包括心理精神评定，尤其是患者及照顾患者的家属对患者进食的关注情况、食物的偏好、特殊的进食模式等。临床上经常遇到的情况是家属比患者更关注患者营养摄入不足的情况，因此临床医师也应该从文化水平、宗教信仰、家庭成员对医疗护理知识的需求等方面来综合考虑而制订治疗计划。

厌食/恶病质的评估指标包括厌食感、早饱感；虚弱和疲劳感；精神状态下降，集中注意力的能力下降及持续时间减少；渐进性肌肉萎缩、体力下降、脂肪减少（水肿可能掩盖消瘦）；体重下降（体重也可以反映患者的营养状况、水肿或脱水情况，心脏病患者体重增加可能提示心力衰竭）；肱三头肌处皮下脂肪厚度下降；蛋白质代谢异常导致的肌营养不良；血清白蛋白浓度下降（白蛋白的半衰期为 20 天，受当前进食情况的影响较小，其他治疗更有可能影响白蛋白水平）；其他实验室指标包括贫血、三酰甘油指数升高、氮代谢紊乱、糖耐量异常。

（二）临床治疗

姑息治疗的目标是提高患者的舒适感，降低厌食及体重减轻带来的压力，帮助患者及家属适应肿瘤终末期必然出现的摄入减少及体重下降的症状。临床治疗方法包括导致厌食的外源性因素的处理、营养支持、肠内肠外营养、药物治疗和精神心理支持。

1. 解除外因 许多外源性因素可能导致或加重肿瘤患者的食欲缺乏及体重减轻。常见的临床症状包括疼痛、恶心呕吐、乏力、抑郁、味觉障碍、口腔干燥、口咽念珠菌感染、呼吸困难、便秘、饮食失调。内分泌异常也可能影响食欲，如性激素减退、甲状腺功能异常、代谢障碍（高钙血症）。针对这些病因及症状进行治疗和处理都可能会增加患者的食欲。

2. 营养支持 饮食指导的目的在于增加摄入，最大程度地保持营养成分均衡。然而也有研究提示提高营养摄入的质量并不能提高肿瘤患者的去脂体重，非药物性治疗可以提高蛋白及热量的摄入，但是并没有改善患者的营养状态、抗肿瘤疗效、生存期及生活质量。增加蛋白及热量摄入对于非临终的肿瘤患者可能有益。应该鼓励患者进食喜爱的食物，进食前避免进行任何治疗或使患者情

绪发生波动，先进食最有营养的食物，避免大量饮用无营养价值的饮品。

肠内营养对一般情况较好及外因导致的厌食的患者有益，例如，进行头颈部肿瘤放疗导致吞咽障碍，生长缓慢的肿瘤引起肠道梗阻，上消化道恶性肿瘤术后的患者可进行肠内营养。然而对于放化疗和骨髓移植的患者进行肠内营养的证据仍不充分。目前在头颈部肿瘤治疗中已经广泛使用 PEG 进行肠内营养，但是预先放置 PEG 管并没有临床获益。

姑息治疗领域并不建议使用肠外营养。只要患者胃肠道功能正常，都应该优先考虑肠内营养。肠内营养费用低且引起的并发症也相对较少。对于预期生存期达 2 ～ 3 个月，脏器功能正常，无法进行肠内营养的患者可以考虑长期使用肠外营养。但是总体来说肿瘤患者进行全肠外营养获益有限，会增加感染风险，加重代谢紊乱，引发并发症的风险大。静脉补液无法纠正肿瘤终末期患者的脱水症状，对于这类患者更重要的是缓解口腔干燥感，以及对家庭成员的心理关怀。

3.药物治疗

（1）甲地孕酮（MA）：是一种合成孕激素，能够刺激食欲，增加体重。其作用机制并不明确，可能是对细胞因子的调节作用，如抑制 TNF。药物副作用包括肾上腺功能减退、性腺功能减退，以及深静脉血栓（DVT）。目前学者认为 MA 是治疗厌食最安全有效的药物之一。用法：400 ～ 800mg/d，口服。

（2）糖皮质激素（地塞米松 4mg/d，口服）：广泛应用于姑息治疗，是 WHO 基础用药目录的推荐用药，也是儿童用药目录的推荐药物。IAHPC 也推荐使用地塞米松治疗厌食、恶心、神经痛和呕吐。研究发现食欲缺乏患者体内皮质醇水平下降，因此适当给予糖皮质激素可改善相关症状。糖皮质激素能够改善食欲、营养摄入及患者的自身感觉，同时也可用于治疗其他肿瘤相关症状，如疼痛、呼吸困难和恶心呕吐。其不良反应包括肾上腺功能减退、高血糖和消化道溃疡等。地塞米松的初始剂量可以选择较高的剂量 12 ～ 24mg/d，随后逐渐减量，在 2 ～ 3 周达到维持剂量 2 ～ 8mg/d。建议使用 4mg 口服片剂，以便于初始滴定和维持治疗。

（3）大麻素（屈大麻酚 5 ～ 20mg/d）：能够改善食欲和情绪。有研究显示大麻素类可以治疗化疗相关恶心呕吐及 AIDS 相关的厌食。但是大麻素用于治疗肿瘤相关厌食的数据很少。这类药物受到各地法律的限制，而大麻素引起的谵妄等中枢神经系统毒性也限制了其临床应用。

（4）精神类药物：如米氮平（7.5 ～ 30mg，睡前口服）可以缓解患者的抑郁症状进而改善食欲。研究发现厌食/恶病质严重影响患者的生活质量，造成极大的情感及社会压力。体重下降会影响患者的自尊，造成抑郁等负面情绪。

（5）其他药物：作用于厌食/恶病质发病相关的信号通路的药物，包括神经内泌素调控剂、细胞因子抑制剂及抗炎药物；激素肽"饥饿素"（Ghrelin）是影响食欲的一种循环调节因子，前期的临床研究显示饥饿素可以提高肿瘤患者的摄入量，增加肌肉体积和运动能力；沙利度胺能够镇吐及抑制 TNF，也是治疗厌食的一种选择；对于胃瘫和早饱症状明显的患者可以考虑饭前服用甲氧氯普胺（10mg），以促进胃排空，改善食欲；其他正在研究的药物包括黑皮质素（被认为可以减少循环 TNF），多种合成代谢类固醇（如生长因子、胰岛素样生长因子和睾酮衍生物），Omega-3 多不饱和脂肪酸、β- 肾上腺素能激动剂和抗炎药物。

第二节　恶心呕吐

一、定义

恶心呕吐是肿瘤患者的常见症状。多种抗肿瘤治疗，如化疗、分子靶向治疗、镇痛治疗、放疗及手术等，都可能引起患者恶心呕吐。恶性肿瘤患者并发肠梗阻、水和电解质紊乱和脑转移等，也可发生不同程度的恶心呕吐。恶心呕吐控制不良可致一系列的生理反应,如代谢紊乱、营养不良、电解质失衡和功能受损，增加患者对治疗的恐惧感，严重时不得不终止抗肿瘤治疗。因此，积极、合理地预防和处理肿瘤治疗相关的恶心呕吐，将为肿瘤治疗的顺利进行提供保障。

迄今为止，大多数关于恶心呕吐的研究都是针对肿瘤患者的，主要集中在肿瘤患者中出现的化学治疗所致的恶心呕吐（chemotherapy induced nausea and vomiting，CINV）。对于肿瘤治疗相关呕吐的机制研究和新药研发已有长足的进步，但是仍然存在许多不足，如爆发性呕吐和难治性呕吐的治疗，恶心的机制及治疗等都需要进一步研究。

化疗所致恶心呕吐（CINV）通常可以分为急性、延迟性、预期性、爆发性及难治性5种类型。

1. 急性恶心呕吐　一般发生在给药数分钟至数小时，并在给药后5～6小时达高峰，但多在24小时内缓解。

2. 延迟性恶心呕吐　多在化疗24小时之后发生，常见于顺铂、卡铂、环磷酰胺和多柔比星化疗时，可持续数日。

3. 预期性恶心呕吐　在前一次化疗时经历了难以控制的CINV之后，在下一次化疗开始之前即发生的恶心呕吐是一种条件反射，主要由于精神、心理因素等引起。预期性恶心呕吐常伴随焦虑、抑郁，与以往CINV控制不良有关，发生率为18%～57%，恶心比呕吐常见。年轻患者常比老年患者接受更强烈的化疗，并且控制呕吐的能力较差，容易发生预期性恶心呕吐。

4. 爆发性呕吐　在抗肿瘤药物治疗前预防性地给予镇吐治疗，仍然发生恶心及呕吐和（或）需要给予解救性镇吐治疗，可以发生在给予抗肿瘤药物后的任何时间段。

5. 难治性呕吐　在以往的化疗周期中使用预防性和（或）解救性镇吐治疗失败，而在接下来的化疗周期中仍然出现呕吐。

二、恶心呕吐的生理机制

了解恶心呕吐的病理生理学对于缓解这些患者的症状是很重要的。可以通过了解恶心和呕吐的神经机制，为患者选择合理的选择药物疗法。

"恶心"和"呕吐"通常情况下是具有临床相关性的，但事实上是不同的概念。

（一）恶心

恶心是人体一种精神活动，多种因素可引起恶心，如内脏器官疼痛、颅内高压、迷路刺激、某些精神因素等。恶心发生时胃蠕动减弱或消失、排空延缓，十二指肠及近端空肠紧张性增加，出现逆蠕动，导致十二指肠内容物反流至胃内。恶心常是呕吐的前奏。

（二）呕吐

呕吐是一种复杂的病理生理反射过程。反射通路包括以下几种。①信息传入：由自主神经传导（其中腹部迷走神经纤维较交感神经纤维起的作用大）。②呕吐反射中枢：目前认为中枢神经系统的两个区域与呕吐反射密切相关。一个是延髓呕吐中枢，另一个是化学感受器触发区（chemical trigger zone，CTZ）。③传出神经：包括迷走神经、交感神经、体神经和脑神经。

通常把内脏神经末梢传来的冲动引起的呕吐称为反射性呕吐，CTZ受刺激后引起的呕吐称为中枢性呕吐。

腹部的传入迷走神经与化疗引起的恶心呕吐的相关性最大。一类受体，如5-HT、神经激肽-1、胆囊收缩素-1，位于传入迷走神经的终端，这些受体位于小肠近端的胃肠道黏膜上的肠嗜铬细胞附近，这些受体包含一些调节物质，如5-HT、P物质、胆囊收缩素。当暴露在辐射和细胞毒药物时，胃和近段小肠黏膜上的嗜铬细胞释放5-HT等神经递质，5-HT与$5-HT_3$受体结合产生的神经冲动由肠壁上的迷走神经和内脏神经传入纤维传入呕吐中枢而致呕吐。

化疗药物及其代谢产物也可直接刺激CTZ启动呕吐反射；此外，感觉、精神直接刺激大脑皮质通路或通过前庭系统的传入信号导致呕吐。延髓呕吐中枢位于延髓外侧网状结构背外侧、迷走神经核附近，主要接受来自消化道和内脏神经、大脑皮质、前庭器官、视神经、痛觉感受器和CTZ的传入冲动。化学感受器触发区（CTZ）位于第四脑室底部的后极区，为双侧性区域，有密集多巴胺受体。多巴胺受体在CTZ对呕吐介导过程中起重要作用，应用阿扑吗啡、左旋多巴、溴隐亭等多巴胺受体激动药可引起呕吐，而其拮抗药，如甲氧氯普胺（胃复安）、多潘立酮等有止呕作用。化学感受器触发区的5-羟色胺（5-HT）、去甲肾上腺素、神经肽物质和γ-氨基丁酸等神经递质也可能参与呕吐反射过程。CTZ主要接受来自血液循环中的化学、药物等方面的呕吐刺激信号，并发出引起呕吐反应的神经冲动。但CTZ本身不能直接引起呕吐，必须在延髓呕吐中枢完整及其介导下才能引起呕吐，但两者的关系尚不明了。CTZ位于血-脑脊液屏障之外，许多药物或代谢紊乱均可作用于CTZ。某些药物，如麻醉剂、化学药物、麦角衍生物类药物、吐根糖浆等，以及体内某些多肽物质，如甲状腺激素释放激素、P 物质、血管紧张素、胃泌素、升压素、血管肠肽等，均可作用于 CTZ 引起恶心呕吐。此外，某些疾病如尿毒症、低氧血症、酮症酸中毒、放射病、晕动症等引起的恶心呕吐也与 CTZ 有关。

目前，学者认为多数化疗药物启动急性呕吐的主要机制是依赖迷走神经的途径，延迟性呕吐主要是中枢调节。

三、恶心呕吐的常见原因

了解恶心呕吐的原因对于治疗有重要的指导意义，常见原因可分为以下七类。

1. **生化因素/药物因素**　内分泌代谢性疾病（高钙血症，低钠血症）、器官衰竭（肝、肾）、化学治疗、阿片类药物、抗生素、抗癫痫药物、5-羟色胺再摄取抑制剂类抑郁药。

2. **胃潴留**　胃癌、腹水、阿片类药物、抗胆碱能药物、消化性溃疡。

3. **胃肠道梗阻/易激综合征**　肿瘤相关性、食管炎、消化性溃疡、胃膨胀或胃压缩、胃排空延迟、肠梗阻、便秘、胆道梗阻、腹腔继发性疾病（腹膜疾病）、肠粘连、治疗相关性（化疗、放疗）、感染（隐孢子虫病）、药物性（阿司匹林、非甾体类药物）。

4. **颅内压升高**　脑水肿、颅内肿瘤、脑出血、脑膜性疾病。

5. **前庭性**　晕动症、迷路炎、梅尼埃病。

6. **心理性**　恐惧、焦虑、预期性。

7. **妊娠性**。

而在肿瘤化疗患者中，抗肿瘤药物所致呕吐主要取决于所使用药物的催吐潜能。一般可将抗肿瘤药物分为高度、中度、低度和轻微 4 个催吐风险等级，其划分依据是如不予以预防处理，呕吐发生率分别为 > 90%、30% ~ 90%、10% ~ 30% 和 < 10%。抗肿瘤药物的催吐性分级见表 3-35-1 和表 3-35-2。

表 3-35-1　抗肿瘤药物的催吐性分级

级别	药物		口服给药
	静脉给药		
高度催吐危险（呕吐发生率 > 90%）	顺铂	多柔比星 > 60mg/m²	丙卡巴肼
	AC 方案（多柔比星或表柔比星＋环磷酰胺）	表柔比星 90mg/m²	六甲蜜胺
		异环磷酰胺 ≥ 2g/m²	
	环磷酰胺 ≥ 1500mg/m²	氮芥	
	卡莫司汀 > 250mg/m²	氮烯咪胺（达卡巴嗪）	
中度催吐危险（呕吐发生率 30% ~ 90%）	白介素 -2 > 1200 万 ~ 1500 万 U/m²	多柔比星 ≤ 60mg/m²	环磷酰胺
	阿米福汀 > 300mg/m²	表柔比星 ≤ 90mg/m²	替莫唑胺
	苯达莫司汀	伊达比星	
	卡铂	异环磷酰胺 < 2g/m²	
	卡莫司汀 ≤ 250mg/m²	α- 干扰素 ≥ 1000 万 U/m²	
	环磷酰胺 ≤ 1500mg/m²	伊立替康	
	阿糖胞苷 > 200mg/m²	美法仑	
	奥沙利铂	更生霉素	
	甲氨蝶呤 ≥ 250mg/m²	柔红霉素	
低度催吐危险（呕吐发生率 10% ~ 30%）	阿米福汀 ≤ 300mg/m²	依沙比酮	卡培他滨
	白介素 -2 ≤ 1200 万 U/m²	甲氨蝶呤 > 50mg/m²，< 250mg/m²	替加氟

级别	药物		
	静脉给药		口服给药
	卡巴他赛	丝裂霉素	氟达拉滨
	阿糖胞苷（低剂量）100～200mg/m²	米托蒽醌	沙利度胺
	多西他赛	紫杉醇	依托泊苷
	多柔比星（脂质体）	白蛋白紫杉醇	来那度胺
	依托泊苷	培美曲塞	
	5-FU	喷司他丁	
	氟尿苷	普拉曲沙	
	吉西他滨	塞替哌	
	α-干扰素＞500万U/m²，＜1000万 U/m²	拓扑替康	
轻微催吐危险（呕吐发生率＜10%）	门冬酰胺酶	地西他滨	苯丁酸氮芥
	博来霉素（平阳霉素）	右雷佐生	羟基脲
	克拉屈滨（2-氯脱氧腺苷）	氟达拉滨	美法仑
	阿糖胞苷＜100mg/m²	α-干扰素≤500万U/m²	硫鸟嘌呤
	长春瑞滨		甲氨蝶呤

表 3-35-2　分子靶向药物的催吐性分级

级别	药物	
	静脉给药	口服给药
高度催吐危险（呕吐发生率＞90%）	—	—
中度催吐危险（呕吐发生率30%～90%）	阿仑珠单抗	伊马替尼
低度催吐危险（呕吐发生率10%～30%）	硼替佐米	舒尼替尼
	西妥昔单抗	拉帕替尼
	帕尼单抗	依维莫司
	曲妥珠单抗	
	贝伐珠单抗	吉非替尼
轻微催吐危险（呕吐发生率＜10%）		索拉非尼
		厄洛替尼

多种抗肿瘤药物合并使用及多周期化疗后，都有可能增加恶心呕吐的发生率。

四、恶心呕吐的评估

评估是一个重要的过程和所有治疗相关决策的基础，专家建议提倡结构化的方法来评估和治疗这些症状。正确地评估恶心呕吐有助于该症状的治疗。

评估恶心呕吐应该了解它们的病理生理学，这可以从患者的病史、体格检查和诊断中获得。首先，仔细了解患者的病史，包括诊断、治疗和转移部位。其次，应详细询问患者的诱因，如药物、饮食、运动、位置、气味，以及伴随症状，如上腹部疼痛、吞咽困难、口渴（高钙血症）、呃逆（尿毒症）、胃灼热和便秘等。另外，应该进行详细的体格检查，如评估鹅口疮或黏膜炎，评估腹部、肠鸣音和直肠是否有梗阻、便秘或嵌塞的迹象。实验室检查可能有助于排除器官功能障碍、感染和电解质失衡；必要的影像学检查对评估恶心呕吐也有一定的作用。还可以使用评估量表对恶心呕吐进行评估，如 Visual Analog Scale（VAS）、Morrow Assessment of Nausea and Emesis（MANE）、Rhodes Index of Nausea and Vomiting Form 2（INV-2）、Functional Living Index Emesis（FLIE）。

五、恶心呕吐的临床治疗

（一）非药物治疗

1. 环境　安静放松的环境，从事感兴趣的活动以转移患者的注意力。

2. 饮食　合理搭配饮食，适当清淡，少食多餐，在一日中最不易恶心的时间多进食（多在清晨）。食物要温热适中，偏酸的水果可缓解恶心。进食前和进食后尽量少饮水，餐后勿立即躺下，以免食物反流，引起恶心。避免大量饮水，尽量选用肉汤、菜汤和果汁等，以保证体内营养，维持电解质平衡。

3. 其他治疗　极大的心理压力和焦虑恐惧导致的紧张均可通过大脑及脑干激发呕吐，并且肿瘤患者易产生悲观、失望的情绪，因此对肿瘤患者予以心理疏导和心理护理，稳定患者情绪同样十分重要。形成良好的社会支持系统，多安慰和鼓励患者。

（二）药物治疗

1. 治疗原则

（1）化疗所致恶心呕吐：预防为主，充分评估呕吐发生风险。基于抗肿瘤治疗药物的催吐风险、既往使用镇吐药的经历及患者本身因素选择恰当的镇吐药物。

1）高度催吐性化疗方案所致恶心呕吐的预防：推荐在化疗前采用三药方案，即单剂量 5-HT$_3$ 受体拮抗剂、地塞米松和 NK-1 受体拮抗剂。

2）中度催吐性化疗方案所致恶心呕吐的预防：推荐第 1 日采用 5-HT$_3$ 受体拮抗剂联合地塞米松，第 2 日和第 3 日继续使用地塞米松。

3）低度催吐性化疗方案所致恶心呕吐的预防：建议使用单一镇吐药物，如地塞米松、5-HT$_3$ 受体拮抗剂或多巴胺受体拮抗剂（如甲氧氯普胺）预防呕吐。

4）轻微催吐性化疗方案所致恶心呕吐的预防：对于无恶心呕吐史的患者，不必在化疗前常规给予镇吐药物。

5）多日化疗所致恶心呕吐的预防：5-HT$_3$ 受体拮抗剂联合地塞米松是预防多日化疗所致 CINV 的标准治疗，通常主张在化疗期间每日使用第一代 5-HT$_3$ 受体拮抗剂，地塞米松应连续使用至化疗结束后 2～3 日。

6）预期性呕吐的预防和治疗：预防是关键，在每个治疗周期，采取最佳的镇吐方案，避免可能加重症状的刺激性气味；可考虑行为疗法，如放松/系统脱敏、催眠/遐想、音乐治疗，以及中医药/针灸、抗焦虑治疗。

（2）放疗所致恶心呕吐：高度催吐性风险（全身放疗、全淋巴系统照射）每次放疗前预防性给予 5-HT$_3$ 受体拮抗剂，并可考虑加用地塞米松。中度催吐性危险（全腹照射、上腹部照射）每次放疗前预防性给予 5-HT$_3$ 受体拮抗剂，并可以短期应用地塞米松。低度催吐性危险（胸部、盆腔、头颅、颅脊髓、头颈）5-HT$_3$ 受体拮抗剂可作为预防治疗或补救治疗。一旦出现呕吐进行解救治疗后，建议预防性应用 5-HT$_3$ 受体拮抗剂治疗直至放疗结束。轻微催吐性风险（四肢、乳腺），多巴胺受体拮抗剂或 5-HT$_3$ 受体拮抗剂可作为补救治疗。

（3）阿片类药物所致恶心呕吐：推荐以 5-HT$_3$ 受体拮抗剂、地塞米松或氟哌啶醇 3 种中的一种或两种作为首选预防药。如果仍发生恶心呕吐，可叠加另一种药物。对于顽固性恶心呕吐，可加用小剂量吩噻嗪类药物、抗胆碱药物（东莨菪碱）或阿瑞匹坦。

（4）可能导致或加重肿瘤患者恶心呕吐的其他影响因素：部分或完全性肠梗阻；前庭功能障碍；脑转移；电解质紊乱，如高钙血症，高血糖，低钠血症等；尿毒症；或其他因素如糖尿病引起的胃轻瘫；心理因素，如焦虑、预期性恶心/呕吐等。

2. 治疗药物

（1）5-HT$_3$ 受体拮抗剂的常用药物及其给药途径、镇吐剂量见表 3-35-3。

（2）地塞米松：是预防急性呕吐的有效药物，也是预防延迟性呕吐的基本用药。

预防高度致吐性化疗的急性呕吐，一般地塞米松与 5-HT$_3$ 受体拮抗剂和 NK-1 受体拮抗剂三药联合，在化疗用药当日预防用药（12mg 口服或静脉给药，每日 1 次，与阿瑞匹坦或福沙匹坦联用时，6mg 口服或静脉给药，每日 1 次）；预防其延迟性呕吐，可地塞米松与 NK-1 受体拮抗剂两药联合，连续用药 3 日（8mg 口服或静脉给药，

表 3-35-3　5-HT$_3$ 受体拮抗剂

药物	给药途径	镇吐剂量	镇吐剂量（解救性治疗）
昂丹司琼	静脉	D1：8～16mg D2：8～16mg	16mg，qd
	口服	D1：16～24mg D2：8mg，bid 或 16mg，qd	16mg，qd
格雷司琼	静脉	3mg，qd	3mg，qd
	口服	D1～3：2mg，qd 或 1mg，bid	D1～3：2mg，qd 或 1mg，bid
	透皮贴	3.1mg/24h，q7d	
多拉司琼	口服	100mg，qd	100mg，qd
托烷司琼	静脉	D1：5mg	
	口服	D1：5mg	
帕洛诺司琼	静脉	D1：0.25mg	
雷莫司琼	静脉	0.3mg，qd	0.3mg（每日总药物剂量 ≤ 0.6mg）
	口含	0.1mg（崩解片），qd	0.1mg（崩解片）（每日总药物剂量 ≤ 0.6mg）
阿扎司琼	静脉	10mg（儿童禁用）	

每日 1 次，用 3～4 日，与阿瑞匹坦或福沙匹坦联用时，3.75mg 口服或静脉给药，每日 2 次，用 3～4 日）。

预防中度致吐性化疗的急性呕吐，可地塞米松与 5-HT$_3$ 受体拮抗剂两药联合，化疗当日预防用药（12mg 口服或静脉给药，每日 1 次）；预防其延迟性呕吐，地塞米松连续用药 2 日（8mg 口服或静脉给药，每日 1 次，4mg，每日 2 次连用 2～3 日）。

预防低度致吐性化疗的呕吐，可应用地塞米松，于化疗当日用药（4～8mg 口服或静脉给药，每日 1 次）。

（3）NK-1 受体拮抗剂

阿瑞匹坦（aprepitant）：为 NK-1 受体拮抗剂，与大脑中的 NK-1 受体高选择性的结合，拮抗 P 物质。用法：第 1 日 125mg 口服，第 2～3 日，80mg 口服，每日 1 次。

福沙匹坦二甲葡胺：是阿瑞匹坦口服制剂的前体药物，注射后在体内迅速转化成阿瑞匹坦。用法：第 1 日，150mg 静脉滴注。

奈妥吡坦：300mg 奈妥吡坦 /0.5mg 帕洛诺司琼，化疗当日口服。

罗拉匹坦：180mg 化疗当日口服，不与地塞米松相互作用，半衰期长，因此给药间隔不得少于 2 周，临床意义在于预防，延迟性恶心呕吐获益最大。

（4）多巴胺受体阻滞药：甲氧氯普胺（metoclopramide，胃复安，灭吐灵）是多巴胺受体阻断药，通过抑制中枢催吐化学感受区（CTZ）的多巴胺受体，提高 CTZ 的阈值，可发挥较强的中枢性镇吐作用。在预防低度催吐化疗药物所致呕吐和解救性治疗中，甲氧氯普胺的推荐剂量是每日 10～20mg 口服或静脉给药，必要时每 6 小时 1 次，用 3～4 日。

（5）精神类药物：可考虑用于不能耐受阿瑞匹坦、5-HT$_3$ 受体拮抗剂和地塞米松或呕吐控制不佳的患者，不推荐单独使用。

氟哌啶醇（haloperidol）：丁酰苯类抗精神药，可阻断脑内多巴胺受体发挥作用，主要为抗精神病、抗焦虑的作用，也有较强的镇吐作用，可用于化疗所致恶心呕吐的解救性治疗，每次口服 0.5～2mg，每 4～6 小时 1 次，主要不良反应为锥体外系反应。

奥氮平（olanzapine）：非典型抗精神病药，对多种受体有亲和力，包括 5-HT$_2$ 受体、5-HT$_3$ 受体、5-HT$_6$ 受体、多巴胺受体（D1、D2、D3、D4、D5、D6）、肾上腺素和组胺 H$_1$ 受体。可用于化疗所致恶心呕吐的解救性治疗，每次口服 5～10mg，每日 1 次。应用奥氮平需谨慎，因为过度阻断多巴胺会增加锥体外系症状，同时还需避免与其他延长 QT 间期的药物联用。

劳拉西泮（lorazepam）：又称氯羟安定，属于抗焦虑药，是中效的苯二氮䓬类镇静催眠药。在预防低度、中度、高度催吐化疗药物所致呕吐及解救性治疗时，每次 0.5 ～ 2mg，每日 2 ～ 3 次。

阿普唑仑（alprazolam）：是苯二氮䓬类中枢神经抑制药，用于预期性恶心呕吐，每次 0.5 ～ 1mg，每日 3 次。

（6）吩噻嗪类

氯丙嗪（chlorpromazine）：属于吩噻嗪类药物，主要阻断脑内多巴胺受体，小剂量可抑制延髓催吐化学感受区的多巴胺受体，大剂量时直接抑制呕吐中枢，兼有镇静作用。在预防低度催吐化疗药物所致呕吐时，氯丙嗪推荐剂量为口服或静脉推注 12.5 ～ 25mg。解救性治疗时，每 12 小时 25mg 纳肛，最多每 4 ～ 6 小时 1 次，每次 12.5 ～ 25mg。

苯海拉明（diphenhydramine）：为乙醇胺的衍生物，有抗组胺效应，通过中枢抑制发挥较强的镇吐作用，兼有镇静作用。在预防低度催吐化疗药物所致呕吐和解救性治疗时，苯海拉明推荐剂量为每 4 ～ 6 小时一次，每次 25 ～ 50mg 口服或静脉给药。

异丙嗪（promethazine）：吩噻嗪类衍生物，为抗组胺药，通过抑制延髓的催吐化学受体触发区发挥镇吐作用，兼有镇静催眠作用。解救性治疗时，推荐剂量为每 4 小时 12.5 ～ 25mg，口服或肌内注射或静脉给药。

3. 镇吐药物联合使用　见表 3-35-4 ～ 表 3-35-9。

表 3-35-4　高致吐风险的肠外化疗药——急性和延迟性呕吐的预防

第 1 日：选择治疗选项 A、B 或 C 所有治疗选择均为 I 类，应在化疗前开始	第 2、3、4 日治疗选项
治疗选项 A（首选），使用以下组合： 奥氮平 5 ～ 10mg PO 一次 NK1 RA（选择一种）： 　阿瑞匹坦 125mg PO 一次 　阿瑞匹坦注射用乳剂 130mg IV 一次 　福沙匹坦 150mg IV 一次 　Netupitant 300mg/ 帕洛诺司琼 0.5mg（仅作为固定复方制剂提供）PO 一次 　Fosnetupitant 235mg/ 帕洛诺司琼 0.25mg（仅作为固定复方制剂提供）IV 一次 　罗拉匹坦 180mg PO 一次 5-HT$_3$ RA（选择一种）： 　多拉司琼 100mg PO 一次 　格雷司琼 10mg SQ 一次，或 2mg PO 一次，或 0.01mg/kg（最大 1mg）IV 一次， 　　或在化疗首次给药前 24 ～ 48 小时贴敷 3.1mg/24h 透皮贴剂 　昂丹司琼 16 ～ 24mg PO 一次，或 8 ～ 16mg IV 一次 　帕洛诺司琼 0.25mg IV 一次 　地塞米松 12mg PO/IV 一次	治疗选项 A： 第 2 ～ 4 日，奥氮平 5 ～ 10mg PO qd 第 2、3 日，阿瑞匹坦 80mg PO qd（如果第 1 日使用阿瑞匹坦） 第 2 ～ 4 日，地塞米松 8mg PO/IV qd
治疗选项 B，使用以下组合： 奥氮平 5 ～ 10mg PO 一次 帕洛诺司琼 0.25mg IV 一次 地塞米松 12mg PO/IV 一次	治疗选项 B： 第 2 ～ 4 日，奥氮平 5 ～ 10mg PO qd
治疗选项 C，使用以下组合：	治疗选项 C：

奥氮平 5～10mg PO 一次	第 2、3 日，阿瑞匹坦 80mg PO qd （如果第 1 日使用阿瑞匹坦）
NK1 RA（选择一种）：	第 2～4 日，地塞米松 8mg PO/IV qd
阿瑞匹坦 125mg PO 一次	
阿瑞匹坦注射用乳剂 130mg IV 一次	
福沙匹坦 150mg IV 一次	
Netupitant 300mg/ 帕洛诺司琼 0.5mg（仅作为固定复方制剂提供）PO 一次	
Fosnetupitant 235mg/ 帕洛诺司琼 0.25mg（仅作为固定复方制剂提供）IV 一次	
罗拉匹坦 180mg PO 一次	
5-HT$_3$ RA（选择一种）：	
多拉司琼 100mg PO 一次	
格雷司琼 10mg SQ 一次，或 2mg PO 一次，或 0.01mg/kg（最大 1mg）IV 一次，	
或在化疗首次给药前 24～48 小时贴敷 3.1mg/24h 透皮贴剂	
昂丹司琼 16～24mg PO 一次，或 8～16mg IV 一次	
帕洛诺司琼 0.25mg IV 一次	
地塞米松 12mg PO/IV 一次	

表 3-35-5 中致吐风险的肠外化疗药——急性和延迟性呕吐的预防

第 1 日：选择治疗选项 D、E 或 F 所有治疗选择均为 I 类，应在化疗前开始	第 2、3 日治疗选项
治疗选项 D，使用以下组合：	治疗选项 D：

5-HT$_3$ RA（选择一种）：
  多拉司琼 100mg PO 一次
  格雷司琼 10mg SQ 一次（首选），或 2mg PO 一次，或 0.01mg/kg（最大 1mg）IV 一次，或在化疗首次给药前 24～48 小时 贴敷 3.1mg/24h 透皮贴剂
  昂丹司琼 16～24mg PO 一次，或 8～16mg IV 一次
  帕洛诺司琼 0.25mg IV 一次
  地塞米松 12mg PO/IV 一次
	第 2、3 日，地塞米松 8mg PO/IV qd
	或
	5-HT$_3$ RA 单药治疗：
	第 2、3 日，格雷司琼 1～2mg（总剂量）PO qd，或 0.01mg/kg（最大剂量 1mg）IV qd
	第 2、3 日，昂丹司琼 8mg PO bid，或 16mg PO qd，或 8～16mg IV qd
	第 2、3 日，多拉司琼 100mg PO qd

治疗选项 E，使用以下组合：	治疗选项 E：
奥氮平 5～10mg PO 一次 帕洛诺司琼 0.25mg IV 一次 地塞米松 12mg PO/IV 一次	第 2、3 日，奥氮平 5～10mg PO qd
治疗选项 F，使用以下组合：	治疗选项 F：
NK-1 RA（选择一种）： 阿瑞匹坦 125mg PO 一次 阿瑞匹坦注射用乳剂 130mg IV 一次 福沙匹坦 150mg IV 一次 Netupitant300mg/ 帕洛诺司琼 0.5mg（仅作为固定复方制剂提供）PO 一次 Fosnetupitant 35mg/ 帕洛诺司琼 0.25mg（仅作为固定复方制剂提供）IV 一次 罗拉匹坦 180mg PO 一次	第 2、3 日，阿瑞匹坦 80mg PO qd （如果第 1 日使用阿瑞匹坦） 第 2、3 日，地塞米松 8mg PO/IV qd

5-HT$_3$ RA（选择一种）：

　多拉司琼 100mg PO 一次

　格雷司琼 10mg SQ 一次，或 2mg PO 一次，或 0.01mg/kg（最大 1mg）

　　IV 一次，或在化疗首次给药前 24 ～ 48 小时 贴敷 3.1mg/24h 透皮贴剂

　昂丹司琼 16 ～ 24mg PO 一次，或 8 ～ 16mg IV 一次

　帕洛诺司琼 0.25mg IV 一次

　地塞米松 12mg PO/IV 一次

表 3-35-6　低和最低致吐风险的肠外化疗药——呕吐的预防

低致吐风险	化疗前开始
	对于需要多日化疗的方案，每日重复给药
	地塞米松 8 ～ 12mg PO/IV 一次
	或甲氧氯普胺 10 ～ 20mg PO/IV 一次
	或丙氯拉嗪 10mg PO/IV 一次
	或 5-HT$_3$ RA（选择一项）
	多拉司琼 100mg PO 一次
	格雷司琼 1 ～ 2mg（总剂量）PO 一次
	昂丹司琼 8 ～ 16mg PO 一次
最低致吐风险	无须常规预防

表 3-35-7　口服化疗药——呕吐的预防

高至重度呕吐风险	化疗前开始，每日继续（排序不分先后）
	5-HT$_3$ RA（选择一项）
	多拉司琼 100mg PO 一次
	格雷司琼 1 ～ 2mg（总剂量）PO 一次，或 3.1mg/24h 透皮贴剂，每 7 日 1 次
	昂丹司琼 8 ～ 16mg（总剂量）PO 一次
低至最低呕吐风险（推荐必要时）	化疗前开始，每日继续（排序不分先后）
	甲氧氯普胺 10 ～ 20mg PO，然后根据需要每 6 小时
	丙氯拉嗪 10mg PO，然后根据需要每 6 小时 1 次（最大 40mg/d）
	或 5-HT$_3$ RA（选择一项）
	多拉司琼 100mg PO 一次 PRN
	格雷司琼 1 ～ 2mg（总剂量）PO 每日 PRN
	昂丹司琼 8 ～ 16mg（总剂量）PO 每日 PRN

表 3-35-8　口服化疗药——呕吐的预防

突破性治疗的一般原则是在目前的方案中增加一种不同类型的药物
非经典抗精神病药物
奥氮平 5 ～ 10mg PO，QD（首选，Ⅰ类）
苯二氮䓬类
劳拉西泮 0.5 ～ 2mg PO/SL/IV q6h

续表

大麻类
屈大麻酚胶囊 5～10mg，或屈大麻酚口服液 2.1～4.2mg/m²，PO 每日 3～4 次
Nabilone1～2mg PO bid
其他
氟哌啶醇 0.5～2mg PO/IV q4～6h
甲氧氯普胺 10～20mg PO/IV q4～6h
东莨菪碱 1.5mg 透皮贴剂 q72h
吩噻嗪类
丙氯拉嗪 25mg 直肠给药，q12h，或 10mg PO/IV q6h
异丙嗪 25mg 直肠给药，q6h，或 12.5～25mg PO q4～6h
5-HT₃RA
多拉司琼 100mg PO qd
格雷司琼 1～2mg PO qd，或 1mg PO bid，或 0.01mg/kg（最大 1mg）IV qd 或 3.1mg/24h 透皮贴每 7 日 1 次
昂丹司琼 8mg PO q8～12h（每日总剂量 16～24mg）或 8～16mg IV
皮质类固醇
地塞米松 12mg PO/IV qd
恶心和（或）呕吐未得到控制者，重新评价并考虑调整剂量和（或）按添加一种不同类别的药物

表 3-35-9　预期性呕吐的预防 / 治疗

预防是关键
在每个治疗周期中，采用最佳镇吐治疗
避免可能诱发症状的强烈气味
行为疗法
放松 / 系统脱敏
催眠
放松练习（引导想象、渐进性肌肉放松、生物反馈、音乐疗法）
认知分心
瑜伽（如果获得医师批准）
针灸 / 穴位按摩
考虑抗焦虑治疗
例如，劳拉西泮 0.5～2mg PO，从治疗前一晚开始，然后在第 2 日化疗前 1～2 小时重复给药

（三）不良反应和并发症的处理

1. **持续多日严重的呕吐**　可以导致患者的水电解质平衡紊乱，如果同时禁食、水，可能进一步加重水、电解质失衡。当血清钾＜3.5mmol/L 且出现症状时，可给予 5% 葡萄糖液 1000ml 中加入 10% 氯化钾溶液 10～20ml 缓慢静脉滴注，同时监测血清钾、心电图及患者尿量（尿量在 30ml/h 以上时，可考虑补钾）。低钠血症多由于低钾血症导致细胞外钠转入细胞内，总体钠含量正常，血清钠含量降低。

2. **便秘**　镇吐药物导致肠分泌及蠕动功能受损是临床上引起便秘最常见的原因。此外，化疗药物干扰胃肠功能、大脑皮质功能受损、意识障碍及自主神经功能紊乱等都可引起便秘。应指导患者多饮水，多吃含纤维多的食物；鼓励患者多活动，促进肠蠕动，防止便秘；指导患者在腹部依结肠走行方向做环状按摩；进行中医针灸；使用药物缓泻剂、甘油、肥皂水灌肠等。

3.腹胀　出现明显腹胀时，应行非手术治疗，禁食、胃肠减压、肛管排气、应用解痉剂及中医中药等。腹胀严重导致肠麻痹时间较长，可应用全肠外营养，用生长抑素减少消化液的丢失。

4.头痛　是5-HT$_3$受体拮抗剂的常见不良反应。热敷、按摩前额，针灸，或给予解热镇痛药，重者可给予麦角胺咖啡因。

5.锥体外系反应　主要见于甲氧氯普胺，发生率约为1%。急救处理需立即停药，急性肌张力障碍者，肌内注射东莨菪碱、山莨菪碱、阿托品或苯海拉明、地西泮。

6.其他　口干、困倦。用药数日后症状通常会减轻。另外，地塞米松可能会引起血糖升高，在治疗前监测血糖，并遵循临床指征，糖尿病患者慎用。

第三节　便　秘

一、定义及概述

肿瘤患者普遍病程较长，治疗周期较长，治疗手段多样化，治疗方案复杂，通常会伴有不同程度的一系列相关症状，包括多种消化道症状，便秘就是其中十分常见的一种。

便秘主要表现为排便次数减少、粪便干硬和（或）排便困难。排便次数减少是指每周排便少于3次。排便困难包括排便费力、排出困难、排便不尽感、排便费时及需手法辅助排便。

便秘是肿瘤患者的常见症状，可导致患者食欲缺乏、腹胀、腹痛、睡眠质量下降等，严重影响患者的生存质量，影响肿瘤的治疗，需引起临床重视。

二、病因及发病机制

中国慢性便秘诊治指南分析了便秘常见病因（表3-35-10）。

对于肿瘤患者，便秘主要可以归结为三方面原因：肿瘤直接作用、肿瘤治疗相关原因，以及与肿瘤和（或）肿瘤治疗相关的其他因素。

（一）肿瘤直接作用

肿瘤直接导致便秘常见于肿瘤浸润肠壁，导致肠道管腔狭窄甚至梗阻，到达直肠的粪便量减少，不能有效触发排便反射引起便秘。肿瘤侵犯肠道肌肉组织导致肠道蠕动功能受损，也会导致便秘。另外，肿瘤损伤控制肠道肌肉的传出神经也可引起便秘，如肿瘤压迫或侵犯脊髓引起的传出神经功能损伤会引起肠道蠕动功能受损。肿瘤侵犯导致排便反射的传入神经功能受损，神经冲动不能传至中枢，也可引起便秘。某些肿瘤引起的机体内环境紊乱也可能与便秘的发生有关。肿瘤相关的血钙水平升高可影响肠道收缩，导致某些腺体功能异常，影响肠液的处理，具体机制目前尚不十分明确。有病例报道显示小细胞肺癌患者的便秘在应用奥曲肽后可明显好转，在肿瘤病灶根除后可有效缓解便秘症状。

（二）肿瘤治疗相关原因

多种化疗药物有便秘的不良反应。最常见的导致便秘的化疗药物是铂类药物及长春新碱，目

表3-35-10　便秘常见病因与相关因素

病因	相关因素
功能性疾病	功能性便秘、功能性排便障碍、便秘型肠易激综合征
器质性疾病	肠道疾病（结肠肿瘤、憩室、肠腔狭窄或梗阻、巨结肠、结直肠术后、肠扭转、直肠膨出、直肠脱垂、痔、肛裂、肛周脓肿和瘘管、肛提肌综合征、痉挛性肛门直肠痛）；内分泌和代谢性疾病（严重脱水、糖尿病、甲状腺功能减退、甲状旁腺功能亢进、多发内分泌腺瘤、重金属中毒、高钙血症、高或低镁血症、低钾血症、卟啉症、慢性肾病、尿毒症）；神经系统疾病（自主神经病变、脑血管疾病、认知障碍或痴呆、多发性硬化、帕金森病、脊髓损伤）；肌肉疾病（淀粉样变性、皮肌炎、硬皮病、系统性硬化）
药物	抗抑郁药、抗癫痫药、抗组胺药、抗震颤麻痹药、抗精神病药、解痉药、钙拮抗剂、利尿剂、单胺氧化酶抑制剂、阿片类药、拟交感神经药、含铝或钙的抗酸药、钙剂、铁剂、止泻药、非甾体抗炎药

前多认为这两类药物导致便秘主要与其神经毒性有关。铂类药物损害神经细胞体，导致顺行性轴突变性。长春新碱主要作用为抑制微管形成，破坏纺锤体，其神经毒性主要与微管破坏及轴突转运阻滞有关。紫杉醇类药物在临床上多与铂类药物联合应用，单独应用时可引起轻度便秘。在肿瘤化疗过程中作为镇吐药物广泛应用的 5-HT$_3$ 受体拮抗剂，也可通过抑制胃肠蠕动而引起便秘。多数肿瘤患者同时伴有疼痛及其他症状，目前阿片类药物为癌痛治疗的主要用药，肠道存在阿片受体，阿片受体拮抗剂可加快肠道蠕动，内源性及外源性阿片类物质均可抑制肠道蠕动，引起便秘。肠道蠕动减弱可导致肠内容物通过缓慢，肠内容物中水分吸收增加，也可引起粪便含水量减少。阿片类药物还可抑制促分泌神经元功能，肠液分泌减少，也会加重便秘。此外，阿片类药物还可降低直肠扩张感，尤其是对于老年患者，会进一步降低直肠的敏感度，延长粪便在直肠局部的停留时间，加重便秘。多数阿片类药物均可导致便秘，但经皮给药的药物较经口给药的药物所致的便秘程度轻。在肿瘤的对症支持治疗中，患者多需服用抗胆碱能药物、抗癫痫药、抗抑郁药物、利尿剂、含铝或钙的抗酸药等，均可在不同程度上引起或加重已有的便秘。还需注意的是，在治疗肿瘤相关的便秘所使用的某些泻药，会加重肠黏膜及肠道神经的损害，也会加重便秘。

（三）与肿瘤和（或）肿瘤治疗相关的其他因素

胃肠道肿瘤患者易发生恶性呕吐等消化道症状，导致体内水分丧失，不能及时补充丢失的水分，会发生便秘。肿瘤的治疗方案多存在消化道反应，患者食欲缺乏，恶心呕吐反应较重，进食减少，水分摄入减少，丢失过多，也会导致便秘。肿瘤患者因疾病原因，体质普遍较弱，缺少活动，甚至长期卧床，肠道蠕动减慢，导致便秘。另外肿瘤患者因肿瘤消耗及长期缺乏运动，可发生肌肉萎缩，与排便相关的肌肉群的萎缩也会加重便秘。膳食纤维可以促进胃肠道蠕动，加快食物通过胃肠道，减少吸收，不可溶性纤维在大肠中吸收水分，软化大便，可以起到防治便秘的作用。这种作用依赖于充足的水分摄入，水分摄入不足会降低膳食纤维的以上作用。肿瘤患者进食量减少，普遍会选择进食高蛋白、更加精细的饮食，食物

中纤维素含量相对减少，可能也与便秘的发生相关。肿瘤患者普遍存在紧张、焦虑情绪，部分患者还存在睡眠障碍，长期在此精神状态下会引起自主神经功能紊乱，影响肠道的正常分泌及运动，从而发生肠道功能紊乱，导致便秘发生。肿瘤患者普遍长期住院治疗，生活环境发生改变，或由于治疗的原因，感受到便意有时会暂时忍耐不立即排便，也会导致便秘。肿瘤患者普遍年龄较大，高龄患者肠道神经元活性减低，更容易受到其他因素的影响而引起便秘。同时高龄患者直肠敏感度较低，反应性较差，更容易发生粪便滞留，加重便秘。

三、评估诊断

便秘的诊断依据主要是症状。应详细询问患者的病史，并进行体格检查，特别注意全面询问便秘的症状、严重程度，以及患者对便秘症状的感受、便秘对患者生活质量的影响。便秘的诊断可参考罗马Ⅳ标准，必须包括下列 2 项或 2 项以上：①至少 25% 的排便感到费力；②至少 25% 的排便为干球粪或硬粪；③至少 25% 的排便有不尽感；④至少 25% 的排便有肛门直肠梗阻感和（或）堵塞感；⑤至少 25% 的排便需手法辅助（如用手指协助排便、盆底支持）；⑥每周自发排便少于 3 次。

根据便秘和相关症状轻重及其对生活影响的程度分为轻度、中度、重度。轻度指症状较轻，不影响日常生活，通过整体调整、短时间用药即可恢复正常排便。重度指便秘症状重且持续，严重影响工作、生活，需用药物治疗，但不能停药或药物治疗无效。中度则介于轻度和重度之间。

四、临床治疗

肿瘤患者便秘成因复杂，可以是单一因素，也可以是多因素互为因果，共同作用。因此医护人员应充分认识便秘的危害性，除防治便秘常规手段外，还应针对上述导致肿瘤患者便秘发生的特殊因素，积极采取相应措施有效防治便秘。

1. 合理治疗肿瘤　由肿瘤直接导致便秘者，应根据疾病自身特点及患者身体状况，采取适当方法治疗原发肿瘤，才能从根本上解除便秘成因。如原发结直肠癌、盆腔肿瘤（如卵巢癌或输尿管癌）或转移性肿瘤压迫肠道的患者常发生难治性便秘，

必须通过内科抗肿瘤治疗及外科手术治疗解除梗阻，缓解便秘。

2. 调整生活方式　合理的膳食、多饮水、运动、建立良好的排便习惯是慢性便秘的基础治疗。

(1) 膳食：增加纤维素和水分的摄入，推荐每日摄入膳食纤维 25 ～ 35g/L，每日至少饮水 1.5 ～ 2.0L。

(2) 适度运动：尤其对久病卧床、运动少的老年肿瘤患者更有益。

(3) 建立良好的排便习惯：结肠活动在晨醒和餐后时最为活跃，建议患者在晨起或餐后 2 小时内尝试排便，排便时集中注意力，减少外界因素的干扰。

(4) 精神疏导：调整心理状态，消除患者焦虑、恐慌心理。

3. 避免和预防药源性便秘　应尽量避免和积极预防肿瘤患者在治疗过程中因药物引起的便秘。

(1) 阿片类药物：其引起的相关便秘是可以预期的，在给予阿片类镇痛药的同时就应尽早给予刺激性或渗透性泻药，来预防严重便秘甚至梗阻的发生；甲基纳曲酮和促分泌药鲁比前列酮对治疗阿片类药物引起的便秘有效。

(2) 化疗药物：在肿瘤患者接受自主神经毒性的化疗药物治疗时，要关注每日排便情况，一旦出现排便困难、腹胀等症状，给予积极处理，避免病情加重。

(3) 镇吐药物：尽量减少应用 5- 羟色胺受体拮抗剂等易导致便秘的镇吐药，根据患者消化道反应程度及所选用的化疗药物致吐程度，及时调整用量，并在使用这些镇吐药物的早期给予预防便秘的措施。

4. 药物治疗　在常规治疗效果不佳时可使用通便药物治疗，根据患者便秘程度及导致便秘的原因，合理选择有效安全的药物。

(1) 溶剂性泻药：又称为蓬松药。富含多糖或纤维素，能膨胀成润滑性凝胶，通过滞留粪便中的水分，增加粪便含水量和粪便体积，从而起到通便作用，主要适用于轻度便秘的肿瘤患者，对重度便秘肿瘤患者效果不明显。服药时应注意需每日额外补充 200 ～ 300ml 液体，如果应用此类药物期间没有额外补充液体，则会形成黏稠团块，有发生不全性肠梗阻的风险。但由于终末期肿瘤患者多数无法摄入足够水分，溶剂性泻药可

能并不适用于肿瘤终末期患者。溶剂性泻药包括麦麸、欧车前、羟甲基化纤维素、聚卡波菲钙和甲基纤维素等。

(2) 润滑性泻药：主要包括液状石蜡在内的矿物油。这类药物能润滑粪便表面，软化粪便，同时可利用高渗透压刺激反射，多用于粪便干硬的患者。然而，矿物油会造成直肠渗漏和会阴刺激，导致脂溶性维生素（包括维生素 A、维生素 D、维生素 E 和维生素 K）吸收不良。虚弱和老年肿瘤患者可能会导致吸入性肺炎或类脂质肺炎。此外，当矿物油经常与多库酯一起使用时，矿物油的吸收量增加，会导致肠壁出现类脂肉芽肿的风险。因此，矿物油不常规推荐用于肿瘤便秘患者。

(3) 表面活性剂 / 清洁剂泻药：可降低表面张力，从而增加干便中水和脂肪的吸收，从而产生软化效应。这类药物包括多库酯、蓖麻油等。研究表明多库酯钠会产生黏膜接触效应，促进空肠和结肠中的水、钠和氯化物的分泌，并降低小肠和大肠中的电解质和水的再吸收；在高剂量时，还可能刺激肠道蠕动。多库酯可单独使用或与番泻苷联合用药。多库酯与番泻叶联合用药的效果优于单独给药，对于因阿片类引起的便秘，特别推荐联合用药，并且用药剂量应随着阿片类药物剂量的增加而增加。蓖麻油由于其不可控制性，不常规推荐用于肿瘤患者。

(4) 渗透性泻药：是不可吸收的糖类或盐类，在肠道内形成高渗状态，吸收水分，增加小肠液的分泌，增加粪便体积，刺激肠道蠕动。渗透性泻药还会降低氨吸收，对于肝性脑病患者尤为适用。此类泻药包括乳果糖、柠檬酸镁、氢氧化镁、聚乙二醇和磷酸二氢钠。这类药物适用于慢性便秘肿瘤患者，尤其是阿片类药物引起的便秘。起效时间在 2 ～ 48 小时。氢氧化镁会导致患者发生严重的痉挛和不适，仅用于其他药物无效的持续性慢性便秘患者。乳果糖和山梨醇的缺点是其有效性完全与剂量有关，而对于某些患者来说，其甜味无法耐受，且高剂量易导致患者胃肠道胀气。乳果糖或山梨醇可以放进果汁或热茶中，以减少甜味。

(5) 刺激性泻药：作用于肠神经系统，增强肠道动力和刺激肠道分泌，能直接刺激结肠黏膜，促进肠道蠕动，减少肠腔水分吸收，迅速缓解便秘症状。它们分为两类，即二苯甲烷类和蒽醌类。二苯甲烷类包括比沙可啶；蒽醌类包括番泻叶和

鼠李。比沙可啶和番泻叶可能会造成胃肠道痉挛，建议与食物、牛奶或抗酸剂一起服用，可避免胃部刺激。这类刺激性泻药是治疗阿片类药物相关便秘最有效的治疗方法。长期使用刺激性泻剂易出现药物依赖，损害患者的肠神经系统，使结肠动力减弱，建议间断短期使用。

（6）直肠给药：如果口服通便药效果不佳，可借助直肠干预措施，如栓剂或灌肠。灌肠药和栓剂通过肛内给药，润滑并刺激肠壁，软化粪便，使其易于排出。栓剂起效快，如比沙可啶栓剂，12小时内起效，适用于症状明显的便秘患者。但由于存在出血和感染的风险，栓剂不能用于严重白细胞计数减少或血小板计数减少的患者。对于严重便秘的肿瘤患者，常需要液体泻药灌肠。最常见的方法是用盐水灌肠来刺激直肠或远端结肠蠕动。反复使用会引起低钙血症和高磷血症，因此灌肠需谨慎执行。然而甘油保留灌肠对严重便秘及粪便嵌塞患者特别有效，保留时间越长，效果越好。当粪便量大时，灌肠结合生理盐水型泻药（如乳果糖）是有帮助的，这可能有助于推动粪便通过胃肠道。

（7）阿片类药物相关性便秘的特殊治疗：阿片类药物引起的便秘由外周神经引起，通过肠道本身的阿片类受体介导，因此阿片受体拮抗剂可防止或减轻这种便秘。最近研究表明甲基纳曲酮在保留阿片类药物镇痛效果的同时，可有效缓解阿片类药物相关便秘，纳洛酮也被研究用于治疗肿瘤患者的阿片类药物相关性便秘。但甲基纳曲酮禁用于术后肠梗阻或机械性肠梗阻。有研究发现红霉素可治疗对外周阿片受体拮抗剂无效的便秘肿瘤患者。鲁比前列酮是一种前列腺素类似物口服药物，可选择性激活氯离子通道去除电解质干扰，增加肠液分泌及影响肠道动力，研究证实鲁比前列酮对治疗肿瘤患者的阿片类药物相关便秘是有效的。

第四节　腹　　泻

一、定义

腹泻的定义是粪便体积和流动性增加，导致每日3次或更多次松散或液体粪便，或者粪便量超过该人的常规量。腹泻的伴随表现还包括腹部绞痛、焦虑、嗜睡、虚弱、脱水、头晕、电解质丢失、皮肤破裂和相关的疼痛、口干及体重减轻。腹泻在具有不同肠道病史的患者中表现各异。急性腹泻发生在接触病因的24～48小时，并在7～14日消退。慢性腹泻通常发病较晚，持续2～3周，一般原因不明确。在肿瘤患者中，腹泻可由多种潜在因素引起，如肿瘤相关性腹泻、与抗肿瘤治疗相关的不良反应、感染、抗生素的使用、饮食改变或粪便嵌塞等。

二、发病机制

腹泻可分为4种类型，即渗透性腹泻、分泌性腹泻、过度运动性腹泻和渗出性腹泻，每种类型具有不同的机制。癌症患者很少只表现出一种类型。了解腹泻的发病机制有利于指导医护人员制定更合理的治疗策略。

（一）渗透性腹泻

渗透性腹泻是由摄入高渗性制剂或不可吸收的溶液（如肠内营养液）而产生的，可见于肠源性瘘、消化道出血、服用渗透性泻药等。小肠结肠瘘既可引起由于未消化食物进入结肠而导致的渗透性腹泻，也可以引起过度运动性腹泻。消化道出血引起渗透性腹泻的原因是腔内血液的作用与渗透性泻药相似。另外，日常生活中有些人喝牛奶会腹泻，是由于消化乳制品的过程中缺乏乳糖酶而引起肠道内高渗环境。

（二）分泌性腹泻

分泌性腹泻与胃肠道上皮隐窝细胞的机械损伤有关，与化疗和放疗的关系最为密切。分泌性腹泻最难控制。化放疗等因素引起的炎症和溃疡将导致肠黏膜坏死，这增加了肠黏膜暴露于胆汁、获得机会性感染的风险，从而使黏膜进一步损伤，导致黏膜内层萎缩并纤维化。以上因素加剧绒毛受损，重吸收能力减弱，更多水、电解质、黏液、血液和血清从未成熟的隐窝细胞中进入肠道，液体分泌增加而导致腹泻。分泌性腹泻还与可以影响水和电解质肠运输的内源性介质所刺激的高分泌有关。此外，与移植物抗宿主疾病（GVHD）相关的腹泻也是由黏膜损伤引起的，并且可在24小时内产生高达6～8L的腹泻物。其他情况也可引起腹泻，如肠道缩短手术，尤其是右半结肠切除术，导致结肠表面积减少，水分重吸收减少，肠腔内液体增多。

（三）过度运动性腹泻

腹部恶性肿瘤引起的部分肠梗阻可引起反射性运动过度。胆道或胰腺梗阻可引起小肠内脂肪不完全消化，造成脂肪和胆盐吸收不良，从而导致过度运动性腹泻，也称脂肪泻。吸收不良与胃切除术、回肠切除术或结肠切除术等手术有关，也与胰腺癌、直肠癌、胰岛细胞瘤或类癌有关。与过度运动性腹泻相关的化疗药物有 5- 氟尿嘧啶或 N- 膦酰基乙酰基 -L- 天冬氨酸、大剂量顺铂和伊立替康，以及胞嘧啶、阿拉伯糖苷、亚硝基脲、甲氨蝶呤、环磷酰胺、多柔比星、柔红霉素、羟基脲和 IL-2、干扰素、卡培他滨和奥沙利铂等。

（四）渗出性腹泻

腹部、骨盆或下胸椎 / 腰椎的放疗可引起急性渗出性腹泻。其原因是辐射引起炎症导致前列腺素的释放；使用阿司匹林或布洛芬治疗可减少放疗相关性腹泻。糖尿病、甲状腺功能亢进、炎性肠病和肠易激综合征等并发症亦可导致渗出性腹泻。另外，水果、麸皮、辣椒和酒精等饮食，非处方药、泻药和草药补充剂，都可能是渗出性腹泻的原因。

三、常见原因

在上述腹泻的发病机制中，我们已经穿插讲述了腹泻的致病原因。概括来说，肿瘤患者中腹泻的主要原因可归为三类：肿瘤相关性腹泻、治疗相关性腹泻和感染性腹泻。

肿瘤相关性腹泻多见于内分泌性肿瘤，如血管活性肠肽（VP）瘤、胃泌素瘤、其他 APUD 瘤、类癌综合征等。治疗相关腹泻可以是外科手术并发症，也可以是化疗、放疗的相关毒性。手术后胃肠道动力异常、胃肠道内存在占位等也是引起腹泻的常见原因。靶向治疗药物，如酪氨酸激酶抑制剂和某些生物制剂（如伊匹单抗、西妥昔单抗、帕尼单抗）都可导致腹泻。另外，随着

免疫治疗的开展，免疫相关性肠炎也越来越受到人们的关注，腹泻和肠炎在抗 CTLA-4 的抗体（伊匹单抗）中的发生率较 PD-1/PD-L1 抑制剂更高。感染也是肿瘤患者腹泻的一个重要因素。由于肿瘤患者的免疫功能低下，肠道防御屏障功能减弱，肠道中的条件致病微生物常引起感染性腹泻。志贺菌、大肠埃希菌、伤寒沙门菌等，可直接侵犯肠道黏膜而致腹泻；难辨梭状杆菌、部分大肠埃希菌等可通过产生肠毒素而导致分泌性腹泻。

四、评估诊断

腹泻评估需要仔细记录粪便的频率和性状。评价患者腹泻严重程度时，我们最常用的工具是美国国家癌症研究院关于化疗药物毒副作用判定标准（NCI-CTC）。常见不良事件评价标准（CTCAE_V5.0）对腹泻的严重程度评估使用 1～5 级评分系统（表 3-35-11）。该量表通过客观评分来定义腹泻的严重程度。

评估的主要目的是明确和治疗任何可逆的导致腹泻的原因。如果腹泻每日发生 1 次或 2 次，则可能与肛门失禁有关。大量水样便是结肠性腹泻的特征。苍白油性恶臭的大便，称为脂肪泻，表明可能是胰腺或小肠原因而引起的吸收不良。如果长期便秘的患者突然抱怨毫无征兆的腹泻，则需要考虑粪便嵌塞溢出的原因。

评估患者现在或最近可能服用的药物，如是否服用泻药：如果粪便与痉挛和尿急有关，可能是蠕动刺激性泻药的结果；如果与粪便泄漏有关，可能是过度使用粪便软化剂如多库酯钠的结果。额外的评估包括粪便图片中有无脓液、血液、脂肪、虫卵或寄生虫，必要时需进行粪便培养和药敏试验，以排除艰难梭菌毒素、蓝氏贾第虫或其他类型的消化道感染等因素。如果患者在禁食 2～3日后出现腹泻，分泌性和渗透性腹泻是首先需要考虑的原因；如果排除以上 2 种原因，那么运动过度性腹泻可能性就很大。

表 3-35-11　常见不良事件评价标准（CTCAE_V5.0）

CTCAE 分级	分级 1	分级 2	分级 3	分级 4	分级 5
腹泻（与基线比）	大便次数增加，每日＜4 次；造瘘口排出量轻度增加	大便次数增加，每日 4～6 次；造口排出物中度增加；借助于工具的日常生活活动受限	大便次数增加，每日≥7 次；需要住院治疗；造口排出物重度增加；自理性日常生活活动受限	危及生命；需要紧急治疗	死亡

肿瘤患者为严重腹泻的高危人群。发生严重腹泻的高危因素包括：①术后伴有肠道蠕动或肠道供血受阻；②有糖尿病、胶原血管疾病、炎性肠病等基础疾病；③以5-氟尿嘧啶或伊立替康为基础的方案进行化疗。仔细问诊和体检非常重要，询问内容包括患者最近使用抗生素的情况，是否接触过类似患者，最近的饮食情况。腹泻可以伴有或不伴有腹痛、恶心、呕吐，但腹部反跳痛及腹壁紧张感很少见。实验室检查包括血常规、肝肾功能、血液生化、粪便常规和培养等。值得注意的是，在中性粒细胞缺乏的患者中，粪便镜检未发现白细胞并不能排除感染存在的可能。影像学检查（腹部X线片或CT）通常也是需要的。怀疑移植物抗宿主疾病时，应行内镜活检以明确诊断。

腹泻的多种致病机制和原因使治疗成为一个挑战。通过评估来明确致病原因是治疗有效的关键。在规划治疗策略时，需要包括注册营养师。

五、临床治疗

腹泻是症状，根本治疗是病因治疗。肿瘤本身导致的腹泻应视患者情况抗肿瘤治疗。肿瘤治疗导致的腹泻应视情况停止化疗、放疗、靶向治疗等。肿瘤化疗相关腹泻，需延长化疗间隔时间，减少化疗药物剂量。肿瘤放疗相关腹泻，制订优化调强放疗计划，保护肠道组织。腹泻主要应针对病因进行治疗，盲目给予止泻药非但无效，甚至可引起严重并发症，如肠梗阻。但由于过度频繁的排便会令患者感到难以忍受的不适，严重腹泻可导致水、电解质、酸碱平衡失调，短期内使用止泻药有时是必需的。

（一）饮食治疗

如患者无明显呕吐，可清淡饮食，以流食或者半流食为主，如藕粉、米粉、稀饭、小米粥、不加油的面汤等，以及苏打饼干、肉汤等补充丢失的水分、电解质和能量。进食少油腻、易消化、富含微量元素的食物（谷类、肉类、水果和蔬菜），进高蛋白，高热能低渣食物，避免摄入对胃肠道有刺激的食物，如酒类、辛辣、过热和过凉等食物。少食多餐，以减少胃肠道压力。如有乳糖不耐受现象，则避免牛奶及其他乳制品。避免进食罐装果汁等高渗性液体，以防腹泻加重。粪便成形后，饮食可逐渐恢复正常。若有严重呕吐，则需要禁食。

（二）补液治疗

轻度脱水患者及无临床脱水证据的腹泻患者可正常饮水，同时适当予以口服补液治疗（oral rehydration therapy，ORT）。水样腹泻及已发生临床脱水的患者应积极补液治疗。口服补液盐（oral rehydration salts，ORS）应间断、少量、多次，不宜短时间大量饮用，口服剂量应是累计丢失量加上继续丢失量之和的 $1.5 \sim 2.5$ 倍。WHO推荐ORS Ⅲ配方，为：氯化钠2.6g、氯化钾1.5g、枸橼酸钠2.9g、无水葡萄糖13.5g，加水至250ml。ORS中含 Na^+75mmol/L， K^+20mmol/L， Cl^-65 mmol/L、无水葡萄糖75mmol/L，柠檬酸盐10 mmol/L，总渗透压为245mmol/L。应尽可能鼓励患者接受ORT，但有下述情况应采取静脉补液治疗：①频繁呕吐，不能进食或饮水者。②高热等全身症状严重，尤其是伴意识障碍者。③严重脱水，循环衰竭伴严重电解质紊乱和酸碱失衡者。④其他不适于口服补液治疗的情况。静脉补液量，液体成分和补液时间应根据患者病情决定，脱水引起休克的患者，其补液应遵循"先快后慢，先盐后糖，先晶体后胶体，见尿补钾"的原则。

（三）洛哌丁胺（易蒙停）

洛哌丁胺作用于肠壁的阿片受体，可阻止乙酰胆碱和前列腺素的释放，抑制肠蠕动，延长肠内容物的滞留时间，增加吸收，从而使大便体积减小，黏度增加。此外，它还可能通过抑制血栓素 A2（TXA2）而表现出抑制分泌的活性。$9\% \sim 30\%$ 的患者对洛哌丁胺无反应。洛哌丁胺的标准给药方案为：起始剂量4mg，以后每4小时给药2mg，或在大便未定型之前每次排便后2mg（最大剂量为每日16mg）。洛哌丁胺有导致麻痹性肠梗阻的危险，故患者以此剂量用药不得连续用药超过48小时。对轻中度腹泻患者可采用苯乙哌啶加洛哌丁胺进行治疗。苯乙哌啶片，$1 \sim 2$ 片，口服，q4h，每24小时不超过8片。也可使用阿托品片，$1 \sim 2$ 片，口服，q6h，每24小时不超过8片，或阿托品针剂，$0.5 \sim 1mg$，肌内注射或静脉注射，必要时每 $4 \sim 6$ 小时1次。

（四）蒙脱石散

蒙脱石散具有层纹状结构及非均匀性电荷分布，对消化道内的病毒、病菌及其产生的毒素有固定、抑制作用。对消化道黏膜有覆盖能力，并通过与黏液糖蛋白相互结合，从质和量两方面修复、提高黏膜屏障对攻击因子的防御功能，促进肠黏膜修复，可以减轻急性腹泻的症状，缩短病程。服用蒙脱石散时先将药粉倒入 50ml 温水中，摇匀后服用。剂量为一次 3g，每日 3 次。急性腹泻服用本品治疗时，首次剂量加倍。

（五）奥曲肽

奥曲肽为一种人工合成的八肽环状化合物，具有与天然内源性生长抑素类似的作用，但作用较持久，半衰期较天然抑素长 30 倍。奥曲肽可抑制胃肠蠕动，减少内脏血流量和降低门静脉压力，减少肠道过度分泌，并可增强肠道对水和 Na$^+$ 的吸收。奥曲肽为生长抑素合成类似物，可以抑制胃肠激素的分泌，而这些激素均可引起腹泻。奥曲肽还可以调节肠道水分及电解质的转运，增加肠道水和电解质的重吸收。同时还能阻断血管肠肽引起的肠腺分泌和减慢胃肠转运时间。当前推荐奥曲肽的剂量为皮下注射 100 ～ 150μg，q8h，或每小时 25 ～ 50μg 静脉注射。剂量可以增加至 500μg，q8h，直到腹泻得到控制。

（六）抗生素

抗菌药物主要用于预防和治疗感染。轻中度腹泻患者一般不用抗菌药物。以下情况考虑使用抗感染药物：①发热伴有黏液脓血便的急性腹泻；②中重度腹泻患者；③培养找到细菌者。腹泻合并感染可引起败血症，导致病情更加复杂化。当怀疑存在感染性腹泻的可能时，若暂无培养和药物敏感试验结果，则应经验性抗菌药物治疗，可以缩短 1 ～ 2 日的病程。应首先使用氟喹诺酮类药物治疗难治性或复杂性腹泻，根据培养结果，采用适当的抗生素。具体方案为诺氟沙星，400mg，PO，bid，或左氧氟沙星，500mg，PO，qd，1 个疗程为 3 ～ 5 日。或为相应静脉输液。待培养及药敏结果出来，根据相应结果选用抗生素。如存在艰难梭状芽孢杆菌相关的腹泻（假膜性结肠炎）时，应使用甲硝唑或万古霉素治疗。甲硝唑，500mg，PO/IV，qid，连续 10 ～ 14 日。万古霉素，125 ～ 500mg，PO，qid，连续 10 ～ 14 日。相对于万古霉素而言，甲硝唑是初始治疗的首选用药，甲硝唑和万古霉素具有相同的有效性，但是万古霉素可能会导致耐万古霉素肠球菌（VRE）的产生。

（七）益生菌

肠道微生态失衡可能是腹泻的诱发因素，也可以是后果。肠道益生菌组成的特殊活性微生物制剂，不仅对人体健康有益，还可以用于治疗腹泻。益生菌的常见不良反应包括胃肠胀气和轻度腹部不适。免疫功能缺陷及短肠综合征为禁忌证。益生菌的活菌制剂，应尽可能避免与抗菌药物同时使用。目前临床上使用的益生菌有培菲康、亿活、整肠生等。

（八）糖皮质激素

重症腹泻患者，可考虑短期应用糖皮质激素，以减轻中毒症状。若为免疫治疗介导的腹泻，应考虑使用，糖皮质激素，0.1 ～ 1mg/（kg·d）。英夫利西单抗，5mg/kg，首次给药后在第 2 周和第 6 周继续给药。对于疗效不佳的患者，可考虑将剂量调整至 10mg/kg。英夫利西单抗可减轻症状和体征，促进黏膜愈合，提高生活质量，使患者减少皮质激素用量或停止使用皮质激素。

（九）氨磷汀

氨磷汀是有机硫代磷酸化合物，是目前较受关注的放射防护剂，其代谢产物可以清除放化疗引起的氧自由基，从而具有细胞保护作用。在正常组织细胞中氨磷汀浓度高于肿瘤细胞，因此使用该药物并不影响临床疗效。对于急性放射性肠炎的预防作用已获得证实，起始剂量为 200 ～ 300mg/m^2，溶于 0.9% 生理盐水 50ml 中，在放疗开始前 15 分钟静脉滴注，15 分钟滴完。

（十）骨髓抑制

伊立替康为氟尿嘧啶类药物，导致的腹泻常合并骨髓抑制，予以升高白细胞计数、升高血小板计数、升高红细胞计数等治疗，必要时输血治疗。

（十一）中药治疗

中医药制剂治疗腹泻在我国应用广泛，如盐酸小檗碱对改善临床症状和缓解病情有一定效果。复方小檗碱灌肠液对放射性肠炎也有一定效果，可改善黏液血便、腹泻、腹痛、里急后重等症状。

（十二）直肠区黏膜和皮肤的护理

告知患者穿棉质透气内衣，勤换内衣裤。每次排便后用温水及软性皂清洗肛门，并用软纸吸干。表面涂用软膏，促使皲裂皮肤愈合。应用高锰酸钾液经常坐浴。每日检查便常规，以排除感染。如便血症状停止，可鼓励患者多做提肛运动以恢复肛门部肌肉功能，有利于保持正常的排便功能。

第五节　疼　　痛

一、定义

疼痛作为人类的第五大生命体征，是癌症患者的常见症状。癌症疼痛（cancer pain）是指癌症、癌症相关性病变及抗癌治疗所导致的疼痛。初诊癌症患者中疼痛发生率约为 25%，而在癌症的晚期阶段，疼痛的发生率超过 70%，其中 1/3 的患者为重度疼痛。癌症疼痛（以下简称癌痛）可能会引起或加重患者焦虑、抑郁、乏力、失眠及食欲缺乏等症状，给患者的日常活动、自理能力、社会交往带来严重障碍，引起难以忍受的身体与心理的不适感，从而严重影响患者的整体生活质量。

二、病因及发病机制

癌痛是一个复杂的病理生理过程，包括机体在癌症的发生、发展和转移过程中产生的一系列细胞、组织和器官变化，以及癌细胞与外周/中枢神经系统及免疫系统之间的相互作用。癌痛还与多种因素相关，癌症的组织学类型、原发性肿瘤及其转移的位置、癌症的分期、治疗方法，以及与癌症无关的共存疾病及其治疗都可能影响癌痛。癌痛还受到心理和情绪因素（如焦虑、抑郁等）的影响。

（一）癌痛的病因

癌痛的原因大致可分为以下三类。

1. 肿瘤相关性疼痛　因为肿瘤直接侵犯、压迫局部组织，或肿瘤转移累及骨、软组织等所致。

2. 抗肿瘤治疗相关性疼痛　常见于手术、创伤性操作、放疗、其他物理治疗及药物治疗等抗肿瘤治疗所致。

3. 非肿瘤因素性疼痛　由于患者的其他合并症、并发症及心理社会因素等非肿瘤因素所致的疼痛。

（二）癌痛的机制及分类

1. 癌痛主要涉及下列机制

（1）直接与癌症相关的疼痛：癌细胞能直接侵袭对机械作用敏感的组织（如内脏疼痛）或损伤神经（如神经性疼痛）；癌组织中的免疫细胞能释放多种细胞因子，如内皮素、前列腺素、肿瘤坏死因子 α（TNF-α）等，能刺激或增敏外周传入神经产生痛觉；癌组织还能释放氢质子，造

成局部组织酸中毒；癌细胞产生的蛋白水解酶也会损伤感觉及交感神经元，引起神经性疼痛。

（2）癌症转移引起的骨痛：支配骨髓的感觉神经元受到直接损伤；成骨细胞与破骨细胞的平衡被破坏，引起骨骼代谢的异常；随着疾病进展，骨骼失去原本的机械强度，发生骨溶解、病理性骨折和微骨折，骨膜的机械形变是骨痛的主要来源之一。

（3）神经性病变：化疗过程中药物对细胞微管蛋白的破坏，细胞释放细胞因子，刺激神经产生痛觉；放疗引起组织纤维化，引起神经受压或微血管堵塞。

2. 癌痛的分类

（1）疼痛按病理生理学机制，主要可以分为两种类型：伤害感受性疼痛和神经病理性疼痛。

1）伤害感受性疼痛：因有害刺激作用于躯体或脏器组织，使该结构受损而导致的疼痛。伤害感受性疼痛与实际发生的组织损伤或潜在的损伤相关，是机体对损伤所表现出的生理性痛觉神经信息传导与应答的过程。伤害感受性疼痛包括躯体痛和内脏痛。躯体痛常表现为钝痛、锐痛或压迫性疼痛，定位准确；而内脏痛常表现为挤压痉挛样痛、绞痛、胀痛、牵拉痛、游走性痛，定位不够准确。

2）神经病理性疼痛：由于外周神经或中枢神经受损，痛觉传递神经纤维或疼痛中枢产生异常神经冲动，导致神经病理性疼痛。神经病理性疼痛可以表现为刺痛、烧灼样痛、放电样痛、枪击样疼痛、麻木痛、麻刺痛、幻觉痛及中枢性坠胀痛，常合并自发性疼痛、触诱发痛、痛觉过敏和痛觉超敏等。

（2）疼痛按发病持续时间，分为急性疼痛和慢性疼痛。癌症疼痛大多数表现为慢性疼痛。慢性疼痛与急性疼痛的发生机制既有共性也有差异。慢性疼痛的发生，除伤害感受性疼痛的基本传导调制过程外，还可表现出不同于急性疼痛的神经病理性疼痛机制，如伤害感受器过度兴奋、受损神经异位电活动、痛觉传导中枢机制敏感性过度增强、离子通道和受体表达异常、中枢神经系统重构等。与急性疼痛相比较，慢性疼痛持续时间长，发病机制尚不清楚，疼痛程度与组织损伤程

度可呈分离现象，可以伴有痛觉过敏和异常疼痛，常规镇痛治疗通常疗效不佳。

三、评估诊断

详尽的癌痛评估是合理、有效进行镇痛治疗的前提，癌痛评估应遵循"常规、量化、全面、动态"的原则。①常规评估原则：是指医护人员在接诊患者时主动询问患者有无疼痛并进行相应的病历记录，根据患者是否疼痛、疼痛的原因、疼痛的剧烈程度，进行合理的诊疗操作；②量化评估原则：是指采用评估量表的标准来评估患者对疼痛的主观感受程度，需要患者的密切配合，应重点评估最近 24 小时内患者感受到的最严重和最轻的疼痛程度，以及平常情况的疼痛程度；③全面评估原则：是指对癌症患者的疼痛及相关病情进行全面评估，包括疼痛的病因和类型（躯体性、内脏性或神经病理性）、疼痛部位及范围、疼痛性质、疼痛程度、疼痛发作时间及频率、疼痛加重或减轻的因素、疼痛对生活质量的影响(生理、心理、精神、社会活动和交往)、疼痛治疗史、重要器官功能情况及既往史（如精神病史、药物滥用史）等；④动态评估原则：是指持续性、动态地监测、评估癌痛患者的疼痛症状及变化情况，动态评估对药物镇痛治疗的剂量选择尤为重要，应当记录用药种类、剂量滴定、疼痛程度及病情变化。

癌痛的评估中常使用的方法有数字分级法（NRS）、视觉模拟量表（VAS）、主诉疼痛程度分级法（VRS）、面部表情疼痛评分量表法及简明疼痛调查表（BPI）。

1. 数字分级法（NRS）　将疼痛程度用 0～10 共 11 个数字依次表示，0 表示无疼痛，10 表示能够想象的最剧烈疼痛（图 3-35-1）。交由患者自己选择一个最能代表自身疼痛程度的数字，或由医护人员协助患者理解后选择相应的数字来描述疼痛程度。按照疼痛对应的数字，将疼痛程度分为轻度疼痛（1～3）、中度疼痛（4～6）、重度疼痛（7～10）。

2. 视觉模拟量表（VAS）　将疼痛程度用一条线段表示，一端段表示无疼痛，另一端表示能够想象的最剧烈疼痛（图 3-35-2）。患者应通过指示两个端点之间线段的位置来描述指定其与感受到的癌痛的一致程度。

3. 主诉疼痛程度分级法（VRS）　主要是根据患者对疼痛的主诉，可将疼痛程度分为轻度、中度、重度三类。①轻度疼痛：有疼痛，但可忍受，生活正常，睡眠未受到干扰；②中度疼痛：疼痛明显，不能忍受，要求服用镇痛药物，睡眠受到干扰；③重度疼痛：疼痛剧烈，不能忍受，需用镇痛药物，睡眠受到严重干扰，可伴有自主神经功能紊乱或被动体位。

4. 面部表情疼痛评分量表法　由医护人员根据患者疼痛时的面部表情状态，对照面部表情疼痛评分量表（图 3-35-3）进行疼痛评估，适用于表达困难的患者，如儿童、老年人、存在语言文化差异或其他交流障碍的患者。

5. 简明疼痛调查表（BPI）　评估疼痛及其对患者情绪、睡眠、活动能力、食欲、日常生活、行走能力，以及与他人交往等生活质量的影响，能较全面地评估患者的癌痛程度。

四、癌痛给药原则及目标

WHO1986 年提出癌痛治疗的 5 个主要原则：推荐口服给药、按时给药、按三阶梯原则给药、个体化用药、严密观察患者用药后变化，及时处

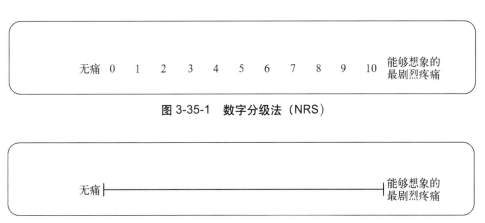

图 3-35-1　数字分级法（NRS）

图 3-35-2　视觉模拟量表（VAS）

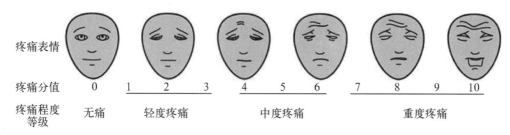

图 3-35-3 面部表情疼痛评分量表

理各类药物的不良反应，观察评定药物疗效，及时调整药物剂量。癌痛三阶梯止痛治疗具体方案如下。第一阶梯：轻度疼痛给予非阿片类（非甾体抗炎药）± 辅助镇痛药。常用药物包括对乙酰氨基酚、阿司匹林、双氯芬酸盐、布洛芬、吲哚美辛等。注意非甾体镇痛药存在最大有效剂量（天花板效应）的问题，当非甾类药物用药剂量达到一定水平后，增加剂量并不能增强其疗效，但不良反应却明显增加。规定日限制剂量：布洛芬为 2400mg/d，塞来昔布为 400mg/d，对乙酰氨基酚为 2400mg/d。第二阶梯：中度疼痛给予弱阿片类 ± 非甾体抗炎药和辅助镇痛药。弱阿片类药物也存在天花板效应。常用药物有可待因、布桂嗪、曲马多等。第三阶梯：重度疼痛给予阿片类 ± 非甾体抗炎药和辅助镇痛药。强阿片类药物无天花板效应，但可产生耐受，需适当增加剂量以克服耐受现象。此阶梯常用药物有吗啡片、羟考酮、芬太尼。哌替啶由于其代谢产物毒性大等因素，不建议用于癌性疼痛。

NCCN 成人癌痛临床实践指南进一步确认了癌痛管理的 "5A" 目标，即优化的镇痛（analgesia，optimize analgesia）、优化的日常活动（activities，optimize activities of daily living）、最小的不良反应（adverse effects，minimize adverse effect）、避免药物滥用（aberrant drug taking，avoid aberrant drug taking）和疼痛与情绪的关系（affect，relationship between pain and mood）。

五、阿片类药物的剂量滴定

有效安全的缓解癌症患者的疼痛是疼痛治疗的目标，应尽可能在 24 小时内控制患者的疼痛，使患者疼痛评分小于 3 分，24 小时内出现爆发痛的频率小于 3 次，24 小时内需要解救药物的次数小于 3 次。阿片类镇痛药的有效性和安全性存在较大的个体差异，需要逐渐调整剂量，以获得最佳用药剂量，称为剂量滴定。NCCN 成人癌痛临床实践指南推荐，即释或缓释吗啡、羟考酮和氢吗啡酮都可用于剂量滴定，首选口服药物。阿片类药物耐受是指持续 1 周或更长时间每日至少口服 60mg 吗啡，30mg 羟考酮或其他阿片类药物等效镇痛剂量。

1. 初始剂量的确定　应根据患者疼痛严重程度、既往服用镇痛药病史，个体化地确定。对于初次使用阿片类药物镇痛的患者，建议按照如下原则进行滴定：使用吗啡即释片进行治疗；根据疼痛程度，拟定初始固定剂量 5 ～ 15mg，口服，q4h，或按需给药；用药后疼痛不缓解或缓解不满意，应于 1 小时后根据疼痛程度给予滴定剂量，密切观察疼痛程度、疗效及药物不良反应。第 1 日治疗结束后，计算次日药物剂量：次日总固定量 = 前 24 小时总固定量 + 前日总滴定量。次日治疗时，将计算所得的次日总固定量分 6 次口服，次日滴定量为前 24 小时总固定量的 10% ～ 20%。依法逐日调整剂量，直到疼痛评分稳定在 0 ～ 3 分。如果出现不可控制的药物不良反应，疼痛强度 < 4，应考虑将滴定剂量下调 10% ～ 25%，并且重新评价病情。

对于未曾使用过阿片类药物的中、重度癌痛患者，推荐初始用药时选择短效阿片类镇痛药，个体化滴定用药剂量；当用药剂量调整到理想镇痛及安全的剂量水平时，可考虑换用等效剂量的长效阿片类镇痛药。对于已经使用阿片类药物治疗疼痛的患者，可以根据患者的疗效和疼痛强度进行滴定。对于疼痛病情相对稳定的患者，可以考虑使用阿片类药物缓释剂作为背景给药，在此基础上备用短效阿片类药物，用于治疗爆发性疼痛。但目前临床也开始采用长效阿片药物进行滴定。

2. 剂量滴定遵循的 TIME 原则

（1）T：即 Titrate。从小剂量开始，24 ～ 36 小时剂量滴定 1 次。

（2）I：即 Increase。如有必要，每次剂量增加 25% ～ 50%；不需要增加给药次数。

（3）M：即 Manage。突发性疼痛发作时，如果使用即释羟考酮，则剂量为缓释羟考酮 12 小时剂量的 1/4 ～ 1/3。

（4）E：即 Elevate。每日使用即释药物控制突破性疼痛超过 2 次时，需要增加每次剂量。

3. 常用阿片类镇痛药物的换算关系

（1）吗啡注射剂剂量 10mg= 口服吗啡缓释剂量 30mg（注射剂型：口服剂型 =1：3）

（2）羟考酮缓释剂剂量 10mg= 口服吗啡缓释剂量 20mg（羟考酮：吗啡 =1：2）

（3）口服吗啡日剂量（mg/d）×1/2= 芬太尼多瑞吉剂量（μg/h=10×mg/72h）

（4）吗啡注射剂日剂量（mg/d）×3/2= 芬太尼多瑞吉剂量（μg/h）

（5）芬太尼多瑞吉 25μg/h= 芬太尼 4.2mg q72h= 口服美施康定 30mg q12h

六、神经病理性疼痛及其他辅助镇痛药的使用

强阿片类药物是治疗神经病理性疼痛的主要药物。另外，一些辅助药物的使用可以增加镇痛的疗效，减少镇痛药的不良反应。这些药物包括抗惊厥药加巴喷丁、普瑞巴林等，可治疗神经损伤所致的撕裂痛、放电样疼痛及烧灼痛；抗抑郁药物阿米替林、度洛西汀、文拉法辛等，可用于中枢性或外周神经损伤所致的麻木样痛、灼痛，也可改善患者的心情及睡眠；类固醇皮质激素地塞米松、泼尼松等，具有抗炎作用，可以用于神经或骨受侵犯时，减轻周围神经水肿和压迫引起的疼痛，但如长期使用需关注其不良反应。目前不推荐长期使用类固醇激素和非甾体类药物。

七、阿片类药物不良反应的处理

阿片类药物的常见不良反应，包括便秘、恶心、呕吐、嗜睡、瘙痒、头晕、尿潴留、谵妄、认知障碍及呼吸抑制等。除了便秘，这些不良反应大多是暂时性的或可以耐受的。应把预防和处理阿片类镇痛药不良反应作为镇痛治疗计划和患者宣教的重要组成部分。恶心、呕吐、嗜睡和头晕等不良反应，大多出现在未曾使用过阿片类药物患者用药的最初几日。初用阿片类药物的数日内，可考虑同时给予甲氧氯普胺（胃复安）等镇吐药预防恶心、呕吐，必要时可采用 5-HT$_3$ 受体拮抗剂类药物和抗抑郁药物。便秘是最常见的不良反应，如果便秘持续存在，应评估便秘的原因及程度，排除肠梗阻及其他药物的影响。如缓泻剂无效，可使用甲基纳曲酮、鲁比前列酮体、纳洛西酮、利那洛肽等药物。

八、难治性癌痛

按照 WHO 推行的三阶梯镇痛治疗方案，约 80% 的患者经过规范的镇痛治疗，疼痛能明显缓解。但仍然有 10% ～ 20% 的患者经过充分的镇痛治疗依然持续疼痛，这部分患者被定义为难治性癌痛，又称顽固性癌痛。NCCN 成人癌痛临床实践指南指出，经过 2 ～ 3 个周期的剂量滴定（调整），疼痛未缓解甚至加剧，或疼痛缓解不足者，尤其是对于持续性疼痛者，均应重新评估诊断，调整治疗计划，寻求多学科协助。用于癌痛治疗的非药物治疗方法，主要有患者自控镇痛泵技术、神经毁损术、经皮椎体成形术、放射性粒子植入术、腔内药物输注系统植入术、介入治疗、放疗（姑息性镇痛放疗）、针灸、经皮穴位电刺激等物理治疗、认知 - 行为训练及社会心理支持治疗等。适当地应用非药物疗法，可以作为药物镇痛治疗的有益补充，而与镇痛药物治疗联用，可增加镇痛治疗的效果。

第六节　水　　肿

一、定义

水肿（edema）是组织间隙组过量体液潴留的一种客观表现。根据分布范围，水肿可表现为全身性或局部性。当液体在体内组织间隙呈弥漫性分布时称为全身性水肿；当液体积聚在局部组织间隙时称为局部性水肿；当液体积聚在浆膜腔时，称为积液，如胸腔积液、腹水和心包腔积液等，是水肿的特殊形式。

二、发病机制

在正常人体中，血管内与血管外液体维持着动态平衡，这种平衡的维持有赖于 Starling 力（Starling force），即血管内、外的静水压和胶体

渗透压。在 Starling 力的作用下，血管内液体不断从毛细血管小动脉端滤出至组织间隙成为组织液，组织液又不断从毛细血管小静脉端回吸入血管中，还有一部分流入淋巴管，两者经常保持动态平衡，因而组织间隙无过多液体积聚。当某些因素导致毛细血管内液体流出量大于流入量时即产生水肿。同时，水肿导致血管内循环血量减少，机体为维持有效的循环血量会发生一系列代偿性生理调节反应，引起水钠潴留，进一步加重水肿。产生水肿的主要原因包括血浆胶体渗透压降低、毛细血管内流体静力压升高、毛细血管壁通透性增高、淋巴液回流受阻和水钠潴留。

（一）血浆胶体渗透压降低

当血浆白蛋白量降到 25g/L 或总蛋白量降到 50g/L 时，就可出现水肿，为全身性。常见于蛋白质摄入不足或大量消耗、丢失的情况，如肾脏疾病引起蛋白尿、恶性肿瘤导致蛋白摄入不足和大量消耗等。

（二）毛细血管内流体静力压升高

毛细血管内流体静力压升高见于各种原因引起的静脉阻塞或静脉回流障碍，可表现为全身性或局部性，如心力衰竭时腔静脉回流障碍可引起全身性水肿，纵隔淋巴瘤、肺癌等压迫上腔静脉可引起上腔静脉阻塞综合征，从而导致上半身水肿，四肢软组织肿瘤压迫局部静脉可导致远端肢体水肿等。

（三）毛细血管壁通透性增高

血管活性物质（如组胺、激肽等）、细菌毒素、缺氧等可增加毛细血管壁的通透性而引起水肿。炎性病灶的水肿主要是由于毛细血管壁的通透性增高，血管神经性水肿和变态反应引起的水肿亦属此机制。恶性浆膜腔积液也常伴有毛细血管壁通透性增高。

（四）淋巴回流受阻

乳腺癌根治术对腋窝淋巴结的清扫可破坏局部淋巴循环，导致上肢淋巴回流受阻，可发生患侧上肢水肿。宫颈癌盆腔淋巴结转移时可导致下肢淋巴回流受阻，发生下肢水肿。

（五）水钠潴留

水钠潴留对水肿的形成起辅助作用。当水肿发生后，血管内有效循环血量减少，肾小球滤过率下降，激活肾素 - 血管紧张素 - 醛固酮系统，从而促进肾远曲小管对钠的重吸收增加，引起血液晶体渗透压增高，后者刺激血管壁渗透压感受器，使垂体后叶分泌抗利尿激素，从而加强肾远曲小管的水重吸收，形成水钠潴留和水肿。

三、常见原因

（一）全身性水肿

1. 心源性水肿　见于右心功能不全。特点是水肿首先出现于身体下垂的部位，伴有体循环淤血的表现，如颈静脉怒张、肝大、中心静脉压升高等，严重时可并发浆膜腔积液。

2. 肾源性水肿　见于各类肾脏疾病。最初表现为晨起眼睑和颜面部水肿，迅速发展为全身水肿，可伴有浆膜腔积液。

3. 肝源性水肿　见于肝硬化、肝癌、肿瘤肝转移等引起的肝功能失代偿期。常表现为腹水、脾大、腹壁静脉怒张、食管 - 胃底静脉曲张等。

4. 营养不良性水肿　见于结核、恶性肿瘤等慢性消耗性疾病引起的长期营养缺乏和丢失等。其主要特点是先有体重减轻和消瘦，后出现水肿，水肿常先从足部开始，逐渐蔓延全身。

5. 黏液性水肿　见于甲状腺功能减退者，为非凹陷性水肿（是由于组织液含蛋白量较高之故），以颜面及下肢胫骨前较明显。

6. 经前期紧张综合征　特点为月经前 7 ～ 14 日出现眼睑、踝部及手部轻度水肿，可伴乳房胀痛及盆腔沉重感，月经后水肿逐渐消退。

7. 药物性水肿　可见于糖皮质激素、雄激素、雌激素、胰岛素、钙拮抗剂等药物治疗过程中，一般认为与水钠潴留有关。

8. 特发性水肿　多见于女性，主要见于身体下垂部分，特点为周期性水肿，原因未明，可能与内分泌功能失调有关。

9. 其他全身性水肿　可见于硬皮病、血清病及老年性水肿等。

（二）局部性水肿

1. 局部炎症性水肿　见于急性乳腺炎、蜂窝织炎等所致的局部水肿，伴有局部红、肿、热、痛等炎症反应表现。

2. 局部静脉阻塞性水肿　肿瘤压迫或肿瘤转移导致上腔静脉阻塞综合征、静脉血栓形成引起局部肢体水肿等。

3. 局部淋巴性水肿　肿瘤淋巴结转移、外科手术对淋巴结的清扫等可导致局部淋巴回流受阻而引起水肿，丝虫病的象皮腿也属于局部淋巴性水肿。

4. 变态反应性水肿　见于荨麻疹、血清病、以及食物、药物等引起的过敏反应等。

四、评估诊断

根据水肿的程度可分为轻、中、重度水肿。①轻度：水肿仅见于眼睑、眶下软组织，胫骨前、踝部的皮下组织，指压后可见组织轻度凹陷，体重可增加 5% 左右。②中度：全身疏松组织均有可见性水肿，指压后可出现明显的或较深的组织凹陷，平复缓慢。③重度：全身组织严重水肿，身体低垂部皮肤紧张发亮，甚至可有液体渗出，有时可伴有浆膜腔积液。

水肿的诊断需要依据病因、临床表现和实验室检查。

1.病因　仔细询问有无心、肝、肾、甲状腺及肿瘤相关疾病，有无外科手术史等，明确水肿的原因。

2.临床表现　①水肿开始的部位：心源性水肿一般起始于身体下垂的部位，肾源性水肿多首发于眼睑及颜面部，肝源性水肿多以腹水为首发表现。②水肿发展的速度：肾源性水肿一般发展迅速，而心源性、肝源性水肿发展相对较慢。③伴随症状：水肿伴肝大者可为心源性、肝源性或营养不良性，如同时伴有颈静脉怒张则提示为心源性，如同时伴有黄疸、蜘蛛痣则提示多为肝源性；水肿伴蛋白尿或血尿常提示为肾源性；黏液性水肿常合并甲状腺功能减退，表现为表情淡漠、食欲缺乏、畏寒等。

3.实验室检查　血浆总蛋白与白蛋白、肾功能、电解质、尿常规等检查有助于辅助水肿的诊断及对水肿原因的鉴别，B 超、X 线及 CT 检查有助于对浆膜腔积液的诊断。除水肿的一般实验室检查外，还需要针对其原发病进行检查，如黏液性水肿者需检查甲状腺功能，肝源性水肿者需行肝炎相关病毒检测及影像学检查等。

五、临床治疗

（一）全身性水肿

肿瘤晚期，患者常有恶病质表现，严重营养不良、贫血、低蛋白血症、维生素 B_1 缺乏等，使血浆胶体渗透压降低，液体渗出血管进入组织间隙。同时恶性肿瘤也能造成心、肝、肾等脏器的功能或器质性改变，如心功能减退、静脉淤血、血液滞留、血浆渗出组织间隙，可造成水肿；肾功能减退，水液代谢障碍，水钠潴留，也造成水肿；

肝硬化腹水，严重以后发展合并水肿。

1.病因治疗　全身性水肿的病因治疗就是寻找水肿形成的原因，针对原发疾病和病理改变进行治疗，去除原发病因，水肿也可以得到缓解。

（1）由于长期消耗，营养不良造成的血浆蛋白低下性水肿，可以给患者静脉输入人血清蛋白、复方氨基酸、血浆、水解蛋白，或输血、摄入高蛋白饮食等，血浆清蛋白提高，血液的胶体渗透压提高，水肿可以得到缓解。

（2）心力衰竭引起的水肿，要在医师指导下使用强心药物，纠正心力衰竭，肝肾功能障碍时应给予保护肝肾功能的药物，纠正肝肾功能。

（3）癌性胸腔积液、腹水，抽去胸腔积液、腹水后再在胸腹腔内注入抗癌药，杀灭癌细胞，使腹腔内毛细血管渗透性降低，胸腔积液、腹水减少，水肿也可以得到缓解。

2.对症治疗　主要是指用利尿药。利尿药可分强、中、弱 3 种。强效、中效利尿药，如呋塞米、利尿酸等，大都有增加机体内钾、钠、氯离子排出的作用。弱效利尿药则钾离子排出很少，钠、氯、碳酸氢根离子排出增加。对于恶性肿瘤患者来说，大多数患者体质已经比较虚弱，通常又摄入食物不足，所以使用时要先选用中效和弱效利尿药，用药期间要密切观察血电解质变化情况，避免造成水、电解质的平衡失调。在出现心力衰竭、肺水肿、肾衰竭、少尿等病情危重时要及时采用强效利尿药，迅速控制病情后再停用。另外，利尿药容易产生耐药性，最后选择不同类型的药物轮流使用。

（1）强效利尿药：具体如下。①呋塞米：常用置，口服 20mg，每日 2 次，肌内注射每次 20mg，隔日 1 次，必要时每日 1 次；②利尿酸：口服，每次 25mg，每日 1～3 次，静脉注射每次 25～50mg，缓慢静脉推注或静脉滴注；③丁苯氧酸：口服，0.5～1mg，每日 1～3 次，静注每次 0.5～1mg。

（2）中效利尿药：主要有氢氯噻嗪，常用量每次 25mg，每日 2 次，最好同时服氯化钾。

（3）弱效利尿药：具体如下。①螺内酯：口服，每次 20～40mg，每日 2～3 次，为留钾利尿药；②氨苯蝶啶：口服，每次 50～100mg，每日 3 次，也是留钾利尿药；③乙酰唑胺：口服，每次 0.25～0.5g，每日 3 次，无保钾作用，所以服时加服氯化钾。

（二）局部水肿

局部水肿表现在身体某个部位的皮下组织、血管外组织间隙等，大多是因为这些部位的血管淋巴管受了肿瘤的压迫，使血液和淋巴液回流障碍，在局部潴留，时间长了渗入皮下组织形成水肿。临床上最常见的是肿瘤治疗导致的局部淋巴水肿。淋巴水肿最常于治疗后 18 个月内被诊断；然而，它可以在癌症幸存者生命中的任何时刻发生。

早期发现、诊断是淋巴水肿治疗的关键，因为早期是可逆的，而较晚期则治疗效果不佳。因此，应告知癌症患者，如果在治疗侧注意到细微的肿胀或任何其他症状（如充盈、紧绷、沉重、疼痛），应通知他们的医护人员。对于存在治疗相关淋巴水肿危险因素或个体相关淋巴水肿危险因素的癌症患者，应在治疗前测量双侧肢体的基线数据，并且最好由接受过培训的淋巴水肿专家来进行。有淋巴水肿风险和那些存在淋巴水肿的癌症患者，受累区域发生局部感染的风险较高。一旦这些区域发生感染，可能需要住院治疗，静脉使用抗生素。因此，应对有淋巴水肿或有淋巴水肿风险的癌症患者进行宣教，一旦发现受累区域的感染征象，应立即通知医护人员。

1. 治疗方法

（1）体位引流：肢体下垂状态使组织间隙中淋巴液滞留加重，抬高患肢 30 ~ 40cm，利用重力作用促进淋巴液回流，减轻水肿。此举简单有效，但作用不持久，患肢下垂，水肿可再度加重。

（2）加压包扎：在体位引流基础上，在患肢抬高用弹力袜或弹性绷带加压包扎，挤压组织间隙，协助淋巴回流。弹性绷带松紧应适宜。也可用间隙加压器（intermittent compression pumps）多次和长时间使用，对改善水肿有一定疗效。文献报道称国外目前采用淋巴加压器（lymha-press，一种更为先进、有效的加压充气装置），充气装置分 9 ~ 12 块，每块可以单独充气加压，加压从肢体远端逐渐向近端进行，一个循环周期为 25 秒。这种淋巴加压方法较其他简单加压装置的充气加压时间大大缩短（简单加压充气装置循环周期 100 秒左右），同时可产生高达 15.6 ~ 20.8kPa（120 ~ 160mmHg）的压力，比单纯弹力袜在消肿方面更为有效。但它的使用较复杂，也不能减少组织间隙中的蛋白成分，只适用于急性期等短期治疗。

（3）限制钠盐摄入和使用利尿剂：急性期适当限制氯化钠摄入，一般为 1 ~ 2g/d，以减少组织钠、水潴留。同时使用适量利尿剂，加快水钠排出。可用氢氯噻嗪，每次 25mg，每日 3 次，并适当补钾，待病情稳定后停服。

（4）预防感染：选用抗真菌的油膏、扑粉，保持足趾干燥是预防和控制真菌感染最有效的方法；足趾甲床下细菌感染也较为多见，应勤剪指（趾）甲，清除污垢，减少细菌入侵途径。晚期淋巴水肿并发皮肤皲裂可采用油膏外敷保护并润滑皮肤。

2. 患者宣教　应对癌症生存者进行以下方面的教育。

（1）要求患者了解淋巴水肿的症状和体征，以及快速向治疗团队报告的重要性。教会患者做好自我管理：感染预防措施、风险降低策略及保持患侧皮肤的完整性。

（2）还应告知患者：在监管下进行的渐进式负重训练和体力活动与淋巴水肿的恶化或发生无关。在监管下进行的渐进式负重训练，可能改善淋巴水肿的症状；但是，在这个人群中，建议谨慎进行。有淋巴水肿或有淋巴水肿风险的癌症生存者在开始涉及力量或阻力的训练之前，应与淋巴水肿专家讨论身体活动计划。研究已经表明，航空旅行、静脉穿刺和血压测量（通过手臂袖带）与淋巴水肿的发生可能无关，并且可能不需要采取预防措施，进而缓解患者因淋巴水肿可能导致或加剧的心理困扰。

第七节　高钙血症

一、定义

原发性或转移性肿瘤患者合并血钙水平升高者，称为恶性肿瘤相关性高钙血症（malignancy-associated hypercalcemia，MAH）。MAH 多见于多发性骨髓瘤、进展期乳腺癌、肺癌（尤其是鳞状细胞癌）、头颈部肿瘤、肾及泌尿系统肿瘤的患者，在转移性前列腺癌及原发性骨肿瘤的患者中少见。罕见的甲状旁腺癌即使在疾病早期也能表现出相应的症状。若高钙血症不予以治疗，患者将出现不可逆的肾功能损害、昏迷甚至死亡，未经治疗的高钙血症死亡率高达 50%。

二、发病机制

正常情况下，血钙水平由甲状旁腺激素(PTH)、骨化三醇（维生素 D 的代谢产物）、降钙素 3 种激素通过调节骨储备的动员，肾小管重吸收和肠道饮食吸收这 3 个过程来达到精细平衡。这 3 个过程都参与 MAH 的形成。

恶性肿瘤的体液性高钙血症是由于肿瘤分泌多种体液因子引起的副肿瘤综合征。这些因子包括甲状旁腺激素相关蛋白（PTHrP）、转化生长因子(TGF)、前列腺素（PG）、肿瘤坏死因子（TNF）、白细胞介素 -1（IL-1）等，它们刺激破骨细胞骨吸收及肾小管钙的重吸收引起高钙血症。近 80% 的 MAH 发生与 PTHrP 升高有关，PTHrP 升高多见于进展期肿瘤，且通常预示更差的预后及对双膦酸盐更差的疗效。

肿瘤或其他细胞也可释放介质（细胞因子、趋化因子、PTHrP 等），促进骨溶解诱导高钙血症的发生。这一机制起作用时高钙血症通常发生在疾病晚期，且常伴随广泛的溶骨性骨转移。

骨化三醇过量产生是某些恶性肿瘤和肉芽肿性疾病高钙血症发生的主要机制。例如，淋巴瘤细胞可以产生骨化三醇使肠道中钙的吸收增加导致高钙血症。

此外，恶性肿瘤患者常伴有治疗或疾病相关的呕吐、黏膜炎、厌食、吞咽困难、发热，这些都可能导致容量缺失，肾血流灌注受损，肾小球滤过率下降，钙的排泄进一步减少，血钙继续升高，最终导致肾衰竭。血钙的升高还可明显改变人的精神状态，反过来影响患者的饮水能力。长期制动或卧床、营养状况差等因素导致的骨质流失也会增加循环中的钙含量，升高血钙水平。

三、常见原因

恶性肿瘤和原发性甲状旁腺功能亢进是导致高钙血症的最常见的病因，两者占其发病的 90% 左右（表 3-35-12）。

表 3-35-12　高钙血症的常见病因

分类	常见原因
恶性肿瘤	恶性肿瘤的体液性高钙血症
	局部骨溶解
	恶性肿瘤中的异位甲状旁腺激素释放（罕见）
	骨化三醇相关的高钙血症
甲状旁腺激素介导	散发性（腺瘤、增生或癌）
	家族性（多发性内分泌腺瘤病，甲状旁腺功能亢进 - 颌骨肿瘤综合征，家族性孤立性甲状旁腺功能亢进症，家族性低尿钙性高钙血症）
	恶性肿瘤中的异位甲状旁腺素释放（罕见）
	三发性甲状旁腺功能亢进
维生素 D 相关	肉芽肿病（如结节病、结核病、炎症肠病、异物肉芽肿等）
	维生素 D 中毒（维生素 D 补充剂、代谢物或类似物）
内分泌紊乱	甲状腺毒症
	肾上腺功能不全
	嗜铬细胞瘤
	血管活性肠肽瘤（Verner-Morrison 综合征）
药物	噻嗪类利尿剂
	锂剂
	乳碱综合征
	维生素 A

续表

分类	常见原因
其他	甲状旁腺激素
	恶性肿瘤和原发性甲状旁腺功能亢进症共存
	制动固定
	急性肾衰竭
	用钙和骨化三醇或维生素 D 类似物治疗慢性肾衰竭
	肾移植

四、评估诊断

（一）临床表现

高钙血症症状的严重程度取决于游离钙离子水平及其上升速度。有些患者（尤其是老年及衰弱患者）可在血钙未明显升高的情况下表现出严重的症状。高钙血症的患者可表现出很多类似晚期肿瘤的症状，可能因疾病或治疗的影响而被误诊。

1. **胃肠道症状** 如恶心、呕吐、厌食及腹痛，这些症状出现较早，晚期可发展为便秘，甚至完全性肠梗阻。

2. **肌肉骨骼症状** 肌无力、乏力、骨痛，进一步可发展为严重的虚弱、肌张力减退和骨折。

3. **神经心理症状** 可从意识模糊、性格改变、烦躁不安和情绪改变开始，并可进展为言语不清、精神病行为、木僵和昏迷。

4. **泌尿系统症状** 早期表现为烦渴、多饮、多尿，进一步导致肾功能损害，甚至肾衰竭。慢性高钙血症患者可出现代谢性碱中毒、氮质血症和异位钙化。

5. **心血管系统症状** 表现为心动过缓，心律失常。心电图显示 PR 间期缩短及 QT 间期缩短。血钙高于 4mmol/L（16mg/dl）时，T 波增宽，QT 间期延长，ST 段压低，洋地黄作用增强。

高血钙危象是指血钙 ≥ 3.7mmol/L（15mg/dl）的严重高钙血症，患者表现为极度虚弱、精神失常、少尿、无尿、进行性加重的氮质血症，昏迷甚至心搏骤停。

（二）实验室检查

离子钙浓度是诊断高钙血症最重要的实验室检查。血清钙浓度高于正常值 2.5mmol/L，结合相应临床表现即可诊断高钙血症。由于外周血中约 45% 的钙与血浆蛋白结合（特别是白蛋白），因此需要根据血清白蛋白水平对血清离子钙水平进行校正。

（三）鉴别诊断

1. **原发性甲状旁腺功能亢进** 因甲状旁腺病变（肿瘤或增生）导致 PTH 合成与分泌过多。主要表现为反复发作的肾结石、消化性溃疡、精神改变与广泛骨吸收。本病多见于 20～50 岁成年人，40 岁后发病率明显增加。

2. **甲状腺功能亢进症** 高钙血症在甲状腺功能亢进症患者中比较常见，可能与甲状腺激素过量刺激引起的 RANK- 配体介导的骨吸收增加有关。

3. **噻嗪类利尿剂的使用** 噻嗪类药物可增加肾对钙的重吸收，导致低钙尿症，最终导致血钙升高。多达 8% 的人在服用噻嗪类药物时会出现高钙血症。

4. **肾功能不全** 急性肾衰竭高钙血症的发生可能与急性少尿期的严重继发性甲状旁腺功能亢进有关。在终末期肾病或接受透析的患者中使用钙、骨化三醇或维生素 D 类似物也可能会导致高钙血症。这种情况下的高钙血症也可能与散发性甲状旁腺功能亢进有关。

5. **乳碱综合征** 因长期服用乳类或钙剂，并使用大量碱性药物进行治疗，进而出现高血钙、碱中毒和不同程度的肾功能损害，主要由钙摄入过多或代谢性碱中毒共同引起。代谢性碱中毒增加肾小管钙的重吸收，使血钙升高、肾间质纤维化，最后导致肾衰竭。

6. **结节病** 为一种原因不明的全身性疾病，好发于青年。以双侧肺门淋巴结肿大、肺浸润、眼与皮肤损害为主要表现，后期可发展为肺间质纤维化及多系统病变，同时可伴有骨和关节病变，约 1/5 患者有高钙血症。高血钙的原因与结节性肉芽肿组织分泌骨化三醇，以及对维生素 D 过度敏感有关。

7. 家族性低尿钙性高钙血症　是常染色体显性遗传病，因钙敏感受体功能的改变和对细胞外钙增加的敏感性降低，使得甲状旁腺激素分泌增加及肾小管对钙的重吸收增加，导致患者出现血钙升高，尿钙排出相对减少。本症常在 10 岁前发病。

五、临床治疗

（一）一般处理

尽可能做最低程度的活动，因不活动可加剧高钙血症。尽可能停用抑制尿钙排泄的药物（如噻嗪类）或使肾血流量减少的药物及 H_2 受体拮抗药（西咪替丁等）。此外，还应停止高钙饮食及相关维生素，如维生素 D、维生素 A。

1. 水化、利尿：输注足量生理盐水能扩充血容量，增加肾小球滤过率，并抑制近端肾小管对钙的重吸收。每日大量补充生理盐水推荐总量为 2000 ～ 3000ml。

袢利尿药呋塞米可进一步阻断对钙的重吸收，并增加钙的排泄。常用量为 40 ～ 80mg 静脉注射。水化期间应注意维持尿量在 100ml/h 以上，但需注意水、电解质平衡，避免引起进一步的电解质紊乱，特别是镁、钾离子的过度丢失。

2. 停用可增加血清钙的药物，如氢氯噻嗪一类的利尿剂，维生素 A、维生素 D 或其他维甲酸类药物等。

3. 摄入低钙食物，避免奶制品等高钙饮食。

4. 活动：卧床的患者应尽早活动，以避免和缓解长期卧床造成的高钙血症。

（二）应用减少骨吸收的药物

1. 双膦酸盐　为焦磷酸盐的类似物，可抑制破骨细胞介导的骨吸收；并掺入骨基质，直接干扰骨吸收过程。除降低血钙外，还有明显的镇痛作用。一般不良反应较小，但肾功能不全者应慎用。部分患者可能会出现类似流感样症状，甚至可能出现高热，经对症处理，绝大多数患者的症状可以有效缓解。双膦酸盐可用于以骨量减少和骨结构破坏为特征的一类疾病。如无禁忌，双膦酸盐可作为高钙血症的一线治疗，静脉使用双膦酸盐是迄今为止最有效的高钙血症的治疗方法。目前在临床应用的有以下几种产品。

（1）氯甲双膦酸盐（clodronate，骨膦）：一般为 3 ～ 5mg/kg，用 500ml 生理盐水稀释，3 ～ 4

小时输注完毕，连用 3 ～ 5 日。口服用药每日 2400 ～ 3200mg，分 3 ～ 4 次。血钙正常后可减量维持。

（2）氨羟丙双膦酸盐（pamidronate，阿可达）：一般每次 60 ～ 90mg，加入 500ml 生理盐水稀释，静脉输注不少于 2 小时，每个月 1 次。

（3）唑来膦酸（zoledronic acid）：为第 3 代双膦酸盐类药物，具有更强的效价强度，一般每次 4 ～ 8mg，静脉滴注 30 ～ 50 分钟，每个月 1 次。

高钙血症一旦明确诊断，必须尽早开始使用双膦酸盐。因为双膦酸盐起效时间需 2 ～ 4 日，达到最大效果需 4 ～ 7 日。60% ～ 70% 的患者血钙能降至正常水平，效果可持续 1 ～ 3 周。双膦酸盐胃肠道吸收率很低，因此治疗高钙血症时首选采用静脉滴注给药。

2. 降钙素（calcitonin）　对破骨组织细胞有急性抑制作用，能减少体内钙由骨向血中的迁移量。除可抑制骨吸收外，对许多骨代谢疾病所引起的骨痛症状也有很好的疗效。降钙素的作用主要是通过对骨骼、肾和胃肠道的调节使血钙降低，能迅速改善高血钙而不良反应少，但因半衰期短，作用短暂。对甲状旁腺癌引起的高钙血症，降钙作用较佳。本药为多肽制剂，有引起过敏性休克的可能性，需进行皮肤试验。过敏体质者、支气管哮喘或有其既往史的患者慎用。

本药常与双膦酸盐合用，每次 100 ～ 200U，皮下注射或肌内注射，8 ～ 12 小时 1 次。一般使用 1 ～ 2 日。单用效果常不佳，且长期使用易引起耐药。有文献报道使用鲑鱼降钙素 72 小时即可出现药物"逃逸"。

3. 糖皮质激素　可阻止破骨细胞激活因子引起的骨重吸收，大剂量还可通过增加尿中钙的排泄，抑制维生素 D 的代谢，减少钙的吸收。同时可增加尿酸排泄，减少肠道对钙的吸收，可加强降钙素的作用。主要用于恶性淋巴瘤、白血病、多发性骨髓瘤和乳腺癌。对血液系统肿瘤伴发的高钙血症疗效最佳，可以与其他药物联合应用，但起效慢，疗效维持时间也较短。长期应用反而引起血钙继发性升高。一般采用泼尼松每日 1 ～ 2mg/kg 或相当此剂量的其他制剂。

4. 地舒单抗　是一种人 IgG2 单克隆抗体，通过靶向结合 RANKL，抑制破骨细胞的形成、功能和存活。目前有明确证据支持地舒单抗可预防骨相关事件、治疗高钙血症并减轻骨转移引起的骨痛。2020 年 11 月，中国国家药品监督管理局批准地舒单抗（120mg）用于预防实体瘤骨转移和多发性骨髓瘤引起的骨相关事件。

（三）透析治疗

以上方法如不能控制高钙血症，或是在高钙血症的急性期，可考虑用不含钙的透析液透析。首选血液透析，无条件时也可采用腹膜透析，透析时必须采用无钙透析液。当血钙降至 3.25mmol/L 以下时相对安全。

（四）抗肿瘤治疗

控制肿瘤祛除病因：合理选择手术，放疗，化疗和综合治疗。

高钙血症是晚期肿瘤的严重并发症，通常暗示着预后不佳。有回顾性研究显示，确诊高钙血症后的中位存活时间为 64 日，影响预后的独立因素有脑转移（HR=2.58，95%CI：1.03 ～ 6.45），校正后的血钙浓度 > 3mmol/l（HR=1.45，95%CI：1.05 ～ 2.01），以及低蛋白血症（HR=1.48，95%CI：1.07 ～ 2.04）。一旦发现高钙血症，应早期积极给予降血钙等治疗，以尽可能提高患者生存期及生活质量。

第八节 贫 血

一、定义

贫血是指外周血中单位容积内红细胞（RBC）计数减少或血红蛋白（Hb）浓度减低，致使机体不能对周围组织细胞充分供氧的疾病。肿瘤相关性贫血是癌症发病及治疗过程中非常普遍的现象。主要由肿瘤相关因素及肿瘤治疗相关因素两方面引起，发生率在肿瘤患者中为 30% ～ 90%。对于贫血的纠正可以通过针对潜在病因的治疗及提供最佳支持治疗，包括输注浓缩红细胞、促红细胞生长素的应用及可能需要的铁剂补充。

二、发病机制

贫血发生的病理生理机制可以分为以下三类：①功能性红细胞的生成减少；②红细胞的破坏增加；③血液的丢失。因此，贫血的实验室特征是血红蛋白浓度的下降、红细胞数目及血细胞比容低于正常值下限。

三、常见原因

肿瘤患者发生贫血的原因是多方面的，因此导致贫血诊断的复杂性。贫血可有潜在的并发症，如出血、溶血、营养缺失、遗传性疾病、肾功能不全、激素紊乱，甚至这些因素同时存在导致。总体来说，肿瘤相关性贫血的原因可大致分为以下两类。①肿瘤相关的贫血：肿瘤相关的出血、肿瘤侵犯骨髓、肿瘤引起的营养不良、铁代谢异常、肾功能损伤及肿瘤相关的各细胞因子对骨髓造血功能的影响都会引起肿瘤相关性贫血。多数情况下这种类型的贫血是低增生性、正常红细胞性、正色素性、血清铁和转铁蛋白饱和度（TSAT）降低，而血清铁蛋白（SF）正常或升高。②抗肿瘤治疗相关的贫血。

恶性肿瘤本身可以通过一系列途径导致或加重贫血。肿瘤细胞可以直接通过骨髓浸润抑制造血细胞的生成；它们也可产生细胞因子，导致铁调素升高，从而减少红细胞的生成，甚至缩短红细胞的寿命。肿瘤部位通过血管及器官的损伤产生的慢性失血可以进一步加重肿瘤患者的贫血。其他非直接因素包括由食欲缺乏引起的营养缺失、免疫介导的抗体产生的溶血及凝血功能的改变。由于存在复杂多样的因素，肿瘤患者初次就诊时贫血的发生即非常普遍。例如，32% 的非霍奇金淋巴瘤患者及 49% 的妇科肿瘤患者在初始诊断时即合并贫血。

此外，由许多化学药物治疗导致的骨髓抑制也是接受细胞毒性药物治疗的肿瘤患者产生贫血的重要因素。新的化疗药物的开发及其之间的联合应用使贫血问题在临床上日渐突出。化学药物可以通过直接抑制骨髓造血产生贫血，包括抑制红细胞的前体细胞合成。此外，具有肾毒性的特定细胞毒性药物（如含铂制剂），可通过抑制肾产生的促红细胞生成素的生成，进而导致贫血。研究发现肺癌及妇科肿瘤患者肿瘤相关性贫血的发生率尤其高。以铂类为基础的药物，主要用于肺癌、卵巢癌及头颈部肿瘤患者，特别容易通过对骨髓及肾的联合毒性引起贫血。因此，需要针对每种药物的毒性进行总结，一些包含新型药物的化疗方案可能极少导致贫血。例如，单药卡巴他赛、多西他赛及恩杂鲁胺导致Ⅲ～Ⅳ级贫血的发生率分别为 11%、9%、0%。细胞毒性药物的骨髓抑制作用通常在经过多疗程化疗后累及，导致在后续化疗周期中出现贫血的发生率及严重程度稳步增加。在欧洲肿瘤贫血调查中显示，贫血的发生率（血红蛋白＜120g/L）从第 1 周期化疗时的 19.5% 增加至第 5 周期时的 46.7%。Ⅱ～Ⅲ级的贫血发生率也随着化疗周期数的增加而增长。

针对骨骼部位的放疗也会导致血液学毒性。一项回顾性的研究显示，在 210 例原发性中枢神经系统肿瘤患者接受全脑全脊髓放疗后，约 1/3 发生了Ⅲ～Ⅳ级严重的血液学反应。

新型的治疗方法，如免疫治疗也会增加贫血发生的风险，虽然目前报道数据较少。一项最近的研究显示使用 PD-1 抑制剂 nivolumab 治疗后可能导致溶血性贫血。尽管在 nivolumab 的使用与自身免疫性溶血性贫血的发生中尚未明确两者间的具体关联，但已经可以在多篇文献中查阅到使用 nivolumab 后导致自身免疫性溶血性贫血的病例报道。因此，随着免疫治疗的普及，临床医师应熟悉免疫治疗可能导致的溶血性贫血，并且应对罕见报道的临床症状加以关注。

近年来，肿瘤本身所致的肿瘤相关性炎症越来越引起重视。肿瘤相关性炎症会加大释放炎性细胞因子（如 TNF、IL-1、IFN-γ），上述因子不仅能够抑制 EPO 的生成，而且能够抑制储存铁的释放和红系祖细胞的增殖，特别是炎症细胞因子导致铁调素的升高，铁调素是一种阻碍铁（在网状内皮系统内与巨噬细胞结合）释放至其转运子——转铁蛋白的分子，最终结果就是造血系统对贫血反应迟钝。炎症引起的贫血在临床检查上，通常没有特异性，无法辨别引起贫血的特异性原因。故在临床实践上，在排除了所有引起贫血的明显原因以后，要重点考虑是否由炎症引起的贫血。

四、评估诊断

对肿瘤贫血患者而言，最主要的主观感受就是疲劳感及不同程度的胸闷。疲劳感是一种慢性持续的劳累感，其发生与活动的程度不成比例，并且很难在睡眠后获得满意的缓解。

贫血的严重程度可以根据以下几种不同的实验室分类标准分为正常、轻度、中度、重度及极重度五级，具体见表 3-35-13。

根据 NCCN 指南，肿瘤患者中血红蛋白小于 110g/L 时需进行贫血的评估。对于基础值正常范围，但是下降 20g/L 时也需关注和评估。评估的主要目标是对贫血的原因进行分类及在初始抗肿瘤治疗开始前明确任何可进行干预的潜在并发症。

1. *初始筛查* 最初对于贫血的全面筛查需要一份全面的血常规报告，以排除是否合并其他类型的红细胞减少。外周血涂片的形态学检查对于确定红细胞的大小、形态、血红蛋白浓度也至关重要。患者需接受详细的病史询问及体格检查。病史的询问需包括症状出现及持续的时间、合并症、家族史，以及是否接受过抗肿瘤的化疗及放疗。常见的症状包括影响工作及日常活动的晕厥、活动后呼吸困难、头痛、眩晕、胸痛、乏力，以及女性患者出现月经不调。脸色苍白可能比较明显。一个区分癌症相关性乏力与正常人群中出现的乏力的关键点是癌症相关的乏力较少可能通过休息得到缓解。以上所述的贫血的症状对于贫血的类型提示并无很高的敏感性及特异性。临床医师还需观察是否合并其他潜在的导致贫血的病因，如黄疸、脾大、便血、神经症状、瘀斑及心脏杂音等。

2. *评估方法* 通常有两种常用的办法来评估贫血，分别为形态学和动力学。完整的评估需要同时参考这两方面。

（1）形态学方法：通过对初始血常规报告中平均红细胞体积、平均红细胞大小的不同来区分，分为以下几类。

1）小细胞低色素性贫血：最常见的是由于铁

表 3-35-13 肿瘤贫血严重程度分级

	血红蛋白（g/L）①	血红蛋白（g/L）②	血红蛋白（g/L）③
0 级（正常）	正常值	≥110	正常值
1 级（轻度）	100～＜正常值	95～＜110	90～＜正常值
2 级（中度）	80～＜100	80～＜95	60～＜90
3 级（重度）	65～＜80	65～＜80	30～＜60
4 级（极重度）	＜65	＜65	＜30

注：①为美国国立癌症研究所标准；②为世界卫生组织标准；③为中国标准。正常值男性为＞120g/L，女性＞110g/L。

缺乏，还有其他病因，如珠蛋白生成障碍性贫血、慢性疾病导致的贫血及铁粒幼细胞贫血。

2）巨红细胞性贫血：最常见的原因是药物或酗酒，这两者都是非巨幼红细胞贫血的形式。骨髓增生异常综合征也会导致轻微的巨红细胞症。巨幼红细胞性贫血所见的巨红细胞症最常见于长期叶酸等维生素摄入不足或内因子缺乏，导致肠道维生素 B_{12} 吸收障碍。

3）正常红细胞性贫血：可能由出血、溶血、骨髓增生障碍、慢性炎症及肾功能不全导致。随访检查需重点关注网织红细胞的计数。

（2）动力学方法：关注的是贫血的潜在机制，如红细胞的生产、破坏及丢失。红细胞指数中最基础的是网织红细胞指数，它通过纳入红细胞比容数值来纠正有网织红细胞数目带来的贫血程度判定的不足。网织红细胞数目通常通过百分比形式表示，反映了所有红细胞数目中网织红细胞数目占有的比例。网织红细胞指数是基于网织红细胞数目计算的，可以作为骨髓中红细胞生产能力的一个预测因子。正常的网织红细胞指数介于 $1.0 \sim 2.0$。

3. 随访风险评估　如果导致贫血的原因是肿瘤相关的炎症或是骨髓抑制性化疗，最佳治疗办法的确定则受多种因素决定。当患者急需血红蛋白迅速提升时，可考虑输血，否则在纠正贫血的长期治疗过程中促红细胞生长素及铁剂的补充是需要保证的。

五、临床治疗

贫血的治疗方法包括输血治疗、促红细胞生成治疗和铁剂等。

（一）输血治疗

输注全血或浓缩红细胞是治疗肿瘤相关性贫血的主要方法之一，输血治疗的主要优点是能够迅速使血红蛋白升高，可用于严重贫血或急性出血所引起的贫血，以及 EPO 无效的患者。约 75% 的患者在输血治疗后，一般状况、体力、气短等症状都可以得到改善。在不伴有同时失血的情况下，一般来说，每输注 1U 浓缩红细胞可使血红蛋白水平升高约 10g/L，但是，输血治疗仍存在很多弊端。第一，多次反复输血可能会出现过敏反应、急性溶血反应、体液潴留、铁过载、非溶血性输血后发热，甚至出现输血相关性急性肺损伤等严重不良反应。第二，尽管目前输血相关性

感染的检测技术得到了很大的提高，但输血仍存在如 HBV、HCV、HIV 等血液传播性疾病感染的风险。第三，在输血治疗后，如患者的原发疾病无法纠正，或继续进行抗肿瘤治疗，可能导致已升高的血红蛋白再次下降，贫血过程可能反复出现，血红蛋白波动大。

因此，应严格把握肿瘤相关性贫血患者的输血指征。首先，需明确输血的目的，输血的目的是治疗或预防血液携氧能力不足，改善机体的氧供应状况。对于无症状、血流动力学状态稳定的慢性贫血患者，输血治疗的目标是将血红蛋白纠正至 70g/L 以上；对于有症状的患者，如果存在急性血流动力学障碍或氧供给障碍，输血的目标是纠正急性的血流动力学障碍及维持合理的氧供给；而对于无血流动力学障碍但存在心动过速、呼吸急促、胸痛、严重乏力及直立性低血压等贫血相关症状的患者，输血治疗的目标在于维持足够的血红蛋白以缓解症状。

在反复多次进行输血治疗的患者中，可能出现铁过载。出现铁过载的患者可能出现乏力、皮肤色素沉着、关节痛、肝大、心肌损害及内分泌系统的损伤。在反复输血的患者中，应注意监测血清铁的水平，在排除活动性炎症、肝病、溶血和酗酒等因素影响后，$SF > 1000\mu g/L$ 可诊断为铁过载。铁过载主要通过铁螯合剂选择性结合多余铁并促进其排出的方法来降低患者的铁负荷。

综上所述，在肿瘤相关性贫血患者的血红蛋白水平明显下降至 75g/L 之前，原则上不应考虑输血治疗。但当血红蛋白迅速下降或存在缺氧或血流动力学障碍，或对 EPO 治疗无效的慢性症状性贫血患者中，可考虑进行输血治疗。

（二）EPO 治疗

EPO 类药物（ESA）是治疗肿瘤相关性贫血的重要方法之一。EPO 是临床上使用最多的ESA。EPO 治疗与输血治疗不同，它起效时间较长，不能在短时间内迅速纠正贫血及贫血带来的相关症状，以及供氧障碍，但其主要特点是符合正常生理、患者生活质量改善明显、可用于门诊患者。其耐受性好，在持续使用 EPO 的状态下，可有效维持血红蛋白水平的稳定。EPO 使用的主要目的是缓解贫血，减轻症状及避免不必要的输血。

1. EPO 治疗肿瘤相关性贫血的疗效　在Littlewood 等进行的一项随机、安慰剂对照临床研究中，显示接受化疗的贫血患者应用 EPOA

可以明显降低输血的比例（24.7% vs. 39.5%，$P=0.005\ 7$），并且可以明显提高血红蛋白水平（2.2g/dl vs. 0.5g/dl，$P < 0.001$）。在一项Ⅲ期随机双盲安慰剂对照临床研究中，共纳入 320 例贫血患者（Hb ≤ 11g/dl），使用达依帕汀进行治疗，结果显示达依帕汀组较安慰剂对照组明显降低了输血风险（27% vs. 52%；95%CI：14% ～ 36%；$P < 0.001$）。一项纳入 20 102 例患者的综述提示，在肿瘤患者中使用 ESA，能够明显降低输血相关风险（RR：0.65；95%CI：0.62 ～ 0.68），在对照组中，有 39% 的肿瘤患者接受输血治疗，而使用 ESA 组该比例仅为 25%。

一项 Meta 分析显示，在初始 Hb ≤ 10g/dl 的化疗相关性贫血患者中使用达依帕汀相较于安慰剂，可以明显降低输血的风险，血红蛋白的升高也更加明显。综上所述，在肿瘤相关性贫血的患者中使用 EPO 是有效的，但该药物带来的安全性及风险，同样需要引起临床医师的重视。

2. EPO 治疗的风险

（1）血栓：在使用 EPO 治疗的过程中，可能增加血栓尤其是深静脉血栓形成风险。血栓的形成是多种因素综合作用的结果，恶性肿瘤及化疗本身均有可能导致血栓，而既往曾出现过深静脉血栓、血液高凝状态、血小板计数升高、近期手术、激素类药物、糖皮质激素的使用、高血压等因素均有可能增加血栓形成的风险。

既往的多项 Meta 分析均显示，EPO 可能增加血栓相关事件的风险，RR 为 1.48 ～ 1.69。一项对 6 个临床研究进行综合分析的结果提示，在 Hb > 12g/dl（RR：1.66；95%CI：0.9 ～ 3.04）或 Hb 在 2 周内升高 > 1g/dl（RR：1.67；95%CI：0.96 ～ 2.88）的患者中，形成血栓的风险升高。而在慢性肾功能不全患者中，使用达依帕汀可能升高脑血管疾病的风险。

由于 EPO 与血栓形成之间的关系，美国 FDA 对该类药物增加了黑框警告，因此临床医师在该类药物的使用过程中应持审慎的态度，并重视该类药物的不良反应。

（2）可能增加肿瘤进展及死亡风险　自 2007 年以来，基于 8 个随机临床研究的结果，美国 FDA 对 EPO 增加了黑框警告，这 8 个研究认为，ESA 在晚期乳腺癌、宫颈癌、头颈部肿瘤、淋巴瘤及非小细胞肺癌中可能导致 OS 下降及局部肿瘤进展。

在 5 个 Meta 分析中，也得出了 EPO 的使用在 Hb 水平 > 12g/dl 的患者中，可能导致健康状况恶化的结论。这些研究结果显示，使用 EPO 的患者与对照组相比，死亡风险比分别为 1.17（95%CI：1.06 ～ 1.30），1.15（95%CI：1.03 ～ 1.29），1.10（95%CI：1.01 ～ 1.20），1.17（95%CI：1.06 ～ 1.29）及 1.17（95%CI：1.04 ～ 1.31）。分析的结果仍然认为 Hb 的水平可能与死亡风险增高相关。因此，将使用 EPO 的起始血红蛋白水平定在 10g/dl 可能会降低相关的血栓及死亡风险。但目前仍然需要更多的研究结果来验证。

但是，目前同样存在一些临床研究的结果显示 EPO 的使用不会增加患者的死亡风险。在一个纳入 3 项随机对照临床研究的 Meta 分析中，提示 511 例实体瘤或淋巴瘤的患者使用依泊汀或达依帕汀，相比于对照组，EPO 治疗组降低了输血风险，且并未增加血栓发生概率（0.7% vs. 1.7%），并且两组 OS 相当（HR：1.00；95%CI：0.75 ～ 1.34；mOS：13.3 个月）。

因此，对于该项风险目前仍有争议。在 EPO 使用的过程中，临床医师应给予充分的关注并每周严格监测患者 Hb 水平的变化。必要时与患者沟通可能的风险与获益。

（3）高血压 / 癫痫发作：在慢性肾衰竭患者中使用 EPO 类药物，曾有癫痫发作的报道。在既往的研究中，提示该项不良反应的发生可能与血压升高相关。而在肿瘤相关性贫血的治疗中，目前尚无明确相关性报道，但仍应引起注意。在使用该类药物进行治疗的过程中，应严密监测血红蛋白的水平，在达到目标水平时及时停药，从而减少不良反应。

（4）单纯红细胞再生障碍性贫血：单纯红细胞再生障碍性贫血是一种以红系减低，骨髓红系造血细胞丢失为特征的疾病，与 EPO 抗体的产生相关。该不良反应发生率极低，主要见于慢性肾衰竭患者使用 EPO 治疗后。

3. EPO 的使用方法　EPO 150U/kg 或 10kU 每周 3 次，或 36 000U 每周 1 次，皮下注射，每 4 ～ 6 周为 1 个疗程。如血红蛋白上升，当 Hb ≥ 12g/dl 时，停止使用 EPO；如无反应，EPO300U/kg 或 20kU 每周 2 次，皮下注射，如第 8 ～ 9 周 Hb ≥ 10g/L，继续治疗，如仍处于基线水平，则酌情增加 EPO 剂量，如 Hb 水平下降，进行输血治疗。

（三）铁剂的补充

在针对肿瘤相关性贫血治疗前，应首先检测患者的血清铁、总铁结合力及铁蛋白水平，根据这三者的水平判断患者铁缺乏状态，结合Hb水平，决定是否进行铁剂的补充。

对于绝对性铁缺乏的患者，即铁蛋白≤30μg/L 且转铁蛋白饱和度（TSAT）＜20%者，应进行补铁治疗；对于功能性缺铁患者，即铁蛋白为 30～800μg/L 且 TSAT 为 20%～50%者，可考虑补铁治疗；而对于非缺铁患者，即铁蛋白＞800μg/L 或 TSAT≥50%者，则不需要补铁。

目前补充铁剂的方法包括口服补充及肠外方式补充铁剂。口服铁剂包括硫酸亚铁、富马酸亚铁、葡萄糖酸亚铁、琥珀酸亚铁和乳酸亚铁等，该类制剂的缺点包括吸收率低、胃肠道刺激症状和过敏，建议餐后服用。对于口服铁剂不耐受的患者，可考虑使用肠外铁剂。

肠外铁剂的优点是吸收率高、起效快，并且无胃肠道刺激症状。肠道外铁剂包括蔗糖铁、低分子右旋糖酐铁以及葡萄糖酸亚铁。蔗糖铁的用法是每次 200mg，60 分钟静脉注射，每 2～3 周重复 1 次；右旋糖酐铁需要先使用试验剂量，尤其是既往有其他同类药物过敏的患者，试验剂量为 25mg，缓慢静脉推注后观察 1 小时，再给予后续剂量，用药剂量为每次 100mg，静脉注射，每周 1 次，连续 10 周或达到 1g 的总剂量。

第九节 乏 力

一、定义

乏力（fatigue）是指在过去一段时间几乎每日都出现活动能力下降，躯体和心理应对能力下降，是一种主观的疲劳、虚弱或缺乏精力的感觉。身体乏力是指肌肉在短时间内无法保持最佳的运动状态，而剧烈的体育锻炼会使这种情况更加严重。精神乏力是指由于长期的疲劳而导致的短暂性的认知功能下降，表现为嗜睡、昏睡或定向注意疲劳。

癌症相关性乏力（cancer-related fatigue，CRF）是恶性肿瘤患者最常见的临床表现之一，它可能是由癌症或癌症治疗相关因素引起的，与患者的日常活动量无关，是一种严重的、痛苦的、持续的、主观的疲劳感觉，并且干扰正常生活。

在癌症患者中，CRF 的发生率高达 91.2%，其中，中、重度乏力的发生率高达 78%。CRF 可能延续至治疗结束后数月甚至数年，持续性乏力可导致患者情绪低落，活动能力障碍，影响患者工作和日常生活，降低生活质量。

二、发病机制

虽然癌症相关性乏力的患病率、严重性和危害性非常高，但是目前发病机制尚不明确。它的发病是一个复杂、多因素的过程，可能与肿瘤本身及其治疗、潜在的基因倾向、伴随的身体及精神疾病、行为和环境等因素有关，涉及身体、情感、认知和心理因素的共同作用。

已认识到的癌症相关性乏力发病机制可以主要归为两类：中枢性和周围性病理生理作用。中枢性乏力源于能够产生信号，控制自主运动的中枢神经系统。由于中枢神经系统神经冲动的传递失败而引起中枢性乏力。它的特点是在没有明显的认知失败或运动减弱的情况下，无法完成需要自我激励和内心暗示的生理和心理任务。主要机制包括细胞因子假说、下丘脑-垂体-肾上腺轴假说、昼夜节律假说、血清素假说和迷走传入神经功能假说。外周性乏力表现为肌肉无法应答中枢刺激，可发生在神经肌肉交界处或肌肉内部，可能是由于腺苷三磷酸功能障碍（ATP）或肌肉代谢产物的异常累积。主要机制包括 ATP 假说和肌肉收缩特性假说。

三、常见原因

（一）肿瘤

肿瘤通过各种途径干扰机体正常代谢，影响食物摄入及营养物质的吸收，导致机体所需能量不足，引起乏力。骨肿瘤或骨继发性恶性肿瘤的患者，常伴有高钙血症，表现为疲劳、厌食、烦渴、嗜睡等症状；同时某些肿瘤患者常伴有贫血，也是导致乏力的重要原因。肿瘤细胞还会从人体本身夺取营养物质，加重疲劳感。肿瘤晚期患者一旦出现恶病质，乏力症状也会随之加重。

（二）抗肿瘤治疗

接受手术、放疗、化学治疗的肿瘤患者大多会经历癌症相关性乏力。对于接受手术治疗的患者，术中的创伤，术后的并发症、术后疼痛及机体修复，以及长期卧床引起的机体失调均可导致乏力；对于接受放疗的患者，放疗诱发的毒性细胞降解产物堆积、氧化改变等可引起乏力；对于接受化学治疗的患者，化疗引起的恶心呕吐、食欲降低、便秘、睡眠障碍等可导致机体能量摄入减少，消耗增多，导致乏力；放疗及化疗后的骨髓抑制、机体免疫力降低也可导致乏力。

（三）心理社会因素

癌症相关性乏力与心理社会因素有关，如焦虑和抑郁、睡眠困难、全职工作状态及身体体能低下等。然而，这究竟是否互为因果还不得而知。肿瘤的诊断及治疗带来的心理负担、经济负担、形象改变等均可加重疲劳感。

四、评估诊断

乏力是一种主观感受，医务人员应该根据患者的描述及自我评估来判断。乏力的评估步骤包括筛查、初次评估及干预后的动态评估。NCCN相关指南建议所有患者在首次就诊时接受乏力筛查，判断是否存在乏力及乏力程度。若存在中、重度乏力，则需要接受有针对性的评估，并进行干预，然后重新评估，进入动态筛查评估的循环过程。

首先需要判断是否存在乏力。患者按根据 7 日自己的乏力感给予量化或半定量评估。如 0～10 分的数字等级评分法：0 分代表没有乏力；10 分代表所能想象的最严重的乏力；1～3 分为轻度乏力，4～6 分为中度乏力，7～10 分为重度乏力。而对于 6 岁以下的儿童，以有或无乏力感进行筛选。常用的乏力评估量表有视觉模拟评分法、简明乏力量表和 CRF 功能评价量表等。

若患者存在中、重度乏力，在初次评估时，医务人员需要进行有针对性的病史采集及体格检查，评估内容包括有针对性的病史、了解疾病状态和可通过治疗缓解的乏力相关因素，如需要转诊则转诊至专科医师，并应初次给予治疗。有针对性病史采集包括乏力的发生发展、持续时间、严重程度、伴随症状及相关加重或缓解因素。应注意分析乏力对身体和认知功能，以及患者日常生活活动的影响。有必要则需进行全面的系统评

价，指导体格检查和诊断性检查。其他相关信息包括回顾吸烟史、饮酒史和非法药物使用史、工作经历、平时活动水平和运动量。同时要关注患者的社会支持状态、看护、护理人员的能力、经济状态和能承担的支持状况。疾病状态评估包括分析乏力与肿瘤及肿瘤治疗的相关联系，根据肿瘤分期、病理生理因素及治疗史，可估计复发风险，这将影响到乏力的处理和治疗。可通过治疗缓解的乏力相关因素评估包括评估与癌症相关乏力常有因果关系的促发因素，如疼痛、贫血、抑郁、焦虑、心理障碍、睡眠障碍、营养不良和电解质紊乱、运动水平下降、酒精或药物成瘾，以及感染及心肺功能、肝肾功能、内分泌功能异常等合并症。其他相关内容的评估也不可忽视，如经常被忽视的系统性药物治疗，包括非处方药物、中药、维生素等药物的使用或药物间的相互作用；评估中、重度乏力患者的总体活动水平，询问患者是否能保持基本的日常生活活动，以及是否参与正式或非正式的锻炼项目。另外，还有营养的评估，如体重增加或减轻的评估，能量摄入改变的评估、液体和电解质失衡的评估，饮食摄入差或吸收减少的患者可能需营养师做进一步评估。

针对乏力进行干预性治疗处理后，应重新评估患者乏力是否改善，分析乏力及相关病情变化。乏力的评估应该是周期性、动态性的，对于不再接受积极治疗的患者和长期癌症存活者必须对肿瘤相关乏力进行定期监测，若乏力症状加重，应及时进行针对性乏力评估。筛查—评估—干预—再评估这一动态循环过程，有助于不断改进治疗及持续缓解患者的乏力症状。

根据国际疾病分类标准，癌症相关性乏力描述为非特异性乏力、虚弱、全身衰退、嗜睡或失眠、疲劳、精力不集中、悲伤感、易怒、肢体沉重感、行动缓慢、无力、焦虑等症状。乏力症状反复出现，持续时间 2 周以上，同时伴有如下症状中的 5 个以上才能做出诊断：①自觉全身无力或肢体沉重；②无法集中注意力；③缺乏激情、情绪低下、兴趣减退；④失眠或嗜睡；⑤睡眠后仍不能恢复精力；⑥活动困难；⑦存在情绪反应；⑧不能完成基本的日常生活活动；⑨短期内记忆减退；⑩疲乏症状持续数小时不能缓解。

五、治疗方法

癌症相关乏力（CRF）的干预分为两大类：

针对相关的原因和症状的非药物性干预，以及药物干预。根据状态变化进行调整。

（一）非药物性干预

1. 运动

（1）运动（或体力活动）有利于在癌症治疗期间及治疗后的癌症相关乏力的缓解。

最近一项综述就运动对乏力的影响进行了回顾，对涉及 2083 名参与者的 28 项研究进行了评估，结论为运动有利于在癌症治疗期间及治疗后癌症相关乏力的缓解。另一项对 14 项专注于乳腺癌患者和幸存者的荟萃分析研究得出结论：运动对提高生活质量、身体健康和身体功能、减少疲劳有作用。其他几位研究者也报道了乳腺癌患者持续运动疗法的益处。这些研究证实，运动减少了患者对疲劳的感知，提高了生活质量，并且运动患者的乏力程度只有没有运动患者的 1/2。

鼓励在所有患者癌症治疗中和治疗后维持一个最佳活动水平。但是目前没有足够的证据能够给出一个具体的活动方案。一些观察性和干预性的研究显示，每周进行 3 ～ 5 小时中等强度的体力活动有助于缓解疲乏，而对治疗本身不良反应较少。可以将患者推荐给运动专家进行有针对性的评估和运动指导。

在采用运动疗法干预 CRF 时，医护人员应根据患者自身的特点（如病情、年龄、性别、身体舒适水平），鼓励患者进行耐力（步行、游泳）和抗阻力（力量训练）训练，也可以考虑进行癌症特异性运动项目。运动疗法必须从低强度和短持续时间开始，循序渐进，根据患者的状态进行调整。

（2）当存在下列情况时，运动（或体力活动）干预需要小心：骨转移；血小板减少症；贫血（红细胞减少症）；发热或急性感染期；存在跌倒风险；受限于继发转移或其他并发症的限制。

（3）瑜伽：一些随机对照研究显示，瑜伽可以缓解癌症相关乏力。最新的一项荟萃分析包含了 24 项研究、2166 例乳腺癌患者，发现与不治疗及心理教育相比，瑜伽可以缓解癌症相关乏力。但是与一般运动相比，这些分析显示瑜伽没有能够明显缓解癌症相关乏力。

NCCN 指南专家组推荐瑜伽用于治疗接受积极抗癌治疗中和治疗后的患者的癌症相关乏力。但还需要更多的数据去证实瑜伽缓解癌症相关乏

力的有效性，尤其是在男性患者和其他非乳腺癌患者中的有效性。

2. 物理疗法　如针灸、按摩疗法。按摩可以有效缓解乏力，一项针对 5 项随机对照试验的荟萃分析包含 667 例患者，结果显示 CRF 得到缓解。一些系统性的综述显示，针灸可能带来好处，然而研究也指出存在数据缺陷，很难做出准确获益的结论。针灸对于乏力的阳性结果，在小样本中有报道，但需要在大型随机对照试验中证实。物理疗法缓解 CRF 的确切效果仍需进一步的研究证实。

3. 心理社会干预　尽管精神折磨与乏力存在很强的关联性，但其中的确切联系并不是很清楚。目前的心理社会研究显示了很多可能的生物学机制，如 5-HT 神经递质下调，迷走神经传入激活，肌肉和腺苷三磷酸代谢改变，HPA 轴功能障碍，细胞因子下调等。

一项荟萃分析显示，类似于运动，行为方法，如认知疗法、放松技巧、咨询、社会支持、催眠、生物反馈，在乳腺癌患者治疗过程中及治疗过程后都能够使乏力症状获得改善。大量的文献提供了高水平的证据，显示在积极抗癌治疗的同时，给予认识行为疗法（CBT）/ 行为疗法（BT），以及心理教育法 / 教育疗法能够改善患者乏力。因此 NCCN 专家组将这些心理社会干预作为治疗 CRF 的 1 类推荐。

表达支持疗法（如亲自或在线支持小组、咨询、写日记）可以作为情感出口和支持系统。由于在积极治疗过程中，支持性表达疗法的证据较少，只作为 2A 类证据推荐。

4. 营养咨询　癌症患者的营养状态会发生改变，因为癌症和治疗可能会干扰饮食摄入。营养咨询可能可以帮助治疗腹泻、恶心、呕吐造成的营养不良。适当的补水和保持电解质平衡对预防和治疗乏力也是必需的。

5. 睡眠管理　肿瘤患者会出现严重睡眠障碍（如失眠、嗜睡等），进而引起或加重 CRF。因此改善睡眠，有助于缓解 CRF。有很多认识行为疗法可以促进睡眠，如刺激控制、睡眠限制、睡眠卫生。

刺激控制包括当困乏的时候睡觉，每晚在差不多相同的时间准备入睡，每日维持一个规律的起床时间。如果 20 分钟仍无法入睡则起床，适用于第一次准备睡觉及夜间苏醒，这是睡眠控制

的关键点。

睡眠限制要求避免较长或较晚的午睡，限制在床上的总时间。

一些促进更好的夜间睡眠的技巧，如避免睡前饮用咖啡、创造良好的睡眠环境（如暗环境、安静、舒适），这些都是睡眠卫生的一部分。对于肿瘤患儿，使用一些能使其产生安全感的物品，如毯子、玩偶等，可有助于睡眠。

6. 明亮的白光治疗　该疗法最初用于治疗情绪障碍和睡眠障碍的成年患者或老年人，白光治疗是指治疗时采用的光照度是 1000lux（勒克斯），由一个家用灯箱发出，通常每次照射 30～90 分钟。主要是通过刺激下丘脑的视交叉上核，影响机体的生理节律，进而缓解 CRF。到目前为止，该疗法被用于乳腺癌化疗患者 CRF 的管理。由于样本量小，需要对白光治疗法相关的风险与获益取得平衡。此外最佳照射时间和治疗长度需要进一步研究。

（二）药物性干预

药物性干预主要包括以下几类药物。

1. 中枢兴奋剂　哌甲酯可以缓解部分患者的 CRF，NCCN 指南推荐排除引起乏力的其他原因后考虑使用中枢兴奋剂哌甲酯。尽管在初步研究中，莫达非尼与乏力缓解有关，但在更大型的临床试验中，并没有观察到乏力改善。因此，

NCCN 专家组未推荐使用莫达非尼。

2. 皮质类固醇类激素　如泼尼松及其衍生物，地塞米松等可短期缓解患者的 CRF。但是考虑到其长期使用而出现的不良反应，这类药物仅限于终末期，合并厌食症者、脑转移 / 骨转移引起疼痛者。

3. 其他药物治疗　如有指征，按 NCCN 相关指南治疗疼痛、情感上的痛苦、贫血。最大程度改善睡眠障碍、纠正营养缺乏 / 失衡和治疗合并症。

六、总结

癌症相关乏力是肿瘤患者常见的症状之一。由于乏力没有立竿见影的解决办法，患者可能会感到沮丧、太疲劳，妨碍日常生活。这需要进行合理干预，包括非药物性干预（如运动等）和药物性干预。医护人员面临的挑战包括早期识别疲劳，或预测各种治疗方案的潜力，并提供管理教育，在症状发展时缓解症状。护士、医师和护理者是支持、鼓励和积极参与患者乏力管理策略的核心。对于不同状态的患者，如积极治疗过程中患者、治疗结束后患者及终末期乏力患者，癌症相关乏力的治疗需要根据状态调整。同时还需要根据不同文化差异、患者和家庭的需要进行调整。

第十节　高尿酸血症

一、定义

高尿酸血症（hyperuricemia）是指血清尿酸值 > 416μmol/L（7mg/dl）所致的临床症候群。高尿酸血症时常发生于血液系统肿瘤及其治疗过程中。急性肾衰竭是高尿酸血症的严重并发症，当血清尿酸达到 892μmol/L（15mg/dl）时，可能发生急性尿酸性肾病，从而危及生命。

二、发病机制

恶性肿瘤合并高尿酸血症常发生在恶性淋巴瘤、白血病、多发性骨髓瘤等血液系统肿瘤患者中，较少见于实体瘤患者中，尤其容易发生在化疗或放疗等有效抗肿瘤治疗期间及治疗后近期。少数肿瘤增殖迅速的患者，即使未行化疗等抗肿瘤治疗，也有可能发生高尿酸血症。肿瘤细胞自

发性或治疗反应性（化疗反应、放疗反应等）破裂，释放入血液，继而溶解并释放钾、磷、核酸，进而代谢转化成次黄嘌呤，次黄嘌呤经代谢形成黄嘌呤，最后生成尿酸，导致高尿酸血症，同时可见高钾血症、高磷酸血症。尿量减少或合并肾功能不全时，会加重高尿酸血症的严重程度。尿酸在酸性环境下，可在远曲肾小管、集合管、肾实质形成不溶性尿酸结晶，从而导致急性尿酸性肾病。

营养性高尿酸血症是嘌呤代谢障碍引起的代谢性疾病，与痛风密切相关，并且是糖尿病、代谢综合征、血脂异常、慢性肾病和脑卒中等疾病发生的独立危险因素。自 20 世纪 80 年代以来，随着我国人民生活水平的不断提高，高嘌呤食物，如肉类、海鲜、动物内脏、浓肉汤等，以及酒精（尤其是啤酒）摄入增加。高尿酸血症的患病率

呈逐年上升趋势,特别是在经济发达的城市和沿海地区,高尿酸血症患病率接近西方发达国家的水平。

三、常见原因

恶性肿瘤合并高尿酸血症的主要原因是肿瘤及肿瘤治疗过程中尿酸生成过多。肿瘤细胞增殖迅速及核酸代谢亢进,当大量肿瘤细胞在短时间内坏死及崩解时,尿酸将在短时间生成过多,引起高尿酸血症。常发生在恶性淋巴瘤、白血病、多发性骨髓瘤等血液系统肿瘤患者。

营养性高尿酸血症的高危人群包括高龄、男性、肥胖、一级亲属中有痛风史、静坐的生活方式等。

1. 饮食因素 高嘌呤食物如肉类、海鲜、动物内脏、浓肉汤等,饮酒(尤其是啤酒)等。

2. 疾病因素 高尿酸血症多与心血管和代谢性疾病伴发,相互作用,相互影响。

3. 使用可能造成尿酸升高的药物 如噻嗪类及袢利尿剂、烟酸、阿司匹林等。

四、评估诊断

肿瘤患者因化疗诱发的高尿酸血症,一般发病比较急,大多数不引起痛风性关节炎。检测血清尿酸值是确诊高尿酸血症的主要方法。非化疗等抗肿瘤治疗诱发的高尿酸血症,发病比较慢,并可能出现痛风样病变,如急性痛风性关节炎。

国际上将高尿酸血症的诊断标准为:在正常嘌呤饮食状态下,非同日2次空腹血清尿酸值水平 > 416μmol/L(7mg/dl)。

分型诊断:高尿酸血症患者低嘌呤饮食5日后,留取24小时尿检测尿酸水平。根据血清尿酸值水平和尿酸排泄情况分为以下三型。

1. 尿酸排泄不良型 尿酸排泄 < 0.48mg/(kg·h),尿酸清除率 < 6.2ml/min。

2. 尿酸生成过多型 尿酸排泄 > 0.51mg/(kg·h),尿酸清除率 ≥ 6.2ml/min。

3. 混合型 尿酸排泄 > 0.51mg/(kg·h),尿酸清除率 < 6.2 ml/min。

注:尿酸清除率(Cua)= 尿酸 × 每分钟尿量/血清尿酸值。考虑到肾功能对尿酸排泄的影响,以肌酐清除率(Ccr)校正,根据 Cua/Ccr 比值对高尿酸血症分型如下: > 10% 为尿酸生成过多型, < 5% 为尿酸排泄不良型, 5% ~ 10% 为混合型。

临床研究结果显示,90% 的高尿酸血症属于尿酸排泄不良型。而恶性肿瘤合并高尿酸血症通常属于尿酸生成过多型。

五、高尿酸血症的治疗

高尿酸血症治疗总体原则为:全程管理,监测血尿酸水平及合并的临床症状/体征,采用改变生活方式 + 药物治疗的模式,并根据并发症和合并症进行综合治疗。

(一)全程管理

1. 改变饮食、运动等生活方式干预,避免饮酒,控制体重。

2. 筛查并预防痛风及并发症。

3. 尽量避免使用升高血尿酸的药物。

4. 长期监测血尿酸水平达标,规范使用药物。

5. 避免痛风的诱发因素,制订急性发作期的紧急处理预案。

6. 痛风急性发作缓解后再考虑开始药物降尿酸治疗,已接受降尿酸药物治疗者急性期无须停药,初始药物降尿酸治疗者应给予预防痛风急性发作的药物。

7. 急、慢性尿酸肾病患者需避免使用对肾功能有损伤的药物,监测肾功能,中重度肾功能不全者急性期治疗首选糖皮质激素;肾石症患者需碱化尿液,必要时溶石或手术治疗;合并高血糖、高血脂、高血压者需同时积极降糖、调脂、降压治疗,尽量选择有利于尿酸排泄的药物;心肌梗死、心功能不全者急性期避免使用 COX-2 抑制剂。

(二)非药物治疗

无症状高尿酸血症患者首选非药物治疗,如调整饮食、控制体重等。

1. 限制每日总热量,规律运动,建议每周至少进行 150 分钟(30 min/d × 5 日/周)中等强度[运动时心率在(220 − 年龄)×(50% ~ 70%)范围内]的有氧运动,将体重控制在正常范围内。运动期间或运动后,应适量饮水,促进尿酸排泄。避免快速大量饮水,以免加重身体负担。因低温容易诱发痛风急性发作,运动后应避免冷水浴。

2. 控制饮食中嘌呤含量。以低嘌呤饮食为主,严格限制动物内脏、海产品和肉类等高嘌呤食物的摄入。鼓励患者多食用新鲜蔬菜,适量食用豆类及豆制品,肉类以白肉为主,不宜进食过多糖分(尤其是果糖)含量高的水果。

3. 多饮水，维持每日尿量在 2000 ～ 3000ml。避免饮用可乐、橙汁、苹果汁等含果糖饮料或含糖软饮料。

4. 戒烟、限酒，禁饮黄酒、啤酒和白酒。

（三）药物治疗

高尿酸血症经非药物干预疗效不佳时采用药物治疗。应逐步调整剂量，避免短期内血尿酸水平波动过大诱发痛风急性发作。

1. **降尿酸治疗** 临床上常用的降尿酸药物包括抑制尿酸合成和促进尿酸排泄两类，需根据病因、合并症及肝肾功能选择药物（表 33-35-14）。推荐别嘌醇或苯溴马隆为无症状高尿酸血症患者降尿酸治疗的一线用药；推荐别嘌醇、非布司他或苯溴马隆为痛风患者降尿酸治疗的一线用药；单药足量、足疗程治疗；血尿酸仍未达标的患者可考虑联合应用两种不同作用机制的降尿酸药物；不推荐尿酸酶与其他降尿酸药物联用。

（1）抑制尿酸生成药物：该类药物通过抑制黄嘌呤氧化酶活性，减少尿酸合成。

1）别嘌醇：成年人初始剂量为 50 ～ 100mg/d，每 2 ～ 5 周测血尿酸水平 1 次，未达标患者每次可递增 50 ～ 100mg，最大剂量达 600mg/d。肾功能不全患者起始剂量每日不超过 1.5mg/eGFR（估算的肾小球滤过率）。G3 ～ G4 期患者推荐剂量为 50 ～ 100mg/d；G5 期患者禁用。别嘌醇可引起皮肤过敏反应及肝肾功能损伤，严重者可发生致死性剥脱性皮炎等超敏反应综合征。中国人群中使用应特别关注别嘌醇超敏反应综合征（中

国台湾地区发生率为 2.7%），一旦发生，致死率高达 30%。*HLA-B*5801* 基因阳性、应用噻嗪类利尿剂和肾功能不全是别嘌醇发生不良反应的危险因素。*HLA-B*5801* 基因阳性率中国汉族人群（10% ～ 20%）明显高于白种人，推荐在服用别嘌醇治疗前进行该基因筛查，特别是患者 eGFR ＜ 60ml//（min·1.73m^2），且 *HLA-B*5801* 基因阳性者禁用。

2）非布司他：新型选择性黄嘌呤氧化酶抑制剂。初始剂量为 20 ～ 40mg/d，2 ～ 5 周后血尿酸不达标者，逐渐加量，最大剂量为 80mg/d。因其主要通过肝清除，在肾功能不全和肾移植患者中具有较高的安全性，轻中度肾功能不全（G1 ～ G3 期）患者无须调整剂量，重度肾功能不全（G4 ～ G5 期）患者慎用。不良反应包括肝功能损害、恶心、皮疹等。

（2）促尿酸排泄药物：通过抑制肾小管尿酸转运蛋白 -1（URAT1），抑制肾小管尿酸重吸收而促进尿酸排泄，降低血尿酸水平。代表药物有苯溴马隆。

苯溴马隆成年人起始剂量为 25 ～ 50mg/d，2 ～ 5 周后根据血尿酸水平调整剂量至 75mg/d 或 100mg/d，早餐后服用；可用于轻中度肾功能异常或肾移植患者，eGFR 为 20 ～ 60ml/（min·1.73m^2）患者推荐 50mg/d；eGFR ＜ 20ml/（min·1.73m^2）或尿酸性肾石病患者禁用。服用时需碱化尿液，将尿液 pH 调整至 6.2 ～ 6.9，心肾功能正常者维持尿量在 2000ml 以上。不良反应有胃肠不适、腹泻、

表 3-35-14 药物降尿酸治疗原则

临床表现	药物降尿酸起始治疗时机	治疗目标
①痛风性关节炎发作≥ 2 次；或②痛风性关节炎发作 1 次，且同时合并以下任何一项：年龄小于 40 岁、有痛风石或关节腔尿酸盐沉积证据、尿酸性肾石病或肾功能损害（≥ G2 期）、高血压、糖耐量异常或糖尿病、高血脂、肥胖、冠心病、卒中、心功能不全	开始治疗	SUA ＜ 360μmol/L；出现痛风石、慢性痛风性关节炎，或痛风性关节炎频繁发作者，SUA ＜ 300μmol/L；不建议 SUA ＜ 180μmol/L 后继续治疗
①痛风性关节炎发作 1 次；或②无痛风发作，但出现以下任何一项：尿酸性肾石病或肾功能损害（≥ G2 期）、高血压、糖耐量异常或糖尿病、高血脂、肥胖、冠心病、卒中、心功能不全	SUA ＞ 480μmol/L	同上
无	SUA ＞ 540μmol/L	SUA ＜ 420μmol/L；不建议 SUA ＜ 180μmol/L 后继续治疗

注：SUA.血尿酸；肾功能损害 G2 期 eGFR 在 60 ～ 89ml/（min·1.73m^2）；痛风性关节炎频繁发作被定义为≥ 2 次 / 年。

皮疹和肝功能损害等。

（3）新型降尿酸药物：包括尿酸酶和选择性尿酸重吸收抑制剂。

1）尿酸酶：将尿酸分解为可溶性产物排出。包括拉布立酶（rasburicase）和普瑞凯希（pegloticase），主要用于治疗难治性高尿酸血症和难治性痛风。拉布立酶是一种重组尿酸氧化酶，主要用于预防和治疗血液系统恶性肿瘤患者的急性 HUA，尤其适用于放化疗所致的高尿酸血症。使用拉布立酶可诱发抗体生成而使疗效下降。普瑞凯希是一种聚乙二醇重组尿酸氧化酶，适用于大部分难治性痛风，可用于其他药物疗效不佳或存在禁忌证的难治性痛风成年患者。普瑞凯希 8mg，每 2 周给药 1 次，疗效最好，不良反应最小，常见不良反应包括肌肉骨骼疼痛、脸红、红斑、恶心呕吐、呼吸困难、头痛、血压变化、荨麻疹，发生率为 20%～40%，用药前需给予抗组胺药物和糖皮质激素预防以降低不良反应的发生。对于葡萄糖 -6- 磷酸酶缺陷的患者应避免使用普瑞凯希，以防止增加溶血和高铁血红蛋白血症的发生风险，对于伴有心血管疾病患者应避免使用普瑞凯希，以防加重心力衰竭程度。

2）选择性尿酸重吸收抑制剂：RDEA594（lesinurad）通过抑制 URAT1 和有机酸转运子 4（OAT4）发挥疗效，用于单一足量使用黄嘌呤氧化酶抑制剂仍不能达标的痛风患者，可与黄嘌呤氧化酶抑制剂联合使用。服药的同时加强水化，服药前需评估肾功能，G3～G5 期患者不建议使用。

2.碱化尿液治疗　接受降尿酸药物，尤其是促尿酸排泄药物治疗的患者及尿酸性肾石病患者，推荐将尿 pH 维持在 6.2～6.9，以增加尿中尿酸溶解度。尿 pH 过高，可增加磷酸钙和碳酸钙等结石形成风险。

（1）碳酸氢钠：适用于慢性肾功能不全合并高尿酸血症和（或）痛风患者。起始剂量为 0.5～1.0g，口服，3 次 / 日，与其他药物相隔 1～2 小时服用。主要不良反应为胀气、胃肠道不适，长期应用需警惕钠负荷过重及高血压。

（2）枸橼酸盐制剂：包括枸橼酸氢钾钠、枸橼酸钾和枸橼酸钠，其中枸橼酸氢钾钠最为常用。枸橼酸盐是尿中最强的内源性结石形成抑制物，同时可碱化尿液，增加尿尿酸溶解度，溶解尿酸结石并防止新结石的形成。枸橼酸氢钾钠起始剂

量为 2.5～5.0g/d，服用期间需监测尿 pH 以调整剂量。急性肾损伤或慢性肾衰竭（G4～G5 期）、严重酸碱平衡失调及肝功能不全患者禁用。

3.痛风急性发作期的药物治疗　急性发作期治疗目的是迅速控制关节炎症状。急性期应卧床休息，抬高患肢、局部冷敷。尽早给予药物控制急性发作，越早治疗效果越佳。秋水仙碱或非甾体抗炎药（NSAID）是急性关节炎发作的一线治疗药物，上述药物有禁忌或效果不佳时可考虑选择糖皮质激素控制炎症。急性发作累及 1～2 个大关节，全身治疗效果不佳者，可考虑关节内注射短效糖皮质激素，避免短期内重复使用。

（1）秋水仙碱：通过抑制白细胞趋化、吞噬作用及减轻炎性反应发挥镇痛作用。推荐在痛风发作 12 小时内尽早使用，超过 36 小时疗效明显降低。起始负荷剂量为 1.0mg，口服，1 小时后追加 0.5mg，12 小时后按照 0.5mg，1～3 次 / 日。使用细胞色素 P4503A4 酶或磷酸化糖蛋白抑制剂者（如环孢素 A、克拉霉素、维拉帕米、酮康唑等）避免使用秋水仙碱。秋水仙碱不良反应随剂量增加而增加，常见有恶心、呕吐、腹泻、腹痛等胃肠道反应，症状出现时应立即停药；少数患者可出现肝功能异常，转氨酶升高，超过正常值 2 倍时需停药；肾脏损害可见血尿、少尿、肾功能异常，肾功能损害患者需酌情减量。eGFR 在 35～49ml/（min·1.73m^2）时，每日最大剂量为 0.5mg；eGFR 在 10～34ml/（min·1.73m^2）时，每次最大剂量为 0.5mg，隔日 1 次；eGFR < 10ml/（min·1.73m^2）或透析患者禁用。秋水仙碱可引起骨髓抑制，使用时注意监测血常规。

（2）NSAID：包括非选择性环氧化酶（COX）抑制剂和 COX-2 抑制剂两种，若无禁忌推荐早期足量使用 NSAID 速效制剂。非选择性 COX 抑制剂主要存在消化道溃疡、胃肠道穿孔、上消化道出血等胃肠道不良反应，对于不耐受非选择性 COX 抑制剂的患者可选用 COX-2 抑制剂，其胃肠道不良反应可降低 50%；活动性消化道溃疡 / 出血，或既往有复发性消化道溃疡 / 出血病史者为所有 NSAID 使用禁忌证。COX-2 抑制剂可能引起心血管事件的危险性增加，合并心肌梗死、心功能不全者避免使用。NSAID 使用过程中需监测肾功能，严重慢性肾病（G4～G5 期）未透析患者不建议使用。

（3）糖皮质激素：主要用于严重急性痛风发作伴有较重全身症状，秋水仙碱、NSAID 治疗无效或使用受限的患者及肾功能不全患者。全身给药时，口服泼尼松 0.5mg/（kg·d），连续用药 5～10 日停药，或 0.5mg/（kg·d），用药 2～5 日后逐渐减量，总疗程为 7～10 日。不宜口服用药时，可考虑静脉使用糖皮质激素。使用糖皮质激素应注意预防和治疗高血压、糖尿病、水钠潴留、感染等不良反应，避免使用长效制剂。急性发作仅累及 1～2 个大关节，全身治疗效果不佳者，可考虑关节腔内注射短效糖皮质激素，避免短期内重复使用。

（4）新药治疗：NSAID、秋水仙碱或糖皮质激素治疗无效的难治性急性痛风，或者当患者使用上述药物有禁忌时，可以考虑 IL-1 受体拮抗剂治疗。国际上已批准用于风湿性疾病的 IL-1 受体拮抗剂主要有阿那白滞素（anakinra）、卡那单抗（Canakinumab）和利纳西普（rilonacept），均未在中国上市。

4. 降尿酸治疗初期痛风急性发作的预防　由于血尿酸水平波动易诱发痛风急性发作，痛风患者初始降尿酸治疗时应使用药物预防痛风发作。首选口服小剂量秋水仙碱，推荐剂量为 0.5～1.0mg/d，轻度肾功能不全者无须调整剂量，定期监测肾功能；中度肾功能不全者剂量减半，0.5mg，隔日 1 次，口服，或酌情递减；重度肾功能不全或透析患者避免使用。秋水仙碱无效时采用 NSAID，使用时关注胃肠道、心血管、肾损伤等不良反应。对于有冠心病等慢性心血管疾病者，应权衡利弊，慎用 NSAID。秋水仙碱和 NSAID 疗效不佳或存在使用禁忌时改用小剂量泼尼松或泼尼松龙（≤ 10mg/d），同时注意监测和预防骨质疏松等不良反应。预防治疗维持 3～6 个月，根据患者痛风性关节炎发作情况酌情调整。

无痛风发作病史的高尿酸血症患者接受降尿酸治疗时不推荐使用预防痛风发作的药物，但应告知有诱发痛风发作的风险。一旦发生急性痛风性关节炎，应及时治疗，并且考虑后续预防用药的必要性。

5. 痛风石治疗　痛风石患者经积极治疗，血尿酸降至 300μmol/L 以下并维持 6 个月以上，痛风石可逐渐溶解、缩小。对于痛风石较大，压迫神经或痛风石破溃，经久不愈者可考虑手术治疗，但患者术后仍需接受规范化综合治疗。

6. 具有其他合并症的高尿酸血症对药物选择的影响　高尿酸血症合并慢性肾病 3 期以上者应优先选择黄嘌呤氧化酶抑制剂。肾脏损害是高尿酸血症和痛风的第二大合并症。血尿酸水平升高导致尿酸盐沉积于肾，诱发肾结石、间质性肾炎和急慢性肾衰竭等。临床研究表明，黄嘌呤氧化酶抑制剂别嘌醇、非布司他等降尿酸药物能改善肾小球滤过率，延缓慢性肾病进展，推荐应用于慢性肾病 3 期以上者，而不推荐促尿酸排泄药物。

高尿酸血症合并高血压患者应优先选择同时降尿酸的降压药。高血压是高尿酸血症第一大合并症。一方面，血尿酸水平升高可能增加高血压患者心血管疾病的发生率；另一方面，高血压会损伤血管和肾，影响尿酸排泄，导致血尿酸水平升高。降尿酸药物如别嘌醇、非布司等，可轻度降低高尿酸血症患者的血压。对于同时合并高尿酸血症和高血压的患者，噻嗪类利尿剂、部分钙通道阻滞剂和 β 受体阻滞剂等可通过抑制肾排泄尿酸，加重高尿酸血症，因此应优先选择不影响或降低血尿酸水平的降压药，如氯沙坦、硝苯地平等。

高尿酸血症合并脂代谢紊乱患者应优先选择同时降尿酸的调脂药。高尿酸血症与痛风患者 67% 合并脂代谢紊乱。非诺贝特通过抑制 URAT1 抑制肾近端小管尿酸重吸收，促进肾尿酸排泄；阿托伐他汀钙通过促进肾尿酸排泄来降低血尿酸水平。因此合并高三酰甘油血症时，调脂药建议优先选择非诺贝特，合并高胆固醇血症患者调脂药物建议优先选择阿托伐他汀钙。

高尿酸血症合并糖尿病患者应优先选择不升高胰岛素水平的药物。高尿酸血症和糖尿病的发生均与饮食、酒精摄入等危险因素相关，因此很难理清因果关系。处理高尿酸血症的非药物治疗原则通常也可应用于糖尿病患者。胰岛素分泌可导致血尿酸水平升高，故这类患者在选择降糖药物时，应尽可能选择不升高胰岛素水平的药物，如双胍类药物、噻唑烷二酮类药物和 α- 糖苷酶抑制剂等。

第十一节 恶 病 质

一、定义

恶病质是一种威胁患者生命的复杂代谢综合征，它以体重下降及肌肉减少，伴有或不伴有随脂肪减少为特征，其病理生理学特点包括体重下降、厌食、炎症反应、胰岛素抵抗、肌肉蛋白降解及脂肪分解。恶病质最常见于各种慢性消耗性疾病，如慢性阻塞性肺疾病、风湿性关节炎、慢性肾病、慢性心力衰竭、艾滋病及恶性肿瘤等。肿瘤恶病质又称肿瘤厌食恶病质综合征（cancer anorexia cachexia syndrome，CACS），在各种肿瘤患者中发病率为 50%～80%，其中胰腺癌及上消化道肿瘤发病率最高，超过 80%，其次是肺癌及结肠癌，发生率为 50%～60%。恶病质不仅会降低肿瘤治疗疗效，增加治疗毒副反应，还会增加患者症状负担，降低患者生存质量，并最终缩短患者的生存时间。在肿瘤患者的死亡原因中，恶病质占 20%～40%。

二、恶病质发生的分子机制

恶病质的发生机制非常复杂，其中肌肉萎缩是肿瘤恶病质的重要特征之一，其病理生理学特点是肌肉蛋白合成和降解不平衡。目前已知的参与恶病质肌肉萎缩相关的细胞因子及分子机制如下。

（一）系统性炎症反应

系统性炎症反应是恶病质患者出现肌肉萎缩及乏力的主要发生机制。机体或肿瘤产生的促炎性因子，如 TNF-α、IL-1、IL-6，与肿瘤恶病质肌肉萎缩紧密相关。多项研究表明，恶病质动物模型或恶病质患者血液中上述炎性指标明显升高。TNF-α 在早期阶段一直被认为是诱导恶病质发生的主要因子，在动物实验中被证实可引起肌肉蛋白降解及肌肉萎缩。TNF-α 及 IL-1 引起恶病质的分子机制是通过活化 IKK 复合体，使 IκBa 蛋白磷酸化，最后释放 NF-κB，激活肌肉降解因子 MuRF1 及 Atrogin-1，从而导致蛋白丢失及肌肉萎缩。而 IL-6 引起恶病质的分子机制则是通过与 IL-6 受体结合激活下游的 JAK-STAT 通路。在动物实验中，STAT3 可引起肌纤维萎缩，而 IL-6/JAK-STAT3 通路也被证实与骨骼肌萎缩紧密相关。

（二）泛素-蛋白酶体途径

泛素-蛋白酶体途径（ubiquitin proteasome pathway，UPP）是恶病质肌肉降解的重要途径。大多数肌肉蛋白，尤其是肌纤维，都是通过泛素-蛋白酶体途径降解，其降解过程通常分成两步：底物蛋白与多种泛素分子共价结合，再通过 26S 蛋白酶降解。蛋白泛素化的过程通常受三种酶调控，分别是泛素活化酶（E1）、泛素结合酶（E2）及泛素连接酶（E3）。而其中最重要的两个泛素连接酶 E3 即 Atrogin-1 及 MuRF-1。在恶病质中可观察到 Atrogin-1 及 MuRF-1 的表达明显增加，且与肌肉萎缩发生相关。多项动物实验显示肿瘤恶病质可明显增加泛素蛋白酶体活性，且使 Atrogin-1 及 MuRF-1 表达增加。

（三）PI3-K/Akt/mTOR 途径

IGF-1 信号通路是参与肌肉合成代谢的重要通路，有研究表明 IGF1/Akt 通路可抑制蛋白降解，并促进肌肉生长。此外，IGF1 与受体结合可引起 PI3K/Akt 信号通路活化，从而活化 mTOR 并磷酸化其作用靶点 S6K1 及 4E-BP，继而促进肌肉生成。Akt 还能通过将 FOXO 蛋白（FOXO1、FOXO3 及 FOXO4）从细胞核转运到细胞质，使其磷酸化并失活，而活化状态的 FOXO 蛋白可转录调节自噬，从而促进肌肉细胞的蛋白泛素化降解。在肿瘤恶病质动物模型中，IGF-1 的表达明显降低，且给予补充低剂量 IGF-1 可减轻肌肉萎缩及体重下降。

（四）TGF-β/SMAD 途径

TGF-β 超家族是近些年发现的与恶病质肌肉萎缩相关的另一类因子，其中最具代表性的是 Activin A 及 Myostatin。Activin A 参与许多机体生理功能，如红细胞形成，细胞生长、分化及免疫反应。Myostatin 又称为 GDF8，是由肌肉细胞分泌的影响肌肉生长的关键性负调控因子，它的缺失突变与病理性肌肉肥大相关。Activin A 及 Myostatin 均通过与肌肉细胞膜表面的 ActIIB 受体结合，从而激活 I 型受体（Activin A 的 I 型受体是 ALK4 或 ALK7，Myostatin 的 I 型受体是 ALK5 或 ALK7），活化的 I 型受体继而磷酸化 SMAD 复合体（SMAD2、SMAD3 及 SMAD4），通过调节转录反应而导致肌肉萎缩。Myostatin

及 Activin A 还可通过抑制 Akt 活性，从而使 FOXO3 活化，继而引起 MuRF-1 及 Atrogin-1，以及自噬基因上调，最终导致肌肉蛋白降解。在动物实验中可观察到 Activin A 表达量升高与恶病质肌肉萎缩相关，并且抑制 Activin A 可抑制肌肉萎缩并提高肌肉功能，并且在肿瘤恶病质患者血液中也可观察到 Activin A 水平明显升高。Myostatin/Activin A/Smad 通路可能在恶病质早期出现，一项早期胃癌患者的研究显示，Myostatin 在患者肌肉中的表达量增加发生在患者出现明显体重下降之前，提示它可能是恶病质早期的标志物。

GDF-15 作为另一 TGF-β 超家族成员，又称为巨噬细胞抑制因子 1（MIF-1），其血液学浓度在炎症、肿瘤及心血管疾病中显著升高。已有多项研究表明肿瘤患者血浆 GDF-15 水平升高且与不良预后相关。同时有研究发现，GDF-15 与食欲相关，血液中 GDF-15 水平的升高会导致食欲下降，进而导致体重下降。

（五）自噬 - 溶酶体途径

自噬是通过溶酶体将细胞质中的成分进行降解的普遍存在的正常分解代谢过程，此外这一过程也同样发生在骨骼肌中。合适的自噬过程可帮助调节骨骼肌功能，控制骨骼运动及肌肉代谢，然而自噬过程的过度激活或自噬功能的缺失均会导致肌肉萎缩及肌肉功能减退。在恶病质动物模型中，一些研究显示在恶病质小鼠肌肉中自噬被明显激活。在肿瘤恶病质患者的肌肉或血液中也观察到自噬通路的激活，同时显示自噬与肌肉减少及体重下降明显相关，而有氧运动及醋酸甲地孕酮缓解恶病质肌肉萎缩症状的机制之一可能是通过抑制自噬的过度激活而恢复肌肉的代谢平衡。

三、恶病质的临床诊断

目前恶病质的诊断标准为：近 6 个月内，①患者体重下降 > 5%；②当患者 BMI < 20kg/m² 或诊断为少肌症时，体重下降 > 2%。满足以上任意一条，即可诊断为恶病质。

恶病质的发生发展可以分成三个连续的阶段：恶病质前期，恶病质期及难治性恶病质期。恶病质前期的患者通常表现为临床或代谢方面的症状，如厌食及糖耐量异常，同时体重下降程度 ≤ 5%。在肿瘤类型及分期、系统性炎症反应、进食减少及抗肿瘤治疗无效等因素影响下，患者体重下降

超过 5%，或 BMI < 20kg/m² 或合并少肌症的患者体重下降超过 2%，患者即进入恶病质期。难治性恶病质期，患者通常处于肿瘤终末期，体力状态评分在 3～4 分，肿瘤进展迅速，对抗肿瘤治疗无效，且预期生存时间少于 3 个月。恶病质的分期诊断对恶病质患者的治疗选择及预后判断至关重要，但是迄今为止，仍然没有广泛接受认可的恶病质分期标准。武汉同济医院肿瘤科团队在 2018 年制定的恶病质分期评分表（CSS）纳入了体重下降、肌肉功能评估表 SARC-F、体力状况、食欲下降及异常血液学指标 5 个内容进行评分，总分为 12 分，其中 0～2 分诊断为无恶病质期，3～4 分诊断为恶病质前期，5～8 分诊断为恶病质期，9～12 分诊断为难治性恶病质期。该评分表设计简易，便于临床操作，在临床验证中显示对不同恶病质分期患者的区分能力良好，可于临床上对肿瘤患者进行恶病质严重程度筛查。

四、恶病质的治疗

尽管摄食减少是恶病质的部分原因，但单纯给予营养支持治疗并未显示明显获益，甚至在癌症晚期，会导致治疗相关并发症增加，引起死亡率升高。2020 年美国临床肿瘤学会（ASCO）发布了癌症恶病质临床指南，指出临床医师不应常规提供肠内管饲喂养或肠外营养控制晚期癌症患者的恶病质；肠外营养短期试验可以提供给经过严格筛选的患者，如存在可逆性肠梗阻、短肠综合征或其他造成吸收不良问题的患者；患者生命临近终点时，应该停止肠内外营养。临床医师可将食欲缺乏和（或）体重减轻的晚期癌症患者转诊至注册营养师处进行营养筛查、营养评定和营养咨询，营养咨询可以为患者和照料者提供恶病质管理建议，包括实用安全的饮食建议。

除了营养干预措施，恶病质的治疗还包括药物干预。然而，目前并无标准的有效疗法。随着人们对恶病质发病机制认识的增加，一些具有前景的新药正进入临床试验。

（一）黄体酮类药物

醋酸甲羟孕酮（MPA）和醋酸甲地孕酮（MA）被认为是目前治疗恶病质安全有效的药物，也是唯一被欧洲 EMA 批准用于治疗癌症恶病质的药物。它们可能的作用机制包括通过下丘脑神经肽 Y 发挥促进食欲的作用，以及具有糖皮质激素类活性，从而有类似糖皮质激素的作用。美国临床

肿瘤学会（ASCO）发布的癌症恶病质临床指南也提出，对于食欲缺乏和（或）体重减轻的患者，临床医师可以尝试短期（数周）提供甲地孕酮等黄体酮类似物和地塞米松或氟羟甲酮等皮质类固醇，药物的选择和疗程取决于治疗目标，以及风险与获益评定。

（二）左旋肉碱

左旋肉碱由于其抗氧化及抗肌病作用被认为是最具前景的抗恶病质药物之一。左旋肉碱是线粒体脂肪酸氧化代谢的重要辅基，对β-氧化、氨基酸代谢、丙氨酸脱氢酶及三羧酸循环都是必需的。虽然左旋肉碱可通过体内赖氨酸和甲硫氨酸的转化生成，但75%依赖于外源性食物的获得。一些研究表明给予左旋肉碱可改善癌症患者或其他慢性病患者的生活质量、乏力症状、体重情况，可减轻化疗反应。一项纳入72例晚期胰腺癌患者的多中心Ⅲ期临床随机对照试验显示，左旋肉碱可增加患者体重，改善患者的生活质量。

（三）阿拉莫林

饥饿激素（ghrelin）是胃内产生的一种肽，是目前唯一识别的生长激素促分泌素受体（GHSR）的内源性配体，它通过结合GHSR促进垂体分泌生长激素。研究发现，当癌症患者伴发恶病质时，其体内乙酰化的饥饿激素水平会增加50%。这可能是机体对抗恶病质的代偿反应而产生的负向调节，也称为饥饿激素抵抗。

阿拉莫林（anamorelin）是一种口服的、新型选择性饥饿素受体激动剂，多中心Ⅲ期随机对照试验ROMANA1和ROMANA2探索了给予12周的阿拉莫林在非小细胞肺癌患者中的疗效及安全性，结果显示阿拉莫林可有效改善癌症恶病质患者的代谢紊乱和相关症状，如增加体重、瘦体重及提高生活质量。ROMANA3试验进一步提示给予24周阿拉莫林仍可以提高患者的体重，并改善厌食症状，患者的耐受性也较好。

（四）促合成代谢药物

选择性雄激素受体调节剂（SARM）具有促蛋白同化作用，并且因为不会转化为双氢睾酮或雌激素的底物而没有性激素相关的不良反应。enobosarm（也被称为ostarine）作为一种选择性的合成代谢剂，在一项Ⅱ期随机对照试验中显示它不仅能增加肌肉的质量，同时能改善患者的体能。Ⅲ期临床试验POWER 1和POWER 2的结果显示enobosarm可以增加非小细胞肺癌患者的肌肉含量，但不能明显改善患者的体能。

（五）细胞因子拮抗剂

1. 非甾体抗炎药　一些实验及临床研究显示非甾体抗炎药（NSAID）可以通过抑制炎症通路治疗恶病质。NSAID可能有助于恶病质患者增加体重，也有证据表明其可改善患者的体能状态、生活质量及炎性指标，但其治疗恶病质的相关证据尚不充分。因此，目前还需要更多大样本的随机对照研究证实其对恶病质患者的疗效及安全性。

2. 沙利度胺　通过抑制TNF-α的合成发挥调节免疫和抗炎的作用。TNF-α是一种前炎症因子，在恶病质的发展过程中发挥重要作用。两个小样本的临床研究表明沙利度胺可有效增加体重及上臂肌肉含量，然而两者在改善患者静息能量消耗、乏力症状、生活质量及生存期等方面无统计学差异。由于缺乏大规模的随机对照研究，目前证据尚不充分。

3. 抗IL-6受体抗体　IL-6与肿瘤导致的厌食症状相关，并参与癌症恶病质骨骼肌降解过程。早期的临床研究显示给予获得性免疫缺陷综合征相关淋巴瘤患者抗IL-6受体单克隆抗体可以改善肿瘤相关的发热及体重下降症状。临床前研究，以及Ⅰ/Ⅱ期临床试验显示抗IL-6单克隆抗体在肿瘤患者中是安全的，且有可能改善癌症相关恶病质。还有一些Ⅰ/Ⅱ期临床试验显示抗IL-6抗体可以作为单一药物或与其他化疗药物联合治疗癌症，目前尚缺乏Ⅲ期随机对照试验。

（六）多靶点联合疗法

单药治疗癌症恶病质的疗效通常有限，可能的原因是多种因素参与癌症恶病质的发生，仅作用于单一因素不能有效逆转这一病理过程。因此，联合多种药物治疗可能更有助于改善肿瘤患者恶病质状态。目前有多个临床试验证据支持这一观点。现有的一些联合疗法包括以下几类。

（1）高多酚的饮食+抗氧化剂（不饱和脂肪酸、维生素）+醋酸甲基孕酮+COX-2抑制剂。

（2）左卡尼丁+抗氧化剂（不饱和脂肪酸、维生素）+醋酸甲基孕酮+COX-2抑制剂。

（3）醋酸甲基孕酮或醋酸甲羟孕酮+EPA+左卡尼丁+沙利度胺。

（4）左卡尼丁+COX-2抑制剂。

（5）醋酸甲基孕酮或醋酸甲羟孕酮+COX-2抑制剂。

临床试验显示，联合疗法可以改善患者恶病质综合征的核心症状和免疫代谢指标，提高患者的生活质量。然而，联合何种药物并无统一标准。目前还需要更多的研究来明确安全有效且经济的联合方案。

癌症相关恶病质是肿瘤患者常见的并发症之一，其临床表现多样，与预后不良密切相关。应采取个体化治疗，即综合考虑患者个体的整体情况、体重下降的主要机制及治疗目标。由于单药治疗的局限性及恶病质发病机制的复杂性，多靶点联合治疗可能是未来治疗恶病质的发展方向，其安全性及有效性还需更多的随机临床试验来证实。此外，除了药物治疗，联合非药物治疗，如运动疗法、心理支持的多模式治疗更可能有效稳定甚至逆转体重下降和肌肉萎缩。

第十二节　小　　结

本章从肿瘤代谢与化疗的常见相关症状进行总结分析，希望读者能从肿瘤代谢角度进一步认识化疗相关常见症状的发生机制和临床处理原则。

抗癌治疗的化疗药物对正常骨髓、肾、肝、神经系统和消化道黏膜上皮等均有毒性，这些毒性限制抗癌药物的治疗强度，明显影响生存质量，甚至威胁生命。虽然目前化疗药物及相关对症治疗越来越规范和系统，但仍有相当一部分患者受到各种症状的困扰。化学药物引起的一系列症状发生机制非常复杂，与肿瘤代谢息息相关：①由于晚期肿瘤患者全身癌细胞扩散，引起重要器官，如肺、肝、肾和泌尿道功能障碍，由于影响药物代谢，可能会导致化疗相关症状的发生及其严重程度增加；②对化疗敏感的肿瘤可能导致肿瘤溶解，亦会影响肝、肾等重要器官的代谢功能，尤见于淋巴瘤、小细胞肺癌等；③肿瘤细胞产生的生物活性物质可引起副肿瘤综合征，导致水电解质代谢紊乱，亦会引起其他物质代谢紊乱。前述肿瘤代谢产物 2- 羟基戊二酸盐在脑胶质瘤患者中浓度高，其他肿瘤代谢产物，如延胡索酸（肾细胞癌）、琥珀酸（副神经节瘤）、肌氨酸（前列腺癌）、甘氨酸（乳腺癌）等在临床上逐渐被发现。

肿瘤代谢与化疗相关症状是否相关仍在进一步探索，只有正确识别化疗相关症状发生的原因，进行合理评估与治疗，才可能真正减轻肿瘤患者躯体与心理上的压力与应激反应，减轻化疗的毒性作用，保障抗肿瘤治疗的正常进行。

（付　强　黄露露　孙　黎　庄　亮
张琳丽　饶　洁　彭　平　李昊原
唐　洋　张明生　于倩倩　周　磊
杨　昕　沈　倩　蒋继宗　严　鹏
孙　越　李　杨　席青松　邹　曼
戴宇翯　刘青旭　黄　玉　彭　慧
程　熠　周　婷　孙　蕾　韩　娜
袁响林）

参 考 文 献

董智，赵军，柳晨，等，2019. 肺癌骨转移诊疗专家共识（2019 版）中国肺癌杂志，22(4):187-207.

杜红珍，魏雨佳，张玲玲，等，2017. 肿瘤患者食欲的评价及药物干预. 肿瘤代谢与营养电子杂志，4(1): 120-124.

方青芳，2009. 化疗相关性腹泻的发生机制和治疗策略. 中国临床药理学与治疗学，14(3):351-355.

高尿酸血症相关疾病诊疗多学科共识专家组，2017. 中国高尿酸血症相关疾病诊疗多学科专家共识. 中华内科杂志，56(3):235-248.

何玉玲，梁瑜祯，2013. 内分泌疾病与钙代谢异常. 临床内科杂志，30(3):152-153.

黄叶飞，杨克虎，陈澍洪，等，2020. 高尿酸血症/痛风患者实践指南. 中华内科杂志，59(7):519-527.

姜文奇，巴一，冯继锋，等，2019. 肿瘤药物治疗相关恶心呕吐防治中国专家共识(2019 年版). 中国医学前沿杂志，11(11):16-26.

李中信，赵召龙，成士超，2018. 2018 版 ESPCG《益生菌在下消化道症状管理中的应用国际共识》更新解读. 中国全科医学，21(24):2899-2903.

缪晓辉，冉路，张文宏，等，2013. 成人急性感染性腹泻诊疗专家共识. 中华传染病杂志，31(12):705-714.

任军，马力文，译，2006. 牛津临床姑息治疗手册. 北京：人民卫生出版社.

孙燕，周际昌，石远凯，2007. 临床肿瘤内科手册. 5 版. 北京：人民卫生出版社.

万学红，陈红，2015. 临床诊断学. 3 版. 人民卫生出版社.

王辰，王建安，2015. 内科学. 3 版. 人民卫生出版社.

于世英，2006. 临床肿瘤学. 北京：科学出版社.

于世英，胡国清，2013. 肿瘤临床诊疗指南. 3 版. 北京：科学出版社.

中国抗癌协会癌症康复与姑息治疗专业委员会，中国临床肿瘤学会抗肿瘤药物安全管理专家委员会，2014. 肿瘤治疗相关呕吐防治指南. 临床肿瘤学杂志，(3):263-273.

中华医学会内分泌学分会，2020. 中国高尿酸血症与痛风诊疗指南 (2019). 中华内分泌代谢杂志，36(1):1-13.

中华医学会消化病学分会胃肠动力学组，功能性胃肠病协作组，2019. 中国慢性便秘专家共识意见 (2019, 广州). 中华消化杂志，39(9): 577-598.

中华中医药学会肿瘤分会，2018. 放射性直肠炎 (肠澼) 中医诊疗专家共识 (2017 版). 中医杂志，59(8):717-720.

Ahlberg K, Ekman T, Gaston-Johansson F, et al, 2003. Assessment and management of cancer-related fatigue in adults. Lancet, 362(9384):640-650.

Arring NM, Barton DL, Brooks T, et al, 2019. Integrative therapies for cancer-related fatigue. Cancer J, 25(5):349-356.

Ashby D, Choi P, Bloom S, 2008. Gut hormones and the treatment of disease cachexia. Proc Nutr Soc, 67(3):263-269.

Baldwin C, 2011. Nutritional support for malnourished patients with cancer. Curr Opin Support Palliat Care, 5(1):29-36.

Bar-Sela G, Zalman D, Semenysty V, et al, 2019. The effects of dosage-controlled cannabis capsules on cancer-related cachexia and anorexia syndrome in advanced cancer patients: Pilot study. Integr Cancer Ther, 18:1534735419881498.

Basso U, Maruzzo M, Roma A, et al, 2011. Malignant hypercalcemia. Curr Med Chem, 18(23):3462-3467.

Berger AM, Mooney K, Alvarez-Perez A, et al, 2015. Cancer-related fatigue, version 2. 2015. J Natl Compr Canc Netw, 13(8):1012-1039.

Berhouma M, Jacquesson T, Jouanneau E, et al, 2019. Pathogenesis of peri-tumoral edema in intracranial meningiomas. Neurosurg Rev, 42(1):59-71.

Bower JE, 2014. Cancer-related fatigue--mechanisms, risk factors, and treatments. Nat Rev Clin Oncol, 11(10):597-609.

Bower JE, Bak K, Berger A, et al, 2014. Screening, assessment, and management of fatigue in adult survivors of cancer: an American Society of Clinical Oncology clinical practice guideline adaptation. J Clin Oncol, 32(17):1840-1850.

Childs DS, Jatoi A, 2019. A hunger for hunger: a review of palliative therapies forcancer-associatedanorexia. Ann Palliat Med, 8(1):50-58.

Clark AL, Cleland JG, 2013. Causes and treatment of oedema in patients with heart failure. Nat Rev Cardiol, 10(3):156-170.

Clines GA, 2011. Mechanisms and treatment of hypercalcemia of malignancy. Curr Opin Endocrinol Diabetes Obes, 18(6): 339-346.

Currow DC, Maddocks M, Cella D, et al, 2018. Efficacy of anamorelin, a novel non-peptide ghrelin analogue, in patients with advanced non-small cell lung cancer (NSCLC)and cachexia-review and expert opinion. Int J Mol Sci, 19(11):3471.

Del Fabbro E, Dalal S, Bruera E, 2006. Symptom control in palliative care--Part Ⅱ :cachexia/anorexia and fatigue. J Palliat Med, 9(2):409-421.

Deng C, Deng B, Jia L, et al, 2017. Efficacy of long-acting release octreotide for preventing chemotherapy-induced diarrhoea: protocol for a systematic review. BMJ Open, 7(6): e014916.

Drossman DA, 2006 The functional gastrointestinal disorders and the Rome Ⅲ process.Gastroenterology, 130(5):1377-1390.

Ebede CC, Jang Y, Escalante CP, 2017. Cancer-related fatigue in cancer survivorship. Med Clin North Am, 101(6):1085-1097.

Evans W, Smith MR, Morley JE, et al, 2007. Ostarine increases lean body mass and improves physical performance in healthy elderly subjects: implications for cancer cachexia patients. J Clin Oncol, 25(18Suppl):9119.

Ezeoke CC, Morley JE, 2015. Pathophysiology of anorexia in the cancer cachexia syndrome. J Cachexia Sarcopenia Muscle, 6:(4)287-302.

Fallon M, Giusti R, Aielli F, et al, 2018. Management of cancer pain in adult patients: ESMO clinical practice guidelines. Ann Onco, 29(Suppl 4): iv166-iv191.

Gallegos-OrozcoJF, Foxx-OrensteinAE, Sterler SM, et al, 2012.Chronic constipation in the elderly.Am Gastroenterol, 107(1):18-26.

Glaspy J, Crawford J, Vansteenkiste J, et al, 2010. Erythropoiesis-stimulating agents in oncology: a study-level meta-analysis of survival and other safety outcomes. Br J Cancer, 102(2):301-315.

Good P, Cavenagh J, Mather M, et al, 2008. Medically assisted nutrition for palliative care in adult patients. Cochrane Database SystRev, 8(4):CD006274.

Grant MD, Piper M, Bohlivs J, et al, 2013. Epoetin and darbepotin for managing anemia in patients undergoing cancer treatment: Comparative effectiveness update.

Gustafsson D, Unwin R, 2013.The pathophysiology of hyperuricaemia and its possible relationship to cardiovascular disease, morbidity and mortality.BMC

Nephrol, 14:164.

Hanna M, Zylicz Z, 2013. Cancer pain. London: Springer.

Hilfiker R, Meichtry A, Eicher M, et al, 2018. Exercise and other non-pharmaceutical interventions for cancer-related fatigue in patients during or after cancer treatment: a systematic review incorporating an indirect-comparisons meta-analysis. Br J Sports Med, 52(10):651-658.

Hrenak J, Simko F, 2020. Renin-angiotensin system: an important playerin the pathogenesis of acute respiratory distress syndrome. Int J Mol Sci, 21(21):8038.

Huillard O, Seban R, Goldwasser F, 2020. Management of cancer cachexia: ASCO guideline-time to sddress the elephant in the room. J Clin Oncol, 38(32):3819.

Inglis JE, Lin PJ, Kerns SL, et al, 2019. Nutritional interventions for treating cancer-related fatigue: a qualitative review. Nutr Cancer, 71(1):21-40.

Kodner C, 2016. Diagnosis and management of nephrotic syndrome in adults. Am Fam Physician, 93(6):479-485.

Kraft M, Kraft K, Gärtner S, et al, 2012. L-carnitine-supplementation in advanced pancreatic cancer (carpan)--a randomized multicentre trial. Nutr J, 11:52.

Lacy BE, Mearin F, Chang L, et al, 2016. Bowel disorders. Gastroenterology, 150(6):1393-1407.

Laviano A, Koverech A, Seelaender M, 2017. Assessing pathophysiology of cancer anorexia. Curr Opin Clin Nutr Metab Care, 20(5):340-345.

Leśniak W, Bata M, Jaeschke R, et al, 2008. Effects of megestrol acetate in patients with cancer anorexia-cachexia syndrome--a systematic review and meta-analysis. Pol Arch Med Wewn, 118(1):636-644.

Leuenberger M, Kurmann S, Stranga, Z, 2010. Nutritional screening toolsin daily clinical practice: the focus on cancer. Support Care Cancer, 18(Suppl Z):S17-S27.

Levy MH, Back A, Benedetti C, 2009. NCCN clinical practice guidelines in oncology: palliative care J Natl Compr Canc Netw, 7(4):436-473.

Littlewood TJ, Bajetta E, Nortier JW, et al, 2001. Effects of epoetin alfa on hematologic parameters and quality of life in cancer patients receiving nonplatinum chemotherapy: results of a randomized, double-blind, placebo-controlled trial. J Clin Oncol, 19(11):2865-2874.

Locher JL, Bonner JA, Carroll WR, et al, 2011. Prophylactic percutaneous endoscopic gastrostomy tube placement in treatment of head and neckcancer: a comprehensive review and call for evidence-based medicine. J Parenter Enteral Nutr, 35(3):365-374.

Ludwig H, Crawford J, Osterborg A, et al, 2009. Pooled analysis of individual patient-level data from all randomized, double-blind, placebo-controlled trials of darbepoetin alfa in the treatment of patients with chemotherapy-induced anemia. J Clin Oncol, 27(17):2838-2847.

Ma YJ, Yu J, Xiao J, et al, 2015. The consumption of Omega-3 polyunsaturated fatty acids improves clinical outcomes and prognosis in pancreatic cancer patients: a systematic evaluation. Nutr Cancer, 67(1): 112-118.

Macciò A, Madeddu C, Gramignano G, et al, 2012. A randomized phase III clinical trial of a combined treatment for cachexia in patients with gynecological cancers: evaluating the impact on metabolic and inflammatory profiles and quality of life. Gynecol Oncol, 124(3):417-425.

Martin L, Birdsell L, Macdooald N, et al, 2013. Cancer cachexia in the age of obesity: skeletal muscle depletion is a powerful prognostic factor, independent of body mass index. J Clin Oncol, 31(12):1539-1547.

Mattox TW, 2017. Cancer cachexia: cause, diagnosis, and treatment. Nutr Clin Pract, 32(5):599-606.

McQuade RM, Stojanovska V, Abalo R, et al, 2016. Chemotherapy-induced constipation and diarrhea: Pathophsiology, current and emerging treatments. Front Pharmacol, 7: 414.

Minisola S, Pepe J, Piemonte S, et al, 2015. The diagnosis and management of hypercalcaemia. BMJ, 350: h2723.

Mohandas H, Jaganathan SK, Mani MP, et al, 2017. Cancer-related fatigue treatment: an overview. J Cancer Res Ther, 13(6):916-929.

Naito T, 2019. Emerging treatment options for cancer-associated cachexia: a literature review. Ther Clin Risk Manag, 15:1253-1266.

Nugent K, Dobbe L, Rahman R, et al, 2019. Lung morphology and surfactant function in cardiogenic pulmonary edema: a narrative review. J Thorac Dis, 11(9):4031-4038.

O' Higgins CM, Brady B, O'Connor B, et al, 2018. The pathophysiology of cancer-related fatigue: current controversies. Support Care Cancer, 26(10):3353-3364.

Ohashi Y, Uemura Y, Fujisaka Y, et al, 2013. Meta-analysis of epoetin beta and darbepoetin alfa treatment for chemotherapy-induced anemia and mortality: Individual patient data from Japanese randomized, placebo-controlled trials. Cancer Sci, 104(4):481-485.

Paice JA, 2010. Oxford textbook of palliative nursing. 4th ed. New York: Oxford University Press.

Paice JA, 2010. Oxford textbook of palliative nursing. New York: Oxford University Press.

Pirker R, Hedenus M, Vansteenkiste J, et al, 2016. Effectiveness of darbepoetin alfa for chemotherapy-induced anemia when initiated at hemoglobin ≤ 10g/dL. Clin Ther, 38(1):122-135, e6.

Razvi Y, Chan S, McFarlane T, et al, 2019. ASCO, NCCN, MASCC/ESMO: a comparison ofantiemetic guidelinesfor the treatment of chemotherapy-induced nausea and vomiting in adult patients. Support Care Cancer, 27(1):87-95.

Reid J, McKenna H, Fitzsimons D, et al, 2009. The experience of cancer cachexia: a qualitative study of advanced cancer patients and theirfamily members. Int J Nurs Stud, 46(5):606-616.

Renaghan AD, Rosner MH, 2018. Hypercalcemia: etiology and management. Nephrol Dial Transpl, 33(4): 549-551.

Ries A, Trottenberg P, Elsner F, et al, 2012. A systematic review on the role of fish oil for the treatment of cachexia in advanced cancer: An epcrc cachexia guidelines project. Palliat Med, 26(4):294-304.

Seliger SL, Zhang AD, Weir MR, et al, 2011. Erythropoiesis-stimulating agents increase the risk of acute stroke in patients with chronic kidney disease. Kidney Int, 80(3):288-294.

Stewart AF, 2005. Clinical practice. Hypercalcemia associated with cancer. N Engl J Med, 352(4):373-379.

Storhaug HM, Norvik JV, Toil T, et al, 2013.Uric acid is a risk factor for ischemic stroke and all-cause mortality in the general population:a gender specific analysis from The Tromso Study.BMC Cardiovasc Disord, 13:115.

Thong MSY, van Noorden CJF, Steindorf K, et al, 2020. Cancer-related fatigue: causes and current treatment options. Curr Treat Options Oncol, 21(2):17.

Tonia T, Mettler A, Robert N, et al, 2012. Erythropoietin or darbepoetin for patients with cancer. Cochrane Database Syst Rev, 12(12):CD003407.

Trayes KP, Studdiford JS, Pickle S, et al, 2013. Edema: diagnosis and management. Am Fam Physician, 88(2):102-110.

Untch M, von Minckwitz G, Konecny GE, et al, 2011. PREPARE trial: a randomized phase III trial comparing preoperative, dose-dense, dose-intensified chemotherapy with epirubicin, paclitaxel, and CMF versus a standard-dosed epirubicin-cyclophosphamide followed by paclitaxel with or without darbepoetin alfa in primary breast cancer--outcome on prognosis. Ann Oncol, 22(9):1999-2006.

Vansteenkiste J, Pirker R, Massuti B, et al, 2002. Double-blind, placebo-controlled, randomized phase III trial of darbepoetin alfa in lung cancer patients receiving chemotherapy. J Natl Cancer Inst, 94(16):1211-1220.

Walsh D, Davis M, Ripamonti C, et al, 2017. 2016 Updated MASCC/ESMO consensus recommendations: Management of nausea and vomiting in advanced cancer. Support Care Cancer, 25(1):333-340.

Yang SW, Chu SF, Gao Y, et al, 2019. A narrative review of cancer-related fatigue (CRF)and its possible pathogenesis. Cells, 8(7):738.

Zhang FY, Shen A, Jin YH, et al, 2018. The management strategies of cancerassociated anorexia: a critical appraisal of systematic reviews. BMC Complement Altern Med, 18(1):236.